肺癌临床康复治疗

名誉主编 王绿化 杨宇飞

主　　审 陈海泉 张　力

主　　编 陈俊强 张海波

副 主 编 王　维 王奇峰 尹震宇 沈文斌 陈　元 康明强

编 委 会（按姓氏笔画排序）

王　峥 王　晖 王　维 王　鑫 王丽新 王永生 王奇峰
王绿化 车国卫 毛　钧 尹震宇 石丘玲 卢　冰 田　野
付　强 包宇旺 朱向帜 朱坤寿 刘　君 刘安文 许志扬
许荣誉 李　涛 李宝生 李秋艳 李鹤成 杨玉光 杨宇飞
肖泽芬 肖彩芝 吴　瑾 吴绮楠 况红艳 沈文斌 沈红梅
张　力 张　晶 张海波 张培彤 陈　元 陈　明 陈克能
陈俊强 陈海泉 陈舒晨 林　宇 林　勤 林江波 赵丽娜
赵快乐 赵国芳 赵路军 胡　坚 钟文昭 姜　杰 祝淑钗
姚俊涛 骆惠玉 袁双虎 徐驯宇 徐崇锐 高淑蓉 郭　颖
唐丽丽 黄　诚 黄　柳 黄祖雄 康明强 章文成 葛　红
葛　棣 蒋　磊 韩　春 喻本桐 舒　鹏 蔡开灿 蔡修宇
廖仲星 谭锋维 薛　冬

人民卫生出版社

·北　京·

图书在版编目（CIP）数据

肺癌临床康复治疗/陈俊强，张海波主编. —北京：人民卫生出版社，2021. 11

ISBN 978-7-117-32365-9

Ⅰ. ①肺…　Ⅱ. ①陈…②张…　Ⅲ. ①肺癌-康复医学　Ⅳ. ①R734. 209

中国版本图书馆 CIP 数据核字(2021)第 225725 号

人卫智网	www. ipmph. com	医学教育、学术、考试、健康，购书智慧智能综合服务平台
人卫官网	www. pmph. com	人卫官方资讯发布平台

肺癌临床康复治疗
Feiai Linchuang Kangfu Zhiliao

主　　编：陈俊强　张海波
出版发行：人民卫生出版社（中继线 010-59780011）
地　　址：北京市朝阳区潘家园南里 19 号
邮　　编：100021
E - mail：pmph @ pmph. com
购书热线：010-59787592　010-59787584　010-65264830
印　　刷：三河市宏达印刷有限公司（胜利）
经　　销：新华书店
开　　本：787×1092　1/16　　印张：31　　插页：4
字　　数：754 千字
版　　次：2021 年 11 月第 1 版
印　　次：2021 年 12 月第 1 次印刷
标准书号：ISBN 978-7-117-32365-9
定　　价：168. 00 元

编　者

（按姓氏笔画排序）

于凤至　同济大学附属上海市肺科医院
马灏川　广州中医药大学第二临床医学院
王　玮　福建医科大学附属肿瘤医院
王　侠　广东省中医院
王　峥　南京医科大学第一附属医院
王　晖　湖南省肿瘤医院
王　维　重庆大学附属肿瘤医院
王　鑫　中国医学科学院肿瘤医院
王丽新　同济大学附属上海市肺科医院
王永生　四川大学华西医院
王奇峰　电子科技大学医学院附属肿瘤医院
王绿化　中国医学科学院肿瘤医院深圳医院
王朝嘉　江西中医药大学中医学院
王惠枢　福建医科大学附属协和医院
王婷婷　福建医科大学附属福州市第一医院
王黎燕　福建医科大学第三临床医学院
车国卫　四川大学华西医院
毛　钧　美国纪念斯隆-凯瑟琳癌症中心
文　军　重庆大学附属肿瘤医院
尹震宇　南京大学医学院附属鼓楼医院
甘巧蓉　福建医科大学孟超肝胆医院
石丘玲　重庆医科大学公共卫生与管理学院
卢　冰　贵州医科大学附属肿瘤医院
叶玉玲　福建医科大学第三临床医学院
田　野　苏州大学附属第二医院
付　强　华中科技大学同济医学院附属同济医院
白建平　广东省中医院
包宇旺　福建医科大学附属福州市第一医院
曲　鑫　广东省中医院
吕　博　中国人民解放军空军军医大学第一附属医院
朱向帜　南京医科大学附属肿瘤医院
朱坤寿　福建医科大学附属肿瘤医院
刘　杨　福建医科大学附属福州市第一医院
刘　沁　香港大学深圳医院
刘　君　广州医科大学附属第一医院
刘小红　福建医科大学第三临床医学院
刘安文　南昌大学第二附属医院
刘丽荣　广东省中医院
刘绍永　重庆大学附属肿瘤医院
刘裕锋　广东省佛山市中医院
齐　榕　福建医科大学附属肿瘤医院

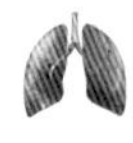

许天文　福建医科大学附属第二医院
许元基　福建医科大学附属肿瘤医院
许志扬　福建医科大学教学医院莆田市第一医院
许荣誉　福建医科大学附属泉州第一医院
严　鹏　华中科技大学同济医学院附属同济医院
巫桁锞　重庆大学附属肿瘤医院
李　勇　广东省中医院
李　艳　广东省中医院
李　涛　电子科技大学医学院附属肿瘤医院
李　梅　云南省肿瘤医院
李文竹　广东省中医院
李会颖　南京大学医学院附属鼓楼医院
李枋霏　重庆大学附属肿瘤医院
李宝生　山东省肿瘤医院
李秋艳　中国中医科学院西苑医院
李素华　福建医科大学附属福州市第一医院
李惜清　福建省福州肺科医院
李鹤成　上海交通大学医学院附属瑞金医院
杨　扬　重庆大学附属肿瘤医院
杨　杰　新疆维吾尔自治区人民医院
杨玉光　哈尔滨医科大学附属肿瘤医院
杨宇飞　中国中医科学院西苑医院
杨雯娟　湖南省肿瘤医院
肖泽芬　中国医学科学院肿瘤医院
肖彩芝　重庆大学附属肿瘤医院
吴　瑾　哈尔滨医科大学附属肿瘤医院
吴　磊　电子科技大学医学院附属肿瘤医院
吴三纲　厦门大学附属第一医院
吴旭玮　福建医科大学孟超肝胆医院
吴哲勤　福建医科大学附属肿瘤医院
吴绮楠　重庆大学附属肿瘤医院
何荣琦　福建医科大学附属泉州第一医院
余天兴　福建医科大学附属福州市第一医院
余绍斌　福建医科大学附属协和医院
况红艳　河南省人民医院
沈　倩　华中科技大学同济医学院附属同济医院
沈文斌　河北医科大学第四医院
沈红梅　云南省肿瘤医院
沈敏敏　福建医科大学附属第一医院
张　力　中山大学肿瘤防治中心
张　莉　华中科技大学同济医学院附属同济医院
张　晶　福建医科大学附属肿瘤医院
张　路　华中科技大学同济医学院附属同济医院
张　鹏　华中科技大学同济医学院附属同济医院
张亚杰　上海交通大学医学院附属瑞金医院
张仲妍　重庆大学附属肿瘤医院
张怡萍　福建医科大学第三临床医学院
张海波　广东省中医院
张培彤　中国中医科学院广安门医院
陈　元　华中科技大学同济医学院附属同济医院
陈　文　福建医科大学附属第二医院
陈　红　重庆大学附属肿瘤医院
陈　明　中山大学肿瘤防治中心
陈　显　广东省中医院
陈　遂　福建医科大学附属协和医院
陈元美　福建医科大学附属肿瘤医院
陈玉杉　福建医科大学附属肿瘤医院
陈亚辉　广东省中医院
陈名峰　福建省立医院
陈克能　北京大学肿瘤医院
陈求名　浙江大学附属第一医院
陈劭赓　福建医科大学附属泉州第一医院
陈国强　福建省平潭综合实验区中医院
陈明端　福建医科大学附属协和医院
陈珊宇　厦门大学附属第一医院
陈星宇　重庆大学附属肿瘤医院
陈俊强　福建医科大学附属肿瘤医院
陈前顺　福建省立医院
陈晓辉　福建医科大学附属肿瘤医院
陈海泉　复旦大学附属肿瘤医院

 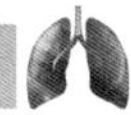

陈舒晨 福建医科大学附属协和医院
陈碧娟 福建医科大学附属肿瘤医院
陈赛云 福建医科大学附属肿瘤医院
范 瑞 同济大学附属上海市肺科医院
范诚诚 郑州大学附属肿瘤医院
范家鸣 广州中医药大学第二临床医学院
林 宇 福建医科大学附属肿瘤医院
林 翔 福建医科大学附属肿瘤医院
林 勤 厦门大学附属第一医院
林永娟 南京大学医学院附属鼓楼医院
林江波 福建医科大学附属协和医院
林绍峰 福建医科大学附属肿瘤医院
林济红 福建医科大学附属协和医院
林楚妍 福建医科大学第三临床医学院
罗建雄 福建医科大学附属福州市第一医院
周映伽 云南省肿瘤医院
郑冰琳 福建医科大学第三临床医学院
赵 芳 同济大学附属上海市肺科医院
赵丽娜 中国人民解放军空军军医大学第一附属医院
赵快乐 复旦大学附属肿瘤医院
赵国芳 中国科学院大学宁波华美医院
赵雪琪 华中科技大学同济医学院附属同济医院
赵路军 天津医科大学肿瘤医院
胡 坚 浙江大学附属第一医院
胡 晓 中国科学院大学附属肿瘤医院
胡 鸿 复旦大学附属肿瘤医院
胡天军 中国科学院大学宁波华美医院
胡利敏 广东省中医院
钟文昭 广东省人民医院
侯芳芳 广东省中医院
俞婷婷 南京大学医学院附属鼓楼医院
饶 洁 华中科技大学同济医学院附属同济医院
姜 杰 厦门大学附属第一医院
祝 杰 重庆大学附属肿瘤医院
祝淑钗 河北医科大学第四医院
姚俊涛 西安交通大学医学院附属陕西省肿瘤医院
骆惠玉 福建医科大学附属肿瘤医院
秦 嗪 江苏省人民医院
袁双虎 山东省肿瘤医院
夏 曙 华中科技大学同济医学院附属同济医院
夏冬琴 重庆大学附属肿瘤医院
顾 瞻 同济大学附属上海市肺科医院
徐驯宇 福建省立医院
徐海鹏 福建医科大学附属肿瘤医院
徐崇锐 广东省人民医院
翁銮坤 广东省中医院
高 磊 福建医科大学附属协和医院
高淑蓉 重庆大学附属肿瘤医院
郭 颖 美国 MD 安德森癌症中心
唐 建 南昌大学第一附属医院
唐丽丽 北京大学肿瘤医院
唐巍峰 南京大学医学院附属鼓楼医院
黄 丽 福建医科大学附属肿瘤医院
黄 诚 福建医科大学附属肿瘤医院
黄 柳 华中科技大学同济医学院附属同济医院
黄 颖 重庆大学附属肿瘤医院
黄秋远 福建医科大学第三临床医学院
黄祖雄 福建医科大学孟超肝胆医院
黄爱云 重庆大学附属肿瘤医院
曹 杰 重庆大学附属肿瘤医院
崔 飞 广州医科大学附属第一医院
康明强 福建医科大学附属协和医院
章文成 天津医科大学肿瘤医院
彭 平 华中科技大学同济医学院附属同济医院
彭凯明 福建医科大学附属协和医院
葛 红 郑州大学附属肿瘤医院
葛 棣 复旦大学附属中山医院
董雪珊 同济大学附属上海市肺科医院
蒋 参 重庆大学附属肿瘤医院
蒋 磊 同济大学附属上海市肺科医院

蒋亚芬　河南省人民医院
韩　春　河北医科大学第四医院
韩　雾　福建医科大学附属协和医院
韩子阳　福建医科大学附属协和医院
喻本桐　南昌大学第一附属医院
傅　睿　广东省人民医院
储　黎　复旦大学附属肿瘤医院
舒　鹏　江苏省中医院
谢　宇　南京大学医学院附属鼓楼医院
蒲丹岚　重庆医科大学附属第一医院渝北医院
詹丹丹　广州中医药大学第二临床医学院
詹周伟　福建医科大学附属肿瘤医院
雍雪娇　重庆大学附属肿瘤医院
褚　倩　华中科技大学同济医学院附属同济医院
蔡开灿　南方医科大学南方医院
蔡丽芳　福建医科大学教学医院莆田市第一医院
蔡修宇　中山大学肿瘤防治中心
廖仲星　美国 MD 安德森癌症中心
廖牡丹　广东省中医院
谭锋维　中国医学科学院肿瘤医院
熊　刚　南方医科大学南方医院
熊　伟　厦门大学附属第一医院
薛　冬　北京大学肿瘤医院
戴　维　电子科技大学医学院附属肿瘤医院
瞿燕春　广东省中医院

编写秘书　陈碧娟　郑冰琳　叶玉玲　白建平　林济红

主编简介

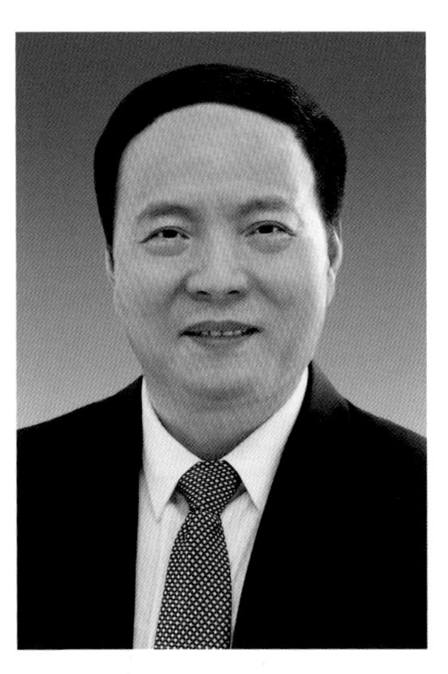

陈俊强 二级主任医师、教授、博士研究生导师，现任福建医科大学附属肿瘤医院胸部放疗十八病区主任。美国MD安德森癌症中心访问学者，福建省卫生健康突出贡献中青年专家，闽江科学传播学者。擅长肺癌、食管癌、纵隔肿瘤、皮肤骨及软组织恶性肿瘤的精准放疗、化疗、免疫治疗及康复治疗等。

兼任农工党福建省委医药卫生工作委员会副主任委员，中国老年学和老年医学学会肿瘤康复分会副主任委员兼全国食管癌康复专家委员会主任委员，福建省抗癌协会肿瘤康复专业委员会主任委员，中国抗癌协会肿瘤放射防护专业委员会委员，中华医学会放射肿瘤治疗学分会食管癌治疗学组委员，中国肿瘤临床学会食管癌专家委员会委员，福建省海峡医药卫生交流协会胸部肿瘤分会常务理事等。

主编《临床肿瘤康复》和《食管癌临床康复》等学术专著，发表学术论文100余篇，其中SCI收录30余篇。以第一完成人荣获福建省科学技术进步奖一等奖，以第二完成人荣获上海市科技进步奖一等奖、福建省科学技术进步奖二等奖、福建医学科技奖一等奖和解放军军队医疗成果奖三等奖等奖项。个人荣获国家卫生健康委百姓健康电视频道“2019健康卫士——卓越成就奖”、福建省紫金科技创新奖、福建省自然科学优秀学术论文奖一等奖等多项荣誉。

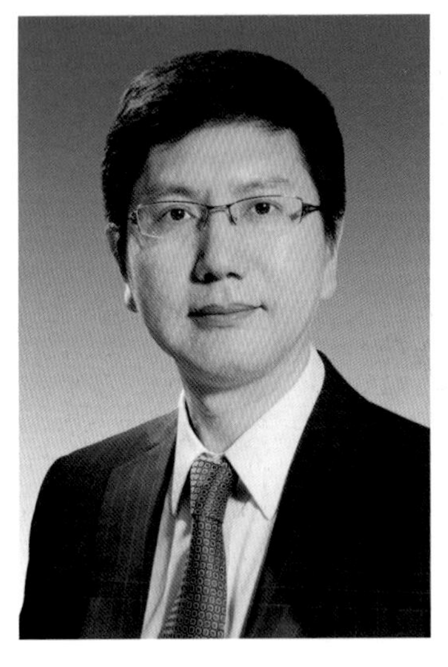

张海波　二级主任医师、教授、博士研究生导师、博士后合作导师，现任广东省中医院肿瘤科主任、恶性肿瘤辨证论治与精准治疗研究团队首席研究员。美国MD安德森癌症中心、纪念斯隆-凯特琳癌症中心访问教授，中国中医科学院中青年名中医，广东省杰出青年医学人才，岭南名医。擅长肺癌、肠癌、胃癌等各种恶性肿瘤的中西医结合治疗及康复治疗。

兼任世界中医药学会联合会整合肿瘤专业委员会及肿瘤精准医学专业委员会副会长，中华中医药学会肿瘤创新联盟副主席，中国老年学和老年医学学会肿瘤康复分会常务委员，广东省中医药学会肿瘤精准与整合治疗专业委员会主任委员、肿瘤康复与治疗专业委员会副主任委员，广东省胸部疾病学会免疫治疗专业委员会副主任委员等。

主编及参编肿瘤学专著8部，参编教材3部。以第一作者/通讯作者在*JAMA Oncology*、*Science Advances*、*Lung Cancer*、《中医杂志》等国内外期刊发表学术论文80余篇，其中SCI收录20余篇。主持国家科技部重点研发计划课题、国家自然科学基金科研项目、广州市健康医疗协同创新重大专项、国际合作项目等各级课题20余项。荣获中华中医药学会科技进步奖、广东省科技进步奖、广东省中医科学院科技进步奖和"羊城好医生"等多项荣誉。

序

肺癌是发病率和死亡率增长最快、对人群健康和生命威胁最大的恶性肿瘤之一，在全球范围内，由肺癌造成的死亡人数甚至超过乳腺癌、结直肠癌、胰腺癌和前列腺癌的总和。国家癌症中心于2019年发布的中国恶性肿瘤流行情况分析报告显示，2015年我国恶性肿瘤发病约392.9万人，死亡约233.8万人，其中肺癌的发病人数和死亡人数均居恶性肿瘤首位。尽管肺癌的防控形势仍然严峻，但是随着肿瘤精准医学时代的到来，特别是针对驱动基因阳性的分子靶向药物、免疫检查点抑制剂等新型药物的出现，以及外科、放疗治疗手段的不断进步，多学科诊疗模式（multi-disciplinary team，MDT）的推广应用，肺癌患者的生存时间得到了明显提高，甚至已经把非小细胞肺癌当作一种慢性病治疗。但是伴随着各种新型治疗手段如分子靶向药物以及近年来免疫靶向药物的广泛应用，因为治疗带来的各种不良反应，严重影响了患者的生活质量，甚至危及生命。因此，随着肺癌患者的生存时间越来越长，如何提高患者的生活质量，如何让患者从躯体、心理及社会全方面得到康复，已经成为全社会关注的问题，而肺癌患者的康复管理也越来越得到广大医务工作者的重视。

康复医学作为一门新兴的学科，与预防医学、保健医学、临床医学并称为“四大医学”，是一门以消除和减轻人的功能障碍、弥补和重建人的功能缺失、设法改善和提高人的各方面功能的医学学科，也是功能障碍的预防、诊断、评估、治疗、训练和处理的医学学科。通过康复治疗能够减少并发症，降低死亡率，加快疾病恢复，减轻疾病状态，减少药物依赖。康复医学能够减轻并代偿伤病残者的身心功能障碍，使残存功能得到最大限度改善和发挥，以最佳状态回归家庭、参与社会。充分发挥康复医学的作用，有利于提高医疗资源整体利用效率与效益。肿瘤康复在我国起步较晚，但是具有中国特色，特别是中医中药在肿瘤康复治疗中可以起到加速术后患者的快速康复、减轻放化疗和靶向及免疫治疗的不良反应、减轻肿瘤相关症状、提高患者生活质量等重要的作用。因此，在国务院发布的《“健康中国2030”规划纲要》中也提出，建设健康中国，须充分发挥中医药在疾病康复中的核心作用。

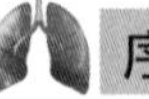

序

党的十八大以来，提出了健康国家建设的战略目标，把健康中国建设上升为国家战略，把健康置于优先发展的位置，提出了“没有全民健康，就没有全面小康”。幸福与健康是人类永恒不变的追求，康复医学的发展需要与国家大政方针保持一致。肺癌患者的康复治疗意义重大，不仅为延长患者的生命作出显著贡献，更为家庭分忧，为社会减压，因此，推动我国肺癌康复事业向前发展势在必行，正当其时！陈俊强教授和张海波教授依托中国老年学和老年医学学会肿瘤康复分会，组织国内外相关专家编写的《肺癌临床康复治疗》是一部具有我国特色的肺癌康复治疗指导专著，将对我国肿瘤防治事业产生重大而深远的影响。该书在中西医结合治疗的基础上，对肿瘤患者的各个时期进行康复指导，涉及心理康复、护理康复、营养康复、运动康复、中药及传统中医康复等内容，建立了一个符合中国特色的肺癌康复理论体系。该书为我国肺癌康复治疗指导奠定了基础，立意深远、结构合理、形式丰富、内容新颖，集中展示了近年来肺癌领域取得的最新成果，具有较强的实用性，为肿瘤专科领域同仁、护理工作者提供了一本康复治疗指导的专业工具书。同时，也有助于全方位、多角度、细致地指导患者减轻疾病造成的痛苦，改善生活质量，疏解心理负担，延长生存时间，让他们最终回归家庭及社会正常生活。

一本著作的出版及完善，既离不开编者的精心总结与编写，也离不开广大读者的批评和建议，所以，我们衷心希望各位读者提出宝贵的意见与建议，以便我们不断总结大家的实践经验，使得肺癌康复治疗进一步丰富和具有中国特色。

于金明
2021 年 6 月

前 言

作为全球恶性肿瘤的“头号杀手”，肺癌占据发病率、死亡率的首位，在我国也不例外，肺癌已经成为第一大癌症，而且发病率和发病年龄呈现上升和年轻化的趋势。近年来，肺癌诊治技术得到不断发展，患者的预后有了明显改善，然而肺癌患者依然面临着很多担忧，包括对疾病本身、不能避免的不良反应、精神和经济压力、不可预期的未来等。如何提高患者战胜疾病的信心，并且得到专业的全程康复管理，从而使其活得更长、活得更好，是医护人员需要面对的重要问题。纵观目前国内外肺癌领域的专著，我们发现多集中关注于诊断和治疗方面，对于肺癌临床康复治疗的内容较少涉及，为此我们组织并编写了本书。通过本书整合、梳理国内外肺癌康复治疗的研究成果和经验，向广大患者、家属和医务工作者提供系统、专业、实用的康复治疗指导，是我们编撰此专著的初心。

为求编写工作尽善尽美，我们主要依托中国老年学和老年医学学会肿瘤康复分会，广泛邀请了国内外知名肺癌专家一同参与编写。其中，得到了包括美国 MD 安德森癌症中心和美国纪念斯隆-凯特琳癌症中心等知名院所相关专家的大力支持。本书围绕肺癌患者康复需求，汇集了同行优秀研究成果和我国传统医学宝贵经验，既是一本针对肺癌临床康复研究的成果总结，也是一部立足临床、颇为实用的指导性专著，还是我国临床肿瘤康复医学大学科框架体系内的一个重要组成部分。

本书分为总论和各论两个部分，总论概述了肺癌康复的定义及现状、管理策略与模式、需求评估、计划制订及目的，从心理、护理、营养、运动、中药及传统中医等方面介绍了肺癌康复的方法，同时阐述了肺癌病因、诊断、分期以及治疗规范，并对当前肺癌各种治疗手段的进展进行了综述。各论中，首先介绍了肺癌相关症状和慢性病共病管理的临床康复问题，重点介绍了肺癌手术、放疗、化疗、靶向及免疫治疗相关并发症的预防康复管理及中西医康复处理方法，还特别阐述了肺癌术后快速康复管理、老年肺癌康复管理、肺癌术后复发康复管理、肺癌根治放疗后复发康复管理等理念，并对肺癌康复的临床实践、肺癌的随访指导、肺癌的预防和各种不良反应评判标准等进行了较为全面的介绍。相信广大医务工作者经过对本书的系统学习，能进一步树立肺癌临床康复治疗的理念，思考并提高对相关问题的处理能力，更好地服务肺癌患者和家属，指导他们共同参与到肺癌临床康复治疗的实践中来。

本书的诸位编者不辞辛劳、拨冗编撰，为本书提供了丰富而珍贵的内容，为国内肺癌临床康复实践的相关问题提供了宝贵的指导和处理经验，这对提高肺癌治疗效果、创新和发展我国临床肿瘤康复医学学科建设均具有重要意义。我在此向他们表达诚挚的感谢，并对他们的付出表示崇高的敬意。

为了进一步提高本书的质量，诚恳地希望各位读者、专家提出宝贵意见，以供再版时修改。

陈俊强　张海波

2021 年 6 月

目 录

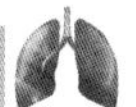

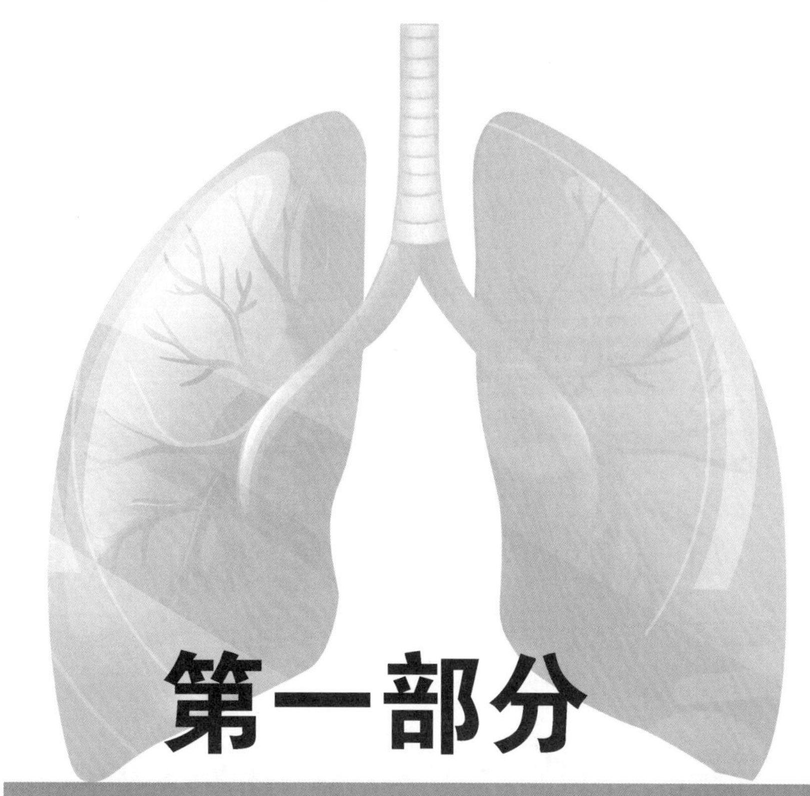

第一部分

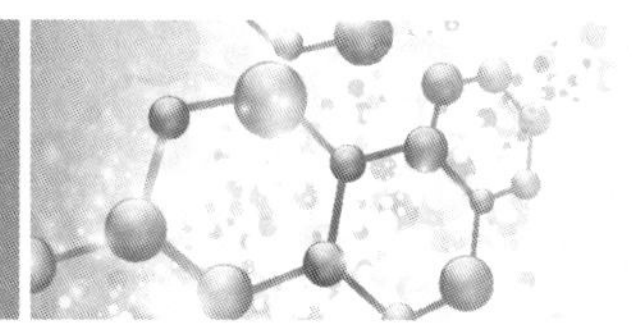

总　论

第一章

肺癌康复概述

第一节　肺癌康复的定义及现状

一、肺癌康复的定义

（一）肿瘤康复的名词释义与分析

肿瘤康复的释义，从中文字义来看，《尔雅》谓“康，安也”，“复，返也”，故肿瘤康复的含义可理解为肿瘤患者恢复健康或平安。在国外，肿瘤康复的英文直译为“cancer rehabilitation”，然而在大多数英语国家中，cancer rehabilitation 这一概念特指以物理治疗为基础的“功能康复”[1-3]。在美国等西方国家，设定有专门的 cancer rehabilitation 服务及学科，即以物理治疗为主要手段，帮助癌症患者恢复因肿瘤及肿瘤治疗所造成的功能损伤，比如头颈外科术后的吞咽、语言功能恢复，肺癌术后的呼吸功能锻炼等。

（二）肺癌康复的概念

1．广义的肿瘤康复　涵盖肿瘤患者在康复过程中的各方面问题。广义的肿瘤康复不仅涉及肿瘤幸存者的身体、功能、心理、社会等各方面可能存在的问题，并且从癌症诊断开始贯穿肿瘤康复的全程[2,4,5]。肿瘤康复服务的提供者为多学科协作团队，包括西医、中医、护士、物理治疗师、心理治疗师、营养治疗师、音乐治疗师、社会工作者和志愿者等[2]。其目的是帮助癌症幸存者在与肿瘤抗争、共存、康复的过程中获得更好的生活质量与和谐的身心，并且提供必要的人文支持和社会福利保护以帮助肿瘤患者家庭共渡难关。本书所采用肿瘤康复服务为广义康复概念。

2．狭义的肿瘤康复　是指以物理康复为基础的专业学科。狭义的肿瘤康复指以物理治疗与康复手段为基础的专业医学学科分支，其主要参与人员是物理治疗师、康复治疗师等，且基于特定的器械以及非药物疗法手段实现相关的医疗服务[6]。目的是帮助癌症患者实现躯体及生理功能的恢复，一般不涉及综合症状、心理和社会等方面的问题。

3．本书采用的肺癌康复的定义　基于以上认识与探讨，本书建议将肺癌康复定义为：基于多学科合作团队，以肺癌患者的需求为中心，从肺癌的诊断开始，直至生命结束，提供一系列的身心以及社会支持、医疗与服务，以帮助肿瘤患者回归自我、回归家庭和回归社会。

二、肺癌康复现状

（一）我国肺癌人群数量与需求现状

2019 年中国国家癌症中心最新数据显示，肺癌发病率、死亡率均位居我国癌症第一位[7]。

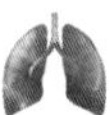

在过去的10余年里，恶性肿瘤生存率呈逐渐上升趋势。随着治疗手段的不断提高，肺癌患者生存率正逐步改善，目前我国恶性肿瘤5年生存率约为40.5%，与10年前相比，恶性肿瘤生存率总体提高约10%。其中，肺癌患者的5年生存率由16.1%升为19.7%[8]。这意味着在我国将有越来越多的肺癌患者能够通过肿瘤治疗实现长期生存。常规治疗后的随访和康复成了目前的薄弱环节，广大肺癌患者热切需要专业化的康复服务。

然而，针对我国肺癌幸存人群需求方面的研究仍然有限。2019年国外的一项研究表明，肺癌术后患者经历了许多术后症状及后续治疗相关的问题，且卫生保健专业人员提供的信息和支持不足，适应并开始新的生活方式对他们来说仍是一个难题[9]。郑州大学护理与健康学院对肺癌患者支持性照顾需求与生活质量的相关性调查结果显示，肺癌患者支持性照顾需求未满足率由高到低依次为健康信息、心理、照顾与支持、生理与日常生活及性需求[10]。这说明肺癌患者支持性照顾需求未满足情况普遍存在。另一项研究则表明，对肺癌晚期患者及其家属实施人文关怀，可有效缓解其心理压力。医务人员及社会团体应对肺癌晚期患者及其家属实施人文关怀，以有效缓解其心理压力、满足其需求，促进患者康复，同时有助于肺癌晚期照顾者的自身健康[11]。

（二）肺癌康复服务团队

肺癌康复服务团队是提供肺癌康复服务的主体群体，是肿瘤康复服务团队的分支之一。随着治疗手段的不断进步，肺癌患者虽然未能达到完全治愈，但生存率得到了一定的提高。尽管如此，这些肺癌患者在肿瘤诊断、治疗和康复过程中仍然面临着许多实际困扰，包括身体功能下降、不适症状、心理困扰和经济负担等。越来越多的肺癌患者以及家属不仅希望肿瘤疾病本身得到控制，更希望能够获得较高的生活质量以及和谐的身心状态。正是肺癌患者日益强烈的需求，才使得肺癌康复服务的重要性日益凸显，相应学科和团队应运而生。肺癌康复服务团队是一个多学科合作的服务提供团队，包括医学专业人士、治疗师、社会工作者和志愿者等，他们的共同任务是帮助患者更好地回归自我、回归家庭、回归社会。

（三）中国肺癌康复任务

在肺癌康复的实践过程中，我们发现仍有诸多难题亟待解决，如缺乏训练有素的肺癌康复医师及治疗师，缺乏综合有效的肺癌康复计划和缺乏高质量的肺癌康复研究证据等[12]。针对这些难题，我们提出了中国的肺癌康复任务为：

1. 明确需求，建立健全服务体系 尽管已经开展了肿瘤康复的实践，但仍有较多患者未能享受到康复措施带来的益处或者需求未能得到满足[13]。由此可见，肿瘤患者对营养提升、症状改善以及心理康复存在迫切的需求，特别是肺癌患者，肿瘤及手术造成的呼吸功能减退导致患者出现胸闷、气促、呼吸困难等症状，严重影响患者的生理状况和治疗效果。针对这些需求，进一步构建肺癌康复评估体系，在全面、综合评估的基础上，完善肺癌康复服务框架，同时融入中西医结合内容，构建具有中国特色的肺癌康复服务体系。同时，在国内外肿瘤康复研究证据的引导下，组建专业的肿瘤康复团队，针对不同的人员职能培养其专业技能与职业素养，可选择一些有条件的社区进行合作，依托康复机构建立肺癌康复实验基地，将一流的专业服务到患者家庭。

2. 建立中国特色的肺癌康复生态系统 肺癌康复生态系统是一个系统工程，包括患者及家属、医护及科研人员等群体，包括医院、康复机构、相关企业和产业等单位，包括直面疾病及生死等道德伦理观念。应积极探索中国的肺癌康复医疗服务模式，与肿瘤、康复、心理等多个领域的专家合作，同时发挥中医药在肺癌康复中的作用，为中国特色的肺癌康复事业发展作出贡献。研究表明，肿瘤患者的中医体质与其 KPS 评分存在相关性，可依据高发老年肿瘤患者的中医体质给予相应中医康复方案[14]，有助于患者身体功能的恢复。针对肺癌术后患者，中医情志护理联合引导式教育锻炼则有助于肺癌患者术后呼吸及运动功能的康复，改善其心理状态，达到更好的治疗效果[15]。

（陈俊强 毛 钧 戴 维 郑冰琳）

参考文献

[1] DELISA J A, MILLER R M, MELNICK R R, et al. Rehabilitation of the cancer patient[M]// DEVITA V T Jr, HELLMAN S, ROSENBERG S A. Cancer: principles and practice of oncology. 3rd ed. Philadelphia: JB Lippincott, 1989: 2333-2368.

[2] DELISA J A. A history of cancer rehabilitation[J]. Cancer, 2001, 92(4): 970-974.

[3] MAEHR B, KEILANI M, WILTSCHKE C, et al. Cancer rehabilitation in Austria-aspects of Physical Medicine and Rehabilitation[J]. Wien Med Wochenschr, 2016, 166(1-2):39-43.

[4] WATSON P G. Cancer rehabilitation. The evolution of a concept[J]. Cancer Nurs, 1990, 13(1): 2-12.

[5] MELLETTE S J. Cancer rehabilitation[J]. J Natl Cancer Inst, 1993, 85(10): 781-784.

[6] CHEVILLE A L, MUSTIAN K, WINTERS-STONE K, et al. Cancer Rehabilitation: An Overview of Current Need, Delivery Models, and Levels of Care[J]. Phys Med Rehabil Clin N Am, 2017, 28(1): 1-17.

[7] 郑荣寿，孙可欣，张思维，等. 2015 年中国恶性肿瘤流行情况分析 [J]. 中华肿瘤杂志，2019, 41(1): 19-28.

[8] ZENG H M, CHEN W Q, ZHENG R S, et al. Changing cancer survival in China during 2003-15: a pooled analysis of 17 population-based cancer registries[J]. Lancet Glob Health, 2018, 6(5): e555-e567.

[9] KYTE K, EKSTEDT M, RUSTOEN T, et al. Longing to get back on track: Patients' experiences and supportive care needs after lung cancer surgery[J]. J Clin Nurs, 2019, 28(9-10): 1546-1554.

[10] 何爽，山慈明，徐婉琼，等. 肺癌患者支持性照顾需求与生活质量的相关性调查 [J]. 国际护理学杂志，2019, 38(17): 2715-2718.

[11] 张金梅，陈慧，奚秋晨，等. 肺癌晚期患者家庭照顾者人文关怀体验与需求的质性研究 [J]. 中华现代护理杂志，2015, 21(33): 4049-4051.

[12] STUBBLEFIELD M D, HUBBARD G, CHEVILLE A, et al. Current perspectives and emerging issues on cancer rehabilitation[J]. Cancer, 2013, 119(S11): 2170-2178.

[13] ALFANO C M, PERGOLOTTI M. Next-Generation Cancer Rehabilitation: A Giant Step Forward for Patient Care[J]. Rehabil Nurs, 2018, 43(4): 186-194.

[14] 马怡怡，王磊，夏庆华，等. 上海市长宁区老年肿瘤患者中医体质与生存质量相关性研究 [J]. 国际中医中药杂志，2018, 40(1): 9-13.

[15] 耿立轩，王健，王秀云. 中医情志护理联合引导式教育锻炼在肺癌术后患者中的应用效果 [J]. 中华现代护理杂志，2015, 21(33): 4029-4032.

第二节 肺癌康复管理策略与模式

一、肺癌康复全程管理理念

（一）肺癌康复全程管理定义

在肺癌患者的康复中，全程管理是一种新的理念和治疗策略，从肺癌的预防到终末期

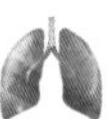

的姑息治疗，贯穿着肺癌康复的全程，从简单的患者管理上升为疾病管理，转变为健康管理。肺癌康复全程管理是着眼于对肺癌患者从早期诊断、综合治疗、康复随访到临终关怀的一系列疾病发展过程的介入、干预和指导管理模式[1]。肺癌康复全程管理的根本目的是为肿瘤患者制订一整套基于循证医学下的个体化诊疗方案，以期使患者从疾病诊断到疾病终结获得综合有效的治疗和监管。

（二）肺癌康复全程管理现状

20 世纪 40 年代，英美等国家就开始对癌症患者的生活质量和康复需求进行调查，随着人们对癌症患者康复需求的日益重视，许多国家逐步开展癌症康复的研究和服务；2006 年，世界卫生组织（World Health Organization，WHO）正式把肿瘤确定为慢性可控制的疾病。随着诊疗技术的发展，肿瘤患者的生存期不断延长，使其在癌症各时期的康复需求日趋突显，各国的肿瘤康复管理逐渐形成分支，欧美国家的肿瘤康复管理目前多以“患者管理”的模式为主，呈多元化发展趋势，主要涉及癌症早期筛查管理、癌症治疗相关不良反应的管理、癌症幸存者的随访与监测、癌症相关症状的管理（包括心理康复以及职业康复的管理）和晚期肿瘤患者的姑息治疗管理[2,3]。但目前均以临床研究居多，尚未形成系统的癌症幸存者康复管理理论体系及实践[4,5]。

我国肺癌康复事业发展较为滞后，起步较晚。近年来，由于治疗手段的进步以及医学模式的转变，肺癌患者的康复需求及康复意愿不能被满足。为适应这一形势，各地区不同性质及规模的肿瘤康复组织逐渐兴起，成为我国肺癌康复发展的主要动力，促进我国肺癌康复事业的发展。在 2000 年全国肿瘤学术年会上，第一次有学者提出肿瘤全程管理的理念，这也是目前我国肿瘤康复全程管理理念的发展基石。在我国，肿瘤康复全程管理具有以下特点：重治疗，轻预防及康复，肿瘤的全程康复意识较弱，缺乏肿瘤康复全程管理的意识。

二、肺癌康复全程管理模式

（一）阶段式管理模式

肺癌康复作为肿瘤康复的一个分支，它贯穿于肺癌治疗的始终，包括癌前病变期、诊断期、治疗期、终末期以及患者死亡后的家庭支持，涉及生理、心理以及社会功能等各个方面。在肺癌康复全程管理的过程中，既要坚持“全程管理”的理念，又要“突出重点，分清主次”，结合患者的具体状况以及肺癌治疗所处的不同时期，采取不同的管理模式，即阶段式管理模式。

1. 诊断期康复管理 肿瘤诊断期的康复应以心理康复和健康教育为主。肺癌是一种与心理、生理和社会因素密切相关的疾病，一旦被确诊为肺癌，患者将不可避免地产生抑郁、悲观、绝望、焦虑等心理状态。在癌症确诊前后，患者往往出现较大的心理波动，有的出现否认、淡漠等异常表现，处于心理障碍的冲突期和休克期。此阶段的心理问题如果不能得到及时有效的处理，可能会出现治疗延误或治疗及康复不配合，给癌症的治疗带来严重的不良影响。

此期的康复管理核心要点有：

（1）健康教育：让患者及家属了解肺癌的基本知识，包括主要的症状、体征，主要的治疗方法及预后，以及治疗过程中可能出现的并发症等，同时动员患者家属积极配合医务人员。

（2）进行积极的心理介入：针对患者出现的心理问题进行分析和疏导，使患者能够正确认识疾病，积极配合治疗。另外，应对患者家属进行心理健康指导，协助患者尽快进入适应期。

（3）生活指导：应对患者和家属给予饮食、生活方式和运动指导，促使患者纠正既往不良的生活饮食方式，形成正确健康的生活习惯。

2. 治疗期的康复管理 肺癌治疗期所涉及的康复问题主要是放化疗的不良反应、手术及放疗造成的功能障碍及并发症、癌性疼痛等，另外还存在心理障碍及职业功能障碍等问题。针对肺癌治疗期的康复管理，主要以治疗相关的不良反应管理为主（症状管理），其管理要点主要在于预防，针对不同的治疗方法，又各有不同侧重点。

（1）围手术期：手术是肺癌的主要治疗方法之一，手术造成的障碍主要有局部功能障碍、外形损毁、术后疼痛及较为严重的心理刺激，直接影响手术的成功和术后康复；围手术期的康复主要围绕心理康复、躯体功能康复和术后疼痛进行。通过术前访视和心理康复可显著缓解患者的焦虑抑郁状态，利于术后恢复。针对术后不同的功能障碍，采取不同的躯体功能康复，主要包括经胃肠道或肠外的营养康复、根据全身状况进行适合的运动疗法、对日常生活能力进行训练的作业疗法等康复。

（2）围放化疗期：化疗期间的主要近期不良反应是恶心、呕吐以及骨髓抑制，在化疗中应预防性地使用一些药物，防止不良反应发生，同时积极予以对症治疗及营养支持治疗，减轻化疗过程中的不良反应。远期的主要不良反应是对性腺功能的损害及致癌作用，治疗前应向患者说明化疗可能出现的远期不良反应，特别是对女性生育功能、男性性功能的影响以及化疗药物存在导致其他肿瘤的可能。应取得患者的知情同意，在治疗的过程中应该采取积极的预防措施，当这些远期不良反应出现时积极应对，给予相应的处理及替代治疗。放疗期间的不良反应主要包括局部皮肤黏膜炎症、食管黏膜反应、局部器官功能损伤等，针对不同部位的功能障碍，采取相应的治疗措施。做好此期的康复管理，有利于化疗和放疗过程的顺利进行，可提高患者生活质量和生存率。

3. 随访期的康复管理 肺癌的康复治疗并未随着手术或者放化疗的结束而结束，在治疗结束后，还应进行长期的康复计划，此期的康复管理要点在于协助患者制订一个长期康复计划并进行随访监测。

长期的康复计划主要包括两部分：

（1）对肺癌本身的随访监测：根据肺癌的部位、分期、病理类型以及治疗方法的不同，基于疾病治疗指南并结合患者自身情况，帮助患者建立长期随访监测计划，并进行监督提醒。

（2）对治疗不良反应的监测随访：包括躯体功能、心理状态等进行随访监测，以帮助患者恢复日常生活和促进健康的生活方式。还可以对患者进行自我监测培训，使其学会观察力量、水肿、疼痛等监测指标的变化。

4. 复发期的康复管理 了解肺癌的复发对患者身体及心理的影响，明确其对社会职业功能带来的改变。要在新的临床状态和背景下，重新对患者进行各种指标的监测，调整康复计划，保证其在适当程度的康复过程中能够恢复机体功能，抑或是防止功能衰退，从而协助患者维持生命活动和提高生活质量。

5. 终末期的康复管理 终末期肺癌的定义是指不再接受积极抗肺癌治疗（手术、放化疗以及靶向治疗）的进展性的预期生命在6个月以内的晚期肺癌。绝大多数的肺癌患者经

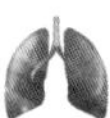

过诊断、治疗、复发、再治疗后最终进入终末阶段，部分患者初诊时即为晚期甚或终末阶段。此期患者各系统功能明显衰减，出现恶病质状态，并伴随各种并发症。这个时期，康复管理的要点在于癌痛康复、营养康复、心理康复。康复医护人员应引领患者及家属掌握辅助设备的使用，使患者尽量保持良好的身体力学功能，帮助患者使用除了药物治疗之外的方法控制疼痛、减轻症状，努力使患者保持人格独立和生活质量，与患者家属一同做好临终关怀工作。

（二）主动与被动管理模式

在我国，医护人员在肺癌康复管理中扮演着主要角色，需从心理康复、癌痛康复、躯体功能康复、营养康复等多个维度对肺癌康复进行全程管理。康复管理的主要内容多在医院内完成，贯穿肺癌康复的全程，主要内容有：

1. 心理康复管理 情绪是影响健康的首要因素，良好的情绪和心态对癌细胞有强大的杀伤力，是药物所不能替代的，恶性肺癌患者中90%以上有心理不适，如忽略心理引导和治疗，容易出现恐惧、焦虑、抑郁等不良情绪。心理康复的方法主要有：①支持性心理疗法：包括倾听患者的叙述，观察其表现，帮助分析，予以安慰、鼓励；②行为疗法：针对患者的病态心理、异常行为，通过强化良好、抑制不良的行为，建立正确行为；③其他康复治疗：对有躯体功能障碍、癌痛及形象缺陷者进行针对性康复，减轻痛苦，改善躯体功能和外观形象，可使患者的心理得到新的适应与平衡。

2. 癌痛的康复 肺癌生长压迫神经、血管、内脏，或肺癌浸润周围组织，手术、放疗、化疗引起神经等组织损伤，均可引起疼痛，其可以是躯体内脏或器官神经病理性的，甚至可以是心因性的，疼痛常伴有焦虑、恐惧等不良情绪反应，因此癌痛的康复尤为重要。目前癌痛的康复方法主要有：①药物疗法：是最常用的镇痛措施，根据三级阶梯治疗方案，采用非阿片类镇痛剂、弱阿片类镇痛剂与强阿片类镇痛剂并辅以非甾体抗炎药、三环类抗抑郁剂、抗组胺剂、抗痉挛剂、肌肉松弛剂以及破坏神经的药物和激素药物，联合用药可增强镇痛效果，减少麻醉性镇痛剂的级别和剂量；②放射疗法：对癌症尤其是骨转移的癌痛有较好的止痛效果，可在数日内缓解疼痛，同时还有控制癌痛的作用；③物理疗法：高频电热、毫米波、冰袋冷敷、经皮神经电刺激、制动固定等对癌痛有一定的效果；④中医疗法：针刺远隔相关穴位有一定的镇痛效果；⑤介入疗法及手术疗法：采用神经阻滞、毁损，或进行病灶切除术、神经松解术、神经阻断术等可缓解癌痛；⑥心理疗法：对患者进行引导，解除忧虑，可降低痛阈和疼痛敏感性，生物反馈疗法、催眠疗法等均有效，对极端疼痛者要关怀备至，给予充分精神支持。

3. 躯体功能的康复 肺癌患者在患病后及手术、放疗、化疗后身体健康损耗、全身各系统器官功能衰减，需要适时进行躯体功能康复。对于躯体功能的康复，目前躯体功能康复措施主要有：①康复护理：对于长期卧床的患者，需要定期翻身，保持适当体位，防止皮肤受压，做好皮肤卫生；②运动疗法：应进行适于患者全身情况的运动，体质较弱的卧床患者可进行床上呼吸体操，肢体躯干活动，预防坠积性肺炎、肌肉萎缩等并发症；③造血功能的康复：放疗、化疗后骨髓造血功能受抑制，白细胞计数下降者，可在营养疗法和药物疗法的同时进行针刺大椎、血海、膈腧等穴位刺激或口服中药，促进造血功能的恢复；④职业康复：对于处于就业年龄、癌症病情稳定、全身情况良好的患者，可根据其功能状况和劳动能力进行职业技能训练，恢复原来或更换新的工作；⑤形象康复：癌症治疗后因组织器官缺损形象受损而形成心理障碍者，应及时安装假体或整形、整容，尽可能补偿，以利其心理与功能的康复，回归社会。

4. 营养康复 肺癌患者的营养消耗大于正常人，良好的营养支持可提高和巩固疗效，营养不良在肺癌患者的发生率比其他任何疾病都高，在严重的情形下，由于肿瘤引起的体重减轻可导致恶病质综合征（一般表现为食欲减退、骨骼肌肉萎缩、组织消耗及器官功能衰退等）。营养因素在肺癌的发展及康复过程中同样起着重要作用，在选择食物时，优先选择具有防癌、抗癌的食品。研究发现，与防治癌症有关的食物如灵芝、香菇、黑木耳等，以及含有多糖类物质的蘑菇等，可提高免疫功能，并有抑制肿瘤生长的作用；一些蔬菜，如胡萝卜、绿菜、莴笋等含有人体必需的营养成分、维生素和微量元素，它们可提高单核 - 巨噬细胞系统及白细胞的吞噬功能，从而提高机体的免疫功能；洋葱、大蒜等所含的挥发油能有效抑制致癌物质亚硝胺的生成。

（陈俊强 廖仲星 戴 维 叶玉玲）

参考文献

[1] GERBER L H,VARGO M.Rehabilitation for patients with cancer diagnoses[M]// DELISA J A,GANS B M.Rehabilitation medicine: principles and practice.3rd ed.Philadelphia: Lippincott-Raven,1998:1293-1317.

[2] IZSAK F C,MEDALIE J H.Comprehensive follow up of carcinoma patients[J].J Chronic Dis,1971,24(2):179-191.

[3] PERGOLOTTI M,CUTCHIN M P,MUSS H B.Predicting participation in meaningful activity for older adults with cancer[J].Qual Life Res,2015,24(5):1217-1222.

[4] STUBBLEFIELD M D,HUBBARD G,CHEVILLE A, et al.Current perspectives and emerging issues on cancer rehabilitation[J].Cancer,2013,119(11):2170-2178.

[5] CHEVILLE A L,MUSTIAN K,WINTERS-STONE K, et al.Cancer Rehabilitation：An Overview of Current Need,Delivery Models,and Levels of Care[J].Phys Med Rehabil Clin N Am,2017,28(1):1-17.

第三节 肺癌康复需求评估

一、肺癌康复需求评估的必要性及重要性

肺癌是当今世界上对人类健康和生命威胁最大的恶性肿瘤，也是死亡率最高的恶性肿瘤。该疾病具有明显的症状困扰，是癌症相关死亡的主要原因。晚期肺癌患者在临床上表现出明显的疲劳、恶病质、呼吸困难和心理困扰，例如抑郁和焦虑[1,2]。这些症状可能是疾病进展的特征，但也可能与诸如放疗、化疗以及阿片类药物止痛等治疗的不良反应有关[3]。这些症状需求未得到满足的患者，其身体和心理功能亦较差。因此，对于肺癌患者症状需求的改善是迫在眉睫的需要。

目前，已有证据支持康复在肺癌患者呼吸困难控制中的作用[4]。一般癌症人群的研究结果表明，康复治疗对已知的肺癌症状群的治疗是有益的，例如疼痛、疲劳和心理困扰[5]。因此，康复可能对肺癌患者的症状管理有重要价值。英国国家卫生与临床优化研究所（National Institute for Health and Clinical Excellence）建议，通过积极且有计划的康复方法，对所有肿瘤患者的康复需求进行评估，使他们能够获得康复而不出现不必要的延误。

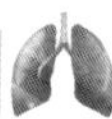

鉴于如此大范围的潜在性损伤与康复治疗的临床获益性，每一位进行肺癌康复治疗的患者都必须针对他/她的康复需求进行个人评估。这样的评估通常会在患者入院时根据相关的体格检查及问诊开展，通过心理专家进行短暂的心理评估或者是基于常规心理困扰因素筛查程序的结果来补充。应用标准化量表测量患者的生活质量来确定患者的康复需求，可以得到改善或满足。这既可以是通用的，亦可以针对癌症患者的某些具体问题进行。除了协助入院前或者住院时患者康复需求评估外，这些量表也能有效地用于评估患者出院或随访时康复方案的效果。

二、康复需求评估量表

Cromes[6] 将肿瘤康复定义为"在癌症疾病本身和癌症治疗手段所导致的限制条件下，帮助癌症患者，使他/她自己能够最大限度地恢复身体、社会、心理和职业功能"。因此，肿瘤康复需求的全面评估应该包括身体、心理、社会、精神和经济五个方面。在执行评估时，评估者从以上五个方面实行主观评估，根据患者的需要可以运用以上个别的或综合的客观量表评估患者来完成整体的评估。目前国外已制定一些量表来全面评估肿瘤康复需求，国内也有学者开展过关于肿瘤康复需求的调查研究，但尚不成熟。

（一）国外用于康复需求评估的量表

充分了解肿瘤患者需求是肿瘤康复发展的重要需求。Schag 等（1991）和 Ganz[7] 等是第一批开发用于评估癌症患者康复需求的综合测试量表的人，而现在较新的测量量表可从不同的来源获取（例如 Mpofu and Oakland，2010）。Bengel 等（2008）提供了德国康复评估量表的最新版本，涵盖了国际上已公认的德国版本量表，同时也是仅在德国可使用的量表。表 1-3-1 是对其中更常用于一般癌症康复设置评估的量表说明汇总。

表 1-3-1 说明性选择可用于癌症患者康复评估的量表及领域（项目）

领域（项目）	量表
生活质量	癌症特有：EORTC QLQ-C30，FACIT 通用：NHP，SF-36
健康相关认知	IPQ-R，MHLC，SOC
癌症的应对	CBI，COPE，FKV*，TSK*，WoCL
社会支持	ISSS，SSUK*
疼痛	MPI，PDI
心理压力/共病率	BDI-Ⅱ，BSI，DT，GHQ，HADS

注：*仅有德语版本。

（二）国内用于康复需求评估的量表

目前，我国老年肿瘤患者的治疗，无论是老年综合评估（comprehensive geriatric assessment，CGA）还是康复治疗皆处在探索与起步阶段。关于老年肿瘤患者治疗和康复需求情况的了解少之甚少。薛东[8] 等通过日常生活活动能力量表（activities of daily life，ADL）、查尔森并发症指数（Charlson comorbidity index，CCI）、安德森（MD Anderson）症状问卷-中医版（MDASI-TCM）及康复需求调查问卷等形式调查国内 6 家三甲医院老年肿瘤患者的康复需求情况。其中，Barthel 指数评定量表用以评价老年人基本的日常生活能力，CCI 用以评价老年肿瘤患者除基础疾病以外的其他器官或组织的损伤及异常，MDASI-TCM 评价肿瘤常见症状与中医症状以及肿瘤症状对患者一般活动、工作、情绪等 6 个项目的影响，肿瘤康复需求情况问卷由研究者自行设计，用以了解老年肿瘤患者治疗和康复需求等情况，包括是否了解康复相关知识，是否愿意接受康复指导及希望得到哪些帮助等 10 个问题，由患者选择作答。

孙凌云[9]等为了解中国癌症幸存人群在肿瘤康复中可能涉及的需求、意愿、态度等问题，制订了“中国癌症幸存人群肿瘤康复需求与意愿问卷”。其中研究通过自制中国癌症幸存人群肿瘤康复态度与意愿问卷中的简明肿瘤康复需求量表对其肿瘤康复需求进行评估。肿瘤康复需求量表涉及 7 个方面，包括心理需求、功能需求、营养需求、社会需求、形象需求、疼痛需求、症状需求。每项需求的需求程度分为四个等级选项，即：1= 一点也不（需要），2= 不需要，3= 需要，4= 非常需要。

中国肺癌康复需求评估可参考当前其他国家已有的评估标准，再结合中国人本身的身体素质、中国的文化、社会和经济环境而制定出具有中国特色的肺癌康复需求评估的标准。

三、肺癌康复需求评估所需条件

（一）建立康复需求评估专家团队

肿瘤患者需要长期、反复住院治疗，不仅躯体功能减弱，而且对情感、家庭、职业、社会等易产生负面理解，促进肿瘤发展。其中，躯体功能康复是康复治疗的主要内容，贯穿肿瘤治疗全程，而支持性心理治疗在患者康复治疗过程中起到推动作用。此外，饮食康复及传统中医康复也应受到重视，最大限度提升患者对肿瘤康复的满意度。因此，健全肿瘤康复需求评估系统，需要多学科专家共同组成肺癌康复需求评估团队，以更好地评估患者需求，从而更好地制订康复计划。此评估团队可能由肿瘤医师、心理学家、社会工作者、物理治疗师、职业治疗师、营养师、中医师、护士及随访工作者共同组成，以满足患者的康复需求。

（二）评估者需要的技能

肿瘤康复评估者应为医务人员，要求以尊重、礼貌、开诚和共情的状态与患者交流。因此，良好的沟通能力，特别是倾听技巧，是与患者直接接触的任何医疗保健专业人士的一个关键要求。其中谈话交流可能会涉及有些患者敏感事宜，还会透露非常个人化或隐私的细节。因此，要求承担评估的医务人员通过交流谈话和心理二级的训练。可以通过在线对话交流训练，还有一对一实践训练（演员参与）。根据英国 2011 年 NICE 指南的心理 4 级分级，2 级心理技能是所有进行评估人员的核心要求，如专科护士、医师和专职医疗人员，他们应精通心理困扰的筛选和心理教育及解决问题的技巧。如果患者正在接受治疗，评估者应该很好地了解他们的当前情况和他们的治疗及护理历史。因此评估者应具备医学、心理和交流的知识和技巧，还要了解帮助患者的有关信息资源。

目前肺癌发病率、死亡率均名列前茅，因此肺癌康复治疗势在必行。而在对患者进行康复需求评估时，评估者不仅要依靠行之有效的需求评估量表，还要多学科共同协作进行全面评估，在评估过程中，沟通技能和心理技能是评估者必备的，才能对肺癌患者进行全面而有效的评估。

（郭 颖 张海波 詹丹丹 李惜清）

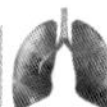

参考文献

[1] SANDERS S L,BANTUM E O,OWEN J E,et al.Supportive care needs in patients with lung cancer[J].Psychooncology,2010,19(5):480-489.

[2] TEMEL J S,GREER J A,MUZIKANSKY A,et al.Early palliative care for patients with metastatic non-small-cell lung cancer[J].N Engl J Med,2010,363(8):733-742.

[3] RIESENBERG H,LUBBE A S.In-patient rehabilitation of lung cancer patients--a prospective study[J].Support Care Cancer,2010,18(7):877-882.

[4] BREDIN M,CORNER J,KRISHNASAMY M,et al.Multicentre randomised controlled trial of nursing intervention for breathlessness in patients with lung cancer[J].BMJ,1999,318(7188):901-904.

[5] NWOSU A C,BAYLY J L,GAUNT K E,et al.Lung cancer and rehabilitation-what are the barriers?Results of a questionnaire survey and the development of regional lung cancer rehabilitation standards and guidelines[J].Support Care Cancer,2012,20(12):3247-3254.

[6] CROMES G.Implementation of Interdisciplinary Cancer Rehabilitation[J].Rehab Couns Bull,1978,21(3):2370-2372.

[7] GANZ P A,SCHAG C A,LEE J J,et al.The CARES: a generic measure of health-related quality of life for patients with cancer[J].Qual Life Res,1992,1(1):19-29.

[8] 薛东，蒋姗彤，张培彤，等．老年肿瘤患者治疗与康复需求国内多中心调查结果 [J]. 中国康复医学杂志，2017,32(3):313-317.

[9] 孙凌云．基于中国癌症幸存人群需求与国外实践经验的中医药肿瘤康复服务模式研究 [D]. 北京：中国中医科学院，2017.

第四节 肺癌康复计划制订及目的

一、肺癌康复计划制订的重要性及必要性

肺癌是世界范围内对人类生命健康威胁最大的恶性肿瘤，其发病率每年增长可达 26.9%，每 10 ~ 15 年肺癌患者人数可增加 1 倍，约占所有肿瘤的 13%，成为临床亟待解决的社会公共健康问题 [1]。肺癌患者为了恢复健康或延长其生存期，接受了越来越复杂的治疗。但是，这些治疗通常会引起相当大的生理和心理症状，包括丧失运动能力、呼吸困难、疲劳、焦虑、多发性神经病和开胸手术后综合征等，都会降低患者的生活质量，并使他们难以回归社会。针对肺癌患者，制订一个全面的个体化康复计划非常重要且必要。

1972 年，美国国立癌症研究院举办了“癌症康复计划会议”，将癌症康复明确划分为社会心理支持、体能优化、职业辅导和社会功能优化四个方面 [2]。2013 年美国癌症康复指南中提到，针对青年及年轻成人患者的康复治疗，包括：正确面对疾病、了解癌症的各种治疗手段、选择适合自己的治疗、管理最常见的治疗不良反应、丰富治疗外的个人生活、推进保健计划、姑息治疗和临终关怀等。鉴于目前尚没有标准的肺癌康复指南，肺癌康复计划可从以上方面来制订。

康复计划的制订是肺癌患者康复的关键点，理论上从患者诊断为肺癌患者的第一天开始直至患者的痊愈或死亡。肺癌康复计划以纲带网，紧密联系每一位肺癌患者和相关的医务人员、多学科康复人员以及肿瘤政策制定者和经济金融者等。同时，肺癌康复计划也是

按患者的康复需求和意愿，不同疾病阶段可能会有不同的计划。在下面的讨论中详细简明地介绍肺癌康复计划的服务对象、康复团队构建、康复目标及干预、康复个性化方案设置以及肺癌康复计划制订的目的。

二、肺癌康复计划的整体规划

（一）肺癌康复计划服务对象

肺癌康复计划服务对象广义上是指肺癌现存人群，即从肿瘤诊断乃至癌前病变期直至生命结束所涵盖的所有肺癌患者，甚至涵盖肿瘤患者的家庭成员以及肺癌高危人群。然而，在肺癌康复计划的初期实施阶段，应明确康复的重点人群，根据肺癌康复需求评估，具有更多康复需求的肺癌患者应成为肺癌康复的重点人群，因为这部分人群可能在躯体功能、心理、饮食、癌痛等方面具有强烈需求，而且生活质量未得到满足。此外，对于已经痊愈的肺癌患者也应是康复服务对象，随访及监测是这类患者康复的重点，因为预防肿瘤复发与转移亦是肿瘤康复的重要内容。

（二）肺癌康复团队构建

癌症康复内容丰富，是一项多学科共同参与并协作完成的过程。因此，为了肺癌康复计划更好地全面实施，构建一个能满足肺癌患者康复需求的康复团队是必要的。Nwosu[3] 等在 2010 年开展肺癌患者康复作用的问卷调查研究时，共有 6 个多学科团队参加，这些团队由护士、医师、出院计划人、物理治疗师、社会工作者、职业治疗师、精神指导、MDT 协调员及其他等组成。2006 年开始，中国中医科学院广安门医院肿瘤科发挥中医优势，通过中医药综合康复方法，在临床开展肿瘤康复。建立肿瘤康复中心，下设康复部、研发部和康复信息室。各部门协作以保证中医肿瘤康复的实施。康复团队包括：肿瘤科专家、肿瘤医师、针灸推拿师、心理咨询师、心理治疗师、营养师、音乐治疗师、体能教练、婚姻家庭咨询师、芳香治疗师、私人形象顾问和画家等[4]。孙凌云[5] 参考美国肿瘤康复中心的结构设置，结合其研究对于多学科团队协作机制的初步探讨结果，提出具有我国特色的中医药肿瘤康复多学科团队（表 1-4-1）。

表 1-4-1 中医药肿瘤康复服务模式团队组成与任务

团队组成	服务内容	资质与能力
中医肿瘤康复中心	制订综合肿瘤康复计划；在评估需求的基础上，联系与沟通其他团队成员进行专业支持；对患者进行中医药干预；随访	熟悉中医药综合治疗方法（草药、针灸、食疗、气功等）；熟悉多学科的评估方法；熟悉肿瘤康复的国内外进展和指南
西医专科肿瘤医师	推荐癌症幸存者进入中医肿瘤康复中心；提供针对肿瘤复查所需的场所和检查方法；对于专科肿瘤问题提供必要的专业支持；为特定症状提供必要的西药治疗	重视癌症幸存人群的康复需求
护理团队	护理工作：辅助中医康复医师进行问卷、量表的填写，患者的随访和资料管理	护理资质

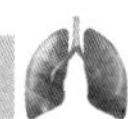

续表

团队组成	服务内容	资质与能力
心理治疗团队	为需要心理支持的患者提供心理咨询或治疗服务	心理咨询与认识行为治疗资质；精神药物处方权
营养治疗团队	为需要营养支持的患者提供营养咨询或治疗服务	营养师资质
运动、健康管理团队	专业现代运动学指导、现代理论的生活方式指导	运动教练证；基本肿瘤学专业知识
物理治疗团队	为具有功能康复需求的患者提供物理康复治疗	物理治疗师
药剂师团队	为肿瘤康复中的中西医用药提供指导和建议	执业药师
社会工作者团队	为患者提供社会关系、经济、工作就业方面的指导和建议	社会工作学历背景
资源与信息平台	提供和发布肿瘤康复信息，分享患者经历，组织患者讲座与活动	信息管理能力；志愿服务的热情

（三）康复目标与干预

鉴于癌症本身及治疗带来的多方面损伤和后遗症，癌症的康复往往需要完成多种目标。一般来说，癌症康复的目标需要立足于患者生理、心理、社会、角色、认知能力以及独立性的恢复，也包括让患者重新融入工作生活中。除了帮助患者重新获取自主功能外，避免进一步的功能性损伤往往是对癌症患者康复的另一个重大挑战。根据 Bergel 和 Koch[6] 的建议，康复目标可以分为生物医学 / 治疗相关类、社会心理类、教育类或者职业类。表 1-4-2 是对涵盖这些类别的康复目标的说明汇总清单。

表 1-4-2　癌症康复的干预目标种类（Bergelt 和 Koch 2002 年版后稍作修改）

分类	说明
生物医学 / 治疗相关目标	初期治疗后继续按推荐方案治疗 诊断识别和治疗癌症及其治疗带来的后遗症（如疼痛、乏力、耐力缺乏、外周神经病、睡眠障碍） 提高健康状况和性能状态，注重力量、耐力和移动性
社会心理目标	支持应对疾病及其伴随的身体变化的过程 恢复和提升社会、情感和认知功能 加强疾病管理上的自助策略、能力及资源 促进患者对不可逆受限情况的适应力，帮助其建立替代技能及能力 协助患者在个人、家庭、社会及工作方面获得稳定
教育目标	提供癌症及其治疗与社会心理上的支持形成的信息 告知患者危险因素，并开始修正其健康相关的行为，如饮食习惯、运动、吸烟或饮酒
职业目标	协助患者重新融入职场中，恢复其之前的工作或者对其再训练，以求能在一定情况下获得适当的职位

患者和他们家人将会被鼓励作为同伴参与到康复过程中去，从而有助于实现其目标。康复方案会结合现实特定指标及必要的各种医学及社会心理上的干预措施制订，表 1-4-3 是对癌症康复计划中通用的一些治疗选择的概述。

表 1-4-3 癌症康复中的干预措施

医学治疗包括疼痛管理和补充医学	心理咨询 / 个人心理治疗
物理治疗和锻炼计划	心理教育
膳食调理咨询	艺术治疗 / 职业治疗
戒烟教育	神经心理学训练

肿瘤心理学干预是被公认为在综合癌症康复方案中的重要组成部分，它们能解决癌症及其治疗为患者（和他们家庭）带来的认知、行为及情感方面的问题。在过去的几十年当中，众多基于个人或群体治疗方法的肿瘤心理学干预已经被开发[7,8]，并同时应用在康复中心。如荟萃分析及系统回顾所示，这些干预措施的有效性证据可以在高级别的 EBM Ⅰ级或Ⅱ级中获取[9,10]。在康复设置中，心理 - 教育团体干预被用于解决患者的社会心理困扰，并给予参与者机会来分享他们的经验和找到问题的解决方法。这些干预方法通常是基于认知行为方法并且包括了多种元素，它们都总结在表 1-4-4 中。他们通常包含 4 ~ 12 次疗程，每次最多有 10 ~ 12 个患者，这些干预措施是基于一个结构化议程开展的，着重点是癌症患者最为普遍的问题，同时旨在开展积极的应对行为。

表 1-4-4 癌症康复中心理 - 教育干预计划的要素

癌症及其治疗的相关信息	认知行为上的自我指导和自我控制能力
社会和心理上的支持，经验分享	放松训练和意象指导
压力管理	

另外，专有的计划也已经开展用来解决诊断或治疗已经明确的患者的问题和后遗症。肺叶切除术后患者常出现肺功能减弱、排痰障碍、呼吸受限等症状，康复要点包括术前向患者说明呼吸训练的必要性并开始进行呼吸训练，术后尽早进行下肢活动。国内一项 100 例肺癌术后患者的前瞻性研究表明，经过肺康复训练，患者的肺功能、运动耐量及疲乏均有所改善，同时生活质量得到提高[11]。呼吸训练和运动训练都是肺康复训练的一部分，分别由呼吸和上下肢独立锻炼组成。

（四）肺癌康复计划需个体化

通过肺癌康复需求量表评估后，存在营养需求的肿瘤患者，可以在康复计划中着重强调营养支持治疗，并且应在康复中重视家人在康复计划中的作用，可进行家庭式咨询服务。存在社会需求的幸存者，可以在康复计划中重视社会心理康复。存在躯体形象需求的患者，可以在康复计划中重视心理咨询、物理治疗、艺术治疗，通过经历分享寻求更多治疗途径。具有心理需求的幸存者，除需进行心理评估和干预治疗外，还应在康复计划中加大提供信息共享，并且更多地提供病友支持，突出团队的人文关怀。

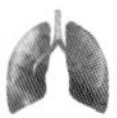

患者个人的康复计划制订将会考虑到其个人需求着重点不同以及其他所有的相关评估结果。基于这种准则及各自的评估结果，肺癌康复团队将与患者密切合作制订一份专属于个人的康复方案。

三、肺癌康复计划制订的目的

肺癌对人类健康危害极大，其生长迅速，容易复发和转移扩散，死亡率极高。而且目前西医治疗手段主要是手术切除、放化疗、靶向及免疫治疗，虽然有一定效果，但是治疗带来的器官功能降低、消化道反应、造血功能抑制、脱发、皮疹等明显不良反应以及患者的心理、社会功能降低，成为严重问题。因而，对每个患者制订全面的肺癌康复计划，具有异常重要的意义。

1. 肺癌康复计划促进肺癌术后患者健康恢复　早期肺癌手术切除是最常用的治疗手段，手术后出现的组织器官、肢体功能障碍，可以通过运动疗法、物理疗法、中医疗法等康复计划制订，得到有效的恢复。同时，手术后的疲倦、乏力、食欲减退等不适症状及营养不良，也都需要制订全面的肺癌康复计划，才能得到改善，满足患者康复需求。放化疗所致的严重不良反应是众所周知的，而且难以解决，因此需要制订康复计划来提高放化疗的完成率，延长肿瘤患者的生存期。

2. 肺癌康复计划可以改善患者的精神状态　不良心理因素与肿瘤的发生、发展有密切关系。肿瘤患者都存在各种不同的心理障碍。采用全面个体化的康复计划，不仅可以改善肺癌患者的症状，还可以改善、消除患者的心理创伤，使患者更加配合治疗、康复措施，并提高其与疾病抗争的信心。

3. 肺癌康复计划可以使患者得到有效的长期治疗　肿瘤是一种慢性疾病，采取综合性的康复治疗计划，可以使患者在疾病长期发展过程中的每一个阶段都得到有效的治疗及康复，延缓病程的发展，减少复发，防止转移，延长患者的生存期，提高生活质量，而躯体功能的改善，亦推进患者心理障碍的改善，使其更愿意继续接受康复治疗。

4. 肺癌康复计划可以减轻肺癌患者疼痛症状　疼痛是晚期恶性肿瘤患者的常见症状，发生率在60%以上，给患者肉体及心理上带来了极大的痛苦。中西医结合治疗、针灸治疗等康复治疗手段，可以明显改善患者的疼痛症状。王霞[12]等将癌痛的康复手段大致分为以下几类：药物疗法、放射疗法、物理疗法、针刺疗法、介入和手术疗法及心理疗法等。现有的手段能使大部分癌痛得以缓解，让患者有更高的生活质量与生命尊严。

5. 肺癌康复计划可以减轻患者和社会经济负担　肺癌康复计划诊疗措施中的气功疗法、运动疗法、饮食疗法、针灸疗法等，其中的部分患者可以独自或在家人的协助下完成，具有不花钱或少花钱而增强患者免疫力，改善患者躯体功能的优势，对于减轻癌症患者和社会的经济负担具有重要意义[13]。

（张海波　郭　颖　詹丹丹　刘小红）

参考文献

[1] 屈若祎，周宝森.2004—2010年中国肺癌死亡分布及趋势分析[J].中国卫生统计，2014,31(6):932-935.

[2] 何曦冉，李萍萍.老年肿瘤康复需求与目标[J].世界科学技术-中医药现代化，2015,17(12):2470-2473.

[3] NWOSU A C,BAYLY J L,GAUNT K E,et al.Lung cancer and rehabilitation-what are the barriers?Results of a questionnaire survey and the development of regional lung cancer rehabilitation standards and guidelines[J]. Support Care Cancer,2012,20(12):3247-3254.

[4] 周晓梅，刘杰，林洪生.国内外癌症康复研究现状[J].中国肿瘤临床与康复，2017,24(9):1148-1149.

[5] 孙凌云.基于中国癌症幸存人群需求与国外实践经验的中医药肿瘤康复服务模式研究[D].北京：中国中医科学院，2017.

[6] BERGELT C,WELK H,KOCH U.Expectations,concerns and therapeutic goals of patients at the beginning of oncologic rehabilitation[J].Die Rehabilitation,2000,39(6):338-349.

[7] NEWELL S A,SANSON-FISHER R W,SAVOLAINEN N J.Systematic Review of Psychological Therapies for Cancer Patients: Overview and Recommendations for Future Research[J].J Natl Cancer Inst,2002,94(8):558-584.

[8] HOLLAND J C,ALICI Y.Management of distress in cancer patients[J].J Support Oncol,2010,8(1):4-12.

[9] FALLER H,SCHULER M,RICHARD M, et al.Effects of psycho-oncologic interventions on emotional distress and quality of life in adult patients with cancer: systematic review and meta-analysis[J].J Clin Oncol,2013,31(6):782-793.

[10] EDWARDS A G K,HULBERT-WILLIAMS N,NEAL R D.Psychological interventions for women with metastatic breast cancer[J].Cochrane Database Syst Rev,2008,3:CD004253.

[11] 杨永，王笑民，许炜茹，等.肿瘤康复的研究进展[J].医学综述，2018,24(7):1324-1328.

[12] 王霞，杨宇飞.肿瘤康复的研究进展[J].世界科学技术，2015,17(12):2490-2496.

[13] 张文彭，糜仪.肿瘤病人康复手册[M].北京：人民卫生出版社，2003:4-5.

第二章

肺癌康复方法

第一节　心 理 康 复

一、肺癌患者心理状态概述

肺癌是我国最常见的恶性肿瘤之一，是目前世界上恶性肿瘤死亡的主要原因之一，严重威胁人类的生命和健康，发病率位居我国恶性肿瘤的第 1 位，死亡率位居第 1 位。我国每年新发病例 70 万例，死亡在 60 万例左右。我国肺癌患者的发病人数和死亡人数大概占世界肺癌的新发人数和死亡人数的 30%。肺癌患者由于早期无明显症状，往往就诊时已是晚期，身心状况均较差。疾病的症状以及手术、化疗、放疗的创伤使患者承受心理生理的巨大压力，会引起除躯体症状外的一系列心理问题，包括恐惧、焦虑、紧张、抑郁、绝望等不良心理，严重影响患者的心理健康。不良情绪对癌症的发生、发展和结果有很大的影响，甚至加速癌症的恶化[1]。同时，手术、放疗以及化疗等针对肺癌的治疗方法常引起各种不适症状，会进一步加重肺癌患者的上述心理问题，患者的心理压力过大常引发免疫及内分泌功能障碍，加重病情发展，甚至导致患者死亡。因此，加强患者的心理治疗、缓解心理压力对于提高患者的治疗以及生活质量有重要的意义[2]。

二、肺癌患者不同时期的心理问题

肺癌患者的心理改变在疾病的各个阶段并不是一成不变的，而是会随着时间、病情变化、社会家庭状况等因素发生改变。

1. 疾病诊断初期　大部分患者在得知确定肺癌诊断后，会带来痛苦的情绪反应，如极度的焦虑、悲伤和对死亡的恐惧，到高度的敏感、易激怒，到后来麻木、逃避；害怕自己日后会依赖别人，丧失工作以及生活能力；对治疗费用的担心等，如果患者一直处于否认、逃避，或是沉溺于不良情绪中，一旦超过 2 周，就需要给予心理评估和干预，使患者及时得到治疗。

2. 抗肿瘤治疗期　包括手术、化疗、放疗。肺癌治疗期间患者和家属最担心的问题是疗效和不良反应。化疗前，患者对治疗方案和医疗技术缺乏信心，对手术、放化疗的药物缺乏认识和了解，加之对治疗费用的担心，易产生消极情绪[3]。化疗期间出现的恶心、呕吐、脱发、疲乏等症状，放疗期间出现的放射性皮炎所致疼痛等不适，影响患者的日常活动能力。这时候肺癌患者的心理特点是担心伴随着希望或失望。因此，在开始治疗前，需要对患者普及规范化的治疗方案的宣教，减少患者的担心，健康教育后大部分患者的担忧会得到缓解，会采取乐观平和的心态去面对疾病和治疗。如果患者出现明显抑郁、焦虑状态，对未来感到悲观失望，甚至放弃治疗或有自杀倾向，就需要尽早接受心理评估和干预。

3. 肺癌患者治疗后期及预后 大部分肺癌患者在首次治疗期间心态相对平和和稳定，对治疗的期望较大，后期治疗结束后，如果复查各项指标较前好转，患者情绪相对稳定，如果后期治疗疗效不佳，或是出现复发，患者极大可能会出现担心和不安。“需要不需要再治疗了？”“以后还会不会复发和转移呢？”这些不确定因素的想法会深深困扰着患者。此外，当患者身体出现轻度不适症状诸如发热、胸痛就会十分紧张，以为是复发或转移的信号。如何面对内心的不确定感，减轻对复发转移的恐惧，以及期望好转根治，是这一时期患者最大的心理挑战。需要及时发现患者心理状态的变化，及时予以干预。

4. 疾病进展期 在肺癌手术、放化疗失败后的疾病进展期，或是肺癌全身转移，特别是脑转移的情况，患者常常会感受到生存危机，出现对死亡的恐惧和生命缩短的紧迫感。当患者产生疼痛、头痛、呼吸困难、精神障碍、认知损害等症状时，恐惧尤为突出。在这种情况下，很多患者情绪极度不稳定。这时，医务人员要及时与患者、家属沟通，设定合理的生存目标，减轻疼痛、加强营养支持、帮助患者完成未满足的心愿是非常重要的。

5. 生命终末期 生命终末期除了对死亡的恐惧外，肺癌患者还容易出现孤独感，特别是行动受限、卧床、生活不能自理的患者会感到失去控制、失去尊严以及没有存在的意义等。此时，医务人员需要予以舒缓医疗、帮助和指导患者的家属陪伴，来减轻患者的孤独感、情绪的波动、疼痛，尽量维护患者的尊严。

三、心理康复治疗

（一）心理干预治疗原则

1. 一般原则 肺癌的患者得知自己患有肺癌后，一般均有情绪的波动，产生焦虑、抑郁、易悲观、易激动，因此，对肺癌患者除了为其提供药物或手术治疗外，对患者进行心理干预也特别需要。医护人员要积极对患者的心理状态进行科学的评估，积极与患者进行交流沟通，耐心倾听患者的诉求，及时发现心理问题[3]，以积极的态度同时采用心理干预，以获得症状的缓解，帮助其建立乐观积极的心态，增强战胜疾病的信心。

2. 心理评估 不管是哪个时期段的肺癌患者，均需对其心理状态进行评估，可以从常规的病史、心理症状以及躯体症状评估开始，同时评估患者与其家属对疾病的了解程度，尤其重要的是，对疾病预后的评估。此外，需要评估患者的环境因素，环境因素包括患者与家庭及相关医疗卫生系统的关系，因为这些关系贯穿肺癌治疗的全过程，如存在不协调的关系，容易产生患者的心理症状，影响患者治疗的疗效[4]。比如，疼痛是肺癌患者主要且最重要的症状，肺癌患者尤其是伴有转移的，医护人员要及时发现，并指导患者正确表达疼痛，及时帮助患者分析疼痛出现的原因，解释与疼痛有关的生物心理学问题，多与患者交谈疾病以外的话题，以转移其对疼痛的注意力。化疗后易出现消化道的反应、脱发、疲劳感、与社会的距离感等，医务人员要及时发现，并予以干预。常用评估方法：

（1）主观评估法：通过临床症状、既往病史、家族史、生活经历等，观察、访谈以及结合评估者的经验，对患者进行初步的心理评估。

（2）客观评估法：采用自评量表和常用的心理量表，对患者进行量化的心理评估，为心理干预提供科学严谨的依据。

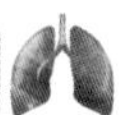

1）情绪自评量表：分为焦虑量表（SAS）和抑郁量表（SDS）。有 20 个问卷条目，分值越高，表示焦虑或抑郁的程度越高[5]。

2）汉密尔顿焦虑抑郁量表：汉密尔顿焦虑量表（HAMA），14 项条目，评估近 1 周患者的身心症状，总分超过 29 分，可能严重焦虑；超过 21 分，可能有明显焦虑；超过 14 分，肯定有焦虑；超过 7 分，可能有焦虑；如 < 7 分，没有焦虑症状。一般来说，超过 14 分，提示具有临床意义的焦虑症状。汉密尔顿抑郁量表（HAMD），24 项条目，评估近 1 周患者的身心症状，总分 > 35 分，严重抑郁症状；21～35 分，可能明显抑郁；8～20 分，可能抑郁；< 8 分，没有抑郁。

焦虑抑郁量表是对躯体性和精神性两大因子分析，不仅可以具体反映患者的精神病理，也可以反映治疗效果，临床应用较多，简便易行[6]。

3）生活质量核心问卷（QLQ-C30）：由欧洲癌症研究和治疗组织提供。该问卷有 30 项条目，包括 5 个功能量表、3 个躯体量表、6 个单项测量项目和 1 个整体生活质量表。次量表对于患者来说较易、完成率较高，符合心理测量指标的要求[7]。

4）肺癌问卷（QLQ-LC13）：该问卷有 13 项条目，得分越高表明症状越重，通常与生活质量核心量表配合使用[8]。

5）自尊问卷（SES）：该问卷有 10 个条目，分数越高，自尊程度越高[9]。

3. 支持系统

（1）家庭社会心理支持：充分利用家庭、社会支持系统，给予患者精神上的安慰、支持、暗示，鼓励与病友、家人、朋友进行积极的交流与沟通，可以增强患者对精神应激的防御能力，增强对疾病恢复的信心，促进疾病的康复向着良性的方向发展。同时鼓励患者主动接受外在的帮助，增加与亲朋好友的联系，从而提高患者的生活质量[10]。

（2）饮食护理支持：肺癌患者，尤其是化疗、晚期伴有转移的患者，往往会呕吐、疼痛、进食减少、肿瘤消耗增大，出现营养不良等症状，患者出现乏力、衰竭、情绪会更低落甚至谵妄状态。这些不良心理问题严重影响了治疗效果和生活质量[11]。因此，医护人员应做好肺癌患者的饮食指导，为患者制订科学的饮食计划，建议他们适当吃一些富含高蛋白、高维生素的流质，以增强患者的体力和不适。

4. 患者家属的心理疏导　肺癌的家属在得知患者患病的同时，心理、生理上也会产生许多反应，尤其是在之后患者漫长的治疗中，家属不仅要辛劳付出，也要承受焦虑、抑郁、压力和经济负担的痛苦，因此，医务人员除了关注患者的心理状态，也需要关注患者家属的心理问题，及时予以疏导，可以更好地照顾患者。

5. 充分尊重患者　由于许多患者患病后精神异常敏感、情感脆弱同时又异常自尊，因此，在治疗过程中将患者视为有尊严、有需要、有思想、有愿望的完整个体，充分尊重患者的隐私权、知情权、宗教信仰和生活习惯等。

6. 安宁疗护　安宁疗护是为生命即将结束的患者提供全面的身心照护，尽可能地减轻临终患者生理、精神以及心理上的痛苦，增加患者的舒适程度，提高患者的生活质量，维护临终患者的尊严[12]。同时医护人员以及家属采取积极的照护，让患者在宁静、舒服、温馨的环境中获得最无私、真诚、慈悲的关怀和祝福，以便安详、平静、从容地做好死亡准备，坦然地面对即将到来的死亡。同时医护人员应尊重患者的意愿，允许其保留自己的生活方式，有尊严地走完自己最后的人生旅程。

（二）心理治疗的方式

1. 躯体化症状治疗 对于肺癌患者出现躯体的症状，如由于电解质的紊乱，化疗药物导致的反应如恶心、呕吐、疼痛、失眠等，可予以相应的治疗如镇静安眠、镇痛、抗焦虑抑郁、纠正电解质紊乱，尽可能缓解患者的不适[12]。

2. 心理干预模式

（1）支持心理干预以及健康教育：对患者进行肺癌知识的宣教，减轻患者对肺癌的恐惧，让患者认识到在医护和家人的帮助下，可以得到妥善的治疗以及较好的生活质量。同时帮助患者家属接受患者患病的事实，学会忍耐和接受患者死亡。

（2）小组治疗：对于肺癌患者来说，小组治疗是可以获得良好互助的模式。通过小组治疗，给患者提供相互帮助、支持、相互鼓励、交流学习的机会。在专业医务人员支持下开展心理教育小组、支持小组、混杂小组、自助小组，在专业医务人员支持下开展，目的在于给予患者情感支持、鼓励患者情感表达、增强患者的信心，从而促进肿瘤的康复，延长生存时间[13]。

（3）病友互助护理模式：除医务专业人员之外，也可让病友建立互助护理模式，此模式为肺癌患者构建一种安全、接纳、分享以及宣泄的团体，处于治疗中的患者能与互助患者沟通平时与家属或医务人员无法提及的感受，提升患者的认同和归属感。此外，互助病友能把自身如何配合治疗的经验与其他肺癌患者分享，减轻患者如放化疗带来的不适感等。同时，病友之间的鼓励，可以加快放化疗后的康复、减少治疗的痛苦、减少患者的病耻感[14]。

（4）宣泄和认识疗法：

1）宣泄治疗：鼓励患者用宣泄方法倾吐郁闷，把失望、悲观、灰心和痛苦情绪倒出来，宜在治疗开始时实施。

2）认知治疗：患者通过宣泄情绪后，能冷静下来意识到自己的患病，在此基础上予以肺癌基本知识和治疗方法的认知教育，使患者意识到，随着科学技术的进步，肺癌治疗的方法越来越多，生存时间越来越长，树立康复信心[15]。

（5）家属同步认知干预：给予患者家属足够的疾病相关知识，充分发挥家属对患者的影响，使家属参与到患者的康复治疗中，让患者更好地得到家属的支持、树立信心，保持良好的心态[16]。

3. 行为治疗

（1）催眠治疗：使人进入催眠状态，应用积极的暗示调节患者的身心状态和行为的一项独特的心理治疗技术，在心理障碍的治疗中可以取得较好的治疗效果。治疗前需要向患者说明催眠治疗的意义，一起制订治疗计划，取得患者的信任。治疗诱导方式分为感受性测试、语言诱导，根据患者不同情况予以诱导治疗。催眠程度分为浅、中、深度的催眠状态，可以缓解焦虑、抑郁、情绪等肺癌患者伴有的心理问题[17]。

（2）自我催眠：通过自我暗示将意念集中指向某一目的，可以舒缓情绪、减轻压力，可以跟着自我催眠的磁带进行练习。

（3）主动被动放松：放松训练又称松弛反应训练或自我调节疗法，通过对身体的主动放松增强对体内自我的控制，达到缓解焦虑、紧张、恐惧等不适，如气功、呼吸松弛调节训练、想象松弛训练、自我暗示松弛训练等。

（4）脱敏以及转移：脱敏疗法又称交互抑制法，诱导患者缓慢地暴露出导致心理障碍的情境，通过心理的放松来对抗焦虑情绪，从而达到消除焦虑抑郁的目的。

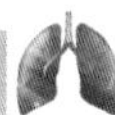

（5）转移疗法：转移患者注意力以及环境的方法，改变性情来排解心结，如旅游、搬迁、聚会等。

4. 药物治疗 必要时给予患者一定药物治疗，对缓解患者的精神症状有明显的作用，临床医师需要注意抗肿瘤药物与抗精神病药物的相互作用以及相关的不良反应。常用的药物有 SSRI、SSRN、非典型抗精神病药物、苯二氮䓬类等。

在以上所有心理治疗方法中，支持性心理干预是最简单，也是最重要的一种方法[18]，支持性心理治疗的目的是帮助患者处理痛苦情绪，促进对肺癌的适应性。强化自身已存在的优势，促进对疾病的适应性应对。在相互尊重与信任的治疗关系中，帮助患者探索自我，适应体象改变和角色转换。

（王 峥 唐丽丽）

参考文献

[1] KISSANE D W,BLOCH S,MCKENZIE A C,et al.Family grief therapy:a preliminary account of a new model to promote healthy family functioning during palliative care and bereavement[J].Psychooncology,1998,7(1):14-25.

[2] EDMONDS C V,LOCKWOOD G A,CUNNIGHAM A J.Psychological response to long-term group therapy:a randomized trial with metastatic breast cancer patients[J].Psychooncology,1999,8(1):74-91.

[3] 陈宝玉 . 癌症病人化疗期间的心理特点及护理 [J]. 中华中西医学杂志 ,2007,5(11):106-107.

[4] MACKILLOP W J,ZHANG-SALOMONS J,GROOME P A,et al.Socioeconomic status and cancer survival in Ontario[J].J Clin Oncol,1997,15(4):1680-1689.

[5] 李艳群 , 张孟喜 . 不同病期癌症病人情绪障碍及应对方式分析 [J]. 中国临床心理学杂志 ,2004,12(4):403-404.

[6] 黄弘 , 黄津芳 . 肿瘤化疗患者 70 例负性情绪调查 [J]. 中国临床康复 ,2006,10(18):69-72.

[7] 施春雷 , 廖美琳 . 重视肺癌患者的生活质量 [J]. 中华肿瘤杂志 ,2002,24(5):519-520.

[8] 王建平 ,FREEDOM L, 林文娟 , 等 . 肺癌乳腺癌病人的生活质量及其相关因素分析 [J]. 中国临床心理杂志 ,2002,10(3):176-178.

[9] 于洪鸾 , 潘芳 , 王梦欣 . 结构性心理干预对乳癌围术期患者心理状态的影响 [J]. 护理学杂志 ,2005,20(8):3-5.

[10] 杨茵茵 , 王丽华 , 李宝华 .236 例肿瘤化疗病人健康知识调查与护理指导 [J]. 福建医药杂志 ,2007,29(6):161-163.

[11] 严平 , 张莉 , 李爱华 . 晚期食管癌病人的心理特点以及护理对策 [J]. 中国实用医学杂志 ,2010,20(12):80-81.

[12] MASSIE M J,GAGNON P,HOLLAND J C.Depression and suicide in patients with cancer[J].J Pain Symptom Manage,1994,9(5):325-340.

[13] MOOREY S,GREER S,BLISS J,et al.A companion of adjuvant psychological therapy and supportive counseling in patients with cancer[J].Psychooncology,1998,7(5):218-228.

[14] 韦云 . 病友互助护理模式对肺癌化疗患者抑郁的影响 [J]. 中华肺部疾病杂志 (电子版),2016,9(1):73-74.

[15] 张丽辉 , 何平 , 黄带发 . 宣泄和认知疗法对肺癌患者近期疗效和免疫调节功能的影响 [J]. 中国临床康复 ,2003,15(7):2189-2191.

[16] 王芳 , 李楠 . 家属同步认知干预在提高肺癌患者心理状况及应对方式中的应用 [J]. 护理管理杂志 ,2015,15(7):506-507.

[17] 车文博 . 心理治疗指南 [M]. 长春 : 吉林人民出版社 ,1990,152:166-214.

[18] WATSON M,KISSANE D W. 癌症患者心理治疗手册 [M]. 唐丽丽 , 译 . 北京 : 北京大学医学出版社 ,2016.

第二节 护 理 康 复

一、肺癌手术患者的康复护理

（一）手术前全面护理评估

1. 认真询问病史[1] 术前需强调全面细致地了解病史，尤其注意以下情况：①咳嗽、咳痰、咯血的性质、特点和规律，包括痰的量、色、气味，痰是否黏稠、是否易于咳出，改变体位是否有助于排痰；②有无发热、胸痛；③如有呼吸困难，应区分是吸气性、呼气性或混合性，静息时存在的呼吸困难常提示心肺功能代偿差，对麻醉和手术的耐受性差；④有无哮喘病史及哮喘发作的诱因；⑤抗生素、支气管扩张剂和糖皮质激素的使用情况；⑥吸烟患者需了解其日吸烟量、吸烟年限以及术前戒烟时间；⑦是否从事有害工种，如煤矿、石棉等；⑧有无其他伴随疾病，如糖尿病、高血压、冠心病、慢性阻塞性肺疾病等；⑨体重变化[2]。

2. 营养风险评估 营养筛查、评定及合理有效的营养干预是围手术期患者临床营养支持治疗的关键。有效的营养支持可改善预后，如减少住院时间及切口感染发生率。评估患者术前营养状况与营养风险，进行营养补充。目前，临床上主要使用的营养评价工具有营养风险筛查 2002（nutritional risk screening 2002，NRS 2002）和 PGS-A 进行营养评估。

3. 心肺功能评估[1] 肺癌因自身生长或治疗后产生疼痛、呼吸困难、畏食、疲劳等，使心肺功能下降。常见的评估方法包括静态肺功能（PFT）、心肺运动实验（CPET）。手术前后 FVC（用力肺活量）、FEV1（第一秒用力呼气容积）、PEF（呼气流量峰值）及 6MWT（6 分钟步行试验）等心肺功能指标。

4. 心理及社会支持系统评估 了解患者及家属对疾病的认知程度，评估患者的心理状态，包括睡眠、情绪、人际关系和社会功能能力的变化，有无心理不良反应，如紧张、焦虑、恐惧以及对手术治疗有何担忧等；了解家属对患者的关心、支持程度以及家庭经济承受能力等。临床上心理评定应用较多的量表有：焦虑量表（SAS）、汉密尔顿焦虑量表（HAMA）、抑郁自评量表（SDS）、汉密尔顿抑郁量表（HAMD）。

5. 压疮风险评估 压疮风险评估可根据 Braden 压疮风险评估表进行风险评估。Braden 评分法是一种简便、易行的风险评估方法，目前在临床上被广泛使用。通过对患者的感知能力、潮湿程度、活动能力、移动能力、营养摄取能力、摩擦力和剪切力六个方面评估患者是否存在压疮高危风险，分数越低，发生压疮风险性越大。

6. 跌倒坠床风险评估 使用跌倒 / 坠床风险评估表进行风险评定，评估患者是否存在跌倒坠床高危风险。

7. 日常生活能力评定 日常生活活动（activities of daily living，ADL）是指人们在每日生活中，为了照顾自己的衣、食、住、行，保持个人卫生整洁和独立地在社区中生活所必需的一系列基本活动。Barthel 指数评定方法是目前应用最广的一种 ADL 评定方法，其方法简单、可信度和灵敏度高，不仅用来评定患者治疗前后的功能状况，也可用来预测治疗效果、住院时间和预后[3]。Barthel 指数评定包括进食、洗澡、修饰、穿衣、控制大便、控制小便、如厕、床椅转移、平地行走、上下楼梯 10 项内容。Barthel 指数总分为 0～100 分，按照 Barthel

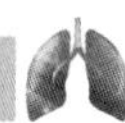

指数得分，将自理能力分为重度依赖（≤40分）、中度依赖（41～60分）、轻度依赖（61～99分）、无需依赖（100分）四个级别，依据患者自理能力等级判断患者需要照护的程度，并提供相应的护理指导与协助。

（二）术前康复护理

1. 营养及消化道准备 术前采取综合措施促进患者食欲，鼓励进食高热量、高蛋白、富含维生素的饮食，满足机体的营养需求以耐受手术；伴营养不良者，可经肠内、外途径提供营养支持。积极纠正低蛋白血症、贫血及水与电解质失衡[4]。

2. 呼吸道准备 对吸烟者，指导并劝告患者立即戒烟，并讲解抽烟的危害，让其在心理上能够主动戒烟。术前严格戒烟2周。指导并训练患者进行呼吸功能锻炼，主要包括腹式深呼吸、缩唇呼吸、有效咳嗽训练，还可以通过吹气球、使用呼吸训练器、登楼梯及雾化吸入等方式改善肺功能，以增加肺部通气量，改善缺氧、有利排痰，预防术后肺炎和肺不张的发生。注意口腔卫生，积极治疗龋齿和上呼吸道感染。

3. 肠道准备 传统的术前肠道准备需禁食12小时，禁饮8小时，并进行机械灌肠或者口服缓泻剂。近年来，快速康复外科理念在临床上得到广泛开展，并不主张常规进行肠道准备，不需要进行机械灌肠，改为口服缓泻剂，术前禁食6小时，禁饮2小时[5]。

4. 心理护理 当患者得知自己罹患肺癌时，会面临巨大的身心应激，护士应注意加强与患者及家属的沟通，了解患者的心理状况，耐心实施心理疏导。根据患者的性别、年龄、职业、文化程度、性格等，多与其交谈，耐心倾听患者主诉，尽量解答患者提出的问题和提供有益的信息，帮助患者正确估计所面临的情况。讲解肺癌的有关知识及将接受的治疗、患者和家属应如何配合、在治疗过程中的注意事项，以及术后可能出现的不适、并发症及应对方法等，尽可能减轻患者不良心理反应。动员家属给予患者心理和经济上的支持。营造安静舒适的环境，保证患者得到充分休息。

（三）手术后康复护理

1. 病情观察 ①术后严密监测患者生命体征（呼吸、血氧、心率、体温）、血氧饱和度、面色等，及时发现病情变化；②观察患者呼吸频率、幅度及节律，有无气促、发绀等缺氧征象；③严密监测并记录尿量、引流液颜色、性质、量，以及胸腔闭式引流瓶内水柱波动情况，有无漏气，若有异常情况，及时报告医师，予以处理。

2. 体位护理 手术当日，麻醉未清醒时采取平卧位，头偏向一侧，以免呕吐物、分泌物吸入导致窒息或并发吸入性肺炎。清醒后可采取半卧位，抬高床头30°，可减轻疼痛，有利于呼吸及引流。肺段切除术或楔形切除术者选择健侧卧位，以促进患侧肺组织扩张；肺叶切除术者，如呼吸功能尚可，选择健侧卧位，如呼吸功能较差，可采用平卧，避免健侧肺受压而影响肺的通气功能。全肺切除术者，取1/4侧卧位，避免完全侧卧位，以预防纵隔移位和压迫健侧肺而导致呼吸循环功能障碍。若有血痰或支气管瘘者，取患侧卧位[3,6]。

3. 呼吸道护理 肺癌术后由于麻醉药物的作用、手术创伤及胸带包扎等，呼吸频率和幅度受限，患者常有缺氧表现，护理措施主要有：

（1）常规给予氧气吸入，2～4L/min，若血氧饱和度低于95%，应加大氧流量（5～6L/min），必要时面罩吸氧，注意观察患者呼吸的频率、节律、深度和血氧饱和度情况，有无缺氧征兆。

（2）协助患者有效咳嗽、咳痰。麻醉清醒后立即鼓励患者咳嗽和深呼吸，术后24～48小时内，每隔1～2小时协助患者咳嗽、深呼吸5～10次，使黏附在呼吸道的分泌物松动脱落，促进排痰。咳嗽前先叩背，五指并拢，掌指关节屈曲，有节律地由下至上、由外至内叩击，使肺段、肺叶内的分泌物松动而流至支气管中，叩打时用力适度，避开伤口。咳嗽时需固定胸部伤口以减轻震动引起的疼痛，可以由护士、患者家属或患者自己完成。具体做法有[3]：①扶持前胸后背：护士站在患者非手术侧，从前后胸壁夹住患者手术侧胸壁，轻压伤口；②扶持肩部和胸部：护士站在患者术侧，一手放在术侧肩膀上并向下压，另一手支托于伤口下的胸部。两种手法以不限制胸廓扩张为宜。

（3）当患者暂时无法掌握有效咳嗽方法时，可采用刺激气管方法引起反射性咳嗽协助患者排痰。

（4）术后鼓励患者多做深呼吸、吹气球、使用呼吸训练器锻炼，促进肺膨胀，指导患者进行有效咳嗽、促进痰液排出。

（5）若患者呼吸道分泌物黏稠，可遵医嘱给予雾化吸入，以稀释痰液。

（6）针对气管插管者，及时吸痰，保持呼吸道通畅；痰多、咳嗽无力者若出现呼吸浅快、发绀、呼吸音减弱等痰阻塞现象时，应立即进行鼻导管吸痰，必要时行纤维支气管镜吸痰或气管切开吸痰。

4. 饮食护理　传统的做法是术后当天禁食禁饮，术后第 2 天予以流质或半流质饮食，而快速康复外科主张术后 6 小时即给予流质食物，术后肠蠕动恢复后进食清淡流质、半流质饮食，若无不适改为普食。鼓励患者加强营养，饮食应为高热量、高蛋白、高维生素、易消化食物。应注意营养均衡，多吃新鲜蔬菜和水果，还可选用增强免疫力的食品。

5. 疼痛护理　疼痛不仅影响患者休息，更重要的是，会对患者的活动、咳嗽、咳痰行为造成影响，进而影响患者术后的恢复进程。因此，有效镇痛是术后护理的关键。近年来常用的镇痛方法有自控镇痛泵、皮下注射、口服阿片类药物等。动态评估患者的疼痛强度，并随时评估和记录暴发痛的部位、性质、强度及治疗后缓解程度，为临床调整止痛药物种类及剂量提供依据。指导家属或患者咳嗽时用两手掌或者小棉枕按压术侧胸壁，以减轻疼痛。翻身活动时避免牵拉引流管。听一些轻松的音乐，分散患者对疼痛的注意力。

6. 伤口与引流管护理　检查伤口敷料是否干燥，有无渗液、渗血，伤口有无感染；检查伤口附近的皮肤是否有皮下气肿现象。肺癌术后留置的管道一般包括胸腔闭式引流管和尿管，应做好妥善固定，标志清晰，保持引流通畅，避免导管打折、扭曲、受压。更换引流装置时严格执行无菌技术操作，预防感染。全肺切除患者术后胸腔引流管一般呈钳闭状态，应定时开放，每小时 1 次，每次 5 ~ 10 分钟，每次放液量不超过 100ml，速度宜慢，以保持气管、纵隔居中，避免纵隔移位。术后第 1 天拔除尿管，并行胸部 X 线检查，若无漏气且肺复张良好，胸腔引流液 < 300ml，术后第 2 天即可拔除胸腔引流管。

7. 术后早期离床活动[7]　早期离床活动可以预防肺不张、下肢深静脉血栓、促进胃肠蠕动等。常规术后 6 小时患者清醒后，即可指导患者在床上运动。术后第 1 天，生命体征平稳后，鼓励及协助患者下床活动或在床旁站立、移步。术后第 2 天起，可扶持患者在室内或病房走廊行走 3 ~ 5 分钟，以后根据患者情况逐渐增加活动量。活动时要妥善保护引流管，严密观察患者病情变化，出现异常立即停止活动。引流管拔除后逐渐进行步行、登楼梯等活动，以增加肺通气量，改善肺通气。

（四）术后常见并发症的观察与护理

1. 出血　观察引流液的颜色、性质、量。正常情况下，术后 24 小时内胸腔引流量一般

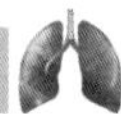

不超过 500ml，色淡红或暗红色，之后引流液量逐渐减少，颜色也逐渐变淡。如果胸腔引流量达到 100ml/h、术后总引流量超过 1 000ml，术后第 2 天、第 3 天引流量异常增多至 600ml/d 以上，引流液鲜红温热或出现凝血块时，均应高度警惕活动性出血的发生。若 30 分钟内胸腔引流液 > 300ml，无减少趋势；胸腔引流量达到 150 ~ 200ml/h，持续 3 小时以上；每小时引流达 100ml，持续 5 小时以上；X 线显示大量胸腔积液均为开胸止血的指征[8]。

护理：密切观察患者的生命体征，定时检查伤口敷料及胸腔引流液的量、颜色及性状。定时挤压引流管，30 ~ 60 分钟 1 次，引流管挤压部位应距离置管处 10 ~ 15cm，确保引流通畅[9]。对于有可疑出血者，护士还应严密观察有无失血性休克的表现，可结合以下几个方面进行综合观察并记录[10]：①心率、血压的变化；②有无面色、口唇、甲床、眼睑苍白；③有无大汗、皮肤湿冷；④有无烦躁、意识模糊；⑤每小时记录尿量 1 次，正常情况下应在 30ml/h 以上，直至出血征象平稳。发生活动性出血时，立即通知医师，在监测中心静脉压下加快输血、补液速度，遵医嘱予以止血药，必要时做好开胸探查止血的准备。

2. 乳糜胸　据文献报道，国内外肺癌术后乳糜胸的发生率差异较大，为 0.17% ~ 3.10%[11-14]，一般右侧肺癌根治术后乳糜胸发生率更高[13,14]。肺癌术后乳糜胸主要是因为手术行系统性纵隔淋巴结清扫时导致胸导管受损引起[15]。多发生在术后 1 ~ 7 天，患者出现胸闷、心慌、气短等不适，带管患者主要表现为胸腔引流量增多，引流液颜色、性状改变，早期由于含有血性渗出，可表现为血性或淡血性，后渐转变为白色或白色混浊样渗出，乳糜漏较少时患者可无任何特殊不适，仅表现为胸腔引流液增多、引流液性状改变等。乳糜试验阳性者可确诊，但试验阴性也不能排除乳糜胸，有时需反复多次检查。肺癌术后乳糜胸的治疗目前尚存在较大的争议，保守治疗通常作为首选治疗方法。目前保守治疗主要包括胸腔闭式引流、低脂饮食、禁食禁水联合全肠外营养、使用生长抑素等。对于经初步治疗后临床症状、体征能够保持稳定、无进一步恶化征象者；或乳糜胸出现相对晚，或胸腔积液量 <1 000ml/d，并呈减少趋势，均可考虑保守治疗，大多数患者经保守治疗后可以痊愈。而对于保守治疗 10 天以上，胸腔积液量仍难以控制，则需要考虑胸腔镜或开胸探查结扎胸导管[16]。

护理：护士应密切观察记录胸腔引流液情况，保持胸腔闭式引流通畅，注意观察引流液颜色、量及性质，耐心倾听患者主诉，有无胸闷、气短及呼吸困难加重表现，及时报告医师。指导患者合理饮食，禁食期间给予全胃肠外营养。术后并发乳糜胸的患者常影响情绪，容易出现恐惧、焦虑，担心术后恢复等，护理人员应及时做好疏导。

3. 肺不张　肺不张是肺癌术后常见的并发症，一般表现为发热、胸闷、气短，心电监护示心率加快，血氧饱和度低。肺部听诊可有管状呼吸音，血气分析显示低氧血症、高碳酸血症。胸部 X 线检查见不张的肺阴影。主要原因一般是术毕未能吸净气管、支气管内积存的分泌物、痰液和血块；术后因伤口疼痛而咳嗽无力，未能有效排痰；另外，吸烟、哮喘、肥胖和肺气肿都是术后患者容易发生肺不张的重要因素。

护理：术前严格戒烟 1 ~ 2 周，并积极治疗急、慢性呼吸道感染；术后强调早期活动，帮助患者咳嗽，排出痰液；遵医嘱进行雾化吸入稀释痰液，同时有效应用镇痛药物，指导患者进行有效呼吸功能锻炼，合并肺部感染时，可遵医嘱适当应用抗生素。

4. 心律失常[17]　房性多见，表现为心房颤动、心房扑动和室上性心动过速。一般发生于 60 岁以上的患者。常见危险因素包括：①术前因素：与患者的年龄、心肺功能及吸烟史有关；②术中因素：与手术方式、手术时间、术中失血量、麻醉药物有关；③术后因素：与血流动力学改变、低氧血症、纵隔摆动、疼痛、便秘等因素有关。术后密切观察患者生命体征变化，尤其是心电图波形的节律和频率变化，及时发现异常。遵医嘱用药，常规用药有毛花苷 C、胺碘酮等。严密监测心肺功能，严格控制出入量，24 小时补液量控制在 1 000～1 500ml。

5. 持续性漏气 对于持续性漏气（pro-longed/persistent air leak，PAL）的定义尚无统一标准，通常认为当肺漏气时间超过术后平均住院日，即称为 PAL。目前对 PAL 的时间界定以术后持续漏气时间 > 5 天[18]或≥ 7 天[19]最为常用。多数肺漏气可经胸腔闭式引流排气而自行愈合，无需特殊处理。对于有持续性漏气的患者，胸腔持续负压吸引是临床较为常用的辅助治疗方法。还可采用促进胸膜粘连固定的方法。临床常用的粘连剂主要有 50% 葡萄糖溶液、甘露聚糖肽、自体静脉血、鸦胆子油等[20,21]。

护理：术后应密切观察胸腔闭式引流管中有无气体逸出，如胸瓶内有气泡不断逸出，表明有空气自肺组织漏出，这是由肺泡未闭合引起的。漏气可分为 3 度。仅在患者咳嗽时才有气泡从引流管内逸出，且气泡量少为Ⅰ度；患者说话或深呼吸时即有气泡逸出为Ⅱ度；患者在平静呼吸时即有大量气泡逸出为Ⅲ度。出现肺漏气时，鼓励患者进行呼吸功能锻炼，避免剧烈咳嗽，加强胸腔闭式引流的护理等。

6. 皮下气肿[17] 常与肺持续漏气并发，其产生原因有多种，如手术操作粗暴、切口过多、胸壁软组织损伤和壁层胸膜撕裂、引流管放置后缝合不严密等。如出现广泛性皮下气肿后，首先患者采取半卧位。如果是轻度的皮下气肿，可用双手轻压皮肤，并将皮下气体引向放置引流管的切口处，以助气体排出；严重皮下气肿者，可行皮下穿刺排气。

（五）功能锻炼护理

1. 呼吸康复训练 呼吸肌康复功能训练是通过改变浅而快的呼吸为深而慢的有效呼吸，建立适应肿瘤患者日常生活的有效呼吸模式，提高其生活能力，改善心理状态。腹式呼吸、缩唇呼吸的锻炼，可以加强胸、膈呼吸肌肌力和耐力，改善呼吸功能[22]。常用的呼吸训练技术包括腹式呼吸、缩唇呼吸、吹气球、呼吸训练器等。

（1）腹式呼吸训练：指导患者坐卧或平卧于床上，全身放松，一手放于前胸部，一手放于上腹部，用鼻深吸气，置于腹部的手有向上抬起的感觉，但胸部不动，使腹部慢慢膨隆，吸至不能再吸时，屏气 2～3 秒，用口呼气，同时收缩腹部，置于腹部的手有向下降的感觉，使腹部内陷。每日 2～3 次，每次 15 分钟。

（2）缩唇呼吸训练：指导患者经鼻吸气，然后口呼气，呼气时上下唇收拢成吹口哨状，缓慢呼气，呼气与吸气时间比为（2～3）：1，每次训练 15 分钟。

（3）吹气球：选体积 800～1 000ml 气球，鼓励患者深吸气把气球吹大，3～5ml/ 次，3～5 次 /d，吹气球可使肺充分膨胀，增加肺活量和最大通气量，改善肺功能。

（4）呼吸训练器训练：将吸气软管与呼吸训练器相连接，通过呼吸训练器上的显示确定肺组织吸气最大容量。指导患者用手托住呼吸训练器，将口唇含住吸管，要求其缓慢吸气，观察白色活塞上抬至目标刻度线（8cm）后，保持吸气状态 2 秒，待白色活塞逐步降低至底端后，将吸管从口腔中取出，指导患者以缩唇的方式缓缓吐出气体。在训练过程中，嘱患者始终保持放松状态，待休息片刻后再行第 2 次训练，每次训练 15 分钟，2 次 /d。

2. 肩关节活动训练 促进手臂和肩关节的运动，预防术侧肩关节强直及失用性萎缩。

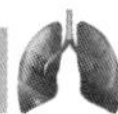

①被动运动：患者麻醉清醒后，护士可协助患者进行躯干和四肢的轻度被动运动，每4小时1次；②主动或辅助运动：一般在术后3～4天内，可以鼓励患者用术侧手臂端茶杯、吃饭、梳头，术侧手越过头顶触摸对侧耳朵，每天数次。可在床尾栏上系一根拉力带，让患者用术侧手臂拉着拉力带，自己练习坐起躺下和下床，以增强术侧肩、臂、背肌的力量。

二、肺癌放疗患者的康复护理

（一）放疗前的康复护理

1. 全面评估 认真询问患者病史，检查阳性体征，评估患者心肺功能、营养状况、心理及社会支持情况，安全风险评估（跌倒、坠床，压疮等），生活自理能力评估。根据评估结果对患者实施个体化护理。

2. 心理护理 介绍放疗实施步骤，放疗前准备工作可能需要1周左右的时间，讲解治疗中可能出现的不良反应及注意事项，加强沟通，了解患者及家属顾虑，提出解决方案，消除患者对放射治疗的不正确认识和可怕想象，使患者积极配合治疗。

3. 改善患者的一般情况，保持良好的能耐受放疗的身体状况 及时治疗各合并症，如糖尿病、结核、冠心病等。患者放疗前就可以增加营养的摄入，以高热量、优质蛋白质、高维生素、易消化的饮食为宜，忌食辛辣、刺激性食物。劝导患者戒烟忌酒。

4. 保持放疗位置准确 嘱患者在每次照射时都要与定位时的治疗体位一致，需穿着统一厚度的宽松领棉质内衣，照射过程中需保持呼吸平稳，减少体位误差对精确放疗的影响。放疗期间注意保护体表标记的完整清晰，千万不能洗掉，如有模糊，应及时找主治医师重新确定体位标记。

（二）放疗期间的康复护理

1. 照射野皮肤护理 保持局部皮肤清洁干燥，防止感染；应选择宽大柔软的全棉内衣，避免粗糙、化纤衣物接触摩擦；指导患者保持放射定位标记清晰完整。

2. 血液系统反应的护理 放疗可引起骨髓抑制，发现血象降低，应予对症药物治疗。在白细胞低于正常值期间，嘱患者注意休息，不去公共场所，减少亲友探望，以预防交叉感染。

3. 营养康复护理 肺癌治疗前及治疗期间发生营养不良的人数占比最高可达69%[23]。护理人员应重视肿瘤患者的营养筛查评估和营养治疗护理，于入院24小时内予营养风险筛查，NRS 2002评分＜3分者，在其住院期间每周筛查1次；NRS 2002评分≥3分者，进一步进行营养评估，根据患者的临床情况，制订个体化的营养计划。

肺癌患者的饮食及营养干预方面，美国有关指南推荐：将肺癌患者的体重指数维持在18.5～25.0kg/m^2，并建议处于治疗及早期恢复阶段的患者，遵循“少食多餐”的膳食原则；若患者体重指数降低明显，可采用高能量营养剂口服；若无法达到患者日常营养需求，可采用富含矿物质或微量元素的特定营养剂[24]。中国有关专家共识则推荐：对于存在营养风险及营养不良的肺癌放射治疗患者，可给予肠内营养；放射治疗后对肠内营养不耐受且需要进行营养干预的肺癌患者，可给予肠外营养[25]。

4. 放疗期间常见并发症的康复护理

（1）大咯血：常见于肺及上消化道肿瘤放疗的患者。日常护理中，应观察患者咳嗽、咳痰症状，发现痰中带血应及时报告，积极止血处理。一旦发生大咯血，应采取以下措施：

1）患者绝对卧床，取患侧卧位，出血部位不明者取仰卧位，头偏向一侧，避免翻动患者，这样有利于体位引流，保持呼吸道通畅，还可减少血液流向健侧支气管引起病灶播散与肺不张，咯血时取头低足高位，使血液尽量排出，以防止因咯血误吸导致窒息发生。轻叩患者背部，鼓励患者轻咳出呼吸道积血，避免患者剧烈咳嗽。

2）建立静脉通路，遵医嘱应用镇咳、止血药。

3）密切观察生命体征及尿量变化，视病情给予输血及高浓度吸氧等。

4）床旁备气管切开包，如发生窒息，可行气管切开术。

5）予以心理疏导，安慰患者，避免情绪紧张。

6）指导患者及家属学会早期识别喉部发痒、烦躁不安、发绀、呼吸困难等大咯血征象及应急措施。

7）预防感染，做好患者的口腔护理，密切观察患者的体温变化，发现异常，及时处理。

8）加强饮食指导，叮嘱患者进食高热量、富营养、易消化的温凉流质，特别要注意保持大便通畅，以防增加腹压致咯血及窒息再次发生[26]。

（2）放射性肺炎的康复护理：

1）一般护理：病房温度适宜，定期消毒，防寒保暖，预防感冒。指导患者有效的呼吸训练（吹气球、缩唇呼吸、呼吸训练器等），纠正错误呼吸方法，提供有策略设计的锻炼计划，鼓励患者坚持适当的耐力训练（步行、游泳，上、下肢活动等），以加强患者对肺功能下降的耐受性，改善患者心境，从而提升患者生活质量[27-29]。

2）气道护理：放疗后气管纤毛脱落，痰液黏稠，不易咳出，应加强气道管理。刺激性干咳者给予镇咳药物，减少干冷空气刺激等。痰液黏稠予雾化吸入。咳痰困难者予叩背，严重者协助半卧位，指导快吸慢呼，必要时行深部吸痰，适当吸氧等。

3）发热的护理：多数患者体温在38℃以下，一般不行药物治疗，嘱其多饮水，予温水或30%酒精拭浴，监测体温。当体温超过38.5℃时，遵嘱用药治疗。

4）用药护理：放射性治疗原则为足量足疗程的糖皮质激素治疗[30]，抗生素预防感染，止咳祛痰，适当吸氧等对症处理。糖皮质激素应用剂量较大且时间较长，应按时按量给药，告知患者不可自行停药或更改剂量，避免减量激素突然过大或过快，使治疗不足造成症状反复，治疗效果不理想。并且应密切观察其不良反应，如胃部症状、大便颜色、皮肤变化等。

（3）放射性气管炎的康复护理：放射性气管炎多表现为低热，咳嗽，咳痰，血象略升。主要康复护理措施：指导患者卧床休息，保持心情愉悦，外出时佩戴口罩，减少呼吸道刺激。必要时，给予对症及抗感染治疗。

（4）放射性食管炎的康复护理：放射性食管炎表现为局部疼痛或胸骨后灼烧感，进食时加重，常见于放疗后1周或数周内出现，须采取针对性护理，可以保证治疗的连续性，提高治疗效果及患者的生活质量。

1）心理护理：患者通常有明显的恐惧、抑郁或焦虑等情绪，护士应与患者及时沟通，告知其这是由于放疗后食管黏膜充血水肿引起的，属于正常现象，并告知其常用的预防及处理措施[31]。安排接受过放疗的患者，以亲身经历，讲解放疗过程和感受，消除患者紧张、焦虑、不安的情绪，使其身心处于最佳状态，接受治疗和护理[32]。

2）饮食营养护理：宜进食高热量、高蛋白、高维生素、低脂肪、低纤维素易消化的半流质或流质饮食，食物温度以40℃左右，每次进食后需饮水100ml左右，冲洗食管，防止食物

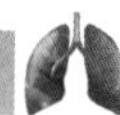

残渣潴留食管，减轻对食管黏膜的刺激，防止发生感染。

3）症状护理：临床常使用止痛剂、激素、制酸凝胶、抗生素、维生素B的混合剂以缓解症状。用药方法常为含服，即：指导患者于餐前及睡前30分钟，将混合液含在口中，5分钟后去枕平卧于床上，分次慢慢吞咽，使药物与黏膜表面较长时间接触，有利于药物发挥作用进行止痛。鼓励患者继续坚持有效的呼吸训练及有氧运动、阻力训练，有助于改善患者疲乏，提高患者生活质量[33]。

（三）放疗后的康复护理

疗程结束后，患者应定期复查随访。饮食要求营养丰富，继续遵循住院期间相应饮食指导。放疗结束后还要继续保护照射野皮肤至少1个月。指导患者实时观察局部及全身反应消退情况，告知治疗结束后1～2个月，肿瘤持续缩小，放疗出现的急性反应如放射性食管炎、放射性气管炎随之缓解。可逐渐恢复正常饮食。晚期放射反应如放射性肺纤维化，其发生率随着放疗后的时间推延而逐步增加。若体温在38℃以上，或出现明显胸闷、气急等，应及时就诊。

三、肺癌化疗患者常见不良反应的康复护理

1. 恶心、呕吐 化疗期间注意口腔清洁，少量多餐，避免甜食或油腻食物，进食后保持坐直休息，注意居室通风，避免异味刺激。同时联合使用音乐疗法、适度的有氧运动或行为干预如自我催眠，渐进性肌肉放松，引导想象分散注意力等，也能够降低恶心和呕吐的发生率。

2. 腹泻 在化疗前应停止所有抗便秘制剂，化疗后避免食用会加速肠蠕动的食物或饮料。发生腹泻时，应监测排便的次数、量和黏稠度。补充水分及电解质。遵医嘱选择合适的止泻药物，可以减少排便的频次、量和肠蠕动。饮食上选择易消化、清淡、低纤维的食物，同时补充足够液体，另食物中适当增加富含果胶的食物，如煮熟的苹果、甜菜，可以减轻腹泻。进食温热食物，冷的和较热的食物可能会加重腹泻。指导患者保持肛周皮肤清洁，可以便后温水坐浴、涂抹保湿药膏等。

3. 骨髓抑制

（1）中性粒细胞减少症：一般发生在用药之后的7～14天。为降低粒细胞减少症带来的感染风险，医务人员应做到正确执行手卫生，严格无菌操作，防止医源性感染；指导患者及照顾者做好个人卫生，减少探视人员；保持病房整洁，温度适宜，定期消毒；指导患者，尽量避免去公共场所，以减少交叉感染机会，若必须外出，应佩戴口罩；定期检测血象，遵医嘱正确使用升白细胞的药物。

（2）血小板减少症：当血小板数量 $< 50 \times 10^9$ 个/L时，会有出血的危险，应当减少患者活动，防止外伤，禁止从事具有高受伤风险的活动。做好地面防滑处理并使用夜灯，预防患者跌倒。当血小板数量 $< 20 \times 10^9$ 个/L时，可能发生自发性出血，需要绝对卧床休息，严密观察患者生命体征。指导患者及照顾家属，出现任何部位的出血，新的瘀斑或青紫，或突感头痛，意识水平改变等，应立即报告。

4. 脱发 65%化疗患者都会有不同程度的脱发[34]。脱发会导致不良情绪[35]，化疗导致的脱发，包括全身各个部位毛发的脱落，影响患者的形象、性欲和自信，甚至会导致其放弃治疗。因此，心理干预尤为重要。

5. 肾毒性　嘱患者在化疗前和化疗过程中多饮水，使尿量维持在每天 2 000 ~ 3 000ml 以上。使用顺铂前充分水化，每天输生理盐水 3 000ml，生理盐水中的氯离子，可以使细胞内有毒的水化顺铂复合物浓度下降，并补充钾、镁，通过利尿，利于其排出。

6. 肝毒性　化疗前检测肝功能，有异常应避免化疗，先保肝治疗。用药过程中，指导禁食高油高脂食物，加强病情的观察，及时发现异常，对症处理。建议保持舒适状态，保证充足休息。

（骆惠玉　黄　丽　陈玉杉　齐　榕　陈赛云　吴哲勤）

参 考 文 献

[1] 王天佑，李单青，崔永，等.胸外科围手术期肺保护中国专家共识(2019版)[J].中国胸心血管外科临床杂志,2019,26(9):835-842.

[2] 孟迪，胡坚.术后肺部并发症现状[J].中华胸心血管外科临床杂志,2015,22(12):1085-1086.

[3] 沈小平，王骏，许方蕾，等.新编当代护理学.上海：复旦大学出版社,2018.

[4] MISKOVIC A,LUMB A B.Postoperative pulmonary complications[J].Br J Anesth,2017,118(3):317-334.

[5] 林慧洁，佘晓佳，魏化冰.快速康复外科理念在胸腔镜肺癌手术患者中的应用[J].护理实践与研究,2017,14(14):66-67.

[6] 李秀云，汪晖.临床护理常规[M].北京：人民军医出版社,2012.

[7] 燕铁斌，尹安春.康复护理学[M].北京：人民卫生出版社,2017.

[8] 丁洁芳，赵春花，杨晓歆.胸外科术后活动性出血患者的临床特点分析与护理对策[J].护理学报,2014,21(22):49-51.

[9] 毛友生，赫捷.肺癌胸腔镜术后并发症的防治策略[J].中国肺癌杂志,2018,21(3):230-233.

[10] 黄人健，李秀华.外科护理学高级教程[M].北京：科学出版社,2018.

[11] 段晋，施云飞，雷又鸣，等.肺癌术后乳糜胸诊治分析[J].中外医疗,2017,36(2):57-59.

[12] UCHIDA S,SUZUKI K,HATTORI A,et al.Surgical intervention strategy for postoperative chylothorax after lung resection[J].Surg Today,2016,46(2):197-202.

[13] CHO H J,KIM D K,LEE G D, et al.Chylothorax complication pulmonary resection for lung cancer:effective management and pleurodesis[J].Ann Thorac Surg,2014,97(2):408-413.

[14] BRYANT A S,MINNICH D J,WEI B, et al.The incidence and management of postoperative chylothorax after pulmonary resection and thoracic mediastinal lymph node dissection[J].Ann Thorac Surg,2014,98(1):232-235.

[15] 张国超，赵格非，高树庚，等.肺癌术后乳糜胸保守治疗与手术治疗的临床疗效比较[J].癌症进展,2018,16(13):1597-1600.

[16] 毛友生，赫捷.肺癌胸腔镜术后并发症的防治策略[J].中国肺癌杂志,2018,21(3):230-233.

[17] 强万敏，姜永亲.肿瘤护理学[M].天津：天津科技翻译出版有限公司,2016.

[18] BRUNELLI A,VARELA G,REFAI M,et al.A scoring system to predict the risk of prolonged air leak after lobectomy[J].Ann Thorac Surg,2010,90(1):204-209.

[19] RIVERA C,BERNARD A,FALCOZ P E,et al.Characterization and prediction of prolonged air leak after pulmonary resection:a nationwide study setting up the index of prolonged air leak[J].Anna Thorac Surg,2011,92(3):1062-1068.

[20] 劳深，蔡松旺，李昀，等.肺切除术后持续性肺漏气治疗的研究进展[J].临床肺科杂志,2017,22(2):354-358.

[21] 李华胜，梅建东，赵珂嘉，等.肺手术后持续性漏气的现状及相关进展[J].中国胸心血管外科临床杂志,2016,23(8):832-836.

[22] 黄学英.康复护理[M].北京：人民卫生出版社,2014.

[23] 陈文政，张春华，王晓松，等.肺癌患者营养状况与放疗不良反应的相关性研究[J].实用癌症杂志

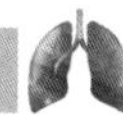

2018,33(9):1439-1441,1460.

[24] ROCK C L,DOYLE C,DEMARK-WAHNEFRIED W,et al.Nutrition and physical activity guidelines for cancer survivors[J].CA Cancer J Clin,2012,62(4):242-274.

[25] 中国抗癌协会，中国抗癌协会肿瘤营养与支持治疗专业委员会，中国抗癌协会肿瘤康复与姑息治疗专业委员会，等．肺癌营养指南 [J]. 肿瘤代谢与营养电子杂志 ,2016,3(1)：34-36.

[26] SHAIKH M A,SINGLA R,KHAN N B,et al.Does diabetes alter the radiologi-cal presentation of pulmonary tuberculosis[J].Saudi Med J,2013,24(3):278-281.

[27] TIBDEWAL A,MUNSHI A,PATHAK R,et al.Breath-holding times in various phases of respiration and effect of respiratory training in lung cancer patients[J].J Med Imaging Radiat Oncol,2015,59(4):520-526.

[28] TIEP B,SUN V,KOCZYWAS M,et al.Pulmonary Rehabilitation and Palliative Care for the Lung Cancer Patient[J].J Hosp Palliat Nurs,2015,17(5):462-468.

[29] GLATTKI G P,MANIKA K,SICHLETIDIS L,et al.Pulmonary rehabilitation in non-small cell lung cancer patients after completion of treatment[J]. Am J Clin Oncol,2012,35(2):120-125.

[30] 郑苗丽，冯勤付．放射性肺损伤的研究进展 [J]. 中华放射肿瘤学杂志 ,2018,27(7):692-695.

[31] 瞿静涵，王燕．急性放射性食管炎的护理与防治进展 [J]. 上海护理 ,2016,16(6):72-74.

[32] O'ROURKE N,ROQUE I F M,FARRÉ BERNADO N,et al.Concurrent chemoradiotherapy in non-small cell lung cancer[J]. Cochrane Database Syst Rev,2010（6）:CD0020140.

[33] NICI L.The role of pulmonary rehabilitation in the lung cancer patient[J]. Semin Respir Crit Care Med,2009,30(6):670-674.

[34] WANG J,LU Z,AU J L S.Protection against chemotherapy-induced alopecia[J].Pharm Res,2006,23(11):2505-2514.

[35] HILTON S,HUNT K,EMSLIE C,et al.Have men been overlooked?A comparison of young men and women's experiences of chemotherapy-induced alopecia[J].Psychooncology,2008,17(6):577-583.

第三节 营 养 康 复

肺癌是我国发病率和死亡率最高的恶性肿瘤，约占我国恶性肿瘤死亡人数的 1/4，每年约有 78 万例肺癌患者死亡。我国肺癌死亡人数过去 30 年间增长达 465%，肺癌负担非常严重。2019 年 1 月中国国家癌症中心发布的我国最新癌症数据显示，2015 年我国新发肺癌病例约为 78.7 万例，发病率为 57.26/10 万，中标率为 35.96/10 万 [1]。肺癌的发病与吸烟、大气污染、长期接触放射性物质、肺部慢性疾病等有关。目前主要的治疗手段包括手术、化疗、放疗、分子靶向治疗以及免疫治疗等。肺癌是营养不良发生率最高的肿瘤之一，尤其在晚期肺癌患者中营养不良发生率可达 30% 以上 [2]。

营养不良会对肺癌产生许多不利影响，包括降低患者的手术、放疗、化疗等治疗敏感性和精确性，增加治疗不良反应，延长住院时间，延缓患者身体恢复，进而降低近远期治疗疗效。因此，需要对肺癌患者进行积极的营养评估和营养治疗，以降低患者治疗期间体重下降，改善患者的营养状况，提高生活质量，减少不良反应，促进身体康复，提高治疗疗效。

一、营养不良的发生机制

肺癌患者营养不良的发生机制很复杂，包括肿瘤本身的因素以及治疗相关因素。肺癌本身或纵隔淋巴结转移癌对食管产生压迫症状影响进食。肺癌引起的呼吸困难导致患者大脑缺氧，对化学感受器所传递的饥饿信号迟钝，对食物的味觉、嗅觉也会发生改变，进食的快感减少或消失，产生畏食。同时肺癌本身产生的一些细胞因子，也可以刺激和诱导宿主免疫细胞产生各种细胞因子，导致糖、脂肪、蛋白质代谢异常，且可引起畏食、早饱、负面情绪、基础代谢率增加等[3,4]，导致营养不良。手术、放化疗等治疗手段均对患者进食有一定负面影响。胸外科手术是一种对机体的外源性创伤打击，往往可造成机体代谢紊乱及内环境稳态的失衡，加重术后患者的代谢负担，引起各种营养素的消化吸收障碍，导致患者营养不良。化疗作为肺癌患者术后一个重要的辅助治疗手段，化疗药物常常引起恶心、呕吐、腹泻、味觉改变、食欲减退以及畏食甚至肝脏损伤，影响营养物质的摄入。而肺癌常用的化疗药物如顺铂、卡铂、伊立替康等属强致吐类药物，如果不加以有效控制，恶心和呕吐会造成液体或电解质的失衡、体重丢失以及衰弱，甚至恶病质。另外，胸部肿瘤放疗后，放射性食管炎发生率在 40% 以上，放疗引起食管神经肌肉和上皮细胞的损伤，导致食管出现炎症性改变，消化道摄入、吸收减少，患者营养状况恶化。

二、营养治疗的意义

合理的营养治疗对肺癌患者的治疗和预后均具有积极的意义。对于手术患者来说，营养治疗可以为机体提供必需的能量和各种营养素，为手术进行营养储备，增加机体抵抗力和对手术耐受力，减少术后并发症和感染，促进伤口愈合及早日康复。

对于放疗患者来说，放疗可以引起畏食、呕吐和营养不良，不仅增加放疗的不良反应，影响患者的生活质量，而且使患者放疗的耐受性降低。围放疗期的营养治疗可以保持肺癌患者的体重，提高放疗的敏感性和精确度，降低放疗毒性反应，提高患者的耐受性，使更多的患者能够完成放疗，进而提高患者的近期和远期疗效。李红晨等[5]将 108 例肺癌化疗患者随机分为对照组和肠外营养组，检测两组患者化疗前后的各项营养指标和免疫指标的变化，结果证实，肠外营养可有效改善肺癌患者化疗后机体的营养状况和免疫功能，有利于患者后期的综合治疗。Murphy 等[6]对接受一线化疗的非小细胞肺癌患者的研究发现，在化疗的同时口服鱼油（EPA 2.2g/d），可以减少体重丢失，维持肌肉含量。欧洲一项随机对照研究[7]对于 40 例接受放化疗的Ⅲ期 NSCLC 患者，接受含 ω-3 PUFA 口服营养补充剂的患者，在生活质量参数、生理和认知功能、总体健康状况及社会功能方面均优于服用安慰剂组。

对于接受化疗的肺癌患者，营养治疗可以增加化疗期间及化疗后营养物质摄入的数量和质量，促进患者更顺利完成化疗，并且能从化疗中更好更快地恢复，从而获得更好的治疗疗效和生活质量。Arrieta 等[8]对 100 例应用紫杉醇联合顺铂方案化疗的Ⅳ期 NSCLC 患者的研究发现，化疗后发生营养不良和低蛋白血症的患者其化疗不良反应明显增加，包括贫血、乏力和食欲减退。Shintani 等[9]比较了接受术前放化疗和未接受术前放化疗肺癌患者的营养状态。尽管两组术后并发症发病率无显著差异，放化疗组患者术后更倾向于出现严重并发症。并且证实术前给予营养干预可能提高术前放化疗肺癌患者围手术期的营养状态，减轻术后并发症的严重程度。

三、营养治疗的实施

（一）营养诊断

营养诊断是营养治疗的前提，没有营养诊断就没有营养治疗。因此，所有肺癌患者在

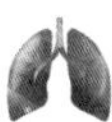

确诊后均应该进行营养诊断。营养诊断采用三级诊断体系。营养筛查是营养不良诊断的第一步，包括营养风险筛查、营养不良风险筛查、营养不良筛查三方面，可以分别采用 NRS 2002（nutritional risk screening 2002）、营养不良通用筛查工具（malnutrition universal screening tool，MUST）或者营养不良筛查工具（malnutrition screening tool，MST）、理想体重和 BMI 进行筛查。营养评估是营养不良的二级诊断，通过评估主要判断患者有无营养不良及其严重程度。常用的营养评估量表有 SGA、PG-SGA 等。SGA 是 ASPEN 推荐的临床营养评估工具，其目的是发现营养不良，并对营养不良进行分级。PG-SGA 是专门为肿瘤患者设计的肿瘤特异性营养评估工具，由患者自我评估和医务人员评估两部分组成，具体内容包括体重、进食情况、症状、活动和身体功能、疾病与营养需求的关系、代谢需求、体格检查等 7 个方面。营养评估应该在患者入院后 48 小时内完成，由护士、医师和营养师共同实施。在营养评估基础上，为了进一步了解营养不良的类型及导致营养不良的原因、分析营养不良是否合并代谢紊乱及器官功能障碍，需要进一步进行综合测定，即营养不良的三级诊断。综合测定的内容包括应激程度、炎症反应、能量消耗水平、代谢状况、器官功能、人体组成、心理状况等方面，应该在入院后 72 小时内完成。在准确而全面的营养诊断后，对于存在营养不良的患者应该及时给予营养治疗，并且根据患者营养不良的程度，选择不同的营养治疗方案。

（二）营养治疗的方式

营养治疗的途径包括肠内营养和肠外营养两种方式。肠内营养是指通过口服或管饲途径，经过肠道补充机体代谢所需的营养物质。肠外营养是指通过静脉途径提供机体所需要的蛋白质、氨基酸、碳水化合物、电解质、微量元素等营养物质，以达到营养治疗的方法。肺癌手术患者，术后早期给予肠内营养，有助于改善营养状态、促进切口愈合、减少并发症、缩短住院时间。李英等[10]采用前瞻性队列研究，选择行肺癌手术且行术后化疗的 754 例患者，观察住院期间肠内营养、肠内营养 + 肠外营养两种营养治疗方式对肺癌患者术后化疗期间营养状况、免疫功能、并发症的影响。结果发现，针对肺癌术后化疗的患者，应常规予以合理的营养治疗，EN 和 PN 方式各有优势，但条件允许时可以优先选择 EN+PN。张新娟等[11]纳入 80 例肺癌术后患者，随机分为肠内营养干预组（n=40）与常规治疗对照组（n=40），术后第 7 天时营养干预组中免疫球蛋白 IgA、IgG、IgM 等指标均明显高于对照组（$P < 0.05$），表明肺癌患者术后免疫功能、营养状态以及生活质量的提高均可通过早期肠内营养干预来逐渐实现。因此，肠内营养相对于肠外营养更具有优势，只要患者存在或部分存在胃肠道消化吸收功能，就应尽可能考虑肠内营养[12]。

（三）营养治疗的途径

口服营养补充（oral nutritional supplements，ONS）是以特殊医学用途食品经口服途径摄入，补充日常饮食的不足。ONS 是肺癌患者肠内营养的首选途径。部分肺癌患者可能因为食管管腔被肿瘤或被纵隔肿大淋巴结压迫进而导致完全或不完全梗阻及吞咽障碍。当单纯 ONS 不能满足患者全部的营养需求时，应该考虑给予管饲营养。管饲分为两大类，一类是经鼻安置导管，导管远端可放置在胃、十二指肠或空肠中；另一类是经皮造瘘安置导管，包括微创（内镜协助）和外科手术下各类造瘘技术。经鼻置管是最常用的肠内营养管饲途径，具有无创、简便、经济等优点，其缺点是可能导致鼻咽部刺激、溃疡、出血、导管脱出或堵塞、反流性肺炎等并发症。如果患者管饲时间短于 4 周，可选择经鼻管饲，但如果管饲时间需预计超过 4 周，为避免经鼻管饲的并发症，可考虑选择经皮内镜下胃造瘘术（percutaneous endoscopic gastrostomy，PEG）或空肠造瘘术（percutaneous endoscopic jejunostomy，PEJ）。PEG/PEJ 创伤小，可使用数月至数年，能够满足长期管饲喂养的需求。极少部分肺癌患者，当食管管腔完全堵塞导致鼻饲管或 PEG/PEJ 无法安置时，可采取手术下胃或空肠造瘘。管饲导管远端位置的选择对于营养治疗的效果和并发症有重要影响。在选择位置时，应充分评估患者的胃动力情况和发生误吸风险的高低，如果患者胃动力基本正常、误吸风险低的情况下，首选经胃途径。

各种管饲方式各有利弊，因此在选择营养途径前进行仔细的内镜和影像学检查，准确评估患者的营养状况，并同患者及家属详细沟通病情，选择最合适的管饲方式。如果患者无法实施肠内营养或肠内营养无法完全满足正常人体需要，需肠内营养联合肠外营养或全肠外营养。肠外营养输注途径包括经外周静脉的和经中心静脉的途径。经外周静脉的肠外营养途径简便易行，且容易早期发现静脉炎，但缺点是输液渗透压不能过高，需反复穿刺，易发生静脉炎，故不宜长期使用。经外周静脉的肠外营养途径主要适应证：①短期肠外营养（< 2 周）、营养液渗透压低于 1 200mOsm/（kg·H_2O）；②中心静脉置管禁忌或不愿置管；③导管相关感染或有脓毒症。当肠外营养超过 2 周或营养液渗透压高于 1 200mOsm/（kg·H_2O）时，应经中心静脉进行肠外营养，包括经颈内静脉、锁骨下静脉或上肢的外周静脉达上腔静脉。

（四）能量

患者能量需求的准确预测是临床营养治疗的前提。能量需求的预测方法有测定法（measurement）和估算法（estimation）。测定法相对精准，但操作复杂，估算法操作方便，应用范围更广。Harris-Bend-eict 及其改良公式至今一直作为临床上计算机体基础能量消耗（basal energy expenditure，BEE）的经典公式。肺癌患者的能量需求随着肿瘤分期、患者一般状况、治疗方式和不良反应等而不同。目前对肺癌患者的日常能量需求尚无确切的数据和准确计算方法，当无法准确和个体化测量时，一般推荐能量需求量为 25 ~ 30kcal/（kg·d）。

（五）营养素

肺癌患者所需的营养素主要包括：碳水化合物、脂肪、蛋白质、水、电解质、微量元素和维生素。三大营养物质（碳水化合物、脂肪和蛋白质）的代谢是机体供能和维持人体生命活动及内环境稳定最重要的因素，也是制订营养方案时首要考虑的因素。非荷瘤状态下三大营养素的供能比例为：碳水化合物为机体能量的主要来源。肿瘤细胞糖酵解能力是正常细胞的 20 ~ 30 倍，理论上应该减少碳水化合物在总能量中的供能比例，提高蛋白质、脂肪的供能比例。脂肪的主要生理功能是提供能量、构成身体组织、供给必需脂肪酸并携带脂溶性维生素等。正常成人每日蛋白质的基础需要量为 0.8 ~ 1.0g/kg，相当于氮 0.15g/kg。部分肿瘤患者随代谢的变化可以提高到 1.5 ~ 2.0g/（kg·d）。氨基酸提供机体最直接、最有效的氮源。静脉内给予的氮应由氨基酸提供，它比蛋白质供氮更合理，直接参与合成代谢，且无异性蛋白不良反应。水是维持生命的必需物质，也是营养治疗的重要成分。一般成人每日需水量为 30 ~ 50ml/（kg·d），但受代谢情况、年龄、体力、温度和膳食等影响较大。对于肺癌放疗患者，由于食管放射性炎症，食管分泌物较多且通过口腔排出，因此需要更多的水分摄入[13]。

（六）ω-3 多不饱和脂肪酸（ω-3 polyunsaturated fatty acid，ω-3 PUFA）

ω-3 PUFA 包括 α-亚麻酸（α-linolenic acid，ALA）、二十碳五烯酸（eicosapentaenoic acid，EPA）和二十二碳六烯酸。肺癌治疗期间补充 ω-3 PUFA，有利于保持或增加体重，提

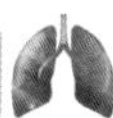

高免疫力，降低炎性反应，提高患者生活质量。

四、营养治疗的具体实施方案

肺癌患者的营养治疗包括肠内及肠外营养两方面。具体来说，肠外营养方案的制订对于大部分的肺癌患者并非“全肠外营养”，更普遍的是“补充性肠外营养”，这就需要在充分评估计算患者肠内营养的摄入量后，再相应补充剩下的肠外营养所需能量。在能量制剂的选择上，我们推荐复合能量制剂如卡文、卡全等，避免单一脂肪乳、氨基酸制剂输注。肠外营养不仅需要计算患者所需摄取的能量，还需要考虑热氮比、电解质、微量元素等浓度和配比。通常应通过中心静脉置管进行输注，避免长期外周静脉输注导致静脉炎的发生。

肠内营养包括口服及管饲，对于大部分经口进食能力较差或不能经口进食的肺癌患者来说，口服和管饲的食物除了全营养粉剂，最为经济适用的就是匀浆膳，其顾名思义本质上是膳食，只是经过了加工，打成了匀浆的状态。相比于汤水，其中的热量会高很多。这种匀浆膳除了可以口服，还可以鼻饲以及通过胃造瘘管打入，能较好地满足管饲的营养要求。最基础的配方：将猪肉煮熟后加入油菜等青菜，配上牛奶、水和米饭后搅拌成浆，配方可以参考均衡饮食的模式，蛋白质来源可以是鸡蛋、鸡胸脯肉、猪瘦肉、猪肝、豆制品等，另外要注意放盐和食用油。复杂的配方可以考虑用豆浆或其他更多种的主食、蔬菜，还可以酌情添加维生素片剂。例如，鸡蛋 2 个，瘦肉 200g，300g 大米做成的米饭，油菜 200g，胡萝卜 200g，低脂奶 500g，白砂糖 50g，大豆油 50g，盐 2g，复合型维生素矿物质 1 片，维生素 C 片 2 片，维生素 B 族 3 片。共计 2 400kcal，蛋白质 96g（供能 16%），脂肪 80g（供能 30%），碳水化合物 332g（供能 54%）。具体使用方法：一开始建议先给 100～200ml，每天 3～4 次，以后可以逐渐过渡到每次 300～400ml，每天 5～6 次。注意不要一次给量太多，以免引起反流或者腹胀。但是患者自制匀浆膳也有一定的缺点，比如口味较差、热量不足、保质期较短、残渣较多、存在营养失调风险等。因此还需要在营养师指导下合理搭配适宜的全营养粉剂。

而对于能正常经口进食的患者，则必须定时定量合理搭配食物，充分满足患者能量及蛋白质等需求，以下面的可视化表格（表 2-3-1）为例，具体说明如何制订患者一天的进食计划。

表 2-3-1 患者进食计划表

进餐时段		具体食物	能量 /kcal	蛋白质 /g
早餐	7:00—8:00	鸡蛋 1 个 + 包子 1 个 + 牛奶 250ml	440	20
加餐	10:00—10:30	营养粉 40g+ 乳清蛋白粉 8g，兑温水至 200ml	185	14
中餐	12:00—12:30	软米饭 75g+ 瘦肉 50g+ 蔬菜 200g+ 植物油 10g	495	17
加餐	15:00—15:30	营养粉 40g+ 乳清蛋白粉 8g，兑温水至 200ml	185	14
晚餐	17:30—18:00	面条 / 抄手 / 米饭 75g+ 蔬菜 100g+ 瘦肉 50g	360	16
加餐	20:30—21:00	营养粉 40g+ 乳清蛋白粉 8g，兑温水至 200ml	185	14

五、营养治疗的疗效评价

在肺癌手术、放化疗等抗肿瘤治疗以及营养治疗过程中，医师 / 营养师应该定期对营养治疗的疗效和不良反应进行评价，以监控患者营养治疗的效果，必要时调整营养治疗方案。营养治疗疗效评价指标根据反应速度快慢，分为快速反应指标、中速反应指标和慢速反应指标。快速反应指标通常每周测量1~2次，必要时每天测量1次，包括体重、血常规、电解质、肝肾功能、炎症参数、白蛋白、前白蛋白、转铁蛋白、放化疗不良反应等。中速反应指标通常每月测量1~2次，包括人体测量参数、人体成分分析、生活质量评估、体能评估、肿瘤病灶评估、晚期放化疗不良反应等。慢速反应指标主要是生存分析，通常每3~6个月测量1次。

六、家庭营养治疗与康复

肺癌患者经过手术、化疗、放疗等综合手段，肿瘤得到控制或消除之后，延长生存时间，提高生活质量，成为肿瘤患者康复的主要目标。营养状况是决定患者康复速度和康复程度的重要因素。因此，对于处于康复期的患者，仍然需要对其进行营养状况监测，以便于对营养不良进行早期识别，进而开展家庭饮食指导及营养治疗。ONS是家庭营养最主要的方式，是对患者经口摄入营养不足的重要补充。患者家庭营养治疗要求医师为患者选择和建立适宜的营养途径、制订营养方案、监测营养并发症并对营养过程进行管理。家庭营养主要依靠患者和家属实施，因此应在出院前对患者及家属进行教育和培训，以保证家庭营养治疗的有效性和安全性。家庭肿瘤患者营养的监测和随访非常重要，医护人员应及时了解治疗效果并选择维持或调整治疗方案。随访可通过门诊、电话、网络及上门访视等多种方式实施。随访内容包括患者的肿瘤治疗情况、胃肠道功能、营养目标量的完成情况、营养状况指标及生活质量评价、并发症情况等。

（王奇峰 吴 磊 戴 维 李 涛）

参考文献

[1] 郑荣寿，孙可欣，张思维，等.2015年中国恶性肿瘤流行情况分析[J].中华肿瘤杂志，2019,41(1):19-28.

[2] SONGÜR N,KURU B,KALKAN F,et al.Serum interleukin-6 levels correlate with malnutrition and survival in patients with advanced non-small cell lung cancer[J].Tumori,2004,90(2):196-200.

[3] HALFDANARSON T R,THORDARDOTTIR E,WEST C P,et al.Does dietary counseling improve quality of life in cancer patients?a systematic review and meta-analysis[J].J Support Oncol,2008,6(5):234-237.

[4] VAN CUTSEMAB E,ARENDS J.The causes and consequences of cancer-associated malnutrition[J].Eur J Oncol Nurs,2005,9(2):S51-S63.

[5] 李红晨，汪卫平，诸葛燕红.胃肠外营养支持治疗对肺癌病人化疗后营养状况和免疫功能的影响[J].肠外与肠内营养，2012,19(4):201-203.

[6] MURPHY R A,MOURTZAKIS M,CHU Q S,et al.Nutritional intervention with fish oil provides a benefit over standard of care for weight and skeletal muscle mass in patients with nonsmall cell lung cancer receiving chemotherapy[J].Cancer,2011,117(8):1775-1782.

[7] VAN DER MEIJ B S,LANGIUS J A,SPREEUWENBERG M D,et al.Oral nutritional supplements containing n-3 polyunsaturated fatty acids affect quality of life and functional status in lung cancer patients during multimodality treatment: an RCT[J].Eur J Clin Nutr,2012,66(3):399-404.

[8] ARRIETA O,MICHEL ORTEGA R M,VILLANUEVA-RODRIGUEZ G,et al.Association of nutritional status and serum albumin levels with development of toxicity in patients with advanced non-small cell lung cancer treated with paclitaxel-cisplatin chemotherapy: a prospective study[J].BMC Cancer,2010,10:50.

[9] SHINTANI Y,IKEDA N,MATSUMOTO T,et al.Nutritional status of patients undergoing chemoradiotherapy for lung cancer[J].Asian Cardiovasc Thorac Ann,2012,20(2):172-176.

[10] 李英，易红梅，马瑞东，等.肺癌术后化疗患者不同营养治疗方式对临床效果的前瞻性队列研究[J].中国现代医学杂志，2020,30(17):30-36.

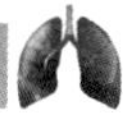

[11] 张新娟，巨杨眉．肺癌术后行早期营养干预对患者营养状况和免疫功能的影响 [J]. 山西医药杂志，2019,48(16):2006-2007.

[12] 王昆华，石汉平，赵青川，等．营养不良的三级诊断 [J]. 肿瘤代谢与营养电子杂志，2015,2(2):31-36.

[13] AUGUST D A,HUHMANN M B.ASPEN clinical guidelines: nutrition support therapy during adult anticancer treatment and in hematopoietic cell transplantation[J].JPEN J Parenter Enteral Nutr,2009,33(5):472-500.

第四节 运动康复

一、运动疗法概述及其对肿瘤的防治作用

近年来，指导肿瘤患者进行适度运动越来越成为肿瘤康复的重要治疗原则之一[1]。大样本的流行病学调查显示，较高的机体活动人群比低运动人群发生各种癌症的概率小。运动可以改善癌症患者症状如失眠、疲乏、焦虑等，还能提高免疫功能[2]，对提高癌症患者的生活质量具有重要意义。循证医学证明运动能改善癌症患者各种治疗所导致的不良反应，这些不良反应包括疲劳、肌肉无力、各种器官功能损害等[3]。越来越多的研究证据表明，无论是在术前[4]、术后或放化疗期间，规律的运动均可使患者获益。肿瘤康复涵盖诸多学科，主要包括躯体功能恢复、心理、营养、运动、癌痛康复等方面，此外，根据不同肿瘤的性质及患者所处的病程阶段不同，肿瘤康复的内容也有相应侧重。通过适当的运动康复能给肺癌患者带来更多的康复信心，并与其他肺癌康复手段协同促进机体全面康复。

（一）运动对肿瘤的防治作用

流行病学研究认为，全球 25% 的癌症发生与超重及静态生活方式有关，适度的运动促进机体新陈代谢、组织含氧量增加，这有可能改变癌症患者机体内适合肿瘤生长和转移的无氧酵解酸性微环境。运动促进肿瘤康复的可能生物学机制包括改变内源性性激素和物质代谢激素水平、改变生长因子水平、减轻肥胖和调节免疫功能[5,6]，运动与癌症风险的生物学机制尚需更深入的研究。和缓的运动（非剧烈运动）不仅提高机体抗氧化自由基的水平，还能改善患者的免疫指标。国外大量研究表明，癌症患者进行运动干预后，自然杀伤细胞的活性增加，粒细胞和淋巴细胞数量增多，而 C 反应蛋白、抗炎介质较为稳定[5]。同样，运动对肺癌的防治作用不容忽视。

（二）运动改善肿瘤晚期恶病质状态

随着癌症的进展，癌症患者的机体衰弱，最终导致肿瘤恶病质的发生，其特点是由于骨骼肌和脂肪组织的分解代谢加强而肌肉萎缩、体重减轻，导致活动减少、骨骼肌功能减弱、患者易疲劳、生活质量下降。其中 25%～30% 的患者死于体重减轻。蛋白质的分解增多、合成减少是骨骼肌分解代谢的机制，脂类分解作用加强导致了脂肪组织的丢失。这些机制，至少部分是由于机体的炎症反应。运动，从某一方面可以理解为抗炎症反应，其作用机制是在非癌症相关虚弱患者中成功加强了肌肉蛋白质的合成，减少其分解，从而增强肌力、生理功能和改善生活质量。因此在癌症诊断及治疗的各个时期进行适量的锻炼有可能逆转蛋白质降解，增加蛋白质合成和体重指数，从而缓解恶病质的消耗[7]。

（三）运动在肺癌康复中的应用

Cheville 等[8]对 66 例Ⅳ期肺癌或结肠癌患者进行随机对照研究，以家庭锻炼为模式进

行干预，结果显示，在干预第 8 周，干预组患者相比普通护理组患者在行动能力、疲劳状态及睡眠质量方面都有显著的改善。上海大学对 32 例肺癌术后患者进行 16 周的太极拳训练[9]，结果显示，相比于对照组患者可明显消除干扰素 -γ/ 白介素 - 4 产生的 $CD3^+T$ 淋巴细胞比值的下降、降低体内皮质醇水平等。上述提示，太极拳训练可改善体液免疫和细胞免疫的不平衡，增强机体抗肿瘤免疫功能。

二、肺癌患者运动康复地位及处方的制订和实施

（一）运动康复方法

运动康复是肺康复的核心，与健康教育、营养支持和心理照顾等项目共同组成肺康复。根据运动康复的目的，可分为耐力训练、间歇训练、力量训练和呼吸肌训练。根据康复部位，可分为上肢运动、下肢运动和呼吸肌运动。常用的上肢运动方法有两上肢绕圈、爬墙运动，上肢负重上举（如举哑铃等）。上肢运动通过改善机体对上肢运动的适应能力，提高运动耐力，同时肩带肌的运动对呼吸肌有辅助强化作用。常见的下肢运动有步行、蹬车、爬楼梯、游泳、慢跑等。下肢运动可增强下肢肌群肌肉功能，改善行走能力、运动耐力和心肺功能。常见的呼吸肌运动有缩唇 / 腹式呼吸、瑜伽体操、吹气球等。呼吸肌运动可改善患者呼吸肌功能，减轻呼吸困难的症状。另外，八段锦健身操在改善呼吸系统及提高全身活动耐力方面有明显效果。

（二）有氧运动强度参考指标及常用方法

1. 心率法 目标心率为最大预测心率（HRmax=220– 年龄）的 60%～85%。

2. 最大耗氧量（VO_2max）和峰值氧耗量（peakVO_2） VO_2max 是指人体在极量运动时最大耗氧能力，代表人体供氧能力的极限水平，实际测试中，通常以 peakVO_2 代替 VO_2max。

3. 无氧阈测定法（Vslope 法） 无氧代谢阈值（anaerobic threshold，AT）是指当运动负荷增加到一定量后，组织对氧的需求超过循环所能提供的供氧量，组织必须通过无氧代谢提供更多氧，有氧代谢到无氧代谢的临界点称为 AT，正常值一般是 50%～60% VO_2max，常用 Vslope 法测定[10]。

4. Borg 自感劳累分级评分法 推荐 RPE 10～14（20 级表），患者根据自己的劳累和呼吸困难程度予以相应打分，分值越高表示劳累程度越严重。其中心率法、峰值氧耗量和无氧阈法均以 20%～40% 的运动量为低强度，40%～60% 的运动量为中强度，60%～80% 的运动量为高强度；对于 Borg 自感劳累分级评分法，如何评价运动强度则以患者主观感受进行调整。不少研究倾向高强度运动比中低强度运动有更好的康复效果，且安全性较好。目前推荐的肺癌患者肺康复运动方法是从每周 2 天、每天 10 分钟、中低强度的运动训练开始，逐步达到每周 3～5 天、每天 30 分钟、中高强度的运动训练[11]。

（三）运动康复训练效果评价方法

1. 运动康复训练效果客观评价方法

（1）心肺运动试验：结合患者运动时出现的症状，全面客观把握患者的运动反应、心肺功能储备和功能受损程度的检测方法，包括功率自行车和平板运动试验。评价指标分别为 peakVO_2、VO_2max、最大千克耗氧量（VO_2max/kg）和代谢当量（metabolic equivalent of energy，MET）等，但方法相对复杂。

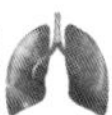

（2）6 分钟步行试验（six-minute walk test，6MWT）：患者在笔直平坦硬质路面快速步行 6 分钟所通过的距离，6MWT 能较好地反映日常身体活动能力，且操作简单易行。

（3）静态肺功能：静态肺功能测定 1 秒内用力呼气容积（forced expiratory volume in one second，FEV_1）和肺一氧化碳弥散量（diffusion capacity for carbon monoxide of the lung，DLCO）是评价患者呼吸系统的主要客观指标，也是预测术后并发症发生的独立指标[12]。

（4）心电图运动负荷试验：是通过一定量的运动增加心脏负荷，观察心电图变化，常用 12 导联运动心电监测分析系统，试验方式包括活动平板试验和踏车试验[13]。

2. 肺运动康复训练效果主观评价方法

（1）生活质量评价：生活质量是临床常用的评价指标，常被用于评价治疗是否有效，主要包括身体健康、心理健康、社会功能、每天的生活活动和自我感觉 5 个方面。肺癌患者肺康复常用的生活质量评价工具有 36 条简明健康问卷（SF-36）、圣乔治呼吸问卷（SGRQ）、肺癌相关生活质量（QLQ-LC13）等。

（2）呼吸困难指数评价：呼吸困难是影响肺癌患者生活质量的主要问题，通过肺康复训练可有效减轻呼吸困难程度，常用的评价工具有 Borg 评分（10 分制）和 BODE 指数，前者最为常用，后者最为敏感。

三、运动康复在肺癌不同治疗方式患者中的应用

有序而规律的锻炼方式能够保证锻炼持续进行：①一天中较适宜患者运动的最佳时间，一般在早晨或下午进行，不宜在饱餐后或饥饿时运动，以免出现不适。②每周至少 3 ~ 4 次，隔日进行。体质较强者，运动后又不疲劳，可坚持每天运动。③开始运动量要小，锻炼时间不宜过长，每次 15 ~ 20 分钟，根据病情和体力逐渐增加运动量增至每次 30 ~ 40 分钟。

癌症患者不宜参加剧烈的运动，原则上应该选择低强度、持续时间较长，运动后稍微出汗，循序渐进，持之以恒的运动方式。以下是根据不同的运动强度进行分类的运动方式：①最轻强度运动：散步、购物、做家务、打太极拳。可持续 30 分钟进行。②轻强度运动：跳交际舞、做体操、平地骑车、打桌球。可持续 30 分钟进行。③中强度运动：爬山、平地慢跑、打羽毛球、上楼梯。可持续 10 分钟进行。④高强度运动：跳绳、游泳、举重、打篮球。可持续 5 分钟进行。

（一）外科治疗肺癌患者中运动康复的应用

目前对术前运动康复的训练方式、训练时间以及训练强度不太统一，但有一个共同的结果是，术前进行肺康复训练都收到较好的效果，如 6 分钟步行距离增加、peakVO_2 增加、住院时间缩短等。国外肺癌患者术前肺康复训练时间大多为 4 ~ 8 周，每周 3 ~ 5 次，也有学者仅实施为期 1 周左右的肺康复训练研究，同样能提高 6 分钟步行距离。常用的运动训练方法有骑车训练、阻力呼吸器呼吸训练、力量训练等。有的将运动训练与药物干预、戒烟相结合，也取得较好的效果。我国术前运动康复训练时间多为 7 ~ 10 天，这可能与我国医疗状况，如医院床位紧张，不可能提供太长时间用于术前训练，部分医护人员没有意识到运动康复的重要性等因素有关。短期强化肺康复可改善肺功能与运动能力，同时减轻呼吸困难症状。有学者建议，在无法确定是否能手术之前，可为患者进行康复锻炼，一半以上的患者可以手术[14]。车国卫等[15]研究表明，术前肺康复训练使术后肺部相关并发症及肺部感染发生率均下降约 5 倍，住院时间较未行肺康复训练患者缩短 2 ~ 3 天。对术后进行运动康复的

时机，目前多认为麻醉清醒即可开始进行呼吸训练，而后可进行床上肢体功能锻炼，转入常规病房的第 1 天即可开始进行诸如步行等锻炼计划，运动强度从中低强度向中高强度过渡，时间从每周 2 天、每天 10 分钟逐步达到每周 3～5 天、每天 30 分钟，多持续到术后 3～6 个月，锻炼方式因人而异。Chang 等[16]研究发现，对肺叶切除患者从转入常规病房的第 1 天至出院后 12 周执行步行锻炼计划，结果干预组用力肺活量（FVC%）、6MWT 显著优于对照组。Messaggi-Sarto 等[17]研究也发现，有氧运动和高强度呼吸肌训练组成的 8 周锻炼计划提高了非小细胞肺癌切除术后患者的运动能力、呼吸肌力。目前对于肺癌手术患者何时开始运动康复、最佳运动训练类型和最佳实施方案仍没有统一规定，大多都处于探索阶段。有研究认为，对存在高龄、长期大量抽烟等高危因素，整个围手术期均采取肺康复训练措施，且任何阶段开展肺康复均能使患者的运动能力、肺功能、呼吸困难分数等朝有利的方向改变，与术前相比，术后进行肺康复改变幅度最明显[18]。

肺癌根治术的患者受手术创伤、麻醉气管置管、手术后肺容积减少、术后伤口疼痛的影响，常会出现呼吸功能下降、咳嗽排痰不畅，引起呼吸系统并发症，进而影响肺癌根治术的转归，延长患者的住院时间，而且还可能导致患者社会角色失调及心理情绪障碍。李平等[19]研究肺康复路径能够改善肺癌根治术患者术后的呼吸功能，减少肺部并发症，提高运动耐力。肺康复训练是肺癌患者围手术期重要的护理内容[20]，对增加患者运动耐力、减轻呼吸困难症状、预防并发症、促进患者心肺功能的康复有重要作用，其按照时间顺序从术前至术后制订详细的呼吸功能锻炼策略，以时间为纵轴，以肺康复内容为横轴，将呼吸功能锻炼的内容规范化，有助于临床规范化、具体化实施康复锻炼（表 2-4-1）。

表 2-4-1　肺康复路径表

时间	肺康复内容
术前 1 周	讲解腹式呼吸（20～30 次，早晚各 1 次）、缩唇呼吸（20～30 次，早晚各 1 次）、卧式呼吸操（8～10 分钟，早晚各 1 次）、有效咳痰在肺癌根治术术后康复中的作用，提高患者的重视度和配合度。讲解呼吸功能锻炼的方法、注意事项，让患者观看相关视频、宣传手册，采用演示、模仿的形式进行练习，嘱患者家属监督患者术前锻炼，可选择 2 种或 3 种进行锻炼
术前 1～2 天	入院后责任护士及家属指导、监督患者进行呼吸功能训练，包括腹式呼吸、缩唇呼吸、卧式呼吸操（选择 2 种或 3 种），按照规定的时间、次数完成；让患者自述呼吸功能锻炼的内容，并锻炼 1 次，对不规范的动作进行纠正，未掌握的部分进行强化
术后 1 天	缓慢缩唇呼吸（20～30 次，早晚各 1 次）、腹式呼吸（20～30 次，早晚各 1 次）。进行卧式呼吸操（每次 8～10 分钟，每天 2 次）或舒适半卧位呼吸操锻炼（每次 10～15 分钟，每天 2 次）。呼吸操中包括上下肢运动、缩唇呼吸、腹式呼吸，锻炼由慢到快，循序渐进，注意观察患者锻炼过程中有无不适
术后 2～4 天	进行术后 1 天的呼吸锻炼，并于术后 2 天，从床边悬吊双下肢（每次 5～15 分钟，每天 3 次或 4 次）→椅子静坐→下床站立→围床行走→病房内走动。当胸腔积液量每天 ＜ 100ml 时，拔除引流管
术后 5～7 天	在走廊上进行活动，进行站立位呼吸操锻炼，室内锻炼时配以轻松缓和的轻音乐
术后 8～10 天	逐步延长患者每日行走的距离，继续进行站位呼吸操锻炼（每次 10～15 分钟），增加锻炼的次数和时间，视患者的恢复情况进行爬楼梯训练（每次 15 分钟，每天 1 次）。出院前发放呼吸功能锻炼手册，嘱患者出院后进行锻炼

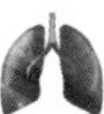

（二）放化疗肺癌患者中运动康复的应用

运动康复在肺癌患者放化疗期间也有可用之处。运动地点涉及住院病房、家庭和康复门诊；运动时间因人而异，但都会先进行拉伸运动，最后以放松运动结束，持续 4～8 周；运动方式多借助器械完成，且有物理治疗师或康复团队给予指导，但可能因为疾病进展以及放化疗对患者造成的身心影响，虽然研究最终都证明肺运动康复对放化疗肺癌患者有不少作用，但能够坚持完成整个肺康复过程的人却不多。目前运动康复完成率较低限制了该方面研究的进展，这可能与各研究中心使用的训练方式、训练力度、检验标准不一致、肺癌患者肺康复自我管理意识不强等因素有关。肺康复训练在肺癌患者放化疗中的作用诸多研究中心均已证实，但不论是基于门诊还是基于家庭的肺康复训练都有待研究更方便可行的、依从性更高的方法[21]。

四、癌症患者运动康复的注意事项

美国运动医学会（American College of Sports Medicine，ACSM）2010 年颁布的癌症存活者体力活动指南指出，各种类型的癌症（包括骨髓移植患者）在治疗期间和治疗结束后进行体力活动都是安全的，但是我们在临床实践过程中必须要注意到肿瘤患者或多或少都曾经历过抗肿瘤治疗的现实，所以建议在进行运动康复时一定要注意：

1. 目前正接受化疗、放射治疗或免疫功能受累者，使用公共场所健身器材时要注意预防感染。

2. 在开始运动计划前，要按照 ACSM 运动处方指南的要求判断运动的相关禁忌证，正在接受放疗、化疗或长期受到癌症手术影响的患者出现运动风险的可能性比普通人高。

3. 极度疲劳、贫血、共济失调者不能进行运动。

4. 因治疗而感到重度疲劳的患者如果不愿意参与系统运动，可以每天进行 10 分钟的牵拉活动。

5. 接受放射治疗的患者应该避免氯暴露，如不要去游泳池。

6. 对未治愈的恶性肿瘤患者来说，恶病质或肌肉失用是普遍存在的，且根据肌肉失用的程度，很有可能限制运动。

7. 体内留置导管、中心静脉置管或食物输送管的患者和接受放射治疗后的患者，都应避免游泳运动。

8. 患者接受化学治疗期间可能反复出现呕吐和疲劳，因此要经常调整运动处方，如降低运动强度、减少每次运动的持续时间等。

五、小结

运动康复在肺癌患者中的应用仍处于探索阶段，但其带来的作用已崭露头角，目前已知运动康复对肺癌患者的作用有：①减少术后肺部并发症的发生，加快术后康复，缩短住院时间，减少住院费用；②消除因疾病造成的功能障碍和心理影响，充分发掘呼吸功能潜力；③提高患者对运动和活动的耐力，增加日常生活自理能力，改善生活质量；④为部分不能手术的患者争取手术机会。但是可能因为运动康复在肺癌患者中的应用时间不长，加之各种治疗方式对患者身心造成较大损害，导致肺癌患者运动康复依从性不高，医护人员对运动康复的认知也不是十分理想。目前对肺癌患者运动康复介入的时机、最合理的运动方式与时间、肺癌患者肺康复的远期研究、医务人员对运动康复的认知和教育、患者的认知情况和如何提高依从性等均可作为肺癌患者运动康复的研究方向，以期为肺癌患者提供个性化的运动康复方案。

（况红艳 陈俊强 蒋亚芬 林 宇 沈敏敏）

参考文献

[1] JEON J Y,MEYERHARDT J A.Exercise after cancer diagnosis: time to get moving[J]. Oncology,2013,27(6):585-588.

[2] VAN GERPEN R E,BECKER B J.Development of an evidence-based exercise and education cancer recovery program[J].Clin J Oncol Nurs,2013,17(5):539-543.

[3] BROWN J C,WINTERS-STONE K,LEE A, et al.Cancer,physical activity and exercise[J].Compr Physiol,2012,2(4):2775-2809.

[4] SINGH F,NEWTON R U,GALVÃO D A,et al.A systematic review of pre-surgical exercise intervention studies with cancer patients[J].Surg Oncol,2013,22(2):92-104.

[5] KRUIJSENJAARSMA M,REVESZ D,BIERINGS M B,et al.Effects of exercise on immune function in patients with cancer:a systematic review[J].Exerc Immunol Rev,2013,19(1):120.

[6] CORMIE P,PUMPA K,DANIEL A,et al.Is it safe and efficacious for women with lymphedema secondary to breast cancer to lift heavy weights during exercise:a randomised controlled trial[J].J Cancer Surviv,2013,7(3):413-424.

[7] GOULD D W,LAHART I,CARMICHAEL A R,et al.Cancer cachexia prevention via physical exercise：Molecular mechanisms[J].J Cachexia Sarcopenia Muscle,2012,4(2):111-124.

[8] CHEVILLE A L, KOLLASCH J, VANDENBERG J,et al.A Home-Based Exercise Program to Improve Function,Fatigue,and Sleep Quality in Patients With Stage Ⅳ Lung and Colorectal Cancer: A Randomized Controlled Trial[J].J Pain Symptom Manage,2013, 45(5):811-821.

[9] WANG R,LIU J,CHEN P,et al.Regular tai chi exercise decreases the percentage of type 2 cytokine-producing cells in postsurgical non-small cell lung cancer survivors[J].Cancer Nurs,2013,36(4):E27-E34.

[10] 中国康复医学会心血管病专业委员会，中国老年学学会心脑血管病专业委员会．慢性稳定性心力衰竭运动康复中国专家共识[J]. 中华心血管病杂志 ,2014,42(9):714-720.

[11] JONES L W.Physical activity and lung cancer survivorship[J].Recent Results Cancer Res,2011,186:255-274.

[12] BRUNELLI A,KIM A W,BERGER K I,et al.Physiologic evaluation of the patient with lung cancer being considered for resectional surgery:diagnosis and management of lung cancer.3rd ed.American College of Chest Physicians evidence-based clinical practice guidelines[J].Chest,2013,143(5):166S-190S.

[13] 张慧明．肺康复训练对肺癌术后化疗患者生活质量的影响 [D]. 天津：天津医科大学 ,2014.

[14] PEHLIVAN E,BALCI A, KILIÇ L.Can functional inoperability in lung cancer patients be changed by pulmonary rehabilitation?[J].Turk Gogus Kalp Damar Cerrahisi Derg,2019,27(2): 212-218.

[15] 车国卫，刘伦旭．肺康复训练有助于肺癌患者术后快速康复吗 [J]. 中国胸心血管外科临床杂志 ,2017, 24(8):575-579.

[16] CHANG N W,LIN K C,LEE S C,et al.Effects of an early postoperative walking exercise programme on health status in lung cancer patients recovering from lung lobectomy[J].J Clin Nurs,2014,23(23-24):3391-3402.

[17] MESSAGGI-SARTOR M,MARCO E,MARTINEZ-TELLEZ E,et al.Combined aerobic exercise and high-intensity respiratory muscle training in patients surgically treated for non-small cell lung cancer:a pilot randomized clinical trial[J].Eur J Phys Rehabil Med,2019,55(1):113-122.

[18] VAGVOLGYI A,ROZGONYI Z,KERTI M,et al.Effectiveness of pulmonary rehabilitation and correlations in between functional parameters, extent of thoracic surgery and severity of post-operative complications: randomized clinical trial[J].J Thorac Dis,2018,10(6):3519-3531.

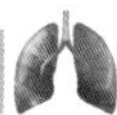

[19] 李平，沈宇，沈思雯，等．肺康复路径对肺癌根治术病人术后呼吸功能恢复及运动耐力的影响 [J]. 全科护理，2019,17(31):3919-3922.

[20] 邵巧云，李亮，王琼．呼吸功能锻炼路径表在围术期健康教育中的应用 [J]. 国际护理学杂志，2018, 37(8):1097-1099.

[21] 覃梦霞，潜艳，陈英．肺康复在肺癌患者治疗中的应用进展 [J]. 护理学杂志，2019,34(10):105-108.

第五节　中药及传统中医康复

肺癌属于祖国医学“息贲”“肺积”等范畴，或因饮食不节、情志劳倦等内伤，或因邪毒侵袭，而导致机体气机升降失衡，津液输布失常则留结为痰，血气不能正常运行则停留为瘀，痰瘀搏结，痰瘀互结则形成肿块，结于肺脏，久之产生癌毒，变生肺癌。《灵枢》曰：“虚邪之人，于身也深，寒与热相搏，久留而内著，邪气居其间而不反，发为瘤”。《景岳全书》认为：“脾肾不足及虚弱失调之人，多有积聚之病”。《外证医案》云：“正气虚则成岩”。《丹溪心法》云：“人上中下有结块者，多属痰”。而现代中医则认为癌毒是其重要的致病因素[1-3]，故归纳其病因病机，不外乎正气虚损、痰瘀内阻和邪毒蕴肺，病性总属于虚实夹杂。肺癌初期以标实多见，中医治疗重在化痰散结，清热解毒，佐以健运肺脾之气；中期虚实夹杂，应攻补兼施；晚期正气亏虚，且气阴两虚，阳损及阴多见，治疗重在先后天之本，补益肺脾肾，兼以祛邪。目前临床实践证实，全程采用中西医结合模式，可明显改善肺癌患者生活质量，提高治愈率，延长生存期。早期患者应以手术为主，术后配合中医药治疗，可促进机体快速康复，预防复发转移。中晚期则宜采用手术、放化疗、免疫治疗、靶向治疗、中医等多学科综合治疗，中医药治疗配合现代医学可起增效减毒、减轻临床症状作用，达到改善生活质量、延长生存期的效果。

一、中西医结合治疗

（一）手术后的恢复期治疗

肺癌术后病邪已祛，肺叶受损，肺气虚弱，气血亏虚，故治疗以补益肺气、补血养血为主，同时注重调整患者脾胃功能，促进机体修复，通过提高患者的免疫功能使其长期生存。常用方剂有补肺汤、香砂六君子汤、八珍汤等。

（二）放疗期间中医药治疗

中医认为放射线属热邪，火热之邪易耗气伤津，从而患者多形成气阴两虚、热瘀毒互结的基本病机。临床上常见口腔溃疡、咽干疼痛、吞咽困难、大便燥结、失眠、烦热等临床表现，故中医治疗上应益气养阴，如百合地黄汤、沙参麦冬汤等，便秘者加麻子仁、瓜蒌仁；疲乏甚者加黄芪。同时可在放疗期间，配合绿豆汤、鱼腥草粥等中医食疗。

（三）化疗期间中医药治疗

1．骨髓抑制期　中医药防治化疗后骨髓抑制多予健脾补肾、益气养血、填精益髓为法，常用中药组方如八珍汤、圣愈汤、人参养荣汤、归脾汤、龟鹿二仙汤等。此外，还可以配合灸法、穴位埋线等中医外治方法。

2．消化道反应期　治以健脾和胃为法，常用组方如保和丸、香砂六君子汤、砂半理中丸等。呃逆、呕吐重者酌加旋复花、代赭石、橘皮、姜竹茹、半夏、生姜等；厌食酌加鸡内金、炒谷麦芽等；反酸酌加煅瓦楞子、乌贼骨等；腹泻酌加石榴皮、土白术等；便秘酌加火麻仁、瓜蒌子、肉苁蓉、大黄等。中医外治有中药敷贴、穴位注射及针刺等，穴位选取可选神阙、上脘、中脘、足三里等。

3. 脱发 中医认为，发乃血之余，肾之华在发，故治疗予补益肝肾、养血固发为主，常用中药有制首乌、女贞子、旱莲草、菟丝子、熟地、当归等，可内服外洗相结合。梅花针叩刺、艾灸等针灸疗法亦是脱发常见中医康复手段。

4. 化疗致末梢神经毒性 化疗后易出现手足麻木、感觉异常，甚至运动困难等症状，可予中药汤药、中药塌渍或足浴治疗，组方常选黄芪桂枝五物汤加减。

二、晚期肺癌中医药治疗

参考 2014 年《恶性肿瘤中医诊疗指南》[4] 相关内容，结合临床诊治实践，将肺癌辨证大致分为下列证型及其治则方药。

1. 气滞血瘀证 咳嗽咳痰，或痰血暗红。胸闷胀痛或刺痛，面青唇暗，舌质暗有瘀点瘀斑，脉弦。

治法：化瘀散结，行气止痛。

推荐方药：血府逐瘀汤加减。桃仁、川芎、桔梗、赤芍、枳壳、甘草、柴胡、夏枯草、山慈菇等。

2. 痰热阻肺证 痰多嗽重、痰黄黏稠、气憋胸闷、发热、纳呆，舌质红、苔厚腻或黄，脉弦滑或兼数。

推荐方药：二陈汤合千金苇茎汤加减。陈皮、半夏、茯苓、白术、党参、生薏苡仁、杏仁、瓜蒌、黄芩、苇茎、金荞麦、鱼腥草、半枝莲、白花蛇舌草等。

3. 肺脾气虚证 久嗽痰稀、胸闷气短、神疲乏力、腹胀纳呆、水肿便溏，舌质淡苔薄，边有齿痕，脉沉细。

推荐方药：六君子汤加减。生黄芪、党参、白术、茯苓、清半夏、陈皮、桔梗、生薏苡仁、川贝、杏仁等。

4. 气阴两虚证 咳嗽有痰或无痰、神疲乏力、汗出气短、口干发热、午后潮热、手足心热、有时心悸，舌质红苔薄或舌质胖有齿痕，脉细。

推荐方药：沙参麦门冬汤加减。生黄芪、沙参、麦门冬、百合、元参、浙贝、杏仁、半枝莲、白花蛇舌草等。

5. 治疗肺癌有效的常用中草药 石见穿、石上柏、猫爪草、白花蛇舌草、壁虎、全蝎、蜂房、土鳖虫、重楼等。

6. 辨证选择抗癌口服中成药[5] 参芪扶正注射液、参一胶囊可用于晚期肺癌气虚者；复方红豆杉胶囊可用于气虚痰湿、气滞血瘀的中晚期肺癌患者；紫龙金片用于肺癌兼有热毒者；华蟾素片用于瘀毒内结者；康莱特胶囊可用于气阴两虚、脾虚湿困型的肺癌患者。复方斑蝥胶囊常用于大部分证型肺癌。

7. 辨证选择中药静脉注射剂[5] 复方苦参注射液、榄香烯注射液、艾迪注射液等。可根据病情，结合当地药物，选用合适的中药注射剂。

8. 针灸

（1）主穴：太渊、肺俞、三阴交、膻中、足三里、脾俞、气海。

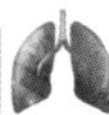

（2）配穴：痰多灸大椎、中府，针丰隆。咯血者加孔最，腹泻者加关元、命门。以上多采用毫针平补平泻，每天1次。

（3）耳针：取肾、肺、三焦、神门、内分泌，交感，留针20～30分钟。

9. 其他治疗 中药沐手足、穴位敷贴、穴位注射、中医诊疗设备（如热疗、磁疗）等均可起到缓解不良反应，改善生活质量的作用。

三、其他中医康复治疗

1. 饮食康复疗法 饮食上建议患者加强营养，多食用富含优质蛋白的易消化食物，如菌类煲汤等；戒酒戒烟，避免食用发霉食物或腌制食品；辨药施膳，合理调配饮食，如服用清热解毒药物忌食辛辣刺激、油腻之物，服用温补类药物忌过食生冷、寒凉之品。

2. 五行音乐疗法[6] 祖国医学认为角、徵、宫、商、羽五种调式的音乐分别对应着人体五行之气，即为木（角调式）音、火（徵调式）音、土（宫调式）音、金（商调式）音和水（羽调式）音。五行音乐疗法是根据五行的生克制化规律可对应不同特点的患者确定治则，应用音乐作用于肝、心、脾、肺、肾五脏，从而达到促进人类心理状态、生理状态的康复或治愈目的的治疗方法。

3. 运动康复 运动康复能改善肺癌患者心肺功能、提高运动耐力和生活质量，并且其讲究将调身、调息、调心结合，能对患者进行呼吸训练和心理调养，从多个角度改善患者的功能障碍，从而有力地固本以促进患者康复。常用的运动康复疗法有八段锦、太极拳、六字诀呼吸操和五禽戏等。

4. 中医心理康复 肺癌患者普遍会出现焦虑、抑郁、悲观失望等消极情绪，严重影响了患者治疗的依从性，同时也会使患者病情加剧恶化。中医心理康复通过各种心理调养方法，改善肺癌患者的心理和情志状态，从而达到固本以促进康复的重要保障。在肺癌康复中，常用的中医心理调养的方法有劝说开导、移情易性、暗示解惑以及顺情从欲等。

5. 中医特色康复护理 中医特色护理以中医学为依据，通过各种内服外敷以及理疗手段帮助患者快速恢复健康。

（1）睡眠干预：首先保证病房安静，并可通过中医耳穴压豆、中药沐足、头部开天门穴位按摩等方式帮助患者尽快入睡并促进睡眠质量。

（2）呼吸道护理：指导患者正确的咳嗽方法，根据中医证型，可将中药鲜竹沥水（60ml）加入至雾化器中进行呼吸道处理。

（3）用药指导：指导患者中药宜温服，阴寒凝滞、心气虚弱、心肾阳虚者中药汤剂宜热服，注意服药禁忌等[7,8]。

（张海波　肖彩芝　杨宇飞　范家鸣　王朝嘉　毛　钧）

参考文献

[1] 张星星，李泽庚．肺癌中医病因病机探讨[J]. 中华中医药杂志，2015,30(10):3447-3449.

[2] 周计春，邢风举，颜新．国医大师周仲瑛教授治疗癌毒五法及辨病应用经验[J]. 中华中医药杂志，2014,29(4):1112-1114.

[3] 程海波，王俊壹，李柳．癌毒病机分类及其在肿瘤临床治疗中的应用[J]. 中医杂志，2019,60(2):119-122.

[4] 林洪生．恶性肿瘤中医诊疗指南[M]. 北京：人民卫生出版社，2014:200-204.

[5] 林洪生，李萍萍，薛冬，等．肿瘤姑息治疗中成药使用专家共识（2013版）[J]. 中国中西医结合杂志，2016，36(3):269-279.

[6] 林法财，吴云川．基于"以情胜情"理论探讨五行音乐疗法[J]. 中华中医药杂志，2018，33(7):2733-2735.

[7] 励建安．康复医学[M]. 北京：人民卫生出版社，2014.

[8] 范敏，勾云，蔡小敏．快速康复外科理念结合中医特色护理在肺癌患者围术期的应用[J]. 中国当代医药，2018，25(14):167-169.

第三章

肺癌诊疗进展

第一节 肺 癌 概 述

一、流行病学

原发性支气管肺癌，简称肺癌，是发生于支气管黏膜或腺体的恶性肿瘤，是全球恶性肿瘤的第一大死因。2018 年全球新发肺癌病例约 210 万例，死亡病例约有 180 万例，占全球肿瘤死亡率的 18.4%[1]。在过去的 30 年间，发达国家的肺癌发病率在逐步下降，而中国等发展中国家的发病率则明显升高。总体上，女性肺癌发病率较男性低，但呈上升趋势。在病理学类型上，腺癌的发病率在逐年上升，而鳞癌的发病率则在逐年下降。肺癌是我国最常见的恶性肿瘤，2015 年我国新发肺癌病例约为 78.7 万例，发病率为 57.26/10 万，标化率为 35.96/10 万。而肺癌的死亡人数约为 63.1 万例，死亡率为 45.87/10 万，标化率为 28.16/10 万[2]。

二、病因及发病机制

1. 吸烟 吸烟是导致肺癌发生最主要的危险因素。有学者研究认为 85% ~ 90% 的肺癌由吸烟所致，吸烟者患肺癌的风险比不吸烟者高 30 倍。吸烟时产生的烟雾含有超过 3 000 种化学物质，其中包括多种致癌物，如苯并芘、亚硝胺、多链芳香烃等有机化合物以及砷、乙醛等无机化合物。肺癌患病的风险与累计吸烟量有关，即吸烟史中的包年（每天吸烟的包数乘以吸烟的年数），吸烟者的累计吸烟量达 20 包年时，肺癌的发病率显著高于不吸烟者。戒烟和不吸烟是最好的肺癌预防措施。吸烟尤其容易导致肺鳞癌和小细胞肺癌。

2. 大气和环境污染 大气和环境污染是导致肺癌发生的另一个重要的危险因素。发达国家城市的大气污染主要来源于石油、煤等燃烧的废气，工业燃烧的废物，粉尘等。其主要含有的致癌物为苯并芘等。大气污染与吸烟对肺癌的发生可能起到相互促进的作用。

3. 工业接触 石棉、无机砷、铀、镍、铬等均是导致肺癌发生的危险因素。石棉不仅与恶性胸膜间皮瘤密切相关，也增加了肺癌的发病率。芬兰的一项研究发现，石棉工人患肺癌的危险性是其他人群的 17 倍。

4. 电离辐射 电离辐射会增加患小细胞肺癌的风险，主要与氡有关。

5. 肺部慢性疾病 如肺结核、肺纤维瘢痕病变等患者。支气管上皮在慢性感染过程中可以引起鳞状上皮化生从而发展为癌症。一些慢性肺部疾病，如肺尘埃沉着症等可与肺癌并存，此类患者的肺癌发病率高于正常人。

6. 膳食营养 膳食营养过剩或缺乏都会增加肺癌的发病风险，目前较为一致的结论是，多食用新鲜的蔬菜水果，尤其是含有 β-胡萝卜素的蔬菜水果可以降低各种类型肺癌的发病率。

三、临床表现

肺癌的临床表现比较多样，其症状体征的轻重会根据肿瘤的部位、大小、类型，以及有无转移和并发症的不同而差异巨大。早期周围型肺癌可无任何不适。而晚期中央型肺癌则可能症状较重。肺癌的症状大致分为三个方面：

（一）肿瘤所引起的局部和全身症状

1. 咳嗽 为肺癌最常见的症状，肺癌所致的咳嗽可能与阻塞性炎症、胸膜侵犯、肺不张等有关。中央型肺癌的咳嗽尤为明显，常表现为刺激性干咳，无痰或少许白痰。

2. 血痰 为肺癌最典型的症状，多为痰中带血丝。血痰是肿瘤侵犯了支气管的毛细血管，咳嗽时毛细血管破裂而导致出血，痰细胞学检查常可找到癌细胞。其特征为反复出现的少量的痰中带血丝。

3. 胸痛 常表现为胸部的隐痛和钝痛，当肿瘤侵犯壁层胸膜或胸壁时，可引起该部位的间断性疼痛。持续、剧烈的胸痛常提示肿瘤的分期较晚，有广泛的胸壁转移可能。

4. 胸闷、气促 常见于肺功能较差的中央型肺癌。肿瘤堵塞支气管引起阻塞性肺炎及肺不张，纵隔淋巴结压迫气管支气管都会导致胸闷气促。除此之外，胸腔积液、心包积液同样会导致严重的胸闷气促。

5. 发热 多为阻塞性肺炎所导致。肺癌发热的特点是反复低热，一般不超过 39℃，难以治愈。若为炎症导致的发热，抗生素治疗可能有效，但因支气管阻塞导致分泌物引流不畅，发热常反复发作。

6. 声嘶 多为肿瘤或纵隔淋巴结侵犯喉返神经导致的声带麻痹所致。

（二）肺癌直接侵犯的症状

1. 上腔静脉阻塞综合征 为肿瘤直接侵犯或右上纵隔淋巴结转移压迫上腔静脉造成血液回流障碍，表现为颜面部水肿，颈部和上胸部静脉怒张，毛细血管扩张，呼吸困难等一系列症状。

2. 霍纳综合征 为肺癌或转移淋巴结侵犯颈部的交感神经所致，表现为患侧眼球凹陷、上眼睑下垂、瞳孔缩小、颜面部无汗等。

3. 肺尖肿瘤综合征 肺尖部肿瘤累及颈部交感神经、臂丛神经以及邻近的肋骨，引起患侧上肢疼痛，感觉异常，甚至萎缩无力。

（三）肺外症状

由肺癌产生的某些活性物质所引起的患者全身临床表现，称为肺癌的伴随症状，多见于小细胞肺癌。

1. 肺性肥大性骨关节病 临床表现为杵状指，长骨骨膜增生和骨膜炎。多见于肺腺癌。肺性骨关节病可在肺癌早期发生，并与肿瘤的治疗疗效密切相关。

2. 异位激素分泌综合征 肿瘤分泌促肾上腺皮质激素、性腺激素、甲状旁腺激素等内分泌激素，从而出现一系列的症状。

3. 类癌综合征 肿瘤分泌 5-羟色胺等活性物质，从而导致腹痛、腹泻、面部潮红、阵发性心动过速、支气管痉挛等症状。

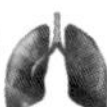

四、诊断

1. **X线检查**　胸部X线曾是肺癌最基本、应用最广泛的影像学检查手段。但由于胸部X线检查时，组织结构会互相重叠成像，导致肺门、纵隔、心脏等部位的病变难以显示。因此最好同时行正、侧位片。在美国进行的多个RCT研究中发现，胸部X线进行肺癌的筛查并未降低死亡率，而且会带来较大的社会成本。同时，由于胸部X线对于肺癌的漏诊率较高，目前并不推荐胸部X线片用于肺癌的筛查。

2. **胸部CT**　是评估肺癌最重要、最常规的检查方法。胸部CT能发现常规胸部X线片难以发现的肺部病变，并能发现直径＜5mm的微小结节。增强的胸部CT还能够发现纵隔淋巴结的情况，而这些都有利于肺癌的分期诊断。近年来，多个国家将低剂量的螺旋CT用于肺癌的筛查工作，结果发现，利用低剂量的螺旋CT用于肺癌高危患者的筛查，比胸部X线能发现更多的早期肺癌患者，并能够降低肺癌患者的死亡率。

3. **纤维支气管镜**　是中央型肺癌最重要的定性诊断手段。通过纤维支气管镜，可以直接观察到气管的病变，并能够获得细胞学及组织学的标本。

4. **经皮肺穿刺活检**　是外周型肺癌最重要的定性诊断手段。阳性率高达90%以上。经皮肺穿刺活检取到的组织量较大，有利于行肺癌的基因和免疫检测。但有出血、气胸等风险，严重者甚至导致死亡。

5. **PET-CT**　正电子发射体层扫描检查。有利于排除远处转移，并能鉴别良恶性疾病。但该检查费用较高，限制了其广泛应用。

五、肺癌的解剖学分类、病理分型和分期

（一）解剖学部位分类

1. **中央型肺癌**　发生在段支气管以上至主支气管的肺癌称为中央型肺癌，以肺鳞癌和小细胞癌较为常见。

2. **周围型肺癌**　发生在段支气管以下的肺癌称为周围型肺癌，以腺癌较为常见。

（二）肺癌的病理性分型

肺癌分为小细胞肺癌（small cell lung cancer，SCLC）和非小细胞肺癌（non-small cell lung cancer，NSCLC）。

1. **小细胞肺癌**　是肺癌中恶性程度最高的一种，好发于大支气管。常发生远处转移，容易转移到肝脏、脑、骨、肾上腺等器官。小细胞肺癌对放化疗均较敏感，但治疗后容易复发。

2. **非小细胞肺癌**　分为腺癌、鳞癌、腺鳞癌、大细胞癌和肉瘤样癌。腺癌是由位于支气管上皮的分泌性腺细胞组成，多见于不吸烟的女性患者，腺癌富含血管，故容易发生局部浸润和血行转移。鳞癌由支气管鳞状上皮形成，多见于吸烟的老年男性患者，鳞癌常引起支气管狭窄，导致肺不张或阻塞性肺炎。大细胞癌由未分化的大细胞组成，常发生于肺门或肺边缘的支气管。

（三）分期

2020年NCCN指南采用的AJCC/UICC第8版肺癌分期系统[3]（表3-1-1，表3-1-2）。

小细胞肺癌除了采用TNM分期系统外，还有美国退伍军人肺癌协会制定的分期标准，将小细胞肺癌分为局限期和广泛期。局限期定义为病变局限于一侧胸腔，包括肺、纵隔及

锁骨上淋巴结，且可以纳入一个放射治疗野。超出此范围，即定义为广泛期。由于大部分的小细胞肺癌患者在发现时已经分期偏晚，多采用放化疗为主的综合治疗手段。因此，美国退伍军人肺癌协会的分期在小细胞肺癌的临床治疗中有着重要的地位。

表 3-1-1　AJCC/UICC 第 8 版肺癌分期系统

T 分期	
T_X	未发现原发肿瘤，或者通过痰细胞学或支气管灌洗发现癌细胞，但影像学及支气管镜无法发现
T_0	无原发肿瘤的证据
Tis	原位癌
T_1	肿瘤最大径≤3cm，周围为肺组织及脏层胸膜所包绕，支气管镜见肿瘤没有累及叶支气管以上的证据，即未侵及主支气管
T_{1a}	肿瘤最大径≤1cm
T_{1b}	肿瘤最大径＞1cm 且≤2cm
T_{1c}	肿瘤最大径＞2cm 且≤3cm
T_2	肿瘤最大径＞3cm 且≤5cm；或侵犯主支气管（不常见的表浅扩散型肿瘤，不论体积大小，侵犯限于支气管壁时，虽可能侵犯主支气管，仍为 T_1），但未侵及气管隆嵴；侵及脏层胸膜；有累及肺门区域的阻塞性肺炎或者肺不张，累及部分或全部肺
T_{2a}	肿瘤最大径＞3cm 且≤4cm
T_{2b}	肿瘤最大径＞4cm 且≤5cm
T_3	肿瘤最大径＞5cm 且≤7cm；或直接侵犯以下任何一个器官，包括壁层胸膜、胸壁（包含肺上沟瘤）、膈神经、心包壁层；或同一肺叶出现单个或多个癌结节
T_4	肿瘤最大径＞7cm 或无论大小，侵及以下任何一个器官，包括膈肌、纵隔、心脏、大血管、气管、喉返神经、食管、椎体、气管隆嵴；或同侧不同肺叶内单个或多个癌结节
N 分期	
N_X	区域淋巴结无法评估
N_0	无区域淋巴结转移
N_1	同侧支气管周围和/或同侧肺门淋巴结和肺内淋巴结有转移，包括直接侵犯累及
N_2	同侧纵隔内和/或气管隆嵴下淋巴结转移
N_3	对侧纵隔、对侧肺门、同侧或对侧前斜角肌及锁骨上淋巴结转移
M 分期	
M_X	远处转移不能被判定
M_0	没有远处转移
M_1	远处转移
M_{1a}	对侧肺叶散在或多发的癌结节；肿瘤合并胸膜或心包结节或恶性胸腔或心包积液*
M_{1b}	胸腔外单个器官的单发转移灶
M_{1c}	胸腔外单个或多个器官的多处转移

注：*大多数肺癌的胸腔积液和心包积液是由肿瘤引起的，然而，在少数患者，胸腔及心包积液多次显微镜检查提示肿瘤为阴性，且积液非血性，非渗出液。如果这些因素及临床判断表明积液与肿瘤无关，则积液不应该作为分期的描述。

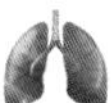

表 3-1-2 T和M分类以及分期分组

T/M	N_0	N_1	N_2	N_3
T_{1a}	ⅠA1	ⅡB	ⅢA	ⅢB
T_{1b}	ⅠA2	ⅡB	ⅢA	ⅢB
T_{1c}	ⅠA3	ⅡB	ⅢA	ⅢB
T_{2a}	ⅠB	ⅡB	ⅢA	ⅢB
T_{2b}	ⅡA	ⅡB	ⅢA	ⅢB
T_3	ⅡB	ⅢA	ⅢB	ⅢC
T_4	ⅢA	ⅢA	ⅢB	ⅢC
M_{1a}	ⅣA	ⅣA	ⅣA	ⅣA
M_{1b}	ⅣA	ⅣA	ⅣA	ⅣA
M_{1c}	ⅣB	ⅣB	ⅣB	ⅣB

六、肺癌治疗方法选择

（一）小细胞肺癌

由于小细胞肺癌的恶性程度较高，故仅有极少数采用手术治疗，绝大部分均采用化疗或者放化疗的治疗手段。EP方案是小细胞肺癌最常见的化疗方案，但目前IP方案在临床上也得到了较为广泛的应用。

1. 临床分期为 $cT_{1\sim2}N_0M_0$ 的患者，可选用外科手术治疗。该部分患者仅占小细胞肺癌的5%。若术后分期未见淋巴结转移，术后行辅助化疗。术后淋巴结阳性患者，采用同步放化疗。

2. 局限期小细胞肺癌患者，建议行化疗4～6周期，并在化疗的第1～2周期尽快行同步放疗，放疗的剂量为45Gy/1.5Gy/每日2次/3周（间隔至少6小时），或60Gy/30F。

3. 广泛期小细胞肺癌患者，约占60%，化疗是其主要的治疗手段，也可采用化疗＋免疫治疗，免疫药物包括阿特珠单抗或德瓦鲁单抗等。化疗缓解后可考虑行胸部的局部放疗，剂量为30Gy/10F[4]。小细胞肺癌三线治疗还可选择安罗替尼。尽管化疗的有效率较高，但多数患者在3个月内再次出现病情进展。其预后较差，中位生存期为7～11个月。

（二）非小细胞肺癌

包括小细胞之外的所有肺癌的组织类型，尤其以腺癌、鳞癌、大细胞癌最为常见。

1. Ⅰ期NSCLC（$T_{1\sim2a}N_0M_0$） 手术是Ⅰ期NSCLC的主要治疗手段，手术完整切除（R0切除）的Ⅰ期患者，术后不推荐行辅助治疗。但有高危因素的Ⅰb期患者，可考虑行辅助化疗4周期，高危因素包括：低分化肿瘤（包括分化差的神经内分泌肿瘤），脉管侵犯，楔形切除，肿瘤＞4cm，脏层胸膜受累和淋巴结状态不明（N_X）。对于不能耐受手术或者拒绝手术的Ⅰ期患者，SBRT是最佳的选择，尤其是对于周围型肺癌。若术后切缘阳性（包括镜下残留R1或肉眼残留R2），推荐再次手术治疗或者行放疗。

2. Ⅱ期NSCLC（$T_{2b}N_0M_0$，$T_{1\sim2}N_1M_0$，$T_3N_0M_0$） 手术是Ⅱ期肺癌最重要的治疗手段。手术完整切除（R0切除）的患者需要行4个周期的术后辅助化疗。若术后切缘阳性（包括镜下残留 R1 或肉眼残留 R2），推荐再次手术治疗 + 术后辅助化疗或者行同步放化疗。

3. Ⅲ期 NSCLC Ⅲ期的 NSCLC 治疗差异较大，该分期的原发病灶和区域淋巴结分期较晚，但尚未出现远处转移。

ⅢA 期 NSCLC（$T_{1\sim3}N_2M_0$，$T_{3\sim4}N_1M_0$，$T_4N_0M_0$）：外科手术是可切除ⅢA 期 NSCLC 的标准治疗，术后推荐进行辅助化疗 4 周期，若为 $N_1\sim N_2$ 的 *EGFR* 阳性患者，也可考虑术后辅助靶向药物治疗 2 年[5]。对于术后分期为 N_2 的患者，推荐在术后辅助化疗结束后加上术后辅助放疗，剂量为 50Gy/25F。对于不可手术的ⅢA 期患者，推荐行根治性的同步放化疗，或新辅助治疗后行手术治疗。

ⅢB 期 NSCLC（$T_4N_2M_0$，$T_{1\sim2}N_3M_0$）：推荐行根治性的同步放化疗，同步放化疗后可采用德瓦鲁单抗维持治疗 1 年。

ⅢC 期 NSCLC（$T_3N_3M_0$，$T_4N_3M_0$）：推荐行根治性的同步放化疗，同步放化疗后可采用德瓦鲁单抗维持治疗 1 年。

4. Ⅳ期的 NSCLC 患者 若 EGFR 敏感突变，可行吉非替尼、厄洛替尼、埃克替尼、阿法替尼、达可替尼、奥希替尼等靶向治疗。若有 *ALK* 基因突变，可行克唑替尼、色瑞替尼、阿来替尼等靶向治疗。若无 *EGFR*、*ALK* 基因突变，可行含铂的双药方案化疗，或者化疗 + 免疫、化疗 + 抗血管治疗。对于寡转移的Ⅳ期肺癌患者，还可以局部行放疗[6]。

七、预后

肺癌的预后和其分期、基因分型、免疫检测等密切相关。小细胞肺癌局限期的中位生存期为 12～18 个月，广泛期则为 6～10 个月，若加入免疫治疗，广泛期的中位生存期可达到 13 个月。非小细胞肺癌的根治术后 5 年生存率约 25%，但随着靶向和免疫治疗的不断进展，晚期 *EGFR* 阳性的 NSCLC 患者的中位生存期可达到 2 年以上，*ALK* 阳性的 NSCLC 可达到 5 年以上。

（陈 元 彭 平 张怡萍 王黎燕）

参考文献

[1] BRAY F,FERLAY J,SOERJOMATARAM I,et al.Global cancer statistics 2018:GLOBOCAN estimates of incidence and mortality worldwide for 36 cancers in 185 countries[J].CA Cancer J Clin,2018,68(6):394-424.

[2] 郑荣寿，孙可欣，张思维，等 .2015 年中国恶性肿瘤流行情况分析 [J]. 中华肿瘤杂志 ,2019,41(1):19-28.

[3] GOLDSTRAW P,CHANSKY K,CROWLEY J,et al.The IASLC Lung Cancer Staging Project:Proposals for Revision of the TNM Stage Groupings in the Forthcoming (Eighth) Edition of the TNM Classification for Lung Cancer[J].J Thorac Oncol,2016,11(1):39-51.

[4] SLOTMAN B J,VAN TINTEREN H,PRAAG J O,et al.Use of thoracic radiotherapy for extensive stage small-cell lung cancer:a phase 3 randomised controlled trial[J].Lancet,2015,385(9962):36-42.

[5] ZHONG W Z,WANG Q,MAO W M,et al.Gefitinib versus vinorelbine plus cisplatin as adjuvant treatment for stage Ⅱ-ⅢA (N1-N2) EGFR-mutant NSCLC (ADJUVANT/CTONG1104):a randomised,open-label,phase 3 study[J].Lancet Oncol,2018,19(1):139-148.

[6] IYENGAR P,WARDAK Z,GERBER D E,et al.Consolidative Radiotherapy for Limited Metastatic Non-Small-Cell Lung Cancer:A Phase 2 Randomized Clinical Trial[J].JAMA Oncol,2018,4(1):e173501.

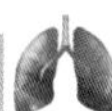

第二节 肺癌放疗进展

一、早期非小细胞肺癌放疗进展

Ⅰ期非小细胞肺癌（NSCLC）约占NSCLC总数的15%，手术仍是其标准治疗，但是对于高龄、伴有严重内科疾病、多原发癌的患者可能是手术无法解决的。立体定向放疗（stereotactic body radiotherapy，SBRT），也称SABR（stereotactic ablative radiotherapy）技术的应用，可使肿瘤受到高剂量照射的同时，周围正常组织受照剂量没有明显增加，从而达到提高疗效并保护正常组织的目的。

NCCN指南上明确指出，对于不能手术、高龄或者拒绝手术的早期肺癌患者可接受SBRT，其疗效不差于手术。一项随访7年的Ⅱ期临床研究显示，不能手术的Ⅰ期NSCLC患者接受SBRT后5年和7年的PFS可达49.5%和38.2%，OS为55.7%和47.5%[1]。随着免疫治疗在肺癌治疗中的广泛应用，目前一些临床研究正在探讨免疫联合放疗在早期NSCLC中治疗的安全性和有效性。克利夫兰诊所癌症中心开展的临床试验NCT03574220正在招募不能手术的早期NSCLC（ⅠA～ⅡB，病灶＞3cm）患者，在其接受SBRT（50Gy/10Gy/5f或60Gy/20Gy/3f）治疗后2～4周，序贯派姆单抗（200mg，静脉注射，每21天1次）维持治疗6个月，评估其安全性和有效性。MD安德森癌症中心也开展了一项Ⅱ期临床研究，探讨Ⅰ～ⅡA期或复发的NSCLC患者放疗联合免疫治疗的有效性和安全性。该研究分为研究组和对照组，均接受SBRT（50Gy/4f或者70Gy/10f），研究组在放疗第1天同步静滴纳武单抗并维持12周或至肿瘤进展，对照组仅接受SBRT后观察，研究终点为无进展生存率、总生存率和安全性。两个研究均预计2022年完成，我们也期待这些研究结果能够在NSCLC免疫治疗新时代添加更多的治疗策略选择。

二、局部晚期肺癌治疗进展

约有1/3的NSCLC患者起病时为局部晚期，其中大部分不可手术切除，预后较差，5年生存率仅为15%[2]。而放疗联合免疫检查点抑制剂的治疗策略为这类患者带来希望的曙光。

PACIFIC研究是一项全球多中心的Ⅲ期随机对照研究，招募了来自26个国家的713名不可手术的Ⅲ期NSCLC患者。研究组在同步放化疗后接受PD-L1单抗durvalumab的1年巩固治疗，对照组仅行同步放化疗。最终，研究组无疾病进展生存期从5.6个月提高到16.8个月，患者的疾病进展或死亡风险降低了48%。研究组3年生存率达57%，显著高于对照组的43.5%，而且研究组的中位OS目前仍未达到，对照组为29.1个月。3级以上的不良反应，研究组为30.5%，对照组为26.1%。研究组有15.4%的患者因不良反应终止治疗，对照组为9.8%。最常见导致治疗终止的不良反应是肺炎（研究组为4.8%，对照组为2.6%），其中放射性肺炎两组均为1.3%。也就是说，durvalumab在增加疗效的同时，人们最关注的放射性肺炎的发生率并没有增加。PACIFIC研究更是采用了多个量表，如QLQ-C30、QLQ-LC13等，进行了两组患者生活质量的评估，最终无论是咳嗽、胸痛、食欲减退、乏力等均较基线状态无变化。因此，PACIFIC研究中同步放化疗＋序贯免疫的治疗模式，无论是疗效还是安全性，甚至生活质量上都表现出了优越性[2-5]。但有意思的是，研究中以白种人为主（494 例），其次为亚裔（192 例），亚组分析中白种人获益明显，亚裔仅有获益的趋势（*HR*=0.62，95%*CI* 0.38～1.01），这提示了我们不同人种对于药物的敏感性可能存在差异，中国人更需要自己的原研药，也需要有中国特色的“PACIFIC”研究来提升自己在肺癌治疗领域的地位。鉴于 PACIFIC 的研究结果，同步放化疗后序贯巩固 durvalumab 免疫治疗，目前被美国 NCCN 指南推荐为Ⅲ期不可手术 NSCLC 患者一线标准治疗方案。欧洲 ESMO 和中国 CSCO 指南也将其作为 1A 类证据，推荐为不可手术Ⅲ期 NSCLC 的标准治疗方案。

另一个比较重要的Ⅱ期单臂研究 LUN 14-179，旨在评估不可手术Ⅲ期 NSCLC 患者同步放化疗后巩固派姆单抗治疗的安全性和有效性，目前报道无远转时间为 22.4 个月，中位 PFS 为 17.0 个月，中位 OS 未达到，2 年 OS 为 61.9%。有 19.6% 的患者因不良反应停止用药，主要的 3/4 级不良反应是肺炎（5.4%）、呼吸困难（5.4%）、乏力（4.3%）和腹泻（4.3%）[6]。该研究在中位 PFS、1 年 PFS、1 年 OS 以及 2 年 OS 上基本同 PACIFIC 研究相一致，安全性上也类似。目前研究仍在进行中，我们期待后续更多的结果进一步支持放疗联合免疫在局部晚期 NSCLC 中的疗效。

放疗和免疫协同治疗的时间仍有争议，除了 PACIFIC 和 lun14-179 这样采用同步放化疗后序贯免疫药物巩固的模式外，免疫治疗也逐渐被前置，进入到同步放化疗阶段。Ⅱ期临床研究 DETERRED 评估了 atezolizumab 在不可手术Ⅲ期 NSCLC 的应用，该研究的主要终点为安全性[7]。目前初步的数据显示，3 级以上不良反应主要是免疫相关肺炎，发生率为 20%，而放射性肺炎发生率为 3.3%。PACIFIC 研究中 3 级以上的肺炎仅为 4.4%，而局限性肺炎或考虑为放射相关的肺炎为 3.4%。因此，初步的安全性上可以认为免疫治疗并没有增加放射性肺炎的发生率，但是因为 durvalumab 为 PD-L1 抑制剂，而 atezolizumab 为 PD-1 抑制剂，药物作用机制的不同可能会导致免疫性肺炎发生率的不同。有效性上，同步放化疗联合并且序贯免疫治疗的患者中位 PFS 和 OS 仍未到达，当然这与本项研究随访日期较短有关；目前 1 年的 PFS 和 OS 分别为 66% 和 77%，同 PACIFIC 中研究组 1 年的 PFS（55.9%）和 OS（83.1%）相比，PFS 上似乎更好，但是 OS 略差。该研究目前入组患者数量较少，数据仅供参考。总之，这项研究的开展可以探究同步放化疗和免疫治疗同时并序贯应用的安全性和有效性，为临床的治疗选择增砖添瓦，我们期待后期成熟的数据来解惑。

另一个类似的 ETOP NICOLAS Ⅱ期临床研究[8]探讨了同步放化疗联合纳武单抗治疗Ⅲ期局部晚期 NSCLC 的安全性和有效性，但其研究设计更为复杂。设计中分为两组，第一组中医师可自主按照“二选一”的方案治疗患者，第一个方案是诱导化疗 1 周期后放化疗同步纳武单抗，第二个方案是诱导 3 周期化疗后放疗同步纳武单抗；第 2 组中患者仅接受诱导化疗 1 周期后放化疗同步 nivolumab；所有方案中 nivolumab 维持治疗 1 年。主要研究终点是放疗后 6 个月内 3 级以上放射性肺炎发生的概率。中期安全分析发现最常见的不良反应是贫血（41.4%）、呼吸困难（20.7%）和肺炎（19.0%），其中发生 3 级以上分别为 5.2%、1.7% 和 1.7%。前期 21 例随访患者在放疗后 3 个月内没有发生 3 级以上放射性肺炎以及难以预料的并发症，因此该研究认为同步放化疗联合纳武单抗是安全、可耐受的。然而，由于其研究设计的特殊性，也符合部分患者不能耐受同步放化疗的需求，因此我们也期待后续的数据证实其安全性和有效性，特别是诱导化疗后单纯放疗联合免疫治疗能否达到 PACIFIC 研究中的疗效。

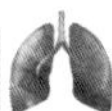

三、转移性肺癌放疗进展

（一）转移性 NSCLC 的放疗联合免疫治疗进展

40%～50% 的 NSCLC 患者初诊时存在转移，其治疗一直以来是以化疗或靶向治疗等全身治疗为主。PD-1/PD-L1 等免疫检查点抑制剂的出现改变了晚期 NSCLC 的临床治疗实践，但是仅 20% 的患者对免疫治疗有效[9,10]。从作用机制看，放疗可以促进癌细胞抗原的释放、呈递，激活细胞免疫。因此，通过放疗和免疫治疗相结合的方法可能会使晚期 NSCLC 患者获益。

KEYNOTE-001 研究是免疫治疗在肺癌患者治疗中的开创者和前驱者，目前已经有成熟的 5 年数据。无论 PD-L1 表达状态，初治患者 5 年 OS 达到 23.2%，非初治患者也可达到 15.5%；而 PD-L1 高表达的初治患者 5 年 OS 更是达到了 29.6%，非初治患者达到了 25%[11]。而 KEYNOTE-001 的亚组分析中，43% 的患者曾接受过放疗，其中 39% 的患者为颅外放疗，25% 胸内照射。中位随访 32.5 个月，PFS（4.4 个月 *vs*. 2.1 个月，P=0.019）和 OS（10.7 个月 *vs*. 5.3 个月，P=0.026）在这些接受过放疗的患者中明显延长。不良反应方面，接受过胸内照射的患者中 3 例（13%）发生肺炎，没有照射的患者仅 1 例（1%）发生；但 3 度以上的毒性相似（均 1 例）[12]。因此，这个研究提示，既往接受过放疗的晚期肺癌患者，可能更多地从免疫治疗中获益。

随着对放疗和免疫相关性认识的深入，也有研究者关注到晚期肺癌放疗和免疫联合治疗的方法。张玉蛟教授提出“I+SABR”，即免疫治疗联合立体定向放疗的观点。Ⅱ期临床试验 PEMBRO-RT 研究探讨了晚期肺癌放疗联合免疫治疗这一热点。76 例患者随机分配到研究试验组（n=36）和对照组（n=40），研究试验组接受了 SBRT 后 7 天内开始应用派姆单抗单药治疗，对照组仅采用派姆单抗单药治疗；主要研究终点是 12 周时的肿瘤有效率 ORR，次要终点是 PFS、OS 和 12 周时的疾病控制率（DCR）。试验研究预期结果期望 12 周时的 ORR 从对照组的 20% 提高到 50%，但是最终试验研究组和对照组的 12 周 ORR 分别为 36% 和 18%（P=0.07），12 周 DCR 分别为 64% 和 40%（P=0.04），中位 PFS 分别为 6.6 个月和 1.9 个月（P=0.19），中位 OS 分别为 15.9 个月和 7.6 个月（P=0.16）；而亚组分析中，PD-L1 表达阴性的患者获益可能更大[13]。该研究结果统计学上尽管没有达到预期值，但是数据的绝对值上出现了倍增，特别是在 PD-L1 表达阴性的患者中总有效率提高了 5 倍。研究采用的是单部位照射，如果按照张玉蛟教授的多部位照射的观点，联合免疫治疗，则有可能通过放疗释放更多的肿瘤抗原和放射线本身对肿瘤的杀灭作用而提高免疫治疗的疗效。当然，最佳的放疗方式、照射剂量、分割次数、免疫和放疗间隔的时间等，都是后续需要进一步研究的问题。

（二）肺癌全脑放射治疗进展

无论是非小细胞肺癌（NSCLC）还是小细胞肺癌（SCLC），在整个疾病过程中发生脑转移的风险极高，因此 SCLC 的 2019 年 NCCN 指南仍将局限期 SCLC 患者接受预防性脑照射（PCI）作为 1 类证据推荐，广泛期 SCLC 的 PCI 也是 2A 类推荐。但 NCCN 指南对 NSCLC 患者，仅推荐已存在脑寡转移者接受立体定向放射外科治疗（SRS）或全脑放疗（WBRT），甚至手术治疗；对于脑转移灶 >3 个的则推荐 WBRT。而 PCI 在 NSCLC 能否应用则是争议热点之一。

Ⅲ期多中心的 RTOG 0214 研究随机入组了 340 例Ⅲ期 NSCLC 患者，研究组接受 PCI 治疗，对照组仅观察，主要研究终点为 OS，次要研究终点为 DFS 和脑转移率。研究组和对照组的 5 年 OS 和 10 年 OS 无差异（24.7% *vs*. 26.0% 以及 17.6% *vs*. 13.3%，*P*=0.12），而研究组 5 年和 10 年的 DFS 高于对照组（19.0% *vs*. 16.1% 以及 12.6% *vs*. 7.5%，*P*=0.03），同样研究组和对照组 5 年和 10 年的脑转移率均为 16.7% *vs*. 28.3%（*P*=0.003）。尽管该研究中两组 OS 上没有显著差别，但是亚组分析上，无法手术的Ⅲ期患者中，研究组 5 年和 10 年 OS 优于对照组，分别为 22.8% *vs*. 19.5%，16.6% *vs*. 8.9%（*P*=0.03），而且 DFS 和脑转移率上也保持了和整体一致的结果[14]。随着综合治疗的进步和人们认识的提高，可能今后的研究中更加看重 PFS 和生活质量的重要性。当然 OS 仍是临床研究的"金标准"，而该研究亚组分析的结果提示了无法手术的患者可能获益，可能是由于这部分患者分期相对更晚，脑转移率高，从而更能从脑部放疗中获益。

虽然全脑放疗是肺癌患者治疗过程中的重要环节，但是全脑放疗相关的神经毒性却不容忽视。常见的神经毒性包括痴呆、认知受损以及小脑功能障碍等，这些毒性多发生在放疗后数月到数年，但是也有研究发现放疗后 4 个月内就可以出现一些短期的神经毒性，如记忆力下降等[15]。发生这些神经毒性的病理生理机制可能同 X 线直接破坏 DNA 导致神经细胞坏死，以及产生的炎性介质和氧化物引起了迟发性反应相关。Brown 等通过小鼠建立脑放疗模型，通过对于放疗后鼠脑切片组化染色血管密度分析，发现放疗结束后 10 周鼠脑血管密度较未放疗鼠脑下降 30%（*P*=0.002），但是脑白质病变、胶质细胞增生均无明显变化。反映认知功能的迷宫测试上受照小鼠犯错增加率在疗后 6 个月（*P*=0.001）和 9 个月（*P*=0.014）明显增加[16]。因此，认知功能损伤可能同颅内毛细血管内皮细胞丢失相关，而颅内毛细血管床集中在扣带回、海马和丘脑三个部分。海马是大脑认知功能的主要区域，因此该区域的损伤同放疗神经毒性关系密切。而且海马区域对于放疗敏感，平均剂量 > 40Gy 就会增加 1 年后该区域萎缩的风险[17]。Ma 等分析了海马区域受照剂量同神经认知功能损害相关性的研究，发现 50% 体积的双侧海马区受照剂量达到 22.1Gy 会导致认知功能下降 20%[18]。因此，全脑放疗时能否进行海马区域的保护成为研究热点。2017 年一篇回顾性研究分析了 238 例 SCLC 患者发生在颅内的 1 511 枚转移灶，发生在神经干细胞集中区域（室管膜下区和海马）的转移率为 2.0%，而发生这些区域转移的患者比例也仅有 9.7%，进一步分析提示发生在海马区域的转移率和转移患者比例仅占 1.0% 和 5.9%。而且所有患者进行全脑放疗 + 海马保护的靶区勾画，发现 10.9% 的患者因转移灶距离海马区域 < 15mm，从而出现了剂量缺失[19]。

上述研究在理论上揭示了全脑放疗后患者神经认知功能下降的病理生理机制，提供了放疗海马保护的可行性，但是仍需要更多的临床实践证明其有效性和安全性。RTOG 0933 研究是一个单臂的Ⅱ期临床研究，在全脑放疗中应用 IMRT 技术进行了海马保护，既往治疗结束 4 个月时神经认知功能下降幅度为 30%，而研究预期值下降幅度为 15%，最终研究结果功能下降幅度仅为 7%（*P* < 0.001），达到研究目的[20]。2019 年美国放射治疗学年会（American Society of Radiation Oncology，ASTRO）上多项研究报道了全脑放疗的海马保护对保护神经认知功能的有效性以及安全性，为临床提供了更多的循证医学证据。其中，Ⅲ期 CC001 研究[21,22]将接受全脑放疗和美金刚药物治疗的 518 例脑转移患者随机分为海马保护研究组和对照组，通过测定基线、疗后 2 个月、4 个月、6 个月和 12 个月的神经认知功能评判海马保护在全脑放疗中的作用。中位随访 1 年后，研究组较对照组可降低 26% 的神经认知功能失败（*P*=0.02），而这种保护作用在疗后 4 个月的时候开始出现（*P*=0.01）。同时，两组

在无颅内病灶进展（P=0.076）和总生存（P=0.242）上没有差别。因此研究者认为对于生存时间 > 4 个月的脑转移患者，接受全脑放疗时应当行海马保护。

当然，关于海马保护的研究结论并不完全一致。中国台湾省的一项Ⅱ期临床试验也探讨了接受全脑放疗的脑转移患者，是否进行海马保护对于神经认知功能保留的有效性，和 CC001 不同的是没有加用美金刚。该研究初步报道了 65 例患者的结果，放疗后 4 个月时研究组和对照组神经认知功能分别下降 8.8% *vs*. 3.8%（P=0.313），两组在 6 个月时的迟发语言记忆上存在差异（P=0.03），其余神经认知功能等方面均没有区别。这个研究并没有体现出海马保护的优越性，可能同样本量过少、随访时间较短相关；而且该研究报道中海马勾画的方式（是否应用 MRI 定位）、海马的受量等均未见到相关报道，也可能导致其结果的不同。

2019 年 ASTRO 会议上也有关于 SCLC 患者 PCI 应用海马保护的研究报道。西班牙的一项Ⅲ期临床研究 [23] 随机入组了 118 例患者，其中 58 例患者在 PCI 治疗时接受了海马保护，主要研究终点为神经认知功能，在放疗后 3 个月即出现功能下降，研究组和对照组分别为 5.1% *vs*. 21.7%（P=0.01）；6 个月时 7.3% *vs*. 32.6%（P=0.008），12 个月时 3.8% *vs*. 18.5%（P=0.09）。该研究提示，出现神经认知功能下降的时间可能更早于我们的预期，目前研究正在进行中，期待进一步的数据报道。而关于 PCI 海马保护的担忧主要是低剂量区可能会出现肿瘤转移率的增加，但 Belderbos 等的研究认为，对于 SCLC 接受 PCI 的患者，是否进行海马保护，脑转移发生的概率以及海马低剂量区发生转移的概率并无差异。

综上所述，目前绝大部分临床研究均证实了全脑放疗时海马保护可以有效降低放疗相关的神经毒性，提高患者生活质量，同时并不增加颅内转移发生率。因此对于生存预期超过 4 个月的患者接受全脑放疗时，应进行海马区域的保护，甚至生存预期 > 3 个月的患者，也可考虑进行海马保护。

四、小细胞肺癌放疗进展

小细胞肺癌占肺癌总数的 10% ~ 15%。小细胞肺癌认为来源于肺上皮的神经内分泌细胞，其恶性程度极高，往往早期就出现转移。小细胞肺癌分期最常用的是美国退伍军人医院肺癌研究组制订的，分为局限期（LD-SCLC）和广泛期（ED-SCLC）。小细胞肺癌虽然对化疗和放疗均敏感，但是极易复发转移，过去十几年来，小细胞肺癌的疗效并没有显著提高。然而，随着免疫治疗在 NSCLC 上的广泛应用，也为 SCLC 带来了治疗的曙光。美国 FDA 在 2019 年 3 月批准了 atezolizumab 联合化疗用于 ED-SCLC 的一线治疗，成为 20 多年来 FDA 首次批准的唯一一个 SCLC 治疗新手段。atezolizumab 的获批是基于Ⅲ期临床 IMpower133 的临床结果，ES-SCLC 中免疫联合化疗组和单化疗组的 OS 分别为 12.3 个月 *vs*. 10.3 个月（HR=0.70，95%CI 0.54 ~ 0.91，P=0.007）[24]。其他免疫治疗，如 CheckMate 032 研究以及 KEYNOTE-028 均证实了纳武单抗和派姆单抗等免疫治疗在 SCLC 中的有效性和安全性 [25,26]。

随着放疗和免疫治疗协同作用得到越来越多的证实，也有很多研究开始关注 SCLC 放疗联合免疫的疗效。一项正在进行中的Ⅱ期临床试验（NCT03585998）应用 PACIFIC 研究中的明星药物 durvalumab 在 LS-SCLC 的序贯维持治疗，预期同步放化疗结束后 4 周开始应用，每 4 周应用 1 次，维持治疗 2 年，主要研究终点是 1 年的 PFS，预计 2021 年 12 月可以看到结果。MD 安德森中心开展了一项Ⅰ期临床研究（NCT02402920）评估派姆单抗联合同步放化疗或单纯放疗在SCLC治疗上的安全性，按照局限期和广泛期分为两组，LS-SCLC患者在治疗开始就采用派姆单抗联合同步放化疗治疗，ES-SCLC患者在完成化疗后接受派姆单抗联合单纯放疗，主要研究终点为安全性，预期2023年完成。韩国也正在开展一项Ⅱ期临床研究（NCT03262454），在复发的SCLC患者中采用atezolizumab联合大分割放疗（24Gy/4f）治疗，预计入组35例患者，主要研究终点为客观有效率，预计2024年完成研究。我们期待这些试验的结果报道，从而能够为SCLC的治疗提供行之有效的手段。无论是局限期还是广泛期，甚至是复发的SCLC，都能够改善患者预后。

总之，肺癌的放疗进展伴随着对于其病理生理和免疫机制深刻的认识。随着技术和基础理论的进步，我们也会将更多的理论转化为临床实践，而临床实践也会为肿瘤治疗提供更多的证据，更加开阔的思路，从而使患者的治疗更加个体化，生存预后和生活质量得到双赢。

（王 鑫 王绿化 肖泽芬）

参考文献

[1] SUN B,BROOKS E D,KOMAKI R U,et al.7-year follow-up after stereotactic ablative radiotherapy for patients with stage Ⅰ non-small cell lung cancer:results of a phase 2 clinical trial[J].Cancer,2017,123(16):3031-3039.

[2] ANTONIA S J,VILLEGAS A,DANIEL D,et al.Durvalumab after chemoradiotherapy in stage Ⅲ non-small-cell lung cancer[J].N Engl J Med,2017,377(20):1919-1929.

[3] HUI R,OZGUROGLU M,VILLEGAS A,et al.Patient-reported outcomes with durvalumab after chemoradiotherapy in stage Ⅲ,unresectable non-small-cell lung cancer(PACIFIC):a randomised,controlled,phase 3 study[J].Lancet Oncol,2019,20(12):1670-1680.

[4] GRAY J E,VILLEGAS A,DANIEL D,et al.Three-year overall survival with durvalumab after chemoradiotherapy in Stage Ⅲ NSCLC-Update from PACIFIC[J].J Thorac Oncol,2019,15(2):288-293.

[5] ANTONIA S J,VILLEGAS A,DANIEL D,et al.Overall Survival with Durvalumab after Chemoradiotherapy in Stage Ⅲ NSCLC[J].N Engl J Med,2018,379(24):2342-2350.

[6] DURM G A,ALTHOUSE S K,SADIQ A A,et al.Phase Ⅱ trial of concurrent chemoradiation with consolidation pembrolizumab in patients with unresectable stage Ⅲ non-small cell lung cancer:Hoosier Cancer Research Network LUN 14-179[J].J Clin Oncol,2018,36(15):8500-8500.

[7] LIN S,LIN X,CLAY D,et al.OA01.06 DETERRED:phase Ⅱ trial combining atezolizumab concurrently with chemoradiation therapy in locally advanced non-small cell lung cancer[J].J Thorac Oncol,2018,13(10):S320-S321.

[8] PETERS S,FELIP E,DAFNI U,et al.Safety evaluation of nivolumab added concurrently to radiotherapy in a standard first line chemo-radiotherapy regimen in stage Ⅲ non-small cell lung cancer-The ETOP NICOLAS trial[J].Lung Cancer,2019,133:83-87.

[9] BRAHMER J,RECKAMP K L,BAAS P,et al.Nivolumab versus docetaxel in advanced squamous-cell non-small-cell lung cancer[J].N Engl J Med,2015,373(2):123-135.

[10] BORGHAEI H,PAZ-ARES L,HORN L,et al.Nivolumab versus docetaxel in advanced nonsquamous non-small-cell lung cancer[J].N Engl J Med,2015,373(17):1627-1639.

[11] GARON E B,HELLMANN M D,RIZVI N A,et al.Five-Year Overall Survival for Patients With Advanced Non-Small-Cell Lung Cancer Treated With Pembrolizumab:Results From the Phase I KEYNOTE-001 Study[J].J Clin Oncol,2019,37(28):2518-2527.

[12] SHAVERDIAN N,LISBERG A E,BORNAZYAN K,et al.Previous radiotherapy and the clinical activity and toxicity of pembrolizumab in the treatment of non-small-cell lung cancer:a secondary analysis of the KEYNOTE-001 phase 1 trial[J].Lancet Oncol,2017,18(7):895-903.

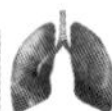

[13] THEELEN W,PEULEN H M U,LALEZARI F,et al.Effect of Pembrolizumab After Stereotactic Body Radiotherapy vs Pembrolizumab Alone on Tumor Response in Patients With Advanced Non-Small Cell Lung Cancer:Results of the PEMBRO-RT Phase 2 Randomized Clinical Trial[J].JAMA Oncol,2019,5(9):1276-1282.

[14] SUN A,HU C,WONG S J,et al.Prophylactic Cranial Irradiation vs Observation in Patients With Locally Advanced Non-Small Cell Lung Cancer:A Long-term Update of the NRG Oncology/RTOG 0214 Phase 3 Randomized Clinical Trial[J].JAMA Oncol,2019,5(6):847-855.

[15] GONDI V,TOME W A,MEHTA M P.Why avoid the hippocampus?A comprehensive review[J].Radiother Oncol,2010,97(3):370-376.

[16] BROWN W R,BLAIR R M,MOODY D M,et al.Capillary loss precedes the cognitive impairment induced by fractionated whole-brain irradiation:a potential rat model of vascular dementia[J].J Neurol Sci,2007,257(1-2):67-71.

[17] JACOB J,DURAND T,FEUVRET L,et al.Cognitive impairment and morphological changes after radiation therapy in brain tumors:A review[J].Radiother Oncol,2018,128(2):221-228.

[18] MA T M,GRIMM J,MCINTYRE R,et al.A prospective evaluation of hippocampal radiation dose volume effects and memory deficits following cranial irradiation[J].Radiother Oncol,2017,125(2):234-240.

[19] ZHAO L,SHEN Y,GUO J D,et al.Analyses of distribution and dosimetry of brain metastases in small cell lung cancer with relation to the neural stem cell regions:feasibility of sparing the hippocampus in prophylactic cranial irradiation[J].Radiat Oncol,2017,12(1):118.

[20] GONDI V,PUGH S L,TOME W A,et al.Preservation of memory with conformal avoidance of the hippocampal neural stem-cell compartment during whole-brain radiotherapy for brain metastases (RTOG 0933):a phase Ⅱ multi-institutional trial[J].J Clin Oncol,2014,32(34):3810-3816.

[21] GONDI V,PUGH S,BROWN P D,et al.Significant Preservation of Neurocognitive Function (NCF) and Patient-Reported Symptoms with Hippocampal Avoidance (HA) during Whole-Brain Radiotherapy (WBRT) for Brain Metastases:Final Results of Nrg Oncology CC001[J].Int J Radiat Oncol,2019,105(1 Suppl):S12-S13.

[22] GONDI V,DESHMUKH S,BROWN P D,et al.NRG Oncology CC001:A phase Ⅲ trial of hippocampal avoidance (HA) in addition to whole-brain radiotherapy (WBRT) plus memantine to preserve neurocognitive function (NCF) in patients with brain metastases(BM)[J].J Clin Oncol,2019,37(15):2009.

[23] DE DIOS N R,MURCIA M,COUNAGO F,et al.Phase Ⅲ Trial of Prophylactic Cranial Irradiation with or without Hippocampal Avoidance for SMALL-CELL LUNG Cancer[J].Int J Radiat Oncol,2019,105(1):S35-S36.

[24] HORN L,MANSFIELD A S,SZCZESNA A,et al.First-Line Atezolizumab plus Chemotherapy in Extensive-Stage Small-Cell Lung Cancer[J].N Engl J Med,2018,379(23):2220-2229.

[25] ANTONIA S J,LOPEZ-MARTIN J A,BENDELL J,et al.Nivolumab alone and nivolumab plus ipilimumab in recurrent small-cell lung cancer (CheckMate 032):a multicentre,open-label,phase 1/2 trial[J].Lancet Oncol,2016,17(7):883-895.

[26] OTT P A,BANG Y J,BERTON-RIGAUD D,et al.Safety and Antitumor Activity of Pembrolizumab in Advanced Programmed Death Ligand 1-Positive Endometrial Cancer:Results From the KEYNOTE-028 Study[J].J Clin Oncol,2017,35(22):2535-2541.

第三节　肺癌外科治疗进展

一、非小细胞肺癌外科治疗进展

肺癌一直高居癌症发病率和病死率的首位，其中约 80% 是非小细胞肺癌（non-small cell lung cancer，NSCLC）[1,2]。对于Ⅰ期、Ⅱ期及部分ⅢA 期肺癌患者应首选手术治疗，传统手术以大切口为主，手术创伤大、风险高、并发症高、患者术后疼痛明显[3]。随着微创手术、器械及胸腔镜的发展，胸腔镜手术（video-assisted thoracoscopic surgery，VATS）已成为肺癌切除的主流术式。2006年美国国家综合癌症网络（National Comprehensive Cancer Network，NCCN）将胸腔镜肺叶切除术作为早期肺癌治疗的标准手术方式之一，同时也确立了VATS在肺癌治疗中的地位。Swanson等[4]于2007年公布了CALGB 39802一项前瞻性、多中心、随机对照试验的结果，提示VATS在手术时间、胸腔引流时间、并发症以及局部复发率和生存率方面均不劣于开胸手术，进一步确定了VATS的地位。经过20多年的发展，肺外科向更加微创方向发展，涵盖了微创的方式（单孔、多孔、达芬奇机器人等）、手术入路（经肋间、剑突下等）、肺叶 *vs.* 亚肺叶切除、淋巴结清扫方式、新辅助治疗、局部晚期肺癌切除、非插管麻醉等多元化的发展，其最终目的是在降低手术创伤的同时，保证肺癌患者的远期疗效。

（一）早中期非小细胞肺癌外科治疗进展

1933年Graham成功完成第一例全肺切除术以来，胸外科医师在探究治疗肺癌手术治疗的道路上从未停下脚步[5]。早中期NSCLC的标准术式是肺叶切除，该术式既可完全切除癌组织，清除淋巴结，减少术后复发和转移，又可保留足够的肺功能，保证患者的生活质量。随着微创肺外科的发展，胸外科医师不单单局限于切口的大小及数量、手术切除范围，应该更多地关注患者系统性的微创治疗。国内陈海泉教授首次提出“微创3.0”概念较好地阐述了早中期非小细胞肺癌外科治疗的方向[6]。

1. “微创1.0”时代关注的是减少患者手术切口损伤，即传统胸腔镜微创手术。关于VATS和开胸肺叶切除术的临床比较一直缺乏前瞻性的随机临床对照研究（RCT）支持，目前的数据均是不同医学中心的回顾性研究。Yang等[7]报道470例临床Ⅰ期非小细胞肺癌患者中，172例采用RVATS、141例采用VATS和157例采用开放手术，术后中位住院时间分别为4天、4天和5天（$P < 0.001$），5年生存率分别为77.6%、73.5%和77.9%，3组间差异无统计学意义。Boyer等[8]报道Ⅰ期NSCLC患者行VATS和开放手术的远期OS率无显著差异，但VATS患者住院时间缩短，而两者淋巴结升级率并无差异。“微创1.0”发展方向一方面包括减少切口的大小、数目（单孔、两孔、三孔等），另一方面包括达芬奇机器人等人工智能的应用。

2. “微创2.0”提出微创下减少扩大的手术切除范围。保留更多的肺组织能够降低手术创伤和提高术后肺功能。如何在早期肺癌患者中选择肺叶和亚肺叶切除一直存在争议，陈海泉等[9]发现术中冷冻为原位腺癌（AIS）和微浸润性腺癌（MIA）行亚肺叶切除远期疗效极好，同时有95.9%的术中冷冻准确率。在这部分患者中淋巴结转移率几乎为0，更奠定了选择性淋巴结清扫的基础，从而进一步降低手术所带来的创伤。

3. “微创3.0”提出了更高的降低系统性损伤的微创要求[6]。在微创手术理念指导下思考如何降低手术中炎症因子的释放和术后免疫功能受损。提出早期肺癌微创3.0的诊疗体系，包括社区高危患者低剂量螺旋CT筛查、术前精准诊断（选择性气管镜、骨ECT、头颅MR检查、Hookwire定位技术、纵隔淋巴结转移预测模型等）、术中精准切除（肺叶或亚肺叶，系统性淋巴结清扫或选择性淋巴结清扫）、术后个体化治疗（病理类型和分子分型）。

（二）单孔胸腔镜在肺癌外科的应用

2004年，Rocco等[10]首次报道单孔胸腔镜用于肺部手术的诊疗，15名患者行单孔胸腔镜肺楔形切除用于肺肿块诊断和自发性气胸的治疗，自此单孔胸腔镜技术逐渐发展，被用

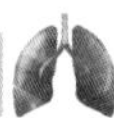

于治疗自发性气胸、肺组织活检、纵隔肿块活检及胸壁疾病等。2011年，Gonzalez-Rivas等[11]报道了首例单孔胸腔镜肺叶切除术，成为单孔期腔镜手术发展的一项里程碑，自此该术式逐渐在全球推广并被用于多种复杂的胸外科手术。单孔胸腔镜手术是在传统多孔胸腔镜基础上的演变，多孔的腔镜手术包括二孔法、三孔法及四孔法等，其中三孔法最常见，其根据手术要求由胸壁不同部位作3个切口，分别作为观察孔和主、副操作孔，完全在胸腔镜的操作下完成全部手术过程，而单孔胸腔镜手术时观察镜头和操作器械均经一个切口进入胸腔完成手术，有回顾性研究[12,13]发现，单孔胸腔镜与传统三孔胸腔镜相比，患者术后切口疼痛及麻木感更轻，切口瘢痕更小、更美观，患者满意度更高，而且并未明显延长手术时间、胸腔引流时间及增加术后并发症发生率等，随着单孔胸腔镜手术技术的发展，其几乎涵盖了传统胸腔镜肺癌手术的所有术式。但目前仍有争议，主要包括：①单孔胸腔镜手术由于只有1个小切口作为操作孔，无疑增加了肺癌手术的难度，存在器械干扰、角度欠佳，对术者要求较高，有一定的学习曲线；②缺乏单孔胸腔镜手术的远期随访数据，单孔胸腔镜肺癌切除术是否会导致术后复发率增高，尚不明确。

1. 特点 单孔胸腔镜手术所有腔镜器械均由同一较小切口进入胸腔，器械间容易相互干扰，且投射于术野的操作平面较小，有其自身的技术特点。单孔VATS技术存在以下几方面的缺点和难度：①器械相互干扰；②如果胸腔小或气肿肺萎陷不佳，单孔视野暴露困难，对助手扶镜要求高；③视角改变，初学者不适合；④切割器处理血管、支气管及肺段的角度、路径发生改变。其中最困难的是第4项，由于切口减少到一个孔，所有切割器必须从这一个孔伸入操作，因此给手术增加了难度[14]。

2. 切口及器械 术前应详细评估患者胸部CT等影像学检查明确病灶情况，一般常选择腋前线至腋中线第4～第6肋间，亦有学者采取剑突下单孔切口完成手术。切口长度是影响单孔胸腔镜手术操作的重要因素之一，切口越小，器械活动范围越小，相互干扰的机会越大。单孔胸腔镜手术切口一般为2～6cm，切口位置和大小并非一成不变，应根据病灶部位和操作器械灵活调整。选择合适的切口是提高单孔胸腔镜手术效率的关键因素，同时单孔手术对手术器械要求较高，高清镜头、长弯多关节腔镜器械是必备条件，其能够提供清晰的手术视野和稳定的操作。

3. 疗效性 单孔胸腔镜减少了微创手术切口数量，理论上降低了手术损伤肋间神经所引起的疼痛。有研究报道[13,15]单孔胸腔镜肺叶切除术后患者疼痛评分低于三孔传统胸腔镜组。郝志鹏等[16]报道216例非小细胞肺癌患者行胸腔镜手术，其中115例单孔和101例三孔胸腔镜手术，单孔组减低了患者术后切口疼痛、麻木，改善术后短期生活质量，然而一项关于单孔胸腔镜与三孔胸腔镜手术术后疼痛对比的荟萃分析提示单孔手术在减轻术后疼痛方面并无优势[17]。单孔胸腔镜手术在减轻肺癌患者术后急慢疼痛方面是否具有优势仍有待进一步研究[18]。国内外报道[11,13]单孔胸腔手术安全、可行，并可以达到肿瘤根治的效果。上海市肺科医院朱余明等[19]报道了大样本量的单中心单孔胸腔镜手术经验，共纳入1 063例患者，涵盖肺叶袖式切除、肺叶切除、肺段切除、肺楔形切除及同期双侧胸腔手术等多种术式，整体中转开胸率为4.6%，术后平均ICU治疗时间为1天，术后并发症发生率为5.6%，无死亡病例，术后1年生存率和1年无瘤生存率分别为98%和96%，其短期疗效良好，进一步说明单孔胸腔镜的安全性和可行性，但远期疗效仍需进一步随访，期待多中心、前瞻性、随机对照临床研究进一步证实。

（三）达芬奇机器人手术系统在普胸外科的开展

当前，外科的发展方向是应用精确微创技术治疗的同时，尽量保留患者的生理结构和功能，是精确微创外科时代。为了弥补腔镜技术的不足，人们在经历了简单的持镜机器人、早期的手术操作机器人后，研究机构开发了目前的达芬奇机器人手术系统，该手术系统于2000年被美国FDA批准应用于临床，被称为第三代外科手术，亦称为精确微创手术[20]。

达芬奇机器人手术系统于1999年开始推出，其后，应用范围逐渐扩展到妇产科、泌尿外科、普外科、心外科、胸外科等专科[21,22]。而胸外科应用该系统手术于2001年3月5日方被美国FDA批准使用，目前在国际上，已渐渐被许多国家允许实施普胸外科手术。在国内，2006年首先由中国人民解放军总医院引入该手术系统，并且主要将其应用于心外科、泌尿外科、普外科、肝胆外科及胸外科。

1. 达芬奇机器人手术系统的优势 达芬奇机器人手术系统具有四个机械手臂，其中两个机械臂即像主刀医师的左、右手一样进行操作的“左臂”和“右臂”，第三个操纵臂相当于助手的操纵臂，主要作用是牵引和暴露的作用，而第四个操纵臂是内镜臂，作用是提供术中的手术视野，其具有电视胸腔镜所不具有的主要技术优势[23,24]。

（1）3D放大高清成像系统：传统的胸腔镜手术的视野是2D画面，并将视野放大3～5倍，而达芬奇机器人镜头则可以全景三维、高分辨率、放大10～15倍的高清立体图像；另外，无需助手扶持镜，可根据术者意愿随意调节镜头。手术时只有主刀一人自行控制手术系统，手术配合的要求低。

（2）可转腕器械：人手活动范围只具有5个自由度，而机器人手术器械的关节活动具有7个自由度，可完全模仿人的手腕动作，且其活动范围甚至远大于人手，使其活动更加灵活；整套机器人手术系统由电脑控制，每秒同步1 300次，同时设计了很多提示，使得手术更加安全、精细、可靠；由于手术器械比较精细，且具有把握、切割、缝合等各项操作功能，使得其在狭窄解剖区域中的操作具有比人手更加灵活、方便、安全的优势。

（3）滤除人手自然颤动：有效地保证手术安全，尤其是在邻近心脏、大血管及神经等重要结构操作时更加安全，同时也可以有效延长外科医师的手术生涯。

另外，进行达芬奇机器人手术时，术者无需洗手、上台，只需在医师操控系统处操作即可，而且操作时是坐在舒适的椅子上、采取坐姿进行手术操作，降低了术者的疲劳，减少了手术医师因疲劳而犯错误的概率，保证了手术的安全性，尤其是有利于进行长时间复杂的手术。

2. 应用达芬奇机器人手术系统实施肺癌根治术的要领[25-28]

（1）麻醉：采用全麻、双腔管气管插管、健侧单肺通气。

（2）患者体位：取健侧卧位、双手屈曲抱枕于头前、折刀位。

（3）切口位置的选择原则：①互不干扰；②全面覆盖；③辅助切口。

3. 机器人的未来及展望 目前的达芬奇机器人手术系统，固然有诸多包括电视胸腔镜系统均不具有的优势，成了外科精确微创技术的代表，但仍然有一些不足和需要进一步改进的地方。

（1）触觉反馈功能：目前临床上应用的达芬奇机器人手术系统的主要缺点是术者无法感受到压力、张力、热和振动等感觉，在未来的机器人系统中希望通过相关设备配合，使术者在操作时能够具有明确的触觉反馈，从而使得达芬奇机器人手术操作变得更加简便、更

 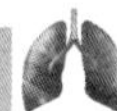

加安全。

（2）手术系统进一步微型化：虽然目前的第二代达芬奇机器人手术系统已配置部分5mm操作器械以利于外科手术，但大部分操作器械仍为8mm，机器人镜头直径为12mm，且床旁机械臂部分也非常庞大、笨重。期望未来的机器人手术系统能够实现床旁机械臂部分能够进一步缩小至微型化、机器人镜头及操作器械直径能够进一步缩小，从而进一步提高其灵活性和方便性，从而避免目前在手术台边安装机器人系统既费力又费时的过程[29]。若能够在未来的机器人系统，使得手术器械能够提供定向治疗功能，如激光、射频、冷冻、高能量汇聚的超声和热消融等先进功能，将会实现手术进一步微创化治疗。

（3）实现远程控制功能：我们目前的达芬奇机器人手术系统所有操作数据均通过数据线直接传输到床旁机械臂，未能实现机器人手术系统的最大优势——远程遥控操作[30]。相信不远的将来，在未来的机器人手术系统中，借助于不断发展、进步的远程信息控制系统，真正能够实现机器人手术系统的远程遥控操作功能，使得上级医院的经验丰富的医师可完成千里之外的手术操作。

（4）机器人手术系统国产化：目前的达芬奇机器人手术系统为美国生产，这一方面增加了患者的额外手术费用。我国在手术机器人的研制方面取得了一定的成果。我国自主研发的世界首台脊柱微创手术机器人已投入临床试验[31]。由北京航空航天大学与海军总医院联合研发的手术机器人系统（CARS）已完成第五代的研制和临床应用，并通过互联网顺利实现了远程操作[20]。我们期望在不远的将来，由我国自主研发的国产机器人手术系统广泛应用于临床，从而使得我国的广大患者能够人人接受、承受机器人手术，以实现良好的社会效益和经济效益。

（四）解剖性部分肺叶切除治疗进展

大量研究表明，对于早期周围型肺癌亚肺叶切除与肺叶切除远期疗效相当，具有保留肺功能、减少创伤的优势。亚肺叶切除术包括楔形切除术和解剖性肺段切除术。楔形切除术一般适用于肺功能较差的高龄患者，但对淋巴结清扫不彻底。解剖性肺段切除术具有保留肺功能的优势，但是因为支气管、动脉、静脉的解剖变异复杂繁多，术中确定肺段间界限难，手术难度大。尤其是部分患者因为结节位置靠近肺段边界，若行解剖性肺段切除术其手术切缘不足。为此，中国医学科学院肿瘤医院率先提出了“解剖性部分肺叶切除术”（anatomical partial-lobectomy，APL）的概念，用于治疗早期周围型非小细胞肺癌[32]。其重点关注肿瘤与切缘的安全距离，根据结节位置确定所属肺段，在处理完相应肺段的血管和支气管后，在保证肿瘤距离肺实质切缘的最短距离 > 2cm处，用切割缝合器处理肺实质。不但避免了复杂的段间平面和段间静脉的处理，而且保证了肿瘤的安全切缘及尽可能保留了肺功能。

对于直径 < 1cm、深度 > 5mm的小结节，术中通过视觉、触觉、腔镜器械滑行进行定位困难，特别是纯磨玻璃结节的定位难度更大，使手术时间延长。如何准确定位病灶是我们迫切希望解决的问题，目前常用的技术有：①亚甲蓝定位法：染色后，所有结节达到可视化和可触化，但是容易弥散，若位置较深的结节无法在肺表面显示。通过亚甲蓝联合医用胶在CT引导下行结节定位，可解决这一难题。②带钩金属丝定位法（hook-wire）：术前通过CT引导定位，将金属钩穿刺定位在病灶上，利于术中的准确切除，但是金属钩的脱落是失败的主要原因。③微弹簧圈定位法：在CT引导下，通过穿刺针将微弹簧圈定位到肺结节，不但成功率高，而且患者痛苦小。④电磁导航支气管镜引导定位：将支气管镜与电磁定位技术相结合，是目前最新的支气管镜诊断措施之一。⑤三维CT支气管血管成像（3D-CTBA）：能够三维重建肺结节部位的血管、支气管等，能够确定结节相关的段间静脉，有利于临床区分肺段间交界，从结节与段间静脉的关联程度确定结节所属靶肺段，从而获得精准定位，并可评估安全切缘。近年来，随着3D打印技术的发展，有报道通过打印模型，了解结节位置、解剖变异及其三维分布，并根据模型制订手术计划，模拟手术过程，极大地提高了手术的安全性。⑥其他：术中超声定位法、混合现实（mixed reality，MR）技术等。

术中段间平面的识别是解剖性部分肺叶切除术的关键技术之一，目前已有多种办法应用于临床。①改良肺膨胀-萎陷法：离断靶段动脉、支气管后，双肺通气，待结节所在肺叶完全膨胀后，恢复单肺通气，等待15分钟左右，可见到正常肺组织基本萎陷，而靶段肺组织继续膨胀，此膨胀-萎陷界限即段间边界，是目前临床采用较多的方法。但是对于一些肺气肿较严重或胸腔粘连的患者，术中采用膨胀-萎陷法形成的段间平面时间相对长、边界区分较差[33]。②吲哚菁绿荧光显像：切断靶肺段血管及支气管后，由中心静脉或外周静脉快速注入吲哚菁绿5ml（2.5mg/ml），同时将腔镜由标准白光模式转换成近红外荧光模式，待段间平面显示清晰稳定后，采用电钩烧灼术标记段间平面。需要注意的是，该方法需确保靶段动脉处理正确，且因为段间平面只能在肺表面标记，在肺实质中无法识别。③选择性靶段支气管高频通气法：患者术中侧卧折刀位，气管镜下精准定位，通过对靶段支气管高频通气，使靶段肺组织膨胀，术中对段以下支气管的定位操作要求高。④其他：术前纤维支气管镜下向靶段支气管内注入吲哚菁绿法、热成像技术等。

段间平面的处理亦是解剖性部分肺叶切除术的难点之一。主要处理方式有三种：①切割闭合器分离：确定好段间平面后，采用切割闭合器沿确定好的边界将目标肺组织切下，此法相对简单，并发症少。但是费用较高，且切割闭合器使周边肺组织皱褶，影响术后肺复张。②能量器械分离：通过电刀、超声刀、LigaSue等能力器械分离段间平面，较切割闭合器灵活，对位于肺段间边界的肿瘤患者更合适，利于确保切缘，但是手术时间较长、漏气风险较高。③能量器械结合切割闭合器分离：充分发挥能量器械分离和切割闭合器分离的优点，而又避免两者的缺点，肺段间交界面的肺实质中央区域采用能量器械分离，外周1/3肺实质段间气道交通丰富，不强行锐性分离，使用缝合器切割有效减少了术后漏气并发症。我国江苏省人民医院陈亮教授总结创新，并提出“stapler tailoring”法，即缝合器裁剪法[34]。

对早期非小细胞肺癌的患者进行解剖性部分肺叶切除术预后不亚于肺叶切除，而解剖性部分肺叶切除术更有利于保护患者肺功能，有可能成为早期肺癌的标准术式。

（五）Tubeless肺癌外科治疗进展

肺外科领域，胸腔镜技术的发展已经日趋成熟，胸腔镜肺叶切除、胸腔镜肺段切除已经广泛推广，使广大手术患者获益。但如何使胸外科从切口的表观微创，发展为包含麻醉微损伤在内的整体微创，已经成为微创胸外科的主要研究课题之一。

2004年，Pompeo[35]首次报道了在麻醉自主呼吸状态下，采用胸段硬膜外阻滞行胸腔镜肺楔形切除术取得成功，把Tubeless观念引入到胸外科领域。国外、中国台湾省等一些医疗中心随后也分享了自己在自主呼吸麻醉下行胸腔镜手术的经验和体会[36]。自主呼吸麻醉技术有其独特的优势：患者保留自主呼吸，只接受简单的静脉用药、局部浸润麻醉、肋间神经阻滞或硬膜外进行镇静镇痛，利用人工气胸达到单肺通气的效果，就能满足胸腔镜手术需

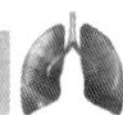

要。该优势很好地避免了常规气管插管带来的肺部感染、通气压力肺损伤、支气管痉挛、心律失常、术后咽喉疼痛及刺激性咳嗽等并发症。

经过10年的摸索与发展，自主呼吸麻醉下胸腔镜技术已经逐步成熟和完善：①麻醉方式的完善：由单一的胸段硬膜外麻醉发展为多样化的自主呼吸状态复合静脉麻醉，如联合胸段迷走神经阻滞麻醉，即能大大减少咳嗽反射，为胸腔镜手术提供了一个相对安静的术野，便于肺门血管、气管的解剖，使得自主呼吸麻醉下复杂肺手术的开展成为可能；②术中气管插管技术的进步：侧卧位气管插管或支气管镜引导下气管插管技术的进步以及麻醉师对低氧血症、高碳酸血症的“承受能力”的提高，大大降低了术中中转气管插管的发生率，何健行教授团队、陈晋兴教授团队等中转气管插管发生率均控制在5%以下；③手术方式的多样化：外科医师自信的操作、丰富的经验积累，辅以麻醉师的高度配合，使自主呼吸麻醉下开展的手术方式越来越多样化，除了简单的肺大疱切除、肺楔形切除，肺叶切除、肺段切除、纵隔淋巴结清扫[37]亦能顺利完成，甚至难度较高的袖式切除在一些医疗中心亦能在自主呼吸麻醉下完成，不断突破着既往的手术界限。

自主呼吸麻醉下的胸腔镜手术，患者术后并发症比例低，术后住院时间短，更好地实现了术后的快速康复；在保证手术根治性的同时，亦提高了患者术后的生活质量。

（六）局部晚期非小细胞肺癌外科治疗进展

局部晚期非小细胞肺癌是指已伴有纵隔淋巴结和锁骨上淋巴结转移、侵犯肺尖部和纵隔重要结构，用现有的检查方法未发现有远处转移的非小细胞肺癌。侵犯纵隔重要结构是指侵犯心包、心脏、大血管、食管和气管隆嵴的非小细胞肺癌。虽然近年来手术技术的进步使围手术期并发症大大降低，但单纯手术切除术后5年生存率仍为20%~35%[38]。采用多学科综合治疗局部中晚期肺癌已成为共识，认为其能提高患者5年生存率。但是，仍然存在许多问题与挑战：①对个体而言，根据临床指标如何选择最有效的新辅助治疗方式；②如何选择最有效的综合治疗模式，如新辅助靶向＋手术＋术后辅助靶向或新辅助放化疗＋手术＋术后辅助化疗；③如何根据患者的一般情况、肿瘤病理分期和分子诊断、有无基因突变、PDL1表达率等肿瘤学特点制订有效的个体化之路方案。下面就目前新辅助治疗在局部晚期非小细胞肺癌外科治疗中的应用进行探讨。

1．新辅助靶向治疗局部晚期非小细胞肺癌外科治疗进展　随着分子检测技术的飞速发展和不同驱动基因的发现，肺癌的靶向治疗趋于成熟。单克隆抗体等靶向治疗药物使抗肿瘤治疗方案更加个体化、特异化，近年来新的靶向药物不断出现，常见靶点有表皮生长因子受体（EGFR）、间变性淋巴瘤激酶（ALK）、血管内皮生长因子（VEGF）、*K-Ras*突变、*ROS1*突变等。*EGFR*敏感突变是目前研究最透彻的一个分子靶点，*EGFR*突变发生在40%~60%的东南亚肺腺癌患者中，大多数*EGFR*突变发生在18~21号外显子中，易发生在从未吸烟或轻度吸烟的女性患者中。术前靶向治疗可通过减少肿瘤负荷，消除微转移灶，从而降低患者的临床与病理分期，进而提高手术机会，延长患者生存期[39]。Ning等[40]报道了10例*EGFR*敏感突变的非小细胞肺癌患者接受吉非替尼新辅助治疗后行完全切除术的疗效，提示EGFR-TKI新辅助治疗可以提高患者的生存率。2018年，EMSO年会报道一项Ⅱ期临床研究评估了厄洛替尼作为新辅助治疗的疗效，证明新辅助靶向治疗中位PFS优于传统化疗（21.5个月 *vs.* 11.9个月，P=0.003），ORR也有提高[41]。显然，靶向治疗作为新辅助治疗策略具有很大的应用前景。但是目前证据很少，其应用仍需谨慎，值得进一步临床试验进行积极探索。

2. 新辅助免疫治疗局部晚期非小细胞肺癌外科治疗进展 近年来非小细胞肺癌治疗进展主要体现在以下两个方面：①对有明确驱动基因患者，进入个体化精准治疗时代；②对无明确驱动基因患者，免疫检查点抑制剂的免疫治疗。肿瘤免疫理论经历了长期的探索逐渐走向成熟，显示出较好的疾病控制率（DCR）、MPR 及 pCR 等临床疗效。免疫检查点抑制剂尤其是细胞毒 T 淋巴细胞抗原 -4（CTLA-4）和程序性死亡因子 -1（PD1）/ 程序性死亡因子配体 -1（PD-L1）单克隆抗体单药治疗已在晚期肺癌的治疗中取得突破性进展。新辅助免疫治疗有望成为未来的发展方向。LCMC3 研究[42]，评估 atezolizumab 作为新辅助和辅助治疗用于可切除 NSCLC 患者的作用，35 例患者行手术治疗，32 例疗效可评估患者，6 例未携带 *EGFR/ALK* 驱动基因突变获得 MPR。在 FRODEPM 等发表的一项关于 NSCLC 新辅助免疫治疗的研究[43]，报道 21 例 Ⅰ ~ Ⅲ A 期 NSCLC 患者，术前 4 周纳武单抗（3mg/kg，每 2 周 1 次），20 例按计划手术（1 例因Ⅲ级免疫相关性肺炎提前手术外），影像学评估 2 例 PR（10%），17 例 SD（85%），1 例 PD，DCR 达 96%，病理显示 9 例（43%，9/21）达 MPR，初步显示了新辅助免疫治疗的疗效及安全性。新辅助免疫治疗是很有前景的研究领域，但肿瘤的高度异质性和免疫反应动力学改变增加了个体化治疗的难度。如何明确分子标志物及筛选最佳获益人群，明确免疫治疗的最佳时机和策略，疗效评估及监测以及克服免疫治疗耐药等诸多问题尚需进一步探索。

3. 新辅助化疗治疗局部晚期非小细胞肺癌外科治疗进展 新辅助化疗可以控制和缩小局部病灶，有效提高手术切除率和生存率。已初步肯定术前新辅助化疗治疗非小细胞肺癌，尤其是局部进展期非小细胞肺癌有明显的疗效，其优点是：缩原发灶及淋巴结增 R0 切除率；降低 TNM 分期；减少潜在的微转移灶等。2014 年，NSCLC 荟萃分析协作组发表在 *Lancet* 杂志上的荟萃分析文章，共纳入了包括 2 385 例 NSCLC 患者的 15 项随机对照试验，结果显示 NSCLC 新辅助化疗对比单纯手术生存获益显著，相对的死亡风险降低 13%，绝对 5 年生存获益大约在 5%（从 40% 提高到 45%）[44]。鉴于新辅助化疗在治疗可及性方面具有明显优势，对于局部晚期估计手术根除困难或者预计术后不能耐受辅助化疗等特殊人群，可以考虑行新辅助化疗，以期得到最大的生存获益。

4. 新辅助放疗治疗局部晚期非小细胞肺癌外科治疗进展 目前证据显示，新辅助放化疗对比新辅助化疗并不能显著改善 NSCLC 患者生存，其在病理缓解率和淋巴结降期率方面的作用，有必要期待新的随机对照试验进一步分析。Xu 等进行荟萃分析显示[45]，新辅助放化疗较新辅助化疗，可提高纵隔淋巴结的病理完全缓解率（pCR），但 OS 和 DFS 无显著性差异。Guo 等进行荟萃分析[46]，12 项研究中 8 项随机性研究、4 项回顾性研究，共纳入 2 724 例患者，比较新辅助放化疗与新辅助化疗在Ⅲ A/N_2 期 NSCLC 患者中的效果。结果显示，新辅助放化疗能显著增加肿瘤降期率（P=0.01）、纵隔淋巴结的完全缓解率（P=0.028）及局部控制率（P=0.002），但不能改善 OS。

总之，NSCLC 新辅助治疗的对象主要是局部进展期病变，特别是临床Ⅲ a/N_2 期患者。越来越多的临床研究充分肯定新辅助化疗或新辅助放、化疗在可切除 NSCLC 综合治疗中的重要地位，新辅助靶向治疗及新辅助免疫治疗初级结果令人鼓舞，尚需积累更多的数据供临床决策。

（七）GGN 治疗及随访策略进展

肺磨玻璃密度结节（ground-glass nodule，GGN）是一种具有磨玻璃样阴影（ground-glass

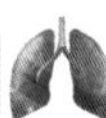

opacity，GGO）结节，代表肺泡壁内的细胞数量和血流的增加或间隙变化，按照结节内含有实性成分的多少分为纯磨玻璃结节（pure ground-glass nodule，pGGN）和混合磨玻璃结节（mixed ground-glass nodule，mGGN）。近年来，GGN 被认为与早期周围型肺癌具有密切联系，然而 GGN 演变成肺癌是一个缓慢、动态的过程，动态随访观察 GGN 特征性变化对于协助指导手术介入时机有重要作用，然而在随访时间、GGN 随访过程中的变化规律目前尚未有统一的共识，部分良性 GGN 病例接受积极的手术治疗，给患者带来沉重的身心创伤和经济负担。因此，研究 GGN 随访时间及不同时期特征性影像学表现，用以预测早期周围型肺癌，具有重要的临床意义[47]。

1. GGN 的随访策略

（1）肺结节的定义[48-53]：影像学表现为直径≤ 3cm 的局灶性、类圆形、密度增高的实性或亚实性肺部阴影，可为孤立性或多发性，不伴肺不张、肺门淋巴结肿大和胸腔积液。孤立性肺结节多无明显症状，为边界清楚、密度增高、直径≤ 3cm 且周围被含气肺组织包绕的软组织影。多发性肺结节常表现为单一肺结节伴有一个或多个小结节，一般认为＞ 10 个的弥漫性肺结节多为恶性肿瘤转移或良性病变（感染或非感染因素导致的炎症性疾病）所致；局部病灶直径＞ 3cm 者称为肺肿块，肺癌的可能性相对大，手术的优先级要大于随访。

（2）筛查人群：因我国吸烟及被动吸烟人群比例较高、大气污染及肺癌发病年轻化的现状，参考美国国立综合癌症网络（National Comprehensive Cancer Network，NCCN）肺癌筛查指南[51]建议将我国肺癌高危人群定义为年龄≥ 40 岁且具有以下任一危险因素者：①吸烟≥ 20 包年（或 400 支年），或曾经吸烟≥ 20 包年（或 400 支年），戒烟时间＜ 15 年；②有环境或高危职业暴露史（如石棉、铍、铀、氡等接触者）；③合并慢阻肺、弥漫性肺纤维化或既往有肺结核病史者；④既往罹患恶性肿瘤或有肺癌家族史者。

（3）定期随访[54-56]：定期随访比较肺结节的外部结构和内部特征，对肺结节的良恶性鉴别诊断具有重要意义，随访时要注意和保证每次检查的扫描方案、扫描参数、图像显示、重建方法和测量方法一致。建议在软件协助阅读的条件下观察。

随访中肺结节有如下变化者，多考虑为良性：①短期内病灶外部特征变化明显，无分叶或出现极深度分叶，边缘变光整或变模糊；②密度均匀或变淡；③在密度没有增加的情况下病灶缩小或消失；④病灶迅速变大，倍增时间＜ 15 天；⑤实性结节病灶 2 年以上仍然稳定，但这一特征并不适用于 GGN，因原位腺癌（adenocarcinoma in situ，AIS）和 MIA 阶段的 GGN 可以长期稳定。所以这里定义的长期指需要超过 2 年或更长时间，但具体稳定多长时间才会提示良性结节，仍需要更加深入的研究。

肺结节在随访中有以下变化时，多考虑为恶性：①直径增大，倍增时间符合肿瘤生长规律；②病灶稳定或增大，并出现实性成分；③病灶缩小，但出现实性成分或其中实性成分增加；④血管生成符合恶性肺结节规律；⑤出现分叶、毛刺和 / 或胸膜凹陷征。

（4）物联网技术辅助诊断及随访[48]：基于物联网医学平台，既有利于广泛筛查无症状的肺结节患者，对早期肺癌及时进行同质化的精准诊断与科学有效的管理，也有利于联合云中专家进行多学科会诊和随访跟踪。物联网医学技术可从两方面协助肺结节诊断和鉴别诊断，提高早期肺癌诊断和治疗水平。

2. GGN 治疗策略及处理原则[48-53]

（1）8～30mm 的肺结节：

1）单个不明原因结节直径 > 8mm 者：建议临床医师通过定性地使用临床判断和 / 或定量地使用验证模型评估恶性肿瘤的预测概率（2C 级）。

2）单个不明原因结节直径 > 8mm，且恶性肿瘤的预测概率为低、中度（5% ~ 65%）者：建议行功能成像，有条件者可考虑 PET-CT，以便更好地描述结节的特征（2C 级）。

3）单个不明原因结节直径 > 8mm 者：建议讨论无法取得病理诊断的替代性管理策略的风险和益处，并根据患者对管理的意愿而决定（1C 级）。

4）单个不明原因结节直径 > 8mm 者，建议在下列情况下采用定期 CT 扫描随访（2C 级）：①当临床恶性概率很低时（ < 5%）；②当临床恶性概率低（ < 30% ~ 40%）且功能成像检测结果阴性（PET-CT 显示病变代谢率不高，或动态增强 CT 扫描显示增强 ≤ 15HU）；③当穿刺活检未确诊，或 PET-CT 显示病灶代谢率不高时；④当充分告知患者后，患者倾向选择非侵袭性方法时。需注意的是，随访直径 > 8mm 的实性结节应使用低剂量 CT 平扫技术。建议在 3 ~ 6 个月、9 ~ 12 个月及 18 ~ 24 个月进行薄层、低剂量 CT 扫描（2C 级）。需注意：①定期 CT 扫描结果应与以前所有的扫描结果对比，尤其是最初的 CT 扫描；②如果有条件，可行手动和 / 或计算机辅助测量面积、体积和 / 或密度，以便早期发现病灶的生长。

当伴有下列情况时建议采取非手术活检（2C 级）：①临床预测概率与影像学检查结果不一致；②恶性肿瘤的概率为低、中度；③疑诊为可行特定治疗的良性疾病；④患者在被充分告知后，仍希望在手术前证明是恶性肿瘤，尤其是当手术并发症风险高时。需注意的是，选择非手术活检应基于：①结节大小、位置和相关气道的关系；②患者发生并发症的风险；③可行的技术及术者的熟练程度。

建议在下列情况下行手术诊断（2C 级）：①临床恶性肿瘤概率高（ > 65%）；② PET-CT 显示结节高代谢或增强 CT 扫描为明显阳性时；③非手术活检为可疑恶性肿瘤；④患者在被充分告知后，愿意接受一种明确诊断的方法。

（2）≤ 8mm 的肺结节：

1）单个实性结节直径 ≤ 8mm 且无肺癌危险因素者，建议根据结节大小选择 CT 随访的频率与持续时间（2C 级）：①结节直径 ≤ 4mm 者不需要进行随访，但应告知患者不随访的潜在好处和危害；②结节直径 4 ~ 6mm 者应在 12 个月重新评估，如无变化，其后转为常规年度随访；③结节直径 6 ~ 8mm 者应在 6 ~ 12 个月随访，如未发生变化，则在 18 ~ 24 个月再次随访，其后转为常规年度检查。CT 检测实性结节 > 8mm 时，建议使用低剂量 CT 平扫技术。

2）存在一项或更多肺癌危险因素的直径 ≤ 8mm 的单个实性结节者，建议根据结节的大小选择 CT 随访的频率和持续时间（2C 级）：①结节直径 ≤ 4mm 者应在 12 个月重新评估，如果没有变化则转为常规年度检查；②结节直径为 4 ~ 6mm 者应在 6 ~ 12 个月随访，如果没有变化，则在 18 ~ 24 个月再次随访，其后转为常规年度随访；③结节直径为 6 ~ 8mm 者应在最初的 3 ~ 6 个月随访，随后在 9 ~ 12 个月随访，如果没有变化，在 24 个月内再次随访，其后转为常规年度检查。CT 检测实性结节 ≤ 8mm 时，建议使用低剂量 CT 平扫技术。

3. 小结 GGN 的及时随访有助于提高早期肺癌的诊断率，这不仅需要临床医师做到熟识肺结节的相关影像学表现，更重要的是对于 GGN 的随访策略了然于胸。从其定义、诊断标准，再到治疗处理，合适的随访策略及治疗方案可以产生显著的效果。物联网技术的推广也能带动基层医院的随访管理。鉴于我国高肺癌发病率及死亡率，严谨的策略执行及精准管理可以带来广泛的社会和经济效益。

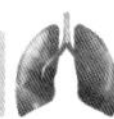

二、小细胞肺癌外科治疗进展

2008年，卫生部发布了一项调查结果，显示我国城市居民的首位死亡原因是恶性肿瘤，其中肺癌已取代肝癌成为我国恶性肿瘤患者中的首位死亡原因，占22.7%，肺癌是癌症相关死亡的最常见病因，包括非小细胞肺癌和小细胞肺癌两种。肺癌在组织病理学上主要分两类，即小细胞肺癌（small cell lung cancer，NSCLC）和非小细胞肺癌，SCLC占所有肺癌的10%～15%[57]。小细胞肺癌（SCLC）虽然对放化疗较敏感，但预后差。由于确诊时多数病例已达Ⅲ～Ⅳ期，故TNM系统很难对小细胞肺癌进行适当分期，常采用1979年美国退伍军人协会的局限和广泛两期分类法。近年来尽管SCLC治疗策略经不断探索和发展，治疗的缓解率不断提高，但对患者生存期的改善仍极为有限。据统计，局限期和广泛期SCLC5年生存率仍仅为10%和2%[58]。

小细胞肺癌一般起源于肺部较大支气管，属于未分化癌，较早通过血管和淋巴管转移致全身各器官，因此小细胞肺癌在各类肺癌中小细胞肺癌的预后最差，局限期SCLC患者平均生存期为12～20个月，5年存活率为10%～20%；广泛期SCLC患者平均生存期为7～12个月，5年生存率＜2%[59]。治疗初期对放化疗药物敏感，但在治疗过程中易发生继发性耐药，易复发，因此，有条件的手术切除仍然是这类肿瘤的最佳治疗方式[60]。NCCN指南、欧洲临床肿瘤学、美国临床肿瘤学以及美国胸科医师学会都将侵犯纵隔在内的T_1期和无转移证据的T_2期（$T_2N_0M_0$）肺癌患者列为手术对象，5年生存率为40%～50%。

（一）小细胞肺癌的外科治疗[61]

1. 外科治疗的适应证　由于小细胞肺癌在发现时，往往已经远处转移，所以手术治疗不作为小细胞肺癌的一线选择，但是对于某些特殊类型的患者，外科手术可以根治小细胞肺癌，能够提高患者生存率。在进行手术指征评估时，要进行精确的TNM分期，但研究表明，采取普通CT难以判断纵隔淋巴结的转移情况，其他检查方式如纵隔镜帮助检查有假阴性率过高的缺陷[60]。而纵隔淋巴结转移情况又是TNM分期的重要标准之一。目前，一些学者发现PET（正电子发射断层扫描技术）对于小细胞肺癌的分期有重要价值，也有资料显示PET能够帮助SCLC早期发现。

目前普遍接受的观点是，早期小细胞肺癌患者进行手术治疗可以获得更高的生存收益。虽然对小细胞肺癌肺叶切除手术的疗效还没有相关报道，但对于真正的小细胞肺癌早期患者（Ⅰa、Ⅰb和TNM）手术应是最佳治疗手段。并且复合型SCLC在患者中占相当比例，这类患者不通过手术极难确认病灶成分，而化疗对非小细胞肺癌成分疗效有限，因此手术应是这类患者治疗的首选[62]。同时TNM Ⅳ期患者在必要时也需通过手术来缓解症状，支撑气管及降低瘤负担。

2. 外科联合药物治疗　早在20世纪70年代以前，SCLC的手术探查率为21.7%～36.4%，而手术切除率仅为6.8%～11.6%，术后5年生存率更低，仅仅达到0.5%～0.6%，更多患者在初诊时就已经失去了手术机会。随着医疗技术的推陈出新，以及新型化疗药物的研发应用，外科手术联合放化疗成为新一代的治疗方案。

研究表明，外科手术联合放化疗对Ⅲa期以内患者的生存有良好的影响；以外科手术为主的治疗方式对局限期SCLC有良好的疗效。但对于Ⅲb期患者外科手术联合化放疗治疗方案和效果还需要进行进一步探讨。目前主要是认为术前化疗可以使病变处缩小或消失，提高手术切除率，降低脑转移率为根治小细胞肺癌提供了可能性；术后化疗可以消灭残存癌组织；外科手术可以切除化疗后已产生继发耐药性的癌组织[63]。由此可知，手术联合放化疗可以降低小细胞肺癌的复发率。因此，在早期患者进行了初始 1～2 个周期的化疗后，应该积极评估外科手术的可能性。

一般情况下，肺癌早期患者主要采用的术式是肺叶切除加肺门纵隔淋巴结清除手术，而中晚期患者则会采用单侧全肺切除加肺门纵隔淋巴结清除手术。但小细胞肺癌患者比较特殊，由于早期诊断率不高，一般不建议小细胞肺癌晚期患者进行手术。不过一些研究表明在Ⅲ a 期以前，有根治性手术切除的可能，所以对于中心型病变，在能够保证根治的情况下，可以考虑让患者进行全肺切除手术。因为目前 TNM 分期技术还不是十分成熟，PET 应用不广泛，所以会出现临床诊断和术后诊断情况分期不一致的现象，这时要慎重考虑患者术后放化疗药物的使用，一般情况下是考虑 EP 化疗方案联合放疗调节药物配比来治疗，但此疗法的疗效还有待考证。

3. 局限期 SCLC 外科手术治疗[64]　相对于外科手术治疗非小细胞肺癌（non-small cell lung cancer，NSCLC）的重要作用，在 SCLC 的治疗中外科手术的作用仅局限于 $T_{1\sim2}N_0M_0$ 期患者，临床分期为 $cT_{1\sim2}N_0$ 的Ⅰ期的局限期 SCLC，推荐肺叶切除 + 纵隔淋巴结清扫术，术后仍为 pN_0 者推荐 4～6 个周期的 EP 方案化疗，如为 pN+ 者推荐全身化疗同时加纵隔野的放射治疗。临床上 $cT_{1\sim2}N_0$ 的Ⅰ期的局限期 SCLC 患者不足 10%，术后化疗的 5 年生存率为 35%～40%，而术前化疗 5 年生存率可达 35%～65%，因此，术前化疗的介入可能给患者带来更大收益。

对于局限期 SCLC 放疗和化疗后的残余病灶无需再行手术，而常规放化疗后未获完全缓解或复发的局限期 SCLC，解救手术切除可能有益。因为约 90% 的 SCLC 为纯型，其余为混合型，含有 NSCLC 成分如腺癌、鳞癌或大细胞癌，纯型 SCLC 对放化疗很敏感而混合型敏感性差，目前认为 SCLC 细胞杀灭后剩余的 NSCLC 成分为复发的不良根源之一；在一组 28 例术后 SCLC 的病理研究中发现约 36% 含有 NSCLC 成分，术后的 MST 为 24 个月，5 年生存率达 23%，因此，对于常规放化疗后未获完全缓解或复发的局限期 SCLC，可考虑手术切除。

（二）局限期小细胞肺癌的化放疗联合治疗

对于局限期小细胞肺癌，目前主要采取化疗联合胸腔放疗（TRT），已有的研究表明，单独化疗组与化放疗联合治疗组之间，患者生存率存在显著性差异，提示联合治疗能够提高小细胞肺癌的治疗效果。目前已有研究表明，化疗和放疗之间的间隔时间对于治疗效果有影响，这是由于时间间隔越长，残余的肿瘤发生耐药突变，产生耐药生长的概率就越大。

（三）预防性全脑放疗（PCI）

脑是 SCLC 患者常见的远处转移部位，可能与标准化疗剂量很难使颅内达到有效的药物浓度有关，经治疗后达到完全缓解的患者中，Ⅱ a 内脑转移率为 67%，而脑为首个转移部位者占 45%。因此，放化疗后达疾病稳定以上的 LD-SCLC 患者推荐行预防性脑照射（prophylactic cranial irradiation，PCI）。术后 $pT_{1\sim2}N_0M_0$ 患者是否需要行 PCI 仍存在争议，赞成者认为 R0 切除是一种特殊的完全缓解，PCI 也适用于这些患者[65]。反对者认为 $pT_{1\sim2}N_0M_0$ 患者的脑转移发病率很低，PCI 所带来的神经毒性可能超过其可能益处[66]。Redmond 的前瞻性研究也表明，在减少脑辐射后的神经心理后遗症方面，海马的保护有潜在好处[67]。

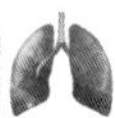

（四）小结

SCLC 是一个和吸烟高度相关的恶性肿瘤，尽管对化放疗高度敏感，但缓解持续时间并不长。EP 方案联合胸部放疗是 LD SCLC 的标准治疗，其中位生存期为 15～20 个月。PCI 能有效降低脑转移的发生并且能提高总生存期。EP 方案仍是 ED SCLC 的标准治疗，IP 方案可作为一线治疗的另一选择。由于小细胞肺癌本身的性质，外科手术并不建议在广泛期患者身上施行，但对于一些局限期患者外科手术却又有重要意义，以手术为主联合放化疗可以大大提高患者生存率。近年来，小细胞肺癌的治疗方式研究重心已从单纯的化疗转向到化疗整合手术和放疗的联合方案的设计。随着科技的发展，相信有条件的手术切除会在小细胞肺癌的治疗中起到越来越重要的作用。

（康明强　陈克能　陈舒晨　谭锋维　钟文昭）

参考文献

[1] SIEGEL R L,MILLER K D,JEMAL A.Cancer statistics,2018[J].CA Cancer J Clin,2018,68(1):7-30.

[2] CHEN W,ZHENG R,BAADE P D,et al.Cancer statistics in China,2015[J].CA Cancer J Clin,2016,66(2):115-132.

[3] NWOGU C E,D' CUNHA J,PANG H,et al.VATS lobectomy has better perioperative out comes than open lobectomy:CALGB31001,an ancillary analysis of CALGB 140202 (Alliance)[J].Ann Thorac Surg,2015,99(2):399-405.

[4] SWANSON S J,HERNDON J E 2nd,D' AMICO T A,et al.Video-assisted thoracic surgery lobectomy:report of CALGB39802-a prospective,multi-institution feasibility study[J].J Clin Oncol,2007,25(31):4993-4997.

[5] GRAHAM E A,SINGER J J.Successful removal of an entire lung for carcinoma of the bronchus[J].JAMA,1933,101(18):1371-1374.

[6] CHENG X,ONAITIS M W,D' AMICO T A,et al.Minimally invasive thoracic surgery 3.0:lessons learned from the history of lung cancer surgery[J].Ann Surg,2018,267(1):37-38.

[7] YANG H X,WOO K M,SIMA C S,et al.Long-term Survival Based on the Surgical Approach to Lobectomy For Clinical Stage Ⅰ Nonsmall Cell Lung Cancer: Comparison of Robotic,Video-assisted Thoracic Surgery,and Thoracotomy Lobectomy[J].Ann Surg,2017,265(2):431-437.

[8] BOYER M J,WILLIAMS C D,HARPOLE D H,et al.Improved Survival of Stage I Non-Small Cell Lung Cancer:A VA Central Cancer Registry Analysis[J].J Thorac Oncol,2017,12(12):1814-1823.

[9] LIU S,WANG R,ZHANG Y,et al.Precise Diagnosis of Intraoperative Frozen Secti on Is an Effective Method to Guide Resection Strategy for Peripheral Small-Size d Lung Adenocarcinoma[J].J Clin Oncol,2016,34(4):307-313.

[10] ROCCO G,MARTIN-UCAR A,PASSERA E.Uniportal VATS wedge pulmonary resections[J].Ann Thorac Surg,2004,77(2):726-728.

[11] GONZALEZ D,PARADELA M,GARCIA J,et al.Single-port video-assisted thoracoscopic lobectomy[J].Interact Cardiovasc Thorac Surg,2011,12(3):514-515.

[12] YANG H C,CHO S,JHEON S.Single-incision thoracoscopic surgery for primary spontaneous pneumothorax using the SILS port compared with conventional three-port surgery[J].Surg Endosc,2013,27(1):139-145.

[13] 尹逊亮，周勇安，赵宁，等.单孔及多孔法胸腔镜手术治疗周围型非小细胞肺癌临床疗效的病例对照研究[J].中国胸心血管外科临床杂志,2016,23(11):1044-1049.

[14] 段亮，朱余明，胡学飞，等.52 例单孔胸腔镜解剖性肺段切除术临床分析和技术探讨[J].中华胸心血管外科杂志,2017,33(4):208-211.

[15] ZHU Y,LIANG M,WU W,et al.Preliminary results of single-port versus triple-port complete thoracoscopic lobectomy for non-small cell lung cancer[J].Ann Transl Med,2015,3(7):92.

[16] 郝志鹏，蔡奕欣，付圣灵，等.单孔与三孔胸腔镜肺癌根治术对患者术后疼痛及短期生活质量的对比研

究 [J]. 中国肺癌杂志 ,2016,19(3):122-128.

[17] YOUNG R,MCELNAY P,LESLIE R,et al.Is uniport thoracoscopic surgery less painful than multiple port approaches?[J]Interact Cardiovasc Thorac Surg,2015,20(3):409-414.

[18] 李鹤成 , 张亚杰 . 减轻肺叶切除术后急慢性疼痛 ,“单孔”比“三孔”更有优势么 [J]. 中国肺癌杂志 ,2018, 21(4):285-286.

[19] XIE D,WANG H,FEI K,et al.Single-port video-assisted thoracic surgery in 1063 cases:a single-institution experience[J].Eur J Cardiothorac Surg,2016,49(suppl_1):i31-i36.

[20] WANG S M.The present status and future of Da Vinci surgical system for radical surgery in pulmonary carcinoma[J].Zhongguo Zhong Liu,2014,23(9):736-742.

[21] PALEP J H.Robotic assisted minimally invasive surgery[J].Minim Access Surg,2009,5(1):1-7.

[22] SAVITT M A,GAO G,FURNARY A P,et al.Application of robotic-assisted techniques to the surgical evaluation and treatment of the anterior mediastinum[J].Ann Thorac Surg,2005,79(2):450-455.

[23] CAKAR F,WEMER P,AUGUSTIN F,et al.A comparison of outcomes after robotic open extended thymectomy for myasthenia gravis[J].Eur J Cardiothorac Surg,2007,31(3):501-505.

[24] JONES A,SETHIA K.Robotic surgery[J].Ann R Coll Surg Engl,2010,92(1):5-13.

[25] XU S G,TONG X D,LIU B,et al.Robot-assisted thoracoscopic lobectomy: report of 16 cases[J].Chinese Journal of Minimally Invasive Surgery,2013,13(9):806-809.

[26] 许世广 , 童向东 , 刘博 , 等 . 机器人辅助胸腔镜下肺叶切除术 16 例报告 [J]. 中国微创外科杂志 ,2013, 13(9):806-809.

[27] WANG S M,XU S G,TONG X D,et al.Application of da Vinci Surgical to treatment of mediastinal tumor[J]. Clinical Journal of Medical Officer,2013,41(12):1247-1249.

[28] WANG S M,LI B,XU S G,et al.Robot-assisted extended thymectomy for type Ⅰ myasthenia gravis using Da Vinci System[J].Chinese Journal of Clinical Thoracic and Cardiovascular Surgery,2013,20(6):679-682.

[29] JIN X B,ZHANG D,XIA Q H.Progress and future of robot-assisted technique[J].Shandong Medical Journal,2009:49.

[30] 金讯波 , 张栋 , 夏庆华 . 机器人辅助技术的未来及展望 [J]. 山东医药 ,2009,49(39):112.

[31] YIN F,TIAN Z M,WANG T M,et al.Clinical application of the fifth robotic system in neurosurgery[J].Chinese Journal of Minimally Invasive Neurosurgery,2008,13(8):355-357.

[32] 高树庚 , 邱斌 , 李放 , 等 . 胸腔镜下解剖性部分肺叶切除术与肺叶切除术治疗 pT1aN0M0 期周围型非小细胞肺癌的近期疗效比较 [J]. 中华外科杂志 ,2015,53(10):727-730.

[33] 翟荣 , 徐心峰 , 王俊 , 等 . 肺段切除术中改良膨胀萎陷法影响因素研究 [J]. 南京医科大学学报 (自然科学版),2018,38(8):125-128.

[34] WANG J,XU X F,WEN W,et al.Technique for tailoring complex demarcation in lung segmentectomy[J].Thorac Cancer,2018,9(11):1562-1564.

[35] POMPEO E,MINEO D,ROGLIANI P,et al.Feasibility and results of awake thoracoscopic resection of solitary pulmonary nodules[J].Ann Thorac Surg,2004,78(5):1761-1768.

[36] KISS G,CASTILLO M.Nonintubated anesthesia in thoracic surgery:general issues[J].Ann Transl Med,2015,3(8):110.

[37] LIU J,CUI F,LI S,et al.Nonintubated Video-Assisted Thoracoscopic Surgery Under Epidual Anesthesia Compared With Conventional Anesthetic Option:A Randomized Control Study[J].Surg Innov,2015,22(2):123-130.

[38] BERGHMANS T,PAESMANS M,SCULIER J P.Prognostic factors in stage Ⅲ non-small cell lung cancer:a review of conventional,metabolic and new biological variables[J].Ther Adv Med Oncol,2011,3(3):127-138.

[39] KOSHY M.Improved Survival Associated with Neoadjuvant Chemoradiation in Patients with Clinical Stage Ⅲ A(N2) Non-Small-Cell Lung Cancer[J].J Thorac Oncol,2013,8(7):a9I5C922.

 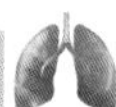

[40] NING Y,BAO M,YAN X,et al.Surgery for advanced non-small cell lung cancer patient after epidermal growth factor receptor tyrosine kinase inhibitor neoadjuvant therapy[J].Ann Transl Med,2018,6(20):407.

[41] ZHONG W Z,CHEN K N,CHEN C,et al.Erlotinib Versus Gemcitabine Plus Cisplatin as Neoadjuvant Treatment of Stage ⅢA-N2 EGFR-Mutant Non-Small-Cell Lung Cancer (EMERGING-CTONG 1103):A Randomized Phase Ⅱ Study[J].J Clin Oncol,2019, 37(25):2235-2245.

[42] VALERIE W,RUSCH,JAMIE E,et al.Neoadjuvant atezolizumab in resectable non-small cell lung cancer (NSCLC):Initial results from a multicenter study(LCMC3)[J].J Clin Oncol,2018,36:8541-8541.

[43] FRODE P M,CHAFT J E,SMITH K N,et al.Neoadjuvant PD-1 Blockade in Resectable Lung Cancer[J].N Eng J Med,2018,378(21):1976-1986.

[44] NSCLC Meta-analysis Collaborative Group.Preoperative chemotherapy for non-small-cell lung cancer:a systematic review and meta-analysis of individual participant data[J].Lancet,2014,383(9928):1561-1571.

[45] XU Y P,LI B,XU X L,et al.Is there a survival benefit in patients with stage ⅢA(N2) non-small cell lung cancer receiving neoadjuvant chemotherapy and/or radiotherapy prior to surgical resection: a systematic review and meta-analysis[J].Medicine,2015,94(23):e879.

[46] GUO S X,JIAN Y,CHEN Y L,et al.Neoadjuvant chemoradiotherapy versus chemotherapy alone followed by surgery for resectable stage Ⅲ non-small-cell lung cancer: a meta-analysis[J].Sci Rep,2016,6(1):34388.

[47] GODOY M C,KIM T J,WHITE C S, et al.Benefit of computer-aided detection analysis for the detection of subsolid and solid lung nodules on thin- and thick-section CT[J].AJR Am J Roentgenol,2013,200(1):74-83.

[48] 中华医学会呼吸病学分会肺癌学组，中国肺癌防治联盟专家组．肺结节诊治中国专家共识(2018年版)[J].中华结核和呼吸杂志,2018,41(10):763-771.

[49] 中华医学会呼吸病学分会肺癌学组，中国肺癌防治联盟专家组．肺部结节诊治中国专家共识[J].中华结核和呼吸杂志,2015,38(4):249-254.

[50] BAI C,CHOI C M,CHU C M,et al.Evaluation of pulmonary nodules:clinical practice consensus guidelines for Asia[J].Chest,2016,150(4):877-893.

[51] GOULD M K,FLETCHER J,IANNETTONI M D,et al.Evaluation of Patients With Pulmonary Nodules: When Is It Lung Cancer[J].Chest,2013,143(5):E93-E120.

[52] MACMAHON H,NAIDICH D P,GOO J M,et al.Guidelines for Management of Incidental Pulmonary Nodules Detected on CT Images: From the Fleischner Society 2017[J].Radiology,2017,284(1):228-243.

[53] 中华医学会放射学分会心胸学组．肺亚实性结节影像处理专家共识[J].中华放射学杂志,2015,49(4):254-258..

[54] LEE S M,PARK C M,GOO J M,et al.Invasive Pulmonary Adenocarcinomas versus Preinvasive Lesions Appearing as Ground-Glass Nodules: Differentiation by Using CT Features[J].Radiology,2013,268(1):265-273.

[55] TAMURA M,SHIMIZU Y,YAMAMOTO T,et al.Predictive Value of One-Dimensional Mean Computed Tomography Value of Ground-Glass Opacity on High-Resolution Images for the Possibility of Future Change[J].J Thorac Oncol,2014,9(4):469-472.

[56] GOULD M K,ANANTH L,BARNETT P G.A Clinical Model To Estimate the Pretest Probability of Lung Cancer in Patients With Solitary Pulmonary Nodules[J].Chest,2007,131(2):383-388.

[57] BYERS L A,RUDIN C M.Small cell lung cancer: where do we go from here[J].Cancer,2015,121(5):664-672.

[58] 程颖．小细胞肺癌治疗研究进展[J].中国处方药,2010,101(8):44-47.

[59] 周小昀．小细胞肺癌的治疗进展与现状[J].癌症进展杂志,2007,5(5):475-488.

[60] 邹晨雨，曾言平．小细胞肺癌的外科治疗研究进展[J].世界最新医学信息文摘,2018,18(88):139-140.

[61] WAKEAMA E,VARGHESE T K Jr,LEIGHL N B,et al.Trends，practice patterns and underuse of surgery in the treatment of early stage small cell lung cancer[J].Lung Cancer,2017,109:117-123.

[62] 赵传多．Ⅱ-ⅢA期小细胞肺癌外科治疗临床研究[J].中国医刊,2015,50:46-49.

[63] 王欢．小细胞肺癌治疗进展[J].军医进修学院学报,2012.

[64] 潘雪峰，张凤祥．局限期小细胞肺癌治疗进展[J]. 新乡医学院学报，2009,26(1):95-98.

[65] LE P C.PCI in resected small-cell lung cancer-Author' s reply[J].Lancet Oncol,2016,17(10):e416.

[66] KNISELY J,SHARMA R,GOENKA A,et al.PCI in resected small cell lung cancer[J].Lancet Oncol,2016,17(10):e415.

[67] REDMOND K J,HALES R K,ANDERSON-KEIGHTLY H,et al.Prospective study of hippocampal-sparing prophylactic cranial irradiation in limited-stage small cell lung cancer[J].Int J Radiat Oncol Biol Phys,2017,98(3):603-611.

第四节 肺癌化疗进展

化疗在肺癌的治疗中涉及中晚期肺癌的新辅助化疗和辅助化疗、局部晚期肺癌的放化疗以及晚期肺癌的姑息化疗等。化疗还可以与其他系统治疗方法如抗血管生成药物、靶向治疗、免疫治疗等进行联合治疗，达到“1+1 > 2”的效果。

一、非小细胞肺癌（non-small cell lung cancer，NSCLC）

（一）新辅助治疗

早期肿瘤患者无需进行新辅助治疗，而晚期患者由于失去了根治肿瘤的机会，临床也不建议采取新辅助治疗，局部晚期肿瘤患者处于早期 / 晚期肿瘤的分界，是新辅助治疗的适用人群。术前新辅助治疗是希望通过术前治疗缩小原病灶，减少肿瘤负荷，降低肿瘤分期，以达到提高手术切除率和病理完全缓解率目的，同时通过减少微转移灶而提高患者的长期生存率。

1. 新辅助化疗 2014 年，NSCLC Meta-analysis Collaborative Group[1] 在 *Lancet* 杂志上发表了以单个患者数据为基础的荟萃分析文章，此研究纳入 15 项随机对照试验，共计 2 385 例 NSCLC 患者。结果显示，相比于单纯手术组，新辅助化疗组患者明显获益，5 年生存率由 40% 提高到 45%，相对的死亡风险降低 13%（HR=0.87，95%CI 0.78 ~ 0.96，P=0.007）。ⅠB ~ ⅢA 期患者无复发生存率（HR=0.85，P=0.002）以及发生远处转移的时间（HR=0.69，P < 0.001）得到显著改善，局部复发风险也有下降趋势（HR=0.88，P=0.200）。此研究肯定了新辅助化疗在手术可切除肿瘤的 NSCLC 治疗中的地位。

近年来新辅助化疗主要选择含铂的两药联合治疗方案。SWOG 是 2015 年 ASCO 年会报道的一项有关新辅助治疗的Ⅲ期临床研究，335 例ⅠB ~ ⅢA 期（仅 T_3N_1）NSCLC，患者随机分为两组，一组接受紫杉醇联合卡铂方案新辅助治疗，另一组仅接受手术治疗，两组患者均不接受术后辅助治疗，结果验证了新辅助治疗的优势[2]。新辅助化疗多为 2 个周期，最多 3 个周期，亦有学者认为新辅助化疗应主要针对化疗有效的患者，对于化疗不敏感的患者，应给予及时更换化疗方案或放弃化疗。

总之，NSCLC 新辅助化疗的对象主要是局部进展期肺癌（ⅢA 和 / 或 N_2 期），对于潜在可切除的中晚期肺癌，新辅助化疗有明显的获益，但ⅢA/N_2 期患者的肿瘤大小、淋巴结累及情况和合并病差异很大，并不能一味地选择新辅助化疗，需要多学科合作，以期对患者有一个最合理的治疗方案。2020 年第 1 版美国国立综合癌症网络（National Comprehensive Cancer Network，NCCN）指南[3] 推荐，非小细胞肺癌新辅助治疗的主要适应人群为肺癌分期

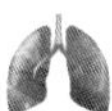

为Ⅲ A 和 / 或 N_2、肺上沟瘤分期为 $T_{3\sim4}N_{0\sim1}$ 病变。

2. 新辅助放化疗 新辅助化放疗在Ⅲ A 期和 / 或 N_2 期的治疗中一直备受关注。Pless 等[4]进行了一项多中心Ⅲ期临床试验，共纳入 232 例Ⅲ A 和 / 或 N_2 期 NSCLC 患者，随机分为新辅助放化疗组和新辅助化疗组，结果显示，两组的中位生存期（12.8 个月 *vs*. 11.6 个月）及总生存期（37.1 个月 *vs*. 26.2 个月），差异无统计学意义（P=0.67）。Guo 等[5]的荟萃分析纳入了 12 项研究，研究结果显示新辅助放化疗与新辅助化疗的获益没有区别。因此，对于潜在可切除肺癌患者，目前并不推荐新辅助化放疗。

3. 化疗联合免疫新辅助治疗 免疫治疗作为最近比较热门的疗法，在新辅助联合化疗治疗方面也进行了探索。NADIM 研究[6]是首个在Ⅲ A 期 NSCLC 患者中探究免疫联合化疗新辅助的单臂临床研究，主要观察纳武利尤单抗联合紫杉醇 + 卡铂新辅助 / 辅助治疗可切除Ⅲ期 NSCLC 患者的疗效和安全性。数据显示，46 例入组患者中，41 例最终接受了手术治疗。病理学显著缓解率（MPR）高达 86.4%（35 例），pCR 达 71.4%（25 例），免疫联合化疗新辅助治疗显示出了很好的前景。

（二）术后辅助治疗

术后辅助治疗有助于消除这些微转移灶和残存的肿瘤细胞，减少术后复发及远处转移风险，从而可能改善患者远期生存。目前术后辅助治疗方式主要包括化疗、放疗、放化疗、靶向治疗及正在探索研究的免疫治疗。其中术后辅助化疗仍为标准模式，国内外的各种指南推荐Ⅱ ~ Ⅲ期 NSCLC 患者行术后辅助化疗，Ⅰ A 期 NSCLC 患者不推荐给予术后辅助化疗，尽管目前Ⅰ B 期 NSCLC 患者是否需要术后辅助化疗尚存争议，但 NCCN 指南还是推荐对早期术后复发高危人群进行辅助化疗，其高危因素包括分化水平差、楔形切除、血管受侵、肿块大小超过 4cm、累及脏层胸膜及局部淋巴结不能评估（N_x）。化疗方案首选顺铂联合培美曲塞、吉西他滨、紫杉醇、多西他赛等第三代化疗药物。含铂方案化疗同样适用于体能状况较好的老年 NSCLC 切除术后的患者，但 80 岁以上患者术后辅助化疗需慎重。Ⅲ A（N_2）期 NSCLC 患者接受术后化疗后，其局部或区域复发率仍较高。相关研究表明，术后放疗可以降低Ⅲ A（N_2）期 NSCLC 术后患者的局部复发率，提高患者的生存率[7]。但目前对于 R0 切除术后Ⅲ A（N_2）期 NSCLC 患者行术后放疗仍存在争议。而术后放化疗、靶向治疗、免疫治疗未有明确的结论，仍需要进行更大型的临床研究。

（三）根治性放化疗

大约 30% 的 NSCLC 诊断为局部晚期非小细胞肺癌，根据第 8 版 TNM 分期，局部晚期 NSCLC 包括Ⅲ A、Ⅲ B、Ⅲ C 期。一般按照可切除和不可切除来进行治疗，主要治疗手段为手术、手术联合化疗或放疗、放化疗。NCCN 指南推荐根治性放化疗为Ⅲ期不可手术切除患者的标准治疗。根治性放化疗后进行免疫巩固维持治疗提高了患者的总生存期。

现有研究表明放化疗优于单纯化疗或放疗，同步优于序贯，同步放化疗前诱导化疗和后巩固化疗不能改善患者总生存[8-10]。Auperin 等[11]荟萃分析了 6 项比较同步放化疗与序贯放化疗治疗 LA-NSCLC 的随机研究，3 年绝对生存率提高 5.7%（18.1% ~ 23.8%），5 年绝对生存益处提高 4.5%（10.6% ~ 15.1%），说明同步放化疗优于序贯放化疗。GALGB 39801[12] Ⅲ期随机临床研究比较了诱导化疗 + 同步放化疗和单纯同步放化疗治疗 LA-NSCLC 的疗效，结果显示，两组患者的 2 年生存率为 31% 和 29%，差异无统计学意义。Tsujino 等[13]通过荟萃分析比较了同步放化疗 + 巩固化疗与同步放化疗治疗局部晚期

NSCLC 的随机研究，得出两组中位生存期为 19 个月和 17.9 个月（$P > 0.05$）。

PACIFIC 研究[14]报道 PD-L1 免疫抑制剂用于不可手术Ⅲ期 NSCLC 患者放化疗后巩固治疗的Ⅲ期临床试验。患者在接受标准的同步放化疗后随机接受 durvalumab 或安慰剂巩固治疗 12 个月。最新结果显示，durvalumab 组的中位无进展生存期达为 17.2 个月，而安慰剂组仅为 5.6 个月，疾病进展风险相比安慰剂组下降了 49%。durvalumab 组对比安慰剂组显著延长总生存率（OS），两组 12 个月和 24 个月的总生存率分别为 83.1% *vs.* 75.3% 和 66.3% *vs.* 55.6%，提示 durvalumab 成为Ⅲ期 NSCLC 患者同步放化疗后巩固治疗的新标准。

（四）姑息化疗

近年来，随着靶向治疗、免疫治疗的兴起，晚期 NSCLC 患者的生存有了很大的提升，甚至有希望在治疗过程中去化疗。但是现阶段化疗的地位仍然非常重要，因为靶向治疗仅适用于具有敏感基因突变的患者，且不可避免出现药物耐受的情况[15]。即便是接受靶向治疗的患者，化疗也有着一定的地位，如化疗联合靶向治疗，以及靶向治疗耐药后进行化疗。免疫治疗受益者也是少数患者，化疗目前仍是大部分肺癌患者的主要治疗手段。应遵照个体化治疗原则，选择单药、双药或者联合其他治疗手段可以给患者带来更好的生存获益。

1. 化疗 晚期 NSCLC 又分为非鳞 NSCLC 和鳞癌，其中非鳞 NSCLC 以腺癌居多，因组织学来源不同，对不同的治疗方案有不同的反应，治疗方案的选择上也不一样。含铂双药化疗是没有驱动基因改变晚期 NSCLC 的推荐一线治疗。在腺癌和大细胞癌亚组中，培美曲塞联合顺铂的总生存期显著优于吉西他滨联合顺铂组，而鳞癌亚组中吉西他滨组比培美曲塞联合顺铂疗效更优。紫杉醇（白蛋白结合型）联合卡铂是另一种新的一线治疗晚期 NSCLC 的有效方案可供选择，总有效率明显高于紫杉醇联合卡铂方案，且不良反应较小[16]。维持治疗方面，NCCN 指南推荐对于非鳞 NSCLC，含培美曲塞方案治疗有效的患者建议培美曲塞维持治疗。鳞癌含吉西他滨有效的则可选择吉西他滨维持。

2. 化疗联合抗血管生成药贝伐珠单抗 贝伐珠单抗在东西方人群中进行的多项临床研究[17-19]显示，贝伐珠单抗组的中位 PFS 较单纯化疗组显著延长，疾病进展风险下降，中位 OS 显著延长。显著改善了客观缓解率（ORR）和疾病控制率（DCR）。在安全性方面，合用贝伐珠单抗较单纯化疗组，其安全性、特性与已知的不良事件一致，因此化疗联合贝伐珠单抗也为非鳞 NSCLC 的一线选择，且建议贝伐珠单抗维持至疾病进展。

3. 化疗联合表皮生长因子受体酪氨酸激酶抑制剂（EGFR-TKI） 化疗联合 TKI 主要用于 *EGFR* 突变的非鳞 NSCLC 患者，并显示出了一定的优势。EGFR-TKI 联合化疗模式包括了化疗联合交替或者同步 EGFR-TKI。Ⅲ期随机对照研究 FASTACT-2 研究[20]中对比化疗联合交替厄洛替尼和单纯化疗一线治疗晚期 NSCLC，在 EGFR 突变患者中显示联合治疗组中位 PFS 和 OS 均显著优于单纯化疗，联合治疗组的中位 PFS 和 OS 也较单药 EGFR-TKI 历史数据有提高。Ⅱ期随机对照研究 JMIT[21]对比吉非替尼同步联合培美曲塞和吉非替尼单药一线治疗 *EGFR* 突变的东亚晚期 NSCLC 患者，联合组显示 PFS 显著优于单药组（中位 PFS：15.8 个月 *vs.*10.9 个月，P=0.029）。NEJ009[22]作为首个评估 EGFR TKI+ 化疗对比 EGFR TKI 用于 *EGFR* 突变晚期 NSCLC 的Ⅲ期研究，初步结果显示吉非替尼 + 卡铂 + 培美曲塞（GCP）组和吉非替尼组的 ORR 分别为 84% 和 67%（$P < 0.001$）。与吉非替尼组相比，GCP 组的 PFS 明显较长，分别为 20.9 个月和 11.2 个月（HR=0.49），GCP 组显示出了一定的优越性。2019 年一篇发表在 *BMJ* 上的荟萃分析[23]显示，吉非替尼联合以培美曲塞为基础的化疗与

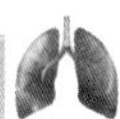

奥希替尼在疗效上相当。对于亚裔的 *EGFR* 突变晚期 NSCLC 患者，吉非替尼联合以培美曲塞为基础的化疗，更可能提供最佳的 PFS、OS 和 ORR。

4. 化疗联合免疫治疗 研究表明，PD-L1 或 PD-1 抑制剂联合化疗能够提高晚期 NSCLC 患者的治疗有效率[24]。随着越来越多免疫检查点抑制剂的出现，免疫联合化疗的研究也正在更多的探索中，以期给患者带来更好的生存获益。

5. ADC 为代表的新型化疗药物 抗体偶联药物（antibody-drug conjugate，ADC）是将单克隆抗体药物的高特异性和小分子细胞毒药物的高活性相结合，用以提高肿瘤药物的靶向性、减少不良反应。一项Ⅱ期临床试验 DESTINY-Lung01 结果表明，在治疗既往接受过一种或多种系统治疗，出现疾病进展的 *HER2* 突变型（*HER2*m）不可切除和 / 或转移性非鳞非小细胞肺癌（NSCLC）患者中实现了具有临床意义的肿瘤缓解[25]。新型药物的研发在提高药效的同时减少不良反应，为肺癌的治疗带来新的希望。

二、小细胞肺癌

小细胞肺癌（SCLC）是肺癌其中的一个病理亚型，约占肺癌总数的 15%，具有侵袭性强、增殖迅速、多伴有癌旁内分泌及更容易发生早期转移的特点。虽然 SCLC 对放化疗较为敏感，但是缓解期短，复发率高，因此总体疗效不佳，中位生存期不超过 1 年，2 年生存率不超过 5%，预后较差。小细胞肺癌分期分为局限期（LD-SCLC）和广泛期（ES-SCLC）。化疗是 SCLC 治疗的基石，并贯穿治疗的始终。

1. 局限期小细胞肺癌（LD-SCLC） 局限期小细胞肺癌治疗分为手术和放化疗。其中手术适用于分期为 $T_{1\sim2}N_0$。对于手术后的 LD-SCLC 患者，日本的 JCOG9101 研究[26]及 Shepherd 等[27]研究均证明术后应常规辅助化疗。对于术后病理证实为 $N_{1\sim2}$ 的患者，国内外指南均指出应加辅助放疗。对于不可手术的 LD-SCLC，依托泊苷 + 顺铂 / 卡铂（EP/EC）联合胸部放疗为 LD-SCLC 的标准治疗。

2. 广泛期小细胞肺癌（ES-SCLC） 依托泊苷联合铂类及伊立替康联合铂类为广泛期 SCLC 经典的有效一线治疗方案。常规的化疗疗效已经达到了瓶颈，很难再有提升。近年来化疗联合靶向治疗，靶向联合免疫，化疗联合免疫治疗等为 ES-SCLC 打开了新局面。最近一项研究表明[28]，ES-SCLC 患者一线治疗中，贝伐珠单抗联合标准化疗可以改善患者的 PFS，OS 却无明显获益。但是亚组分析表明，一线治疗后继续接受贝伐珠单抗维持治疗可以使患者得到生存获益。多靶点小分子口服 VEGF 抑制剂安罗替尼也呈现出不错的成绩，在 2021 年 ASCO 会议上公布的一项Ⅱ期单臂研究最终结果显示，安罗替尼联合 EP/EC 方案一线治疗 ES-SCLC 中位 PFS 为 10 个月 (95%*CI* 7.809 ~ 12.191)，中位 OS 为 15 个月 (95%*CI* 10.639 ~ 19.361)，且安全性可控[29]。另一项研究安罗替尼联合 PD-1 抑制剂派安普利单抗二线治疗经含铂化疗失败的小细胞肺癌也显示出良好的抗肿瘤活性和可接受的安全性[30]。IMpower133 研究[31]评估了阿特珠单抗联合卡铂和依托泊苷一线治疗 ES-SCLC 的有效性和安全性，阿特珠单抗组的中位 OS 为 12.3 个月，比单纯化疗组的 10.3 个月显著延长了 2 个月；阿特珠单抗组 PFS 也显著延长，两组中位 PFS 分别为 5.2 个月和 4.3 个月。CASPIAN 研究[32]durvalumab 联合以卡铂或顺铂为基础的 EP 方案与单纯 EP 方案一线治疗 ES-SCLC 的疗效与安全性。结果显示，相比于单纯化疗组，durvalumab 联合化疗组一线治疗 ES-SCLC 中位 OS 明显延长，分别为 13 个月及 10.3 个月（*HR*=0.73，*P*=0.004 7），降低 27% 的死亡风险。普那布林作为全球首个激活成熟树突状细胞(DC)的免疫小分子药物，在一项联合PD-1、PD-L1治疗小细胞肺癌的Ⅰ期研究[33]中，显示了良好的有效性信号(ORR为46%)。为了进一步探索更多有效的治疗方案，研究者们把眼光聚焦到新的领域，CDK4/6抑制剂(如trilaciclib)[34]、PARP抑制剂(如奥拉帕利)[35]以及ATR酶抑制剂(如AZD6738)[35]均显示了早期的疗效讯号及可耐受的安全性。

(张海波 李文竹 蔡丽芳 刘安文)

参考文献

[1] NSCLC Meta-Analysis Collaborative Group.Preoperative chemotherapy for non-small-cell lung cancer:a systematic review and meta analysis of individual participant data[J].Lancet,2014,383(9928):1561-1571.

[2] PISTERS K,VALLIERES E,BUNN P.S9900: a phase Ⅲ trial of surgery alone or surgery plus preoperative(preop) paclitaxel/carboplatin (PC) chemotherapy in early stage non-small cell lung cancer(NSCLC):preliminary results[J].J Clin Oncol,2005,23(16):LBA7012.

[3] National Comprehensive Cancer Network.NCCN Clinical Practice Guidelines in Oncology: Lung Cancer(2020 Version 1)[EB/OL].(2020)[2021-10-10]. https://www.nccn.org/.

[4] PLESS M,STUPP R,RIS H B,et al.Induction chemoradiation in stage Ⅲ A/N2 non-small-cell lung cancer:a phase3 randomised trial[J].Lancet,2015,386(998):1049-1056.

[5] GUO S X,JIAN Y,CHEN Y L,et al.Neoadjuvant chemoradiotherapy vesus chemotherapy alone followed by surgery for resectable stage Ⅲ non-small-cell lung cancer:a meta-analysis[J].Sci Rep,2016,6(1):34388.

[6] PROVENCIO-PULLA M,NADAL-ALFORJA E,COBO M,et al.Neoadjuvant chemo/immunotherapy for the treatment of stages Ⅲ A resectable non-small cell lung cancer (NSCLC):A phase Ⅱ multicenter exploratory study-NADIM study-SLCG[J].J Clin Oncol,2018,36(15):8521.

[7] MATSUGUMA H,NAKAHARA R,ISHIKAWA Y,et al.Postoperative radiotherapy for patients with completely resected pathological stage Ⅲ A-N2 non-small cell lung cancer:focusing on an effect of the number of mediastinal lymphnode stations involved[J].Interact Cardiovasc Thorac Surg,2008,7(4):573-577.

[8] SOULIER J P,PAESMANS M,LAFITTE J J,et al.A randomised phase Ⅲ trial comparing consolidation treatment with further chemotherapy to chest irradiation in patients with initially unresectable locoregional non-small-cell lung cancer responding to induction chemotherapy. European Lung Cancer Working Party[J].Ann Oncol,1999,10(3):295-304.

[9] KUBOTA K,FURUSE K,KAWAHARA M,et al.Role of radiotherapy in combined modality treatment of locally advanced non-small-cell lung cancer[J].J Clin Oncol,1994,12(8):1547-1552.

[10] CURRAN W,SCOTT C,LANGER C.Long-term benefit is observed in a phase Ⅲ comparison of sequential vs concurrent chemoradiation for patients with unresectable stage NSCLC:RTOG 9410[J].Proc Am Soc Clin Oncol,2003,22:621.

[11] AUPERIN A,LE PECHOUX C,Rolland E,el al.Meta-analysis of concomitant versus sequential radiochemotherapy in locally advanced non-small-cell lung cancer[J].J Clin Oncol,2010,28(13):2181-2190.

[12] VOKES E E,HEMDON J E,KELLEY M J,et al.Induction chemotherapy followed by chemoradiotherapy compared with chemoradiotherapy alone for regionally advanced unresectable stage Ⅲ Non-small-cell lung cancer:Cancer and Leukemia Group B[J].J Clin Oncol,2007,25(13):1698-1704.

[13] TSUJINO K,KURATA T,YAMAMOTO S,et al.Is consolidation chemotherapy after concurrent chemo-radiotherapy beneficial for patients with locally advanced non-small-cell lung cancer A pooled analysis of the literature[J].J Thorac Oncol,2013,8(9):1181-1189.

[14] ANTONIA S J,VILLEGAS A,DANIEL D,et al.Overall Survival with Durvalumab after Chemoradiotherapy in

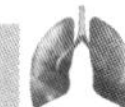

Stage Ⅲ NSCLC[J].N Engl J Med,2018,379(24):2342-2350.

[15] KURIBAYASHI K,FUNAGUCHI N,NAKANO T.Chemotherapy for advanced nonsmall cell lung cancer with a focus on squamous cell carcinoma[J].Can Res Ther,2016,12(2):528-534.

[16] SOCINSKI M A,BONDARENKO I,KARASEVA N A,et al.Weekly nab-paclitaxel in combination with carboplatin versus solvent-based paclitaxel plus carboplatin as first-line therapy in patients with advanced non-small-cell lung cancer:final results of a phase Ⅲ trial[J].J Clin Oncol,2012,30(17):2055-2062.

[17] SANDLER A,GRAY R,PERRY M C,et al.Paclitaxel-carboplatin alone or with bevacizumab for non-small-cell lung cancer[J].N Engl J Med,2006,355(24):2542-2550.

[18] RECK M,VON PAWEL J,ZATLOUKAL P,et al.Phase Ⅲ trial of cisplatin plus gemcitabine with either placebo or bevacizumab as first-line therapy for nonsquamous non-small-cell lung cancer:AVAil[J].J Clin Oncol,2009,27(8):1227-1234.

[19] ZHOU C,WU Y L,CHEN G,et al.BEYOND:a randomized,double-blind, placebo-controlled,multicenter,phase Ⅲ study of first-line carboplatin/paclitaxel plus bevacizumab or placebo in chinese patients with advanced or recurrent nonsquamous non-small-cell lung cancer[J].J Clin Oncol,2015,33(19):2197-2204.

[20] WU Y L,LEE J S,THONGPRASERT S,et al.Intercalated combination of chemotherapy and erlotinib for patients with advanced stage non-small-cell lung cancer (FASTACT-2):a randomised,double-blind trial[J]. Lancet Oncol,2013,14(8):777-786.

[21] CHENG Y,MURAKAMI H,YANG P C,et al.Randomized Phase Ⅱ Trial of Gefitinib With and Without Pemetrexed as First-Line Therapy in Patients With Advanced Nonsquamous Non-Small-Cell Lung Cancer With Activating Epidermal Growth Factor Receptor Mutations[J].J Clin Oncol,2016,34(27):3258-3266.

[22] HOSOMI Y,MORITA S,SUGAWARA S,et al.Gefitinib Alone Versus Gefitinib Plus Chemotherapy for Non-Small-Cell Lung Cancer With Mutated Epidermal Growth Factor Receptor:NEJ009 Study[J].J Clin Oncol,2020,38(2):115-123.

[23] ZHAO Y,LIU J T,CAI X Y,et al.Efficacy and safety of first line treatments for patients with advanced epidermal growth factor receptor mutated,non-small cell lung cancer:systematic review and network meta-analysis[J]. BMJ,2019,367:l5460.

[24] ZHOU Y X,CHEN C,ZHANG X Y,et al.Immune-checkpoint inhibitor plus chemotherapy versus conventional chemotherapy for first-line treatment in advanced non-small cell lung carcinoma:a systematic review and meta-analysis[J].J Immunother Cancer,2018,6(1):155.

[25] SMIT E,NAKAGAWA K,NAGASAKA M,et al.MA11.03 Trastuzumab Deruxtecan in HER2-Mutated Metastatic Non-Small Cell Lung Cancer (NSCLC): Interim Results of DESTINY-Lung01[J].J Thorac Oncol,2021,16(3):S173.

[26] TSUCHIYA R,SUZUKI K,ICHINOSE Y,et al.Phase Ⅱ trial of postoperative adjuvant cisplatin and etoposide in patients with completely resected stage Ⅰ - Ⅲ a small cell lung cancer:the Japan Clinical Oncology Lung Cancer Study Group Trial (JCOG9101)[J].J Thorac Cardiovasc Surg,2005,129(5):977-983.

[27] SHEPHERD F A,EVANS W K,FELD R,et al.Adjuvant chemotherapy following surgical resection for small-cell carcinoma of the lung[J].J Clin Oncol,1988,6(5):832-838.

[28] TISEO M,BONI L,AMBROSIO F,et al.Italian,Multicenter,Phase Ⅲ ,Randomized Study of Cisplatin Plus Etoposide With or Without Bevacizumab as First-Line Treatment in Extensive-Disease Small-Cell Lung Cancer:The GOIRC-AIFA FARM6PMFJM Trial[J].J Clin Oncol,2017,35(12):1281-1287.

[29] KONG T,CHEN L,DUAN F,et al.Efficacy and safety analysis of anlotinib combined with etoposide plus cisplatin/carboplatin as first-line therapy for extensive-stage small cell lung cancer (SCLC): The final results from a phase Ⅱ single-arm trial[J].J Clin Oncol,2021,39(15_suppl):8560.

[30] ZHANG C,YANG S,CHEN J,et al.Penpulimab plus anlotinib as second-line treatment for the small cell lung cancer after failure of platinum-based systemic chemotherapy[J].J Clin Oncol,2021,39(15_suppl):8568.

[31] HORN L,MANSFIELD A S,SZCZESNA A,et al.First-Line Atezolizumab plus Chemotherapy in Extensive-Stage

Small-Cell Lung Cancer[J].N Engl J Med,2018,379(23):2220-2229.

[32] PAZ-ARES L,DVORKIN M,CHEN Y B,et al.Durvalumab plus platinum-etoposide versus platinum-etoposide in first-line treatment of extensive-stage small-cell lung cancer (CASPIAN):a randomised,controlled,open-label,phase 3 trial[J].Lancet,2019,394(10212):1929-1939.

[33] MALHOTRA J,HANNA N H,CHIAPPORI A,et al.A phase I trial of plinabulin in combination with nivolumab and ipilimumab in patients with relapsed small cell lung cancer (SCLC): Big Ten Cancer Research Consortium (BTCRC-LUN17-127) study[J].J Clin Oncol,2021,39(15_suppl):8570.

[34] HART L L,ANDRIC Z G,HUSSEIN M A,et al.Effect of trilaciclib,a CDK 4/6 inhibitor,on myelosuppression in patients with previously treated extensive-stage small cell lung cancer receiving topotecan[J].J Clin Oncol,2019,37(suppl):abstr 8505.

[35] SCHHOON P.Biomarker-Driven Phase Ⅱ Umbrella Trial Study: clinical efficacy of olaparib monotherapy or combination with ceralasertib (AZD6738) in relapsed and refractory small cell lung cancer[R].ASCO, 2021: abstract 8562.

第五节 肺癌靶向药物治疗进展

近年来，随着肿瘤分子生物学的发展，对肿瘤发生发展的分子机制研究不断深入，晚期肺癌的治疗效果取得了长足的进步，其中最重要的原因之一是将靶向治疗引入临床。

所谓靶向治疗，是指一种以干扰癌变或肿瘤增生所需的特定分子来阻止癌细胞增长的药物疗法。肺癌靶向治疗有两个要素，一是可以作为治疗靶点的驱动基因，另一个是针对靶点的治疗药物。针对具有驱动基因改变的肺癌患者，选择特定的靶向治疗药物，可以显著延长患者的无进展生存期（PFS）和总生存期（OS）。为了发现这些晚期肺癌，分子分型成为诊断过程中必不可缺的一个部分。

目前对于驱动基因的研究主要集中在非小细胞肺癌领域，在小细胞肺癌中尚未发现明确的驱动基因及相应的治疗药物。驱动基因改变在东西方人群中存在人种差异，例如肺腺癌中 *EGFR* 基因突变率的发生率在东亚人群和高加索人群中分别为 50% 和 10%，而 *KRAS* 基因的突变率在高加索人群中显著高于东亚人群。常见的驱动基因突变列举如下：

一、表皮生长因子受体（EGFR）突变

EGFR 是最早在肺癌中找到的治疗靶点，EGFR 属于酪氨酸激酶 ERBB 家族，是一种位于细胞表面的跨膜受体，其配体为表皮生长因子或其他生长因子，配体与受体结合激活后，可以自身或与其他 ERBB 家族的受体结合，形成二聚体，利用 ATP 将底物磷酸化，进而激活下游信号通路（包括 RAS、MAPK、AKT 以及 PI3K 等），最终影响细胞增殖、生长、凋亡。

EGFR 酪氨酸激酶区范围包括了从 18 号外显子到 21 号外显子，最常见的突变形式包括 19 号外显子的缺失突变和 21 号外显子 *L858R* 突变。激酶区的突变可以导致受体的异常激活，引起细胞生长的不受控制。针对 *EGFR* 突变区域的靶向药物是 EGFR 酪氨酸激酶抑制剂（TKI），经过 10 余年的发展，已有三代药物进入临床，包括一代药物吉非替尼（gefitinib）、厄洛替尼（erlotinib）、埃克替尼（icotinib），二代药物阿法替尼（afatinib）、达可替尼（dacomitinib）和三代药物奥希替尼（osimertinib）。一代药物与 EGFR 激酶区的结合是可逆的，二代药物可以与激酶区不可逆的结合，三代药物可以抑制 *EGFR* 20 号外显子 *T790M* 基

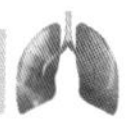

因突变，从而克服一代、二代药物的耐药。

吉非替尼是最先进入临床的EGFR-TKI，但在非选择的晚期非小细胞肺癌研究ISEL中[1]，吉非替尼组与安慰剂组的中位总生存期分别为5.6个月和5.1个月(P=0.11)，并没有显示出优势。直到IPASS研究，共纳入261例*EGFR*突变患者，对比吉非替尼和标准一线化疗方案，吉非替尼组的客观缓解率(ORR)显著高于化疗组(71.2% *vs.* 47.3%，$P < 0.001$)，显著延长PFS(9.5个月 *vs.* 6.3个月，$P < 0.001$)。IPASS研究首次证实了*EGFR*突变患者中一线TKI治疗显著优于一线化疗，此后厄洛替尼、埃克替尼、阿法替尼都开展了类似的Ⅲ期随机对照研究，NEJ002[2]、WJTOG3405[3]、OPTIMAL[4]、EURTAC[5]、CONVINCE[6]、LUX-LUNG 3及LUX-LUNG 6[7]等研究均显示EGFR-TKI优于目前所采用的化疗方案。也使EGFR-TKI成为晚期*EGFR*突变非小细胞肺癌患者的一线标准治疗。

患者接受一代、二代EGFR-TKI治疗后会出现耐药，对于耐药机制进行深入研究后发现，*EGFR* 20号外显子*T790M*位点的继发突变是最常见的分子耐药机制，在耐药患者中的发生率大约为50%[8]。三代EGFR-TKI奥希替尼的靶点中包含了*T790M*突变的位点，达到了克服耐药的目的。在AURA3研究[8]中，奥希替尼治疗419例*T790M*突变患者，中位PFS较铂类联合培美曲塞组显著延长(10.1个月 *vs.* 4.4个月，HR=0.30，95%CI 0.23～0.41，$P < 0.001$)，ORR显著优于铂类联合培美曲塞组(71% *vs.* 31%，$P < 0.001$)。此外，奥希替尼不仅可以克服耐药，对于EGFR 19号外显子缺失突变和21号外显子*L858R*突变同样有抑制作用，FLAURA研究[9]发现，一线奥希替尼对比吉非替尼，可以显著延长PFS(中位：18.9个月 *vs.*10.2个月，HR=0.46，95%CI 0.37～0.57，$P < 0.001$)和OS(中位：38.6个月 *vs.* 31.8个月，HR=0.799，95%CI 0.641～0.997，P=0.462)。我国自主研发的三代EGFR-TKI，阿美替尼对比吉非替尼一线治疗EGFR敏感突变(19del/L8585R)局晚或晚期NSCLC的Ⅲ期随机对照研究，结果显示：与吉非替尼相比较，阿美替尼可显著提高患者的PFS(19.3个月 *vs.* 9.9个月，HR=0.463，95%CI 0.359～0.596，P<0.000 1)[10]，再次证实了三代较一代药物在一线治疗中有更好的无疾病进展时间。另一个三代EGFR-TKI伏美替尼，在Ⅱb期的临床研究也证实其在*EGFR T790M*突变非小细胞肺癌患者的疗效[11]。

这些研究的结果奠定了一、二、三代EGFR-TKI在晚期*EGFR*突变肺癌患者治疗中的首选地位，也使靶向治疗成为肺癌治疗领域的重要环节。随后靶向治疗的目光开始聚焦在了肺癌术后的辅助治疗，ADAURA研究[12]结果显示，相比安慰剂组，EGFR突变阳性、术后病理分期为ⅠB、Ⅱ/ⅢA期的非小细胞肺癌患者使用奥希替尼进行术后辅助治疗可显著改善疗效；ICOMPARE Ⅱ期研究[13]结果表明，Ⅱ～ⅢA期肺癌患者使用埃克替尼进行术后辅助靶向治疗时，两年治疗组的DFS显著优于1年治疗组，中位生存期有延长趋势且毒性无增加。IMPACT研究[14]证实，吉非替尼治疗完全切除的EGFR突变型非小细胞肺癌的DFS并不优效于顺铂/长春瑞滨，但明显非劣的DFS/OS给选择的亚组人群应用辅助吉非替尼提供了一定依据，尤其是那些被认为不适合接受顺铂/长春瑞滨辅助化疗的患者。靶向治疗的深入研究为肺癌术后辅助治疗提供了新的思路。

二、*ALK*基因重排

间变性淋巴瘤激酶(ALK)是在间变性大细胞淋巴瘤(ALCL)中发现的激酶。*EML4*基因和*ALK*基因融合形成*EML4-ALK*基因是最常见的*ALK*基因突变形式，可以导致ALK的活性增强，其他可以和 *ALK* 基因发生融合的基因还有 *TFG*、*KIF5B* 和 *KLC1* 等。*ALK* 基因融合在肺腺癌中的发生率约为 6%。克唑替尼是一种小分子 ALK 抑制剂，在Ⅲ期临床研究 PROFILE 1014[15] 中，克唑替尼治疗 343 例 ALK 融合的肺癌患者，克唑替尼组的有效率显著高于化疗组（74% *vs.*45%，$P<0.001$），PFS 显著延长（10.9 个月 *vs.*7.0 个月，*HR*=0.45，95%*CI* 0.35～0.60，$P<0.001$）。

与 EGFR-TKI 相似，二代 ALK 抑制剂塞瑞替尼和阿来替尼也迅速研发并获批上市，塞瑞替尼Ⅰ期研究[16]入组 114 例 *ALK* 重排、未接受过克唑替尼治疗和克唑替尼耐药的 NSCLC 患者，结果显示 ORR 为 58%，ASCEND-4 研究[17]比较了塞瑞替尼和标准化疗方案治疗的患者，结果显示塞瑞替尼显著延长 PFS（中位：16.6 个月 *vs.* 8.1 个月）。阿来替尼的Ⅲ期临床研究 ALEX[18] 比较了阿来替尼和克唑替尼治疗 ALK 阳性晚期非小细胞肺癌患者的疗效，结果均显示阿来替尼较克唑替尼的中位 PFS 更长（34.8 个月 *vs.*10.9 个月）。2019 年 10 月 5 日，《柳叶刀呼吸医学》杂志发布了我国原研新药恩沙替尼治疗 ALK 阳性克唑替尼耐药后非小细胞肺癌（NSCLC）Ⅱ期注册临床研究，结果显示：恩沙替尼总体人群客观缓解率 ORR 为 52%，颅内转移客观缓解率 ORR 为 70%，改善患者的无进展生存期（PFS）为 11.2 个月 (95%*CI* 7.4～11.6)[19]。

劳拉替尼是第三代 ALK 抑制剂，2018 年 11 月获美国 FDA 批准，用于治疗克唑替尼治疗进展后或至少一种 ALK 抑制剂治疗进展后；或阿来替尼 / 塞瑞替尼作为首个 ALK 抑制剂治疗进展后的 ALK 阳性转移性非小细胞肺癌患者。2020 年 11 月 19 日，《新英格兰医学杂志》发布劳拉替尼对比克唑替尼一线治疗 ALK 阳性晚期非小细胞肺癌（NSCLC）Ⅲ期 CROWN 临床试验的中期疗效分析[20]，结果显示：相比克唑替尼，劳拉替尼大幅度改善患者的 PFS（$P<0.001$）。

三、*ROS1* 基因重排

ROS1 基因编码胰岛素受体家族的酪氨酸激酶受体，*ROS1* 基因重排将引起相应受体的活性增强，导致下游致癌信号通路活化。*ROS1* 基因重排的发生率为 1%～2%。克唑替尼不仅是 ALK 抑制剂，也可以抑制 ROS1 的活化。Ⅰ期临床试验 PROFILE 1001[21] 入组 50 例 ROS1 基因重排的肺癌患者，ORR 为 72%，中位 PFS 为 19.2 个月。因而克唑替尼被 FDA 批准用于 *ROS1* 基因重排的 NSCLC 患者。在来自东亚的一项Ⅱ期临床研究[18]中，127 例 ROS1 阳性、全身治疗≤ 3 线的肺癌患者接受克唑替尼治疗，ORR 达 71.7%，中位 PFS 为 15.9 个月。

四、其他驱动基因

其他已知的驱动基因改变包括有 *MET* 通路异常、*RET* 融合、*HER2* 突变、*BRAF V600E* 突变、*NTRK* 融合等，这些基因突变的发生率虽然低，但却是患者预后不良、靶向耐药的重要因素，因此很多关注于这些基因的药物研发及临床试验正在进行中。*MET* 通路最常见的异常形式包括 *MET* 过表达，*MET* 扩增、*MET* 14 号外显子跳跃突变，MET 表达的异常促进了肿瘤的发展及引起 TKI 耐药的重要机制。MET-TKI 抑制剂分为非选择性的Ⅰa 类抑制剂（如克唑替尼）和选择性的Ⅰb 类抑制剂（如 capmatinib、tepotinib、savolitinib）。在 PROFILE 1001 研究[22]中，克唑替尼治疗 *MET* 14 号外显子突变患者的客观缓解率（ORR）

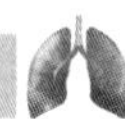

达到 32%，中位无进展生存期（PFS）为 7.3 个月，中位缓解持续时间（DOR）为 9.1 个月。关于 capmatinib 的Ⅱ期 GEOMETRY mono-1 研究[23]结果显示，capmatinib 治疗经治的 *MET* 14 号外显子突变患者的 ORR 达到 40.6%，疾病控制率（DCR）为 78.3%，中位 DOR 为 9.72 个月，中位 PFS 为 5.42 个月；capmatinib 治疗初治患者的 ORR 达到 67.9%，DCR 为 96.4%，中位 DOR 为 11.14 个月，中位 PFS 为 9.69 个月。*RET* 变异发生在多种肿瘤中，在 NSCLC 中主要表现为 *RET* 融合，发生率为 1%～2%，在 ARROW 研究[24]中普拉替尼用于 *RET* 融合 NSLCL 患者，在可评估人群中 ORR 高达 65%，CR 达 6%，初始患者 CR 达 12%，且安全耐受良好。selpercatinib 作为首个高选择性和强效的 *RET* 激酶抑制剂，具有中枢神经系统活性，在 LIBRETTO-001 研究[25]中表现出持久应答和良好的耐受性。*NTRK* 信号通路的改变已经被发现是许多肿瘤的致病原因，特别是 *NTRK* 基因的融合，基于多项临床研究数据[26, 27]，针对 *NTRK* 融合而不限癌肿的靶向药拉罗替尼、恩曲替尼等开启了癌症治疗以基因突变而非病种治疗的新时代。

五、小分子血管靶向药物

盐酸安罗替尼是一个多靶点的受体酪氨酸激酶抑制剂，基础研究提示：①对血管形成相关的激酶如 VEGFR、FGFR、PDGFR 以及与肿瘤细胞增殖相关激酶 c-Kit 激酶具有明显的抑制活性[28]；②对部分激酶靶点如 Aurora-B、c-FMS、DDR1 具有明显抑制活性；③对多种激酶突变体如 PDGFRα、c-Kit、Met、EGFR 具有明显抑制活性[29]。一项安罗替尼治疗非小细胞肺癌的Ⅲ期随机研究，治疗组口服安罗替尼 12mg/d 和安慰剂组的 PFS 分别为 5.37 个月和 1.4 个月，OS 分别为 9.63 个月和 6.3 个月，而安罗替尼组的客观缓解率、疾病控制率分别为 9.18% 和 80.95%，明显优于安慰剂组的 0.7% 和 37.06%[30]。在安罗替尼治疗三线及以后小细胞肺癌Ⅱ期的 ALTER1202 临床研究，结果显示 PFS 为 4.1 个月 *vs.*0.7 个月（HR=0.19，$P < 0.000\ 1$），ORR 为 4.94% *vs.* 2.63% 的生存获益。OS 为 7.3 个月 *vs.*4.9 个月（HR=0.53，P=0.002 9）。6 个月 OS 率为 63.9% *vs.* 32.7%，1 年 OS 率为 30.6% *vs.* 13.1%[31]。安罗替尼联合免疫药物治疗信迪利单抗一线治疗驱动基因阴性晚期非小细胞肺癌 ORR 为 72.7%，DCR 为 100%。中位 PFS 为 15 个月，12 个月的 PFS 率为 71.4%[32]；安罗替尼联合靶向药物厄洛替尼一线治疗 *EGFR* 突变阳性晚期 NSCLC ORR 为 89.5%，DCR 为 100%，10 个月和 20 个月的 PFS 率分别为 85.45% 和 56.75%[33]；安罗替尼联合多西他赛治疗一线化疗失败的晚期非小细胞肺癌患者，ORR 为 23.5%，DCR 为 94.1%，mPFS 为 5.9 个月[34]。

总之，目前肺癌患者的诊断从病理形态学诊断发展到分子诊断以指导治疗，以生物标志物为核心的转化医学，加快了靶向药物的研发过程，也加快了精准治疗的步伐。随着对肿瘤发生发展分子生物学认识的不断深入，肺癌患者的治疗将更为精准，也将更大程度地从靶向治疗中获益。

（徐崇锐　陈俊强　刘丽荣　许元基）

参 考 文 献

[1] THATCHER N,CHANG A,PARIKH P,et al.Gefitinib plus best supportive care in previously treated patients with refractory advanced non-small-cell lung cancer:results from a randomised,placebo-controlled,multicentre study(Iressa Survival Evaluation in Lung Cancer)[J].Lancet Lond Engl,2005,366(9496):1527-1537.

[2] MAEMONDO M,INOUE A,KOBAYASHI K,et al.Gefitinib or chemotherapy for non-small-cell lung cancer with mutated EGFR[J].N Engl J Med,2010,362(25):2380-2388.
[3] MITSUDOMI T,MORITA S,YATABE Y,et al.Gefitinib versus cisplatin plus docetaxel in patients with non-small-cell lung cancer harbouring mutations of the epidermal growth factor receptor (WJTOG3405):an open label,randomised phase 3 trial[J].Lancet Oncol,2010,11(2):121-128.
[4] ZHOU C,WU Y L,CHEN G,et al.Erlotinib versus chemotherapy as first-line treatment for patients with advanced EGFR mutation-positive non-small-cell lung cancer(OPTIMAL,CTONG-0802):a multicentre,open-label,randomised,phase 3 study[J].Lancet Oncol,2011,12(8):735-742.
[5] ROSELL R,CARCERENY E,GERVAIS R,et al.Erlotinib versus standard chemotherapy as first-line treatment for European patients with advanced EGFR mutation-positive non-small-cell lung cancer(EURTAC):a multicentre,open-label,randomised phase 3 trial[J].Lancet Oncol,2012,13(3):239-246.
[6] SHI Y K,WANG L,HAN B H,et al.First-line icotinib versus cisplatin/pemetrexed plus pemetrexed maintenance therapy for patients with advanced EGFR mutation-positive lung adenocarcinoma (CONVINCE):a phase 3,open-label,randomized study[J].Ann Oncol,2017,28: 2443-2450.
[7] YANG J C,SHIH J Y,SU W C,et al.Afatinib for patients with lung adenocarcinoma and epidermal growth factor receptor mutations(LUX-Lung 2):a phase 2 trial[J].Lancet Oncol,2012,13(5):539-548.
[8] MOK T S,WU Y L,AHN M J,et al.Osimertinib or Platinum-Pemetrexed in EGFR T790M-Positive Lung Cancer[J]. N Engl J Med,2017,376(7):629-640.
[9] RAMALINGAM S S,VANSTEENKISTE J,PLANCHARD D,et al.Overall Survival with Osimertinib in Untreated,EGFR-Mutated Advanced NSCLC[J].N Engl J Med,2020,382(1):41-50.
[10] LU S,DONG X,JIAN H,et al.AENEAS:Randomized Phase Ⅲ Trial of Aumolertinib versus gefitinib as first-line treatment of patients with locally advanced or metastatic non-small cell lung cancer(NSCLC) and EGFR exon 19del or L858R mutations (EGFRm)[R]. ASCO, 2021:abstr 9013.
[11] SHI Y,HU X,ZHANG S,et al.Efficacy,Safety,and Genetic Analysis of Furmoner tinib(AST2818)in Patients with EGFR T790M Mutated Non-Small-Cell Lung Cancer:A Phase 2b,Multicentre,Single-Arm,Open-Label Study[J]. Lancet Respir Med,2021, 9(8):829-839.
[12] WU Y L,TSUBOI M,HE J,et al.Osimertinib in Resected EGFR-Mutated Non-Small-Cell Lung Cancer[J].N Engl J Med,2020,383:1711-1723.
[13] CHAO L Y U,WANG R,LI S L,et al.Different exposure duration of adjuvant icotinib in stage Ⅱ - ⅢA non-small cell lung cancer patients with positive EGFR mutation(ICOMPARE study):A randomized,open-label phase 2 study[R].ASCO, 2021:abstr 8521.
[14] HIROHITO T.Adjuvant gefitinib versus cisplatin/vinorelbine in Japanese patients with completely resected,EGFR-mutated,stage Ⅱ - Ⅲ non-small cell lung cancer(IMPACT, WJOG6410L):A randomized phase 3 trial[R]. ASCO, 2021:abstr 8501.
[15] SOLOMON B J,MOK T,KIM D W,et al.First-line crizotinib versus chemotherapy in ALK-positive lung cancer[J].N Engl J Med,2014,371(23):2167-2177.
[16] KIM D W,MEHRA R,TAN D S W,et al.Activity and safety of ceritinib in patients with ALK-rearranged non-small-cell lung cancer (ASCEND-1):updated results from the multicentre,open-label,phase 1 trial[J].Lancet Oncol,2016,17(4):452-463.
[17] SHAW A T,KIM D W,MEHRA R,et al.Ceritinib in ALK-rearranged non-small-cell lung cancer[J].N Engl J Med,2014,370(13):1189-1197.
[18] PETERS S,CAMIDGE D R,SHAW A T,et al.Alectinib versus Crizotinib in Untreated ALK-Positive Non-Small-Cell Lung Cancer[J].N Engl J Med,2017,377(9):829-838.
[19] YANG Y P,ZHOU J Y,ZHOU J Y,et al.Efficacy,safety,and biomarker analysis of ensartinib in crizotinib-resistant, ALK-positive non-small-cell lung cancer:a multicentre,phase 2 trial[J].Lancet Respir Med,2020,8:45-53.

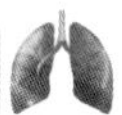

[20] SHAW A T,BAUER T M,DE MARINIS F,et al.First-Line Lorlatinib or Crizotinib in Advanced ALK-Positive Lung Cancer[J].N Engl J Med,2020,383:2018-2029.

[21] SHAW A T,RIELY G J,BANG Y J,et al.Crizotinib in ROS1-rearranged advanced non-small-cell lung cancer(NSCLC):updated results,including overall survival,from PROFILE 1001[J].Ann Oncol Off J Eur Soc Med Oncol,2019,30(7):1121-1126.

[22] WU Y L,YANG J C H,KIM D W,et al.Phase Ⅱ Study of Crizotinib in East Asian Patients With ROS1-Positive Advanced Non-Small-Cell Lung Cancer[J].J Clin Oncol Off J Am Soc Clin Oncol,2018,36(14):1405-1411.

[23] WOLF J,SETO T,HAN J Y,et al.Capmatinib in MET Exon 14-Mutated or MET-Amplified Non-Small-Cell Lung Cancer[J].N Engl J Med,2020,383(10):944-957.

[24] GAINOR J F,CURIGLIANO G,KIM D W,et al.Registrational dataset from the phase Ⅰ/Ⅱ ARROW trial of pralsetinib (BLU-667) in patients (PTS) with advanced RET fusion+ non-small cell lung cancer(NSCLC)[J].J Clin Oncol, 2020, 38(15_suppl):9515.

[25] BENJAMIN B.Intracranial activity of selpercatinib(LOXO-292) in RET fusion-positive non-small cell lung cancer (NSCLC) patients on the LIBRETTO-001 trial[R]. ASCO, 2021: abstr 9065.

[26] HONG D S,DUBOIS S G,KUMMAR S,et al.Larotrectinib in patients with TRK fusion-positive solid tumours:a pooled analysis of three phase 1/2 clinical trials[J]. Lancet Oncol,2020,21(4):531-540.

[27] ROBERT D.Abstract CT131:Entrectinib in NTRK-fusion positive(NTRK-FP) non-small cell lung cancer(NSCLC):Integrated analysis of patients enrolled in three trials (STARTRK-2, STARTRK-1 and ALKA-372-001)[J].Cancer Res,2019,79:(13 Suppl) CT131.

[28] LIN B,SONG X,YANG D,et al.Anlotinib inhibits angiogenesis via suppressing the activation of VEGFR2,PDGFRβ and FGFR1[J].Gene,2018,654:77-86.

[29] XIE C,WAN X,QUAN H,et al.Preclinical characterization of anlotinib, a highly potent and selective vascular endothelial growth factor receptor-2 inhibitor[J].Cancer Sci,2018,109(4):1207-1219.

[30] HAN H B, LI K, WANG Q,et al.Third-line treatment:A randomized, double-blind,placebo-controlled phase Ⅲ ALTER-0303 study-Efficacy and safety of anlotinib treatment in patients with refractory advanced NSCLC[J].J Clin Oncol,2017,35(15_suppl):9053.

[31] CHENG Y,WANG Q,LI K,et al.OA13.03 Anlotinib as Third-Line or Further-Line Treatment in Relapsed SCLC:A Multicentre,Randomized,Double-Blind Phase 2 Trial[J].J Thorac Oncol,2018,13(10):S351-S352.

[32] HAN B,CHU T, ZHONG R,et al.OA07.09 Sintilimab in Combination with Anlotinib as First-Line Therapy for Advanced NSCLC: Final Analysis of Primary Endpoints[J].J Thorac Oncol,2021,16(3):S119.

[33] CHU T,ZHANG W,ZHANG B,et al.P76.10 Erlotinib Plus Anlotinib as First-Line Therapy in Advanced Non-Small-Cell Lung Cancer Harboring EGFR Mutations:An Open-Label,Phase 2 Study[J].J Thorac Oncol,2021,16(3):S589-S590.

[34] FANG Y.Anlotinib plus docetaxel versus docetaxel as second-line treatment for advanced non-small cell lung cancer (NSCLC): Updated results from a phase Ⅰ/Ⅱ study[R]. ASCO,2021: abstr e21055.

第六节 肺癌免疫治疗进展

随着免疫检查点抑制剂的迅速发展，晚期肺癌的治疗已进入免疫治疗新时代。尤其是程序性死亡受体 1（programmed death 1，PD-1）或程序性死亡配体 1（programmed death-ligand 1，PD-L1）免疫检查点抑制剂的应用，为晚期肺癌中驱动基因阴性以及靶向治疗失败的患者带来了令人鼓舞的临床获益。本节将总结目前 PD-1/PD-L1 抑制剂在晚期肺癌治疗中的相关研究进展。

一、非小细胞肺癌（NSCLC）的免疫治疗

（一）PD-L1 低表达（< 50%）或未知的 NSCLC

1. 晚期非鳞 NSCLC 的免疫治疗 多项临床研究已证实了“免疫治疗 + 化疗”这一联合治疗模式在驱动基因阴性转移性非鳞 NSCLC 中的一线地位，其中 KEYNOTE-021 是首个相关的Ⅱ期临床试验。研究将 123 例患者等比例随机分为“化疗 + 帕博利珠单抗（pembrolizumab）”组和“化疗 + 安慰剂”组，主要观察终点是客观缓解率（objective response rate，ORR）。结果发现，化疗联合帕博利珠单抗组获得了更高的 ORR（55% *vs.* 29%），并延长了无进展生存期（progression-free survival，PFS）（13 个月 *vs.* 6 个月）[1]。

为进一步证实该研究结果，随后进行了Ⅲ期 KEYNOTE-189 研究，以 PFS 和 OS 为主要终点。该试验共纳入 616 例晚期非鳞状 NSCLC 患者，随机分配至“化疗（顺铂 / 卡铂 + 培美曲塞）+ 帕博利珠单抗”组，或“化疗 + 安慰剂”组[2]。单纯化疗组的患者在疾病进展后，可以选择接受帕博利珠单抗治疗。结果发现，联合治疗组的 12 个月 OS 增加（69% *vs.* 49%），并且 PD-L1 表达最高肿瘤亚组的差异最大（< 1%：62% *vs.* 52%；1%～49%：72% *vs.* 51%；≥ 50%：73% *vs.* 48%）。相较于单纯化疗组，联合治疗组的 PFS（8.8 个月 *vs.* 4.9 个月）、ORR（48% *vs.*19%）均有所增加，且未明显增加重度不良事件（≥ 3 级）的发生率。基于这两项研究结果，FDA 批准了帕博利珠单抗联合化疗用于一线治疗晚期非鳞 NSCLC 的适应证。

在此基础上，为研究加用抗血管生成治疗是否能带来更大的生存获益，开展了 IMpower150 研究。该试验纳入 1 202 例晚期非鳞 NSCLC 患者，随机分至以下三组：化疗 + 阿替利珠单抗（atezolizumab）（ACP 组）、化疗 + 阿替利珠单抗 + 贝伐珠单抗（bevacizumab）（ABCP 组）、化疗 + 贝伐珠单抗（BCP 组）[3]。在无表皮生长因子受体（EGFR）/ 间变性淋巴瘤激酶（ALK）突变的 692 例亚组患者中，ABCP 组的 PFS（8.3 个月 *vs.*6.8 个月）及 OS（19.2 个月 *vs.*14.7 个月）均长于 BCP 组。此外，在基线时伴有肝转移和 *EGFR/ALK* 基因突变的亚组人群中，ABCP 组也取得了更优的临床获益[4]。相关的 3 级或 4 级不良事件常见的有发热性中性粒细胞减少、皮疹和高血压，但相较于 BCP 组无明显升高。基于此，“含铂类二联化疗 + 贝伐珠单抗 + 阿替利珠单抗”的联合治疗已获得 FDA 批准，用于没有 *EGFR/ALK* 基因突变的晚期非鳞状 NSCLC 患者。

对于存在驱动基因敏感突变的患者，虽然联合治疗有可能提升疗效，但由于存在较多的不良反应，因此一线应该首选 TKI 单药治疗，在 TKI 出现耐药后，针对其中 PD-L1 高表达的患者，可以选择单用免疫治疗或免疫治疗 + 化疗 ± 抗血管生成治疗[5]。

2. 晚期鳞状细胞癌的免疫治疗 为探索免疫治疗联合化疗对于肺鳞癌的疗效，Ⅲ期 KEYNOTE-407 试验纳入了 559 例初治晚期鳞状 NSCLC 患者，将其以 1∶1 随机分至“化疗（卡铂 + 紫杉醇 / 白蛋白紫杉醇）+ 帕博利珠单抗”组和“化疗 + 安慰剂”组[6]。结果显示，联合治疗组患者的 OS（15.9 个月 *vs.*11.3 个月）和 PFS（6.4 个月 *vs.* 4.8 个月）均明显改善，且与 PD-L1 表达情况无明显相关。帕博利珠单抗组和安慰剂组的重度不良事件发生率无统计学差异。

此外，IMpower131 研究发现，不论 PD-L1 的表达情况，“化疗（白蛋白紫杉醇 + 卡铂）+ 阿替利珠单抗”组的中位 PFS 均优于单纯化疗组（6.3 个月 *vs.* 5.6 个月）。这两项研究结果明确了“免疫联合化疗”对于晚期肺鳞癌患者的生存获益。因此，2018 年帕博利珠单抗联合化

 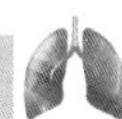

疗被 FDA 批准用于晚期肺鳞癌的一线治疗。

另有 CheckMate-227 试验证实了纳武利尤单抗 + 伊匹木单抗在晚期肺鳞癌的治疗价值。其中，纳武利尤单抗是抗 PD-1 抗体，伊匹木单抗为细胞毒 T 淋巴细胞相关蛋白（cytotoxic T-lymphocyte associated protein 4，CTLA-4）抗体。此试验共纳入 1 739 例未接受过化疗的 NSCLC 患者，结果显示“纳武利尤单抗 + 伊匹木单抗”组的中位 OS 优于化疗组（17.1 个月 *vs.*13.9 个月）[7]。其中，在 PD-L1 表达水平 < 1% 的亚组患者中，中位 OS 分别为 17.2 个月与 12.2 个月；介于 1%～49% 的患者中，中位 OS 相同，均为 15.1 个月。因此，对于 PD-L1 表达水平低或未知的患者，可考虑用该方案替代“帕博利珠单抗 + 化疗”方案。

另外，无论是晚期肺鳞癌还是非鳞癌，我国原研新药信迪利单抗[8,9]、卡瑞利珠单抗[10,11]和替雷利珠单抗[12,13]的Ⅲ期临床试验数据也表明，它们联合化疗与单独化疗对比在一线治疗中均可显著延长 PFS。

（二）PD-L1 高表达（≥50%）的 NSCLC

晚期 NSCLC 患者中，约有 30% 为 PD-L1 高表达（≥50%）[14]。Ⅲ期 KEYNOTE-024 试验证实 PD-L1 表达水平高常预示着更好的帕博利珠单抗疗效。此研究共纳入 305 例初治晚期 NSCLC 且 PD-L1 高表达的患者，随机分为帕博利珠单抗单药治疗组与铂类二联化疗组[15]。随访发现，帕博利珠单抗组的 OS 显著优于化疗组（30 个月 *vs.*14.2 个月），且相关重度不良反应的发生率更低（27% *vs.* 53%）[14]。

经交叉比较 KEYNOTE-024 和 KEYNOTE-189 两试验中 PD-L1 高表达亚组的结果，发现“帕博利珠单抗 + 化疗”组与“单纯帕博利珠单抗”组 OS 基本相当[2,15]。但由于目前暂无两者头对头对照的临床研究，对于 PD-L1 高表达的患者，是否在帕博利珠单抗的基础上加用化疗尚无定论。因此，为减少相关不良反应的发生，建议大部分 PD-L1 高表达的患者一线采用帕博利珠单抗单药治疗。

“纳武利尤单抗 + 伊匹木单抗”是经 CheckMate-227 研究证实的对 PD-L1 高表达患者的另一有效方案。在 397 例 PD-L1 高表达患者中，发现该联合治疗方案组的 OS 长于化疗组（21 个月 *vs.*14 个月），且 OS、PFS、ORR 等均优于纳武利尤单抗单药组[7]。但该方案的中位 OS 少于单药帕博利珠单抗（21 个月 *vs.* 30 个月），因此对于 PD-L1 表达≥ 50% 的晚期 *EGFR/ALK* 野生型 NSCLC 患者，美国 FDA 批准帕博利珠单抗为一线治疗的标准方案。但当疾病存在迅速进展、肿瘤负荷较高时，患者很可能因身体机能下降，二线治疗时无法耐受化疗，因此建议一线就采用“化疗 + 帕博利珠单抗”联合治疗[16]。

二、小细胞肺癌（SCLC）的免疫治疗

广泛期 SCLC 的治疗一直是临床上面临的一大难题，含铂双药方案对患者生存期的改善甚微，近年来免疫治疗在这一方面也进行了相关探索。既往已有一些研究证实了免疫治疗对于广泛期 SCLC 的有效性，例如 KEYNOTE-158、KEYNOTE-028、CheckMate 032 等。但Ⅲ期 CheckMate 331 研究显示 Nivolumab 单药相较于化疗单药并没有改善患者的 OS；而Ⅲ期 CheckMate 451 研究显示使用免疫治疗相比安慰剂进行维持治疗也没有能改善受试者的 OS。Ⅲ期 IMpower133 研究[17]，首次证实了一线“免疫 + 化疗”治疗广泛期 SCLC 的有效性和广泛前景。该研究分为两组，即“阿替利珠单抗 + 化疗（依托泊苷 + 卡铂）”组和单纯化疗组。结果显示，联合治疗方案可显著提高患者的 OS（12.3 个月 *vs.*10.3 个月）和 PFS（5.2 个月 *vs.* 4.3

个月）。另一个Ⅲ期CASPIAN研究[18]提示，durvalumab联合以卡铂或顺铂为基础的EP方案，相比于单纯化疗组，durvalumab联合化疗组一线治疗ES-SCLC中位OS明显延长，分别为13个月及10.3个月（*HR*=0.73，*P*=0.004 7）。此外，国产替雷利珠单抗在SCLC领域也初步取得一定的成果，RATIONALE206[19]研究是一项探索替雷利珠单抗联合依托泊苷/铂化疗一线治疗肺癌的多队列Ⅱ期临床研究，主要研究终点ORR达到76.5%，DCR为88.2%；次要研究终点mPFS达到了6.9个月，mOS达到了15.6个月，整体安全性良好。

此外，还有一些研究初步证实了帕博利珠单抗对广泛期SCLC的作用。一项Ⅱ期临床研究纳入了107例既往经标准治疗失败后的患者，使用帕博利珠单抗的ORR为19%，其中PD-L1阳性亚组的ORR高于阴性组（36% *vs.* 6%）[20]。与之类似的另一项ⅠB期研究显示，患者的ORR为33%[6]。

三、免疫治疗的持续时间及耐药处理

1. 治疗持续时间 关于免疫治疗持续的时间，相关研究结果比较有限，但初步数据提示免疫治疗超过1年是有益的。CheckMate 153试验评估了纳武利尤单抗单药治疗的持续时间[21]。该试验纳入163例晚期NSCLC患者，使用纳武利尤单抗1年治疗后，将患者随机分为继续治疗组和观察组。初步结果显示，继续治疗组的PFS更长，且OS有改善趋势。

KEYNOTE-010试验的随访结果提示，患者在持续帕博利珠单抗治疗2年后停药，大多可获得持久缓解。另外，停止治疗后再次接受帕博利珠单抗治疗的患者中，近1/2可获得再次缓解。故认为帕博利珠单抗治疗2年后停用可能更为恰当[22]。

因此，通常推荐持续使用PD-1抑制剂至疾病进展或发生不可耐受的不良反应，但也可在治疗2年后停药。如初始方案包含化疗，可给予4～6个周期的化疗。

2. 耐药后的处理 通常，经免疫治疗进展后的患者可采用化疗，或联合CTLA-4（伊匹木单抗）双免治疗，或联合抗血管生成药物以控制肿瘤发展。

如经免疫治疗后疾病缓解，又发现局限于1个或2个部位的寡进展，可尝试局部强化治疗（例如放疗、手术切除、消融等），同时联合PD-1抑制剂的全身治疗，但相关临床证据较为有限[23]。

（王永生 尹震宇 陈俊强 刘丽荣）

参考文献

[1] LANGER C J,GADGEEL S M,BORGHAEI H,et al.Carboplatin and pemetrexed with or without pembrolizumab for advanced,non-squamous non-small-cell lung cancer:a randomised,phase 2 cohort of the open-label KEYNOTE-021 study[J]. Lancet Oncol,2016,17(11):1497-1508.

[2] GANDHI L, RODRÍGUEZ-ABREU D,GADGEEL S,et al.Pembrolizumab plus chemotherapy in metastatic non-small-cell lung cancer[J].N Engl J Med,2018,378(22):2078-2092.

[3] SOCINSKI M A,JOTTE R M,FEDERICO C,et al.Atezolizumab for first-line treatment of metastatic nonsquamous NSCLC[J].N Engl J Med,2018,378(24):2288-2301.

[4] RECK M,MOK T S K,NISHIO M,et al.Atezolizumab plus bevacizumab and chemotherapy in non-small-cell lung cancer (IMpower150):key subgroup analyses of patients with EGFR mutations or baseline liver metastases in a

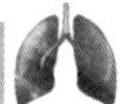

randomised,open-label phase 3 trial[J]. Lancet Respir Med,2019,7(5):387-401.

[5] GARASSINO M C,CHO B C,KIM J H,et al.Durvalumab as third-line or later treatment for advanced non-small-cell lung cancer (ATLANTIC):an open-label,single-arm,phase 2 study[J]. Lancet Oncol,2018,19(4):521-536.

[6] PAZ-ARES L,LUFT A,VICENTE D,et al.Pembrolizumab plus chemotherapy for squamous non-small-cell lung cancer[J].N Engl J Med,2018,379(21):2040-2051.

[7] HELLMANN M D,PAZ-ARES L,BERNABE CARO R,et al.Nivolumab plus ipilimumab in advanced non-small-cell lung cancer[J].N Engl J Med,2019,381(21):2020-2031.

[8] YANG Y,WANG Z,FANG J,et al.Efficacy and safety of sintilimab plus pemetrexed and platinum as first-line treatment for locally advanced or metastatic nonsquamous NSCLC:a randomized, double-blind,phase 3 study (Oncology program by Innovent anti-PD-1-11)[J].J Thorac Oncol,2020,15(10):1636-1646.

[9] ZHOU C,WU L,FAN Y,et al.Sintilimab Plus Platinum and Gemcitabine as First-Line Treatment for Advanced or Metastatic Squamous NSCLC: Results From a Randomized,Double-Blind,Phase 3 Trial (ORIENT-12)[J].J Thorac Oncol, 2021,16(9):1501-1511.

[10] ZHOU C,CHEN G,HUANG Y,et al.Camrelizumab plus carboplatin and pemetrexed versus chemotherapy alone in chemotherapy-naive patients with advanced non-squamous non-small-cell lung cancer (CameL):a randomised,open-label,multicentre,phase 3 trial[J].Lancet Respir Med,2021,9(3):305-314.

[11] ZHOU C,REN S,CHEN J,et al.Camrelizumab or placebo plus carboplatin and paclitaxel as first-line treatment for advanced squamous NSCLC(CameL-sq):A randomized,double-blind,multicenter,phase Ⅲ trial[J].J Thorac Oncol,2021,16(4):S748.

[12] WANG J,LU S,YU X,et al.Tislelizumab Plus Chemotherapy *vs* Chemotherapy Alone as First-line Treatment for Advanced Squamous Non-Small-Cell Lung Cancer:A Phase 3 Randomized Clinical Trial[J].JAMA Oncol,2021,7(6):709-717.

[13] LU S,WANG J,YU Y,et al.Tislelizumab Plus Chemotherapy as First-line Treatment for Locally Advanced or Metastatic Nonsquamous Non-Small Cell Lung Cancer (RATIONALE 304):A Randomized Phase 3 Trial[J].J Thorac Oncol,2021, 16(9):1512-1522.

[14] RECK M, RODRÍGUEZ-ABREU D, ROBINSON A G,et al.Pembrolizumab versus chemotherapy for PD-L1-positive non-small-cell lung cancer[J].N Engl J Med,2016,375(19):1823-1833.

[15] RECK M, RODRÍGUEZ-ABREU D, ROBINSON A G,et al.Updated analysis of KEYNOTE-024:pembrolizumab versus platinum-based chemotherapy for advanced non-small-cell lung cancer with PD-L1 tumor proportion score of 50% or greater[J].J Clin Oncol,2019,37(7):537.

[16] ZHOU Y,LIN Z,ZHANG X,et al.First-line treatment for patients with advanced non-small cell lung carcinoma and high PD-L1 expression:pembrolizumab or pembrolizumab plus chemotherapy[J].J Immunother Cancer,2019,7(1):120.

[17] HORN L,MANSFIELD A S,SZCZESNA A,et al.First-line atezolizumab plus chemotherapy in extensive-stage small-cell lung cancer[J].N Engl J Med,2018,379(23):2220-2229.

[18] PAZ-ARES L,DVORKIN M,CHEN Y B,et al.Durvalumab plus platinum-etoposide versus platinum-etoposide in first-line treatment of extensive-stage small-cell lung cancer(CASPIAN):a randomised,controlled,open-label,phase 3 trial[J].Lancet,2019,394(10212):1929-1939.

[19] WANG Z,ZHAO J,MA Z,et al.A Phase 2 Study of Tislelizumab in Combination With Platinum-Based Chemotherapy as First-line Treatment for Advanced Lung Cancer in Chinese Patients[J].Lung Cancer,2020,147:259-268.

[20] PAPADIMITRAKOPOULOU V,COBO M,BORDONI R,et al.IMpower132:PFS and safety results with 1L atezolizumab+carboplatin/cisplatin+pemetrexed in stage Ⅳ non-squamous NSCLC[J].J Thorac Oncol,2018,13(10):S332-S333.

[21] SPIGEL D R,MCLEOD M,HUSSEIN M A,et al.1297ORandomized results of fixed-duration (1-yr) vs continuous nivolumab in patients (pts) with advanced non-small cell lung cancer (NSCLC)[J].Ann Oncol,2017,28:v460-v960.

[22] KIM D W,HERBST R S,GARON E B,et al.Long-term survival in patients (PTS) with advanced NSCLC in the KEYNOTE-010 study overall and in pts who completed 2 years of pembrolizumab (pembro)[J].Ann Oncol, 2018,29S:63.

[23] GETTINGER S N,WURTZ A,GOLDBERG S B,et al.Clinical Features and Management of Acquired Resistance to PD-1 Axis Inhibitors in 26 Patients With Advanced Non-Small Cell Lung Cancer[J].J Thorac Oncol,2018,13(6):831-839.

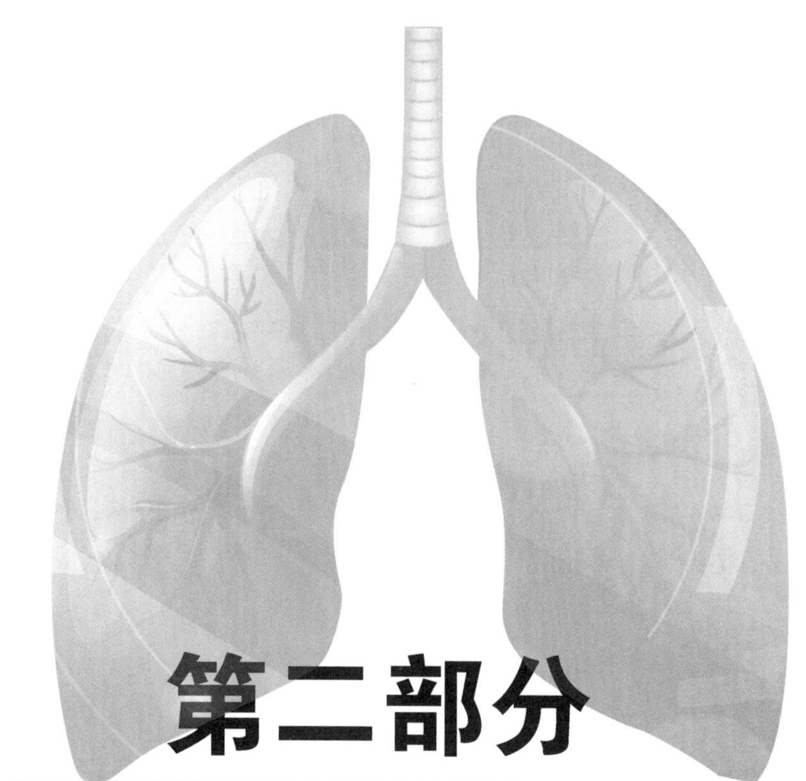

第二部分

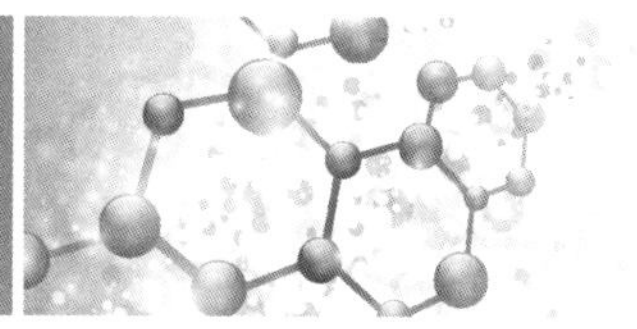

各　论

第四章

肺癌相关症状临床康复

第一节　胸　　痛

胸痛是肺癌常见的三大症状之一，在肺癌患者中有29.2%~39%出现胸痛。早期肺癌临床表现往往不典型，当累及胸膜、纵隔或侵入胸壁、肋骨或压迫肋间神经时，表现为胸痛。

一、肺癌胸痛的发生机制、临床诊断意义和分类

（一）肺癌胸痛的发生机制和临床诊断意义

1. 胸痛的主要机制为癌肿增长侵及邻近胸膜、骨骼、神经而引起疼痛，如刺激压迫肋间神经的感觉纤维、刺激气管及支气管的迷走神经纤维或膈神经的感觉纤维、刺激壁层胸膜的脊神经感觉纤维均可造成胸痛，或椎体转移刺激脊神经根，亦可引起胸痛。

2. 除疾病本身，患者情绪和疼痛程度也相互影响。胸痛患者围手术期焦虑水平显著高于无症状患者，并且由于该疾病引起的日常功能恶化，其焦虑水平也较高，且女性与疼痛相关的焦虑水平更高[1]。恶性疾病期间患者的焦虑感可能会增加肿瘤本身、疾病进展（肿瘤浸润、转移，患者消瘦）或治疗引起的疼痛症状。

3. 肺癌常见的症状为咯血、胸痛、气喘等，有胸痛者的癌症侵犯范围及程度明显较大，手术切除的难度明显增加，术前分期诊断的误差为零。因此，胸痛是Ⅲ~Ⅳ期肺癌的临床表现，有助于肺癌分期的诊断[2]。此外，高龄是以胸痛为首发症状的肺癌患者的独立危险因素[3]。

（二）肺癌胸痛的分类

1. 胸壁痛　胸壁疼痛是一种严重的致残症状。疼痛通常在肿瘤同侧，被描述为钝痛、持续和局部。如果继发于肋骨转移或原发性肿瘤累及胸壁或胸膜，胸痛则可能会特别严重，能更好地识别。

2. 颈胸膜综合征　是一种严重的难治性胸痛，通常在胸膜间皮瘤患者中观察到。它是由肿瘤侵犯胸膜腔和胸壁引起的，通常在疾病的早期阶段就可看到。这种胸痛本质上可以是胸膜炎，也可以描述为钝性和局部性疼痛，产生并累及胸腔一部分。它通常在疾病过程中发展，随着疾病进展而恶化，且通常越来越难以用常规药物缓解。由于自主神经、肋间肌和臂丛神经的神经结构受累，这种疼痛具有伤害性和神经性混合的疼痛特征[4]。

 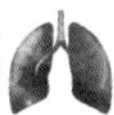

3. 肋骨转移　骨炎症引起的主要症状是疼痛，当累及壁层胸膜时，疼痛可能具有胸膜受侵成分。肺癌骨转移主要是溶解性的，因此骨膜发炎和破坏是骨转移引起疼痛的最常见机制。另外，肋骨转移通常与肋间神经损伤有关，因此与神经性疼痛有关。疼痛通常局限在特定区域，通常出现在夜间、负重或深呼吸时。疼痛通常被描述为表现稳定且严重程度逐渐加重。休息时，疼痛的严重程度可能得到更好的控制，因此患者可能会描述与姿势及自主或不自主的胸部运动有关的暴发性疼痛[5]。

4. Pancoast 肿瘤　Pancoast 肿瘤定义为源自肺尖的恶性肿瘤，也称为肺上沟肿瘤。肿瘤通常会影响邻近的结构，例如肋骨、血管和神经（通常是臂丛神经的下神经根）。此时，患者可能会出现严重疼痛，通常表现为神经性特征，放射至同侧上肢，并伴有由颈胸交感神经节侵犯引起的交感症状（如霍纳综合征）。这些表现通常在诊断肿瘤之前数月就出现[6]。

5. 恶性臂丛性病变　臂丛神经的肿瘤浸润在肺癌患者中很常见。它通常会影响神经丛的下部，但有时会演变成全神经病变。表现的症状通常是肩膀和上肢疼痛，伴有无力、肌肉萎缩和感觉缺陷。随着肿瘤的扩大和侵犯邻近结构，到达硬膜外腔的可能性变得很大。

6. 开胸术后疼痛综合征　接受胸外科手术的患者中有 25%~60% 在手术后出现持续的术后疼痛[7]。开胸术后疼痛综合征（post-thoracotomy pain symptoms，PTPS）的定义是沿手术窗的疼痛持续超过术后 2 个月。它的特征是中度至重度疼痛，通常被描述为麻木、刺痛、灼热，有时还发痒，另外，感觉丧失和异常性疼痛也比较常见。PTPS 发病机制仍不清楚，可能是神经性疼痛和肌筋膜疼痛（myofascial pain，MFP）的组合。遗传、年龄、性别、术前压力和围手术期疼痛已被确定为 PTPS 的诱因。手术类型和程度也是导致慢性疼痛发展的因素，特别是当肋间神经受损时。

7. 带状疱疹后神经痛　越来越多的癌症患者可能遭受急性带状疱疹神经痛。水痘带状疱疹病毒在初次感染后仍停留在背根神经节，在某些情况下（例如老化和免疫抑制）会重新激活，导致皮疹通常局限于皮肤分布。皮肤病变消退后，患者会发展为通常所说的带状疱疹后神经痛。急性和慢性疼痛管理都具有挑战性，并且主要基于药理学的方法。在严重情况下，当保守治疗不能使带状疱疹后神经痛得到令人满意的缓解时，可以尝试采用介入方法。

8. 某些检查和治疗　某些检查和治疗可能会导致或加重疼痛，因为它们要求患者保持静止的姿势，例如影像学检查或放射疗法（RT）。另一些则由于其侵入性而引起疼痛，例如经胸穿刺针活检或胸腔穿刺术。这些急性疼痛发作，使用常规镇痛药通常可以很好地控制短暂性的疼痛加重。

化学疗法引起的疼痛性神经病是癌症治疗中最常见且研究较多的疼痛综合征之一。大多数化疗引起的疼痛是自限性的，可以通过药物和 / 或通过调整化疗剂量进行治疗。化疗引起的周围神经性疼痛是常见的癌症治疗引起的慢性疼痛综合征。

此外，癌症患者可能在治疗后和后期并发症中遭受与放射治疗相关的疼痛。在急性期，放疗会引起皮肤或黏膜发炎或放疗本身而引起疼痛。一项研究记录了 197 例接受立体定向放疗（SBRT）治疗的Ⅰ期非小细胞肺癌患者，其中 11 例（5.6%）患者发生 CTCAEv4 级≥ 2 胸壁疼痛。胸壁被确定为有 SBRT 风险的器官，SBRT 后出现胸壁毒性反应可能为

2%~45%。辐射相关的胸壁毒性可能是由于辐射诱发的肋骨骨折或胸壁综合征（chest wall syndrome，CWS）。CWS 是由辐射诱导的神经影像学上无法清晰可见肋间神经或神经分支的病变、胸壁水肿、胸壁纤维化或发生肋骨骨折[8,9]。接受放疗的骨转移患者通常会在放射区域出现疼痛，此时通常接受临时镇痛药和类固醇治疗。而在放疗后，与放疗相关的疼痛可能由多种机制引起，包括软组织纤维化和硬化以及肌肉无力，例如胸痛、肩痛和颈肌张力障碍。接受更大放疗剂量的肺癌患者，可能需要阿片类药物来治疗肋骨放射后出现的神经丛病变或胸壁疼痛[10,11]。

二、肺癌胸痛康复管理及策略

（一）肺癌胸痛的西医治疗

在大多数情况下，采用癌痛三步阶梯法可实现令人满意的癌症疼痛控制。但是，在相当大比例的患者中，遵循 WHO 指南进行适当的常规药物治疗不能保证令人满意的镇痛效果，或者可能引起药物相关不良反应。在无肋骨转移组患者使用大剂量阿片类药物但疼痛仍难控制的原因除原有疾病因素外，主要是由于长期使用阿片类镇痛药引起阿片类药物耐受或阿片诱导痛觉过敏。对此，介入性癌症疼痛管理可能是一个有效的选择。

1. 周围神经注射（肋间神经阻滞和神经溶解、臂丛手术） 肺癌引起胸痛主要因为肿瘤累及壁层胸膜或侵及支气管壁、肋骨、肋间神经，脊柱受肺癌侵犯时也有持续性胸痛和定点压痛、放射痛，纵隔淋巴结转移可出现胸骨后深部疼痛。此类疼痛主要由肋间神经感觉纤维传导。因此，肋间神经阻滞和肋间神经毁损最常用于治疗胸部癌痛，是癌痛管理中的一种治疗方式[12]。肋间神经阻滞可作为胸部难治性疼痛的首选治疗方法。疼痛缓解时间已接近肋间神经毁损后的疼痛缓解时间（3 周 ~6 个月）。针对患者行肋间神经阻滞治疗的效果显著，除了局部麻醉药能暂时阻断痛觉传导缓解疼痛外，目前许多研究揭示局部麻醉药还有预防和治疗痛觉敏化的作用[13]。除此以外，大剂量阿片类药物在肋骨转移患者中控制疼痛不佳与骨转移也密切相关，这也是单纯肋间神经阻滞治疗效果不佳的主要原因，如两者联合治疗骨转移可能会提高镇痛疗效。

建议根据胸壁疼痛部位和肿瘤进展情况选择疼痛控制的类型。控制胸壁疼痛建议从侵入性最小的治疗开始，例如，从肋间神经阻滞到神经溶解，从椎旁阻滞到神经溶解，以及从脉冲式射频消融术（radiofrequency ablation，RFA）到冷冻消融。射频热凝治疗胸神经根可有效治疗癌痛和顽固性胸壁痛。在患有癌痛和顽固性胸壁痛的患者中进行的传统 RFA 可以在手术后 1 周内显著降低 NRS 评分约 40%（从 7 减至 4），并降低阿片类药物的使用量约 10%[14]。如果这些不起作用，可最终使用鞘内泵、脊髓刺激或手术性神经溶解。鞘内泵和脊髓刺激是 Gulati 等提出的控制疼痛的最后干预方法，可有效控制胸壁疼痛，可作为治疗选择[15]。

2. 脊柱注射 脊柱药物输送包括选择要输送药物的解剖空间（硬膜外还是鞘内）和给药方式（使用注射器驱动器 / 泵进行外部输液，还是使用自动泵进行植入式储液器）。

3. 电神经调节技术 通过该技术，位于神经结构旁的电极可以刺激选择性的小神经性纤维，进而通过复杂的生理机制抑制伤害感受。可以通过在皮肤下放置电极来实现神经刺激。

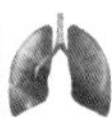

4. 神经外科手术　在过去的两个世纪，破坏性的癌痛治疗方法一直是治疗疗法的主要方向。但是，阿片类药物、辅助剂和较新的麻醉技术的可选择性已基本取代了此类手术。

（二）肺癌胸痛的中医治疗

胸痛属于中医“胸痹”范畴，在多部中医学典籍中有所记载，如《黄帝内经》《金匮要略》等，是一种以胸部闷痛、胸痛彻背、喘息短气、难以平卧为主要临床表现的病证。本章所说的胸痛，是在肺癌发生基础上的胸痛，即肺癌胸痛，是癌性疼痛的一种，属于《黄帝内经》中《灵枢·本藏》篇所载的胸痹，属肺系病症，病位在肺。中医理论认为，疼痛的原因无外乎“不通则痛”和“不荣则痛”，而癌症患者之所以会感到疼痛，是因为癌性疼痛的病理特点是癌毒内蓄、气滞血瘀、真气虚衰、脉络失养。肺癌胸痛的基本病机为五脏阴阳气血亏虚，痰浊瘀血互结。

1. 中药疗法康复　根据肺癌胸痛的病因病机，可以确立治疗原则及方法。肺癌胸痛治疗要遵循治病求本、辨证论治的原则。治疗方法则以止痛为主，辅以理气、活血、降逆、化瘀、散结、散寒、通脉、清热、化痰等法。但临床辨证，需结合疼痛的部位、性质、程度，表里、寒热、虚实、阴阳，以及在气分还是在血分等诸多因素，不可以偏概全，一概而论。董敏将癌性疼痛分为实证、虚证、虚实夹杂证三种。实证气滞者治以行气导滞，方用柴胡疏肝散；血瘀者治以活血通络，方用失笑散；痰湿者治以化痰渗湿，方用导痰汤；热毒者治以清热解毒，方用五味消毒饮。虚证则以补益气血阴阳为据，气虚则多用补气药，如黄芪、党参等；血虚多用补血药，如当归、川芎等；阴虚多用补阴药，如沙参、麦门冬等；阳虚多用补阳药，如淫羊藿、骨碎补等；气血两虚多以十全大补汤加减；气阴两虚多以生脉饮加味。虚实夹杂证实多虚少者，以祛邪为主，补虚为辅；虚多实少者则以补虚为主，兼顾祛邪[16]。

2. 针灸推拿疗法康复

（1）针灸疗法康复：针灸是针刺与灸法的合称，进行针刺与灸法时需遵循其基本的治疗原则，即针刺的“盛则泻之，虚则补之，热则疾之，寒则留之，菀陈则除之”和灸法的“寒则温之，虚则补之，陷下则灸之”，要时刻谨记适可而止，过犹不及。孔最穴在缓解疼痛方面疗效颇佳。左秀玲取孔最穴，配以肺经诸穴，如尺泽、太渊，又加刺阿是穴，以迎随补泻法之补法，施以强刺激，留针30~60分钟，可缓解肺癌胸痛。亦可取肺俞、少商、合谷、胸区阿是穴等穴，配合适当的补泻之法，缓解疼痛[17]。

（2）推拿疗法康复：肺癌胸痛患者可以选择对孔最、云门、内关、足三里与合谷这几处穴位进行推拿，推拿力度由轻到重，但不可超过患者所能承受的最大力度。若患者感到酸麻胀痛感，可对此处进行持续的推拿刺激。推拿时间不宜过短，过短推拿尚未起效，也不宜过长，过长对患者刺激过大，因此推拿时间一般持续15~20分钟即可。可在饭后与睡前进行，一天4次，1周为一个疗程[18]。

3. 其他疗法康复

（1）移情放松疗法康复：让患者保持静态，嘱其闭目，放松身体，缓慢地深呼吸，可同时辅之语言引导，或播放音乐，让患者产生愉悦的联想，以转移患者的注意力，减少其对疼痛的感知[18]。

（2）贴敷疗法康复：贴敷疗法，是使用中草药制剂，配合介质施于皮肤、孔窍、腧穴及病变局部等部位的治病方法，属于中医外治法。韩子敏使用生栀子 30g，川乌药、五灵脂、水蛭、䗪虫、壁虎、黄药子、马钱子各 15g，蜈蚣、樟脑、冰片各 8g，研末，陈醋调糊，将药糊涂于疼痛中心区，略大于疼痛的范围，根据不同的病因配穴，止痛效果较好，止痛时间较持久[19]。

（三）肺癌胸痛的康复护理

1. 饮食护理 化疗期间，应注意患者的营养摄入，良好的饮食护理可帮助患者减轻或摆脱所处困境，利于化疗计划的顺利完成，早餐进清淡食物，中晚餐进高营养食物，多食富含维生素的新鲜蔬菜、水果及含粗纤维的糙米、豆类等食物。

2. 情绪调节 实施者关心体贴患者，态度热情诚挚详细了解有关病情，全面深入地了解患者的心理反应，取得其高度信任。另外，告知患者化疗目的及必要性，胸痛是疾病本身症状之一，随着化疗大量消灭癌细胞，胸痛会逐渐减轻，积极配合治疗，才能尽快使症状消失。

3. 疼痛护理 对患者疼痛的性质、部位、程度、伴随症状及持续时间等进行观察，服用止痛剂后观察患者的用药反应，避免剧烈咳嗽，必要时用手按住胸部疼痛处，以减轻疼痛。

4. 并发症护理 注意观察癌痛患者是否有便秘、胃肠道反应等并发症的出现，可通过穴位贴敷改善患者的便秘症状，并按压内关、合谷、足三里等穴位改善患者的胃肠道反应。

（陈 元 饶 洁 陈国强 于凤至）

参考文献

[1] MALINOWSKA K.The relationship between chest pain and level of perioperative anxiety in patients with lung cancer[J].Pol Przegl Chir,2018,90(2):23-27.

[2] 史清明，周胜年，张宜文．原发性肺癌胸痛与分期的探讨 [J]. 临床荟萃 ,1996,11(12):534-535.

[3] 邓彦来．以胸痛为首发症状的肺癌患者年龄分布特点 [J]. 河北医药 ,2006,28(8):687.

[4] PARKER C,NEVILLE E.Lung cancer:management of malignant mesothelioma[J].Thorax,2003,58(9):809-813.

[5] SIRMALI M,TÜRÜT H,TOPÇU S,et al.A comprehensive analysis of traumatic rib fractures:morbidity,mortality and management[J].Eur J Cardiothorac Surg,2003,24(1):133-138.

[6] ZAROGOULIDIS K,PORPODIS K,DOMVRI K,et al.Diagnosing and treating pancoast tumors[J].Expert Rev Respir Med,2016,10(12):1255-1258.

[7] KEHLET H,JENSEN T S,WOOLF C J.Persistent postsurgical pain:risk factors and prevention[J].Lancet,2006,367(9522):1618-1625.

[8] MUTTER R W,LIU F,ABREU A,et al.Dose-volume parameters predict for the development of chest wall pain after stereotactic body radiation for lung cancer[J].Int J Radiat Oncol Biol Phys,2012,82(5):1783-1790.

[9] NAMBU A,ONISHI H,AOKI S,et al.Rib fracture after stereotactic radiotherapy on follow-up thin-section computed tomography in 177 primary lung cancer patients[J].Radiat Oncol,2011,6:137.

[10] DUNLAP N E,CAI J,BIEDERMANN G B,et al.Chest wall volume receiving>30Gy predicts risk of severe pain and/or rib fracture after lung stereotactic body radiotherapy[J].Int J Radiat Oncol Biol Phys,2010,76(3):796-801.

[11] HOCHBERG U,ELGUETA M F,PEREZ J.Interventional analgesic management of lung cancer pain[J].Front Oncol,2017,7:17.

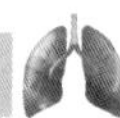

[12] VISSERS K C,BESSE K,WAGEMANS M,et al.23.Pain in patients with cancer[J].Pain Pract,2011,11(5):453-475.
[13] 吴蔚宇,徐益萍,徐美英.肋间神经阻滞治疗难治性肺癌胸痛的疗效评估[J].上海医学,2018,41(1):24-26.
[14] OH T K,KIM N W,YIM J,et al.Effect of radiofrequency thermocoagulation of thoracic nerve roots in patients with cancer and intractable chest wall pain[J].Pain Physician,2018,21(4):E323-E329.
[15] GULATI A,SHAH R,PUTTANNIAH V,et al.A retrospective review and treatment paradigm of interventional therapies for patients suffering from intractable thoracic chest wall pain in the oncologic population[J].Pain Med,2015,16(4):802-810.
[16] 董敏,洒荣桂.浅谈中西医结合治疗癌性疼痛[J].中医药信息,2010,27(3):82-84.
[17] 任奇.中医药治疗癌痛初探[J].中国现代药物应用,2010,4(21):114-115.
[18] 王晓阳.肺癌癌痛患者中运用中医护理的效果分析[J].中医临床研究,2019,11(6):75-76.
[19] 王朝晖.肺癌胸痛辨治体会[J].国医论坛,2013,28(1):47.

第二节 呼吸困难

美国胸科协会共识所定义的呼吸困难是指呼吸不适的主观感受,包括不同强度、不同性质的呼吸不适感。目前我国通用的教科书中对呼吸困难的定义为“患者主观上感到空气不足、呼吸费力,客观上表现为呼吸费力,严重时可出现张口呼吸、鼻翼扇动、端坐呼吸,甚至发绀、呼吸肌辅助参与呼吸运动,并可有呼吸频率、深度与节律的改变”。根据 NCCN 指南的定义:预计生命最后几小时的患者被称为濒死期,预计生存时间在数天或数周时称为临终(dying patient)。呼吸困难的程度在死亡前 3~10 天内会恶化。尽管在临终前进行了对症治疗,仍有 65% 的患者出现呼吸困难,其中 26% 的患者出现严重呼吸困难。

一、病因及发病机制

(一)病因

1. 肿瘤因素 肺部肿瘤堵塞气道,合并心包、胸腔或腹腔积液,腹部或胸部巨大肿块压迫、肿瘤淋巴管浸润、胸膜肥厚、肿瘤合并胸壁及膈肌扩展受限或膈肌麻痹、合并气管或喉头水肿或狭窄。

2. 非肿瘤因素 肺部感染、肺间质纤维化、重度贫血、肺栓塞、神经肌肉疾病、低氧血症、心力衰竭、气道异物等。

3. 心理异常因素 焦虑、抑郁等。

(二)发病机制

呼吸困难的病理机制尚未完全阐明。呼吸困难具体的病理机制为:来自外周的化学/迷走神经纤维感受器的传入信号经大脑边缘系统和感觉运动皮质区的感觉中枢处理,使呼吸肌肉的神经冲动增加。但这种神经冲动由于呼吸肌力减退、麻痹或机械负荷增加而变为通气异常感受信号。这种异常的通气感受信号由肺部迷走神经受体及呼吸肌的机械感受器传入大脑感觉运动皮质,最终产生呼吸困难的感受。任何导致通气需求增加和/或机械效应器受损的因素都可以导致呼吸困难。

二、临床表现和诊断标准

（一）临床表现

呼吸困难常表现为发作性，严重时呈持续性，患者主诉窒息感、对氧气极度渴望、无法呼吸、濒死感等，常伴有紧张、焦虑、恐惧等心理情绪改变[1]。

吸气性呼吸困难：表现为喘鸣、吸气费力，重者可出现三凹征，即胸骨上窝、锁骨上窝和肋间隙明显凹陷。

呼气性呼吸困难：表现为呼气费力，呼气明显延长而缓慢，常伴有哮鸣音。

混合性呼吸困难：表现为吸气与呼气均感费力，呼吸频率加快，幅度变浅，常伴有呼吸音减弱或消失。

心源性呼吸困难：表现为活动时出现或加重，休息时减轻或缓解，仰卧位可加重，坐位时可减轻。轻者短时间内可缓解，重者表现为哮喘，面色青紫，咳粉红色泡沫样痰。

中毒性呼吸困难：可出现深长而不规则的呼吸，频率可快可慢。

（二）诊断标准及评估策略

1. 呼吸困难的诊断标准 与疼痛类似，呼吸困难也是一种主观感受，主要依靠患者的自我描述进行判定，通常没有可测量的客观指标。医务人员必须学会要求并接受患者的评估，如果患者说他们有呼吸困难，我们必须相信他们有呼吸困难。

2. 呼吸困难的问诊要点 询问患者是否有呼吸困难时，不要简单地询问："你是否感到呼吸困难或气短？"因为患者常常处于静卧休息状态，所以他们回答问题的时候并没有感觉气短。我们应该询问是否有与活动有关的呼吸困难，例如"你在以同龄人相同的速度走路的时候，是否会觉得气短？""你在上楼的时候，是否必须停下来呼吸？""吃饭的时候会觉得气短吗？"。有助于确定呼吸困难原因的诊断措施包括：胸部X线片、心电图、肺功能检查、动脉血气、全血细胞计数，血清钾、镁和磷酸盐水平，心肺功能运动试验。其他针对潜在疾病的检测，如疑似心包积液时，可以行超声心动图检查。检查项目的选择应综合考虑疾病分期、预后、风险/受益比以及患者和家人的意愿[2]。

3. 呼吸困难的评估

（1）针对呼吸困难的主要评估内容包括：描述呼吸困难性质，评估呼吸困难程度，以及呼吸困难对生活质量的影响和负担。需要警惕，呼吸困难严重程度和疾病严重程度往往不一致[3]。

（2）描述呼吸困难性质：尚缺少对中文描述呼吸困难常用语的研究。中文对呼吸困难表述的常用词语有"胸闷""喘息""气短""气促""气急""憋气""气不够用""胸部紧缩感""呼吸费力""呼吸压迫感""窒息感"等。而患者对呼吸困难的语言描述具有文化、地域及语种的差异。空气渴求感/吸气不足感（air hunger/unsatisfied inspiration）表示患者肺通气与呼吸驱动不匹配，通过增加呼吸驱动而诱发出来。呼吸费力（work/effort）常提示有心肺疾病，最常见于心功能不全、支气管哮喘、慢性阻塞性肺疾病和影响呼吸肌肉的疾病。胸部发紧感（tightness）常为支气管收缩引起。很少数患者主动用此类语言来描述其呼吸困难，多由医师提示或问诊而获得。

（3）评估呼吸困难程度：与疼痛评估类似，简单常用的方法有视觉模拟量表（VAS）、数字评定量表（NRS）[4]。研究显示，在COPD合并呼吸困难患者中，可以通过辅助呼吸机的参与程度来协助判断呼吸困难强度的严重程度[5]。改良的Borg量表配合6分钟步行试

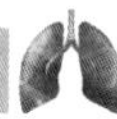

验[6]可重复性和可靠性非常好。在不能交流的患者中，只能通过呼吸困难的体征来评估症状强度[7]。

（4）呼吸困难症状对生活质量、日常生活、社会生活和心理状态的影响：主要通过综合问卷或疾病特异性问卷等方法评估。

三、呼吸困难的康复管理及策略

（一）一般康复管理

呼吸困难的患者首先要判断病因，对于可纠正的病因，如贫血、肺部感染、肺栓塞、胸腔积液、心包积液等应予以积极治疗[8]。有效的放疗、化疗、靶向治疗、免疫治疗对缓解肺癌所致的呼吸困难也有帮助。气管/支气管镜下的介入治疗，如支架植入、冷冻、消融等对于缓解大气道阻塞所致的呼吸困难也有一定作用[9]。当然，也有相当一部分患者的呼吸困难可能找不到明确的原因。

（二）肺癌患者临终前呼吸困难的康复

对于终末期肿瘤患者，大多数情况下，疾病已无法逆转，病因治疗已无法实现，对症治疗是此时的重点。NCCN对预期生存时间：数天至数周（临终前）患者呼吸困难的治疗[10,11]推荐如下：

1. 非药物康复策略

（1）通风：可有效改善患者呼吸困难的主观感受。

（2）吸氧：如报告缺氧症状缓解和/或主观感觉吸氧能够缓解症状，可予以吸氧。

（3）必要时可考虑有时限地给予呼吸机辅助通气。

（4）为患者/家属提供因呼吸衰竭而死亡的先期指导，提供教育、社会心理、情感及精神支持。

（5）另外，有小样本随机临床研究提示，针灸可以有效缓解肺癌患者的呼吸困难，减少吗啡的用量[12,13]。

2. 药物康复策略 国家卫生健康委员会制定的《中国原发性肺癌诊疗规范（2015年版）》中指出：呼吸困难是晚期恶性肿瘤患者最常见的症状之一，70%的晚期肿瘤患者会合并呼吸困难，90%的肺癌患者死亡前会有呼吸困难。吗啡是治疗呼吸困难首选药物，其使用方法与镇痛治疗一致。

（1）一般处理：NCCN指南推荐既往未使用过阿片类药物的患者，吗啡2.5~10mg口服、1次/2h，必要时1~3mg静脉注射、1次/2h。正在使用阿片类药物的患者，考虑剂量增加25%。对于患有急性进行性呼吸困难的患者，可能需要更为积极的滴定吗啡的剂量。多项研究显示，吗啡口服或皮下注射均能明显改善患者的呼吸困难，但是吸入吗啡不能有效缓解呼吸困难[14-18]。昏迷、针尖样瞳孔和呼吸频率明显下降为吗啡中毒的三联症状，当患者呼吸频率<10次/min时需警惕吗啡中毒。

紧急常用的处理方式包括：①停用吗啡，保持呼吸道通畅；②维持血压，保持生命体征稳定；③给患者疼痛刺激；④使用纳洛酮。

（2）如合并焦虑，既往未使用苯二氮䓬类药物，可必要时给予劳拉西泮0.5~1mg口服、1次/4h。非苯二氮䓬类抗焦虑药丁螺环酮，在432例癌症患者中（62%是肺癌），没有证实其能改善癌症患者的呼吸困难[19]。苯二氮䓬类镇静催眠药过量使用可产生中毒症状，可有嗜睡、眩晕、运动失调、精神异常、头痛、反应迟钝等症状，严重者可出现昏迷、血压降低、呼吸抑制、心动缓慢和晕厥。因此，应尽量避免联合处方阿片类药物和苯二氮䓬类镇静药物。如果因病情需要，必须联合使用时，应将每种药物的剂量和疗程限制在能够达到理想临床疗效的最低水平。

（3）如果体液负担过重是一个诱因，建议减少或停止肠内外输液，考虑使用利尿剂，如呋塞米。

（4）减少过多分泌物：必要时可使用东莨菪碱 0.4mg 皮下注射，根据临床所需，每 4 小时可重复使用 1 次；东莨菪碱贴剂 1.5mg，1~3 贴，每 3 天 1 次；或 1% 阿托品滴眼液 1~2 滴，舌下给药，每 4 小时 1 次或必要时使用，或格隆溴铵 0.2~0.4mg，静脉或皮下注射，每 4 小时 1 次重复或必要时使用。

（三）中医康复处理

气促隶属于中医"喘证"范畴，多表现呼吸急促，气短而不均匀。多因肺癌或经放化疗后损伤肺气，导致正气虚损，阴阳失调，邪毒乘虚入肺，肺失宣降，气机不利所致。晚期邪毒盘踞日甚，肺之气阴俱损，则气短喘息而声息低怯，胸闷而不甚急，因少气不足以息故动则尤甚，静而喜卧不耐劳作，气息低微，此为邪实而正虚。

1. 中药疗法 肺癌患者气促的病机主要可归结为气虚不摄，或外邪、水饮犯肺，其主要治疗原则为培补摄纳或祛邪利气。辨证分为风寒喘证、风热喘证、痰浊喘证、肺虚喘证、肾阳虚衰喘证，分别方选三拗汤、麻杏石甘汤、二陈汤、生脉散、金匮肾气丸加减[20]。

2. 食疗 名医张锡纯在《医学衷中参西录》中所说"食疗病人服之，不但疗病，并可充饥，不但充饥，更可适口，用之对症，病自渐愈，即不对症，亦无他患"。食物疗法寓治于食，这种自然疗法与服用苦口的药物相比迥然不同，它不像药物那样易于使人厌服而难以坚持，人们容易接受，可长期运用，对于慢性疾病的调理治疗尤为适宜。

3. 中医意疗 在治疗期间，尤其在化疗期间，患者身心健康会受到极大影响，对患者的生活质量和情绪产生影响。保持情绪乐观，禁大怒、大悲，以免伤肝伤肺；故禁大悲（忧）、大恐，以免惊扰肺志、肾志，内耗肺肾，不利于疾病的康复[21]。

4. 针灸疗法 针灸在肿瘤患者治疗中起到缓解临床症状、改善放化疗不良反应、治疗术后并发症、增强机体免疫力等作用[22]。研究显示，在常规治疗基础上加用针灸治疗，选取足三里、三阴交、肺俞穴等穴位，改善患者的气促等临床症状，提高生活质量，减少气促等肺癌相关临床不良反应[23,24]。

（黄 柳 陈 元 王丽新 董雪珊）

参考文献

[1] 张宏艳，王飞．阿片药物治疗终末期肿瘤相关呼吸困难的历史与实践[J]. 医学与哲学，2017,38(3B):60-63.

[2] FERRELL B R,COYLE N.Oxford textbook of palliative nursing[M].4th ed. London:Oxford University Press,2014.

[3] 呼吸困难诊断、评估与处理的专家共识组．呼吸困难诊断、评估与处理的专家共识[J]. 中华内科杂志，2014, 53(4):337-341.

[4] BAUSEWEIN C,FARQUHAR M,BOOTH S,et al.Measurement of breathlessness in advanced

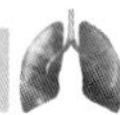

disease:a systematic review[J].Respir Med,2007,101(3):399-410.

[5] GIFT A G,PLAUT S M,JACOX A.Psychologic and physiologic factors related to dyspnea in subjects with chronic obstructive pulmonary disease[J].Heart Lung,1986,15(6):595-601.

[6] BURDON J G,JUNIPER E F,KILLIAN K J,et al.The perception of breathlessness in asthma[J]. Am Rev Respir Dis,1982,126(5):825-828.

[7] O' DONNELL D E,LAM M,WEBB K A.Measurement of symptoms,lung hyperinflation,and endurance during exercise in chronic obstructive pulmonary disease[J].Am J Respir Crit Care Med,1998,158(5 Pt 1):1557-1565.

[8] NIEDER C,KAMPE T A,ENGLJAHRINGER K.Does patient-reported dyspnea reflect thoracic disease characteristics in patients with incurable cancer?[J].Anticancer Res,2018,38(2):901-904.

[9] NEUMANN K,SUNDSET A,ESPINOZA A,et al.Changes in quality of life,dyspnea scores,and lung function in lung cancer patients with airway obstruction after a therapeutic bronchoscopy[J].J Bronchology Interv Pulmonol, 2013,20(2):134-139.

[10] National Comprehensive Cancer Network.NCCN Clinical Practice Guidelines in Oncology:Palliative Care(2018 Version 1)[EB/OL].(2018)[2021-10-10]. https://www.nccn.org/.

[11] TIEP B,CARTER R,ZACHARIAH F,et al.Oxygen for end-of-life lung cancer care:managing dyspnea and hypoxemia[J].Expert Rev Respir Med,2013,7(5):479-490.

[12] MINCHOM A,PUNWANI R,FILSHIE J,et al.A randomised study comparing the effectiveness of acupuncture or morphine versus the combination for the relief of dyspnoea in patients with advanced non-small cell lung cancer and mesothelioma[J].Eur J Cancer,2016,61:102-110.

[13] BAUML J,HAAS A,SIMONE C B,et al.Acupuncture for dyspnea in lung cancer:results of a feasibility trial[J].Integr Cancer Ther,2016,15(3):326-332.

[14] JENNINGS A L,DAVIES A N,HIGGINS J P,et al.A systematic review of the use of opioids in the management of dyspnoea[J].Thorax,2002,57(11):939-944.

[15] ABERNETHY A P,CURROW D C,FRITH P,et al.Randomised,double blind,placebo controlled crossover trial of sustained release morphine for the management of refractory dyspnoea[J].BMJ,2003,327(7414):523-528.

[16] MORI M,MORITA T,MATSUDA Y,et al.How successful are we in relieving terminal dyspnea in cancer patients?A real-world multicenter prospective observational study[J].Support Care Cancer,2020,28(7):3051-3060.

[17] GAMBORG H,RIIS J,CHRISTRUP L,et al.Effect of intraoral and subcutaneous morphine on dyspnea at rest in terminal patients with primary lung cancer or lung metastases[J].J Opioid Manag,2013,9(4):269-274.

[18] POHL G,MAROSI C,DIECKMANN K,et al.Evaluation of diagnostic and treatment approaches towards acute dyspnea in a palliative care setting among medical students at the University of Vienna[J].Wien Med Wochenschr, 2012,162(1-2):18-28.

[19] PEOPLES A R,BUSHUNOW P W,GARLAND S N,et al.Buspirone for management of dyspnea in cancer patients receiving chemotherapy:a randomized placebo-controlled URCC CCOP study[J].Support Care Cancer, 2016,24(3):1339-1347.

[20] 李琳 . 喘证中医辨治探析 [J]. 亚太传统医药 ,2010,6(1):47-48.

[21] 杨志彦 , 楚新霞 . 化疗前后肺癌患者生活质量、焦虑抑郁情绪变化及生活质量影响因素 [J]. 中国医药导报 ,2016,13(5):122-125.

[22] 刘继民 , 王檀 . 王檀教授中医康复疗法治疗肺劳喘证经验总结 [J]. 中国中医药现代远程教育 ,2019, 17(13):59-61.

[23] 招彩彬 . 针灸配合化疗治疗非小细胞肺癌的疗效观察 [J]. 临床医学研究与实践 ,2017,2(17):133-134.

[24] BAUML J,HAAS A,SIMONE C B,et al.Acupuncture for dyspnea in lung cancer:results of a feasibility trial[J]. Integr Cancer Ther,2016,15(3):326-332.

第三节 咯 血

咯血定义为源自肺实质或气道的血液排出物，包括气管支气管来源、肺实质来源和原发性血管来源。咯血的常见原因包括慢性支气管炎、支气管扩张、肺炎、真菌感染、结核病和恶性肿瘤。如果发生一次，则咯血被归类为单发，如果持续出血时间超过 2 周则为持续性，如果持续时间少于 2 周则为非持续性。肺癌患者中持续性咯血的频率明显更高[1]。咯血是肺癌患者的常见表现，尽管只有 3% 发生大咯血。轻度咯血管理的主要重点包括半择期环境中的源识别和治疗，而大咯血的管理需要立即注意建立和保护气道，然后进行源识别和治疗。处理恶性肿瘤引起的咯血时，需要采取多学科的方法。

一、咯血的流行病学及高危因素

（一）咯血的流行病学

一项前瞻性研究中共有 57 例（17%，57/336）的肺癌继发咯血，有 47 例接受了支气管镜检查（82%，47/57），而 43 例呈阳性肺癌（91%，43/47）[2]。胸腔癌占所有咯血病例的近 1/4。在美国，肺癌占咯血病例总数的 23%[3]。一项纳入 609 名咯血患者 [平均年龄（56.7 ± 14.1）岁，男性 60.6%] 的研究，在随访的 5 年中，有 1.5% 的患者患了肺癌，5 年内出现咯血的复发率为 8.7%，其中 4% 是由肺癌引起的[4]。Jones 等使用了一种基于症状的方法，在 762 325 名英国患者的大型全科医学数据库（Clinical Practice Research Datalink）中调查了与咯血有关的所有诊断，在 4 812 例新的咯血发作中，随后 6.3% 被诊断出患有肺癌[5]。在一项较大的研究中，首次咯血患者随访 3 年肺癌的发病率报道为 10%。这项法国研究评估了大约 30 000 名咯血患者的 3 年预后，并估计 4% 的隐源性咯血患者在随访期间被诊断出患有肺癌[6]。Hippisley-Cox 等在风险评估模型中确定了肺癌的危险比，该模型考虑了在肺癌诊断前 12 个月内出现的三种临床预测指标（咯血、食欲缺乏和体重减轻）[7]。

（二）咯血的高危因素

在恶性肿瘤中，咯血有多种机制，可能与出血量和出血率有关。轻度和大量咯血的原因包括：肿瘤内新血管形成、肿瘤表面剥脱、肿瘤坏死、肿瘤刺激引起的咳嗽、侵蚀气道周围的血管结构以及气道手术和全身治疗后的医源性出血[8]。咯血的来源通常来自肿瘤内的支气管动脉出血，较少见于肿瘤侵蚀进入肺动脉（PA），很少见于系统性动脉破裂[9]。鳞状细胞组织学构成的肿瘤咯血的最大风险，其次是腺癌、小细胞和大细胞。大量咯血通常在前哨轻微出血数周后出现[10]。

二、咯血的诊断标准

（一）肺癌咯血严重程度分级

一般情况下，根据咯血严重程度分级，24 小时内咯血 <30ml 为轻度，30~300ml 为中 - 重度，300~400ml 为重度[11]。大量咯血有许多标准定义，通常从 100ml 到 24 小时内出血超过 600ml，出现呼吸或血流动力学损害[12]。如果发生严重咯血，出血通常来自支气管（90%）和

肺动脉（5%）[13]。

（二）肺癌咯血的检查方法

在一项研究中，X 射线仅在咯血的所有患者中确定了 45% 的出血部位，但仅包括大量或"大"咯血的患者。当将 CT 与大咯血患者的支气管镜检查相比较时，CT 在确定出血原因方面更为有效（分别为 77% 和 8%，P<0.001），而它们在确定出血部位的比例没有显著差异（分别为 70% 和 73%）[14]。在 Herth 等的一项回顾性研究中，发现近 1/4 确诊恶性肿瘤和急性咯血的患者胸部 X 线片正常 [15]。

有可视化 CT 在评估远端气道的能力远超出支气管镜，并且在评估支气管内病变方面比支气管镜更敏感。指南建议，在所有怀疑有咯血的肺癌患者（不包括大量咯血或不稳定患者）中，均应在支气管镜检查之前进行 CT 检查 [16]。

详细的病史和体格检查完成后，可以用 CT 和纤维支气管镜（FB）检查继发于恶性疾病的小咯血。虽然 FB 在轻微咯血中的作用有限，但使用 FB 可以检测出血管腔内肿瘤的缓慢渗出。与轻度咯血相比，识别并分流出血侧肺是处理大量咯血的重要步骤。对于恶性肿瘤，事先了解肿瘤部位可能有助于调查出血侧。支气管镜检查已被证明可在 73%~93% 的大咯血中能成功识别出血部位 [17]。支气管镜检查可用于确定出血部位，诊断活动性出血，并在进行严格检查时，可控制具有严重出血性疾病患者的气道 [18]。但是，CT 同样能够定位出血，并且在检测潜在的肿瘤和支气管扩张方面更有效 [19]。

大多数患者有一个可识别的出血来源，隐匿性咯血定义为支气管镜和 CT 均无法诊断的病例，占所有咯血病例的 10%~20%[20]。

三、咯血康复管理及策略

（一）肺癌咯血的西医治疗

大规模咯血的初始治疗方法应始终从气道管理和血流动力学稳定化开始。一旦稳定下来，对出血侧进行定位对于保护不出血侧的肺至关重要。如果是恶性咯血，关键是要知道原发肿瘤的部位，因为这可能是出血的原因。对于伴有双侧肺转移的转移性疾病，确定出血部位可能更具挑战性，因为可能存在许多潜在的出血部位。一旦确定了出血侧，将患者呈侧卧位出血侧朝下很重要。这有利于利用重力来防止血液溢出或吸入未受影响的肺 [21]。

在第一次咯血时，确定出血量对于治疗至关重要。当肺基础病待评估和肺功能检查未完善时，少量咯血的患者通过有效咳嗽来清除呼吸道分泌物至关重要。大咯血时需评估是否进行插管以建立安全的气道。严重的呼吸急促、无法处理咯血或分泌物、气体交换不良和 / 或低氧血症恶化、血流动力学不稳定或咯血迅速进行，这些都是插管的指征 [22]。此外，使用血管栓塞技术早期积极干预可以降低死亡率 [23]。

在快速、大量咯血的情况下应考虑使用支气管阻滞剂，阻塞支气管以阻止对侧肺部血液的抽吸和污染，最终使患者充分进行气体交换和稳定。这为进一步的诊断测试和更明确的管理提供了足够的时间。支气管阻塞也会导致填塞、血块形成和暂时止血，由于支气管阻滞剂容易脱落，故通常将它们放置在较大的气道中 [24]。支气管阻滞剂的使用是一种临时措施，通常在咯血前48~72小时内使用。此外，应定期复查凝血功能，监测出血情况以及阻滞剂的位置[25]。

治疗咯血的保守方法包括使用支气管阻滞剂进行气道隔离，以及在支气管内使用冰盐水和血管活性剂。近年来，其他辅助疗法，例如氨甲环酸（TA），主要用于轻度-中度咯血。

鉴于使用冷冻生理盐水气管内止血报道的风险较低，其具有可用性和易用性，建议从支气管内4℃生理盐水开始止血。如果考虑使用肾上腺素和去甲肾上腺素，建议以2ml等分试样使用较低的浓度（1∶100 000），最大剂量不超过0.6mg，密切监测心搏，并慎用于有潜在的冠心病和心律不齐患者[26]。当其他支气管内策略失败时，可使用氧化的再生纤维素（ORC）进行支气管镜引导局部止血填塞治疗（THT）。

支气管内电灼术是治疗出血性支气管内肿瘤的另一种有效方法。在这种方法中，直接电能通过与转化为热的电能接触而传递到组织，从而导致凝结和坏死。此外，支气管内激光治疗被认为是治疗侵蚀气道壁并伴有咯血的有效方法。

放射治疗仅可用于控制上呼吸道出血，因为制订放疗计划和实施治疗需要时间，而且治疗反应并不迅速，因此仅在少量咯血时才适用。体外放射疗法是缓解局部晚期肺癌症状的有效方法，并且在所有继发于肺癌的少量出血患者中，均应考虑采用外照射[27]。在过去30年中，对晚期原发性肺癌的几项研究表明，放疗对咯血具有中等程度作用，但仅有姑息作用。放疗对于继发于转移性疾病的咯血是一种有用的姑息疗法，其有效性高达82%[28]。随着知识和技术的发展，放射治疗现在很少用于缓解疼痛，并且很少用作大咯血的治疗手段。

近距离放射治疗在气道肿瘤治疗中的首次应用是在1922年Yankaner报道了用镭粒进行支气管腔内近距离放射治疗[29]。安装在导线上的放射性发射元件插入并前进至肿瘤附近。在进行近距离放射治疗之前，应消除阻塞性肿瘤（即使在部分阻塞的情况下），因为它会引起炎症和相继的管腔阻塞。近距离放疗可大大减轻轻度咯血，但这种方式在大规模咯血中的使用受到限制。

支气管内支架（主要是硅树脂）被广泛用于姑息性阻塞性气道恶性肿瘤的治疗[30]。有小样本的病例报道发现，气道支架植入术可有效控制肺癌引起的咯血[31]。

随着时间的流逝，外科手术在咯血中的作用逐渐减弱，现在仅适用于干预失败时。例如，在医源性肺动脉破裂、胸部外伤和对其他治疗方法有抵抗力的曲霉病继发的大咯血的处理中，外科手术仍然是可选择的方法[32]。

（二）肺癌咯血的康复护理

1. 常规护理组护理 内容为解除呼吸道梗阻、输注止血药、监测生命体征和确保病房内干净整洁等。

2. 急救护理

（1）保持呼吸道通畅：在有大咯血倾向患者的床旁准备好抢救物品，帮助患者采取侧卧位，鼓励患者主动将血块咳出，必要时连接吸引器将咽喉部的血块吸出。对于有窒息倾向的患者，采用纱布缠绕金属压舌板将其牙关打开，维持上呼吸道通畅，并迅速建立有效的人工气道[33]。

（2）建立静脉通路：为患者建立2条有效的静脉通道，为输注止血药做好有效的输入基

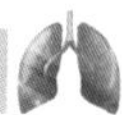

础，以尽快补充并维持患者的血容量。

（3）监测生命体征：对患者各项生命体征及生理指标给予密切监测，对于咯血量在1 000ml的患者应引起重视，及时按照医嘱为其配备血液制品，以维持稳定的胶体渗透压及有效血容量[34]。

（4）镇咳护理：为咳嗽剧烈的患者提供适当的镇咳类药物，避免因剧烈咳嗽导致胸廓震动幅度较大而引起的大量咯血，对于年纪过大或肺功能不全的患者，需与医师探讨个体病情后，慎重用药。

（5）药物不良反应护理：垂体后叶素为肺癌合并大咯血抢救治疗中的常用药，其作用机制是通过减少冠状动脉及肠道血流量的作用，促进收缩全身小动脉及毛细血管，减少血流量。但其易引发血压上升或心绞痛等，输注药物时应控制好输注速度，避免因操作不当造成液体外渗而引起局部组织缺血坏死等情况。

（6）病房内常规护理：患者急救成功后，需确保病房内安静、温度及湿度适宜。嘱患者及其家属在咯血停止后注意对维生素、蛋白质的摄入，少食多餐、多饮水、补充营养、防止便秘。指导患者正确排便，避免在排便期间用力过猛，导致肺内压升高而再度发生咯血。指导患者及其家属如何避免压疮，给予皮肤护理、口腔护理等帮助，减少呼吸道感染的发生。

3. 预防再次大咯血的护理　部分患者经过急救护理后，症状得到暂时缓解，但仍具有再次发生大咯血的可能，应在患者床旁准备好抢救物品及器械，并对患者的血常规及凝血功能给予监测和记录，根据患者的个体情况对症促进骨髓生长并补充血小板，加强日常巡视工作，观察患者早期咯血的先兆，如喉头发痒、呼吸加速、烦躁不安等症状[35]。

（三）咯血的中医治疗

肺癌咯血属于中医“血证”范畴，《黄帝内经》称为“咯血”，血热妄行导致的咯血则表现为血热鲜红，发热口渴，胸骨疼痛，舌红苔黄，脉数；脾不统血，则表现为咯血，伴有气怯神疲，体倦乏力，血色渗红，舌质淡，脉虚细乏力；瘀血阻络则表现为咯血、血色紫暗或瘀块，刺痛，痛有定处，舌质紫，瘀斑，脉弦涩[36]。咯血无外乎分为虚、实两方面，虚证以肺脾气虚为主，实证以肝火犯肺为主。

1. 中药疗法　咯血与痰关系密切，痰又分为实痰和虚痰。实痰乃痰饮实热，气逆而咯血，治疗用泻肺丸加减。虚痰以肺阴亏虚为主，治宜滋润为主，方选保和汤、紫菀散、清燥救肺汤加减[37]。治痰应贯穿治疗肺癌的整个过程，在辨证处方的基础上加用化痰的中药，如茯苓、白术、半夏、贝母、瓜蒌、生黄芪、天南星等药物。李本岗等以十灰散为基础方，辨证的基础上加减用药，肺肾阴虚型加丹皮、寸冬、山萸肉；肝火犯肺型加柴胡、胆草、黄芩、芒硝；气滞血瘀型加川芎、三七粉；气血亏虚型加当归、黄芪、白芍、熟地、阿胶[38]。

2. 情志疗法　中医运用五行学说，根据喜怒忧思悲恐惊的不同特点，而将其具体归纳为某一脏的生理功能，即五脏生五志，其中喜（惊）为心之志，怒为肝之志，思为脾之志，悲（忧）为肺之志，恐为肾之志。肺癌患者不仅身体上饱受病痛的折磨，而且还有巨大的心理负担，咯血日久会丧失对治疗疾病的信念，最终会影响治疗的效果。因此医护人员要注重对患者心理上的疏导，保持心情舒畅，树立抗病的信心，使肝气舒畅条达，则全身气机通畅，增加疾病治疗效果。

3. 饮食疗法 中国食疗文化源远流长，以食养身，以食治病，已经成为中医学的一个特色。根据药食同源、辨证施食的原则，食疗改善肺癌咯血已经成为中医一大特色，如对于肝火犯肺型的患者，宜多喝萝卜汁或藕汁；对于痰热壅肺型的患者，宜吃梨、橘子等新鲜的水果；对于气虚血瘀型的患者，可以喝山药粥、红枣粥等补肺脾之气的食物；而阴虚火旺的患者应禁食辛辣刺激的食物[39]。

4. 穴位注射 针灸疗法作为祖国传统医学的一部分，历来受到医家重视，随着针灸技术在肿瘤治疗的不断应用，其治疗效果亦逐渐得到国内外医家的普遍认可。现在各医家不断在探索中西医如何结合治疗肿瘤及其并发症，取得了较好的治疗效果。周佐涛等穴位注射孔最穴治疗咯血，结果显示，与西医综合治疗组相比，穴位注射组有效率显著高于西医综合治疗组[40]。

(陈 元 张 莉 饶 洁 赵 芳 蒋 磊)

参考文献

[1] BIDWELL J L,PACHNER R W.Hemoptysis:diagnosis and management[J].Am Fam Physician,2005,72(7):1253-1260.

[2] AROOJ P,BREDIN E,HENRY M T,et al.Bronchoscopy in the investigation of outpatients with hemoptysis at a lung cancer clinic[J].Respir Med,2018,139:1-5.

[3] REISZ G,STEVENS D,BOUTWELL C,et al.The causes of hemoptysis revisited.A review of the etiologies of hemoptysis between 1986 and 1995[J].Mo Med,1997,94(10):633-635.

[4] PETERSEN C L,WEINREICH U M.Five-year follow-up of hemoptysis with no malignancy suspected on chest computed tomography:recurrence,lung cancer and mortality[J].Eur Clin Respir J,2019,6(1):1616519.

[5] JONES R,LATINOVIC R,CHARLTON J,et al.Alarm symptoms in early diagnosis of cancer in primary care: cohort study using General Practice Research Database[J].BMJ,2007,334(7602):1040.

[6] ABDULMALAK C,COTTENET J,BELTRAMO G,et al.Haemoptysis in adults:a 5-year study using the French nationwide hospital administrative database[J].Eur Respir J,2015,46(2):503-511.

[7] HIPPISLEY-COX J,COUPLAND C.Identifying patients with suspected lung cancer in primary care:derivation and validation of an algorithm[J].Br J Gen Pract,2011,61(592):e715-e723.

[8] KVALE P A,SELECKY P A,PRAKASH U B,et al.Palliative care in lung cancer:ACCP evidence-based clinical practice guidelines (2nd edition)[J].Chest,2007,132(3 Suppl):368S-403S.

[9] RAZAZI K,PARROT A,KHALIL A,et al.Severe haemoptysis in patients with nonsmall cell lung carcinoma[J].Eur Respir J,2015,45(3):756-764.

[10] MILLER R R,MCGREGOR D H.Hemorrhage from carcinoma of the lung[J].Cancer,1980,46(1):200-205.

[11] DELAGE A,TILLIE-LEBLOND I,CAVESTRI B,et al.Cryptogenic hemoptysis in chronic obstructive pulmonary disease:characteristics and outcome[J].Respiration,2010,80(5):387-392.

[12] THOMPSON A B,TESCHLER H,RENNARD S I.Pathogenesis,evaluation,and therapy for massive hemoptysis[J].Clin Chest Med,1992,13(1):69-82.

[13] LARICI A R,FRANCHI P,OCCHIPINTI M,et al.Diagnosis and management of hemoptysis[J].Diagn Interv Radiol,2014,20(4):299-309.

[14] REVEL M P,FOURNIER L S,HENNEBICQUE A S,et al.Can CT replace bronchoscopy in the detection of the site and cause of bleeding in patients with large or massive hemoptysis?[J].AJR Am J Roentgenol,2002,179(5):

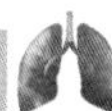

1217-1224.
[15] HERTH F J,BECKER H D,ERNST A.Aspirin does not increase bleeding complications after transbronchial biopsy[J].Chest,2002,122(4):1461-1464.
[16] DEL GIUDICE M E,YOUNG S M,VELLA E T,et al.Systematic review of guidelines for the management of suspected lung cancer in primary care[J].Can Fam Physician,2014,60(8):e395-e404.
[17] KHALIL A,SOUSSAN M,MANGIAPAN G,et al.Utility of high resolution chest CT scan in the emergency management of haemoptysis in the intensive care unit:severity,localization and aetiology[J].Br J Radiol,2007,80(949):21-25.
[18] BRUZZI J F,REMY-JARDIN M,DELHAYE D,et al.Multi-detector row CT of hemoptysis[J].Radiographics,2006,26(1):3-22.
[19] HSIAO E I,KIRSCH C M,KAGAWA F T,et al.Utility of fiberoptic bronchoscopy before bronchial artery embolization for massive hemoptysis[J].Am J Roentgenol,2001,177(4):861-867.
[20] MENCHINI L,REMY-JARDIN M,FAIVRE J B,et al.Cryptogenic haemoptysis in smokers:angiography and results of embolisation in 35 patients[J].Eur Respir J,2009,34(5):1031-1039.
[21] SAKR L,DUTAU H.Massive hemoptysis:an update on the role of bronchoscopy in diagnosis and management[J].Respiration,2010,80(1):38-58.
[22] JEAN-BAPTISTE E.Clinical assessment and management of massive hemoptysis[J].Crit Care Med,2000,28(5):1642-1647.
[23] BHALLA A,PANNU A K.Etiology and outcome of moderate-to-massive hemoptysis:Experience from a tertiary care center of North India[J].Int J Mycobacteriol,2017,6(3):307-310.
[24] REISZ G.Topical hemostatic tamponade:another tool in the treatment of massive hemoptysis[J]. Chest,2005,127(6):1888-1889.
[25] COLCHEN A,FISCHLER M.Emergency interventional bronchoscopies[J].Rev Pneumol Clin,2011,67(4):209-213.
[26] KHOO K L,LEE P,MEHTA A C.Endobronchial epinephrine:confusion is in the air[J].Am J Respir Crit Care Med,2013,187(10):1137-1138.
[27] GAITO S,HUGHES C,WOOLF D.Radiotherapy in the control of bleeding from primary and secondary lung tumours[J].Br J Hosp Med,2019,80(4):211-215.
[28] FLEMING C,RIMNER A,FOSTER A,et al.Palliative efficacy and local control of conventional radiotherapy for lung metastases[J].Ann Palliat Med,2017,6(1):S21-S27.
[29] YANKAUER S.Two cases of lung tumor treated bronchoscopically[J].New York Med J,1922,21:741-742.
[30] SAJI H,FURUKAWA K,TSUTSUI H,et al.Outcomes of airway stenting for advanced lung cancer with central airway obstruction[J].Interact Cardiovasc Thorac Surg,2010,11(4):425-428.
[31] BARISIONE E,GENOVA C,GROSSO M,et al.Palliative treatment of life-threatening hemoptysis with silicone stent insertion in advanced lung cancer[J].Monaldi Arch Chest Dis,2017,87(1):781.
[32] KIRAL H,EVMAN S,TEZEL C,et al.Pulmonary Resection in the Treatment of Life-Threatening Hemoptysis[J].Ann Thorac Cardiovasc Surg,2015,21(2):125-131.
[33] 叶强 . 中医药治疗肺癌咯血的研究进展 [J]. 中医药导报 ,2017,23(9):104-105,109.
[34] 陈洁 . 唐容川以瘀论治咳血探微 [J]. 江西中医药大学学报 ,2017,29(3):15-17.
[35] 王蜀嘉 , 刘群 , 刘玥芸 , 等 . 唐容川《血证论》咳血证治探析 [J]. 环球中医药报 ,2014,7(11):857-860.
[36] 马超 , 许玲 . 中医药治疗肺癌的研究进展 [J]. 中华中医药学刊 ,2017,35(5):1100-1103.
[37] 陈梦洁 . 支气管扩张伴咯血的中医护理体会 [J]. 世界最新医学信息文摘 ,2016,16(72):280-281.
[38] 冷安明 , 杨静 , 周佐涛 . 穴位注射孔最穴治疗中小量咯血的随机对照研究 [J]. 贵阳中医学院学报 ,2017,39(4):30-33.

[39] 韦社勤. 肺癌并大咯血护理干预探讨 [J]. 中外医学研究 ,2012,10(33):110-111.

[40] 秦序玲. 急救护理在肺癌合并大咳血患者中的应用 [J]. 中国肿瘤临床与康复 ,2016,23(10):1235-1237.

第四节 癌性胸腔积液和心包积液

癌性胸腔积液和心包积液，也称为恶性胸腔积液和恶性心包积液，是中晚期癌症常见的并发症之一，它的产生及发展直接影响着患者的生活质量和生存期，严重的胸腔积液或心包积液甚至可危及生命。几乎所有的恶性肿瘤均可引起胸腔积液，临床上最常见的恶性肿瘤有肺癌（24%~42%）、不明原发腺癌（34%）、乳腺癌（23%~25%），其次为恶性淋巴瘤（12%~24%）、卵巢癌、胃肠道肿瘤、胸膜间皮瘤、黑色素瘤以及骨与软组织肉瘤。恶性胸腔积液是肺癌最常见的并发症之一，并且在胸腔积液中可找到癌细胞而确诊[1]。恶性肿瘤进展时侵犯心脏并非少见，其发生率在恶性肿瘤尸检患者为 10%~15%，最高可达 21%。原发灶以支气管肺癌、纵隔肿瘤多见，因此肺癌同时也是发生心包转移和心包积液最常见的肿瘤，占所有恶性心包积液患者的 60%~75%[2]。频繁的胸膜腔或心包腔穿刺引流等处理措施，只能让患者短暂感到舒适，但可能导致胸腔积液和心包积液产生速度更快，也增加了感染机会，同时使机体丢失大量蛋白等营养物质，造成病情恶化，全身进一步衰竭。肺癌合并癌性胸腔积液和心包积液平均生存约 6 个月，患者总体预后不佳[3]。因此，有效地控制和消除癌性胸腔积液和心包积液，对延长患者的生存、改善生活质量有重要意义。

一、发病原因[4]

1. 毛细血管内静水压（hydrostatic pressure）增高 癌栓阻塞或肿块压迫，使上腔静脉或奇静脉血液循环受阻，当血管内压力过高时，可引起静脉血管床充血，静水压增高，致血管内外液体交换失衡，组织液回吸收减少而漏入胸腔或心包腔形成胸腔积液或心包积液[4]。合并缩窄性心包炎、充血性心力衰竭等基础疾病，上腔静脉回流受阻，使静脉压力增高，也是导致胸腔和心包腔积液的重要原因之一。

2. 毛细血管内胶体渗透压（oncotic pressure）降低 低蛋白血症，晚期肺癌患者因进食困难或者恶病质状态，常有恶心、呕吐等症状，可伴有不同程度的营养不良和肝功能损害，导致低蛋白血症，当血浆蛋白低至 25~30g/L 时，血浆胶体渗透压降低，导致血浆外渗形成胸腔积液。此外，患者合并肝硬化、肾病综合征、黏液性水肿、急性肾小球肾炎等基础疾病，均导致低蛋白血症，可加速癌性胸腔积液和心包积液的形成[5]。

3. 毛细血管通透性增加 肿瘤侵犯胸膜、心包膜或在胸腔内沿胸膜、心包膜种植，直接损伤胸膜和心包膜毛细血管，使血管通透性增加，导致大量液体与蛋白质渗入胸腔和心包腔，形成胸腔积液和心包积液。近年来发现，病变胸膜或心包膜 VEGF 分泌明显增加，血管内皮生长因子（VEGF）又称为血管通透因子，导致血管内大分子物质的渗出，是已知最强的血管渗透剂，对血管通透性比组胺大 50 000 倍。VEGF 与受体结合后，通过一

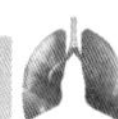

系列信号转导机制导致血管内皮细胞分裂增殖，同时增加了血管通透性，使血浆蛋白外渗，为胸腔积液形成提供了合适的微环境。因此，VEGF 强大的渗透作用也成为诱发恶性胸腔积液和心包积液的主要原因[6]。抗 VEGF 治疗将是恶性胸腔积液和心包积液治疗的新方向[7]。

4. 壁层胸膜淋巴引流障碍 肿瘤淋巴管堵塞、发育性淋巴管引流异常，使壁层淋巴液流体静压力增高，可导致胸腔积液发生。放疗后肺纤维化致淋巴血液回流受阻，亦可导致胸腔积液形成。

5. 胸腔内负压增加 肺癌瘤肿破裂、胸导管破裂等，导致胸腔和心包腔内出血，负压增高，可形成胸腔和心包腔血性积液和乳糜样积液。

6. 副癌综合征性胸腔积液 与肺癌本身自分泌或旁分泌相关因子有关，但并非肿瘤转移或胸膜种植所致，常继发于癌性肺不张、动静脉癌栓、上腔静脉阻塞、多处纵隔淋巴结受累等，以癌性胸腔积液多见。

二、发病机制

正常成人胸膜腔和心包腔内有浆液不足 50ml，正常情况下，胸膜腔和心包腔内有 10~30ml 液体，起润滑作用。近年研究证实，壁层胸膜或心包膜每日仅分泌 100~200ml 胸液或心包液，仍由壁层胸膜或心包膜小孔回吸收。该小孔直径为 2~12mm，存在于壁层胸膜或心包膜的间皮细胞之间，和淋巴网相通。一般情况下，脏层胸膜或心包膜对胸腔积液或心包积液的形成和重吸收作用很小，而壁层胸膜或心包膜分泌胸腔积液或心包积液与重吸收速度相当，因此不造成胸膜腔或心包腔积液[8]。

胸腔积液和心包积液的产生机制较复杂，当体内外液体交换失衡及血管内外液体交换失衡，可出现胸腔积液或心包积液。当肺癌侵犯胸膜、心包膜，或者转移性病灶（如纵隔、肺、肝等）引起任何病理原因加速胸腔积液或心包积液产生和 / 或减少其吸收时，就出现癌性胸腔积液或心包积液[9]。

三、诊断标准及国际标准分级

胸腔积液或心包积液细胞沉淀中找到恶性细胞或胸膜、心包膜活检发现癌是诊断癌性胸腔积液和癌性心包积液的“金标准”。对胸腔或心包腔穿刺抽取出的胸腔积液或心包积液作常规评价应包括：比重、pH、红细胞及白细胞计数、LDH 测定、蛋白测定、pH 测定、细菌、结核、真菌染色和培养、组织学或细胞学检查等。恶性胸腔积液属渗出液，其比重常在 1.018 以上，蛋白含量 >30g/L，粗蛋白试验（Rivalta）阳性，细胞数往往很多，常在 500个/μl 以上。癌性胸腔积液和心包积液常为血性，占 80% 左右。如果未能从胸腔积液或心包积液中查到癌细胞而高度怀疑恶性肿瘤时，还可借助胸膜或心包膜活检术来获取肿瘤组织。活检术的阳性率与肿瘤累及胸膜或心包膜的范围、操作者经验等有关。

1. 癌性胸腔积液分级

（1）胸片：胸腔积液胸片表现，少量积液（300~500ml），患侧肋膈角变钝；中量积液（500~2 000ml），积液线上缘呈外高内低的弧线，下肺野（第 4 前肋骨水平以上至第 2 前肋骨水平以下）成致密影；大量积液（2 000ml 以上），纵隔向健侧移位，横膈下移，肋间隙变宽，肺部致密影达第2前肋骨水平以上。

（2）胸部CT:“少量”，与胸膜平行的水样密度弧形带状影；“中量”，新月形低密度区，弧形线向后内侧凹陷，局部肺组织轻度受压；“大量”，肺组织明显受压缩，体积缩小，贴近肺门，纵隔向对侧移位。

2. 癌性心包积液分级

（1）微量心包积液：积液量30~50ml。左室后壁心包腔内液性暗区深2~3mm，局限于房室沟附近。

（2）少量心包积液：积液量50~200ml。左室后壁心包腔内液性暗区深5mm左右，右室前壁及心尖部心包腔内无液性暗区。

（3）中量心包积液：积液量200~500ml。右室前壁心包腔内液性暗区深5~10mm。左室后壁液性暗区深10~20mm。

（4）大量心包积液：积液量>500ml。右室前壁心包腔内液性暗区>15mm，左室后壁心包腔内液性暗区>20mm。

四、康复管理及策略

（一）西医预防康复

1. 鼓励患者卧床休息，给予半卧位或患侧卧位，有利于呼吸和缓解腹部疼痛[10]。

2. 营养支持 给予高蛋白、高热量、粗纤维饮食。肺癌患者肠内营养支持能显著提高低肺功能肺癌患者的呼吸功能，对于减少肺部感染、促进疾病早期恢复具有重要作用。

3. 限制水、钠的摄入 目前主张胸腔积液或心包积液患者无需完全禁止钠盐的摄入，轻者每日钠摄入量不超过1g，重者不超过0.5g，并适当限制水的摄入量。

4. 增加水、钠的排出 可使用利尿剂，宜多种交替使用或联合使用，并注意电解质的平衡。轻者可口服排钾利尿剂，如氢氯噻嗪、氯噻酮、呋塞米。

5. 协助医师抽取胸腔积液和心包积液，观察胸腔积液和心包积液的颜色、量并做好记录，注意穿刺部位有无渗血或渗液；如有胸腔和心包腔闭式引流，应严密观察引流是否通畅，记录引流量；每日更换引流瓶，严格无菌操作，避免逆行感染[11]。

6. 指导患者有效的咳嗽咳痰方法，保持呼吸道通畅。待体温恢复正常，胸腔积液吸收后，鼓励患者逐渐下床活动，增加肺活量。

7. 做好心理护理，消除紧张心理。患者对于胸腔积液和心包积液的焦虑会使患者情绪低落、心情烦躁、夜间失眠，可导致各脏器功能失调，抵抗力下降，进而加重病情；同时还会降低患者对后续治疗的耐受性，增加肺部感染发生率。术前进行心理护理干预及超前镇痛，可降低焦虑程度，提高后期治疗的耐受能力。

8. 基础病处理，术前高血糖及低蛋白血症等其他基础病纠正处理，可以提高肺癌患者的呼吸功能，降低肺部感染的并发症。

（二）西医治疗康复

1. 针对肺癌原发肿瘤治疗 肺癌患者一旦出现癌性胸腔积液和心包积液，均难以控制，严重影响着患者的生活质量，胸腔积液和心包积液出现是肺癌已进入晚期的标志之一，预后差。但并不意味着已无治疗价值，仍应积极治疗，以求改善生活质量，延长生存时间，

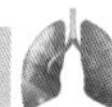

为寻求最佳治疗方案创造条件。对于肺癌并发胸腔积液和心包积液的患者，首先应积极治疗原发肿瘤病灶。肺原发肿瘤灶能否得到控制，直接影响着胸腔积液和心包积液量的增减和病情的进展速度。针对肺癌的治疗包括前所述及的手术、放疗、化疗、分子靶向治疗以及免疫治疗等，但这些方法在使用时应注意：胸腔积液和心包积液量较少或起病初期，且患者肝肾功能受损不明显时，手术、放疗、化疗等方法均可酌情应用，但仍应选择对肝肾功能损伤较小的方案，或在治疗后及时给予适当的保肝治疗；中等以上胸腔积液时，肝肾功能受损伤明显者，如手术、放疗、化疗等治疗，原则上不予采用，少数确有治疗价值者，最好能使胸腔积液和心包积液消退或明显减少，但均应慎用，以防加重对肝肾功能的损伤，治疗同时应给予适当的支持治疗。

2. 癌性胸腔积液和心包积液的内科治疗 肺癌患者出现癌性胸腔积液或心包积液必须积极控制积液量的增长，尽量减轻患者的痛苦。

（1）穿刺引流术：胸膜腔或心包腔穿刺引流排放胸腔积液或心包积液可迅速减轻胸腔和心包腔内压力，缓解心、肺及胃肠道等的压迫症状，减轻患者的痛苦。但这种缓解只是暂时的，胸腔积液和心包积液会在短时间内迅速增长，反复排放胸腔积液反而会导致体液及蛋白质的大量丢失、水电解质紊乱、体位性低血压，过快引流心包积液还可诱发急性肺水肿等严重后果。因此，排放胸腔积液和心包积液不能作为首选治法。对于个别患者，胸腔积液或心包积液影响呼吸功能及心肾功能等情况时，方可考虑胸腔穿刺或心包腔穿刺放水，以减轻胸腔内压，增加肾血流量，暂时改善呼吸功能及心肾功能。首次抽水胸腔积液一般不超过 800ml，心包积液一般不超过 700ml，以后每次放胸腔积液量应 <1 000ml 和每次放心包积液量应 <500ml，并予放水后适当补充白蛋白[12]。

（2）胸腔积液的回输：在确定胸腔积液未感染，未找到癌细胞的情况下，可将胸腔积液回输入患者体内，不仅可减轻患者痛苦，而且可防止大量排放胸腔积液所造成的体液、蛋白质的大量丢失及电解质紊乱；也可将胸腔积液经透析或超滤浓缩后回输，不仅能保留机体蛋白质，提高血浆渗透压，减少胸腔积液的生成，还能增加机体有效循环血量，增加肾小球滤过率，阻断肾素 - 血管紧张素 - 醛固酮系统活力，抑制升压素分泌，维持并纠正体内电解质平衡，比单纯胸腔积液回输效果更好。可于4~8小时内抽出 5 000~10 000ml 胸腔积液，经透析或超滤浓缩至 500~1 000ml 后回输，一般在 2 周内行 4 次左右，常能取得良好的效果，有严重心功能不全，凝血功能障碍及近期有消化道出血者应禁用。

（3）腔内药物治疗：

1）化疗药物：在适当排放胸腔积液后，向胸腔内注入抗肿瘤药物可减少胸腔积液的生成，使胸腔内药物维持很高水平，而毒性反应比全身使用相同药物小。据报道，当胸腔内注入 5-FU 时，门静脉血的药物浓度是外周静脉用药后的 10~20 倍。常用的药物有丝裂霉素、顺铂、卡铂、氮芥、塞替派、氟尿嘧啶、阿柔比星、表柔比星、博来霉素、平阳霉素等[13-15]。

2）硬化剂：如四环素、滑石粉、多西环素等，有效率高，但不良反应大，药物来源有限，目前已不作为常规使用。

3）生物制剂：如白细胞介素 2（IL-2）、干扰素（IFN-β、IFN-γ）、金黄色葡萄球菌素或香菇多糖等。

4）抗血管靶向药物：近年来研究显示：恶性胸腔积液和心包积液的产生与某些介质如血管内皮生长因子（VEGF）分泌增加有关。贝伐单抗是抗血管抑制剂，可与 VEGF 结合，阻碍 VEGF 与其受体在内皮细胞表面的相互作用，同时降低组织间的液压，使肿瘤组织周边微环境正常化，从而达到消除胸腔积液和心包积液的目的。日本的一项前瞻性多中心Ⅱ期临床试验研究了贝伐单抗联合紫杉醇 / 卡铂治疗晚期非小细胞肺癌合并 MPE 的疗效，贝伐单抗联合化疗组 MPE 的疾病控制率（87.0%）明显高于单纯化疗组（78.3%）[16]。

3. 癌性胸腔积液和心包积液的外科治疗

（1）体腔持续循环热灌注治疗：高精度体腔持续循环热灌注治疗系统是将大量含抗肿瘤药物的温热灌注液体持续循环充盈患者胸腔，预防和治疗转移性胸膜癌及其伴随的恶性胸腔积液。

1988 年，Spratt 等根据肿瘤细胞与正常细胞对温度耐受性的差异和热化疗协同效应，结合腹腔解剖学特点，设计了 HIPEC 技术[17]，该技术同样适用于胸腔持续循环热灌注治疗。该技术的主要原理为：①通过持续的循环胸腔热灌注治疗，可以对胸膜上种植转移和胸腔内游离肿瘤细胞起到机械性冲刷作用，清除胸腔内残留的癌细胞和微小转移灶；②热效应对癌细胞有多重作用，在组织水平导致癌组织内微血管栓塞，肿瘤细胞变性、坏死，在细胞水平破坏细胞的自稳机制、激活溶酶体、破坏胞质和胞核并诱导细胞凋亡，在分子水平使癌细胞膜蛋白变性，干扰蛋白质、DNA 和 RNA 的合成；③热效应与化疗药物有协同作用，该协同作用在 42℃时即明显增强，热效应可增强抗癌药物的渗透性，使药物的渗透深度从 1~2mm 增加至 5mm。

（2）胸腔积液腹腔引流术：该疗法适合于晚期肺癌患者，通过手术将胸腔积液引入腹膜腔[18]。具体方法是在患者身上埋一个胸腹腔分流器，患者只需每日挤压分流器泵 4 次，每次 10 分钟，胸腔积液便会自动地从胸腔流入腹膜腔，通过大面积腹膜吸收，达到控制胸腔积液的目的。放置胸腹腔分流器，患者的痛苦较少，延续时间短，因此认为胸腹腔分流器分流可作为治疗恶性胸腔积液的可供选择的一种治疗方法，并且当肺复张不可能达到时，胸腹腔分流术是唯一有效的治疗方法。

在应用胸腹腔分流器治疗恶性胸腔积液时应注意几点：①选择病例要恰当，患者必须有一定的寿命时间；②患者必须是愿意并有能力挤压胸腹腔分流器。

（3）胸膜切除术和心包膜切除术：胸膜切除术和心包膜切除术对部分肺癌恶性胸腔积液是有效的治疗，然而对多数患者来说，这种方法不被用来作为最初的治疗。

胸膜和心包膜切除术适应于：患者一般情况很好，病情平稳，肿瘤生长缓慢，除胸腔积液和心包积液外，几乎没有其他症状。尤其适合于治疗那些不能导管引流的小腔、多腔的渗出液患者。临床上需谨慎选择病例。

（三）中医治疗康复

癌性胸腔积液、心包积液隶属于中医“悬饮”“支饮”“痰饮”等范畴，临床常有胸闷胸痛、气促咳嗽、胸胁饱满、呼吸困难等表现。《金匮要略》即有“饮后水流胁下，咳唾引痛，谓之悬饮”的记载。肺癌并发的癌性胸腔积液、心包积液，其发生总属肺、脾、肾功能失调，津液不

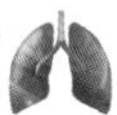

归正化，代谢失常水饮停聚。病机为癌瘤之邪滞于体内，损伤脏腑，或因正气虚弱，脏腑功能失调，致气血水运行不利，或因内伤劳倦，气机不利，气血痰浊壅滞，均可致邪流胸胁，阻滞三焦，三焦水道壅闭，蓄而成饮，水饮积结于胸腔或心包，发为胸腔积液、心包积液。本病证候多为本虚标实，是一种虚实夹杂的病理状态，本虚多为阳气虚，标实为邪气盛。瞿彬等将其具体分为气阴两虚、气虚痰湿、气虚血瘀、气虚、痰热、气滞及气滞血瘀等证候[19]。施展等认为气虚、痰湿、血瘀、阴虚为其基本的证候要素，而寒湿困脾、气滞血瘀、气阴两虚、痰瘀互阻、脾肾阳虚、肝脾不调是基本的证候[20]。

1. 中药疗法康复 肺癌并发癌性胸腔积液、心包积液的治疗应遵循治病求本、辨证论治的原则。痰浊瘀毒和停蓄的水饮性皆属阴，祛之则非温药不能化散，而脏气虚弱亦非温药不能调补，故治疗时应遵从《金匮要略》中提出的“病痰饮者，当以温药和之”的总原则，临床常用的方药有十枣汤、葶苈大枣泻肺汤、己椒苈黄丸、苓桂术甘汤、防己黄芪汤等。黄立中等认为，临证时应分清缓急，当积液量大，严重压迫心肺和纵隔，心肺症状较明显时，应急放积液以救其急，而病情较缓时可辨证施治，水饮壅塞型治宜逐水化饮，用十枣汤加人参、桂枝、半夏、黄连，中病即止，再图缓治；痰瘀交结型治宜消痰散结、解毒利水，用苓桂术甘汤合小陷胸汤加葶苈子、莪术；气虚型治宜温阳补气、散结利水，方用补中益气汤合葶苈大枣泻肺汤加半夏、茯苓、莪术[21]。还有医家采用中西医结合疗法治疗肺癌胸腔积液，发现泻肺逐水方（葶苈子、大枣、猪苓、茯苓、泽泻、石韦、白茅根、车前子）配合胸腔内灌注化疗对于肺郁痰瘀型的肺癌并发胸腔积液患者可更有效地控制胸腔积液，且能够减轻临床症状，改善生活质量及减少不良反应[22]。总之，临证时应以温化散结、行气利水为基本治法，配以“行、消、开、导”等治标之法，同时又要据其病位、原发病灶、患者脏腑功能和胸腔积液、心包积液情势的缓急而予施治，还需时时顾护正气。

2. 敷贴疗法康复 敷贴疗法是一种古老而又新型的中医外治疗法，其使用中药制剂，配合介质施于皮肤、孔窍、腧穴及病变局部等部位，透过表皮，通达五脏六腑而至全身。中药敷贴疗法用于肺癌并发癌性胸腔积液、心包积液的治疗，可就近透邪，提高局部用药浓度，从而缓解症状，延长生存期，巩固疗效及减轻不良反应。尤其能够避免药物损害胃肠道及肝脏，可适用于重症患者或胃肠道反应较明显的患者，其简便、安全、起效快，可起到扶正不助邪、祛邪不伤正的作用，体现了中医表里互通、治表及里、标本兼治的诊治理念[23]。有研究采用中药方外敷于患者患侧胸壁部位，药方组成为大戟、芫花、甘遂、桂枝、茯苓、葶苈子、白芥子，发现中药外敷联合顺铂胸腔注射治疗癌性胸腔积液，疗效优于单一的顺铂胸腔注射治疗[24]。

3. 经络腧穴疗法康复 经络构成人体的组织，在内可内属五脏六腑，在外可联络肢节及皮肤，中药膏通过经络与穴位的传导及皮肤透入，从而发挥疗效，中药膏外用既可刺激穴位，又可通过经络使药物发挥疗效。研究显示用十枣汤加减制膏，贴敷于膏肓穴、肺腧穴治疗恶性胸腔积液，药膏具体制备方法为枳实、白芷、大黄研磨成粉末，而后再用大戟、芫花、石菖蒲煎成浓汁，混合调成膏状，具有一定疗效[25]。

4. 针灸疗法康复 近年来，有研究采用针刺疗法治疗肺癌并发的胸腔积液，对于积液中等量及以下的患者疗效显著，具有经济、简便、避免不良反应的优点，而且通过针刺治疗后，能够增强机体的免疫力，逐渐恢复机体调节水、液代谢的能力，延缓胸腔积液的复发时间，且认为选穴应以募穴为主，因募穴是脏腑之气汇聚于胸腹部的腧穴，适合用来治疗脏腑的正气不足以及内伤久病所致的积液[26]。

（付 强 王丽新 张 莉 顾 瞻）

参考文献

[1] PENZ E,WATT K N,HERGOTT C A,et al.Management of malignant pleural effusion:Challenges and solutions[J].Cancer Manag Res,2017,9:229-241.

[2] KATO R,HAYASHI H,CHIBA Y,et al.Prognostic Impact of Minimal Pericardial Effusion in Patients With Advanced Non-small-cell Lung Cancer[J].Clin Lung Cancer,2017,18(6):e449-e455.

[3] SHI H.Guidelines to the diagnosis and treatment of malignant pleural effusion[J].Chin J Intern Med,2014,53:166-167.

[4] 刘淑清．肿瘤合并大量心包积液和心脏压塞四例分析[J]. 中华内科杂志,2007,12(1):136.

[5] 葛均波，徐永健．内科学[M].8版．北京：人民卫生出版社,2014.

[6] BRADSHAW M,MANSFIELD A,PEIKERT T.The role of vascular endothelial growth factor in the pathogenesis,diagnosis and treatment of malignant pleural effusion[J].Curr Oncol Rep,2013,15:207-216.

[7] ZANG J,HU Y,XU X,et,al.Elevated serum levels of vascular endothelial growth factor predict a poor prognosis of platinum-based chemotherapy in non-small cell lung cancer[J].Onco Targets Ther,2017,10:409-415.

[8] 俞森洋．胸膜和胸膜腔的解剖和生理功能的研究[J]. 中华结核和呼吸杂志,2001,24(1):13-15.

[9] ANTUNES G,NEVILLE E,DUFFY J,et al.BTS guidelines for the management of malignant pleural effusions[J].Thorax,2003,58(Suppl 2):ii29.

[10] ARBER A,CLACKSON C,DARGAN S.Malignant pleural effusion in the palliative care setting[J].Int J Palliat Nurs,2013,19(7):320,322-325.

[11] HELD-WARMKESSEL J.Caring for a patient with malignant pleural effusion[J].Nursing,2008,38(11):43-47.

[12] NELAGI-MIANDOAB S.Malignant pleural effusion,current and evolving approaches for its diagnosis and management[J].Lung Cancer,2006,54(1):1-9.

[13] SWIDEREK J,MORCOS S,DONTHIREDDY V,et al.Prospective study to determine the volume of pleural fluid required to diagnose malignancy[J].Chest,2010,137(1):68-73.

[14] GORDON C E,FELLER-KOPMAN D,BALK E M,et al.Pneumothorax following thoracentesis: a systematic review and meta-analysis[J].Arch Intern Med,2010,170(4):332-339.

[15] ABOUZGHEIB W,BARTTER T,DAGHER H,et al.A prospective study of the volume of pleural fluid required for accurate diagnosis of malignant pleural effusion[J].Chest,2009,135(4):999-1001.

[16] TAMIYA M,TAMIYA A,YAMADORI T,et al.Phase 2 study of bevacizumab with carboplatin-paclitaxel for non-small cell lung cancer with malignant pleural effusion[J].Med Oncol,2013,30(3):676.

[17] SPRATT J S,ADCOCK R A,SHERRILL W,et al.Hyperthermic peritoneal perfusion system in canines[J].Cancer Res,1980,40(2):253-255.

[18] 焦小龙．胸腹腔分流术治疗顽固性恶性胸腔积液[J]. 国际肿瘤学杂志,1995,22(4):229-231.

[19] 瞿彬，张培彤．肺癌并发胸水患者中医证型分布规律研究[J]. 中医杂志,2011,52(6):483-485.

[20] 施展，花宝金，何庆勇．肺癌恶性胸腔积液患者中医证候要素及证候分布特征[J]. 中医杂志,2015,56(11):953-956.

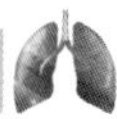

[21] 黄立中，陈大舜．癌性胸水的中医病机认识与治疗[J]. 中医药导报，2001,7(5):234.
[22] 师林，柯斌，李永浩．泻肺逐水方配合胸腔内灌注化疗对肺癌胸腔积液患者胸水及生活质量的影响[J]. 中国实验方剂学杂志，2014,20(12):205-208.
[23] 何宁一，洪月光．中医外治法治疗恶性肿瘤胸腔积液[J]. 中医学报，2017,32(226):329-331.
[24] 杨胜利，颜昭君，赵家亮．中药外敷联合顺铂胸腔注射治疗癌性胸水临床观察[J]. 湖北中医杂志，2017,39(6):35-36.
[25] 张亚声．中药外敷治疗恶性胸水50例[J]. 中医杂志，1993,34(9):545-546.
[26] 李波，王碧玉，杨鸣，等．针刺治疗中等量恶性胸腔积液疗效观察[J]. 上海针灸杂志，2016,35(7):823-826.

第五节　上腔静脉综合征

上腔静脉综合征（superior vena cave syndrome，SVCS）是一组由于上腔静脉回流到右心房的血液部分或完全受阻，并由此而产生的一系列症状。在20世纪50年代初，SVCS的非恶性病因占40%以上，其中主要为梅毒性主动脉瘤和结核性纵隔炎。随着梅毒的控制和结核的治愈显著提高，恶性肿瘤逐渐占主导地位，目前SVCS 90%以上为恶性肿瘤所致，其中肺癌70%~75%（最常见病理类型为小细胞肺癌）。SVCS是一组急性或亚急性临床综合征，严重者可危及患者生命。及时准确的诊断、选择合适的治疗方法可以缓解患者的症状，达到有效的治疗效果[1]。

一、病因及发病机制

上腔静脉位于上纵隔右前方，由于其管壁薄且无瓣膜、血管内压力低，并且周围毗邻升主动脉、右主支气管、肺门周围及纵隔淋巴结等结构，周围组织病变容易影响上腔静脉，多种原因可导致其管腔部分或全部性狭窄而发生阻塞，原因主要分为三类：①上纵隔的炎性疾病如上腔静脉炎、心包炎、特发性纤维性纵隔炎、梅毒、结核等。②良、恶性肿瘤压迫或侵犯，如支气管肺癌、淋巴瘤、生殖细胞肿瘤、消化道肿瘤如食管癌、恶性胸腺瘤等。其中恶性肿瘤是引起SVCS最常见的病因，且以肺癌最为常见，而其中约1/3是小细胞肺癌，2/3是非小细胞肺癌。肺癌致SVCS左右肺比率约1：4。原因可能为上腔静脉的解剖部位位于上纵隔右前方，肺部恶性肿瘤的局部压迫以及肺门、纵隔淋巴结的转移肿大，容易引起上腔静脉的受压阻塞，所以右纵隔以及右肺病变容易合并SVCS，临床诊断时尤应注意此点。研究表明，右肺上叶、右全肺中央型以及右肺上叶周围型纵隔型肺癌主要是通过直接侵犯与淋巴转移这两种方式诱发SVCS，右上肺周围型非纵隔肺癌和左肺、右中下中央型肺癌则主要是通过淋巴转移方式诱发SVCS。③医源性因素，如中心静脉置管、心脏起搏器植入、血栓形成、放疗后的纤维化等，随着医学技术的进步、临床操作的增多而逐渐增多[2]。

二、临床表现

SVCS临床症状的严重程度取决于基础疾病、阻塞的速度、程度和部位以及侧支循环是否充分。如病变生长缓慢，对上腔静脉阻塞时间较长，静脉侧支循环有充分时间可以形成，则可以减轻静脉回流受阻的影响，临床症状往往较轻；反之病变生长迅速，导致上腔静脉回流急性阻塞，静脉侧支循环无法形成，临床症状则较重。常见症状和体征为颜面部及上肢淤血肿胀、结膜水肿、口唇发绀、胸闷憋气，随着病情进展出现颅内压升高导致头痛、意识障碍甚至脑水肿、颈静脉怒张、进行性呼吸困难、胸腔积液、心包积液、吞咽困难、声音嘶哑及Hornet综合征等。临床上最典型的症状和体征为颜面及上肢水肿、颈静脉怒张、进行性呼吸困难、表浅皮下侧支循环形成等[3]。

三、上腔静脉综合征的康复管理及策略

（一）预防性康复处理[4]

1. 饮食康复

（1）营养支持：给予高蛋白、高热量、粗纤维饮食。肠内营养支持能显著提高肺功能并改善食管癌患者的呼吸功能，对于减少肺部感染、促进疾病早期恢复具有重要作用。

（2）限制水、钠的摄入：目前不主张患者完全禁止钠盐的摄入，症状轻者每日钠摄入量不超过1g，症状重者不超过0.5g，并适当限制水的摄入量。

2. 护理康复

（1）一般护理：定时测量患者体温、脉搏、呼吸、血压等生命体征，密切观察患者尿量、血氧饱和度及血气分析的变化并做好记录。定时协助患者变换体位，保持皮肤清洁，防止发生压疮。

（2）心理护理：SVCS症状急，患者一般有颜面部水肿和呼吸困难的症状，均存在焦虑和悲观情绪，甚至对治疗失去信心，极易产生一系列心理反应，表现为恐惧、紧张、焦虑、悲观、失望等影响患者对治疗和护理的配合及疾病的预后。针对以上心理特点，应该加强沟通，悉心照顾，予以心理疏导，要向患者及家属重点讲述上腔静脉压迫综合征只是疾病的并发症，通过积极的放疗和/或化疗，大多数患者症状均能缓解，尽量取得他们的支持与配合，必要时可遵医嘱使用镇静剂。

（3）呼吸困难、胸闷、窒息感是上腔静脉压迫综合征的主要症状，往往危及患者的生命，要求迅速、准确地做好对症处理。首先保持患者呼吸道通畅，患者应卧床，取头高脚低位可减轻颜面及上部躯体水肿，吸氧可缓解暂时性呼吸困难。同时患者维持舒适的半卧位或坐位休息，以利于膈肌下降，胸腔扩大。增加肺通气量，及时给予低流量持续吸氧（2~4L/min）；其次指导患者有效的咳嗽、咳痰，保持呼吸道通畅，必要时使用氨茶碱解除支气管痉挛。对于无力咳嗽、血块或肿瘤脱落堵塞呼吸道者给予吸痰，紧急情况时行气管插管或气管切开术。

（4）控制静脉输液量及输液速度，避免加重水肿。水肿严重者可给予利尿剂和激素处理。利尿剂的使用可以减轻阻塞所致的上部水肿，缓解症状，可静脉用呋塞米或20%甘露醇。但一般不鼓励采用脱水治疗，以避免血栓形成。激素推荐使用口服地塞米松片（4mg，每日2~4次）。注意容量的维持，防止血液浓缩。SVCS患者脑部静脉回流受阻，颅内压升高，常常伴有头痛、烦躁，可酌予镇静剂，咳嗽严重者可予以镇咳药。适当的镇静和止痛有助于减轻焦虑和不适。对于严重的呼吸困难、颅压升高，应用地塞米松、泼尼松等能抑制炎

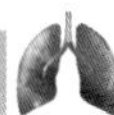

性反应，从而减轻压迫。

（5）抗凝治疗：适用于非恶性病因所致的有血栓形成的情况，或者用于配合恶性病因的放疗、化疗。在对症基础上给予抗凝、抗栓治疗，有助于缓解症状。但多数患者并不需要。对于因静脉导管所致血栓形成的上腔静脉阻塞，单用抗凝治疗，即可使阻塞消除。

（6）穿刺部位的选择：因上腔静脉已被肿瘤组织侵犯和压迫导致上腔静脉回流受阻，静脉压高，如果按常规从上肢静脉特别是右上肢静脉穿刺滴注液体会加重压迫症状，因此应避免使用上肢静脉、颈外静脉、锁骨下静脉穿刺输液，同时避免大量输液。恶性肿瘤合并SVCS患者血流速度慢，容易出现药物不稳定分布的情况。肿瘤患者往往处于高凝状态，合并SVCS后出现血栓的风险更高。对此类患者应优先考虑选择下肢静脉穿刺，这样药液通过下腔静脉回流右心房，可避免因大量液体输注加重压迫症状。临床上部分患者会选择下肢股静脉进行置管或经股静脉PICC置管，但经股静脉置管发生导管相关血栓的风险较高，推荐使用新型FEP材质防堵管留置针。

3. 基础疾病康复 高血压、糖尿病及低蛋白血症等其他基础病应得到积极纠正处理。

（二）西医康复处理

恶性肿瘤合并SVCS是临床常见的肿瘤急诊之一，应该紧急处理，否则可能危及生命。上腔静脉压迫综合征患者的中位生存时间为10个月。因此，患者一旦确诊SVCS，需要积极进行治疗。减轻或者解除上腔静脉的外压力可以部分恢复或者完全恢复上腔静脉血液回流，从而达到缓解或者消除症状的目的。随着医学的发展，治疗手段的不断更新，出现了介入、放疗、化疗、手术等多种治疗手段和方法，具体介绍如下：

1. 一般内科治疗 一般内科治疗包括吸氧、抬高头部、抗凝、利尿、限盐饮食、液体尽量避免经上肢静脉输入、抗炎对症等。对于缓解局部的炎症和水肿有一定的作用，但往往效果欠佳，只能起到姑息性缓解临床症状的治疗效果，可以作为进一步对症治疗和病因治疗前的支持治疗。

2. 介入治疗 上腔静脉支架植入是目前常用的介入治疗手段，通过血管造影明确梗阻部位、程度及有无血栓形成等情况，选择合适长度的支架植入，可以有效恢复上腔静脉的血流，使临床症状明显缓解。具有创伤小、症状缓解迅速、疗效确切等优点。血管内支架治疗SVCS虽然可以迅速缓解症状，但仅仅是一种姑息性的治疗手段，在支架植入术后继续进行针对肿瘤的治疗十分必要。而且也有再梗死、支架移位、穿孔、感染、抗凝或溶栓导致出血等并发症，临床治疗中需要合理选择病例，提高安全性及治疗效果[5]。

3. 放射治疗与化疗 恶性肿瘤是引起SVCS的主要病因，治疗SVCS的前提是明确肿瘤病理诊断后依据疾病特征制订更为行之有效的治疗策略。临床上肺癌合并SVCS最为常见，恶性淋巴瘤也是SVCS较常见的原因之一。Compelmann提出肺癌合并SVCS的治疗取决于病理类型，小细胞肺癌的治疗推荐化疗，而非小细胞肺癌的主要治疗是支架和/或放疗[6]。大部分患者在治疗后3~4天，更常见在7~15天自觉症状改善。但在放疗的前中期，由于继发水肿，SVCS的症状可能会加重[7]。

（1）小细胞肺癌：SCLC 对放化疗均敏感，考虑到 SCLC 合并 SVCS 的患者通常还存在远处转移等风险，化疗对原发灶及远处转移灶均可起到控制作用。化疗可以有效缩小瘤体，减轻对上腔静脉的压迫，缓解临床症状，并降低肿瘤的分期。化疗期间应注意碱化尿液，增加患者尿量均有助于防止由于大剂量化疗引起坏死细胞溶解而造成的高尿酸血症。对于局限期 SCLC 患者而言，SVCS 症状改善后应尽早接受同步放化疗（同步放化疗介入的时机早晚与患者的生存获益密切相关）。小细胞肺癌放疗剂量及分割放射可以考虑超分割 DT 45Gy/30f 每日 2 次或常规分割 DT 60~70Gy/30~35f 照射方式。

（2）非小细胞肺癌：NSCLC 单纯化疗起效较慢，有效率低，积极的支架或放疗，可能是更为行之有效的手段。既往的回顾性分析表明，在非小细胞肺癌患者中，放疗序贯化疗比化疗序贯放疗 SVCS 的缓解率更高。放射剂量取决于原发肿瘤的病理类型及病期。非小细胞肺癌可给予 50~60Gy/5~6 周。但对已有播散的患者，通常给予低剂量的姑息性照射（30Gy/10f）。放疗前应使患者对放疗有所了解，避免紧张、恐惧情绪。放疗过程中患者内衣宜柔软；饮食以高热量、高蛋白、高纤维素、易消化的食物为主。保持放射区域皮肤清洁干燥，减少放射性皮肤反应的发生。上呼吸道感染常为放射性肺炎的诱因，所以要注意保暖和休息，注意防止上呼吸道感染的发生。

4. 手术治疗　手术治疗对良性肿瘤或对放疗、化疗不敏感的恶性肿瘤也可采取手术治疗。手术目的是切除上腔静脉周围的肿瘤组织和纤维组织，以重建回心血流。手术尤适用于 SVCS 伴有急性脑水肿或气道梗阻者。但针对上腔静脉阻塞部位的移植分流术难度较大，出血等并发症和死亡率较高，故应审慎考虑。手术适应证为：①良性肿瘤；②良性病变引起、内科治疗无效或诊断不明，可考虑手术；③恶性肿瘤引起，估计能将原发灶与受累的上腔静脉一并切除者（常见于胸腺肿瘤）；④恶性肿瘤无法切除，姑息疗法亦无效而症状严重者，务必谨慎考虑采用手术[8]。

（三）中医康复处理

上腔静脉综合征以“咳嗽、呼吸困难、头面部、颈部和上肢水肿”为主症，中医认为其病机与瘀血、水饮和癌毒相关，总体属血瘀痰阻，可将其归为“水肿”“悬饮”“喘证”等范畴。病位在肺，肺络血脉瘀阻，肺之宣发肃降功能失调，津液失于输布，水液停聚上焦，故见头面部、颈部和上肢水肿；由于痰、瘀、水相互搏结，血脉瘀滞，血流不畅，故见胸部和上腹部浅表侧支静脉曲张、皮肤发绀。

1. 中药疗法　中医认为肺为水之上源，主一身之表，外合皮毛，最易遭受外邪侵袭；脾为后天之本，运化水谷、水液，输布精微，为气血生化之源，脾胃所化生的精微物质濡润全身。若肺、脾受损，则有运化、输布津液功能障碍，聚而成湿，阻滞气机，三焦为之壅滞，水道为之不通，最终导致水肿的症状。水湿阻遏气机，气滞血瘀，导致血行不畅，血瘀水停。《血证论》云：“瘀血化水，是血病而兼水也”。刘宇龙认为肺癌所致上腔静脉综合征的基本病理机制为：在原有肺癌基本病机的基础上逐渐发生以瘀血阻滞和水饮上犯的变证，终致癌毒、瘀血、水饮相互搏结，由于癌毒的存在，使病情反复缠绵难愈；并提出抗癌攻毒、活血化瘀、利水消肿的治疗方法，组方时以抗癌消积、攻毒软坚之药为君药，利水消肿为臣药，活血化瘀为佐药，同时注意扶助正气，攻补兼施，标本兼治[9]。

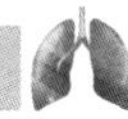

在肺癌并发上腔静脉综合征的治疗上，山广志认为本病病机多为气阴两虚、血瘀痰阻，临证常运用腔静脉内置支架术，并配合百合固金汤与血府逐瘀汤治疗，可改善患者症状，提高其生存治疗[10]。辛海等单纯采用中药治疗此病，早期以祛邪为主，排毒、消肿和平肝熄风；后期以扶正为主，补益肺脾气虚，健脾化湿，方选千金苇茎汤、三仁汤、甘草干姜汤等诸多名方分阶段辨证化裁论治[11]。

2. 食疗 饮食上，忌食油腻煎炒、辛辣助热、生冷、油腻之品及发物、烟酒；宜用赤豆、薏米、冬瓜等作菜羹。

3. 针灸疗法 本病的治疗，可针刺肺俞、期门、天突、列缺等穴位，清肺止咳，理气止痛；针刺支沟、外关等穴位，以理气活络止痛，亦可热敷患者胸部，减轻疼痛；亦可用穴位注射或封闭。

（陈 元 张 鹏 王丽新 范 瑞）

参考文献

[1] FRIEDMAN T,QUENCER K B,KISHORE S A,et al.Malignant venous obstruction:superior vena cava syndrome and beyond[J].Semin Intervent Radiol,2017,34(4):398-408.

[2] 刘向征，张诗杰，李简．恶性肿瘤合并上腔静脉综合症的治疗进展[J]. 中国肺癌杂志,2016,19(11):784-788.

[3] LEPPER P M,OTT S R,HOPPE H,et al.Superior vena cava syndrome in thoracic malignancies[J].Respir Care, 2011,56(5):653-666.

[4] STRAKA C,YING J,KONG F M,et al.Review of evolving etiologies,implications and treatment strategies for the superior vena cava syndrome[J].Springerplus,2016,5:229.

[5] WARNER P,UBEROI R.Superior vena cava stenting in the 21st century[J].Postgrad Med J,2013,89(1050):224-230.

[6] GOMPELMANN D,EBERHARDT R,HERTH F J.Advanced malignant lung disease:what the specialist can offer[J].Respiration,2011,82(2):111-123.

[7] TALAPATRA K,PANDA S,GOYLE S,et al.Superior vena cava syndrome:A radiation oncologist's perspective[J].J Cancer Res Ther,2016,12(2):515-519.

[8] 于世英．临床肿瘤学[M]. 北京：科学出版社,2006:546-546.

[9] 刘宇龙．肺癌所致上腔静脉综合征病机及中医治疗探讨[J]. 山东中医杂志,2000(2):5-7.

[10] 邵兴，山广志．山广志治疗肺癌并上腔静脉综合征经验[J]. 吉林中医药,2011,31(4):287-288.

[11] 辛海,饶燮卿.单纯中药治愈肺癌急性上腔静脉综合征1例[J].上海中医药杂志,2007,41(12):29-30.

第六节 乏 力

乏力是肺癌最常见的症状之一，其发生多与肿瘤本身整体消耗或抗肿瘤治疗的不良反应相关。肺癌患者乏力症状有发生率高、持续时间长、严重程度各异及休息不易缓解等特点，可严重影响患者生活质量，甚至导致抗肿瘤治疗推迟或中断，间接导致抗肿瘤治疗的失败。因此，乏力作为以往最容易被忽略的症状，目前越来越受到人们的关注。

癌因性乏力（cancer related fatigue，CRF）是一种痛苦的、持续的、主观的乏力感或疲惫感，与活动不成比例，与癌症或癌症治疗相关，并常伴有功能障碍。1986 年，Piper 首次从护理学的角度将 CRF 定义为：一种受生物节律影响的主观疲倦感，其强度、持续时间、引起的主观不愉快感常会发生变化[1]。1996 年，Ream 和 Richardson 以护理为目标对疲乏的定义为：疲乏是一种主观的、不悦的症状，包括从疲倦至精疲力竭的各种感受，其产生的全身症状可干扰个人的日常生活[2]。1998 年，Schwartz 将其定义为：一种包括生理、情感、认知、时间性在内的自我知觉体验，一种动态的、多维的自我感知状态[3]。最新的 NCCN CRF 指南将 CRF 定义为：一种痛苦的、持续的、主观的、有关躯体、情感或认知方面的疲乏感或疲惫感，与近期的活动量不符，与癌症或癌症的治疗有关，并且妨碍日常生活。

一、病因及发病机制[4]

疾病因素：癌症是消耗性疾病，尤其是晚期癌症患者引起的恶病质、体重及体力下降均是乏力的重要因素。

癌症治疗因素：癌症相关治疗如手术、化疗、放疗及免疫治疗所带来的不良反应，均会引起患者乏力的症状。

心理社会因素：癌症诊断、治疗的影响以及患者对于疾病预后的担心、疾病所致的功能丧失、社会角色的认同、药物的影响等因素都会导致患者出现一系列精神心理不良反应，如抑郁、沮丧、害怕、悲伤等负性心理反应，均会促进和加重乏力。

二、临床表现和诊断标准

（一）临床表现

癌因性乏力为非特异性的无力、虚弱、全身衰退、嗜睡、疲劳等。癌因性乏力不同于一般的乏力，发生快、程度重、持续时间长，不能通过休息来缓解，会从体力、精神、心理及情绪的多方面影响患者。疲乏的症状反复出现，持续时间 2 周以上，同时伴有如下症状的 5 个或 5 个以上：全身无力或肢体沉重；不能集中注意力；缺乏激情、情绪低落、兴趣减退；失眠或嗜睡；睡眠后感到精力仍未能恢复；活动困难；存在情绪反应，如悲伤、挫折感或易激惹；不能完成原先能胜任的日常活动；短期记忆减退；疲乏症状持续数小时不能缓解。

（二）诊断标准

目前国际上常采用国际疾病分类标准第 10 版（ICD-10）中的癌因性疲乏诊断标准作为 CRF 的诊断筛查工具，对于肿瘤患者先用 ICD-10 进行诊断筛查，确定患者存在 CRF，再用癌症治疗功能评定量表：癌因性疲乏量表（Functional Assessment of Cancer Therapy：Fatigue，FACT-F）、癌症疲乏量表（Cancer Fatigue Scale，BFI）等工具进行疲乏程度的评估[5]。

三、癌因性乏力的康复管理及策略

（一）预防性康复处理

1. 合理运动 大量的随机对照临床研究已经证实，运动可以有效减轻肺癌治疗中

 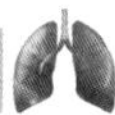

或治疗后的CRF。但需要注意的是运动的方式、频率、强度、持续时间、监管方式等方面。NCCN指南中推荐刚开始时是低强度、短时间的运动，然后逐渐提高，并根据情况变化而修改运动计划。目前的研究显示，每周进行至少3~5小时中等强度的运动，有助于缓解疲乏。美国公共卫生部也推荐，所有人群应每周绝大部分时间保持每天30分钟中等强度的运动。在采用运动疗法干预CRF时，医护人员应根据患者自身的特点（如病情、接受的治疗方案等）来制订个体化的运动方案，以期提高干预效果。此外，瑜伽作为一项身心运动，被推荐用于肺癌患者的CRF管理中。值得注意的是，正在接受抗肿瘤治疗的患者对运动疗法的依从性较差，因此在临床实践中如何提高其依从性，是实施该疗法的关键所在。对于存在骨转移、贫血、粒细胞减少症、血小板减少症或发热的患者，应权衡利弊决定是否进行运动[6]。

2. 健康教育和心理社会干预　健康教育和咨询可以改善癌症患者疼痛、疲乏及其他症状。应对所有肿瘤患者进行CRF相关知识的健康教育，尤其是对于即将接受易致CRF治疗（如放疗、化疗或生物治疗）的患者。对于接受放疗、化疗、生物治疗的患者，对其进行健康教育时应强调，CRF是治疗后常见的症状，这并不意味着所采取的治疗措施无效或病情加重。

3. 认知行为治疗　认知行为治疗（cognitive behavioral therapy，CBT）是认知疗法和行为疗法的整合，临床上多用于抑郁、焦虑、失眠、强迫障碍等疾病的治疗。肿瘤患者会出现严重睡眠障碍（如失眠、嗜睡等），进而引起或加重CRF。对于睡眠障碍患者非药物干预措施主要包括认知行为疗法、辅助疗法、心理教育、运动疗法4个方面。最常用的认知行为疗法包括刺激控制（包括困倦时再上床、每晚保持相近的入睡时间、每天在相同的时间起床）、睡眠限制（包括避免长时间的午睡或午睡时间太晚、限制每天在床上的时间）和睡眠卫生（如避免睡前饮用咖啡、创造良好的睡眠环境）。对于肿瘤患儿，使用一些能使其产生安全感的物品，如毯子、玩偶等，可有助于睡眠[6]。

4. 明亮白光疗法　明亮白光疗法（bright white light therapy，BWLT）采用高亮度（10 000lx）的家用荧光灯刺激调节昼夜节律的下丘脑视交叉上核，治疗情绪和睡眠障碍[6]。

（二）西医康复处理

癌因性乏力的西医康复处理主要是针对CRF的几种常见诱因，如贫血、疼痛、睡眠障碍、情绪障碍等采用相应的药物进行治疗。

针对癌因性乏力的药物性干预，主要包括以下几类：

1. 针对贫血、癌性疼痛等合并症，可以使用相应的药物调整对症支持治疗方案。

2. 针对睡眠障碍和情绪障碍的，可以使用改善睡眠或情绪的药物。

3. 排除其他可导致CRF的情况（如癌痛、贫血等），可使用中枢兴奋剂，代表性的药物包括哌甲酯和莫达非尼，但老年人使用时应谨慎，因其所需剂量要低于年轻患者[6]。

4. 终末期患者可考虑使用皮质类固醇（泼尼松或地塞米松），但考虑到长期使用的不良反应，类固醇仅限于晚期CRF和畏食症患者，以及与脑或骨转移相关的疼痛患者[6]。

（三）中医康复处理

乏力作为一个常见的症状，在中医理论中并未见有特定对应的病名或证候，但根据其病因、病机及症状特点，多可归为虚劳病范畴，核心病机即为“虚”。其产生的原因有先天不足、后天失养、饮食劳倦、疾病消耗等，在整个病程的不同阶段，又可以有不同的间杂证候及病机变化，累及的脏腑也有所不同，形成了以虚为主、虚实夹杂的特点，但总体归纳起来，无外五脏的气血阴阳不足，即《素问·通评虚实论篇》所说“精气夺则虚”。

1. 辨证治疗 乏力症状以本虚为基本病机，遣方用药多以人参、黄芪、虫草、白术、当归、熟地、黄精等益气养血扶正固本的药物为君药，佐以滋阴、化痰、行气、活血及有抗癌作用的药物，达到共同扶正祛邪的目的。肺癌乏力患者临床常见的证型包括：肺气虚、脾气虚、肝血虚、肾气虚与肾阳虚等[7]。

2. 中药治疗 根据证型的不同可以选择六君子汤、补肺汤、参苓白术散、归脾汤、四物汤、当归补血汤、济生肾气丸、右归饮、左归丸、六味地黄丸、河车大造丸等[8]。

中成药多为扶正祛邪兼顾，扶正为主，因此对因体虚导致的疲乏症状常有一定的改善作用，如参附注射液、参芪扶正注射液、参麦注射液、康艾注射液、复方阿胶浆等，单独使用或配合西药免疫调节剂共同使用，经临床证实均可在一定程度上改善肺癌患者的乏力症状[9-13]。

3. 其他中医疗法 除药物治疗外，乏力的中医药治疗方法还包括艾灸、针刺、中药足浴、穴位按摩等，通过疏通经络、温补元气的方法，常选用气海、关元、中脘、神阙、足三里、命门等背、腹部及四肢的以补益功效为主的腧穴进行治疗，可有效缓解因肿瘤化疗、放疗及晚期肿瘤患者的乏力症状，提高生活质量[14-17]。其中，尤以针灸疗法获得了更多循证医学证据的支持，多项 RCT 研究证实针灸是一种治疗肺癌患者疲乏有效和安全的选择[18,19]。

（王丽新 张 莉 沈 倩 曲 鑫）

参 考 文 献

[1] PIPER B F.Fatigue pathophysiological phenomena in nursing:Human responses to illness[M].Philadelphia: Saunders WB,1986:219-234.

[2] REAM E,RICHARDSON A.Fatigue:a concept analysis[J].Int J Nurs Stud,1996,33(5):519-529.

[3] SCHWARTZ A.The schwartz cancer fatigue scale:testing reliability and validity[J].Oncol Nurs Forum,1998, 25(4):711-717.

[4] WAGNER L I,CELLA D.Fatigue and cancer:causes,prevalence and treatment approaches[J].Br J Cancer, 2004,91(5):822-828.

[5] AHLBERG K,EKMAN T,GASTON-JOHANSSON F,et al.Assessment and management of cancer-related fatigue in adults[J].Lancet,2003,362(9384):640-650.

[6] National Comprehensive Cancer Network.NCCN Clinical Practice Guidelines in Oncology: Cancer-Related Fatigue(2018 Version 1)[EB/OL].(2018)[2021-10-10]. https://www.nccn.org/.

[7] 蔡红兵，沈鸿贵，宋姗姗，等.肺癌癌因性疲乏中医辨证论治探讨[J].转化医学杂志，2017,6(2):114.

[8] 林振荣，潘萍. 补中益气汤治疗癌因性疲乏的临床观察[J]. 光明中医，2018,33(14):2039-2041.

[9] 李红晨，李丽. 参附注射液对肺癌患者化疗后癌因性疲乏的疗效观察[J]. 中国药房，2011,22(48):4570-4571.

[10] 郭慧茹，刘苓霜，孙建立，等. 参芪扶正注射液治疗晚期肺癌患者癌因性疲乏的临床疗效及生活质量评价[J]. 川北医学院学报，2017,32(2):163-165.

[11] 李娜，陈信义，李潇，等. 复方阿胶浆治疗癌因性疲乏的临床观察[J]. 中华中医药杂志，2013,28(2):565-567.

[12] 王春凤，周爱军，徐肖. 康艾注射液用于晚期非小细胞肺癌化疗后癌因性疲乏中的临床效果观察[J]. 中

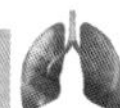

国实用医药,2018,13(20):90-91.

[13] 吴晶,徐艳,蒋志红,等.参麦注射液配合西药治疗肺癌及对癌因性疲乏的影响[J].陕西中医,2014,35(10):1358-1359.

[14] 于蕾,景年财,杨吉利,等.癌因性疲乏的临床特征分析及艾灸治疗的效果观察[J].中国医药指南,2012,10(31):591-593.

[15] 覃霄燕,刘展华.腹背温灸法治疗晚期癌症患者癌因性疲乏的临床研究[J].中医学报,2012,27(3):273-274.

[16] 吴辉渊,郭红飞,徐婷,等.热敏灸干预对中晚期肺癌患者癌因性疲乏的作用[J].针灸临床杂志,2016,32(7):52-54.

[17] 丁春花,屠德敬,金林红.中药足浴联合穴位按摩干预晚期癌症患者癌因性疲乏的临床研究[J].护理与康复,2017,16(8):823-826.

[18] CHENG C S,CHEN L Y,NING Z Y,et al.Acupuncture for cancer-related fatigue in lung cancer patients:a randomized,double blind,placebo-controlled pilot trial[J].Support Care Cancer,2017,25(12):3807-3814.

[19] WANG Z,LI S,WU L,et al.Effect of Acupuncture on Lung Cancer-Related Fatigue:Study Protocol for a Multi-Center Randomized Controlled Trial[J].Trials,2019,20(1):625.

第五章

肺癌慢性病共病临床康复

第一节　高　血　压

肺癌是发病率和死亡率最高的恶性肿瘤。近年来，随着人口老龄化和生活水平的提高，以及靶向血管内皮生长因子（VEGF）通路的靶向药物在肺癌领域的广泛使用，肺癌合并高血压的患者也逐渐增多。高血压患者除了高血压本身有关的症状以外，长期高血压还会影响重要脏器如心、脑、肾的功能，最终可导致这些器官的功能衰竭。合并高血压的肺癌患者，需要注意围手术期血压的管理，抗肿瘤治疗过程中监测血压，必要时给予抗高血压的治疗。

一、病因及机制

（一）高血压发生机制的概述

高血压发病与遗传、环境、免疫、解剖、神经系统、内分泌体液因子以及血流动力学等因素相关。高血压可分为原发性及继发性两大类。绝大多数患者高血压的病因不明，称为原发性高血压，占 95% 以上；继发性高血压不足 5%。在肿瘤患者中，有病例报道提示，高血压可能是癌症脑转移患者的首诊症状[1]，也可能继发于肿瘤相关性的异位促肾上腺皮质激素分泌增加[2]。既往血压正常的患者，围手术期血压也可因围手术期应激增加和麻醉药等作用而发生波动，气管插管、导尿管、麻醉深度不当或镇痛不全等均可诱发围手术期高血压。

（二）药源性高血压的致病机制

抗血管生成药物常导致高血压，其具体机制还没有完全阐明，目前主要已知的机制如下：

1. 一氧化氮（NO）途径被抑制　NO 有舒张血管和调节钠离子平衡的作用[3]。抗 VEGF 的药物阻止动脉内皮细胞产生 NO，导致血管收缩，血管外周阻力增加，水钠潴留，血压升高[4,5]。

2. 微血管床的密度减少　抗血管生成药物减少微血管床的密度，增加血管的阻力，升高血压[6,7]。

3. 血管收缩阻力增加　VEGF 也参与前列环素等血管扩张剂的产生[8]，VEGF 抑制剂可以导致舒张血管的因子减少，而缩血管的因子如内皮素 -1 增加[9]，从而引起高血压[5]。

4. VEGF 的保护作用受损，从而导致高血压[10]。

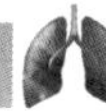

二、高危因素及诊断标准

（一）高血压的危险因素

主要危险因素包括高钠低钾膳食、超重和肥胖、糖尿病和血脂异常、体力活动缺乏、过量饮酒、长期精神压力过大、高血压家族史、年龄和大气污染等[11]。

（二）高血压的诊断标准

国际统一的高血压标准，即收缩压≥140mmHg 和 / 或舒张压≥90mmHg，根据血压增高的水平，分为 1 级、2 级和 3 级。1 级高血压（轻度）为 140~159mmHg/90~99mmHg；2 级高血压（中度）为 160~179mmHg/100~109mmHg；3 级高血压（重度）为≥180mmHg/110mmHg。

三、高血压的康复管理及策略

（一）预防性康复处理

1. 限盐膳食　膳食限盐（食盐 <6g/d），收缩压可下降 2~8mmHg。除肾功能不全患者外，建议通过新鲜蔬菜、水果和豆类等食物增加钾摄入量。

2. 对超重和肥胖者　通过控制能量摄入、增加体力活动和行为干预来控制和减轻体重；建议目标定为 1 年内体重减轻 5%~10% 的初始体重即可。

3. 减少饮酒或戒酒　减少 2/3 的饮酒量，可降低收缩压 2.5~4mmHg，通过减少饮酒或戒酒，可减少心血管病的发病风险。

4. 减轻精神压力　长期精神压力和焦虑可兴奋交感神经，引起高血压。通过心理疏导、鼓励参加文体与社交活动来减轻精神压力，保持心理平衡。

5. 适当增加运动　建议常规快走、骑自行车等有氧运动，运动还有利于减轻体重和改善胰岛素抵抗。

（二）西医康复处理

1. 治疗原则

（1）小剂量开始：建议血压水平 <160mmHg/100mmHg，或低危、部分中危患者初始用小剂量单药治疗。

（2）尽量用长效药：积极推荐药效能持续 24 小时的长效药物。

（3）联合用药：为使降压效果增大而不增加不良反应，可以采用两种或多种不同机制的降压药联合治疗。血压水平 >160mmHg/100mmHg，或血压水平高于目标血压 20mmHg/10mmHg 的高危患者初始用小剂量两种药联合治疗。

（4）个体化治疗：治疗中血压未达标的，可增加原用药的剂量或加用小剂量其他种类降压药。

2. 降压药物的种类　当前降压药物的主要种类有以下 5 类：血管紧张素转换酶抑制剂（ACEI）、血管紧张素Ⅱ受体拮抗剂（ARB）、β受体阻滞剂（BB）、钙离子拮抗剂（CCB）、噻嗪类利尿剂（D）。另外还有两类降压药分别为：α受体阻滞剂和中枢性降压药。常用降压药物的用法和主要不良反应见表 5-1-1。

表 5-5-1　常用降压药物的用法和主要不良反应

分类	化学名	单剂量 /mg	常用剂量 /(mg·d^{-1})	主要不良反应
ACEI	卡托普利	12.5	25~100	咳嗽，血钾升高，血管性水肿
	依那普利	10	5~40	
	西拉普利	2.5	2.5~5.0	
	福辛普利	10	10~40	
	培哚普利	4	4~8	
	雷米普利	2.5	1.25~20.00	
	赖诺普利	10	5~40	
	贝那普利	10	10~40	
	咪哒普利	5	2.5~10.0	
ARB	氯沙坦	50	25~100	血钾升高，血管性水肿
	缬沙坦	80	80~160	
	厄贝沙坦	150	150~300	
	坎地沙坦	8	8~32	
	替米沙坦	80	20~80	
	奥美沙坦	40	20~40	
CCB	硝苯地平缓释片	10	10~20	水肿，头痛，潮红
	硝苯地平控释片	30	30~60	
	苯磺酸氨氯地平	5	2.5~10.0	
	非洛地平	5	2.5~20	
	拉西地平	4	4~6	
	尼卡地平	40	60~90	
	尼群地平	10	20~60	
	乐卡地平	10	10~20	
CCB	维拉帕米缓释片	120	120~240	房室传导阻滞，心功能抑制，便秘
BB	美托洛尔	25	50~100	支气管痉挛，心功能抑制
	比索洛尔	5	2.5~10.0	
	阿替洛尔	25	12.5~50.0	
	普萘洛尔	10	30~90	
	倍他洛尔	20	5~20	
	拉贝洛尔	100	200~400	体位性低血压，支气管痉挛
	卡维地洛	10	12.5~50.0	
	阿罗洛尔	10	10~20	

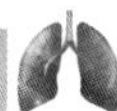

续表

分类	化学名	单剂量 /mg	常用剂量 /($mg \cdot d^{-1}$)	主要不良反应
D	呋塞米	20	20~80	血钾降低
	氢氯噻嗪	25	6.25~25.00	血钾减低，血钠减低，血尿酸升高
	吲达帕胺	2.5	0.625~2.500	
	吲达帕胺缓释片	1.5	1.5	
	阿米洛利	2.5	5~10	血钾增高
	氨苯蝶啶	50	25~100	
	螺内酯	20	25~50	
α受体阻滞剂	特拉唑嗪	2	1~20	体位性低血压
	多沙唑嗪	2	1~16	
	哌唑嗪	2	2~20	
	乌拉地尔	20	40	

（三）中医康复处理

肺癌合并高血压病隶属于中医学的“眩晕”“头痛”范畴。临床上原发性高血压以头晕、头痛为主要表现，病因多为情志失调、饮食不节、久病过劳、先天禀赋异常。其主要病理因素为“风、火、痰、湿”，导致机体阴阳平衡失调是高血压的主要病机，可分为肝阳上亢、肝肾阴虚、痰湿中阻、瘀血阻络、阴阳两虚，调理脏腑，平衡阴阳是其主要的治则[12]。

1. 辨证汤药

（1）肝阳上亢：头晕头痛，面红目赤，烦躁易怒，口干口苦，溲黄便秘，舌红苔黄，脉弦。

治则：平肝潜阳，清热熄风。

方药：羚羊角汤加减。

羚羊角骨、钩藤、石决明、龟甲、夏枯草、生地黄、牛膝、白芍、菊花、牡丹皮、酸枣仁、甘草。

（2）阴虚阳亢：头晕头痛，耳鸣眼花，失眠多梦，腰膝酸软，五心烦热，舌红苔少，脉弦细数。

治则：滋阴潜阳，平肝熄风。

方药：天麻钩藤饮加减。

天麻、钩藤、石决明、杜仲、牛膝、白芍、茯苓、生地黄、黄芩、夜交藤、栀子、甘草。

（3）肝肾阴虚：头晕耳鸣，目涩视朦，腰膝酸软，五心烦热，小便黄短，大便干结，舌红少苔或无苔，脉弦细或细数。

治则：滋补肝肾。

方药：杞菊地黄汤加减。

枸杞子、菊花、生地黄、山茱萸、泽泻、牡丹皮、茯苓、山药、杜仲、酸枣仁、甘草。

（4）痰浊中阻：头晕头重，困倦乏力，心胸烦闷，腹胀痞满，呕吐痰涎，少食多寐，手足麻木，舌淡苔腻，脉象弦滑。

治则：化痰祛湿，健脾和胃。

方药：半夏白术天麻汤或温胆汤加减。

天麻、白术、法半夏、姜竹茹、枳实、茯苓、马兜铃、石菖蒲、远志、罗汉果。

（5）血脉瘀阻：头痛经久不愈，固定不移，偏身麻木，心痛胸痹，面唇发绀，舌质紫黯，脉象弦涩。

治则：活血祛瘀，疏通血脉。

方药：血府逐瘀汤加减。

赤芍、桃仁、生地黄、川红花、柴胡、郁金、牛膝、益母草、合欢皮、甘草。

（6）阴阳两虚：头晕眼花，头痛耳鸣，心悸气短，腰酸腿软，失眠多梦，遗精阳痿，肢冷麻木，夜尿频数或少尿水肿，舌淡苔白，脉象弦细，尺弱。

治则：补肾养肝，益阴助阳。

方药：金匮肾气丸合二仙汤加减。

熟地黄、山茱萸、山药、茯苓、牡丹皮、泽泻、熟附子、肉桂、淫羊藿、金樱子、炙甘草。

（7）气虚痰瘀：头晕目眩，头重昏蒙，胸闷泛恶，形体肥胖，神疲乏力，倦怠懒言，面色晦滞少华，舌质偏暗、苔白腻，脉弦滑。

治则：益气化痰，活血化瘀。

方药：菖蒲导痰汤加减。

石菖蒲、郁金、茯苓、枳实、桃仁、红花、丹参、生黄芪、豨莶草、蔓荆子、陈皮、淮山。

2. 中成药

（1）全天麻胶囊：每次3粒，每日3次。适用于肝肾阴虚、肝阳上亢型。

（2）夏桑菊：每次1小包，每日3次。适用于肝阳上亢型。

（3）杞菊地黄丸：每次6g，每日3次。适用于阴虚阳亢型。

（4）附桂八味丸：每次6g，每日3次。适用于阴阳两虚型。

（5）松龄血脉康：每次4粒，每日3次。适用于血脉瘀阻型。

（6）复方罗布麻片：每次2粒，每日3次。适用于肝阳上亢、痰浊中阻、血脉瘀阻型。

3. 辅助疗法

（1）针灸[13]：

1）主穴：风池、曲池、足三里、太冲。

2）手法：每次选主穴2个和配穴1~2个，行稍强针法，留针20分钟。

3）加减：肝阳上亢加内关、百会、印堂。阴虚阳亢加太溪、三阴交、神门。痰湿内盛加丰隆、内关。阴阳两虚加气海、关元（灸）。

（2）针刺太冲穴[14]：

1）定位：太冲，足背，第一、二跖骨结合部之前凹陷中。太冲穴外旁开0.5寸。

2）刺法：患者取坐位，两手自然放在腿上，身体轻靠椅背，头微前倾。用28号毫针快速进针，直刺0.5~0.8寸后行中强刺激。

3）手法：泻法为主，施轻捻转加震颤手法，尽可能激发感传向近心端放散，待得气后留针20分钟，每5~10分钟捻针1次，每日1次。

（3）沐足疗法[15]：

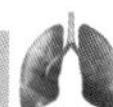

1）处方：茺蔚子、钩藤、桑枝各50g；或邓铁涛浴足方（药物组成：怀牛膝30g，川芎30g，天麻10g，夏枯草10g，吴茱萸10g等）。

2）用法：外用，共煎水浸泡双足30分钟。

（4）穴位注射[16]：

1）取穴：①足三里、内关；②合谷、三阴交；③太冲、曲池。

2）方法：三组穴可交替使用，每穴注射丹红注射液1ml或0.25%盐酸普鲁卡因1ml，每日1次。

（5）耳针疗法：

1）取穴：皮质下、神门、心、交感、降压沟。

2）方法：每穴捻针半分钟，留针30分钟，每日1次。揿针埋藏，或王不留行籽按压留置，每次选2~3穴，可埋针1~2天，10天为一个疗程。

（6）腹针疗法：

1）处方：1中脘（中刺）、2下脘（中刺）、3气海（深刺）、4关元（深刺）（引气归元）、5商曲（中刺）（双）、6气穴（中刺）（双）。

2）加减：实证，刺激略强，或可每隔5分钟行针1次，以泻其实；虚证，刺激稍弱，神阙穴艾架灸；胃部胀满、呕吐，加梁门（右）；肝阳上亢与痰浊中阻，加调脾气。

（7）皮肤针疗法：

1）选部：脊柱两侧，以腰骶椎为重点叩刺部位，并兼叩颈椎、前额、后脑及眼区、四肢末端。

2）方法：采用轻刺激。先自脊椎部叩起，自上而下，先内侧，后外侧，然后再叩击颈项、头额等部。亦可用中号或大号火罐在除头部以外的上述部位拔罐10个左右，时间约15分钟。

（黄　柳　褚　倩　陈亚辉　王　侠）

参考文献

[1] HASSAN S M,MUBARIK A,MUDDASSIR S,et al.Brain metastasis in colorectal cancer presenting as refractory hypertension[J].J Community Hosp Intern Med Perspect,2018,8(4):215-219.

[2] LOBO FERREIRA T,NUNES DA SILVA T,CANARIO D,et al.Hypertension and severe hypokalemia associated with ectopic ACTH production[J].BMJ Case Rep,2018,2018:bcr2017223406.

[3] ROBINSON E S,KHANKIN E V,KARUMANCHI S A,et al.Hypertension induced by vascular endothelial growth factor signaling pathway inhibition:mechanisms and potential use as a biomarker[J].Semin Nephrol,2010,30(6):591-601.

[4] FELIERS D,CHEN X,AKIS N,et al.VEGF regulation of endothelial nitric oxide synthase in glomerular endothelial cells[J].Kidney Int,2005,68(4):1648-1659.

[5] SANDOO A,VAN ZANTEN J J,METSIOS G S,et al.The endothelium and its role in regulating vascular tone[J].Open Cardiovasc Med J,2010,4:302-312.

[6] SMALL H Y,MONTEZANO A C,RIOS F J,et al.Hypertension due to antiangiogenic cancer therapy with vascular endothelial growth factor inhibitors:understanding and managing a new syndrome[J].Can J Cardiol,2014,30(5):534-543.

[7] MOURAD J J,DES GUETZ G,DEBBABI H,et al.Blood pressure rise following angiogenesis inhibition by

bevacizumab.A crucial role for microcirculation[J].Ann Oncol,2008,19(5):927-934.
[8] NEAGOE P E,LEMIEUX C,SIROIS M G.Vascular endothelial growth factor (VEGF)-A165-induced prostacyclin synthesis requires the activation of VEGF receptor-1 and -2 heterodimer[J].J Biol Chem,2005,280(11):9904-9912.
[9] KAPPERS M H,VAN ESCH J H,SLUITER W,et al.Hypertension induced by the tyrosine kinase inhibitor sunitinib is associated with increased circulating endothelin-1 levels[J].Hypertension,2010,56(4):675-681.
[10] PANDEY A K,SINGHI E K,ARROYO J P,et al.Mechanisms of VEGF (Vascular Endothelial Growth Factor) Inhibitor-Associated Hypertension and Vascular Disease[J].Hypertension,2018,71(2):e1-e8.
[11] 中国高血压防治指南修订委员会 . 中国高血压防治指南 2018 年修订版 [J]. 中国心血管杂志 ,2019,24(1):24-55.
[12] 黄春林 , 邹旭 . 中医临床诊治心血管科专病 [M]. 北京 : 人民卫生出版社 ,2013:124-145.
[13] 陈琴 , 陈邦国 . 针刺曲池及风池穴治疗高血压病疗效观察 [J]. 上海针灸杂志 ,2011,30(10):659-660.
[14] 王侠 , 邹旭 , 李琼 , 等 . 针刺太冲穴治疗高血压的临床研究 [J]. 实用医学杂志 ,2003,19(5):565-566.
[15] 邹凌 , 杨忠奇 , 赵立诚 . 中药沐足治疗高血压病用药规律分析 [J]. 中西医结合心脑血管病杂志 ,2019,17(4):62-65.
[16] 雷贻禄 , 卢健棋 , 李成林 , 等 . 足三里穴位注射丹红注射液治疗血瘀质老年高血压的临床观察 [J]. 中国老年学杂志 ,2019,39(19):4643-4646.

第二节 糖 尿 病

肺癌与糖尿病是我国的常见病、多发病，随着我国经济水平的提高、物质条件多样化、人口老龄化加剧，肺癌与糖尿病共存的现象越来越广泛 [1]。肺癌与糖尿病有很多共同的高危因素，如饮食习惯、生活作息、高龄、大环境因素等多方面因素。流行病学显示，糖尿病患者恶性肿瘤发病率高达 25% 以上，其中肺癌高居前三位，合并糖尿病的肺癌患者占肺癌总数的 15%[2]。

一、糖尿病与肺癌的致病原因与发病机制

（一）糖尿病与肺癌的共同高危因素

糖尿病与肺癌有着许多共同的致病因素。第一，吸烟是肺癌的重要危险因素，研究表明吸烟亦可增加糖尿病的患病风险 [3]。第二，肺癌与糖尿病都是年龄相关性疾病。随着年龄的增长，肺癌与糖尿病的发病率均增高 [4]。糖尿病发病年龄每增加 1 岁，肺癌发病率增加 1.042 倍。第三，职业或环境因素，如砷暴露也是两者共同的危险因素。研究表明，饮用水砷高暴露与糖尿病发生密切相关 [5]。第四，维生素 D 缺乏。维生素 D 可以抑制肺癌细胞增殖和血管生成，促进肿瘤细胞凋亡和分化，其水平与肺癌的发生呈负相关。同时，每日摄入维生素 D>500U，可以改善胰岛素敏感性 [6]。

（二）糖尿病影响肺癌的致病机制

1. 高糖血症 与正常组织相比，肿瘤组织对糖代谢的需求更加旺盛。高血糖是 2 型糖尿病发生癌症的危险因素。高血糖可直接触发氧化应激反应，参与细胞凋亡、基因突变、染色体畸形，从而发生大小血管内皮细胞凋亡，使血管功能受损，为肿瘤细胞入侵、转移创

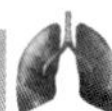

造条件。高糖血症亦可通过活性氧系统触发癌细胞发生上皮间质细胞转移，加速肿瘤细胞的侵袭和转移，从而影响肺癌预后[7]。

2. 胰岛素抵抗及高胰岛素血症　胰岛素抵抗是2型糖尿病发病机制的主要环节，通过负反馈调节导致高胰岛素血症。胰岛素可以通过抑制肝脏合成胰岛素样生长因子结合蛋白，从而使血液中具有生物活性的胰岛素样生长因子-1（IGF-1）水平升高。胰岛素及IGF-1对肿瘤细胞有多方面的影响[8]。人类的肿瘤细胞大多高表达胰岛素受体及IGF-1受体。胰岛素受体被激活可诱导细胞的有丝分裂，因此推测胰岛素抵抗及高胰岛素血症可促进肺癌发生和发展。

3. 慢性炎性反应　糖尿病患者存在代谢紊乱的现象，引起长期的炎症状态，表现为慢性炎症标志物水平的升高，如C反应蛋白、白介素-6（IL-6）、肿瘤坏死因子α（TNF-α），肿瘤细胞能利用炎症因子、趋化因子及其受体来侵袭和迁移。白介素-8（IL-8）能促进肿瘤组织中微血管生成，为肿瘤转移提供丰富的血液供应。肺癌细胞上皮生长因子能直接诱导产生IL-8，促进肺癌细胞增殖和转移。此外，持续的炎症状态可促进基因不稳定性，引起DNA损伤、癌基因激活或抑癌基因失活，与癌症风险增加有关[9]。

二、2型糖尿病诊断标准[10]

1. 有糖尿病的症状，任何时间的静脉血浆葡萄糖浓度≥11.1mmol/L（200mg/dl）。
2. 空腹静脉血浆葡萄糖浓度≥7.0mmol/L（126mg/dl）。
3. 糖耐量试验（OGTT）口服75g葡萄糖后2小时静脉血浆葡萄糖浓度≥11.1mmol/L。

以上三项标准中，只要有一项达到标准，并在随后的一天再选择上述三项中的任一项重复检查也符合标准者，即可确诊。

三、糖尿病预防康复

（一）术前评估

1. 既往有糖尿病病史的患者，术前应明确糖尿病类型、病程、目前治疗方案、血糖水平是否达标、低血糖发作情况、有无糖尿病并发症及并发症严重程度。

2. 糖化血红蛋白HbA1C反映术前3个月的平均血糖水平，是血糖长期控制的可靠指标。糖尿病患者除监测空腹、三餐后、睡前血糖谱之外，推荐睡前检测HbA1C，结果<7%者提示血糖控制满意。

3. 糖尿病患者中约1/3未得到诊断，与已经确诊并接受治疗的糖尿病患者相比，这类患者围手术期风险更高。对既往无糖尿病病史者，如果年龄≥45岁或体重指数BMI≥25kg/m^2，同时合并高血压、高血脂、心血管疾病、糖尿病家族史等高危因素，推荐筛查HbA1C。HbA1C≥6.5%时，推荐进行空腹和餐后2小时血浆葡萄糖或75g口服葡萄糖耐量试验，以明确是否存在糖尿病；HbA1C<6.5%，合并血糖升高者，提示应激性高血糖。

4. 筛查引起围手术期血糖波动的因素。糖皮质激素、缩血管药物等可引起血糖水平增高。围手术期心力衰竭、肝肾功能不全、肺部感染的患者低血糖风险增加。术前血糖波动大、强化胰岛素治疗的患者容易出现低血糖。

（二）术前准备

1. 术前控制餐前血糖≤7.8mmol/L，餐后血糖≤10.0mmol/L。术前血糖长期显著增高者，围手术期血糖不宜下降过快。应当综合评估风险，适当放宽术前血糖目标至空腹≤10.0mmol/L，随机或餐后 2 小时血糖≤12.0mmol/L[11]。

2. 建议术前停用口服降糖药，改用皮下注射胰岛素控制血糖。首先要了解患者对胰岛素的敏感性，根据患者的血糖水平和进食量，按照患者体重从小剂量开始使用胰岛素（每日 0.2~0.3U/kg 胰岛素用量），依据三餐前和餐后的末梢血糖逐渐达到目标的胰岛素用量，为术中、术后胰岛素的应用提供基础准备。可采用“三短一长”方案控制血糖，即三餐前使用短效胰岛素（占日总剂量 50%~70%），睡前使用长效胰岛素（占日总剂量 30%~50%）的方案，检测 8 次血糖谱，即三餐前、三餐后 2 小时、睡前（22:00）、夜间（3:00），共 8 次血糖。三短胰岛素初始剂量为 6U、6U、6U，术前长效胰岛素初始剂量为 8U（或以 0.2U/kg 左右为起始剂量），根据空腹血糖（FBG）水平调整长效胰岛素用量，餐后血糖水平调整短效胰岛素用量，每 1~2 天调整 1 次，对多数择期手术患者推荐术前血糖控制目标为 7.8~10.0mmol/L。

3. 入院前长期胰岛素治疗者，方案多为控制基础血糖的中长效胰岛素联合控制餐后血糖的短效胰岛素皮下注射。避免术前不必要的长时间禁食，手术安排当日第一台，停用早晨前胰岛素，继续使用中效或长效基础胰岛素。禁食期间注意血糖监测，必要时输注含糖液体。

四、西医治疗康复

（一）术中管理

术中血糖控制在 4.4~11.1mmol/L。如血糖 >11.1mmol/L，则给予胰岛素降血糖治疗。可每 30 分钟检测血糖，根据术中检测血糖变化，决定胰岛素用量，必要时以胰岛素泵控制血糖，同时注意防止发生低血糖。

（二）术后早期管理

1. 术后因伤口疼痛、手术应激及感染等因素，是血糖波动的高危时期，也是血糖管理的重要时期。

2. 术中持续静脉泵注射胰岛素者，建议术后继续泵注 24 小时以上。机械通气和应用血管活性药物的患者容易出现血糖波动，胰岛素应静脉泵注。

3. 病情稳定后过渡到皮下注射胰岛素。正常进食者给予基础联合餐前短 / 速效胰岛素方案。尽早恢复进食，有利于尽快恢复术期常规治疗方案。

（三）血糖相关并发症处理

1. 高血糖

（1）围手术期多数患者胰岛素敏感性降低，血糖增高。糖尿病患者围手术期需要输注含糖液体者，建议液体中按糖（g）：胰岛素（U）=4：1 的比例加用胰岛素。

（2）根据患者的血糖水平、基础胰岛素用量、手术应激大小等因素确定胰岛素用量。个性化用药，小量微调，密切监测，避免发生低血糖。

2. 低血糖

（1）低血糖可能引起生命危险，控制高血糖的同时必须积极防治低血糖。血糖≤50mg/dl（2.8mmol/L）时出现认知功能障碍，长时间≤40mg/dl（2.2mmol/L）的严重低血糖可造成脑死亡。长期未得到有效控制的糖尿病患者可能在正常的血糖水平即发生低血糖反应。全麻患

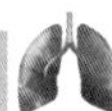

者低血糖症状被掩盖，风险尤其高。

（2）血糖≤70mg/dl（3.9mmol/L）立即停用胰岛素，开始升血糖处理。可立即口服10~25g快速吸收的碳水化合物（如含糖饮料）；或静脉推注50%葡萄糖20~25ml。之后持续滴注5%或10%葡萄糖维持血糖，每5~15分钟监测1次直至血糖≥100mg/dl（5.6mmol/L）。

（四）康复期处理

1. 入院前使用胰岛素的患者在出院前1~2天恢复原有方案。

2. 饮食正常规律、恢复口服降糖药。二甲双胍在肾功能稳定后加用，并不早于术后48小时。

3. 对于新发糖尿病和调整了治疗方案的患者，应进行出院前宣教，安排内分泌科随诊。

五、中医康复处理

糖尿病属于中医"消渴病"的范畴。《黄帝内经》载：其人数食甘美而多肥也，肥者令人内热、甘者令人中满，故其气上溢，转为消渴[12]。中医学认为，糖尿病发病多由禀赋不足、五脏虚弱、过食肥甘、情志失调等所致脏腑功能失调，气血阴阳失衡，脾虚不运是发病关键。其基本病机是阴虚为本，燥热为标，以气、血、阴、阳亏虚为本，湿、热、痰、瘀、毒为标。糖尿病初期多见湿热困脾证、阴虚热盛证，后期多见肝肾阴虚证、阴阳两虚证以及血瘀脉络证等。

1. 辨证论治

（1）肺热津伤证：

1）症见：口舌干燥，尿频量多，烦热多汗、舌苔黄，脉洪数。

2）治法：清热润肺，生津止渴。

3）方药：消渴方。

4）药物组成：天花粉、葛根、麦冬、圣地、藕汁、黄连、黄芩、知母。

（2）阴虚燥热证：

1）症见：烦躁口渴、多次饮用、舌红少津、咽干舌燥、苔黄、多食善饥、溲赤便秘、脉滑数或弦数等。

2）治法：养阴清热。

3）方药：沙参麦冬汤加减。

4）药物组成：麦冬、川楝子、枸杞子、生地、沙参等。

（3）气阴两虚证：

1）症见：乏力气短、五心烦热、大便秘结、自汗、动则加重、舌淡或者是红暗、口干舌燥、苔薄白少津或者是少苔、舌边有齿痕、腰膝酸软、脉细弱。

2）治法：益气养阴。

3）方药：生脉散加减。

4）药物组成：生地、苍术、五味子、太子参、麦冬等中药。

（4）阴阳两虚证：

1）症见：腰膝酸软、乏力自汗、尿质混浊如青、脉沉细无力、五更泻、形寒肢冷、耳轮焦乾、多饮多尿、舌淡苔白、水肿少尿、阳痿早泄等病症。

2）治法：温阳育阴。

3）方药：金匮肾气丸加减。

4）方药：地黄、山药、山茱萸（酒炙）、茯苓、牡丹皮、泽泻、桂枝、附子（制）、牛膝（去头）、车前子（盐炙）。

2. 经方验方治疗

（1）大柴胡汤《伤寒杂病论》：柴胡 12g，黄芩、芍药、半夏、枳实各 9g，生姜 15g，大枣 4 枚，大黄 6g。将所有药物加水浸泡 15 分钟，300ml 清水煎煮至 150ml 药汁，每日早、中、晚各服 1 次，2 周为一个疗程。

（2）小陷胸汤：黄连 6g，半夏（洗）12g，瓜蒌（实大者）20g。

（3）白虎汤《伤寒杂病论》：石膏 30g，知母 9g，甘草 3g，粳米 6g。

（4）葛根芩连汤：葛根 15g，黄连 9g，甘草 6g，黄芩 9g。

3. 中成药

（1）消渴丸：一次 5~10 丸，一日 2~3 次，饭前用温开水送服。

（2）津力达颗粒：一次 1 袋，一日 3 次，8 周为一个疗程。

（3）天芪降糖胶囊：一次 5 粒，一日 3 次，8 周为一个疗程。

（4）参芪降糖颗粒：一次 1 袋，一日 3 次。

（5）降糖三黄片：一次 3 粒，一日 3 次。

4. 药膳调理

（1）苦瓜粥：粳米 50g，洗净加水煮粥；苦瓜 150g 洗净切块，放入粥中，加食盐、味精、葱花及食用油少许。沸后即可饮粥、食苦瓜。

（2）清蒸茶鲫鱼：鲫鱼 500g，绿茶适量。将鲫鱼去腮、内脏，洗净，腹内装满绿茶，放盘中，上蒸锅清蒸，熟透即可。每日吃 1 次，淡食鱼肉。

（3）土茯苓猪骨汤：猪脊骨 500g，土茯苓 50~100g。将猪脊骨洗净，加适量水熬成 3 碗，去骨及浮油，入土茯苓，炖熟后食用饮汤。

（4）山药、玉竹鸽子汤：生山药、玉竹各 60g，鸽子 1 只。鸽子去毛及内脏，将山药、玉竹装入鸽子肚中，外用丝线缠紧，小火炖至半熟时适量加盐、葱、姜调料，炖熟后食用饮汤。

（5）菠菜银耳点心：取菠菜根 150g、银耳 10g。将银耳先泡发，菠菜根洗净，一并放入砂锅内，加清水 1 000ml，先用武火煮沸，再用文火炖 1 小时左右，以银耳熟烂为度，可当点心随意食用。

（6）西红柿西瓜皮茶：取西红柿 20g，西瓜皮、冬瓜皮、天花粉各 15g，水煎代茶饮。

（7）萝卜饮：取红、白萝卜各 250g，洗净后切成块，生姜 10g，切碎，将萝卜和生姜加水煮熟，用食盐少许调味，即可饮汤、吃萝卜。

5. 适宜技术

（1）针刺法[13]：主穴选取脾俞、肾俞、肺俞、胃脘下俞、足三里、内关、三阴交、合谷、血海。

辨证加减：燥热伤肺型，加鱼际、少商点刺放血；胃燥津伤型，加胃俞、内庭、厉兑点刺放血；肝肾阴虚型，加肝俞、太冲、太溪、大敦点刺放血；阴阳两虚型，加气海、命门。

（2）穴位注射法[14]：

1）选穴：足三里、三阴交。

 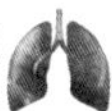

2）药物：丹参注射液、黄芪注射液等。

3）操作方法：每次选择一侧足三里和对侧三阴交两穴，交叉选用。两穴每次均注射丹参注射液 / 黄芪注射液 1ml，以 5ml 注射器 6 号针头，垂直进针，上下轻轻提插数次，待局部有得气感后，抽无回血，快速推注药物 1ml。每日治疗 1 次，2 周为一个疗程。

（3）耳穴贴压：

1）选穴主穴：神门、皮质下、交感和内分泌等处，辨证配穴有肝、心、脾、肾、肺、大肠、胃、耳尖等。

2）操作方法：协助取舒适体位。评估耳部皮肤有无破损和污垢及阳性反应点。用专用探棒按压耳部皮肤穴位处探查敏感点，由上而下，由内而外，施以均匀的压力，当患者出现皱眉、呼痛、躲闪等反应时标记敏感点，酒精棉球消毒局部皮肤待干后，贴上王不留行籽，根据患者病情适当配穴，给予适度按压，询问患者有无局部酸、胀、痛感，以及耳部发热感。告知患者体会压痛的程度，每日定时自行按压 4 次，每次每穴按压 50 次。

6. 日常保健

（1）起居饮食运动：糖尿病患者应选少油少盐的清淡食品，菜肴烹调多用蒸、煮、凉拌、涮、炖、卤等方式。糖尿病患者最好选择有减重目的及有效代谢血糖的有氧运动，而且运动强度不宜太高。推荐慢跑、自行车、广播操、舞蹈、八段锦、太极拳等。运动时间每周至少 3 次，每次持续 20~30 分钟，可逐渐延长至 1 小时。

（2）音乐治疗：音乐治疗能促进消化道活动，影响心脏血管系统，使血脉畅通，加速排出体内废物，有助疾病的恢复。五行音乐是对自然界的声音加以概括，形成“宫、商、角、徵、羽”五音体系。中医五行音乐用于糖尿病患者起到振奋精神、消除疲劳，可改善糖代谢、改善睡眠及消除抑郁情绪等作用及抑郁症状。推荐音乐曲目有《胡笳十八拍》《春风得意》《江南丝竹乐》《江南好》《月儿高》《春江花月夜》和《平湖秋月》等。

（3）情志疗法：对有恐惧心理的患者进行开导，使患者提高对疾病的认知，使患者内心的恐惧得到缓解；以情胜情，主要为以喜治悲、以悲治怒等，淡化患者的负性情绪；陶冶情操，根据患者个性、兴趣和爱好等，指导患者参加音乐会、赏花、太极、书法等活动，培养患者情趣的同时，有助于缓解患者紧张情绪。

（徐驯宇　王　维　陈前顺　肖彩芝）

参考文献

[1] XIN W X,FANG L,FANG Q L,et al.Effect of hypoglycemic agents on survival outcomes of lung cancer patients with diabetes mellitus:A meta-analysis[J].Medicine(Balt imore),2018,97(9):e0035.

[2] ZHOU H Z,CAO K,CAO P G,et al.Impact of diabetes mellitus on clinicopathological factors and relation with radiation pneumonitis in 332 patients with lung cancer[J]. Zhong Nan Da Xue Xue Bao Yi Xue Ban,2013,38(2):138-141.

[3] KURISHIMA K,WATANABE H,Ishikawa H,et al.Survival of patients with lung cancer and diabetes mellitus[J]. Mol Clin Oncol,2017,6(6):907-910.

[4] TIAN R H,ZHANG Y G,WU Z,et al.Effects of metformin on survival outcomes of lung cancer patients with type 2 diabetes mellitus:a meta-analysis[J].Clin Transl Oncol,2016,18(6):641-649.

[5] BECK R,STYBLO M,SETHUPATHY P.Arsenic Exposure and Type 2 Diabetes:MicroRNAs as Mechanistic Links?[J].Curr Diab Rep,2017,17(3):18.

[6] HASSAN-SMITH Z,HEWISON M,GITTOES N.Vitamin D Supplementation and Prevention of Type 2 Diabetes[J]. N Engl J Med,2019,381(18):1784-1785.

[7] SCHWARTZ S S,GRANT S F A,HERMAN M E.Intersections and Clinical Translations of Diabetes Mellitus with Cancer Promotion,Progression and Prognosis[J].Postgrad Med,2019,131(8):597-606.

[8] ARGIRION I,WEINSTEIN S J,MANNISTO S,et al.Serum Insulin,Glucose,Indices of Insulin Resistance,and Risk of Lung Cancer[J].Cancer Epidemiol Biomarkers Prev,2017,26(10):1519-1524.

[9] CHENG C Y,HSIEH H L,SUN C C,et al.IL-1 beta induces urokinase-plasminogen activator expression and cell migration through PKC alpha,JNK1/2,and NF-kappaB in A549 cells[J].J Cell Physiol,2009,219(1):183-193.

[10] 钱荣立. 关于糖尿病的新诊断标准与分型 [J]. 中国糖尿病杂志,2000,8(1):5-6.

[11] 中华医学会麻醉学分会. 围术期血糖管理专家共识(快捷版)[J]. 临床麻醉学杂志,2016,32(1):93-95.

[12] 李林潘. 中西医结合治疗糖尿病研究进展 [J]. 临床检验杂志(电子版),2018,7(3):558.

[13] 施丽俊,裴建. 针灸治疗 2 型糖尿病研究进展 [J]. 中国老年学杂志,2018,38(7):1784-1785.

[14] 王开成,来俊,邬伟刚,等. 水针配合药物治疗 2 型糖尿病临床研究 [J]. 上海针灸杂志,2012,31(3):147-149.

第三节 冠 心 病

冠心病是全球死亡率排名第一的疾病，而肺癌也是造成死亡人数最多的恶性肿瘤[1]。根据美国胸外科医师学会流行病学调查结果，原发性肺癌需行肺叶切除术的住院患者中合并冠心病者约 20.9%[2]。多数患者因冠心病就诊时发现肺癌，研究发现 93% 的肺癌合并心脏病患者以心脏病症状为主要临床表现[3]。两种疾病同时存在，可明显增加患者的死亡风险。肿瘤治疗的进步已使癌症患者的存活率明显提高、生存期显著延长，但无论是化疗还是放疗或是生物免疫治疗，均有不同程度的心脏及血管不良反应[4,5]。冠脉病变就是这些不良反应中最常见的一种，越来越多的学者意识到抗肿瘤治疗可能导致癌症幸存者过早发生心血管病（CVD）及引起 CVD 相关死亡[6]。目前抗癌药物和放疗辐射诱导 CVD 的机制在许多方面仍不十分清楚。

一、病因及发病机制

1. 动脉粥样硬化 冠心病的发病基础为动脉粥样硬化，动脉粥样硬化是脂质在动脉壁中聚集而引起的一种慢性炎症反应，可在动脉壁中发展数年甚或数十年而无临床症状，亦可出现动脉粥样硬化斑块破裂而在数分钟内触发血栓形成，引起急性心肌梗死。

（1）冠心病的危险因素：促进冠心病发展的主要危险因素包括低密度脂蛋白（LDL）水平升高、高血压、2 型糖尿病、吸烟，以及冠心病、缺血性脑卒中或周围动脉疾病的家族史。其他的危险因素还有高密度脂蛋白（HDL）水平低、腹部肥胖、高甘油三酯血症、血浆载脂蛋白 A 水平增高、高纤维蛋白原性血症、缺乏体育锻炼、高尿酸血症、心理社会压力（例如工作压力、生活事件等）以及对压力的反应（例如抑郁症、焦虑症和睡眠障碍等）。

（2）冠状动脉粥样硬化斑块的形成：含载脂蛋白 B 的脂蛋白（主要是 LDL）在冠状动脉内膜中蓄积被认为是冠心病的开始。小而致密的 LDL 颗粒易在内膜中积聚并被多种酶

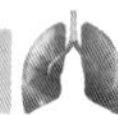

氧化修饰。氧化修饰过程中，冠脉内皮细胞可产生白细胞黏附分子及趋化因子，促使单核细胞T细胞向内膜募集。单核细胞在局部趋化因子作用下转化为巨噬细胞进入动脉壁，巨噬细胞吞噬氧化的LDL颗粒并逐渐转化巨噬泡沫细胞。内膜中及动脉中层迁移的平滑肌细胞（SMC）亦可吞噬LDL颗粒。巨噬泡沫细胞与吞噬脂质的SMC共同形成早期病变脂纹。进入内膜的T细胞可识别巨噬细胞呈递的抗原，产生多种细胞因子（如干扰素-γ、肿瘤坏死因子等）促进冠状动脉粥样硬化进展。当血液中脂质持续增高，脂质不断进入动脉壁中促使脂纹向粥样硬化斑块发展。粥样硬化斑块引起冠脉狭窄，导致心肌缺血，同时不稳定斑块可出现急性破裂或表面溃疡而触发急性血栓形成，引起急性心肌梗死。相反，HDL可将血浆中胆固醇逆转运至肝脏代谢为胆酸而分泌出去，发挥抗动脉粥样硬化作用。

2. 肺癌治疗的心血管不良反应 铂类药物是肺癌化疗的基础药物，研究表明，使用顺铂化疗的患者中可能有约2%会引起动脉血栓形成及后续的心脏和脑缺血[7]。病理生理机制可能是多因素的，包括促凝作用和直接的血管内皮毒性作用。氟尿嘧啶（5-FU）等氟嘧啶类及其口服形式的卡培他滨被用于治疗恶性肿瘤时心肌缺血的发生率差异很大，取决于剂量、给药时间和给药途径，最高可达10%[8]。最近有研究发现，使用5-FU治疗的肿瘤患者中6%~7%存在活动平板实验阳性的无症状心肌缺血[9]。5-FU也可导致急性心肌梗死[10]，其诱发心肌缺血的机制包括冠状血管痉挛和内皮损伤[11]。在免疫疗法和靶向治疗中，抑制血管内皮生长因子（VEGF）信号通路增加了冠状动脉血栓形成的风险。VEGF信号对于内皮细胞的存活十分重要，抑制其作用可以诱导内皮损伤。最近一项关于抗VEGF小分子TKI（酪氨酸激酶抑制剂）诱导的动脉血栓形成风险的荟萃分析发现，索拉非尼和舒尼替尼的动脉血栓形成的发生率分别为1.7%和1.4%[12]。此外，据报道索拉非尼也可诱发冠脉痉挛[13]。放射治疗与更高的冠心病发病率相关，其原因可能是放疗促进动脉粥样硬化的发展、诱发斑块破裂和血栓形成以及潜在的冠状痉挛[11-18]。胸部放疗后发生冠心病或冠心病相关事件的风险与多种因素相关，包括与蒽环类药物同时化疗、年龄小、高放射剂量、胸廓屏蔽不足、合并心血管疾病危险因素和已确诊的冠心病[19]。放射暴露最多的是左胸照射期间的冠状动脉左前降支[20]。研究显示，与右侧乳腺癌相比，左乳腺癌放射治疗后活动平板实验阳性的患病率更高[21]。少数患者病情进展可能很快，以急性冠脉综合征或猝死为主要表现，但更多的患者存在很长时间的无症状期[22]。

二、冠心病的临床表现、分类及诊断

（一）临床表现

大多数研究表明肺癌合并冠心病患者心脏病症状是较常见的初次就诊主诉[23,24]。典型临床表现：

1. 疼痛或不适多位于胸骨体后，可波及心前区，常放射至左肩、左臂内侧甚至颈部。

2. 性质常被描述为沉重感、压榨感、憋闷感、濒死感。

3. 胸痛与劳累或情绪激动相关，硝酸酯类药物舌下含服后数分钟常可缓解。

4. 心绞痛通常持续数分钟至10余分钟，持续超过30分钟甚者更长者，则很大可能发生了急性心肌梗死。

（二）冠心病的分类

我国指南将冠心病分为稳定性冠心病（SCAD）和急性冠脉综合征（ACS）[25,26]。SCAD

包括缺血性心肌病、慢性稳定型劳力性心绞痛和急性冠脉综合征之后稳定的病程阶段。ACS 涵盖了不稳定型心绞痛（UA）、非 ST 段抬高心肌梗死（NSTEMI）和 ST 段抬高心肌梗死（STEMI）。

（三）冠心病的诊断

1. 临床表现 多数患者出现胸骨体后压榨或憋闷感，劳累或情绪激动时发作或加重，休息时亦可发病，休息或舌下含服硝酸酯类药物后数分钟缓解。少数患者可表现为剑突下烧灼感、气管上方的紧缩感。

2. 体征 冠心病患者心脏查体可无体征。若长期慢性心脏缺血，可出现心脏增大，瓣膜相对关闭不全的杂音。急性心肌梗死期间，发生二尖瓣乳头肌功能失调者，可出现心尖区粗糙的收缩期杂音，发生室间隔穿孔者，可出现胸骨左下缘响亮的收缩期杂音，右室心肌梗死可出现颈静脉怒张。

3. 心电图 对 ACS 的诊断有特殊价值，ACS 心电图通常具有以下特点：至少 2 个相邻导联新出现 ST 段压低或弓背向上抬高伴或不伴病理性 Q 波，新出现的完全左束支阻滞。单次心电图对 ACS 诊断价值有限，宜连续、动态记录。

4. 心肌标志物 心肌肌钙蛋白（cTn）用于 ACS 的诊断特异性高、敏感性好，推荐首选为高敏肌钙蛋白。cTn>99th 正常参考值上限提示心肌损伤，若首次结果阴性，应间隔 1~3 小时复查，并与首次结果比较，若增高超过 20%，需考虑急性心肌梗死。

5. 超声检查 超声心动图可显示心脏结构和射血功能。若提示室壁瘤形成或局部心室壁活动异常，常提示冠心病的可能。

6. 冠状动脉 CT 血管成像（CTA） 冠状动脉 CTA 阴性预测价值高，敏感度为 95%~99%，但冠脉 CTA 的特异度较低，随着年龄的增加，钙化病变可能越来越常见，而钙化会显著影响 CTA 对病变严重的判断，可能高估狭窄程度。

7. 冠状动脉造影（CAG） CAG 是目前明确冠脉狭窄程度的“金标准”检查。对具有典型性胸痛及临床证据提示高危不良事件风险者，可直接行 CAG。若 CAG 发现心外膜下冠状动脉狭窄超过 50%，合并有典型心绞痛症状或其他心肌缺血的证据，可确诊为冠心病。

三、肺癌合并冠心病的治疗及管理策略

（一）预防性康复处理

1. 为减少肺癌患者围手术期及放化疗过程心脏并发症风险，在决定患者治疗策略前，常规的病史询问、心脏评估必不可少，特别是对于存在一项或多项冠心病危险因素者，如标准 12 导联心电图（必要时动态心电图）、心脏生物标志物（肌钙蛋白、BNP）、心脏彩超。肺切除术后 30 天不良心脏事件（心脏性猝死或心肌梗死）发生风险高，可行无创心脏影像技术（冠状动脉 CT 三维成像、心脏 MRI、心肌核素显像等）进一步评估心脏相关手术及放化疗风险。

2. 重视患者心脏相关临床表现、体征的变化，争取做到早诊断、早治疗，尽可能减少抗肿瘤治疗相关心脏不良事件，提高患者的生活质量。

（二）肺癌合并冠心病的药物治疗

1. β 受体阻滞剂 β 受体阻滞剂既可改善缺血缓解症状，也有预防心肌梗死改善预

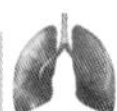

后的作用，研究表明，β受体阻滞剂可显著降低心肌梗死后患者的再梗死风险及心血管死亡率，改善患者远期生活质量[27]。其机制主要通过降低交感神经兴奋性，从而减慢心率、抑制心肌收缩、降低血压以减少心肌耗氧量，同时还延长心脏舒张期增加心肌灌注。治疗期间心率宜控制在55~60次/min。已知冠心病或心肌缺血的肺癌患者，只要无禁忌证，手术或放化疗前应考虑起始小剂量β受体阻滞剂治疗。若β受体阻滞剂存在禁忌或不能耐受者，硝酸酯类及非二氢吡啶类钙拮抗剂可作为替代药物。

2. 抗血小板药物　抗血小板药物在治疗心脏缺血性事件中起着不可替代的作用。手术创伤、麻醉及放化疗可通过诱导冠脉痉挛、不稳定斑块破裂、急性血栓形成等机制，增加冠心病合并肺癌患者肿瘤治疗心脏不良事件发生风险。推荐予以小剂量阿司匹林长期服用（75~100mg，1次/d），接受PCI治疗后，建议阿司匹林基础上合用$P2Y_{12}$受体拮抗剂双抗血小板治疗至少6个月，$P2Y_{12}$受体拮抗剂可选氯吡格雷或替格瑞洛。肺癌合并ACS患者，需予以负荷剂量的阿司匹林及$P2Y_{12}$受体拮抗剂（通常阿司匹林300mg，氯吡格雷负荷剂量300~600mg或替格瑞洛180mg，优选替格瑞洛）。冠心病支架植入合并肺癌患者围手术期抗血小板治疗目前存在争议，需权衡出血与血栓风险后决定围手术期是否停用双抗血小板治疗或单用阿司匹林抗血小板。

3. 他汀类药物　目前研究表明，降低低密度脂蛋白（LDL-C）与主要心血管缺血风险的下降密切相关。他汀类药物稳定动脉粥样硬化斑块、延缓斑块进展作用已得到证实，甚者有研究表明他汀类药物可部分逆转斑块病变。肺癌合并冠心病患者，特别是合并高胆固醇血症时，需予以起始剂量中等强度的他汀类调脂药物，注意他汀类药物的肝脏及肌肉损害的不良反应。

4. 血管紧张素转换抑制剂（ACEI）或血管紧张素受体拮抗剂（ARB）　研究表明，ACEI使无心力衰竭的稳定型心绞痛患者以及高危冠心病患者的心血管死亡、心肌梗死、卒中等主要心脑血管事件风险显著降低[28,29]。ACEI的心脏保护作用独立于降压作用以外，对肺癌合并冠心病患者，若同时合并心衰（LVEF ≤ 40%）、高血压、糖尿病或慢性肾脏病等高危因素，无论选择何种肿瘤治疗策略，建议使用ACEI或ARB。

（三）肺癌合并冠心病时血运重建治疗策略的探讨

目前该领域相关研究不多，且大多为回顾性分析。2006年Brichon等将32例接受金属裸支架植入的患者，按不同双抗血小板时间行肺癌切除手术进行分组（<30天，n=7；30~60天，n=17；61~90天，n=8）。结果显示，总共有3例支架内血栓形成，2例发生于双抗血小板<30天组。另1例发生在经皮冠脉介入治疗（PCI）后44天，导致再梗死和死亡。因此他们得出结论，在肺癌切除之前接受PCI的患者应进行冠状动脉血管成形术（PTCA）而不是植入支架，或者在围手术期应继续进行双抗血小板治疗[30]。2013年，Fernandez及其同事通过对22 000名肺癌合并冠心病患者数据的回顾性分析发现，与未行支架植入术患者相比，冠脉植入患者肺癌术后30天心血管事件发生率和死亡率均显著增加，并且围手术期支架内血栓或心肌梗死发生率增加约10倍[31]。故有专家提出，肺癌合并冠心病患者外科手术前应行冠脉造影检查，如存在冠脉病变，可行单纯球囊扩张术代替支架植入术，球囊扩张术后2周可行外科手术。2014年，美国心脏病学会联合美国心脏协会发布指南，推荐存在以下情况之一者，在肺部手术前需先行冠脉血运重建治疗：①冠脉左主干病变；②冠脉三支血管病变；③左室射血分数<50%合并前降支狭窄的双支病变。如果需要PCI治疗，则最好选择金属裸支架或第

二代药物涂层支架，这两类支架术后双联抗血小板30天可行外科手术，而普通药物洗脱支架需双联抗血小板至少3个月才可行外科手术[32]。

（四）中医康复处理

肺癌合并冠心病属于中医“胸痹”“心痛”等范畴。饮食不节、寒冷刺激、内伤劳倦、七情内伤、年迈体虚等因素与其发生有关，病位在心，涉及肝、脾、肾等脏器。中医学认为，“本虚标实”为该病的基本病机，本虚为气、血、阴、阳亏虚，心脉失养，标实为寒凝、气滞、痰浊、血瘀等痹阻胸阳、阻滞心脉，主要证候包括寒滞心阳、气虚血瘀、痰瘀痹阻、心肾阳虚、气阴两虚等[33,34]。

1. 辨证汤药

（1）寒滞心阳证：胸闷、心悸、胸痛，多由气候骤冷而发病或加重，伴形寒、肢冷、面色苍白，舌淡紫、苔白、脉沉紧或沉细。

治则：温通心阳。

方药：当归四逆汤加减。

当归、桂枝、芍药、细辛、通草、甘草、大枣。

（2）气虚血瘀证：胸闷、胸痛，呈刺痛，伴四肢乏力、气短懒言，或肢体可见紫色斑块，舌质紫暗或有瘀点，脉细涩。

治则：益气活血。

方药：补阳还五汤加减。

黄芪、当归尾、地龙、赤芍、川芎、桃仁、红花。

（3）痰浊痹阻证：胸闷、胸痛，肢体沉重，遇阴雨天易发或加重，形体偏胖，伴纳呆便溏，舌淡胖，苔白腻，脉滑。

治则：化痰通络。

方药：瓜蒌薤白半夏汤加减。

瓜蒌、薤白、半夏、白酒。

（4）瘀滞胸络证：胸胁疼痛，刺痛，痛处固定、拒按，唇紫，舌紫暗或有瘀点，脉弦涩。

治则：行气化瘀、通络止痛。

方药：血府逐瘀汤加减。

当归、生地、桃仁、红花、枳壳、甘草、赤芍、柴胡、桔梗、川芎、牛膝。

（5）心阴虚证：心悸或心痛，心烦易怒，失眠多梦，潮热盗汗，口干，尿黄，舌红少津，脉细数。

治则：滋补心阴。

方药：天王补心丹加减。

天冬、麦冬、生地黄、人参、玄参、丹参、茯苓、远志、酸枣仁、柏子仁、五味子、当归、桔梗。

（6）气阴两虚证：胸闷、胸痛、心悸气短、倦怠乏力、语声低微，舌红少苔，脉细。

治则：益气养阴，活血化瘀。

方药：生脉饮加减。

红参、麦冬、五味子。

（7）心肾阳虚证：胸闷、胸痛、心悸，周身怕冷，面色苍白，四肢欠温或肿胀，舌淡胖边

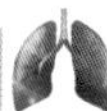

有齿痕，苔白腻，脉沉细迟。

治则：温补心肾。

方药：参附汤加减。

人参、附子。

2. 辅助疗法

（1）针灸疗法：

1）治法：以手少阴心经、手厥阴心包经穴为主，佐以背俞穴。毫针刺采用平补平泻之法，阳虚者施以灸法。

2）处方：郄门、神门、心俞、巨阙。

3）随证配穴：

心血不足：膈俞、脾俞、足三里。

痰火内动：尺泽、内关、丰隆。

水饮内停：脾俞、肠胃俞、三焦俞。

（2）穴位疗法：

1）穴位注射：

选穴：内关、心俞、三阴交、足三里。

方法：选取以上学位 1~2 穴，注射丹参注射液、黄芪注射液等，每穴注射 0.5~1ml，每日 1 次，10 次为一个疗程。

2）穴位贴敷：

选穴：内关、心俞、丰隆、足三里、三阴交等。

方法：将丹参、川芎、红花、三七、当归、黄芪等研磨成粉，姜汁调匀，摊涂于治疗贴，贴于所选穴位上，每日 1 次，每次贴敷 4~6 小时，10 天为一个疗程。

3）耳穴压豆：

选穴：神门、皮质、交感、心、小肠、肾上腺、内分泌。

方法：用镊子将粘有王不留行籽的小方块胶布贴附于耳穴上，按压 3 次，每次 60 秒，每次贴单耳，两耳交替，3 天更换 1 次胶布，持续 2 周。

（3）中药足浴：

1）药物组成：黄芪 30g，红景天 6g，细辛 6g，川芎 15g，丹参 15g，桃仁 20g，红花 20g，远志 30g，夜交藤 30g 等。

2）方法：取药液 500ml，兑热水共 2 000ml（或温水 2 000ml）于足浴盆，温度维持在 39~43℃，水深以刚覆盖踝关节以上 5cm 为宜，将双脚在药液中浸泡 30 分钟后，用干毛巾擦净。每天 1 次，10 天为一个疗程。

（4）中医运动：中医功法锻炼有太极拳、八段锦、五禽戏、气功等，以调养形体，结合调摄精神，内养真气，最终“形与神俱”，体健病少。

（王 维 高淑蓉 祝 杰 肖彩芝 夏冬琴）

参考文献

[1] ROTH G A,ABATE D,ABATE K H,et al.Global,regional,and national age-sex-specific mortality for 282 causes of death in 195 countries and territories,1980-2017:a systematic analysis for the Global Burden of Disease Study

2017[J].Lancet,2018,392(10159):1736-1788.

[2] KOZOWER B D,SHENG S,O' BRIEN S M,et al.STS database risk models:predictors of mortality and major morbidity for lung cancer resection[J].Ann Thorac Surg,2010,90(3):875-883.

[3] MILLER D,ORSZULAK T,PAIROLERO P,et al.Combined operation for lung cancer and cardiac disease[J].Ann Thorac Surg,1994,58(4):989-994.

[4] FERLAY J,STELIAROVA-FOUCHER E,LORTET-TIEULENT J,et al.Cancer incidence and mortality patterns in Europe:estimates for 40 countries in 2012[J].Eur J Cancer,2013,49(6):1374-1403.

[5] SIEGEL R,DESANTIS C,VIRGO K,et al.Cancer treatment and survivorship statistics,2012[J].CA Cancer J Clin,2012,62(4):220-241.

[6] EWER M S,EWER S M.Cardiotoxicity of anticancer treatments[J].Nat Rev Cardiol,2015,12(11):620.

[7] MOORE R A,ADEL N,RIEDEL E,et al.High incidence of thromboembolic events in patients treated with cisplatin-based chemotherapy:a large retrospective analysis[J].J Clin Oncol,2011,29(25):3466-3473.

[8] FRICKHOFEN N,BECK F J,JUNG B,et al.Capecitabine can induce acute coronary syndrome similar to 5-fluorouracil[J].Ann Oncol,2002,13(5):797-801.

[9] LESTUZZI C,VACCHER E,TALAMINI R,et al.Effort myocardial ischemia during chemotherapy with 5-fluorouracil:an underestimated risk[J].Ann Oncol,2014,25(5):1059-1064.

[10] KOSMAS C,KALLISTRATOS M S,KOPTERIDES P,et al.Cardiotoxicity of fluoropyrimidines in different schedules of administration:a prospective study[J].J Cancer Res Clin Oncol,2008,134(1):75-82.

[11] POLK A,VISTISEN K,VAAGE-NILSEN M,et al.A systematic review of the pathophysiology of 5-fluorouracil-induced cardiotoxicity[J].BMC Pharmacol Toxicol,2014,15(1):47.

[12] CHOUEIRI T K,SCHUTZ F A,JE Y,et al.Risk of arterial thromboembolic events with sunitinib and sorafenib:a systematic review and meta-analysis of clinical trials[J].J Clin Oncol,2010,28(13):2280-2285.

[13] ARIMA Y,OSHIMA S,NODA K,et al.Sorafenib-induced acute myocardial infarction due to coronary artery spasm[J].J Cardiol,2009,54(3):512-515.

[14] MCGALE P,DARBY S C,HALL P,et al.Incidence of heart disease in 35,000 women treated with radiotherapy for breast cancer in Denmark and Sweden[J].Radiother Oncol,2011,100(2):167-175.

[15] VIRMANI R,FARB A,CARTER A J,et al.Comparative pathology:radiation-induced coronary artery disease in man and animals[J].Semin Interv Cardiol,1998,3(3-4):163-172.

[16] BROSIUS F C 3rd,WALLER B F,ROBERTS W C.Radiation heart disease.Analysis of 16 young (aged 15 to 33 years) necropsy patients who received over 3,500 rads to the heart[J].Am J Med,1981,70(3):519-530.

[17] VEINOT J P,EDWARDS W D.Pathology of radiation-induced heart disease:a surgical and autopsy study of 27 cases[J].Hum Pathol,1996,27(8):766-773.

[18] MCENIERY P T,DOROSTI K,SCHIAVONE W A,et al.Clinical and angiographic features of coronary artery disease after chest irradiation[J].Am J Cardiol,1987,60(13):1020-1024.

[19] LANCELLOTTI P,NKOMO V T,BADANO L P,et al.Expert consensus for multi-modality imaging evaluation of cardiovascular complications of radiotherapy in adults:a report from the European Association of Cardiovascular Imaging and the American Society of Echocardiography[J].Eur Heart J Cardiovasc Imaging,2013,14(8):721-740.

[20] DARBY S C,EWERTZ M,MCGALE P,et al.Risk of ischemic heart disease in women after radiotherapy for breast cancer[J].N Engl J Med,2013,368(11):987-998.

[21] CORREA C R,LITT H I,HWANG W T,et al.Coronary artery findings after left-sided compared with right-sided radiation treatment for early stage breast cancer[J].J Clin Oncol,2007,25(21):3031-3037.

[22] ORZAN F,BRUSCA A,CONTE M R,et al.Severe coronary artery disease after radiation therapy of the chest and mediastinum:clinical presentation and treatment[J].Br Heart J,1993,69(6):496-500.

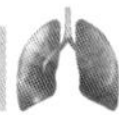

[23] CIRIACO P,CARRETTA A,CALORI G,et al.Lung resection for cancer in patients with coronary arterial disease:analysis of short-term results[J].Eur J Cardio Thorac Surg,2002,22(1):35-40.

[24] MA X,HUANG F,ZHANG Z,et al.Lung cancer resection with concurrent off-pump coronary artery bypasses:safety and efficiency[J].J Thorac Dis,2016,8(8):2038-2045.

[25] 中华医学会心血管病学分会.稳定性冠心病诊断与治疗指南[J].中华心血管病杂志,2018,46(9):680-694.

[26] 中华医学会心血管病学分会.急性ST段抬高型心肌梗死诊断和治疗指南[J].中华心血管病杂志,2015,43(5):380-393.

[27] KERNIS S J,HARJAI K J,STONE G W,et al.Does beta-blocker therapy improve clinical outcomes of acute myocardial infarction after successful primary angioplasty?[J].J Am Coll Cardiol,2004,43(10):1773-1779.

[28] YUSUF S,SLEIGHT P,POGUE J,et al.Effects of an angiotensin-converting-enzyme inhibitor,ramipril,on cardiovascular events in high-risk patients[J].N Engl J Med,2000,342(3):145-153.

[29] FOX K M, EURopean trial On reduction of cardiac events with Perindopril in stable coronary Artery disease Investigators.Efficacy of perindopril in reduction of cardiovascular events among patients with stable coronary artery disease:randomised,double-blind,placebo-controlled,multicentre trial (the EUROPA study)[J].Lancet,2003,362(9386):782-788.

[30] BRICHON P,BOITET P,DUJON A,et al.Perioperative in stent thrombosis after lung resection performed within 3 months of coronary stenting[J].Eur J Cardio Thorac Surg,2006,30(5):793-796.

[31] FERNANDEZ F G,CRABTREE T D,LIU J,et al.Incremental risk of prior coronary arterial stents for pulmonary resection[J].Ann Thorac Surg,2013,95(4):1212-1220.

[32] LEVINE G N,BATES E R,BITTL J A,et al.2016 ACC/AHA guideline focused update on duration of dual antiplatelet therapy in patients with coronary artery disease:a report of the American College of Cardiology/American Heart Association task force on clinical practice guidelines[J].Circulation,2016,134(10):123-155.

[33] 邢雁伟,王阶,衷敬柏,等.采用聚类分析和对应相关方法研究1069例冠心病心绞痛证候应证组合规律[J].中华中医药杂志,2007,22(11):747-750.

[34] 张俊平.中医药在冠心病治疗中的应用研究[J].中西医结合心血管病电子杂志,2019,7(26):152.

第四节 慢性肾脏病

近年来我国慢性肾脏病(chronic kidney disease,CKD)发病率逐年上升,是继心脑血管疾病、糖尿病和恶性肿瘤之后,又一种严重危害人类健康的慢性病,具有高患病率、低知晓率、治疗费用高和预后差等特点。随着治疗肿瘤的方法不断进步,肿瘤患者的寿命时间逐渐延长,人们对肿瘤合并慢性疾病的认识也越来越重视及深入,其中也包括肿瘤合并CKD。

一、现状与危害

目前的流行病学调查研究显示,全球CKD的患病率已高达14.3%,而在我国18岁以上成年人CKD的患病率为10.8%[1,2]。在不久的将来,随着我国社会老龄化的加剧以及高血压、糖尿病、代谢综合征等相关疾病的发病率增高,CKD的发病率也将不断上升。根据发达国家调查显示,进入终末期肾病需要通过透析或者肾移植治疗来维持生命的CKD患者大约占2%,与肾功能正常者相比,肾功能轻中度损害者的死亡风险增加20%,心血管事件风险增加40%，并且随着肾功能逐渐下降，风险呈线性增加，按照每年透析治疗为10万元人民币计算，我国每年将为这些终末期肾病患者支付约2 400亿元。恶性肿瘤患者中合并慢性疾病的发生率往往比一般人群更高，如高血压、糖尿病、慢性心力衰竭和慢性肝功能不全等。目前我国暂无大样本量的癌症患者合并慢性肾脏病的流行病学调查，但北京某社区的前瞻性随访研究提示，当肾小球滤过率（estimated GFR，eGFR）下降至90ml/(min·1.73m^2)以下，老年男性的恶性肿瘤发生风险可以增加200%[3]。CKD能使癌症患者的预后恶化。在中国台湾省的一项前瞻性队列研究中发现CKD与肿瘤患者死亡率的增加呈显著正相关，肝癌合并CKD的死亡率是非CKD患者的1.74倍，泌尿系肿瘤患者更是高达7.3倍[4]。

癌症患者的治疗时间长达数月甚至数年，期间治疗手段包括频繁的化疗及放射治疗，因而出现的反复急性肾损伤显著加快了癌症患者的CKD进展。Christiansen和他的同事们前瞻性研究了37 267名癌症患者，发现急性肾损伤（acute kidney injury，AKI）发生风险在肿瘤诊断的第一年为17.5%，5年以上发生风险则增至27%[5]。而由Launay-Vacher主导的一项来自法国15个中心的回顾性研究分析中显示，在4 684名实体瘤患者中发生CKD 3期或以上的慢性肾脏病的发病率更高。该研究也同时分析了实体瘤患者肾功能的变化，并且发现2年后的eGFR平均下降达13ml/(min·1.73m^2)，其中约17.7%的患者病变从CKD 2期进展为CKD 3期或CKD 4期[6]，提示癌症患者在抗癌治疗过程中肾功能明显减退。

二、慢性肾脏病的诊断与分期

1. 根据美国肾脏病基金会提出的CKD临床实践指南（K/DOQI），国际肾脏病学会明确提出了慢性肾脏病的诊断标准[7]：肾脏结构或功能异常出现以下任何一项指标，持续时间超过3个月便可诊断：①白蛋白尿[尿白蛋白排泄率（AER）≥30mg/24h；尿白蛋白肌酐比值（ACR）≥30mg/g（或≥3mg/mmol）]；②尿沉渣异常：出现血尿、蛋白尿等；③肾小管相关病变；④组织学异常；⑤影像学所见结构异常；⑥肾移植病史；⑦肾小球滤过率（GFR）下降，eGFR<60L/(min·1.73m^2)。

2. 慢性肾脏病分期 根据肾小球滤过率（GFR）通常分为5期[8]（表5-4-1）。

表5-4-1 慢性肾脏病根据GFR分期

分期	GFR/(ml·min^{-1}·1.73m^{-2})	描述
G1	≥90	正常或增高
G2	60~89	轻度下降
G3a	45~59	轻-中度下降
G3b	30~44	中-重度下降
G4	15~29	重度下降
G5	<15	肾衰竭

三、慢性肾脏病的临床症状

根据慢性肾脏病的诊断标准，我们可知它不是以临床表现作为依据诊断的，因此大多

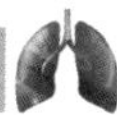

数慢性肾脏疾病的起病隐袭、缓慢，若为继发性慢性肾脏损害，往往有基础疾病或损伤肾脏的诱因，如糖尿病、高血压、化疗药物的使用等，病程长、病情迁延反复，可有不同程度肾功能减退，渐进性发展为慢性肾衰竭。但无论是急性肾炎还是慢性肾脏病，临床上仍有其常见的临床表现，包括水肿、高血压、贫血、尿液异常、腰疼等，凡有尿检异常（血尿、蛋白尿、管型尿）、水肿及高血压病史，病程迁延，无论有无肾功能损害均应考虑此病，肾活检病理检查可确诊并有利于指导治疗和判断预后。

1. 水肿 肾性水肿的特点是初为晨起时眼睑和颜面部的水肿，后可逐渐发展为全身性水肿。肾病综合征时常出现中度或重度水肿，凹陷性明显，可伴有胸腔积液、腹水。患者常有尿检异常、高血压和肾功能损害等。临床上常常需要与心力衰竭导致的心源性水肿相鉴别（表 5-4-2）。

表 5-4-2 肾源性水肿与心源性水肿的鉴别

	肾源性水肿	心源性水肿
开始部位	从眼睑、颜面开始延及全身	从足部开始，向上延及全身
发展快慢	迅速	缓慢
伴随症状	尿检异常、高血压、肾功能异常	心脏增大、心脏杂音、肝大、静脉压升高

2. 高血压 由慢性肾脏病导致肾脏实质性损害，肾小球滤过率下降，从而诱发水钠潴留，血容量增加、肾灌注量下降，因而激活 RAAS 系统（renin-angiotensin-aldosterone system），促进肾素分泌增加、外周血管阻力增加而出现血压升高。另外，肾实质破坏也会导致舒张血管物质分泌减少（如前列腺素等），进一步加重血压的升高，因此肾性高血压往往难以控制，需要多种降压药大剂量联合使用。血压超过 140/90mmHg 定义为高血压，临床上还可以伴随头痛、头昏等症状。

3. 贫血 肾性贫血是指各种因素造成肾脏红细胞生成素（EPO）产生不足或尿毒症血浆中一些毒素物质干扰红细胞的生成和代谢而导致的贫血。贫血的标准为：男性成人 Hb<120g/L，女性成人 Hb<110g/L，妊娠妇女 Hb<100g/L。肾性贫血一般为正常红细胞正常色素性贫血。贫血是慢性肾衰竭发展到终末期肾病常见的并发症，并且贫血的程度常与肾功能减退的程度相关，GFR<20~30ml/min 时，无论何种肾脏疾病均可发生贫血。

4. 尿液异常 尿液的异常又分为三大类：尿量异常、尿液性质异常与排尿异常。

正常人每日尿量 1 000~2 000ml，尿量异常可表现为：①少尿：尿量 <400ml/24h 或尿量 <17ml/h；②无尿：尿量 <100ml/24h 或尿量=0ml/12h；③尿闭：完全无尿；④多尿：尿量 >2 500ml/24h。尿量减少容易理解，因肾脏损害之后肾血流量减少、肾小球滤过率的下降从而经过肾脏排出的液量减少。而多尿的原因则很多，包括溶质利尿，可见于高血糖、肾移植后利尿，溶质排量增加而出现等渗或高渗尿；肾性尿崩，可见于肾小管对 ADH 反应障碍和肾髓质高渗性损伤；混合性原因等，病因较为复杂。

尿液性质异常包括血尿、蛋白尿、白细胞尿与其他尿液性质异常等。血尿是指尿液中出现较多的红细胞，包括肉眼血尿及镜下血尿：肉眼血尿是指尿液中含血量较多

(>1ml/1 000ml 尿),肉眼可见尿色呈洗肉水色或血色;而镜下血尿是指肉眼观察无法发现的血尿,新鲜离心尿在每高倍镜视野下红细胞 >3 个。不是所有的血尿都是肾脏疾病本身损害而导致的,例如外科损伤、肾结石、女性月经,而全程、无痛、变形、不凝、管型、伴有其他肾脏疾病症状的血尿才是肾小球源性血尿。健康成人尿液中每 2 小时尿蛋白 <150mg,青少年 <300mg,蛋白尿是指持续性尿蛋白排出超过正常水平,在慢性肾脏病中肾小球滤过屏障受损及肾小管重吸收功能减退均可导致蛋白尿出现。白细胞尿是指清洁中段尿离心后白细胞数目 >5 个 /HP,常见于泌尿系感染、狼疮性肾炎、过敏性间质性肾炎等。其他尿液性质异常很多,包括血红蛋白尿、肌红蛋白尿、卟啉尿、乳糜尿、胆色素尿等。总之,慢性肾脏病的尿液性质异常表现形式丰富,当然最常见仍然以血尿和蛋白尿居多,并且可多项同时存在。

排尿异常通常指的是出现尿频、尿急、尿痛或是排尿困难、尿潴留、尿失禁等。小便次数日间达到 4~6 次,夜间 0~2 次,单位时间内排尿次数明显超过正常范围定义为尿频。而尿急是指一有尿意,需即刻排尿,常伴有尿失禁。尿痛则是指排尿时会阴部、耻骨上区挛缩样疼痛或尿道烧灼感。尿频、尿急、尿痛联合起来称为尿路刺激征或膀胱刺激征,常见于尿路感染、肾结石、肾脏肿瘤和出血性膀胱炎。慢性肾脏疾病中不一定有上述尿路刺激征,往往合并尿路感染、结石时才会出现。

腰疼:在临床上最常见的原因是急性腰扭伤、腰肌劳损、腰背筋膜炎、腰椎间盘突出症等。慢性肾脏病,尤其肾炎,腰痛不是其突出的症状,只有与尿液检查等相印证后,方可确定是否是肾炎。

四、慢性肾脏病的临床康复管理

(一)慢性肾脏病的筛查与进展评估

既往多个国内及国外研究中显示已诊断的 CKD 患者中有 58.7%~89.7% 无任何明显的自觉症状[9],而大量关于 CKD 的研究均提示早期给予适当的治疗能延缓 CKD 的进展,减少终末期肾病的发生及发展,同时降低 CKD 的死亡率,故早期筛查十分重要。因此,无论有无危险因素都要进行筛查,建议每年进行 1 次尿常规(白蛋白尿)和肾功能(肌酐)的检测。对于 CKD 的高风险人群应开展一级预防,如肾脏病家族史、糖尿病、高血压、恶性肿瘤患者、高尿酸血症、高龄(>65 岁)及肥胖等,每 6 个月开展 1 次 CKD 防治知识宣教,每年至少进行 1 次尿白蛋白 / 肌酐比(ACR)和血肌酐(SCr)的检测以估算肾小球滤过率。

建议慢性肾脏病患者每年至少检测 1 次 eGFR 和尿白蛋白,进展风险较高或检测结果影响治疗方案时,频率应适当增加。如果出现以下情况,则表明慢性肾脏病呈持续进展状态,包括:① GFR 恶化:GFR 分期改变,且 eGFR 较基线值下降≥ 25%;②慢性肾脏病快速进展:eGFR 下降速率持续大于每年 5ml/(min·1.73m^2)。

(二)非药物治疗康复管理

1. 调整生活方式

(1)体育锻炼:提倡在专科医师指导下参加能够耐受的体育锻炼(每周约 150 分钟,大约 5 次,每次 30 分钟)。

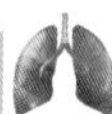

（2）保持健康体重：维持 BMI 在 18.5~24.0kg/m^2。

（3）戒烟。

（4）规律作息，避免疲劳；尽量避免呼吸道感染的发生；放松心情，避免情绪紧张。

2. 营养治疗

（1）蛋白质及热量摄入：分为两类人群，即合并糖尿病患者与非糖尿病 CKD 患者。合并糖尿病的 CKD 患者，从出现微量蛋白尿起，应减少蛋白质摄入，推荐摄入量为 0.8g/(kg·d)，从肾小球滤过率下降开始，即应实施低蛋白质饮食，推荐摄入量为 0.6g/(kg·d)。在低蛋白饮食治疗时，患者的热卡摄入量应基本与非糖尿病肾病患者相似。而对于 2 型糖尿病伴有肥胖者，需适当限制热量，总热卡摄入量应比上述推荐下调 1 050~2 100kJ/d，直到体重达标。非糖尿病的 CKD 1~2 期患者，原则上给予减少饮食蛋白质，推荐摄入量为 0.6~0.8g/(kg·d)。从 CKD 3 期开始给予低蛋白饮食，推荐蛋白质摄入量为 0.6g/(kg·d)。实施低蛋白饮食治疗时，热卡摄入量需维持在 147kJ/(kg·d)，超过 60 岁的老年患者活动量较小、营养状态良好者可减少至 126~147kJ/(kg·d)。

（2）盐的摄入：成人 CKD 患者钠的摄入量宜少于 90mmol/d（一般为氯化钠 5~6g/d）。

（3）其他营养物质摄入：鼓励慢性肾脏病患者参加有关病情严重程度，钙、磷、钾、蛋白质及尿酸摄入量方面的健康教育，接受专家的饮食指导和其他相关建议。

（三）西医康复治疗管理

1. 控制蛋白尿 24 小时尿蛋白定量超过 150mg 或尿蛋白（mg）/ 肌酐（g）>200mg/g，称为蛋白尿。24 小时尿白蛋白排泄率（AER）在 30~300mg，称为微量白蛋白尿。糖尿病肾病患者蛋白尿目标值应控制在 AER<30mg/d；非糖尿病患者，蛋白尿目标值应控制在 24 小时尿蛋白定量 <300mg[10]。常用控制蛋白尿的措施包括：

（1）RAS 系统阻断剂：ACEI 和 ARB 具有降压及独立于降压之外的肾脏保护作用。糖尿病患者尿白蛋白在 30~300mg/d 即推荐使用 ACEI 或 ARB，而尿白蛋白 >300mg/d 时，无论是否合并糖尿病，均建议使用 ACEI 或 ARB。目前不提倡联合使用 ACEI 和 ARB 用以延缓慢性肾脏病的进展。

在应用 RAS 系统阻断剂时需注意：①初始应用或加量时，应在 1~2 周监测 GFR 和血清钾浓度，若血肌酐较基线值上升幅度 <30%，可继续使用；若超过基线水平 30%，应及时减量或停药并寻找原因。②避免用于肾动脉狭窄患者。③ GFR<45ml/(min·1.73m^2) 患者宜从小剂量开始。④ GFR<30ml/(min·1.73m^2) 时仍具有肾脏保护作用，不一定需要终止用药。

（2）糖皮质激素及免疫抑制剂：多种原发性或继发性肾小球疾病，由于其发病机制由免疫异常所介导，需要使用糖皮质激素及免疫抑制剂治疗以减少蛋白尿，如膜性肾病或狼疮性肾炎。常用的免疫抑制剂包括环孢素、环磷酰胺、吗替麦考酚酯、硫唑嘌呤、他克莫司、来氟米特等。治疗时需结合患者性别、年龄、体重、生育要求、有无相关药物使用禁忌证及个人意愿等，根据患者病理类型和蛋白尿程度给予个体化治疗方案。另外，注意定期检测药物浓度和预防相关药物的不良反应等。

2. 控制血糖 糖尿病诊断依据美国糖尿病协会（ADA）2019 年指南标准[11]：①糖化血红蛋白（HbA1c）≥ 6.5%；②空腹血糖 ≥ 7.0mmol/L；③在口服糖耐量试验中，口服 75g 葡萄糖 2 小时后血糖 ≥ 11.1mmol/L；④在有典型高血糖症状的情况下，随机血糖

≥ 11.1mmol/L。

糖尿病肾病诊断标准：①有糖尿病病史；②出现微量白蛋白尿；③伴有糖尿病视网膜病变。

血糖控制目标值为 HbA1c 为 7.0%；糖尿病患病时间短、预期寿命长、无心血管并发症且能很好耐受治疗者，可严格控制 HbA1c（<6.5%）；而预期寿命较短、存在合并症或低血糖风险者，HbA1c 可放宽至 7.0% 以上。血糖的控制包括糖尿病饮食调整、增加运动、血糖的自我监测、口服降糖药或胰岛素治疗等。药物治疗应根据自身特点选取口服降糖药或者胰岛素注射，注意观察 eGFR 水平，及时调整方案以防止低血糖及其他不良反应的发生[12]。

3. 控制血压 高血压可引起肾脏损害，也可促进 CKD 进展，还能引起心脑血管事件，因此，积极降低 CKD 患者的高血压是控制或延缓 CKD 进展的重要措施。无论是否合并高血压病，AER ≤ 30mg/d 时，都应该维持收缩压≤ 140mmHg，舒张压≤ 90mmHg；AER>30mg/d 时，控制收缩压≤ 130mmHg，舒张压≤ 80mmHg。控制高血压的措施，一方面需改善生活方式如低盐、生活规律、适当运动等，另一方面更应根据患者病情合理选用降压药物。有蛋白尿的 CKD 合并高血压者，首选 ACEI 或 ARB；无蛋白尿的 CKD 合并高血压者，可选择 ACEI、ARB、CCB 等类药物；严重的高血压患者可选择两种或两种以上的抗高血压药物联合应用。老年患者应综合考虑年龄、基础病、并发症等情况，并密切关注降压治疗相关的不良事件，如电解质紊乱、急性肾损伤、体位性低血压等。

4. 控制血脂 血脂异常通常指血浆中胆固醇和 / 或甘油三酯升高，也泛指包括低、高密度脂蛋白胆固醇在内的各种血脂异常。血脂异常介导肾动脉粥样硬化，促进患者靶器官损害及 CKD 进展。

（1）控制目标：应根据患者疾病的风险评估（CKD 分期、患者年龄、是否透析、肾移植、有无冠心病、糖尿病、缺血性脑卒中病史）来确定治疗措施。

（2）控制措施：对于高甘油三酯血症，建议改变生活方式治疗，包括清淡饮食、适当运动等，若有急性胰腺炎风险者需给予贝特类降脂治疗。对于 18~49 岁、未透析的肾移植患者，有以下 1 项或以上情况给予他汀类治疗，包括冠心病（心肌梗死或冠状动脉重建术）、缺血性脑卒中、糖尿病、10 年间发生冠心病风险 >10%。需注意，部分他汀类药物要根据 eGFR 调整剂量。他汀类或加依折麦布适用于 50 岁以上的 CKD 未透析患者、成人肾移植和开始透析时已经使用这类药物的患者。

5. 控制血尿酸 高尿酸血症是指正常嘌呤饮食状态下非同日 2 次空腹血尿酸水平：男性 >420μmol/L，女性 >360μmol/L。高尿酸血症可引起急性肾损伤（急性尿酸性肾病）、慢性肾脏病（慢性尿酸性肾病）及肾脏尿酸结石，并加速 CKD 的发生发展；是肾功能损害的独立危险因素，也是心血管事件危险因素。

（1）控制目标：尿酸性肾病患者，血尿酸目标值应 <360μmol/L；有痛风发作的患者，血尿酸目标值控制在 <300μmol/L。继发于 CKD 的高尿酸血症患者，当尿酸 >480μmol/L 时，应给予治疗。

（2）控制措施：低嘌呤饮食及多饮水，使用降尿酸的药物，包括抑制尿酸生成，如非布司他、别嘌醇等；增加尿酸排泄，如苯溴马隆、丙磺舒。根据患者高尿酸血症的分型及 GFR 水平不同，选择药物、调整用量。例如，在 CKD 3 期别嘌醇需减量使用，CKD 5 期建议避免

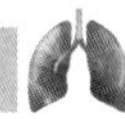

使用；非布司他在轻中度肾功能不全患者无需调整剂量；当 GFR<20ml/(min·1.73m^2)时，应避免使用苯溴马隆。避免长期使用可能引起尿酸升高的药物(烟酸、噻嗪类及袢利尿剂、小剂量阿司匹林等)。继发于 CKD 的高尿酸血症患者应积极治疗 CKD，降低血尿酸的药物是否可延缓 CKD 进展尚存争议[10]。慢性肾脏病患者药物的调整见表 5-4-3。

表 5-4-3　慢性肾脏病患者药物的调整

药物	注意事项
1. 降压 / 心血管药物	
RAS 系统阻断剂	见正文
β 受体阻断剂	GFR<30ml/(min·1.73m^2)，剂量减少 50%
地高辛	根据血药浓度减少剂量
2. 镇痛药	
非甾体抗炎药(NSAIDs)	GFR<30ml/(min·1.73m^2)，避免使用
	GFR<60ml/(min·1.73m^2)，不推荐长期使用
	避免与 RAS 系统阻断剂、锂剂合用
3. 抗生素	
青霉素	GFR<15ml/(min·1.73m^2)，大量使用可致尿结晶
	GFR<15ml/(min·1.73m^2)，大量使用苄基青霉素可增加神经毒性
氨基糖苷类	GFR<60ml/(min·1.73m^2)，应减少剂量或延长间隔时间
	避免与耳毒性药物(如呋塞米)合用
大环内酯类	GFR<30ml/(min·1.73m^2)，剂量减少 50%(地红霉素无需减量)
氟喹诺酮类	GFR<15ml/(min·1.73m^2)，剂量减少 50%
抗真菌类药物	GFR<60ml/(min·1.73m^2)，避免使用
两性霉素 B	GFR<45ml/(min·1.73m^2)，维持量减少 50%
氟康唑	GFR<60ml/(min·1.73m^2)，减少氟胞嘧啶用量
4. 降糖药	见正文
5. 化疗药物	
顺铂	GFR<60ml/(min·1.73m^2)时减量 GFR<30ml/(min·1.73m^2)时避免使用
美法仑	GFR<60ml/(min·1.73m^2)时减量
甲氨蝶呤	GFR<60ml/(min·1.73m^2)时减量 GFR<1ml/(min·1.73m^2)时避免使用
6. 抗凝药	
低分子量肝素	GFR<30ml/(min·1.73m^2)时无需调整剂量
华法林	GFR<30ml/(min·1.73m^2)时增加出血风险，应减量并严密监测

6. 并发症的防治

（1）肾性贫血：CKD 患者由肾脏功能减退导致肾脏分泌红细胞生成素减少，从而引发肾性贫血，故不同分期的 CKD 患者应至少每年检测 1~2 次血红蛋白含量以进行评估。多数 CKD 贫血患者需要使用刺激红细胞生成药物（ESA）治疗，治疗 4 周后开始调整剂量，同时应对铁蛋白和转铁蛋白饱和度进行动态监测。对于非透析 CKD 贫血成年患者未给予铁剂治疗，如转铁蛋白饱和度≤ 30%、铁蛋白≤ 500g/L，需给予 1~3 个月口服铁剂治疗[7]。

ESA 治疗贫血过程中应注意以下几点：①建议 CKD 患者应用 ESA 时血红蛋白维持在 100~120g/L，不宜超过 130g/L；②血红蛋白水平低于 100g/L 的非透析 CKD 患者，需根据其血红蛋白下降程度、先前对铁剂治疗的反应、ESA 治疗的风险和贫血合并症，决定是否开始 ESA 治疗；③不推荐将 ESA 用于活动性恶性肿瘤或近期有恶性肿瘤病史者。

（2）心血管疾病：CKD 患者的心血管疾病（CVD）风险较非 CKD 患者明显增高，心血管事件已成为慢性肾衰竭，尤其透析患者的第一位死因，对于存在动脉粥样硬化风险的 CKD 患者，除非出血风险大于心血管获益，均推荐给予抗血小板药物治疗（如阿司匹林、氯吡格雷等）；CKD 并发心力衰竭者，需积极给予纠正，在治疗方案调整和 / 或临床症状恶化时，应加强 eGFR 和血清钾浓度的监测。

（3）感染：CKD 患者由于各种原因导致的贫血、营养不良或免疫力低下等问题，其感染风险是正常人的 3~4 倍，而感染常常可增加 CKD 患者肾功能急剧恶化的风险，因此控制感染可延缓 CKD 的发展。平时应注意口腔清洁、天气变化等预防急慢性上呼吸道感染，还需注意消化道、泌尿系统等各部位可能出现的感染。对于病毒性疾病，建议可采用疫苗预防感染。除非有禁忌证，所有 CKD 患者建议每年接种流感疫苗；G4~G5 期患者和肺炎高危人群（如糖尿病、肾病综合征或接受免疫抑制剂治疗者）应接种多价肺炎疫苗，并在 5 年内复种；G4~G5 期患者应接种乙肝疫苗。注意在使用活疫苗之前应充分评估患者的免疫功能，遵守预防接种机构的有关规定。

（4）肾性骨病：骨和钙磷代谢紊乱在 CKD 早期即可出现，并随肾功能下降而进展，即慢性肾脏病 - 矿物质 - 骨代谢异常（CKD-MBD），表现为继发性甲状旁腺功能亢进、高磷血症、低钙血症及病理性骨折。治疗中需动态监测 CKD 各阶段的血磷、钙、碱性磷酸酶（ALP）、全段甲状旁腺素（iPTH）和 25- 羟维生素 D_3[25-（OH）D_3][13]。对于 G3 期及以上者应限制磷摄入量为 800~1 000mg/d，若血磷水平仍高，应服用肠道磷结合剂。治疗上常常需要补充钙剂，动态监测血钙浓度应维持在正常范围以内。

7. 终末期肾病的替代治疗 肾脏替代治疗方式包括肾移植和透析（血液透析和腹膜透析）。目前大多数终末期肾病患者需要透析以维持生命。

（1）透析时机：

1）一般指征：有尿毒症临床表现和体征，eGFR 下降至 5~8ml/（min·1.73m^2）时应开始透析治疗。

2）紧急透析指征：①药物不能控制的高钾血症：血钾 >6.5mmol/L；②并发尿毒症性胸膜炎、心包炎、中枢神经系统症状如神志恍惚、抽搐、嗜睡、昏迷、精神症状等；③水钠潴留、

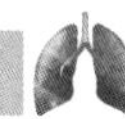

少尿、无尿、高度水肿伴有心力衰竭、肺水肿，高血压；④严重代谢性酸中毒：pH<7.2。

（2）透析方式：一般根据患者的病情、经济条件及医疗设备综合考虑选择透析方式。相对于血液透析，腹膜透析更适合于婴幼儿；心功能差、有缺血性心脏病、常规血液透析易出现低血压或血压控制不满意、伴活动性出血等；建立血管通路有困难；想要更多行动自由；要求在家透析，而不具备家庭血液透析条件的患者等。

血液透析和腹膜透析都无绝对禁忌证，相对禁忌证包括：①血液透析：休克或低血压；严重心肌病变导致的肺水肿、心力衰竭；严重心律失常；严重出血倾向或脑出血；晚期恶性肿瘤；极度衰竭患者；精神病不合作患者。②腹膜透析：各种原因引起腹膜有效面积低于正常 50%；腹壁感染；腹腔、盆腔感染或肠造瘘术后有腹部引流者；慢性阻塞性肺疾病、呼吸功能不全者；中、晚期妊娠或腹内巨大肿瘤；肠梗阻、肠粘连、肠麻痹等；腹腔手术后 3 天内；各种腹部疝未经修补者；严重腹部皮肤感染；严重高分解代谢者；过度肥胖；严重营养不良不能补充足够蛋白与热量者；晚期恶性肿瘤；精神病不合作患者；肝硬化腹水、多囊肾病患者一般腹腔透析也不作为首选。

（四）中医康复治疗管理

传统医学并无明确的肾病学分科，根据肾脏疾病的临床症状，多将其归于“水肿”“腰痛”“关格”“虚劳”等范畴，脾肾亏虚为其本，水湿、湿热、湿浊、瘀血为其标，气、血、阴、阳亏虚为本，以恶心呕吐、纳呆、尿少尿闭、神疲乏力、腰膝腿软为主要表现。

1. 辨证汤药

（1）肾阳虚证：腰酸痛，畏寒肢冷，面色㿠白，尿少色清，下肢水肿，舌质淡润，苔白滑，脉沉细尺弱。

治则：温肾利水。

方药：金匮肾气丸加减。

桂枝、附子、熟地、山药、茯苓、山茱萸、丹皮、泽泻、牛膝、车前子。

（2）脾虚湿盛证：腰膝酸软，周身疲乏无力，面浮肢肿，纳少腹胀，大便溏泻，尿少，舌淡胖，苔白，脉沉细滑。

治则：健脾利水。

方药：实脾饮加减。

茯苓、白术、干姜、附子、厚朴、大腹皮、木香、木瓜、草果、炙甘草、生姜、大枣。

（3）肾阴虚证：腰酸痛，五心烦热，口干喜饮，全身疲乏，时有肢体麻木，潮热盗汗，大便结，尿黄少，舌红少苔，脉沉弦细。

治法：滋补肾阴。

方药：六味地黄丸加减。

熟地黄、山药、茯苓、山茱萸、泽泻、牡丹皮。

（4）湿热溺毒证：呕恶纳呆，口腻味臊，神识呆钝，或烦闷不宁，皮肤瘙痒，咂血或便血，舌苔污浊垢腻，脉滑数。

治法：清热除湿镯毒。

方药：四妙散合苏叶黄连汤加减。

苍术、牛膝、薏苡仁、黄柏、苏叶、黄连。

（5）水湿浸泽证：面肢水肿，甚至伴有胸腔积液、腹水和阴部水肿；肢体困重、酸楚；胸闷腹胀；纳呆便溏；舌淡胖苔白腻，脉濡或缓。

治法：利水渗湿。

方药：五苓散加减。

茯苓、猪苓、泽泻、桂枝、白术。

（6）瘀血痹阻证：痛有定处，夜间加重；肢体刺痛、麻木，或偏瘫；肌肤甲错；口唇紫暗、舌质黯淡或有瘀斑、舌下脉络色紫怒张；脉涩或结代。

治法：活血化瘀。

方药：桃红四物汤加减。

当归、熟地、川芎、白芍、桃仁、红花。

2. 中成药

（1）金水宝胶囊：主要成分为发酵虫草菌粉，具有补肺益肾、固气秘精的功效，能保护肾脏、抗凝血、降脂、镇静催眠、抗癌、调节免疫等作用[14]。

（2）百令胶囊：其主要成分为冬虫夏草，具有调节免疫、抗氧化、抗纤维化、保护肾功能、辅助治疗肿瘤等作用[15]。

（3）清肾颗粒：主要由生大黄、白花蛇舌草、茵陈、丹参、益母草等组成，功效为清利湿热、祛瘀泄浊。

3. 辅助疗法

（1）针刺疗法：

1）治法：补肾益气为主，毫针刺法用补法。

2）选穴：肾俞、命门、三阴交、关元。

（2）艾灸疗法：

1）适应证：慢性肾脏病辨证属脾肾阳虚患者。

2）选穴：肾俞、脾俞、气海、关元。

（3）膳食调理[16]：脾肾阳虚型，选羊肉、高粱、黄牛肉等；脾肾气虚型，选择山药粥、莲子。气阴两虚型，选用莲子、女贞子、桑葚等；肝肾阴虚型，选甲鱼、银耳等。

（4）膏方调理：益肾为先，兼顾脾胃，辅以祛邪，重在湿瘀，以六味地黄丸为基础方，随症加减。

（肖彩芝　吴绮楠　蒲丹岚　杨　扬）

参 考 文 献

[1] ENE-IORDACHE B,PERICO N,BIKBOV B,et al.Chronic kidney disease and cardiovascular risk in six regions of the world (ISN-KDDC):a cross-sectional study[J].Lancet Glob Health,2016,4(5):e307-e319.

[2] ZHANG L,WANG F,WANG L,et al.Prevalence of chronic kidney disease in China:across-sectional survey[J].Lancet,2012,379(9818):815-822.

[3] WANG F,ZHANG L,LIU L,et al.Level of kidney function correlates with cognitive decline[J].Am J Nephrol,2010,32(2):117-121.

[4] CHRISTIANSENA C F,JOHANSEN M B,LANGEBERG W J,et al.Incidence of acute kidney injury in cancer patients:A Danish population-based cohort study[J].Eur J Intern Med,2011,22(4):399-406.

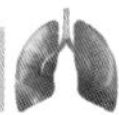

[5] WENG P H,HUNG K Y,HUANG H L,et al.Cancer-specific mortality in chronic kidney disease:longitudinal follow-up of a large cohort[J].Clin J Am Soc Nephrol,2011,6(5):1121-1128.

[6] LAUNAY-VACHER V,OUDARD S,JANUS N,et al.Prevalence of Renal Insufficiency in cancer patients and implications for anticancer drug management[J].Cancer,2007,110(6):1376-1384.

[7] KDIGO.KDIGO 2012 Clinical Practice Guideline for the Evaluation and Management of Chronic Kidney Disease[J].Kidney Int Suppl,2013,3(1):1-150.

[8] ZINMAN B, GERICH J, BUSE J B,et al.American Diabetes Association.Standards of medical care in diabetes-2010[J].Diabetes Care,2010,33(Suppl 1):S11-S61.

[9] CORESH J,WEI G L,MCQUILLAN G,et al. Prevalence of high blood pressure and elevated serum creatinine level in the United States: findings from the third National Health and Nutrition Examination Survey (1988-1994)[J].Arch Intern Med,2001,161(9):1207-1216.

[10] 上海慢性肾脏病早发现及规范化诊治与示范项目专家组 . 慢性肾病筛查诊断及防治指南 [J]. 中国实用内科杂志 ,2017,31(1):28-34.

[11] MARATHE P H, GAO H X, CLOSE K L.American Diabetes Association Standards of Medical Care in Diabetes 2017[J].J Diabetes,2017,9(4):320-324.

[12] 中国医师协会内分泌代谢科医师分会 .2 型糖尿病合并慢性肾脏病患者口服降糖药用药原则中国专家共识 [J]. 中国糖尿病杂志 ,2013,21(10):865-870.

[13] 王莉 , 李贵森 , 刘志红 . 慢性肾脏病矿物质和骨异常诊治指导 [J]. 肾脏病与透析肾移植杂志 ,2013,22(6):554-559.

[14] 许惠娟 , 李时悦 . 百令胶囊的药理作用及其在肺部疾病的研究进展 [J]. 中国中药杂志 ,2010,35(20):2777-2781.

[15] 杜战国 . 金水宝胶囊对慢性肾衰竭大鼠的影响 [J]. 中国民族民药 ,2018,27(12):32-34.

[16] 王建中 . 膳食蛋白的质量在肾脏保护中的作用 [J]. 中华肾病研究电子杂志 ,2013,5(4):192.

第五节　慢性肺疾病

慢性肺疾病根据世界卫生组织定义为慢性气道疾病和其他结构性肺疾病，最常见的是慢性阻塞性肺疾病、支气管哮喘、职业性肺病和肺动脉高压 [1]。我国恶性肿瘤中肺癌的发病率占男性恶性肿瘤的首位，在女性恶性肿瘤中仅次于乳腺癌，但死亡率却是女性恶性肿瘤的首位 [2,3]。目前肺癌与慢性肺疾病共病的流行病学资料显示，肺癌和慢性肺疾病在人群中的发病率较高，肺癌与慢性肺疾病共病的情况亦不少见，尤其是合并 COPD 者高达 50%~70%[4]，COPD 是肺癌的独立危险因素，显著增加肺癌的发病率及术后并发肺部感染的风险。慢性肺疾病的评估和管理不仅在肺癌围手术期十分重要，其相关的临床康复对提高患者长期生存和生活质量也具有重要意义。

一、慢性肺疾病概述

1．慢性阻塞性肺疾病（COPD）　慢性阻塞性肺疾病是一种常见且可预防和可治疗的疾病，以大量暴露于有毒颗粒或气体中并受到宿主因素的影响（包括肺部发育异常），而导致气道和 / 或肺泡异常所引起的持续呼吸道症状及气流受限为主要特征 [5]。其气流受限多呈进行性发展，与肺部对有害气体或有害颗粒的异常慢性炎症反应、氧化应激、蛋白酶与抗蛋白酶失衡、气道重塑等有关[6,7]。根据世界卫生组织的报道，COPD已经成为全球第三大死亡原因[8]。该病起病缓慢，病程较长，不仅影响肺，也可引起全身反应，最终发展为呼吸衰竭和肺源性心脏病。其主要表现为呼吸困难，慢性咳嗽和/或咳痰，后期可出现低氧血症和/或高碳酸血症等。早期可无异常体征，随疾病进展可出现：桶状胸，呼吸变浅、频率增快，重度者可见胸腹矛盾运动等；听诊双肺呼吸音减弱，呼气相延长，可闻及湿啰音或干啰音。主要根据吸烟等高危因素史、临床症状、体征及使用支气管扩张剂后 $FEV_1/FVC<70\%$，并排除可以引起类似症状和肺功能改变的其他疾病，综合分析确定诊断。

2. 支气管哮喘 支气管哮喘简称哮喘，哮喘是一种异质性疾病，通常以慢性气道炎症为特征。其定义包含随时间不断变化的呼吸道症状病史，如喘息、气短、胸闷和咳嗽，强度亦可发生变化，同时具有可变性呼气气流受限[9]，其发生受遗传和环境双重因素的影响。哮喘是世界上最常见的慢性病之一，我国患病率为0.5%~5%，且呈逐年上升趋势。典型症状为反复发作胸闷、气喘、呼气性呼吸困难、咳嗽等症状，多与接触变应原、冷空气、物理或化学刺激、病毒性上呼吸道感染、运动等有关，可经平喘药物治疗后缓解或自行缓解，夜间及凌晨发作或加重是重要的临床特征。发作时双肺可闻及以呼气相为主的哮鸣音，呼气相延长。根据具有典型上述表现，或临床表现不典型者但三项中至少一项阳性（支气管激发试验或运动试验阳性、支气管舒张试验阳性、昼夜PEF变异率≥20%）；除外其他疾病所引起的喘息、气急、胸闷或咳嗽，可诊断。

3. 支气管扩张 支气管扩张症大多继发于急、慢性呼吸道感染和支气管阻塞后，反复发生支气管炎症，致使支气管壁结构破坏，引起支气管异常和持久性扩张[10]。研究显示，在欧洲和北美，支气管扩张的患病率为（67~566）/10万，而在中国，这一数字高达1 200/10万，这使支气管扩张成为一个日益严重的经济卫生负担[11-13]。主要症状为慢性咳嗽、咳大量脓痰和/或反复咯血。体检可闻及湿啰音和干啰音，病变严重者可出现杵状指（趾）及右心衰竭指征。根据反复咳脓痰、咯血病史和既往有诱发支气管扩张的呼吸道感染病史，HRCT显示支气管扩张的异常影像学改变，即可明确诊断为支气管扩张。

4. 其他 如有肥胖、打鼾、日间嗜睡等症状，结合多导睡眠监测、便携式多通道睡眠监测可诊断阻塞性睡眠呼吸暂停综合征。如有结核接触史或长期低热等相关危险因素及临床表现，结合胸部CT、痰检等可诊断肺结核。如有活动后呼吸困难，需警惕肺动脉高压，可完善超声心动图检查以明确。

二、慢性肺疾病的康复管理及策略

肺癌合并慢性肺部疾病，其治疗难度和风险显著增加，须经过外科、放疗科、肿瘤内科、呼吸科、麻醉科甚至心内科等多学科讨论（MDT），充分评估，综合考虑选择合适的治疗方法。在慢性肺部疾病急性期或活动期患者禁忌行手术、放化疗等高风险治疗，在肺部疾病稳定、患者一般情况改善后，再根据肺癌分期选择抗肿瘤治疗方案。选择手术治疗时，在围手术期必须经过严格的评估和管理。拟行放化疗患者，治疗前评估肺功能情况、体质评分，如果肺功能和体质评分基本正常，则可行放化疗。

肺癌合并慢性肺疾病康复治疗的目标是：提高患者的肺功能，改善其生活质量。康复、戒烟和药物治疗是慢性肺病标准治疗的关键基石，慢性肺病康复的核心要素是体育锻炼、

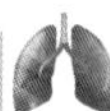

康复教育、戒烟支持等，并且研究表明，康复锻炼可使生活质量、症状、焦虑和抑郁、步行距离、运动耐力和身体机能得到较明显的改善[14-17]。

（一）预防性康复治疗

1. 戒烟 吸烟是公认的肺癌和COPD共同的危险因素，因此戒烟是预防肺癌和COPD最重要的预防措施，在疾病的任何阶段戒烟都有助于防治慢阻肺的发生和发展。对于其他常见的慢性肺疾病，戒烟可延缓慢性肺部疾病的进展，积极戒烟是慢性肺部疾病康复的前提。

2. 脱离职业和环境污染 减少有害气体或有害颗粒的吸入。因职业或环境粉尘、刺激性气体（如油漆、油烟等）所致者，应脱离污染环境。

3. 保暖 气温突变往往是慢性肺部疾病急性加重的诱因，保暖预防感冒是慢性肺部疾病患者在冬春季节需要特别注意的。

4. 呼吸生理训练 呼吸训练的主要目的是增强呼吸相关肌群的肌力，改善呼吸困难等症状[18]。每天适当练习缩唇呼吸、腹式呼吸和呼吸训练器呼吸、主动咳嗽、扩胸拉伸等呼吸生理动作，有助于预防或减少肺癌患者术后肺部并发症，改善生活质量，提高术后康复效果[19]。

5. 运动锻炼 主要包括适当全身性运动及上下肢的运动训练，通过提高相关肌肉的力量训练，改善患者的健康状态和生活质量，如定时进行步行及登楼梯锻炼，避免过度劳累，有助于患者改善肌肉力量，减少慢性肺疾病的加重。

6. 饮食 慢性肺疾病的长期消耗容易导致患者营养不良。要求尽可能平衡摄入营养物质，注意维生素及微量元素的补充，避免高碳水化合物饮食及过高热卡的摄入，以免产生过多的二氧化碳。合并肺心病患者需要适当控制钠水摄入，减轻心脏负荷。

7. 氧疗 存在慢性缺氧的患者应进行家庭氧疗，但常见的慢性肺疾病如慢阻肺、哮喘、支气管扩张疾病的晚期常出现缺氧合并二氧化碳潴留的情况，应注意进行控制性氧疗，避免加重二氧化碳潴留。病情严重的患者推荐家庭无创通气。

8. 心理干预 包括认知、行为、社会家庭支持等方面进行干预，帮助其化解忧郁、焦虑的不良情绪，稳定情绪、振作精神、恢复体力，给予患者足够的理解、关心和体贴。

9. 疫苗接种 流感疫苗、肺炎球菌疫苗、细菌溶解物、卡介苗多糖核酸等对防止慢阻肺患者反复感染可能有益。

（二）西医康复处理

1. 肺癌围手术期康复治疗 肺癌患者肺叶切除术后，由于伤口疼痛、肺功能减弱、身体状况差及伴有肺部疾病导致术后患者咳嗽、咳痰能力减弱，呼吸受限和患侧上肢活动障碍。因此，术前评估患者手术风险及耐受性，加强宣教，有利于患者术后康复。合并慢性肺病的患者术前应常规评估肺功能和胸部影像。术前对慢阻肺患者、吸烟者应严格戒烟2周以上，加强正确咳嗽排痰方式、腹式呼吸指导。术中尽量缩短手术时间，关胸前嘱麻醉师吸痰膨肺，以减少术后肺不张的发生。术后充分给氧及有效镇痛，加强辅助咳嗽、咳痰等胸部物理治疗，防止气道阻塞致肺部感染，有计划地进行患侧上肢功能训练，手术对下肢运动影响较小，鼓励早期下床活动，以减少术后肺部相关并发症，进而改善生活质量。

2. 一般治疗

（1）支气管扩张剂：吸入支气管扩张剂是控制慢阻肺和支气管哮喘的主要措施。专家共识指出，合并基础肺部疾病如哮喘、慢性阻塞性肺疾病的患者推荐使用 β_2 受体激动剂和抗胆碱能药物维持吸入至手术当日。常用的支气管扩张剂包括 β_2 肾上腺素受体激动剂，短效有沙丁胺醇、特布他林，长效 β_2 肾上腺素受体激动剂有沙美特罗、福莫特罗；抗胆碱能药物，短效有异丙托溴铵，长效有噻托溴铵；茶碱类药物，有舒张支气管和气道抗炎作用，常用药物有氨茶碱和缓释茶碱，由于茶碱的治疗窗窄以及代谢个体差异较大，有条件的应在应用茶碱时监测血药浓度。

（2）祛痰药：对痰液不易咳出的患者，可应用祛痰药。常用药物有氨溴索，或者羧甲司坦，也常用乙酰半胱氨酸雾化吸入祛痰。

（3）糖皮质激素：慢阻肺高风险患者，长期吸入糖皮质激素与长效 β_2 肾上腺素受体激动剂的联合制剂可增加运动量、减少急性加重发作频率、提高生活质量。COPD 急性加重期使用全身激素可缩短恢复时间并改善肺功能（FEV_1）。也可改善氧合，降低早期复发风险以及治疗失败率和住院时间。糖皮质激素是控制哮喘发作最有效的药物，常用方法为吸入，如吸入糖皮质激素无效可短期口服短效糖皮质激素，如泼尼松或泼尼松龙。重度或严重哮喘发作时应及时给予静脉激素，可选择琥珀酸氢化可的松或甲泼尼龙。

（4）白三烯调节剂：有抗炎和舒张支气管平滑肌的作用，常用药物有孟鲁司特和扎鲁司特。

3. 抗感染治疗 当慢性肺疾病患者合并呼吸困难加重、痰量增多和痰液变浓三个主要症状时，应给予抗生素治疗；有包括痰液变浓在内的两个主要症状或者需要机械通气（无创或有创）时，均应给予抗生素治疗[5]。根据患者疾病的严重程度和预判的病原菌、所在地常见病原菌及其药敏情况积极选用抗生素治疗，在经验性抗感染治疗前应积极留取合格痰或其他标本送微生物学检查。

4. 氧疗 长期（>15h/d）氧疗对于存在严重静息低氧血症的慢性呼吸衰竭患者有改善生存的作用。因此，提倡在医师指导下施行长期家庭氧疗。氧疗方法：一般采用鼻导管吸氧，氧流量为 1.0~2.0L/min，吸氧时间 >15h/d，使患者静息状态下，达到 $PaO_2 \geqslant 60mmHg$ 和/或使 SaO_2 升至 90% 以上。

5. 呼吸支持治疗 如患者存在严重的呼吸衰竭，通气支持可以是无创（鼻罩或面罩），也可以是有创（经口气管插管或气管切开）。无创通气（NIV）中的无创正压通气（NPPV）是改善住院患者病况及死亡的标准治疗[5]。对于同时存在 COPD 和阻塞性睡眠呼吸暂停的患者，是持续气道正压通气（CPAP）治疗的明确指征，可明显改善生存率及住院风险。无论何种方式都只是生命支持的一种手段，在此条件下，应通过治疗消除诱因，使呼吸衰竭得到改善或逆转。

6. 营养治疗 营养不良可影响肺部修复、表面活性剂合成、通气控制以及对缺氧的反应、呼吸肌功能和肺的机械功能以及体内水的平衡，进而可以导致呼吸肌萎缩、运动能力降低、增加患者住院率。营养不良患者营养补充治疗可明显提升体重，并改善呼吸肌肌力和总体健康相关生活质量[5]。

7. 物理治疗

（1）呼吸训练：①腹式呼吸训练：患者保持自然姿态，全身放松，经鼻腔缓慢深吸气至

 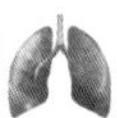

最大肺容量后屏气2~5秒(训练后期屏气时间逐渐延长),然后用口缓慢呼气,吸气时膈肌下降,腹部外凸,呼气时膈肌上升,腹部内凹。连续进行20~30次(总时间为15~30分钟),早晚1次。②缩唇呼吸训练:患者全身放松,经鼻腔尽力吸气,经口缓慢呼气,呼气时口唇撅起似吹口哨状,同时主动收缩腹部,深吸缓呼,吸气、呼气时间比为1∶2或1∶3,每次训练持续15~20分钟,每天训练数次。③此外,还可以借用呼吸训练器辅助呼吸训练,增加呼吸肌肌力、耐力,从而有助于肺泡排空,并改善肺泡侧支通气和小气道分泌物向大气道引流活动,促进更多残余气体排出,改善通气量。

(2)呼吸体操训练:上肢训练动作包括吸气时上举、前伸、双臂外展扩胸、呼气时双臂自然下垂等,同时配合腹式和缩唇呼吸,每次训练10~15分钟,每天训练3次,增加胸廓活动度,加强胸廓运动能力,有助于肺组织膨胀,增加肺容量,促进过量支气管分泌物的排出,改善通气-灌注关系,增加肺通气量。下肢运动训练通过大肌群活动改善生理性的肌肉功能提高个人运动能力,改善运动耐力,其训练方式包括步行、踏车、平板运动、爬楼梯等。上述训练强度及训练时间循序渐进、量力而行,并做好生命体征监测。

(3)清除气道分泌物:通过有效咳嗽训练、机械振动排痰、体位引流排痰法,改善气道分泌物的清除,减少慢阻肺急性加重。体位引流前注意先湿化、雾化、稀释痰液,据患者情况摆放体位,配合胸部扩张训练、叩击震颤、主动有效咳嗽。引流过程中注意生命体征。

(4)雾化吸入疗法:有助于抗炎、解痉、利于排痰、保护黏液毯和纤毛功能。

(5)膈肌起搏/电刺激呼吸:适用于经呼吸锻炼后,膈肌运动仍不满意或由于粘连限制了膈肌活动时。

8. 作业治疗

(1)提高上肢活动能力的作业活动:应用弹力带、功率车、体操棒、提重物等加强上肢肩带部肌群训练,增强辅助呼吸肌肌力。

(2)提高耐力的作业活动:选择有氧训练为主的活动,如快走、划船、骑车、游泳、登山、跳健身舞等,可明显增加患者的活动耐力,减轻呼吸困难症状,改善精神状态。

9. 心理治疗 肺癌及慢性肺部疾病易复发,并发症多,其治疗及康复是一个漫长的过程,带给患者的不仅是身体上的不适,更有心理上的负担,两者相互影响。通过心理治疗,可使患者正确认识疾病,减轻对疾病的恐惧,应对康复过程中各阶段的心理问题,从而提高患者治疗及康复依从性,使康复得以顺利进行,进而提高患者生活质量[20]。

(三)中医康复处理

1. 中药治疗 根据中医辨证分型(如风寒壅肺证、表寒肺热证、痰热郁肺证、痰瘀阻肺证、肺气郁痹证、肺气虚耗证、肺肾气虚证、阳虚水泛证等),适当选用中药方剂或中成药(如清金止咳化痰丸、健脾固肾丸、固肾定喘丸、固本咳喘胶囊等)[21]。

2. 药膳调理 可根据辨证分型,选择合适的药膳(如虫草银耳汤、四仙汤、蝴蝶汉果猪蹄汤、川贝鸭梨汤等)食用调理。

3. 适宜技术 包括针灸疗法、穴位贴敷、穴位注射、推拿疗法、耳穴压豆、熏洗疗法、拔罐治疗、膏方治疗等。

4. 中医传统运动锻炼 中国传统体育运动,如六字诀、八段锦、太极拳、五禽戏及易筋经锻炼等,集强体魄、畅情志、调呼吸于一体,对慢性肺病患者增强体质、减轻焦虑抑郁和肺功能的康复有良好的效果[22,23]。

（四）肺康复训练的效果评价方法

肺康复训练的效果评价包括肺功能、运动能力、呼吸状况和生活质量等方面，采用肺功能检查、心肺功能运动试验（CPET）、6分钟步行试验（6MWT）、呼吸困难指数评分、圣乔治呼吸问卷（SGRQ）等评估。

（包宇旺 刘 杨 王婷婷 余天兴 罗建雄）

参 考 文 献

[1] WHO.Global surveillance,prevention and control of chronic respiratory disease[R/OL].[2019-02-22].https://www.who.int/gard/en/.

[2] CHEN W,ZHENG R,BAADE P D,et al.Cancer statistics in China,2015[J].CA Cancer J Clin,2016,66(2):115-132.

[3] BRAY F,FERLAY J,SOERJOMATARAM I,et al.Global cancer statistics 2018:GLOBOCAN estimates of incidence and mortality worldwide for 36 cancers in 185 countries[J].CA Cancer J Clin,2018,68(6):394-424.

[4] LOGANATHAN R S,STOVER D E,SHI W.Prevalence of COPD in women compared to men around the time of diagnosis of primary lung cancer[J].Chest,2006,129(5):1305-1312.

[5] Global Strategy for the Diagnosis,Management,and Prevention of COPD[EB/OL].(2019-11-05)[2021-10-10].http://www.goldcopd.org/.

[6] 中华医学会呼吸病学分会慢性阻塞性肺疾病学组．慢性阻塞性肺疾病诊治指南(2013年修订版)[J].中华结核和呼吸杂志,2013,36(4):255-264.

[7] BRUSSELLE G G,JOOS G F,BRACKE K R.New insights into the immunology of chronic obstructive pulmonary disease[J].Lancet,2015,378(9795):1015-1026.

[8] ADELOYE D,CHUA S,LEE C,et al.Global and regional estimates of COPD prevalence:Systematic review and meta-analysis[J].J Glob Health,2015,5(2):020415.

[9] Global Initiative for Asthma.Global Strategy for Asthma Management and Prevention,2019[EB/OL]. [2021-10-10].http://www.ginasthma.org/.

[10] 成人支气管扩张症诊治专家共识编写组．成人支气管扩张症诊治专家共识[J].中华结核和呼吸杂志，2012,35(7):485-492.

[11] GUAN W J,GAO Y H,YUAN J J,et al.Additional important research priorities for bronchiectasis in China[J].Eur Respir J,2017,49(1):1601747.

[12] LIN J L,XU J F,QU J M.Bronchiectasis in China[J].Ann Am Thorac Soc,2016,13(5):609-616.

[13] CHANDRASEKARAN R,MAC AOGÁIN M,CHALMERS J D,et al.Geographic variation in the aetiology, epidemiology and microbiology of bronchiectasis[J].BMC Pulm Med,2018,18(1):83.

[14] MCCARTHY B,CASEY D,DEVANE D,et al.Pulmonary rehabilitation for chronic obstructive pulmonary disease[J].Cochrane Database Syst Rev,2015(2):CD003793.

[15] PUHAN M,SCHARPLATZ M,TROOSTERS T,et al.Pulmonaryrehabilitation following exacerbations of chronic obstructive pulmonary disease[J].Cochrane Database Syst Rev,2016,12:CD005305.

[16] SPRUIT M A,SINGH S J,GARVEY C,et al.An official American thoracic society/European respiratory society statement:Key concepts and advances in pulmonary rehabilitation[J].Am J Respir Crit Care Med,2013,188(8):e13-e64.

[17] PANERONI M,SIMONELLI C,VITACCA M,et al.Aerobic exercise training in very severe chronic obstructive pulmonary disease:a systematic review and meta-analysis[J].Am J Phys Med Rehabil,2017,96(8):541-548.

[18] HANSEN H,BIELER T,BEYER N,et al.COPD online-rehabilitationversus conventional COPD rehabilitation-

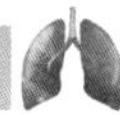

rationale and design for a multicenter randomized controlled trial study protocol (CORe trial)[J].BMC Pulm Med,2017,17(1):140.
[19] 马晓璐，王菁菁．综合呼吸功能锻炼联合药物治疗对促进肺癌患者术后快速康复的作用[J]. 中国生化药物杂志,2017,37(9):379-381.
[20] 中国老年保健医学研究会老龄健康服务与标准化分会．中国社区心肺康复治疗技术专家共识[J]. 中国老年保健医学杂志,2018,16(3):41-51.
[21] 张伯礼，吴勉华．中医内科学[M]. 北京：中国中医药出版社,2017:39-86.
[22] 朱正刚，陈燕，石溪溪．慢性阻塞性肺疾病患者中医传统健身功法呼吸功能锻炼现状[J]. 中国老年学杂志,2016,36(14):3556-3558.
[23] 倪平，董桂英，吴小玲．中国传统锻炼应用于慢性阻塞性肺疾病患者肺康复的研究进展[J]. 广西医学,2018,40(19):2332-2334.

第六节 慢性脑血管病

目前全球主要的慢性病[1]包括心脑血管疾病、癌症、慢性呼吸系统疾病及糖尿病等。肺癌患者合并脑血管病可分为出血性和缺血性，脑血管病可急性发作，即脑卒中，在较短时间的急性期后，即为更长时间的恢复期和后遗症期，且有发病率高、死亡率高和致残率高的特点。中国每年新发脑卒中患者约200万人，其中70%~80%的脑卒中患者因为残疾不能独立生活，严重危害人类健康，缺血性脑卒中占全部脑卒中的69.6%~70.8%[2]。另外，肺癌患者出现头痛、肢体活动障碍、感觉异常、口歪眼斜、癫痫发作等，要注意可能出现肿瘤脑转移导致肿瘤性卒中。脑病患者神经功能受损经常会累及呼吸系统，导致咳嗽无力、排痰不畅、胸廓活动受限、反复肺部感染等情况，导致患者反复住院，加重家庭及社会经济负担，增加医疗资源消耗，因此肺癌患者脑病康复具有重要的临床意义、社会意义。

一、卒中临床表现、诊断及鉴别诊断

（一）临床表现

一侧肢体（伴或不伴面部）无力或麻木；一侧面部麻木或口角歪斜；说话不清或理解语言困难；双眼向一侧凝视；单眼或双眼视力丧失或模糊；眩晕伴呕吐；既往少见的严重头痛、呕吐；意识障碍或抽搐。

（二）影像学检查

脑梗死的早期CT可无异常发现，起病约24小时后梗死区呈明显低密度改变。脑出血时CT示血肿灶为高密度影。多模式MRI较敏感。血管病变检查可显示脑动脉狭窄、闭塞、出血或扭曲部位和程度。

（三）诊断

急性起病；局灶（少数为全面）神经功能缺损；影像学（脑CT/MRI）表现。

（四）鉴别脑瘤性卒中和脑卒中

1. 脑瘤性卒中一般多不伴高血压，而脑卒中多有高血压病史。

2. 脑瘤性卒中多为转移瘤所致，有原发病灶，以肺癌转移为最多见，所以，多有原发病的表现。而脑卒中则无相关疾病症状。

3. 脑瘤性卒中常经脱水及对症治疗后，症状好转后又症状反复，仍会再加重；脑卒中经治疗好转后，一般不会再反复。

4. 脑瘤性卒中偏瘫较轻，并常伴有癫痫发作；脑卒中偏瘫重，癫痫发生率很低或没有。

5. 脑瘤性卒中眼底检查视盘水肿较重，且常进行性加重；而脑卒中视盘水肿往往较轻，多数经治疗后很快消失。

6. 脑瘤性卒中腰椎穿刺脑脊液压力多较高，且呈持续性升高，蛋白质含量也甚高；脑卒中腰穿脑脊液压力到后期渐近正常，蛋白质含量也基本正常。必要时作头颅及肺部 CT 扫描，即可明确诊断。

二、脑血管病康复管理及策略

临床分期、KPS 评分、营养评价及脑功能状态等诸多因素，可能影响肺癌患者手术、放疗、化疗、免疫治疗等治疗手段与时机选择。由于缺血性脑卒中致残率、病死率高，目前认为预防是最好的措施。在积极控制血压、血糖、血脂的基础上，积极预防急性脑血管意外，同时进行肺癌的治疗，使肺癌合并脑病患者能真正从合理的治疗方案中获益，进而提高患者的生活质量，延长患者的生存时间。

（一）预防性康复处理

1. 生活方式干预

（1）合理饮食、控制体重：建议低钠摄入量（食盐 ≤ 5g/d）和增加钾摄入量（≥ 3 510mg/d），低脂、高蛋白、丰富维生素饮食，肥胖和超重者应减轻体重，使 BMI<24kg/m^2，腰围男性 <90cm、女性 <85cm，以降低脑卒中风险。

（2）适当体育活动：成年人（部分高龄和身体因病不适运动者除外）每周 4~7 次，每次持续 30~60 分钟的体力活动（如快走、慢跑、骑自行车或其他有氧运动形式）。

（3）戒烟、戒酒：不饮或限制饮酒。不吸烟，彻底戒烟，避免被动吸烟。

（4）减轻精神压力，保持心理平衡。

2. 血压管理[3]　筛查人群中的高血压患者并定期监测血压。早期或轻度高血压患者首先采用改变生活方式治疗，中度以上高血压患者除改进饮食习惯和不良生活方式外，应进行持续合理的药物治疗。降压目标：积极治疗原发性高血压是预防脑出血或出血复发的有效手段，病情稳定的脑卒中患者，推荐降压目标 <140/90mmHg，伴有糖尿病或肾病患者依据其危险分层及耐受性还可进一步降低。

3. 血糖管理[4]　脑卒中二级预防建议：尽早筛查血糖，及早发现糖尿病或糖尿病前期。建议疾病稳定期糖化血红蛋白（HbA1c）控制在 <7.0%（平均血浆葡萄糖为 8.6mmol/L）水平。对糖尿病病史短、预期寿命长及无严重心血管疾病的患者，可选择更加严格的标准 HbA1c 水平（6.5%，平均血浆葡萄糖为 7.8mmol/L）。对于有严重低血糖事件发生史、预期寿命短、存在严重并发症、糖尿病病史长且血糖难以控制者，可考虑将目标 HbA1c 提高为 8.0%（平均血浆葡萄糖 10.2mmol/L）。

4. 血脂管理[5]　对于有动脉粥样硬化证据的缺血性脑卒中患者，长期使用他汀类药

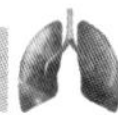

物可以预防缺血性脑卒中复发，胆固醇降低目标为 LDL-C<100mg/dl，伴有多种危险因素的极高危患者目标值为 LDL-C<70mg/dl（1.8mmol/L）或较基础值下降≥50%。若缺血性脑卒中患者，考虑其病因可能是动脉粥样硬化所致，即使胆固醇水平正常、无冠心病或无动脉粥样硬化证据，也应考虑他汀类药物治疗以降低血管性事件发生风险。同时，需结合生活方式干预，包括控制体重和合理膳食等协助控制血脂水平。

（二）西医康复处理

1. 急性期

（1）一般治疗：维持氧饱和度 >94%，必要时吸氧、气道支持及辅助呼吸药物治疗。持续生命体征监测、神经系统评估，警惕心律失常，避免增加心脏负担。积极控制体温、对症支持治疗，严密监测管理血压和血糖，防治并发症。

（2）特异性治疗：静脉溶栓治疗是目前缺血性脑卒中患者最主要恢复血流措施（有效时间窗 4.5~6 小时内），应根据适应证和禁忌证标准严格选择。存在溶栓禁忌的患者充分评估后可考虑血管内介入治疗[6]，包括机械取栓、动脉溶栓、血管成形术等。

（3）根据治疗情况，尽早口服抗血小板药物（阿司匹林或氯吡格雷）以及他汀药物。根据个体化情况，酌情使用神经保护药物，如依达拉奉、胞磷胆碱、吡拉西坦等。

（4）外科手术能够快速清除血肿、缓解高颅压、解除机械压迫，是高血压脑出血治疗的重要方法。

2. 慢性期抗栓治疗 对缺血性脑卒中患者，应早期启动二级预防，控制危险因素，同时根据病情抗栓治疗。

（1）抗血小板治疗：对于非心源性栓塞性缺血性脑卒中患者，除少数情况需要抗凝治疗外，大多数情况均建议给予抗血小板药物预防缺血性脑卒中复发。氯吡格雷（75mg/d）、阿司匹林（50~325mg/d）单药治疗都可以作为首选药物。不推荐常规应用双重抗血小板药物，但对于有急性冠状动脉疾病或近期有支架成形术的患者，推荐联合应用氯吡格雷和阿司匹林。

（2）抗凝治疗：对于非心源性缺血性脑卒中患者，不推荐首选口服抗凝药物预防脑卒中复发。仅某些特殊情况下，可考虑给予抗凝治疗，如主动脉弓粥样硬化斑块、基底动脉梭形动脉瘤、颈动脉夹层、卵圆孔未闭伴深静脉血栓形成或房间隔瘤等。

3. 早期康复治疗[7] 卒中康复是经循证医学证实的对降低致残率最有效的方法[8]。卒中单元注重早期康复，对病情稳定（生命体征稳定，症状体征不再进展）脑卒中患者应尽早康复治疗。轻中度脑卒中患者，在发病 24 小时后可以进行床边康复、早期离床期的康复训练，康复训练应以循序渐进的方式进行，必要时在监护条件下进行。康复训练强度要考虑到患者的体力、耐力和心肺功能情况，在条件许可的情况下，开始阶段每天至少 45 分钟的康复训练。

（1）良肢位摆放、体位转移和关节活动度训练：脑卒中卧床期应将患者摆放于良肢位，即利用各种软性靠垫将患者置于舒适的抗痉挛体位。鼓励患侧卧位，适当健侧卧位，尽可能少采用仰卧位，尽量避免半卧位，保持正确的坐姿。一般每 2 小时体位转换 1 次。

体位转移的训练内容包括患者床上侧面移动、前后方向移动、被动健侧翻身、患侧翻身起坐训练、辅助和主动翻身起坐训练、床上搭桥训练以及床上到轮椅、轮椅到床上的转移训练等。其原则应该按照完全被动、辅助和完全主动的顺序进行。在身体条件允许的前提下，应尽早离床。

关节活动度训练可以维持关节正常的活动范围，防止肌肉失用性萎缩的发生，促进全身功能恢复。一般每个关节每天活动 2~3 次。开始肢体弛缓性瘫痪时，关节活动范围应在正常范围的 2/3 以内，避免机械性损伤。

（2）早期站立、步行康复训练：脑卒中偏瘫患者应在病情稳定后尽快离床，借助器械进行站立、步行康复训练。早期积极进行抗重力肌训练、患侧下肢负重支撑训练、患侧下肢迈步训练及站立重心转移训练，以尽早获得基本步行能力。

（3）肌力训练和康复：脑卒中早期应重视瘫痪肌肉的肌力训练，针对相应的肌肉进行渐进式抗阻训练、交互性屈伸肌肉、肌力强化训练。针对相应的肌肉进行功能电刺激治疗、肌电生物反馈疗法，结合常规康复治疗，可以提高瘫痪肢体的肌力和功能。

（4）肌张力变化和痉挛的康复：痉挛的处理要从发病早期开始，抗痉挛肢位、关节活动度训练、痉挛肌肉缓慢牵伸、夹板疗法等方法可缓解肢体的痉挛，必要时口服抗痉挛药。康复训练结合早期局部注射 A 型肉毒素，可以减少上、下肢的痉挛程度，改善肢体功能。

（5）早期语言功能的康复：建议由言语治疗师对存在交流障碍的卒中患者从听、说、读、写、复述等几个方面进行评价，针对性地早期开展语言功能障碍的康复，给予相应的简单指令训练、口颜面肌肉发声模仿训练、复述训练，口语理解严重障碍的患者可以试用文字阅读、书写或交流板进行交流。

（6）认知障碍的康复：脑卒中后认知障碍，可应用精神状态量表进行筛查，待急性期过后进行认知障碍详细的评测和针对性的康复。

（7）吞咽障碍的康复和营养管理：所有脑卒中患者应尽早完成标准的吞咽功能临床床旁评价，饮水试验可以作为误吸危险的筛选方法，阳性者进一步行视频 X 线透视吞咽检查确诊。可通过口轮匝肌训练、舌运动训练、增强吞咽反射能力的训练、咽喉运动训练、空吞咽训练、冰刺激、神经肌肉电刺激等方法吞咽功能训练。卒中患者应在入院 48 小时内进行营养筛查，对不能经口维持足够的营养和水分的患者、有胃食管反流和误吸风险的患者应考虑经鼻胃管肠内营养。

（8）心脏功能和呼吸功能康复：脑卒中卧床患者应尽早离床接受运动功能康复训练，下肢肌群具备足够力量的卒中患者，建议进行增强心血管适应性方面的训练，如活动平板训练、水疗等。合并呼吸功能下降、肺内感染的患者，建议加强床边的呼吸道管理和呼吸功能康复，以改善呼吸功能，降低卒中相关性肺炎的发生率和严重程度。

（9）肩痛、肩关节半脱位和肩手综合征的康复：脑卒中早期应避免用力牵拉患者的肩关节，可采取局部经皮电刺激、持续肩关节活动范围训练、保护肩关节等措施来预防和治疗肩痛和肩关节半脱位。避免过度的肩部屈曲外展运动和做双手高举过头的滑轮样动作。对于手部肿胀明显的患者，可采取外用加压装置减轻肢体末端肿胀。

（10）深静脉血栓和肺栓塞的预防和康复：对所有脑卒中的患者均应评价 DVT 的风险。早期下床、康复是预防 DVT 的有效方法。此外，分级弹力袜及间歇气动压力装置作为辅助治疗措施。高度怀疑 DVT 或肺栓塞的特定患者，可给予预防剂量的肝素或低分子量肝素。对有肺栓塞风险同时有抗凝禁忌的患者，可考虑安置临时或永久性下腔静脉

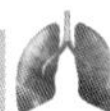

滤器。

4. 肿瘤性卒中治疗 晚期 NSCLC 脑转移发生率高达 30%~40%，一旦出现，预后极差，未经治疗的中位总生存期（median overall survival，mOS）1~3 个月，1 年生存率 10%~20%。影响脑转移预后的因素有很多，如年龄、体力状态（performance status，PS）评分、脑转移个数、原发灶是否控制、中枢外是否转移等。因此，如何对肺癌脑转移患者进行及时有效的诊治具有重要意义。目前，肺癌脑转移主要有全脑放疗、立体定向放射外科、手术治疗、化疗、靶向药物治疗、免疫治疗等治疗手段，每种方法均有优缺点。在实际临床工作中我们还需根据患者具体情况（肿瘤病理类型、基因突变情况、PS 评分、脑转移瘤数目及部位、经济条件等）具体分析，以便作出最优选择，进而更有效地提高患者生存率和生活质量。

（三）中医康复处理

脑血管病归属于中医学的“中风”“暴厥”“薄厥”“偏枯”“卒中”“半身不遂”等病证范畴。本病常见的诱因为：气候骤变，烦劳过度，情志相激，跌仆努力等。综观本病，由于患者脏腑功能失调，或气血素虚，加之劳倦内伤，忧思恼怒，饮酒饱食、用力过度，而致瘀血阻滞、痰热内蕴，或阳化风动，血随气逆，导致脑脉痹阻或血溢脑脉之外，引起昏仆不遂，发为中风。其病位在脑，与心、肾、肝、脾密切相关。其病机概而论之有虚（阴虚、气虚）、火（肝火、心火）、风（肝风、外风）、痰（风痰、湿痰）、气（气逆）、血（血瘀），此六端多在一定条件下相互影响，相互作用。病变多为本虚标实，上盛下虚；在本为肝肾阴虚，气血衰少，在标为风火相煽，痰湿壅盛，瘀血阻滞，气血逆乱。而其基本病机为气血逆乱，上犯于脑[9]。

1. 中药辨证治疗[10] 应注意中风先兆期、卒中期和后遗症期的标本缓急，选择不同治则治法。中风先兆期重点扶正、不忘除邪，未病（卒中）先防。中风卒中期又分中经络、中脏腑不同，中经络（神志清醒者）以祛邪为先，常以平肝熄风、化痰活血通络为主；中脏腑（神志障碍）者，闭证当以豁痰通腑、醒神开窍为主；脱证宜救阴回阳固脱。若闭证开始转为脱证之时，可闭、脱治疗互相参用。如昏迷渐醒，闭、脱症状缓解，可根据病情，标本同治，如平肝熄风、清热化痰，同时滋养肝肾或补气养血。中风后遗症期重点在于扶固正气，并佐祛除内邪（主要为涤痰活血通络）。

治疗时，根据中医辨证分型[11]（如肝阳暴亢，风火上扰证，风痰瘀血，痹阻脉络证，痰热腑实，风痰上扰证，痰湿蒙塞心神证，痰热内闭心窍证等），辨证选用中药方剂进行治疗。

2. 中成药[10] 依据寒热虚实的辨证结论，可分别选用清开灵口服液、西黄丸、安脑丸/片、复方丹参片、华佗再造丸、中风回春丸、大/小活络丸等；急性期可随证选用安宫牛黄丸、苏合香丸、紫雪丹、新雪丹、至宝丹。

3. 针灸[10,12]

（1）体针：

1）中风先兆：

取穴：上星、百会、印堂、肩髃、曲池、足三里、阳陵泉。

加减：眩晕为主者加头维、风池；伴有夜眠不安者加四神聪、神门；烦躁者，加太冲、合谷。

2）中经络：

治法：醒脑开窍，疏通经脉。

取穴：内关、人中、三阴交、极泉、尺泽、委中加减：手指握固者加合谷、八邪，上肢不能伸者加曲池。

3）中脏腑（闭证）：

取穴：①内关、人中；②十宣放血；③风府、气舍。每穴出血达 1~2ml。风府直刺 2~2.5寸，施提插泻法。

4）后遗症：上肢瘫取大椎、肩髃、外关、曲池或曲泽、合谷；多采用深刺、重刺激，每日 1次，10~15 次为一个疗程。下肢瘫，取腰阳关，足三里、阳陵泉、殷门、悬钟或环跳、解溪、太溪等穴，手法同上。失语加通里、廉泉；吞咽困难加入迎、照海、天突、扶突。

（2）头针：主要是针刺皮层功能区的相应头皮。如运动区、感觉区、锥体外系区、血管舒缩区、晕听区、偏盲区、视区、平衡区、言语感觉区、运用区等；浅刺，快速捻转法。

（3）灸法：中风脱证与恢复期亦常选用灸法；穴位可同体针选穴。多灸患肢，以增进血液循环。

（4）耳针：多选肾上腺、心、肝、脑干、皮质下、神门等部位。虚证多埋针，实证则强刺激。

4. 推拿疗法 适用于中风病卒中期和后遗症期的半身不遂，尤其是半身不遂的病症。依据经络学说，循经取穴进行按摩。可分别运用“一指弹”拇指推法，或伸屈法、揉法、搓法等方法，主要于局部按摩，亦可配合全身按摩。

5. 饮食疗法[13] 药膳是中医治疗中不可少的措施。应遵循“五味入胃各归其所喜”的原则。根据辨证分型选择合适的药膳食用调理。

（况红艳 张海波 翁銮坤 蒋亚芬 陈名峰）

参考文献

[1] 雷党党，杨华，井明霞．基于全球疾病负担视角下慢性非传染性疾病范围界定[J]. 中国卫生经济，2014, 33(7):21-23.

[2] 中华医学会神经病学分会．中华医学会神经病学分会脑血管病学组．中国急性缺血性脑卒中诊治指南2018[J]. 中华神经科杂志，2018,51(9):666-682.

[3]《中国高血压防治指南》修订委员会．中国高血压防治指南（2018 年修订版）[J]. 心脑血管病防治，2019,19(1):1-44.

[4] 国家卫生计生委脑卒中防治工程委员会．中国脑卒中血糖管理指导规范[J]. 糖尿病临床，2016,10(2): 55-58.

[5] 丁香园．中国缺血性脑卒中血脂管理指导规范[J]. 实用心脑肺血管病杂志，2015,23(4):117.

[6] 中华医学会神经病学分会，中华医学会神经病学分会脑血管病学组，中华医学会神经病学分会神经血管介入协作组．中国急性缺血性脑卒中早期血管内介入诊疗指南 2018[J]. 中华神经科杂志，2018,51(9):683-691.

[7] 中华医学会神经病学分会，中华医学会神经病学分会神经康复学组，中华医学会神经病学分会脑血管病学组．中国脑卒中早期康复治疗指南[J]. 中华神经科杂志，2017,50(6):405-412.

[8] WINSTEIN C J,STEIN J,ARENA R,et al.Guidelines for Adult Stroke Rehabilitation and Recovery:A Guideline for Healthcare Professionals From the American Heart Association/American Stroke Association[J].

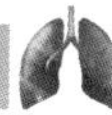

Stroke,2016,47(6):e98-e169.

[9] 中华中医药学会 . 中医内科常见病诊疗指南中医病证部分 [M]. 北京：中国中医药出版社 ,2008:56-62.

[10] 黄培新 , 刘茂才 . 专科专病中医临床诊治丛书 . 神经科专病中医临床诊治 [M].2 版 . 北京：人民卫生出版社 ,2005:199-292.

[11] 国家中医药管理局脑病急症科研组 . 中风病辨证诊断标准 (试行) [J]. 北京中医药大学学报 ,1994,17(3):64-66.

[12] 石学敏 , 李军 , 阎莉 , 等 . 针刺治疗中风病的临床研究 [J]. 上海针灸杂志 ,1992,11(4):4-7.

[13] 崔军 , 于向东 . 中风恢复期的药膳食疗 [J]. 中国食物与营养 ,2001,5:42-45.

第七节　慢 性 肝 病

慢性肝病(chronic liver disease, CLD)是指由不同病因引起的慢性肝脏炎症损伤，部分患者可发展为肝纤维化、肝硬化、肝功能衰竭甚至肝癌。肺癌合并 CLD 常见慢性病毒性肝炎、非酒精性脂肪性肝病、酒精性肝病、药物性肝病、自身免疫性肝病等，如未及时诊断和治疗，可能会影响肺癌治疗的各个环节，包括术前评估、手术或放化疗方案的选择和术后恢复，增加治疗难度、风险及并发症的发生，影响肺癌的疗效和预后。目前国内外尚缺乏肺癌合并 CLD 的流行病学资料。此外，在临床实践中发现，部分肺癌患者并无肝病的基础病史或仅为 HBsAg 携带者，但在肺癌治疗过程中由于化疗或靶向治疗、免疫治疗、乙肝再激活等诱发肝功能损伤并不少见，在此一并简述。

一、慢性肝病概述

（一）肺癌合并原发性慢性肝病

1. 慢性病毒性肝炎　病毒性肝炎是由肝炎病毒引起的肝脏炎症损伤。我国慢性病毒性肝炎以慢性乙型肝炎(chronic hepatitis B, CHB)为主，其次为慢性丙型肝炎。2014 年全国调查提示目前我国一般人群 HBsAg 流行率为 5%~6%，慢性 HBV 感染者约 7000 万例，其中 CHB 患者 2 000 万 ~3 000 万例；2006 年全国调查估计 HCV 感染者约 1 000 万例[1,2]。临床表现不一，轻者可无症状，常见症状有乏力、全身不适、食欲减退、肝区不适，严重者可出现尿黄、眼黄、腹胀、肢肿，查体可见面色晦暗、蜘蛛痣、肝掌、脾大等体征。既往有乙型肝炎、丙型肝炎病史或 HBsAg 阳性超过 6 个月，发现肝功能异常或伴有上述肝炎症状和体征，伴 HBV-DNA 或 HCV-RNA 阳性，未发现其他原因者，可诊断为慢性乙型或丙型肝炎。部分患者虽无明确的肝炎病史，但根据彩超、CT 或磁共振等影像学检查、肝弹性检测或肝组织病理学检查，结合症状、体征及病原学检查等综合分析，亦可诊断。

2. 非酒精性脂肪性肝病(non-alcoholic fatty liver disease, NAFLD)　NAFLD 是一种与胰岛素抵抗和遗传易感密切相关的代谢应激性肝脏损伤，患者通常存在营养过剩、肥胖和代谢综合征相关表现。因无特异性症状和体征，大部分患者因偶然发现血清 ALT 和 GGT 增高，或者影像学检查结果显示弥漫性脂肪肝而就诊才发现 NAFLD。NAFLD 已成为我国第一大慢性肝病，NAFLD 的诊断需要有弥漫性肝细胞脂肪变的影像学或组织学证据，并且要排除乙醇（酒精）滥用等可以导致肝脂肪变的其他病因。NAFLD 疾病谱包括非酒精性单纯性脂肪肝(NAFL)、非酒精性脂肪性肝炎(NASH)及其非酒精性脂肪性肝硬化，部分患者可能进展到肝细胞癌。NAFL 进展很慢，随访 10~20 年肝硬化发生率低(0.6%~3%)，而 NASH 患者 10~15 年内肝硬化发生率高达 15%~25%。年龄 >50 岁、肥胖、高血压、2 型糖尿病、ALT 增高、AST 与 ALT 比值 >1 以及血小板计数减少等指标是 NASH 和进展性肝纤维化的危险因素[3]。NAFLD 患者更容易发生药物性肝损伤，在肺癌化疗或靶向药物使用过程中需要密切监测肝功能。

3. 酒精性肝病 酒精性肝病是由于长期大量饮酒导致的肝脏疾病，是我国常见的肝脏疾病之一，但至今尚缺乏全国性大规模流行病学调查资料。酒精性肝病初期通常表现为脂肪肝，进而可发展成酒精性肝炎、肝纤维化和肝硬化，严重者甚至可引起肝功能衰竭。临床症状为非特异性，可无症状，或有右上腹胀痛、食欲缺乏、乏力、黄疸，病情严重时可有神经精神症状、腹水、双下肢水肿等，可伴有蜘蛛痣、肝掌等表现。依据长期饮酒史(超过 5 年，折合乙醇量男性≥40g/d，女性≥20g/d，或 2 周内有大量饮酒史，折合乙醇量 >80g/d)、症状、体征、肝功能异常、典型的 B 超或 CT 表现，并排除嗜肝病毒现症感染及药物、中毒性肝损伤和自身免疫性肝病等，可诊断该病[4]。

4. 其他 其他肝病如自身免疫性肝病、遗传代谢性肝病、肝血管病等，应注意病程、危险因素、家族遗传史、生长发育及神经系统状况，结合自身抗体、血尿质谱检测、铜蓝蛋白、乳酸、血脂等化验及典型的 B 超或 CT 表现，必要时完善肝穿刺活检、基因检测明确诊断。

(二) 肺癌合并继发性肝损伤

肺癌患者在接受化疗、靶向治疗、免疫治疗等相关治疗时，存在继发性肝功能损伤可能。常见如化疗或靶向药诱发的 HBV 再激活、药物性肝损伤(DILI)、免疫治疗诱发的免疫性肝损伤等，近年来在临床上屡见不鲜，值得关注。

1. HBV 再激活 我国 HBV 感染人群基数较大，临床上肺癌患者同时合并 HBV 感染并不少见。研究认为，合并 HBV 感染是肺癌患者预后不良的独立危险因素，HBV 感染肺癌患者治疗期间肝功能损害发生率较未合并者显著升高[5,6]。慢性 HBV 感染者接受肿瘤化学治疗或免疫抑制剂治疗有可能导致 HBV 再激活(HBVR)。HBVR 是各种因素导致宿主对 HBV 的免疫抑制解除，宿主与体内 HBV 的平衡被打破，使 HBV-DNA 的复制增强。HBsAg 阳性肺癌患者在治疗期间因免疫系统被抑制，机体对 HBV 复制的免疫控制减弱，使细胞内病毒复制增加[7]。其次，病毒及药物双重作用导致机体免疫功能紊乱，更容易触发机体免疫反应，使肝细胞发生炎性反应，引起不同程度的转氨酶升高及肝功能下降。HBVR 可表现为 HBV 再次激活并大量复制，血清 HBV DNA 水平升高；也可表现为部分 HBsAg 阴性者逆转为 HBsAg 阳性。临床表现不一，可无明显临床症状，亦可出现乙型肝炎急性发作，表现为转氨酶急剧升高，黄疸进行性加深，甚至发生肝衰竭，导致死亡。

2. 药物性肝损伤 化疗和靶向治疗是肺癌的重要手段。化疗是一种利用化学药物杀死肿瘤细胞、抑制肿瘤细胞生长繁殖并且促进肿瘤细胞分化的治疗方式，是全身性治疗手段，对原发灶、转移灶和亚临床转移灶均有治疗作用，但是化疗在杀伤肿瘤细胞的同时，也将正常细胞和免疫细胞一同杀灭。目前治疗肺癌的一线化疗方案主要是铂类药物联合其他化疗药物，联用药物常见有紫杉醇、多西他赛、吉西他滨、长春瑞滨、培美曲塞等。化疗药物均可引起不同程度的肝损害，主要类型是肝细胞坏死、肝细胞脂肪变性、胆汁淤积及肝血管

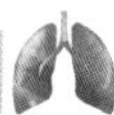

损害等，临床表现复杂多样，可无明显症状，也可伴有消化道症状、黄疸、皮肤瘙痒，也可出现腹胀、双下肢水肿等。化疗后发生肝功能异常，往往影响化疗的顺利进行，给患者带来痛苦、增加经济负担[8]。

靶向药物是近年新兴的治疗方案，在肺癌治疗越来越被广泛使用。目前应用于临床的肺癌分子靶向治疗主要包括以表皮生长因子受体（EGFR）为靶点和以抗肿瘤血管新生为靶点的治疗药物。针对EGFR的靶向治疗药物主要有两类：一类是作用于EGFR受体胞内区酪氨酸激酶区的小分子抑制剂（EGFR-TKI），包括吉非替尼、厄洛替尼、埃克替尼、阿法替尼等，另一类是作用于受体胞外区的单克隆抗体（MAb），包括西妥昔单抗、帕尼单抗等。抗肿瘤血管新生单克隆抗体药物包括贝伐单抗。临床较常见的为EGFR-TKI类药物所致损伤，临床观察发现，EGFR-TKI靶向治疗致使患者肝毒性风险明显增加，主要表现为谷丙转氨酶（ALT）、谷草转氨酶（AST）及总胆红素（TB）的异常升高。应用TKI后所有级别和3级及以上肝毒性风险的发生率分别增加了2倍和4倍[9]。

另外，肺癌患者在辅助治疗中使用的传统中草药、天然药、保健品、膳食补充剂及其代谢产物乃至敷料等所诱发的药物性肝损伤临床上并不少见，需提高重视，加强管理。

3. 免疫性肝损伤 肺癌的免疫治疗近年也备受瞩目，其中最成功的治疗方法之一当属免疫检查点抑制剂（ICPi）。目前研究主要针对程序性死亡受体1（PD-1）/程序性死亡配体1和细胞毒性T淋巴细胞相关抗原4（CTLA-4）这两个免疫检查点通路，即抗PD-1/PD-L1单抗和CTLA-4单抗。ICPi相关性肝损伤较少见，主要表现为免疫介导性类似自身免疫肝炎（AIH）样肝损伤，总发生率为5%~10%，3级以上的发生率为1%~2%。当联合治疗时3~4级发生率显著增加达59%。患者常无临床症状，实验室检查为血清ALT和AST升高，伴或不伴有血清胆红素升高，血清自身免疫性肝炎相关标志物阴性。ICPi相关性肝炎很少急性发病，多发生在治疗后6~14周；有时可能会有所延迟，在治疗开始后或结束后数月才出现，需要排除引起肝炎的所有病因后才能诊断免疫介导性肝炎。此外，还可表现为乏力、肌痛、头痛、腹痛、恶心、呕吐、精神错乱或黄疸，严重时甚至致命[10,11]。

二、慢性肝病管理及策略

肺癌合并CLD或继发性肝损伤严重影响肺癌患者的治疗和预后，临床治疗棘手，可能延误癌症治疗或影响CLD进程，也可能引起肝功能恶化、肝衰竭等严重后果，给家庭和社会带来了沉重的负担。肺癌临床分期、体能评分、营养评价、肝脏储备功能及引起CLD包括HBV DNA、HCV RNA、酒精成瘾等因素，均会影响手术、放疗、化疗、靶向药物、免疫治疗等治疗手段的选择。因此，根据患者病情权衡利弊，在治疗前充分评估、治疗过程中慎重选择方案及治疗后密切监测随访，制订综合治疗方案才能保证肺癌治疗的顺利进行。肺癌合并CLD患者治疗前应完善肝脏代偿及贮备功能的评估与处置，开展包括肝病科、麻醉科、胸外科、化疗科等多学科讨论，避免HBV再激活、药物性肝损伤等发生，及时复查肝功能生化指标，可最大限度降低CLD对肺癌诊治过程的影响，使肺癌合并CLD患者能从合理的治疗中受益，延长生存时间，提高生活质量。

（一）慢性肝病肝功能和肝脏储备功能检测与评估

1. 实验室检查

（1）常用肝功试验：生化指标。

1）血清 ALT 和 AST：血清 ALT 和 AST 水平一般可反映肝细胞损伤程度，最为常用。

2）血清胆红素：血清胆红素水平与胆汁代谢、排泄程度有关，胆红素升高主要原因为肝细胞损害、肝内外胆道阻塞和溶血。

3）血清白蛋白：反映肝脏合成功能，CHB、肝硬化和肝功能衰竭患者可有血清白蛋白下降。

4）凝血酶原时间（PT）：PT 是反映肝脏凝血因子合成功能的重要指标，常用国际标准化比值（INR）表示，对判断疾病进展及预后有较大价值。PT 延长，提示严重肝细胞坏死，也预示远期预后不良。

5）γ- 谷氨酰转肽酶（GGT）：正常人血清中 GGT 主要来自肝脏。此酶在急性肝炎、慢性活动性肝炎及肝硬化失代偿时仅轻中度升高；酒精性肝病时，GGT 升高明显，有相对特异性诊断价值；胆道梗阻及肝恶性病变时升高最明显。

6）血清碱性磷酸酶（ALP）：ALP 经肝胆系统进行排泄。所以，当 ALP 产生过多或排泄受阻时，均可使血中 ALP 升高。临床上常借助 ALP 的动态观察来判断病情发展、预后和临床疗效。

7）总胆汁酸（TBA）：健康人的周围血液中血清胆汁酸含量极低，当肝细胞损害或肝内、外阻塞时，胆汁酸代谢就会出现异常，TBA 就会升高。

8）胆碱酯酶：可反映肝脏合成功能，对了解肝脏应急功能和贮备功能有参考价值。

9）甲胎蛋白（AFP）：血清 AFP 及其异质体是诊断肝细胞癌的重要指标，肝炎活动期也可出现 AFP 升高。应注意 AFP 升高的幅度、动态变化及其与 ALT 和 AST 的消长关系，并结合临床表现和肝脏影像学检查结果进行综合分析。

（2）血清学检测：

1）HBV 血清学检测：HBV 血清学标志物包括 HBsAg、抗 HBs、HBeAg、抗 HBe、抗 HBc 和抗 HBc-IgM。

2）HBV DNA 定量检测：主要用于判断慢性 HBV 感染的病毒复制水平，可用于抗病毒治疗适应证的选择及疗效的判断。

3）HCV 抗体检测：抗 HCV 检测可用于 HCV 感染者的筛查。快速诊断检测可以被用来初步筛查抗 HCV。对于抗体阳性者，应进一步检测 HCV RNA，以确定是否为现症感染。在缺乏 HCV RNA 检测条件时，可考虑进行 HCV 核心抗原的检测，用于慢性 HCV 感染者的实验室诊断。

（3）其他：如自身抗体用于指导自身免疫性肝病的诊断；铜蓝蛋白、铁蛋白、血尿质谱、基因检测等协助遗传代谢性肝病诊断。

2. 影像学评估

（1）腹部超声（US）检查：操作简便、直观、无创性和价廉，US 检查已成为肝脏检查最常用的重要方法。该方法可以协助判断肝脏和脾脏的大小和形态、肝内重要血管情况及肝内有无脂肪变、肝硬化、占位性病变。

（2）肝脏硬度测定（LSM）或瞬时弹性成像（TE）：是无创诊断肝纤维化及早期肝硬化最简便的方法。Fibroscan（FS）、Fibrotouch（FT）是临床常用肝脏 LSM 测定工具，病因不同的肝纤维化、肝硬化，其 LSM 的临界值也不同。

（3）电子计算机断层成像（CT）：目前是肝脏病变诊断和鉴别诊断的重要影像学检查方

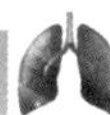

法，用于观察肝脏形态，了解有无肝硬化，及时发现占位性病变和鉴别其性质，动态增强多期扫描对于肺癌有无合并肝转移的诊断具有高度敏感性和特异性。

（4）磁共振（MRI 或 MR）：无放射性辐射，组织分辨率高，可以多方位、多序列成像，对肝脏的组织结构变化如出血坏死、脂肪变性及肝内结节的显示和分辨率优于 CT 和 US。动态增强多期扫描及特殊增强剂显像对鉴别良性和恶性肝内占位性病变优于 CT。

3. 肝功能分级评估[12]

（1）Child-Pugh 评分：是目前国际上通用的肝硬化肝储备功能的分级标准，对于术前评估肝脏储备功能、是否适宜手术及判断手术预后均有重要实用价值。A 级肝功能良好，手术风险小；B 级肝功能中度损伤，手术危险度中等；C 级肝功能差，手术危险度大。

（2）吲哚菁绿（ICG）试验：是临床最常用肝功能定量试验，ICG 消失率和 ICG 15 分钟滞留率是临床常用的两个指标，可用于评价肝硬化患者肝脏储备功能，该试验在预测肝硬化患者术后肝衰竭和死亡风险方面具有重要意义。

（3）其他：包括能量代谢功能测定、微粒体功能试验、代谢功能定量试验亦能反映肝病肝功能和肝脏储备功能检测与评估，但临床相对应用少。

（二）预防性康复治疗

1. 合理饮食　适当高蛋白、高热量、高维生素的易消化食物有利于肝脏修复，不必过分强调高营养，以防发生脂肪肝，避免饮酒。肝硬化者忌干、硬、有棱角食物。肝性脑病者忌高蛋白饮食。

2. 适当休息　良好的休息有利于肝细胞的修复、生长，促进肝功能恢复。症状明显或病情较重者应强调卧床休息。病情轻者以活动不觉疲劳为度。

3. 心理平衡　CLD 患者抑郁症的发生率显著高于普通人群，同时心理因素也影响 CLD 患者的发展和预后。CLD 的康复非朝夕之事，使患者有正确的疾病观，有助于提高诊治依从性、自我护理能力。

4. 疫苗接种　接种乙型肝炎疫苗是预防 HBV 感染的重要环节。接种乙型肝炎疫苗后有抗体应答者的保护效果一般至少可持续 12 年，因此，一般人群不需要进行抗-HBs 监测或加强免疫。但对高危人群可进行抗 HBs 监测，如抗 HBs<10mU/ml，可给予加强免疫。

5. 避免意外暴露　避免破损的皮肤或黏膜暴露肝炎病毒感染者的血液和体液。若意外暴露，应立即检测病毒血清学，及时主动或被动免疫治疗。

6. 戒酒　完全戒酒是酒精性肝病最主要和最基本的治疗措施。戒酒可提高所有处于病情不同阶段的酒精性肝病患者的生存率，戒酒过程中注意防治戒断综合征。戒酒治疗包括行为干预和药物干预。

7. 避免感染　各种 CLD 患者如进展至肝硬化失代偿期，由于机体防御功能低下，肠道细菌大量繁殖及易位等因素，容易并发包括肠道感染、自发性细菌性腹膜炎、泌尿系感染、呼吸道感染等各种感染，可诱发上消化道出血、肝肾综合征、肝性脑病等发生，使病情恶化甚至可直接导致死亡。

（三）西医康复处理

1. 病因治疗

（1）抗病毒治疗：抗病毒治疗是慢性病毒性肝炎（乙肝、丙肝）的根本治疗方法。目前抗乙型肝炎病毒药物主要为普通干扰素 α(IFN-α)、聚乙二醇化干扰素 α(PegIFN-α)、核苷酸类似物[如丙酚替诺福韦酯(TAF)、替诺福韦酯(TDF)、恩替卡韦(ETV)、阿德福韦(ADV)、替比夫定(LDT)、拉米夫定(LAM)等]。丙型肝炎抗病毒方案有 PegIFN-α 联合利巴韦林(PR)治疗、直接抗病毒药物(DAA)治疗,国内上市 DAA 药物包括艾尔巴韦/格拉瑞韦(择必达)、来迪派韦/索磷布韦(夏帆宁)、索磷布韦/维帕他韦(丙通沙)等。

慢性 HBV 感染者接受肿瘤化学治疗或免疫抑制剂治疗有可能导致 HBV 再激活,重者可导致肝衰竭甚至死亡。20%~50% 的 HBsAg 阳性、抗-HBc 阳性肿瘤患者,8%~18% 的 HBsAg 阴性、抗 HBc 阳性肿瘤患者,在抗肿瘤治疗后发生 HBV 再激活。因此,所有接受化学治疗或免疫抑制剂治疗的患者,在起始治疗前都应常规筛查 HBsAg、抗 HBc 和 HBV DNA,并评估相应风险程度。预防性抗病毒治疗可以明显降低乙型肝炎再激活发生率。建议选用强效低耐药的核苷(酸)类似物(NAs)如恩替卡韦(ETV)、替诺福韦(TDF)或丙酚替诺福韦(TAF)抗病毒治疗[1]。HBsAg 阳性者应尽早在开始使用免疫抑制剂及化学治疗药物之前(通常为 1 周)或最迟与之同时应用 NAs 抗病毒治疗。HBsAg 阴性、抗 HBc 阳性患者,若 HBV DNA 阳性,也需要进行预防性抗病毒治疗;如果 HBV DNA 阴性,可每 1~3 个月监测 ALT 水平、HBV DNA 和 HBsAg,一旦 HBV DNA 或 HBsAg 转为阳性,应立即启动抗病毒治疗。在治疗的疗程上,如应用化学治疗和免疫抑制剂前患者属于 CHB 或肝硬化状态,NAs 抗病毒的疗程、随访监测和停药原则与普通 CHB 或肝硬化患者相同,应长期甚至终生使用;如应用化疗或免疫抑制剂前处于免疫耐受和免疫控制状态的慢性 HBV 感染者,或 HBsAg 阴性、抗 HBc 阳性、需要采用 NAs 预防治疗的患者,在化学治疗和免疫抑制剂治疗结束后,应继续 ETV、TDF 或 TAF 治疗 6~12 个月,但注意 NAs 停用后可能会出现 HBV 复发,甚至病情恶化,应随访 12 个月,其间每 1~3 个月监测 HBV DNA[1]。所有 HCV RNA 阳性的患者,不论是否肝功异常、有无肝硬化、合并慢性肾脏疾病或者肝外表现,无治疗禁忌证,均应接受抗病毒治疗,优先推荐直接抗病毒药物(DAA)治疗方案。目前国内已上市的 DAA 药物包括艾尔巴韦/格拉瑞韦、来迪派韦/索磷布韦和索磷布韦/维帕他韦。艾尔巴韦/格拉瑞韦及来迪派韦/索磷布韦用于 HCV 基因 1b 型的慢性丙型肝炎患者;索磷布韦/维帕他韦用于 HCV 基因 1b 型以外所有基因型的慢性丙型肝炎患者,初治患者一般疗程均为 12 周,复治或特殊类型患者可延长疗程为 24 周。HCV 再激活是指重新出现 HCV RNA 阳转或 HCV RNA 载量增加,ALT 升高达正常值上限的 3 倍以上。服用化疗药物患者的 HCV 再激活发生率低于 HBV 再激活发生率。发生 HCV 再激活后可使用 DAA 治疗、保肝治疗和停用化疗药,但 DAA 如何预防 HCV 再激活需要进一步的研究[2,13]。

(2)化疗药物肝损伤的治疗:临床医师在决定行化疗前应该详细询问患者病史,包括乙型肝炎、丙型肝炎、饮酒史、服药史,并充分评估化疗药物所致药物性肝损伤(DILI)的风险,并在化疗前后密切观察其临床症状、实验室指标,一旦发生 DILI 后,根据指南确定是否停止化疗或是减量使用化疗药物,并给予积极保肝、对症治疗,以促进肝功能尽快恢复,从而提高患者的生活质量,延长患者的生存期[14]。

(3)靶向药物肝损伤的治疗:对于大多数的药物性肝损伤,除了提前使用护肝药物、迅速停止给药以及减量使用以外,并无可用的特异性治疗药物。对于肝转氨酶轻、

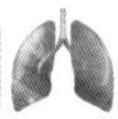

中度升高的患者应慎用靶向药物治疗；治疗前患者本身就有肝功能异常，若在治疗过程中患者总胆红素无明显诱因突然升高 2 倍以上和 / 或转氨酶突然升高 3 倍及 3 倍以上，则应立即中断或停止使用靶向药物；当肝功能异常情况未见好转并持续加重时，在达到 3~4 级肝损伤前应考虑中断服用该靶向药物和 / 或调整靶向药物的服用剂量，即减少服用，给肝脏一个缓和期，并密切监测转氨酶，当转氨酶恢复后可再恢复靶向药物的治疗[15]。

（4）免疫检查点抑制剂相关肝损伤的治疗：按照免疫相关肝炎的管理建议，部分患者可在仅停用单抗类药物的情况下，肝炎自行缓解；对于 3~4 级或以上的肝炎或持续性 2 级肝炎（1~2 周以上）可考虑糖皮质激素每日（1~2mg/kg）治疗，如果没有在 2~3 天内获得对糖皮质激素的反应，应考虑麦考酚酯等药物治疗。但糖皮质激素治疗可能引起严重不良事件，并降低免疫疗法疗效，所以糖皮质激素的适应证还需要进一步的研究。肝组织活检对免疫相关肝炎的评估是至关重要的，可精确评价肝损伤的严重程度，有助于指导治疗的选择，在部分患者可以避免使用糖皮质激素[16]。

2. 保肝药物合理应用[17]

（1）肝细胞膜修复剂：以多烯磷脂酰胆碱为代表，临床可应用于酒精性、非酒精性脂肪肝，急、慢性肝炎，各种原因所致肝硬化等治疗。

（2）解毒型护肝药物：以还原型谷胱甘肽、葡糖醛酸酯、硫普罗宁为代表，增加肝脏解毒功能，促进各种致肝脏损害因子在肝脏的代谢，减轻肝脏的损害。

（3）抗炎护肝降酶药物：主要指甘草甜素制剂，包括甘草酸单胺、复方甘草甜素、异甘草酸镁等，有激素样作用，但少见皮质激素的不良反应，可减轻肝脏的非特异性炎症。

（4）利胆护肝药物：主要指腺苷蛋氨酸、熊去氧胆酸。可增加胆汁分泌，促进胆石溶解和胆汁排出。

（5）改善肝细胞代谢类药物：包括门冬氨酸鸟氨酸、基础代谢类药物。基础代谢类药物主要包括维生素和辅酶类，各种水溶性维生素（如维生素 C、复合维生素 B）、维生素 E 等。

（6）营养支持：可适当补充氨基酸、人血白蛋白，有助于肝细胞再生修复合成。

（7）中药制剂：主要包括：五味子制剂（常用的有联苯双酯、双环醇）对细胞色素 P450 酶活性有明显诱导作用；水飞蓟素（包括水飞蓟宾、水飞蓟宁）是目前公认的具有保肝作用活性成分；茵栀黄制剂等。

3. 人工肝支持治疗[18]　人工肝是通过一个体外的机械、理化和生物装置，清除各种有害物质，补充必需物质，改善内环境、暂时替代衰竭肝脏的部分功能，为肝细胞再生及肝功能恢复创造条件。各种原因引起的慢性肝病急性加重导致肝衰竭时，可考虑人工肝支持治疗。人工肝支持系统分为非生物型、生物型和混合型三种，目前临床上应用的主要是非生物型人工肝支持系统，生物型和混合型仍在临床研究前期。

4. 其他治疗　肠道微生态参与多种慢性肝病的发生发展过程，肠道菌群失调与慢性肝病，两者互为因果、互相影响[19]。微生态调节剂包括益生菌、益生元、合生素，医用益生菌有地衣芽胞杆菌活菌胶囊、双歧杆菌三联活菌胶囊、枯草杆菌二联活菌肠溶胶囊、乳酸菌素片等，有助于调整肠道微生态环境。营养不良也是 CLD 的一种重要并发症，可与 CLD 形成恶性循环，且肝功能越差，营养不良发生率越高。营养支持治疗应充分重视和加强，可降低病死率、改善临床结局[20]。

（四）中医及中药康复处理

1. 处理原则 慢性肝病在我国的发病率较高，引起慢性肝病的原因很多，中医学多从症状、病因、病机等方面命名，将其归属于中医学“积证”“胁痛”“黄疸”“臌胀”等范畴[21]。在治疗上依然遵循急则治其标，缓则治其本的原则。而慢性肝病的康复就应该以“缓则治其本”为原则，要充分考虑以下因素：

（1）慢性肝病康复期的中医证型：

1）肝郁气滞型：患者表现为两肋胀满、脘腹胀闷、善叹息、易怒、疲乏无力和肝区隐痛等。舌质淡红，苔薄白，脉象为弦细或沉弦。

2）肝郁脾虚型：胃呆纳少、胁痛腹胀、肢体困重无力、大便溏泻、脸和下肢水肿、小便清长。舌质淡、苔薄白、脉沉缓。

3）肝胆湿热型：头晕目眩、口干舌燥、腹胀胁痛或伴有周身沉重乏力、烦热，大便黏滞且排泄不畅、小便混浊且有臊味。舌质红、苔黄腻。脉弦滑。

4）气滞血瘀型：两胁胀痛或刺痛、烦躁易怒和面色晦暗，舌质暗，舌下静脉迂曲。妇女则为月经不调等。

5）脾肾两虚型：胁下隐痛、双下肢乏力、腰膝酸软、夜尿频多、大便溏泻。舌质淡、苔薄白、脉沉弱。

（2）慢性肝病康复中医处理的原则：

1）注重疏肝理气：在中医理论里，“肝体阴而用阳”，意为肝以血为体，以气为用，因而“理气”“理血”是慢性肝病康复的要点。肝主疏泄，肝的疏泄功能正常，则人体的气机条达舒畅，如果疏泄功能受到损伤，就会出现肝郁气滞，进而痰湿瘀互结的情况。慢性肝病经过治疗进入康复期，痰湿瘀互结的情况会有好转，但肝郁气滞常常反复出现，做好疏肝理气是抓住了康复期的关键。

2）注重调理脾胃：《黄帝内经》云：“见肝之病，知肝传脾，当先实脾”。这句话在慢性肝病康复期的治疗上也非常重要，脾主运化而为气血生化之源，若肝气郁结日久，势必木郁克土，脾运无权，气血生化不足，又反过来导致肝体失养，失其疏泄。因而建运脾胃也要在慢性肝病的处理中占重要地位。

3）注重滋补肾气：慢性肝病康复期的治疗以缓则治其本为原则，多以补法为主，除肝脾外，要兼顾肾，因为水生木，肾为肝之母，肾气充足与否对慢性肝病的康复有直接影响。

2. 单方验方治疗

（1）肝郁气滞型：柴胡疏肝散（《景岳全书·卷五十六》）[22]。

处方：陈皮（醋炒）、柴胡各6g，川芎、枳壳（麸炒）芍药各4.5g，甘草（炙）1.5g，香附4.5g。

用法用量：用水220ml，煎至180ml，空腹时服。

（2）肝郁脾虚型：逍遥饮（《景岳全书·卷五十一》）。

处方：当归6~9g，芍药4.5g，熟地9~15g，枣仁6g，茯神4.5g，远志（制）0.9~1.5g，陈皮2.4g，炙甘草3g。

用法用量：上药用水400ml，煎至280ml，空腹时温服。

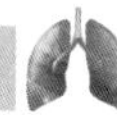

腹胀明显者，加枳壳、大腹皮；乏力气短者，加黄芪、党参。

（3）肝胆湿热型：龙胆泻肝汤（《太平惠民和剂局方》）[23,24]。

处方：龙胆草（酒炒）、黄芩（炒）、栀子（酒炒）、泽泻、木通、车前子、当归（酒洗）、生地黄（酒炒）、柴胡、甘草（生用）。

用法用量：水煎，去滓温服。

（4）气滞血瘀型：膈下逐瘀汤（《医林改错》）。

处方：灵脂 6g（炒），当归 9g，川芎 6g，桃仁 9g（研泥），丹皮 6g，赤芍 6g，乌药 6g，玄胡索 3g，甘草 9g，香附 4.5g，红花 9g，枳壳 4.5g。

用法用量：水煎服。病轻者少服，病重者多服，病去药止。

（5）脾肾两虚型：四君子汤（《太平惠民和剂局方》）合金匮肾气丸（《金匮要略》）。

处方：人参、白术、茯苓、炙甘草、熟地、山茱萸、山药、泽泻、茯苓、牡丹皮。

加减：腰膝酸软、头晕乏力者，加黄芪、杜仲、续断；畏寒肢冷者，加附片、肉桂；夜尿频多者，加金樱子、海螵蛸；大便溏泄者，加炒薏苡仁、炒扁豆。

用法用量：水煎，去滓温服。

3. 中成药治疗

（1）肝郁气滞型：护肝片，口服，一次 4 片，一日 3 次。

（2）肝郁脾虚型：安络化纤丸，口服，一次 6g，一日 2 次或遵医嘱，3 个月为一个疗程。

（3）肝胆湿热型：茵栀黄口服液，口服，一次 10ml，一日 3 次。

（4）气滞血瘀型：复方鳖甲软肝片，口服，一次 4 片，一日 3 次，6 个月为一个疗程，或遵医嘱。

（5）脾肾两虚型：扶正化瘀胶囊，口服，一次 5 粒，一日 3 次，24 周为一个疗程。

4. 药膳调理

（1）鲫鱼豆腐汤：取活鲫鱼 1 条（约 300g），加清水适量，煮至将熟时加豆腐 250g，再煮熟透，酌加葱、姜、胡椒少许去腥味，食鱼、豆腐，喝汤。此方也可换为泥鳅 500g，豆腐 250g。连续服食 10 天。此方具有利湿、消水功效，对食欲缺乏、大便稀溏的腹水患者较为适用。

（2）鸭肉冬瓜汤：将麻鸭半只切块（约 400g），冬瓜连皮（约 300g）洗净切块，薏苡仁 50g 备用。先煮鸭肉将熟后，加入冬瓜及薏苡仁，再煮至烂熟，调味食用。连续服食 10 天。此方适于肝硬化腹水，特别是肝肾阴虚者服食。

（3）灵芝蹄筋汤：灵芝 20g，黄芪 2g，猪蹄筋 200g，葱、姜、调料适量。将灵芝、黄芪装纱布袋内，扎口，猪蹄筋洗净与灵芝、黄芪及水共炖至熟烂，去药袋，调味，饮汤食肉。此方能健脾安神，益肾养肝。适用于慢性肝炎、食欲缺乏、体虚乏力、神经衰弱等。

（4）灵芝五味珍鸽：灵芝 5g，五味子 5g，丹参 12g，柴胡 3g，肉鸽 1 只，荷叶 1/4 张，栗子 5 个，莲心 7 粒，香菇 5 个，大枣 5 个，胡桃肉 25g，黄酒、桂皮、盐、糖、酱油、味精等调味品各适量。将肉鸽宰杀后除毛、开膛、洗净；药料用荷叶包好，塞入鸽膛内；栗子剥壳，去衣；莲心水发半熟；香菇泡洗、去蒂；大枣洗净去核。把肉鸽与各料一起放入锅内，加入水、盐、酱油、桂皮，煨煮 30 分钟，加入糖、味精，煮至肉鸽表面发出亮光即可。鸽肉与敷料 1 天内服完，连续服用数天。此方能健胃助神，扶正祛湿，理气活血。

（5）冬虫夏草淮杞炖鳖：鳖 500g，冬虫夏草 6g，淮山药 30g，枸杞子 6g，姜片、葱段、味精各适量。将鳖用开水烫，使其排尿，去肠脏，洗净，斩块；冬虫夏草、淮山药、枸杞子分别洗净。把全部用料一起放入炖盅内，加入葱段、姜片及水适量，用小火炖 1 小时，加入精盐、味精调味即可。佐餐，随意饮汤食肉。此方能滋肝阴，补肾阳。对慢性肝病患者肝肾不足有一定的滋补作用。

5. 适宜技术

（1）针刺治疗：取丰隆、足三里、三阴交、阳陵泉、内关、肝俞、足三里、丰隆、关元、合谷、肾俞，以 1.5 寸毫针刺入。穴位加减：肝郁气滞者，加太冲、行间，用泻法；痰湿困脾者，加公孙、商丘，用泻法；瘀血内阻者，加血海、地机，用泻法；肝肾两虚者，加太溪、照海、复溜，用补法。每次留针 30 分钟，每周 3 次，治疗 3~6 个月。

（2）穴位埋线治疗：穴位埋线取穴肝俞、太冲、丰隆、足三里、三阴交、中脘、天枢、脾俞、胃俞、肾俞、足三里穴等，每 10 天埋线 1 次，3 个月为一个疗程。

（3）耳针疗法：选取肝、胆、脾、胰、胃、内分泌等耳穴为主，左右耳交替使用。常规消毒后，用 0.5 寸毫针直刺入皮肤，针尖进入耳软骨为度。捻转针柄，使针感扩散整个耳朵。每隔 5 分钟行针 1 次，留针 30 分钟。隔日治疗 1 次，10 次为一个疗程。

6. 日常保健

（1）起居饮食锻炼保健：保证睡眠，改变不良生活方式和行为。戒酒，严格限制过多热量的摄入，加强锻炼，以中等量有氧运动为主。特别注意饮食结构，以高蛋白、高维生素、足够纤维素及低脂低糖的饮食结构为宜。忌肥腻、辛辣、甜食，可常饮淡茶。肥胖者还要适当控制体重，减小腰围。

（2）音乐疗法：中医音乐治疗是运用乐音的旋律和人体五脏和五志相对应，在各种疾病领域均具有较好的效果[25,26]。慢性肝病需要情绪调畅，五音中的角音舒展、悠扬、深远，最适合慢性肝病患者康复期的治疗，治疗时间可以选择睡前 1 小时，经典曲目有《列子御风》《庄周梦蝶》《江南好》《春风得意》《江南竹丝乐》等。

（3）肝病情志护理：

1）情志疏导：肝病对情绪影响较大，需要与患者积极沟通，通过诚恳的语言、和蔼的态度及体贴的行为，捕捉患者的心理情绪进行疏导，向患者介绍脏腑功能与情志之间的关系，慢性肝病的相关医疗知识、治疗的长期性及治疗过程中需要的毅力和知识，取得其信任。

2）释疑解惑：分析患者文化程度、形成疾病的原因，通过通俗易懂或生动的语言，耐心解答患者的问题，使患者了解自己所患疾病的发生、发展及治疗和护理的情况，理解慢性肝病康复期是一个慢性、长期的过程，需要长期临床治疗，使患者有心理准备。

3）情志相胜：中医学“七情”即指喜、怒、忧、思、悲、恐、惊，而七情致病的主要表现则为“怒则气上，喜则气缓，悲则气消，思则气结，恐则气下，惊则气乱”。因此，在护理过程中，应用“七情致病理论”[27]向患者传递“喜胜于悲”的观念，通过中医情志的治疗方法，让患者主动保持相对积极的情绪，以帮助其摆脱悲观情绪。

（4）完善检查：推荐患者经常测量体重、腰围、血压，每 3~6 个月检测肝功能、血脂和血糖，每年完善包括肝脏、胆囊和脾脏在内的上腹部影像学检查[28]。

（黄祖雄 王 维 蒋 参 吴旭玮 甘巧蓉）

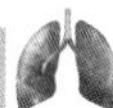

参考文献

[1] 中华医学会感染病学分会，中华医学会肝病学分会．慢性乙型肝炎防治指南(2019年版)[J]. 中华肝脏病杂志,2019,27(12):938-961.

[2] 中华医学会肝病学分会，中华医学会感染病学分会．丙型肝炎防治指南(2019年版)[J]. 中华肝脏病杂志,2019,27(12):962-979.

[3] 中华医学会肝病学分会脂肪肝和酒精性肝病学组．非酒精性脂肪性肝病防治指南(2018年版)[J]. 中华肝脏病杂志,2018,26(3):195-203.

[4] 中华医学会肝病学分会脂肪肝和酒精性肝病学组．酒精性肝病防治指南(2018更新版)[J]. 中华肝脏病杂志,2018,26(3):188-194.

[5] 严岳，张剑威，赵洪云，等．乙肝病毒感染与肺癌患者化疗后肝功能损害的相关性研究[J]. 中国肿瘤临床,2012,8:465-468.

[6] PENG J W,LIU D Y,LIN G N,et al.Hepatitis B virus infection is associated with poor prognosis in patients with advanced non small cell lung cancer[J].Asian Pac J Cancer Prev,2015,16(13):5285-5288.

[7] VOICAN C S,MIR O,LOULERGUE P,et al.Hepatitis B virus reactivation in patients with solid tumors receiving systemic anticancer treatment[J].Ann Oncol,2016,27(12):2172-2184.

[8] 罗安福．常用抗肿瘤药物致肝损害的研究概况[J]. 医学综述,2010,16(24):3725-3727.

[9] TEO Y L,HO H K,CHAN A.Risk of tyrosine kinase inhibitors-induced hepatotoxicity in cancer patients:a meta-analysis[J].Cancer Treat Rev,2013,39(2):199-206.

[10] DE MARTIN E,MICHOT J M,PAPOUIN B,et al.Characterization of liver injury induced by cancer immunotherapy using immune checkpoint inhibitors[J].J Hepatol,2018,68(6):1181-1190.

[11] CALLAHAN M K,KLUGER H,POSTOW M A,et al.Nivolumab Plus Ipilimumab in Patient With Advanced Melanoma:Updated Survival,Response,and Safety Data in a Phase I Dose-Escalation Study[J].J Clin Oncol,2018,36(4):391-398.

[12] 中华医学会肝病学分会．肝硬化诊治指南[J]. 临床肝胆病杂志,2019,35(11):2048-2425.

[13] YANG D.Expert interpretation of the "KASL Clinical Practice Guidelines:Management of hepatitis C"[J].J Clin Hepatol,2015,31(1):245-248.

[14] 于乐成，茅益民，陈成伟．药物性肝损伤诊治指南[J]. 实用肝脏病杂志,2017,20(2):257-274.

[15] 滕菲，俞婷婷．肺癌靶向药物肝脏损伤机制研究进展[J]. 医学综述,2016,22(22):4421-4425.

[16] 蔡大川．以免疫检查点抑制剂为基础的抗肿瘤免疫治疗相关肝损伤[J]. 肝脏,2019,24(6):620.

[17] 周宝桐．保肝药物的合理使用[J]. 中华全科医师杂志,2005,4(5):311-312.

[18] 中华医学会感染病学分会肝衰竭与人工肝学组，中华医学会肝病学分会重型肝病与人工肝学组．肝衰竭诊治指南(2018年版)[J]. 中华肝脏病杂志,2019,27(1):18-26.

[19] BETRAPALLY N S,GILLEVET P M,BAJAJ J S.Gut microbiome and liver disease[J].Transl Res,2017,179:49-59.

[20] European Association for the Study of the Liver.EASL Clinical Practice Guidelines on nutrition in chronic liver disease[J].J Hepatol,2019,70(1):172-193.

[21] 李尚恒，江宇泳．实脾建中法治疗慢性肝病合并肠功能障碍[J]. 中医学报,2017,32(12):2380-2382.

[22] 杨翠荣．柴胡舒肝散在消化系统疾病中的现代临床应用[J]. 中医临床研究,2015,23:19-20.

[23] 焦恩虎，李润东．龙胆泻肝汤加减治疗药物性肝炎肝胆湿热证的临床效果分析[J]. 中医临床研究,2018,10(8):57-58.

[24] 黄维．龙胆泻肝汤联合水飞蓟宾胶囊治疗肝胆湿热型脂肪肝患者的效果观察[J]. 中外医学研究,2019,17(7):52-53.

[25] 王思特，张宗明．中医音乐治疗的现代医学价值与文化内涵[J]. 中医杂志,2018,59(1):10-14.

[26] 杨红艳，冯学功，郝文杰，等．中医音乐疗法在脑卒中后抑郁症患者中的应用[J]. 护理实践与研

究,2016,13(14):134-135,136.

[27] 王月丽.中医情志护理配合健康教育对乙型肝炎肝硬化患者生活质量的影响[J].辽宁中医药大学学报,2015,17(11):198-200.

[28] 中华中医药学会脾胃病分会.非酒精性脂肪性肝病中医诊疗专家共识意见(2017)[J].临床肝胆病杂志,2017,33(12):2270-2274.

第六章

术后并发症临床康复

第一节　术后肺部感染

由于肺癌手术肺组织损失、麻醉、术中失血、手术对肺组织的挤压牵拉、切口疼痛等因素都对肺功能造成较大影响，肺癌术后肺部并发症的发生率约占术后并发症总发生率的13%，其中并发术后肺部感染的发病率为5%~12%[1-4]，围手术期死亡患者20%~67%死于肺部并发症，尤其是肺部感染。因此，加强围手术期的肺保护，是肺癌外科患者术后快速康复的重要保障。

一、术后肺部感染高危因素及诊断标准

（一）引起术后肺部感染的高危因素

1. 肺癌患者一般年龄较大，营养状况偏差，免疫力低下。患者机体各方面的生理功能均发生不同程度的衰退现象，且多数患者合并有心血管或呼吸系统疾病，导致正常的系统代偿能力显著下降。

2. 长期吸烟合并慢性阻塞性肺疾病，可导致患者肺功能降低，肺泡表面活性物质减少，肺部顺应性降低，通气血流比例失调，气道分泌物增多，肺黏膜纤毛运动能力差。

3. 合并糖尿病，尤其是血糖控制不佳者由于长期高血糖状态，机体血浆渗透压上升，吞噬细胞功能减弱，免疫功能较为低下，全身各个器官均易发生感染。

4. 肺组织切除损失尤其是全肺切除、余肺组织受挤压和挫伤导致肺不张、不规范肺段切除引起肺淤血，都加重了肺组织的损伤程度。

5. 手术中气管插管、呼吸机使用等侵入性操作，对肺组织的挤压、挫伤，可破坏纤毛运动，抑制咳嗽反射，使机体对细菌的清除能力减弱，增加了感染的机会。

6. 术后切口疼痛和迷走神经肺门支损伤，降低咳嗽反射的兴奋性，造成不敢咳嗽或无力咳嗽，不利于患者排出气道分泌物；术中离断支气管动脉，导致支气管和肺组织缺血；麻醉镇痛药物影响、术后体位限制及胃肠功能降低导致腹胀等因素都不同程度上限制有效呼吸运动、减弱支气管分泌物的清除能力，使细菌及呼吸道分泌物潴留在下呼吸道，导致肺部感染。

7. 术中、术后输液过量导致急性肺水肿。

8. 误吸　胃肠道功能减弱患者及声音嘶哑患者特别容易发生误吸，导致严重的吸入性肺炎。

（二）肺部感染诊断标准

1. 咳嗽、脓痰。

2. 发热、体温 >38.0℃。

3. 肺部闻及湿啰音。

4. 白细胞计数 >12.0×10^9 个 /L。

5. 胸部 X 线片或胸部 CT 可见肺部浸润影或炎性病灶。

6. 痰细菌培养（+）。

具备以上 3 项或 3 项以上可确诊为肺部感染。传染性肺炎流行期间，要特别关注患者的接触史。

二、术后肺部感染康复管理及策略

（一）预防性康复处理

1. 戒烟

（1）指导戒烟：吸烟是肺癌术后发生肺部并发症的独立危险因素[5]。即使在无慢性肺疾病的患者中，吸烟也可增加肺部并发症的发生，所以术前戒烟可以降低术后并发症的发生。

对于吸烟的肺癌患者，术前必须给予戒烟指导及干预。对于没有成瘾或烟草依赖程度较低的吸烟者，可以凭毅力戒烟，但经常需要给予简短的戒烟提醒，并激发其戒烟动机；对于烟草依赖程度较高者，往往需要给予更强的戒烟干预才能最终成功戒烟，如尼古丁替代疗法。

（2）戒烟时间：术前停止吸烟 48 小时可减低二氧化碳在血中的含量，术前停止吸烟 2 周，可以改善气道对分泌物的清除能力，因此建议术前至少戒烟 2 周。

2. 呼吸功能锻炼 呼吸功能锻炼能够有效提高呼吸肌耐力和强度，提高对手术的耐受能力，从而减少术后呼吸频率和耗氧量，减轻呼吸肌疲劳，促进呼吸功能恢复，继而降低术后肺部并发症发生率。

（1）术前锻炼：

1）登楼梯锻炼：方便且有效，既能作为术前肺功能监测的补充，辅助筛选肺癌手术患者，也可以作为术前改善肺功能的一种锻炼方式，但对于膝关节病变、慢性阻塞性肺疾病及心功能不全等患者，不建议使用。

2）呼吸训练：①腹式呼吸训练：患者取平卧位，集中精神，全身放松，经鼻缓慢深吸气到最大肺容量后稍屏气，然后用口缓慢呼气，吸气时膈肌下降，腹部外凸；呼气时膈肌上升，腹部内凹。连续进行 20~30 次（总时间 15~30 分钟），早晚各 1 次。②吸气训练器训练（VOLDYNE5000 呼吸训练器）：患者取坐位，正常呼气后用嘴含紧吸气嘴，以大的吸气量把小球吸上筒腔的顶端不动，屏气 2~3 秒，然后移开吸气嘴，缩唇慢呼气，重复练习，每 2 小时一组，每组 12~20 次[6]。③吹气球练习：简单易学、趣味性强、患者依从性高，同时吹气球通过作用力和反作用力原理给予气道正压，能够增强肌力，促进肺泡扩张，更利于加强肺功能和术后肺康复。

3）下肢耐力训练（NUSTEP 锻炼）：患者自行调控速度，在承受范围内逐步加快运动速度及 NUSTEP 功率。运动量控制在 BORG 评分 5~7 分，若在运动过程中有明显气促、腿疲倦、血氧饱和度下降（<88%）或其他并存疾病引起身体不适，告诉患者休息，待恢复原状后

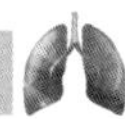

再继续进行训练。每次15~20分钟，1次/d，疗程为1周[6]。

（2）术后卧床期锻炼：

1）当术后清醒，病情平稳后即可开始练习，先采取腹式呼吸练习，即吸气时腹部隆起，呼气时腹部缓慢回缩，减少对胸部手术切口的刺激。方法：用鼻子吸气，在4~6秒内将气体缓慢呼出。每天3~5次，每次做5~10下。

2）术后1~2天，可在腹式呼吸后，增加胸式呼吸练习，吸气时胸廓隆起，呼气时还原放松。通过胸廓有节律的扩张和放松，改善血液循环，防止组织粘连及伤口皮肤的紧缩，促进伤口愈合。

（3）术后恢复期锻炼：先坐起在床上活动四肢，根据患者耐受能力，循序渐进每天逐渐增加活动量，直到能够在走廊做短距离活动，既能增加肺活量，减少肺部感染的发生，同时还能预防下肢静脉血栓的发生、促进肠蠕动的恢复、增强体质、促进机体康复。

（4）术后保健期锻炼：术后1~3个月后，在上述练习的基础上，逐渐增加全身体能训练。采取低、中强度有氧运动。以下内容可选择单项或多项组合。每次20~30分钟，每天1~2次。

1）步行：步行速度不做要求。行走的地点最好在公园、林荫大道等空气清新、噪声低、安全的场所。

2）运动踏车：转速为40~80转/min，负荷为0~30W，时间10~20分钟。

3）游泳：可使用游泳圈或漂板，每次30分钟以内，每周3~5次。

4）太极拳、瑜伽等：运动中强调呼吸的配合，有助于改善呼吸功能。

3．清理呼吸道

（1）有效咳嗽指导：患者采取坐位，上身向前向下，弯腰屈腿，一手按压胸部，一手按压腹部，根据患者情况也可以屈膝侧卧双手按压腹部，咳嗽方法是深呼吸数次后，张口深吸一口气，用力咳嗽3次。或者连续小声咳嗽数次，当感觉痰液已经接近咽部时，深吸一口气后屏气3秒，然后用力将痰咳出。如果患者咳痰力量不足，护士可以配合使用示指和中指按压胸骨上窝处气管，咳嗽瞬间松手，刺激气道将痰液排出。

（2）翻身叩背：翻身叩背的操作时间应选在餐前1~2小时或餐后2小时进行，患者取坐位，操作者五指并拢握空掌，指腹和大小鱼际肌作为着力点，避免使用手心和掌根叩击，利用前臂带动腕关节，从下往上、由外向内往肺门方向快速有节奏地叩击患者背部，注意避开手术切口和脊柱，每次叩击1~2分钟，叩击后患者需配合主动咳嗽，将痰液排出。

（3）机械排痰：机械振动排痰比人工叩背更舒适、节力且力量均匀持久、容易控制。

（4）雾化吸入：雾化吸入糖皮质激素可减轻气道炎症反应，术中应用可降低气管插管后咽喉部并发症的发生率，术后应用能降低肺部并发症发生率，缩短术后住院时间，降低医疗费用。雾化吸入糖皮质激素（如吸入用布地奈德混悬液2mg/次，每天2~3次）直接作用于气道黏膜，剂量小，起效快并能降低全身给药的不良反应发生率，建议在围手术期持续使用。对于存在气道高反应性和肺功能下降的高危患者，如年龄>65岁、肥胖、有吸烟史、支气管哮喘和慢性阻塞性肺疾病等，推荐术前1周至术后3个月行雾化吸入糖皮质激素治疗。雾化吸入支气管舒张剂可有效降低迷走神经张力，缓解反应性高张高阻状态，预防支气管痉挛及其他围手术期气道并发症。合并基础肺部疾病如哮喘、慢性阻塞性肺疾病的患者推荐使用β_2受体激动剂和抗胆碱能药物维持吸入至手术当日[7-9]（比如特布他林0.5mg/次，异丙托溴铵 1mg/次，雾化吸入，每天 2~3 次）。

（5）吸痰：如果患者痰多却咳痰无力，出现呼吸窘迫、伴随血氧饱和度下降时则应立即给予鼻导管深部吸痰，以防止窒息。经鼻咽部吸痰时，患者宜采用去枕仰卧位，开放气道，可以采取抬下颌或垫高肩背部使头后仰，便于吸痰管经鼻咽部顺利进入，吸痰时经鼻腔插入深度不宜超过 15cm，使导管前端达到咽部刺激诱发咳嗽反射即可，如果患者痰量过多，在其他辅助排痰措施效果不明显时，需尽早采用纤维支气管镜吸痰。

（6）深呼吸指导：深呼吸的目的是促进肺扩张，改善肺通气功能。提高肺的顺应性。在患者麻醉清醒后给予呼吸指导，每隔 2 小时行深呼吸 10~20 次（至 48~72 小时胸腔引流管拔除为止）。

（7）口腔护理：最近研究发现[10,11]，术前和术后持续的口腔护理有助于预防术后肺部感染的发生（可用氯己定漱口，按时刷牙或在口腔科医师指导下进行口腔护理）。

4. 术后体位管理 术毕回病房后患者取平卧位，头偏向一侧，防止误吸，清醒后血压平稳即可取半卧位，半卧位可使膈肌下移，扩大胸廓容积，有利于呼吸运动及咳嗽排痰。同时可降低胃内容物反流入气管引起吸入性肺炎。

5. 疼痛管理 肺癌术后剧烈疼痛影响患者有效咳嗽和术后活动，不利于肺功能恢复，容易诱发肺部感染。

（1）指导患者做腹式呼吸，避免切口震动和导管摩擦胸壁造成疼痛。

（2）咳痰时护士或家属双手按压切口两侧，减少咳嗽时切口的牵拉痛。

（3）协助咳痰和功能锻炼前 30 分钟使用镇痛药，减轻活动导致的剧烈疼痛。

（4）有条件的医院可采用硬膜外自控镇痛等多模式镇痛，可降低疼痛引起的术后肺部感染发生率[12]。

6. 引流管护理 肺癌术后胸腔引流对肺复张有直接影响，胸腔引流将积血、积气、积液排出体外，消除无效腔、预防感染、恢复胸腔压力、促进肺复张。术后加强胸腔引流管的护理，注意保持引流通畅，维持负压和无菌状态。方法是术后患者清醒后取半卧位以利于引流，督促患者深呼吸、咳嗽锻炼，每小时挤压胸引管一次，观察切口敷料，引流液颜色、性质、量；更换引流管时要严格无菌操作，夹闭引流管避免气胸；告知患者及家属引流瓶放置在引流口下方 60~100cm 为宜，避免倾倒或倒转，预防逆行感染。

7. 心理支持 患者术前的焦虑会使患者情绪低落、心情烦躁、夜间失眠，可导致各脏器功能失调，抵抗力下降，进而加重病情；同时还会降低患者对手术的耐受性，增加肺部感染发生率。术前进行心理护理干预及术后超前镇痛，可降低焦虑程度，对手术的耐受能力有所提高。

8. 营养支持 肺癌术前营养支持能显著提高低肺功能肺癌患者的呼吸功能，为围手术期治疗提供必要支持，患者可多吃鱼、肉、蛋、青菜、水果等富含营养的食物。有研究提示[13]，术后早期肠内营养支持可有效改善术后营养水平，降低肺部感染的发生风险。

9. 术前基础病处理 术前高血糖及低蛋白血症等其他基础病纠正处理，可以提高肺癌患者的呼吸功能，降低肺部感染的并发症。

10. 术中避免损伤喉返神经 由于喉返神经的损伤引起吞咽活动异常及声门关闭障碍，患者不能有效咳嗽及排痰，导致误吸及肺部感染发生率增加。笔者[14]术中提倡功能性淋巴结清扫，保留迷走神经肺支和支气管动脉的功能性纵隔淋巴结清扫，清扫 4L、5L 淋巴

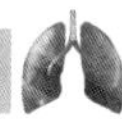

结时注意保护左喉返神经，清扫2R淋巴结时注意保护右喉返神经，从而降低术后肺部感染发生率。

11. 手术方法改进

（1）微创技术，包括胸腔镜、纵隔镜及机器人辅助手术的应用在一定程度上减少了手术切口创伤，加速了术后康复[15,16]。

（2）术中注意保护迷走神经肺支、支气管动脉，不过分游离、不提倡骨骼化支气管残端。

（3）强调规范的肺段切除，熟悉解剖，谨防误切肺段静脉和段支气管，以免导致肺淤血和肺不张[17]。

（二）西医康复处理

1. 密切观察生命体征及氧分压的变化，给予吸氧，调整给氧流量，使氧分压保持在0.95以上。

2. 协助排痰，给予患者背部叩拍从肺底由下向上、由外向内叩拍胸壁，每侧肺叶反复叩击1~3分钟，同时鼓励患者咳痰；用生理盐水20ml+庆大霉素8万U+沐舒坦30mg+地塞米松5mg的混合液进行超声雾化吸入，3次/d，15~20min/次，持续用药3~5天；对于分泌物较黏稠，可采用纤维支气管镜肺泡灌洗，根据镜下所见结合影像学资料选定病变吸痰部位，并留痰做细菌培养及药敏，同时用温生理盐水+糜蛋白酶+地塞米松进行灌洗并吸出黏稠痰液。

3. 给予足量、有效的抗生素　对抗生素的使用应以早期、短程、适当增大剂量、有针对性及联合用药为原则，并根据痰培养及药敏结果调整抗生素，预防性使用抗生素有助于降低肺部感染发生率[18]。

4. 机械通气　已有急性呼吸衰竭的通气相关性肺炎患者，应防止二氧化碳潴留，为有效控制感染创造条件。

5. 加强营养，纠正水电解质平衡，补充白蛋白。

（三）中医康复处理

肺癌术后肺部感染，属于中医“肺热病”范畴。病位在肺，病性则有虚、实两端，以实证居多。中医认为，肺癌手术损伤肺络，耗伤气血、津液，以致机体正气不足，外邪入侵，或内生瘀血运行不畅，邪气停留于肺脏，生痰、郁而化热、蕴毒，痰、热、毒互结于肺，形成本病。治疗及时，正复邪退；若失治误治，以致机体正气溃败，下竭肝、肾，阴津不能内守，阳气失去固脱，可形成阴竭阳脱的危急重症。

1. 辨证分型治疗

（1）邪犯肺卫证：以咳嗽，咳痰不畅，咳白色痰或痰液黏稠色黄，发热较重而恶寒轻，出汗少，口微渴，伴或不伴头痛、鼻塞，舌质边、尖红，苔薄白，脉浮数为主症。治以疏风清热，止咳祛痰。方选桑菊饮或者三拗汤加减。

（2）痰热壅肺证：以咳嗽，咳黄色稠痰或咳铁锈色痰，呼吸喘促，发热持续不退，胸膈痞胀，按之疼痛，口干渴，舌燥，小便黄赤，大便燥结，舌质红，苔黄厚，脉洪数或滑数为主症。治以清热化痰，宽胸止咳。方选千金苇茎汤合麻杏石甘汤加减。

（3）热闭心神证：以咳嗽、喘促，痰声辘辘，烦躁，神昏、谵语，高热持续不退，多汗，甚至四肢逆冷，舌质红绛，苔黄而干，脉细、滑数为主症。治法以清热解毒，化痰开窍。方选清营汤合紫雪丹加减。

（4）阴竭阳脱证：以高热突降，大汗淋漓、四肢厥冷，面色苍白，呼吸急迫，唇、甲青紫，神志恍惚，舌质淡、青紫，脉微欲绝为主症。治以益气养阴，回阳固脱。方选生脉散合四逆汤加减。

（5）正虚邪恋证：以干咳，痰不易咳出，咳时声低，气短，倦怠，潮热，手足心热，自汗或盗汗，心胸烦闷，口渴欲饮，虚烦不眠，舌质红，苔薄黄，脉细数为主症。治以养阴润肺，止咳化痰。方选沙参麦冬汤加减。

2. 单方验方治疗

（1）和解清化方[19]：柴胡15g，黄芩15g，银花15g，连翘15g，法半夏9g，冬瓜子12g，枳壳15g，桔梗12g，甘草6g。每天1剂，水煎服，分早、中、晚三次口服。

（2）养阴清肺汤[20]：生地9g，麦冬6g，玄参6g，白芍3g，牡丹皮3g，川贝母6g，薄荷2g，炙甘草2g。水煎后保留灌肠，每日1剂，每日灌肠1~2次。

3. 药膳调理

（1）银耳雪梨汤：

1）功效：润肺生津，益气补虚。

2）原料：雪梨1个，银耳100g。

3）制法：将银耳用水发泡，洗净根部的泥沙，去除杂质；雪梨洗净去皮再切成小块。加入适量清水，放入银耳、雪梨烧开，小火炖至烂熟，加入冰糖或蜂蜜调味。每日3次口服。

（2）老鸭肉粥：

1）功效：益气健脾。

2）原料：鸭肉300g，糯米200g，料酒20ml，盐少许。

3）制法：先将老鸭切成肉丁，放入料酒和盐调制均匀，腌制30分钟；将水煮沸后加入糯米和腌制的鸭肉，一起熬粥，煮至粥熟。

（3）百合桑百皮排骨汤：

1）功效：养阴益气，润肺健脾。

2）原料：百合100g，桑白皮100g，排骨500g。

3）制法：分别将百合、桑白皮、排骨清洗干净，加水适量，然后一起放进锅内煮沸，熬1~2小时。

（4）润肺豆浆粥：

1）功效：润肺生津。

2）原料：豆浆1 000ml，糯米200g，白糖适量。

3）制法：将糯米洗净后放入锅中，加水适量，煮沸后改用文火慢慢熬30分钟，然后倒入豆浆，继续再熬30分钟，加白糖适量即可。

4. 适宜技术

（1）体针疗法：主穴选取鱼际、大椎、曲池、肺俞、膈俞，配穴选取尺泽、内庭、列缺、合谷、足三里等穴进行扎针，留针15~30分钟，每日1次。高热者可选择针刺放血，选取大椎、十宣等穴。

（2）穴位按摩法：针对肺癌术后出现剧烈咳嗽者，可选择肺俞、风府、合谷等穴位进行按摩止咳；痰多者可按摩丰隆、足三里等穴位以祛痰；喘累剧烈者，可按摩定喘、天突、膻

 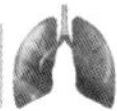

中、肺俞等穴位平喘。

（3）耳针疗法：选取肾上腺、肺、皮质下、膈、神门等穴为主穴，留针 15~30 分钟，或在耳尖放血。咳嗽者加用支气管、交感等耳穴，喘促者加用内分泌、胸等耳穴，每日 1 次。

5. 日常保健

（1）康复锻炼治疗：肺癌术后患者可进行胸式或腹式呼吸体操、中医保健呼吸操等呼吸锻炼，以促进术后康复，减少并发症；在病情稳定后，可进行适当的运动如八段锦、太极拳、健身操、散步等，以增强患者的体质。

（2）流行季节可选择板蓝根、大青叶、贯众等中药水煎服预防。

（陈海泉 朱坤寿 曹 杰 胡 鸿 林绍峰 陈元美 陈晓辉）

参考文献

[1] LUGG S T,AGOSTINI P J,TIKKA T,et al.Long-term impact of developing a postoperative pulmonary complication after lung surgery[J].Thorax,2016,71(2):171-176.

[2] AMAR D,MUNOZ D,SHI W,et al.A clinical prediction rule for pulmonary complications after thoracic surgery for primary lung cancer[J].Anesth Analg,2010,110(5):1343-1348.

[3] ALLEN M S,BLACKMON S,NICHOLS F C,et al.Comparison of Two National Databases for General Thoracic Surgery[J].Ann Thorac Surg,2015,100(4):1155-1161.

[4] VILLAMIZAR N R,DARRABIE M D,BURFEIND W R,et al.Thoracoscopic lobectomy is associated with lower morbidity compared with thoracotomy[J].J Thorac Cardiovasc Surg,2009,138(2):419-425.

[5] AGOSTINI P J,LUGG S T,ADAMS K,et al.Risk factors and short-term outcomes of postoperative pulmonary complications after VATS lobectomy[J].J Cardiothorac Surg,2018,13(1):28.

[6] 赖玉田，苏建华，杨梅，等．术前短期综合肺康复训练对肺癌合并轻中度慢性阻塞性肺病患者的影响：一项前瞻性随机对照试验 [J]. 中国肺癌杂志 ,2016,19(11):746-753.

[7] 中国加速康复外科专家组．中国加速康复外科围手术期管理专家共识 (2016)[J]. 中华外科杂志 ,2016,54(6):413-418.

[8] 多学科围手术期气道管理中国专家共识 (2018 版) 专家组．多学科围手术期气道管理中国专家共识 (2018 版)[J]. 中国胸心血管外科临床杂志 ,2018,25(7):545-549.

[9] 王天佑，李单青，崔永，等．胸外科围手术期肺保护中国专家共识 (2019 版)[J]. 中国胸心血管外科临床杂志 ,2019,26(9):835-842.

[10] IWATA E,HASEGAWA T,YAMADA S I,et al.Effects of perioperative oral care on prevention of postoperative pneumonia after lung resection:Multicenter retrospective study with propensity score matching analysis[J].Surgery,2019,165(5):1003-1007.

[11] SEMENKOVICH T R,FREDERIKSEN C,HUDSON J L,et al.Postoperative Pneumonia Prevention in Pulmonary Resections:A Feasibility Pilot Study[J].Ann Thorac Surg,2019,107(1):262-270.

[12] 许丽琴，严虹，陈佛，等．多模式镇痛对肺癌患者术后肺部感染及肺功能的影响 [J]. 中华医院感染学杂志 ,2019,29(9):1384-1387.

[13] 钱磊，季爱华，张文剑．早期肠内营养在预防肺癌患者术后肺部感染中的作用研究 [J]. 中华医院感染学杂志 ,2015,25(2):415-417.

[14] CHEN S,HUANG S,YU S,et al.The clinical value of a new method of functional lymph node dissection in video-assisted thoracic surgery right non-small cell lung cancer radical resection[J].J Thorac Dis,2019,11(2):477-487.

[15] AGOSTINI P,LUGG S T,ADAMS K,et al.Postoperative pulmonary complications and rehabilitation requirements following lobectomy:a propensity score matched study of patients undergoing video-assisted thoracoscopic versus thoracotomy[J].Interact Cardiovasc Thorac Surg,2017,24(6):931-937.

[16] OH D S,REDDY R M,GORREPATI M L,et al.Robotic-Assisted,Video-Assisted Thoracoscopic and Open Lobectomy:Propensity-Matched Analysis of Recent Premier Data[J].Ann Thorac Surg,2017,104(5):1733-1740.

[17] 陈亮，吴卫兵．胸腔镜解剖性肺段切除术技术要点[J].中国肺癌杂志，2016,19(6):377-381.

[18] DEGUCHI H,TOMOYASU M,SHIGEEDA W,et al.Influence of prophylactic antibiotic duration on postoperative pneumonia following pulmonary lobectomy for non-small cell lung cancer[J].J Thorac Dis,2019,11(4):1155-1164.

[19] 宣文豪，黄吉赓．黄吉赓用和解清化方治疗反复肺部感染经验[J].上海中医药大学学报，2004,4:23-24.

[20] 李佩瑞，王桂荣，孙瑞美，等．养阴清肺汤保留灌肠预防术后肺部感染的作用[J].中华医院感染学杂志，2011,21(14):2916-2917.

第二节　术后呼吸衰竭

呼吸衰竭是肺癌术后常见并发症之一，呼吸衰竭在肺癌术后并发症中排第三位，有文献报道肺切除术患者急性呼吸衰竭的发生率甚至高达16.4%，仅次于肺部感染和肺不张，其病死率为20%~50%[1]。

一、术后呼吸衰竭的高危因素及发生机制

（一）术后呼吸衰竭的高危因素

1. 感染　肺部感染是呼吸衰竭关键因素，有报道指出肺部感染及呼吸衰竭在术后48小时内发生率显著升高，一方面，患者惧怕疼痛不敢用力咳嗽致呼吸道分泌物潴留；另一方面，手术中处理血管及清扫淋巴结时对余肺组织形成挫伤，48小时内急性水肿、渗出达高峰，发生感染的概率上升，导致呼吸衰竭[2]。

2. 吸烟　长期吸烟导致纤毛运动能力减弱，支气管杯状细胞增生，黏膜分泌增多，气道净化能力减弱，支气管分泌物潴留，使肺泡吞噬细胞功能减弱。

3. 年龄　老年人术后呼吸衰竭的发生率显著高于年轻人。这是由于老年患者各个器官发生退行性变化。肺组织退行性变使肺泡可伸展性下降，残气增高，通气功能降低，术后易出现呼吸衰竭[3]。

4. 术前合并症　术前合并慢性支气管炎肺癌患者其顺应性明显下降，导致气道阻力增加，使肺功能受损，术后易发生气道内分泌物潴留，导致呼吸衰竭[4]。

5. 术前静息肺功能情况　由于切除肺组织后肺通气面积减少，加上术中对胸壁、支气管和肺组织损伤造成呼吸运动减弱，显著影响肺功能。

6. 手术方式　全肺切除术后呼吸衰竭发生率明显高于肺叶切除，这一点已被许多研究证实，其中右全肺切除术后呼吸衰竭发生率明显高于左全肺切除。

7. 术后当日补液量　大量静脉输液加重患者心肺负担，对合并其他心肺疾病患者尤其如此。另外，在容量复苏时输入过量晶体、血液和胶体液，使血浆蛋白被稀释，胶体渗透压降低，再加上手术创伤、肺部感染等因素，使某些血管活性物质如组胺等释放增多，毛细血管通透性增加，诱发急性低氧血症和呼吸衰竭。

8. 病理分期　晚期肺癌手术切除范围广泛，再加上术中彻底清扫淋巴结，不仅增加手术创伤，而且延长手术及麻醉时间，术后易出现氧合弥散功能降低；另外，分期较晚局限性

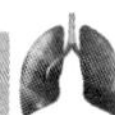

肺癌患者大部分术前经过化疗，同样可以导致肺通气及弥散功能减低[5]。

（二）术后呼吸衰竭的发生机制

1. 通气不足，常产生Ⅱ型呼吸衰竭（术后排痰不畅，痰液堵塞气管支气管等情况），正常人肺泡通气量4L/min，$PaCO_2=0.863 \times VCO_2/VA$。

2. 弥散障碍，常产生Ⅰ型呼吸衰竭（术后肺水肿等情况），正常弥散量（DL）为35ml/（mmHg·min），影响因素包括弥散面积、肺泡膜的厚度、通透性、气体和血液接触时间、气体弥散能力、气体分压差等。CO_2弥散速度为O_2的21倍。

3. 通气血流（V/Q）比例失调，常产生Ⅰ型呼吸衰竭。

4. 肺动静脉样分流，常产生Ⅰ型呼吸衰竭，肺泡萎陷、水肿、实变，若分流量>30%，吸氧亦难以纠正。

二、术后呼吸衰竭的临床表现、体征及相关检查

（一）临床表现

1. 呼吸困难 最早出现的症状，表现为节律、频率、幅度的改变，中枢性为潮式、间歇式、抽泣样；慢阻肺为辅助呼吸肌参与、呼气延长至浅快后浅慢、潮式。

2. 发绀 缺氧的典型症状：$SaO_2<90\%$（还原血红蛋白≥50g/L发绀），分为中央性发绀（由动脉血氧饱和度降低所致）和周围性发绀（末梢循环障碍）。

3. 精神神经症状 缺氧引起的症状有错乱、狂躁、抽搐、昏迷；二氧化碳潴留引起的症状有轻度的兴奋、失眠、烦躁，到重度的淡漠、昏睡、昏迷。

4. 血液循环系统 二氧化碳潴留时引起皮肤温暖多汗、头痛，氧分压低时引起酸中毒、心律失常甚至心脏停搏。

5. 消化与泌尿系统症状 谷丙转氨酶及尿素升高，胃肠道黏膜充血、水肿、应激性溃疡、消化道出血。

（二）体征

可有口唇和甲床发绀、意识障碍、球结膜充血、水肿、扑翼样震颤、视盘水肿等。

（三）相关检查及诊断标准

普通呼吸衰竭仍采用1981年“全国呼吸衰竭患者抢救经验座谈会”上修订并沿用至今的标准，患者于静息条件下平静呼吸时，动脉血氧分压（PaO_2）<8kPa（60mmHg，1mmHg=0.133kPa）和/或动脉血二氧化碳分压（$PaCO_2$）>6.67kPa（50mmHg），并出现明显临床症状，排除继发于其他脏器功能衰竭而发生呼吸衰竭。但此标准是否适用于定义肺癌术后呼吸衰竭仍值得深究。目前许多文献报道，肺癌术后呼吸衰竭定义不尽相同[6]，我们临床上严格按照血气标准来定义呼吸衰竭有时候很困难，结合住院期间患者胸部CT、患者病情变化如出现呼吸困难、发绀、血氧饱和度下降而需要进行机械通气辅助呼吸等情况来定义和早期发现呼吸衰竭，既方便，又符合实际情况。

三、术后呼吸衰竭的康复管理及策略

（一）围手术期预防性康复处理

1. 术前预防措施

（1）术前2周指导呼吸训练：做缓慢深大吸气，使肺泡最大限度充盈达到肺扩张，然后

缓慢呼气，10 次 /min 左右，5 次 /d，可通过呼吸气训练器锻炼。

（2）有效咳嗽训练：告知肺部感染发生原理及危险，教有效咳痰方法，即取坐位，四肢放松，深吸一口气，屏气 3 秒再用力咳出。

（3）口腔卫生准备：术前用医用漱口液 3 次 /d，漱口时头稍后仰尽量使药液流至咽部后吐出，反复 3 次。口腔及上呼吸道的清洁准备能降低呼吸道细菌阳性率，对预防肺部感染有意义。

（4）肺功能评估：依肺功能结果选择适合术式。Miller 提出能耐受肺切除术的肺功能测量指标为：①一侧全肺切除 FEV_1>2L，MVV>50%；②肺叶切除 FEV_1>1L，MVV>40%；③肺段切除与肺楔形切 FEV_1>0.6L，MVV>35%[7]。有报道个别术前 FEV_1>2L 患者术后无明显诱因出现呼吸衰竭，送入 ICU 病房治疗。因此，肺通气功能指标不能作为肺切除手术唯一判断标准，还应结合动脉血气、弥散功能和运动心肺功能等检查进行综合分析，加以判断。

（5）积极控制术前合并症：对哮喘患者术前常规用氨茶碱等药物预防哮喘发作。对于有慢性支气管肺炎、肺气肿患者，特别对于肺功能检测中发现有中重度通气功能障碍患者，术前加强呼吸道管理。

（6）心理准备：积极做好患者及家属思想工作，理解手术目的、术后康复配合方法，减轻思想顾虑和心理负担。

2. 术中预防措施

（1）术中出血量：术中出血量大是影响预后的重要因素，机体血量减少导致静脉回流不足，心排血量下降，血压下降，减压反射受抑制，交感神经兴奋，外周血管收缩，组织灌流量进一步减少。

（2）麻醉及手术时间：手术时间过长增加术中单肺通气时间，为暴露分离肺血管，长时间反复揉挤肺，使支气管内分泌物大量增加，肺间质明显水肿等可以诱发急性呼吸衰竭（ARF）。缩短手术时间可减轻创伤因素，同时减少术中对肺挤压或单肺通气时间，能减少术后呼吸衰竭发生。

3. 术后预防措施

（1）早期活动：术后早期床上活动，麻醉清醒采取半卧位，不能半卧位者改变卧位，鼓励患者早下床活动。

（2）加强监测：术后注意监测呼吸频率、心率、血压、无创动脉血氧饱和度和血气分析，提供气管插管依据。

（3）合理氧疗：术后持续低流量吸氧 24 小时以上，维持氧饱和度 95% 以上，低于 90% 采用呼吸机辅助呼吸。因此，早期合理运用氧气疗法及选择性应用机械通气，是预防呼吸衰竭、降低死亡率的有效措施。

（4）辅助排痰：麻药抑制咳嗽反射，疼痛不能有效咳嗽，尤其是有长期吸烟史者，呼吸道潴留物、痰液较多，需协助排痰。通过叩背间接使附着于肺泡周围及支气管壁痰液松动脱落，在患者吸气后用大拇指或示指与中指合并以指腹按压胸骨上窝气管产生咳嗽反射。必要时鼻导管或纤维支气管镜插入气管内吸痰。

（5）加强呼吸功能训练：鼓励多做深呼吸运动和吹气球，可使膈肌力量逐渐加强，改善无效腔通气，防止肺泡萎陷。

（6）积极术后镇痛：术后常规胸部物理疗法和镇痛是术后预防和治疗肺不张及急性呼

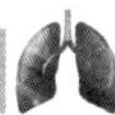

吸衰竭最有效的方法。自控硬膜外持续镇痛（PECA）减少对呼吸中枢的抑制，比传统镇痛更有优越性。

（7）积极治疗原发病：术后监测血糖，对血糖 <10mmol/L 但肺部感染重者，首选胰岛素以在短时间内控制血糖，使吞噬作用缺陷迅速恢复；使用抗生素控制感染，预防和减少哮喘发作。

（8）加强呼吸衰竭管理：发现呼吸衰竭立刻给氧，尤其急性呼吸衰竭给予纯氧，时间不宜过长。对呼吸机辅助呼吸者应观察生命体征，每日 2 次血气分析，调整各参数，营养支持，控制感染，维持水与电解质平衡。

（二）呼吸衰竭的西医康复处理

1. 机械通气治疗及分类

（1）有创机械通气：有创机械通气是重症呼吸衰竭常规治疗方案。研究表明，有创机械通气能够快速缓解患者生命体征和血气指标，改善肺功能。但有创机械通气易导致胃肠功能损伤，浅快呼吸指数等因素影响可能会导致撤机失败，增加患者并发症发生率。

（2）无创机械通气：原则上无创机械通气适合于所有呼吸衰竭治疗，特别是病情能很快逆转急性呼吸衰竭或以呼吸肌疲劳为主要诱因的呼吸衰竭。研究表明，无创机械通气在抢救重症肺炎合并呼吸衰竭、重症哮喘合并呼吸衰竭中可有效调整呼吸频率和心率，缓解缺氧状态，疗效明显优于有创机械通气治疗。

（3）有创无创序贯机械通气：有创无创序贯机械通气是指先采用有创机械通气治疗，待病情稳定，即拔出插管，改为无创机械通气，是逐步平稳撤机方式，该方式能够有效缩短气管插管时间，降低呼吸机相关肺炎发生率。随着机械通气技术发展和人们生活水平提高，近年来临床越来越多应用有创无创序贯机械通气策略救治重症呼吸呼吸衰竭患者，以缩短气管插管时间，避免撤机困难或失败，减少并发症发生，改善患者预后。

2. 体外后膜肺氧合技术（ECMO） ECMO 是抢救重症患者生命的一项新技术，本质为改良人工心肺机，主要应用于肺部严重损伤而临床上常规呼吸支持与辅助治疗无效患者中。ECMO 核心部分为膜肺与血泵，运转时，血液从静脉引出，经由膜肺吸收氧、排出二氧化碳，可用于体外呼吸支持。在呼吸衰竭患者救治过程中，纠正低氧血症是首要工作，机械通气无法使低氧血症得到改善时可以通过 ECMO 进行治疗，使机体氧气供应在不依赖肺部组织的情况下进行，这不仅可以暂时替代肺部功能，还可以使肺得到恢复和休息[8]。

3. 支气管肺泡灌洗技术 呼吸衰竭因肺通气或换气功能障碍，引起气道黏液分泌增加，过多分泌物长时间在气管内聚集，可引起气道感染，进而加重气道阻滞，增加 CO_2 潴留程度，进一步抑制肺通气和换气，形成恶性循环。支气管肺泡灌洗技术是在支气管镜基础上，通过插入导管反复灌洗与吸出，清除气道的分泌物，从而抑制气道内黏痰滞留，改善肺通气和换气功能，在重症肺炎、吸入性肺炎等下呼吸道感染患者中应用广泛。支气管肺泡灌洗技术被认为是控制肺部感染性疾病的新手段，由于该技术能够进入病灶，查明呼吸困难致病因素，并能够将支气管内炎性栓塞及分泌物清除，抑制炎性反应加剧，确保气管管腔通畅，从而起到缓解呼吸衰竭的作用[9]。

4. 经鼻高流量氧疗 传统氧疗应用于急性低氧性呼吸衰竭时，由于其吸氧浓度及气道湿化等问题受到极大限制，而高流量氧疗能提供恒定的氧浓度（21%~100%）、持续的高流量（最高达 60L/min）及舒适的气道湿化加温效果（37℃温度，100% 相对湿度），因此理论分析其应可以适用于更严重的急性低氧性呼吸衰竭患者的治疗[10]。

（三）中医康复处理

肺癌术后呼吸衰竭，属于中医“肺衰”范畴。本病病位在肺，病性则为本虚标实，常夹杂恶候。治疗及时，正复邪退；若失治误治，以致肺气欲绝，心肾阳衰而产生亡阴亡阳的危急重症。

1. 辨证分型治疗[11]

（1）痰浊阻肺证：以呼吸气促，喉中痰鸣，痰液黏稠，难咳出，胸中痞闷，面色暗红或青紫，舌质紫暗，苔白腻，脉滑数为主症。治以化痰降气，活血化瘀。方选二陈汤合三子养亲汤加减。

（2）肺肾气虚证：以呼吸浅短、难续，气短，甚则张口抬肩，不能平卧，胸中痞满，心悸，咳嗽，咳吐不畅，易汗出，舌质淡或黯紫，苔白，脉沉细为主症。治则为补益肺肾，纳气平喘。方选补肺汤合参蛤散加减。

（3）脾肾阳虚证：以咳喘，夜间不能平卧，动则尤甚，心悸、怔忡，腹部胀满，面色水肿，形寒肢冷，舌胖紫黯，唇绀，苔白滑，脉沉细或结代为主症。治则为温肾健脾，化湿利水。方选真武汤合五苓散加减。

（4）痰蒙神窍证：以呼吸急促，或喉中伴有痰鸣声，神志恍惚不定，易烦躁不安、嗜睡，甚至出现抽搐、昏迷，面色发绀，舌质呈暗紫，苔白腻，脉滑数。治则为涤痰开窍，熄风止痉。方选涤痰汤加减。

（5）阳微欲脱证：以咳喘剧烈，张口抬肩，鼻翼扇动，面色苍白，大汗淋漓，四肢厥冷，神志恍惚不定，面色紫暗，舌质呈紫暗，苔白，脉微欲绝为主症。治则为益气温阳，救逆固脱。方选独参汤灌服。同时，可用中成药参麦注射液或者参附注射液静脉滴注。

2. 单方验方治疗

（1）葶苈五味汤：葶苈子 30g，益母草 50g，白附片 20g，五味子 15g，赤芍 15g，白术 15g，干姜 15g，茯苓 20g。水煎服，每日 1 剂。

（2）附苓汤：白附片 20g，猪苓 30g，茯苓 30g，白术 30g，党参 30g，白芍 15g，丹参 20g，麦冬 20g，芦根 20g，鱼腥草 20g，乌药 10g。水煎服，每日 1 剂。

3. 药膳调理

（1）胎盘粥：

1）功效：温肾补肺，益气养血。在肺癌术后出现呼吸衰竭的患者中，针对喘息日久者有疗效。

2）原料：牛或猪胎盘 1 个，粳米 100g。

3）制法：将牛或猪胎盘用清水洗净后，将其切成小碎块；然后加入适量水煮烂以后，再加入粳米熬成粥。早晚食用。

（2）枇杷梨：

1）功效：生津润燥，清热化痰。

2）原料：梨子 1 个，枇杷 50g。

3）制法：将梨子洗净，去除梨皮与梨核，加入枇杷，糖适量，用水蒸炖，熟后食用。

 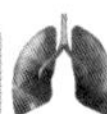

4. 适宜技术

（1）针灸疗法：针灸穴位通常取太溪、定喘、肺俞、膏肓、肾俞、太渊、足三里为主穴进行扎针，留针 20~30 分钟，每日针灸 1 次。

（2）穴位割治法[12]：取膻中等穴位。将膻中常规消毒后，局部浸润麻醉，切开穴位 1cm，割去皮下脂肪，外用无菌敷料覆盖即可。每 10~15 天 1 次，一般 1~2 次。

5. 日常保健

（1）注意保暖，房间经常通风，保持室内合适的温度、湿度。

（2）防止受凉感冒，积极锻炼（如散步、气功、八段锦、太极拳等）。

（3）戒烟、戒酒，忌辛辣甜黏肥腻之品，以免生痰湿。

（4）缓解期采用中医“冬病夏治”“扶正固本”的方法，服用中药增加机体免疫力。

（胡　坚　曹　杰　王　维　陈求名）

参考文献

[1] BLANC K,DECHARTRES A,ZAIMI R,et al.Patients experiencing early acute respir a tory failure have high postoperative mortality after pneumonectomy[J]. J Thorac Cardiovasc Surg,2018,156(6):2368-2376.

[2] 张宏伟 . 肺癌术后发生呼吸衰竭 (RI) 的常见危险因素分析 [J]. 中外医疗 ,2015,16:3-5.

[3] 喻新华，杨小明 . 肺癌术后并发呼吸衰竭原因及护理对策 [J]. 中国预防医学杂志 ,2005,6(3):257-258.

[4] FILIPPETTI M,CRUCITTI G,ANDREETTI C,et al.Experience of 10 years with the surgical treatment of lung cancer in elderly patients[J].Chirurgia Italiana,2001,53(2):167-174.

[5] SINGH S,SIRCAR S S,SINGH K P.Are ventilatory impairments related to early onset and long history of diabetes?[J].J Indian Med Assoc,1995,93(12):458-459.

[6] SCHNELL D, MAYAUX J, LAMBERT J,et al.Clinical assessment for identifying causes of acute respiratory failure in cancer patients[J].Eur Respir J,2013,42(2):435-443.

[7] MILLER J I Jr.Physiologic evaluation of pulmonary function in the candidate for lung resection[J]. J Thorac Cardiovasc Surg,1993,105(2):347-352.

[8] 金发光 . 急性重症呼吸衰竭与体外膜肺氧合 [J]. 中华肺部疾病杂志（电子版）,2014,7(1):5-6.

[9] 陈艺坛，陈志斌，潘云虎，等 . 支气管肺泡灌洗抢救重症肺炎并呼吸衰竭的临床研究 [J]. 中国内镜杂志 ,2007, 9:972-974.

[10] ROBERTS C D,OECKLER R A.A Skeptical Perspective on High-Flow Nasal Cannula in the Treatment of Acute Hypoxemic Respiratory Failure[J].Respir Care,2015,60(10):1522-1525.

[11] 蔡光先，赵玉庸 . 中西医结合内科学 [M]. 北京：中国中医药出版社 ,2005:71-72.

[12] 王华，杜元灏 . 针灸学 [M]. 北京：中国中医药出版社 ,2012:254-256.

第三节　术后肺漏气

肺癌手术后由于部分肺组织被切除，可破坏其密闭性，形成肺漏气。术后长期漏气可引起患侧肺复张不全，残腔形成，胸腔积液，增加胸腔感染、呼吸功能不全的风险。肺漏气是肺切除术后最常见的并发症之一，也是目前延长肺癌手术患者住院时间的主要因素，造成有限医疗资源被占用。因此，肺术后漏气的有效康复治疗意义重大[1]。

一、术后肺漏气的机制及高危因素

（一）术后肺漏气机制

肺术后漏气的机制为肺切除术后从肺组织切缘或肺损伤处漏气并与胸腔相通，进而从胸腔内的胸管将气体引流出。在没有胸腔引流管或者引流不充分时，也可能表现为广泛的、持续的皮下气肿。术后长期漏气，可引起患侧肺复张不全、胸腔积液、胸腔感染、呼吸功能不全的风险。另外，术后长期留置闭式引流管，增加患者不适感，影响患者咳嗽，不利于肺复张，也增加了导致感染的风险。肺实质切除术后肺持续性漏气超过 5 天称为持续性肺漏气，其发生率为 8%~26%，是肺组织切除术后的常见并发症，从治疗上可认为肺漏气是气胸的一种[2]。

漏气的部位常发生于肺叶切除肺裂发育不全，肺段切除、楔形切除术时肺的手术创面以及切割边缘面；也有报道因手术过程结扎技术不过硬，缝合处针眼漏气、结扎线脱落、钛夹脱落等原因导致漏气的发生。而支气管胸膜瘘发生后可使气管残端与胸膜腔相通，进而导致胸腔持续性漏气，而漏气的程度则由瘘口的大小决定。

（二）术后肺漏气的高危因素

1. 吸烟患者　高龄的男性长期吸烟患者是术后发生肺漏气的高危人群，因长期抽烟可导致患者肺顺应性降低，发生肺气肿概率增高，术中肺泡较易受损，导致术后漏气发生。

2. 肺基础疾病　肺部基础疾病是发生肺漏气的高危因素，如：慢性阻塞性肺疾病、肺大疱患者。慢阻肺患者 CT 表现为弥漫性肺泡扩张，肺质量极差，术中发生肺破裂风险较大，而肺大疱患者则可因术中或术后大疱的破裂而发生漏气。

3. 麻醉因素　患者术中采用单肺通气，患者肺经历了膨胀—萎陷—膨胀的过程，而术中患者采用机械通气，不适当的通气压力或插管位置可导致肺泡破裂或切缘漏气。

4. 解剖因素　肺裂发育不全或胸腔粘连等解剖因素可致使术后漏气发生率增高。通常发育良好的肺裂可降低手术难度，也减少了正常肺组织的损伤风险。而胸腔粘连导致手术创面扩大，增加了余肺破裂的风险，导致漏气发生率增加。

5. 手术因素　手术技巧不够熟练或者肺组织的过度牵拉、扭转导致肺实质破损，均可导致肺漏气的发生。而手术方式和手术难度也决定着肺术后漏气的发生。近年小结节患者逐年增高，肺段切除、联合亚肺段及亚肺段切除的比例增多，增加了术后发生肺漏气的风险[2,3]。

二、术后肺漏气的临床表现及分级

术后肺漏气通常术后即可发生，少数病例表现为术后因咳嗽或腹压增高等因素致使肺破裂后发生。临床表现为咳嗽、喘气甚至讲话时气体从水封瓶内溢出。部分患者可诉有胸闷、心悸。当漏气较大超过水封瓶引流能力时，可在伤口附近和颈胸部形成皮下气肿，体征上则表现为用手按压皮下气肿的皮肤，可以感觉到气体在皮下组织内移动，可以出现捻发感或握雪感。

肺癌切除术后肺漏气可以分为 3 级，主要通过术后胸腔闭式引流管气体逸出情况评分，包括Ⅰ级（用力咳嗽时漏气）、Ⅱ级（轻咳时或深呼气末漏气）、Ⅲ级（平静呼气末即有漏气），必要时结合胸部 CT 或胸部 X 线片评估[4,5]。

 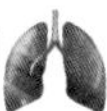

三、术后肺漏气的康复管理及策略

（一）预防性康复处理

1. 术前预防 目前普遍认为肺切除术患者术前应至少禁烟2周、进行呼吸锻炼、改善营养、清洁呼吸道、解除气道痉挛和抗感染治疗，以改善术前肺功能。慢性阻塞性肺疾病是术后肺漏气的高危因素，因此术前应针对性给予短效支气管扩张剂，以提高基础肺功能，减少术后肺漏气的发生率。对于明确诊断慢性阻塞性肺疾病的患者，术中预防及术后管理措施应作为预防术后肺漏气发生的重点。

术前可通过仔细阅读肺部CT，预判术中可能出现漏气的高危因素，如判断胸膜情况是否有胸腔粘连可能、肺裂发育情况、肺部结节的位置和深度及肺质量的情况。

2. 术中预防

（1）一般处理：术中应尽量呵护肺实质，尽量避免对肺实质进行抓持、挤压等损伤性操作。同时在分离叶间裂时应精准判断，避免损伤健侧肺组织，而对于肺实质的裁剪或叶间裂的分离，可应用切割闭合器，能有效减少大面积肺实质创面的漏气。对于叶间裂不全的患者，在掌握一定经验后可尝试不经叶间裂的单向式肺切除。对于表浅的肺实质损伤，可应用电刀、激光刀或氩气刀进行电灼处理，对于较深的肺实质损伤，缝线结扎仍是主要方法。当范围较广泛的漏气创面时，除可用缝扎处理外，还可予切割闭合器进行切除。在关胸前应进行试水，将气管残端和肺切缘充分浸于水中，膨胀余肺并检查创面漏气的情况。对于轻微的切缘漏气可不予处理，对于有高危因素且试水时可见明显漏气时，可加用生物胶水及补片等处理。

（2）无肺裂肺叶切除：无肺裂肺叶切除术的理念首先于电视胸腔镜肺手术中提出。此理念提倡血管及支气管的游离在肺门平面完成，并且叶裂完全由切割闭合器游离，不损伤肺实质，从而减少了术后肺漏气的发生率。

（3）切割闭合残端加固材料的应用：应用各种组织或材料覆盖肺表面漏气部位是一种有效预防肺漏气的措施。目前认为，应用钉仓附着牛心包纤维的切割闭合器能显著降低术后肺漏气的发生，尤其适用于伴有慢性阻塞性肺疾病或肺气肿的患者。其他人工合成胶如聚乳酸-聚己内酯纤维（L/C纤维）材料胶、纤维蛋白胶等能有效降低肺漏气的发生，并且不增加不良事件的发生风险[6]。

（4）生物蛋白胶水：切割闭合器钉孔和缝线针眼也是术中肺漏气的重要部位，采用生物蛋白胶水喷洒或涂抹在这些部位是最简单、最直接地预防术后肺漏气的手段，而且不增加肺不张、血胸等术后肺部并发症的发生风险，同时降低术后心律失常的发生率。目前，也有报道称可应用组织工程细胞片直接贴覆于肺损伤表面封闭漏气[1]。

3. 术后预防

（1）一般处理：术后指导患者卧床休息，并辅以低浓度氧疗，酌情予镇痛、镇静、止咳等治疗。

（2）呼吸锻炼：①腹式呼吸训练：患者取平卧位，集中精神，全身放松，经鼻缓慢深吸气到最大肺容量后稍屏气，然后用口缓慢呼气，吸气时膈肌下降，腹部外凸；呼气时膈肌上升，腹部内凹。连续进行20~30次（总时间15~30分钟），早晚各一次。②吸气训练器训练（VOLDYNE5000呼吸训练器）：患者取坐位，正常呼气后用嘴含紧吸气嘴，以大的吸气量把小球吸上筒腔的顶端不动，屏气 2~3 秒，然后移开吸气嘴，缩唇慢呼气，重复练习，每 2 小时一组，每组 12~20 次。

（3）饮食指导：为患者制订有针对性的康复计划，保证大、小便通畅，必要时可使用药物对症治疗。纠正错误饮食规律，必须禁烟、禁酒，饮食清淡，不可食用刺激性食物，保持正确的作息时间，合理加强运动，加强口腔护理，保持口腔清洁。

（4）胸腔闭式引流管护理：患者术后保持半卧位，既有利于胸腔内积液、积气的引流，又可使膈肌下降，增大胸膜腔负压而促使不张肺的复张。引流液较多时经常向引流瓶方向挤压引流管促进引流液排出，避免凝血块、纤维素堵塞，注意引流管的通畅和负压情况，必要时可采取低负压进行吸引。避免引流管受压、扭曲、滑脱，同时严密观察引流液的性质、颜色、引流量，及时更换引流瓶[7,8]。

（二）西医康复处理

1. 保守治疗 对于单纯性肺漏气、肺组织压缩 <15%、无明显症状的肺术后漏气 <3 天，以及隐匿性气胸，观察和保守治疗安全、有效。方法包括卧床休息、氧疗，酌情镇痛、镇静、止咳、通便等去除诱因以及支持治疗。吸氧能促进胸腔气体的吸收，具体方法推荐为氧流量 1L/min，2 次 /d，每次 20 分钟。平均保守治疗 6~8 日后肺可自行愈合并复张。

2. 排气治疗 当保守治疗后气体无吸收减少、症状无缓解甚至加重，则行排气治疗。排气的具体方法有单纯穿刺抽气、肋间闭式引流、胸腔负压引流等。

（1）单纯穿刺抽气：按英国胸科协会（BTS）或者美国胸科医师协会（ACCP）规定，肺被压缩 15%~30% 者卧床休息保守治疗 3 天及以上，气体无明显吸收或症状增重者则行单纯抽气治疗[2]。近年来胸腔穿刺术不断改进，有采用静脉留置针引流、中心静脉导管引流等，除特殊器材使用、医疗费用增加之外，大大改进了传统胸腔穿刺术的实用性、安全性和有效性。

（2）肋间闭式引流术：肺术后漏气患者另行闭式引流术的指征：①呼吸困难症状较重，单侧胸腔容积超过 30%；②胸腔穿刺抽气或负压吸引后无改善或症状持续加重；③ CT 示胸内气腔局限且引流情况不理想；④已拔除胸管后患者出现呼吸困难、皮下气肿等情况。

3. 胸膜粘连术 胸膜粘连常用的化学药物有四环素、滑石粉和红霉素。但是，药物粘连存在逆行感染和药物过敏的危险。同时，化学性胸膜粘连术后需要夹闭胸腔引流管 0.5~1.0 小时，对于仍存在肺漏气并存在潜在张力性气胸发生危险者是十分危险的。但应注意到，化学制剂常造成剧烈胸痛，并且由于晚期广泛胸膜增厚或纤维板形成，常导致患者憋气。因血液中含有的纤维蛋白（原）以及血液刺激胸膜，形成的炎性反应可导致肺表面和壁胸膜之间的粘连，所以自体血液回输胸腔可在术后早期立即封闭漏气部位，并且能缩短胸腔引流时间及住院时间。此技术适于床旁操作，且费用较低，操作相对简单，是一种简单、有效的预防与治疗肺漏气的措施。

4. 胸腔引流系统 胸腔引流系统联合外部吸引在封闭漏气效果方面被广泛认同。肺切除术后给予 $-20cmH_2O$ 的外部吸引能明显缩短胸腔引流管留置时间和住院时间[4]。对于术后出现漏气可能性大的特殊病人，建议使用数字引流系统，和传统水封瓶相比有以下几个优点：轻，小巧，有内置吸力泵，因而无需附壁抽吸，有利于患者恢复早期活动；除此之外，它也能客观地量化气体泄漏量；该系统能存储信息，能展示随时间变化的气漏趋势，使

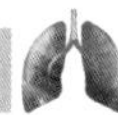

得胸管移除的决策更加准确可靠，避免了不同观察者和临床实践之间的差异性[5]。

5. 手术治疗 当患者漏气在保守治疗下经久不愈或考虑漏气创面比较广泛漏气程度较剧烈时，可考虑选择手术治疗。可选择的手术方式包括：

（1）漏气创面缝扎术或切除：在胸腔镜下试水鼓肺，发现漏气创面后可根据漏气情况进行缝扎或予切割闭合器进行切除。

（2）胸膜固定术及胸膜粘连术：胸膜固定术即在手术时行壁层胸膜摩擦，本质与胸膜粘连术相同，目的是消除胸膜腔，除了青年气胸、漏气创面较明确者无需行胸膜固定术，其余手术均选择行胸膜固定术。胸膜粘连术指采用物理的、化学的或生物的方法使胸膜产生无菌性炎症而发生脏层和壁层胸膜相互粘连，以达到消除胸膜腔，减少气体和液体渗出的治疗方法。

（三）中医康复处理

中医认为，手术治疗必将导致伤气耗阴失血，故术后常表现出脾胃失调、气血亏损或气阴两虚的病机。治疗上以扶正为主，驱邪为辅，根据患者临床表现，灵活运用。

1. 辨证分型治疗[9]

（1）气血双亏：以面色少华，神疲乏力，头晕眼花，自汗，语声低微，胃纳欠佳，大便排出乏力，或便溏，舌淡，苔白，脉细弱为主症。治以益气养血，健脾合营。方选八珍汤加减。

（2）气阴两虚：以神疲乏力，气短，口干咽燥，心烦失眠，或午后潮热，盗汗，食欲缺失，大便干结，舌红，少苔或无苔，脉细或细数为主症。治以益气养阴，健脾开胃。方选生脉散加减。

（3）肝胃不和：以嗳气泛酸，胃灼热感，胃脘灼痛，或痛及双胁，腹胀纳少，或饥不欲食，舌尖边红，苔薄白或黄，脉弦细为主症。治以疏肝理气，和胃降逆。方选柴胡疏肝散加减。

（4）气虚阳微：以面色㿠白，形寒肢冷，气短乏力，泛吐涎沫，面浮足肿，腹胀，饮食不下，舌胖大，色淡白，苔白滑或白腻，脉沉细或细弱为主症。治以温补脾肾。方选附子理中汤加减。

2. 中成药

（1）榄香烯注射液[10]：60~68ml+2% 利多卡因注射液 200mg，经近端胸管缓慢注入胸腔内，抬高引流管使其高于胸腔 30~40cm，指导患者于床上反复翻动体位，使药液均匀分布于胸膜表面上。可注药 1~2 次。

（2）鸦胆子油乳注射液[11]：40ml，经胸腔引流管内注入后夹住胸腔引流管，持续夹闭 4 小时后开放引流管，夹闭期间嘱患者每 15~30 分钟翻身 1 次，共 4 次，使药物与胸膜充分接触。可注药 1~2 次。

3. 药膳调理 禁忌辛辣、烟熏、烧烤、高脂肪、发酵、腌制的食物，以及虾、蟹、雄鸡、鲤鱼、狗肉等。动物内脏应尽量少吃，宜食用富含优质蛋白的食物，例如瘦肉、蛋类、乳类及其制品，豆类及其制品等。多食富膳食纤维、维生素和矿物质的新鲜蔬菜、水果，如芹菜、白菜、油菜、菠菜、苹果、猕猴桃、香蕉等。以下推荐几款药膳：①羊奶冰糖煮鸡蛋；②黄芪莲枸粥；③北芪虫草汤；④枸杞甲鱼肉汤；⑤冬瓜薏仁紫河车汤；⑥参芪鸽肉汤；⑦党参圆蹄汤。

（蔡开灿 熊 刚 高 磊 陈劭赓）

参考文献

[1] LI S,LV W,ZHOU K,et al.Does the fissureless technique decrease the incidence of prolonged air leak after pulmonary lobectomy[J].Interact Cardiovasc Thorac Surg,2017,125(1):122-124.
[2] OH S G,JUNG Y,JHEON S,et al.Postoperative air leak grading is useful to predict prolonged air leak after pulmonary lobectomy[J].J Cardiothorac Surg,2017,12(1):1.
[3] BRUNELLI A,SALATI M,POMPILI C,et al.Intraoperative air leak measured after lobectomy is associated with postoperative duration of air leak[J].Eur J Cardiothorac Surg,2017,52(5):963-968.
[4] AHMED A,PAGE R D.The utility of intrapleural instillation of autologous blood for prolonged air leak after lobectomy[J].Curr Opin Pulm Med,2008,14(4):343-347.
[5] VARELA G,JIMÉNEZ M F,NOVOA N M,et al.Postoperative chest tube management: measuring air leak using an electronic device decreases variability in the clinical practice[J].Eur J Cardiothorac Surg,2009,35:28-31.
[6] 李海甲，史宏灿．胸心外科领域组织工程细胞片的应用现状及进展[J].中华胸心血管外科杂志,2011,27(1):57-59.
[7] BRUNELLI A,Beretta E,CASSIVI S D,et al.Consensus definitions to promote an evidence-based approach to management of the pleural space:a collaborative proposal by ESTS,AATS,STS and GTSC[J].Eur J Cardiothorac Surg,2011,40(2):291-297.
[8] BRUNELLI A,CASSIVI S D,SALATI M,et al.Digital measurements of air leak flow and intrapleural pressures in the immediate postoperative period predict risk of prolonged air leak after pulmonary lobectomy[J].Eur J Cardiothorac Surg,2011,39(4):584-588.
[9] 李柳宁．肿瘤病治疗调养[M].北京：化学工业出版社,2009:276-278.
[10] 黄羊生，谢亨清，时雨．榄香烯注射液在肺手术后持续肺漏气患者中的应用[J].中国临床医学,2017,24(3):479-480.
[11] 刘鹏，蒋占鑫，席俊峰．鸦胆子油在肺癌术后肺漏气及引流液增多治疗中的作用[J].延安大学学报(医学科学版),2014,12(3):19-21.

第四节 术后慢性咳嗽

咳嗽为肺癌患者术后常见的并发症[1]。大部分患者咳嗽症状3个月内可自行缓解，无需特殊处理，但有部分患者因咳嗽症状明显，需要镇咳治疗；另有部分患者则会转变为慢性咳嗽，持续时间超过8周不能缓解，表现为刺激性干咳，甚至有报道25%患者术后咳嗽持续5年以上，严重影响患者的术后康复和生活质量[2]。因此，对术后慢性咳嗽进行预防和干预，有助患者术后快速康复。

一、发病因素

引起术后慢性咳嗽的原因很多，概括起来大致包括手术操作、麻醉操作和患者自身三个方面。

（一）手术操作

1. 手术过程中创伤 手术时对肺门、气管、支气管的牵拉，容易导致肺部、气管、支气管的损伤[3]；术中支气管动脉离断引起缺血性炎症反应。

2. 纵隔淋巴结清扫 术中对纵隔淋巴结的清扫遗留空腔，特别是右侧上纵隔及气管

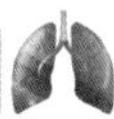

隆嵴下淋巴结，使主气管在一定程度上可能会得不到充分的支撑，容易引发刺激反应[4]；清扫淋巴结过程中离断的迷走神经肺支断端发生瘤样变也会刺激感受器。

3. 继发肺部解剖和生理结构改变　残端外漏、支气管残端吻合钉或缝线异物、余肺过度膨胀、膈肌抬高、纵隔移位、气管扭曲等长期解剖和生理改变，导致呼吸过程中呼吸力学和气道敏感性增加[5-7]。

（二）麻醉操作

1. 插管损伤　插管过程中对气管、支气管、声带、咽喉黏膜损伤导致气道炎症[6]。

2. 单肺通气　局部缺血再灌注损伤加重肺部损伤，刺激炎症因子释放[8]。

（三）患者因素

1. 肺部炎症　特别是长期吸烟者，肺质量差、渗出多，术后炎症发生率高[9]。

2. 术前咳嗽　肺癌手术后咳嗽症状往往较术前加剧。

3. 肿瘤进展扩散　肺部的转移灶侵犯支气管或导致胸腔积液。

二、发病机制

慢性咳嗽的机制：迷走神经C-纤维是主要咳嗽感受器，位于上、下呼吸道内，主要集中于喉部以及大气管分叉等处，不仅分布于气道的黏膜上皮，而且分布于气道壁内的咳嗽效应器。不论是机械还是化学因素，均可刺激咳嗽感受器，所产生的冲动沿迷走神经传入纤维上传至咳嗽中枢，经中枢处理后沿迷走神经、膈神经及脊神经的运动支下传至呼吸肌，使其产生咳嗽[6,7,10]。

三、临床症状

部分患者术后早期，甚至出院时或出院后仍以咳嗽为主要症状，持续8周以上，多表现为刺激性干咳，多于体位改变、深呼吸后或大笑时诱发，影像学检查常无异常，经内科治疗效果不佳，可能会影响到患者的日常生理生活和心理情况。

四、术后慢性咳嗽的康复管理及策略

（一）预防性康复处理

1. 术前呼吸道准备，研究表明吸烟指数与肺癌术后肺部并发症的发生相关，所以术前应戒烟、戒酒、雾化化痰，术前短期肺康复训练利于提高肺癌患者运动耐力相关指标，特别是术前有咳嗽症状的患者，有助于术后慢性咳嗽症状的缓解和治疗，促进术后的快速康复。

2. 术中注意喉返神经保护，并注意保护支气管动脉和迷走神经肺支，有助于患者术后咳嗽、咳痰，余肺复张，降低术后并发症，减少肺癌术后慢性咳嗽。研究表明，术中填塞清扫上纵隔淋巴结所遗留残腔的方法能减少术后慢性咳嗽的发生[11]。

3. 行气管插管、单肺通气术后咳嗽发生率远高于喉罩组，大量研究证明自主呼吸麻醉下肺癌手术，不干扰气道，保护气道黏膜完整性，降低气道炎症反应[12]。

4. 术前患有慢性咽炎、肺炎、胃食管反流病应结合专科意见予提前干预。

5. 对于长期慢性咳嗽患者而言，心理疏导可减轻焦虑，加强对该病的认识，有助于配合治疗；平时加强呼吸功能锻炼、增强体质，提高免疫力，避免呼吸道感染。

（二）西医康复处理

1. 病因治疗 咳嗽可由多种原因所致，治疗的关键在于病因治疗。轻度咳嗽不需进行镇咳治疗。但严重的咳嗽，如剧烈干咳或频繁咳嗽影响休息和睡眠时，则可予适当治疗[13]。

2. 镇咳 一般根据其药理作用机制，将镇咳药分为中枢性和外周性两大类。中枢性镇咳药对延髓中枢具有抑制作用，外周性镇咳药通过抑制咳嗽反射弧中的感受器、传入神经及效应器中的某一环节而起到镇咳作用[14]。

3. 祛痰 祛痰治疗可提高咳嗽对气道分泌物的清除率。

4. 抗生素 多数慢性咳嗽病因与感染病因无关，经验治疗时应避免滥用抗生素，咳脓痰或流脓鼻涕者可用抗生素治疗。

（三）中医康复处理

肺癌术后慢性咳嗽，属中医“久咳”范畴，病性属虚证或虚实夹杂证，中医认为手术耗伤人体气血最甚，肺属娇脏，经手术打击后，肺气受损，其宣发肃降功能失司，则咳；同时肺主通调水道之功亦受到影响，导致体液水液疏布异常，久则阴虚、生痰，以致咳。

1. 临床分型 王芳、侯秋雨等[15]通过临床经验的总结与文献检索发现，肺癌术后慢性咳嗽最主要分为气阴两虚、肺气亏虚、气虚痰热、肺脾气虚四大证型。

（1）气阴两虚证：主要症见咳嗽乏力，声低气短，或干咳伴少痰，神疲，心烦不舒，口干咽燥，头晕肢乏，小便淡黄，大便干燥，舌质红或淡，脉细弱或细数。治以益气养阴止咳为主，方选保真汤加减，主要药物组成包括：党参、白术、茯苓、甘草、五味子、生地黄、熟地黄、当归、麦冬等。

（2）肺气亏虚证：主要症见咳嗽声低，若伴咳痰，痰多清稀色白，倦怠懒言，面色少华，易外感，恶风恶寒，多自汗，舌质淡，苔薄白，脉弱。治以补肺益气止咳为主，方选玉屏风散加减，主要药物组成包括黄芪、白术、防风、甘草、前胡、桔梗、百部、紫菀等。

（3）气虚痰热证：主要症见咳嗽咳痰，痰黄黏稠，神疲乏力，偶有身热，口渴喜饮，脘闷呕恶，自汗，舌质淡，苔黄或黄腻，脉细滑。治以益气清热、化痰止咳，方选温胆汤加减，主要药物组成包括黄芪、陈皮、制半夏、竹茹、枳实、白术等。

（4）肺脾气虚证：主要症见咳嗽，虚咳声低，缠绵难愈，易外感，自汗多，乏力懒言，食少，食后腹胀，大便无力或大便稀溏，舌质淡或淡胖，边有齿痕，脉弱或沉细弱。可选用四君子汤加减，药物包括党参、白术、茯苓、甘草、黄芪、桔梗、前胡等。

2. 针灸治疗

（1）艾灸联合中药：张婧、齐迅捷[16]选择艾灸风门及肺俞穴配合杏苏散加减（杏仁、桔梗、紫菀、百部、黄芩等药物）治疗慢性咳嗽临床疗效显著。

（2）温针灸结合红外线罐：曾艳花[17]应用温针灸（主穴：列缺、中府、肺俞、太渊）联合红外线罐（大椎或天突、肺俞、膈俞、风门、中府、膏肓穴）治疗咳嗽对比常规应用药物治疗疗效具有统计学意义。

（3）针灸结合中药水罐：唐晓文、张春梅等人[18]选取中府、肺俞、膻中、列缺、照海为主穴配合自制中药水罐治疗慢性咳嗽，其疗效对比复方甘草片具有统计学意义。

3. 饮食疗法

（1）气阴两虚证——人参百合粥：选材为人参、百合少许，粳米适量。

做法：将人参、百合洗净，人参切段，粳米洗净放入砂锅中，再将人参、百合加入，掺入

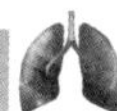

适量水将粳米覆盖，文火慢炖至药熟粥糯，方可食用。

（2）肺气亏虚证——猪肺党参胡萝卜粥：选材为猪肺适量，党参少许，胡萝卜适量，粳米适量。

做法：将猪肺洗净切成小块，胡萝卜、党参、粳米洗净，将胡萝卜切丁，党参切段，再将所有食材放入砂锅中，文火慢炖至粥糯，方可食用。

（3）气虚痰热证——白术陈皮猪肚汤：选材为白术、陈皮适量，猪肚一个，食盐少许。

做法：将白术、陈皮、猪肚洗净，再将白术、陈皮塞入猪肚中，加适量水于煲锅中，大火烧开后，转文火慢煲，至猪肚软糯，放入少许食盐，即可食用。

（4）肺脾气虚证——黄芪山药粥：选材黄芪、山药适量，大米适量。

做法：将黄芪、山药洗净，切块备用，再将大米淘净，所有食材全部放入砂锅中，加水适量至覆盖住食材，文火慢炖至药熟、粥糯即可食用。

（李鹤成　王　维　张亚杰　黄爱云）

参考文献

[1] SARNA L,EVANGELISTA L,TASHKIN D,et al.Impact of Respiratory Symptoms and Pulmonary Function on Quality of Life of Long-term Survivors of Non-Small Cell Lung Cancer[J].Chest,2004,125(2):439-445.

[2] MCHARDY F E,CHUNG F.Postoperative sore throat:Cause, prevention and treatment[J.Anaesthesia,1999,54(5):444-453.

[3] 慕腾，姜冠潮，李晓，等.胸腔镜肺切除术后持续咳嗽的多因素分析[J].中国微创外科杂志，2017,17(7):577-580.

[4] HUANG J,LUO Q,TAN Q,et al.Evaluation of the surgical fat-filling procedure in the treatment of refractory cough after systematic mediastinal lymphadenectomy in patients with right lung cancer[J].J Surg Res,2014,187(2):490-495.

[5] SAWABATA N,MAEDA H,TAKEDA S I,et al.Persistent Cough Following Pulmonary Resection:Observational and Empiric Study of Possible Causes[J].Ann Thorac Surg,2005,79(1):289-293.

[6] SHURE D.Endobronchial suture.A foreign body causing chronic cough[J].Chest,1991,100(5):1193-1196.

[7] XIE M,ZHU Y,ZHOU M,et al.Analysis of factors related to chronic cough after lung cancer surgery[J].Thorac Cancer,2019,10(4):898-903.

[8] LOHSER J,SLINGER P.Lung Injury After One-Lung Ventilation: A Review of the Pathophysiologic Mechanisms Affecting the Ventilated and the Collapsed Lung[J].Anesth Analg,2015,121(2):302-318.

[9] ACHILLEOS A.Evidence-based Evaluation and Management of Chronic Cough[J].Med Clin North Am,2016,100(5):1033-1045.

[10] POLVERINO M,POLVERINO F,FASOLINO M,et al.Anatomy and neuro-pathophysiology of the cough reflex arc[J].Multidiscip Respir Med,2012,7(1):5.

[11] 黄佳，罗清泉，申屠阳，等.右肺癌系统性清扫淋巴结术后顽固性咳嗽防治方法的探讨[J].中国肺癌杂志，2010,13(10):59-63.

[12] DENG H Y,ZHU Z J,WANG Y C,et al.Non-intubated video-assisted thoracoscopic surgery under loco-regional anaesthesia for thoracic surgery:a meta-analysis[J].Interact Cardiovasc Thorac Surg,2016,23(1):31-40.

[13] CHUNG K F.Advances in mechanisms and management of chronic cough:The Ninth London International Cough Symposium 2016[J].Pulm Pharmacol Ther,2017,47:2-8.

[14] 中华医学会呼吸病学分会哮喘学组.咳嗽的诊断与治疗指南(2015)[J].中华结核和呼吸杂志，2016,39(5):323-354.

[15] 王芳,侯秋雨,王世爱,等.关于肺癌术后慢性咳嗽中医证候特征及治疗方法的研究[J].中医临床研究,2018,10(12):98.
[16] 张婧,齐迅捷.杏苏散加减联合艾灸治疗慢性咳嗽41例疗效观察[J].中国民族民间医药,2017,26(1):102,106.
[17] 曾艳花.温针灸结合红外线罐法治疗咳嗽症的临床效果观察[J].中医临床研究,2019,11(16):23-25.
[18] 唐晓文,张春梅,王康乐,等.无痛针灸配合中药水罐治疗慢性咳嗽的临床疗效[J].临床检验杂志,2016,5(1):25-28.

第五节 术后出血

肺血管的游离和离断是解剖性肺切除术的关键操作，肺血管丰富且变异多，容易发生术后出血。近年来因微创技术在肺癌外科的推广与应用，肺术后出血的发生率有所下降，其发生率在1.0%左右。通常术后出血发生于术后24小时以内，超过24小时以后发生出血称为术后迟发性出血。

一、术后出血的高危因素

1. 肿瘤分期 肺癌进展程度决定了肺癌根治术的切除范围及难度，越晚期的肿瘤往往需要进行更大范围的切除，产生更大的创面，增加了术后出血的可能。另外，中央型肺癌侵及肺血管者、局部进展期肺癌术前新辅助放化疗或免疫治疗者，解剖层次难以分辨，大大增加术中和术后出血机会[1]。

2. 患者体质 肺癌患者术前若合并其他疾病，如高血压、肝硬化、凝血功能障碍等也可增加术后出血风险。凝血因子由肝脏合成，肝硬化可导致肝脏合成凝血因子能力减弱，造成凝血功能异常。另外，若患者伴有心脏或其他疾病，需长期口服抗凝药物也可导致凝血功能异常，增加术后出血风险。

3. 解剖变异 肺癌根治术需要对血管进行解剖性切除。在游离血管时，存在血管解剖变异时将影响手术时间，并常导致血管的处理困难，增加手术难度。这些变异将影响手术时间，给手术带来许多不确定性和困难，也将增加术后出血风险。

4. 手术方式 微创肺癌根治术相比开放切口减少了术后出血情况的发生率。胸腔镜缩小了切口，减小了切口出血引起术后出血的可能性，其放大的视野有助于关胸进行彻底止血。另外，部分患者施行淋巴结清扫也增加了创面，增加了术后出血风险。尚有部分患者因胸腔手术史或其他因素造成胸腔粘连而不得不进行粘连松解，造成胸腔创面增加，导致渗血风险增高[2]。

二、术后出血的临床表现及机制

肺癌术后出血的主要临床表现为胸管内持续性的鲜红液体引出，部分患者诉有胸闷、心悸。出血量较大时可形成血块，积于胸腔，影响肺复张，造成低氧血症及肺部感染发生。体征上则表现为贫血面容，结膜苍白，心率加快，血压降低。另外，尚有少部分患者是以腔内出血为主要表现，临床上主要症状是咯血，表现为反复的咳嗽、咯血。气道出血，尤其是

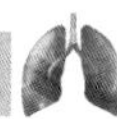

气管残端的出血常是后者发生的主要原因。根据不同出血类型分析其机制如下[3,4]：

1. 肋间动脉出血　目前胸腔镜的应用使得胸部切口缩小，降低了肋间动脉的损伤概率。但由于做切口时的方向不佳、术中肌松效果欠佳、引流管放置及手术中器械对肋间隙的磨损常可导致肋间动脉出血。肋间动脉又称为肋间后动脉，属于肋颈干及胸主动脉的分支。肋间动脉走行于相应的肋间隙内，在肋间隙后部穿梭于胸内筋膜与肋间内膜之间的位置。肋间动脉来自体循环，故压力较高，当发生出血时胸管颜色鲜红，且常伴有引流管口或切口表面渗血。

2. 支气管动脉出血　支气管动脉是肺支架组织的营养血管，供应呼吸性支气管以上各级支气管，并与肺动脉末梢毛细血管吻合，支气管动脉发源部位及支数变异较多。据国人统计资料：左侧支气管动脉有 97.8% 直接起自胸主动脉或主动脉弓，多数在第 4~6 胸椎平面胸主动脉前壁，少数起自胸主动脉右前壁、右壁或左前壁，或主动脉弓的下壁凹侧。胸腔镜解剖性肺切除术在游离目标气管时，常可在气管周围出现支气管动脉，有些支气管动脉细小，与气管关系密切，游离时常不容易分辨，并可导致损伤出血。另有部分支气管动脉术中无法观察到，故无法进行充分确切处理，成为术后出血隐患。支气管动脉来自体循环，发生出血时常表现为气管创面渗血，胸管内可见鲜红引流液。另有部分情况表现为腔内出血，患者以咯血为主诉，其机制在于支气管动脉出血后血液流至残端内，引起呼吸困难等相关症状，需立即处理。

3. 血管及肺切缘残端出血　目前解剖性肺切除对于血管的处理主要是依靠直线切割闭合器及 Hemolock 夹。直线切割闭合切断血管时在两侧残端留下三排闭合钉，形成比较可靠的止血效果，但这对闭合器的要求较高，少数情况下由于钉仓原因可导致成钉效果不佳，引起残端创面出血或钉眼出血，这也是术后发生出血的危险因素。另外，对于部分植入切割缝合器困难的血管，则主要以 Hemolock 进行处理。Hemolock 处于闭合状态时可相对牢固闭合血管，但在血管壁较薄时容易发生滑脱的情况，成了术后出血的危险因素之一。而对于肺切缘，目前常以直线切割闭合器或超声刀为主，肺切缘出血也是术后发生出血的因素之一。

4. 胸腔粘连术后出血　胸膜粘连指两层胸膜粘着一起。是由肺结核、胸膜炎以及胸部损伤后引发的。因为这类患者的胸膜腔内往往有渗出的积液，一旦积液中的纤维蛋白沉着在胸膜上，便可导致胸膜增厚，也可导致胸膜增厚以致粘连，而在粘连的间隙常伴有血管形成。在术中，需要对胸腔粘连进行松解，此时便增加了手术创面，可导致术后广泛创面渗血。另外，在许多案例中，胸顶处常形成粘连带，而粘连带内有发自体循环的血管走行，若不确切烧灼处理，可形成术后出血。

三、术后出血的康复管理及策略

（一）预防性康复处理

1. 充分了解患者病史　术前应充分了解患者病史，如是否存在特殊合并症及既往用药史。若患者存在口服阿司匹林、华法林等抗凝药，要保证停药时间再行手术治疗。这些对于评估食管癌术后出血危险因素有指导意义。

2. 尽早行干预措施　对于术前有明确高危因素患者可在术前进行预防治疗。伴有血液性疾病致凝血异常，可在血液科治疗调整后再行手术。对于存在解剖变异或特殊手术的患者术前完善相关检查。

3. 术中预防康复处理 术后出血预防比治疗更重要，术中做到合理的处理和决策往往能够杜绝术后出血的发生。

目前，胸腔镜在解剖性肺切除术中的应用已经被广泛接受。从开放走向微创，不仅减小了切口，而且降低了因切口而引起术后出血的可能。在做切口时应注意肌松确切，避免在切割时因肌肉收缩，导致肋间血管损伤。另外，在做切口时要做到逐层切开，暴露良好，有意识地避开肋间动脉。肋间动脉在肋角附近时转行于肋间内肌与最内肌之间，而延伸到脊柱两旁的时候，则在肋骨小头下缘周围发出后支，后支到达背部分散到脊髓、背部的肌肉和皮肤。如在肋间隙前部做切口时，切开部位应在上、下肋之间，而在肋角的内侧部位做切口时，应在下位肋骨的上缘切开。

术中，对于血管的游离应尽量使用能量器械，在游离时能保证比较良好的止血效果。另外，对于血管的处理也尽量使用更加确切的方式[5]。在关胸时应注意升高血压，清洗胸腔后自上而下检查创面情况，对于高危区域可适当应用止血材料。在腔镜视野下放置引流管，以保证其术后的位置及通畅引流。最后，每个切口均应在直视下充分止血后进行关闭。

4. 术后预防性康复处理 术后 3 天内密切关注患者引流管情况，并间隔对引流管进行挤压、冲洗疏通，保证各引流管通畅引流。并及时复查血常规关注患者血红蛋白情况。对于存在术后出血高危因素或出现了潜在出血倾向的患者，可及时予止血药物进行干预，但同时要避免血栓的发生。术后 3 天内尚须每日严密关注患者生命征，如脉搏及血压。脉搏增快多出现在血压下降之前，是失血性休克的早期判断指标。常用脉搏 / 收缩压计算休克指数，帮助判定是否存在失血性休克，指数 0.5 多表示无休克；1.0~1.5 有休克；>2.0 为严重休克。另外，通过观察皮肤及结膜情况以及尿量的监测也有助于及时发现术后出血[2,5]。

（二）西医康复处理

1. 术后出血的一般处理

（1）严密监测生命体征、尿量、尿色、皮肤结膜颜色、中心静脉压等，反复进行血红蛋白、血细胞比容、血小板计数、ACT、凝血酶原时间（PT）的测定。

（2）经常挤压胸腔引流管，保持引流管通畅。注意单位时间内引流量及引流液的血红蛋白定量。动态进行胸部 X 线片复查，注意胸内有无血液积聚以及是否出现张力情况。

（3）根据血压、心率、尿量和血常规测定的结果给予输血、补液，维持生命体征的稳定。

（4）应用止血药。常规药物包括维生素 K、氨基已酸、巴曲酶、Ⅷ因子复合物等。创面广泛渗血者应用纤维蛋白原效果较好。大量输血还应给予钙剂。

（5）对于气道出血的患者，应进行气管镜检查，对于出血点可采用去甲肾上腺素稀释液进行喷洒。一般黏膜渗血稀释的去甲肾上腺素大都能得到控制。也可在出血点处用电灼或其他介入途径进行处理。对于部分患者，也可采用 DSA 帮助发现出血部位，并可以考虑以栓塞进行止血。

2. 二次手术止血的时机 胸腔出血时应根据出血速度，观察是否是活动性出血。可先考虑保守治疗，输血、应用止血药物。但若患者出现以下情况应果断进行二次手术止血：

（1）持续脉搏加快、血压降低，经补液后仍不能稳定。

（2）胸管引流量每小时超过 200ml，持续 3 小时。

（3）血红蛋白、红细胞进行性下降，引流液血红蛋白量与周围血相近。

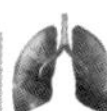

在二次手术前应回顾手术记录或观看手术录像回顾可能出血的位置。探查胸腔时应注意清除血块，冲洗胸腔寻找出血点[6,7]。

（三）中医康复处理

肺癌术后出血，属中医“血证”范畴。中医认为血由水谷之精气所化生，血液生成之后，在脉中运行不息，环周不休，以充润营养全身。当手术损伤脉络或血液妄行时，就会引起血液溢出脉外而形成血证。肺癌手术对身体影响甚大，耗伤人体气血最甚。肺属娇脏，不耐各种打击；肺亦主气，朝百脉，故手术极易损伤肺气，则气虚不能摄血，以致血液外溢，可见咯血，引流管见血性液体，严重者可能因大量出血，甚至形成气随血脱的危急重症。

1. 辨证分型治疗

（1）阴虚肺热证：口干咽燥，咳嗽痰少，痰黏、不易咳出，痰中带血或引流管可见血性液体，颧红，潮热盗汗。舌质红，脉细数。

治则：滋阴润肺，宁络止血。

常用方剂：百合固金丸或茜根散加减。

（2）气不摄血证：反复咯血或痰中带血，引流管中可见较多血性液体，缠绵不止，时轻时重，血色暗淡，神疲乏力，心悸气短，自汗懒言，舌质淡，脉细弱。

治则：补气摄血。

常用方剂：归脾汤加减。

（3）气随血脱证：咯血不止，引流管中见大量鲜血，面色苍白，四肢厥冷，大汗淋漓，脉微或浮大无根。

治则：益气固脱。

常用方剂：独参汤或参附汤，并积极抢救，必要时再次手术。

2. 常用中成药

（1）云南白药胶囊：每次 1~2 粒，一日 4 次。温水送服。严重者可加服保险子 1 粒。

（2）十灰散：每次 6~10g，每日 3 次，温水送服。

3. 辅助疗法 针灸治疗：选穴，中府、肺俞、孔最、尺泽。随症配穴，如阴虚肺热，鱼际、太溪；如气不摄血，气海、膈俞。具体操作为毫针刺，泻法，每日 1~2 次，每次留针 30 分钟；必要时可加灸法。

（刘　君　巫桁锞　崔　飞）

参考文献

[1] 倪斌，马海涛，赵军，等. 胸腔手术后再次开胸止血的原因及对策 [J]. 江苏医药，2012,38(3):356-357.

[2] GWOZDZIEWICZ M,OLSAK P,LONSKY V,et al.Re-operations for bleeding in cardiac surgery:treatment strategy[J].Biomed Pap Med Fac Univ Palacky Olomouc Czech Repub,2008,152(1):159-162.

[3] OKADA S,SHIMADA J,KATO D,et al.Long-Term Prognostic Impact of Severe Postoper ative Complications After Lung Cancer Surgery[J].Ann Surg Oncol,2019,26(1):230-237.

[4] ROSTAD H,STRAND T E,NAALSUND A,et al.Lung cancer surgery:the first 60 days.A population-based study[J].Eur J Cardiothorac Surg,2006,29(5):824-828.

[5] ESME H,CAN A,SEHITOGULLARI A,et al.Does the use of postoperative low-molecular-weight heparin in patients with lung cancer increase tube drainage?[J].Asian J Surg,2020,43(1):278-281.

[6] 丁凯，周晓燕，唐春立，等 .15 例普通胸外科术后患者胸腔内出血部位、原因及处理 [J]. 山东医

药,2013,53(27):58-59.
[7] 谢冬,姜格宁,陈晓峰,等.普胸外科术后剖胸止血的病因分析[J].中华胸心血管外科杂志,2011,27(11):681-682.

第六节　术后肺栓塞

肺癌术后肺栓塞是以各种栓子阻塞肺动脉或其分支为其发病原因的一组疾病或临床综合征的总称,包括肺血栓栓塞症(pulmonary thrombo embolism,PTE)、脂肪栓塞综合征、羊水栓塞、空气栓塞、肿瘤栓塞等,其中PTE为肺栓塞最常见的类型。引起PTE的血栓主要来源于下肢的深静脉血栓形成(DVT)[1]。来自国内60家大型医院的统计资料显示,住院患者中PTE的比例从1997年的0.26‰上升到2008年的1.45‰。但随着国内医师对PTE认识和诊治水平的提高,我国急性PTE的住院病死率呈逐年下降,由1997年的25.1%下降至2008年的8.7%。最新的注册登记研究结果显示,急性PTE的住院期间全因病死率为3.37%[2]。

一、机制及高危因素

(一)机制

1. 肺循环阻力(PVR)增加和心功能不全　栓子阻塞肺动脉及其分支达一定程度(30%~50%)后,因机械阻塞作用,加之神经体液因素(血栓素A_2和5-羟色胺的释放)和低氧所引起的肺动脉收缩,导致PVR增加,动脉顺应性成比例下降。PVR的突然增加导致了右心室后负荷增加,肺动脉压力升高。右心扩大致室间隔左移,使左心室功能受损,因此,左心室在舒张早期发生充盈受阻,导致心排血量降低,进而可引起体循环低血压和血流动力学不稳定[3,4]。

2. 呼吸功能不全　PTE的呼吸功能不全主要为血流动力学障碍的结果。心排血量降低导致混合静脉血氧饱和度下降。PTE导致血管阻塞、栓塞部位肺血流减少,肺泡无效腔量增大;肺内血流重新分布,而未阻塞血管灌注增加,通气血流比例失调而致低氧血症[5]。

3. 慢性血栓栓塞性肺动脉高压　部分急性PTE经治疗后血栓不能完全溶解,血栓机化,肺动脉内膜发生慢性炎症并增厚,发展为慢性PTE;此外,DVT多次脱落反复栓塞肺动脉亦为慢性PTE形成的一个主要原因,肺动脉血栓机化的同时伴随不同程度的血管重构、原位血栓形成,导致管腔狭窄或闭塞,PVR和肺动脉压力逐步升高,形成肺动脉高压,称为慢性血栓栓塞性肺动脉高压[6,7]。

(二)高危因素

任何可以导致静脉血流淤滞、血管内皮损伤和血液高凝状态的因素(Virchow三要素)均为VTE的危险因素,包括遗传性和获得性两类。

1. 遗传性危险因素　由遗传变异引起,常以反复发生的动、静脉血栓形成为主要临床表现。<50岁的患者如无明显诱因反复发生VTE或呈家族性发病倾向,需警惕易栓症的存在[8]。

2. 获得性危险因素　获得性危险因素是指后天获得的易发生VTE的多种病理生理异常,多为暂时性或可逆性危险因素。如手术、创伤、急性内科疾病(如心力衰竭、呼吸衰竭、

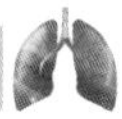

感染等）、某些慢性疾病（如抗磷脂综合征、肾病综合征、炎性肠病、骨髓增殖性疾病等）；恶性肿瘤是 VTE 重要的风险因素，不同类型肿瘤的 VTE 风险不同，血液系统、肺、消化道、胰腺以及颅脑恶性肿瘤被认为具有最高的 VTE 风险，恶性肿瘤活动期 VTE 风险增加[9]。

二、临床表现、体征及相关检查

肺癌术后肺栓塞的临床表现缺乏特异性，容易被漏诊和误诊，其严重程度亦有很大差别，从轻者无症状到重者出现血流动力学不稳定，甚或猝死。在 PTE 的诊断过程中，要注意是否存在 DVT，特别是下肢 DVT[10]。

（一）症状

术后肺栓塞的症状包括：呼吸困难及气促（80%~90%）；胸膜炎性胸痛（40%~70%）；晕厥（11%~20%）；烦躁不安、惊恐甚至濒死感（15%~55%）；咳嗽（20%~56%）；咯血（11%~30%）；心悸（10%~32%）；低血压和/或休克（1%~5%）；猝死（<1%）等。

（二）体征

术后肺栓塞的体征包括：呼吸急促（52%）；哮鸣音（5%~9%）；细湿啰音（18%~51%）；发绀（11%~35%）；发热（24%~43%），多为低热；颈静脉充盈或搏动（12%~20%）；心动过速（28%~40%）；血压变化，血压下降甚至休克；胸腔积液体征（24%~30%）；肺动脉瓣区第二心音亢进（P2>A2）或分裂（23%~42%）；三尖瓣区收缩期杂音等。

（三）实验室及其他检查

1. 疑诊相关检查　对于临床疑诊病例，检查包括血浆 D-二聚体；动脉血气分析；血浆肌钙蛋白；脑钠肽（BNP）和 N-末端脑钠肽前体（NT-proBNP）；心电图；胸部 X 线片；超声心动图等。

2. 确诊相关影像学检查　术后肺栓塞的确诊检查包括 CT 肺动脉造影（CTPA）、核素肺通气/灌注（V/Q）显像、磁共振肺动脉造影（MRPA）、肺动脉造影[11]等。DVT 确诊影像学检查包括加压静脉超声（CUS）、CT 静脉造影（CTV）、核素静脉显像、静脉造影等。

3. 求因相关检查　对于确诊的肺栓塞患者应进行求因相关检查，对于疑似遗传缺陷患者，应先做病史和家族史的初筛，主要评估指标包括（但不限于）：血栓发生年龄<50 岁、少见的栓塞部位、特发性 VTE、妊娠相关 VTE、口服避孕药相关 VTE 以及华法林治疗相关的血栓栓塞等；家族史包括（但不限于）：≥2 个父系或母系的家族成员发生有（无）诱因的 VTE。

另外，对于肺栓塞患者，还应基于患者血流动力学状态、心肌损伤标志物及右心室功能等指标进行综合评估，以便于医师对肺栓塞患者病情严重程度进行准确评价，从而采取更加个体化的治疗方案。

三、术后肺栓塞的康复管理及策略

（一）预防性康复处理

术后肺栓塞是医院内非预期死亡的重要原因，已经成为医院管理者和临床医务人员面临的严峻问题。国内外研究数据提示，无论是外科手术还是内科住院患者，40%~60% 的患者存在风险[12]，但高危人群的预防比例却很低，在亚洲国家的预防比例则更低。早期识别高危患者，及时进行预防，可以明显降低医院内肺栓塞的发生率。

1. **术前预防**

（1）肺栓塞风险评估：准确评估外科手术患者肺栓塞发生风险，并给予恰当的预防措施，可以降低肺栓塞发生率及相关的病死率。国际指南推荐 Caprini 风险评估模型用于外科手术患者的肺栓塞风险评估，按照不同 Caprini 评估分值将术后肺栓塞发生风险分为极低危（0 分）、低危（1~2 分）、中危（3~4 分）、高危（≥ 5 分）[13]。

（2）出血风险评估：鉴于抗凝本身潜在的出血并发症，应评估所有需要预防的住院患者的出血风险和其他可能影响预防的因素。

评估内容应包括以下几方面[14,15]：①患者因素：年龄≥ 75 岁；凝血功能障碍；血小板 $<50\times10^9$ 个 /L 等。②基础疾病：活动性出血，如未控制的消化道溃疡、出血性疾病等；既往颅内出血史或其他大出血史；未控制的高血压，收缩压 >180mmHg 或舒张压 >110mmHg；可能导致严重出血的颅内疾病，如急性脑卒中（3 个月内）、严重颅脑或急性脊髓损伤；糖尿病；恶性肿瘤；严重的肾衰竭或肝功能衰竭等。③合并用药：正在使用抗凝药物、抗血小板药物或溶栓药物等。④侵入性操作：接受手术、腰穿和硬膜外麻醉之前 4 小时和之后 12 小时等。

对于术前评估肺栓塞风险高的患者，应加强健康教育；嘱其注意活动；避免脱水等，必要时给予抗凝药物预防。

2. **术中预防** 术者应在术中仔细操作，精细解剖，尽量减少术中出血，避免术中大出血，缩短手术时间，以减少手术对患者血流动力学的影响，降低肺栓塞的风险。

3. **术后预防**

（1）基本预防：鼓励手术患者术后早期活动。

（2）药物预防：对于肺栓塞风险高而出血风险低的患者，应考虑进行药物预防，目前可选择的预防药物包括：LMWH、UFH、磺达肝癸钠、DOACs 等。对长期接受药物预防的患者，应动态评估预防的效果和潜在的出血风险。

（3）机械预防：对于肺栓塞风险高，但是存在活动性出血或有出血风险的患者可给予机械预防，包括间歇充气加压泵、分级加压弹力袜和足底静脉泵等。

（二）西医康复处理

1. **一般支持治疗** 对高度疑诊或确诊急性肺栓塞的患者，应严密监测呼吸、心率、血压、心电图及血气的变化，并给予积极的呼吸与循环支持。

对于合并低氧血症，应使用经鼻导管或面罩吸氧；当合并呼吸衰竭时，可采用经鼻 / 面罩无创机械通气或经气管插管行机械通气；应尽量避免做气管切开，以免在抗凝或溶栓过程中发生局部大出血。

对于合并休克或低血压，必须进行血流动力学监测，并予支持治疗。血管活性药物的应用对于维持有效的血流动力学至关重要。

对于焦虑和有惊恐症状的患者应予安慰，可适当应用镇静剂；胸痛者可予止痛剂；对于有发热、咳嗽等症状的患者可予对症治疗，以尽量降低耗氧量；对于合并高血压的患者，应尽快控制血压；另外应注意保持大便通畅，避免用力，以防止血栓脱落。

2. **抗凝治疗** 抗凝治疗为肺栓塞的基础治疗手段，可以有效防止血栓再形成和复发，同时促进机体自身纤溶机制溶解已形成的血栓。一旦明确急性肺栓塞，宜尽早启动抗凝治疗。目前应用的抗凝药物主要包括：UFH、LMWH、磺达肝癸钠、阿加曲班、比伐芦定、华法

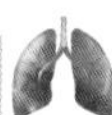

林、利伐沙班等[16]。

3. 溶栓治疗　溶栓治疗可迅速溶解部分或全部血栓，恢复肺组织再灌注，减小肺动脉阻力，降低肺动脉压，改善右心室功能，减少严重肺栓塞患者病死率和复发率。

溶栓的时间窗一般定为14天以内，主要并发症为出血。用药前应充分评估出血风险，必要时应配血，做好输血准备。常用的溶栓药物有尿激酶、链激酶和rt-PA。三者溶栓效果相仿[17]。

4. 介入治疗　介入治疗的目的是清除阻塞肺动脉的栓子，以利于恢复右心功能并改善症状和生存率。介入治疗包括：经导管碎解和抽吸血栓，或同时进行局部小剂量溶栓。介入治疗的并发症包括远端栓塞、肺动脉穿孔肺出血、心脏压塞、心脏传导阻滞或心动过缓、溶血、肾功能不全以及穿刺相关并发症。

对于有抗凝禁忌的患者，为防止下肢深静脉大块血栓再次脱落阻塞肺动脉，可考虑放置下腔静脉滤器，建议应用可回收滤器，通常在2周之内取出。一般不考虑永久应用下腔静脉滤器[18]。

5. 手术治疗　肺动脉血栓切除术可作为全身溶栓的替代补救措施，适用于经积极内科或介入治疗无效的急性高危肺栓塞，医疗单位须有施行手术的条件与经验[19,20]。

（三）中医康复处理

1. 单方验方治疗

（1）肺痹汤[21]：苍术30g，白术30g，猪苓30g，茯苓30g，黄芪20g，金银花20g，生晒参20g，薏苡仁20g，大腹皮20g，瓜蒌皮15g，穿山龙15g，红景天15g，木瓜15g，牛膝15g，炙款冬花15g，紫菀10g，盐黄柏6g，盐知母6g。将所有药物以清水浸泡15分钟，300ml清水煎煮至150ml药汁，每日早晚2次口服，2周为一个疗程。

（2）千金苇茎汤[21]：苇茎30g，薏苡仁20g，桃仁10g，冬瓜仁10g，先煮苇茎，取500ml药汁，滤除渣滓后放入其他药材，煮至200ml，早晚分服。

（3）栝蒌汤方（《圣济总录》）：栝蒌实（一枚并瓤用），枳实（去瓤麸炒五枚），半夏（汤洗去滑、200g）。

（4）活血散结方[22]：党参20g，附子10g，茯苓20g，瓜蒌30g，白芍10g，枳实10g，薤白10g，桂枝10g，黄芪30g，厚朴12g，杏仁12g，桔梗12g。水煎服，每日1剂，分2次口服。

（5）血府逐瘀汤（《医林改错》）：当归9g，生地9g，桃仁12g，红花9g，枳壳6g，赤芍6g，柴胡3g，甘草3g，桔梗4.5g，川芎4.5g，牛膝9g。

（6）九痛丸（《金匮要略》）：附子150g（炮），生狼牙50g（炙香），巴豆50g（去皮心，熬，研如脂），人参、干姜、吴茱萸各50g。

2. 中成药治疗

（1）大株红景天注射液：成人一般一次10ml，加入5%葡萄糖注射液250ml中静脉滴注，每日1次，10天为一个疗程。

（2）血栓通注射液：每次2~5ml，加入10%葡萄糖注射液250~500ml中静脉滴注，每日1~2次。

（3）疏血通注射液：每日6ml或遵医嘱，加入5%葡萄糖注射液或0.9%氯化钠注射液250~500ml中，缓慢静脉滴注，每日1次。

（4）丹参川芎嗪注射液：每次5~10ml，加入5%~10%葡萄糖注射液或0.9%氯化钠注射液250~500ml中静脉滴注，每日1次。

（5）大黄䗪虫丸：口服，一次3g，一日1~2次。

3. 药膳调理

（1）三七蒸鸡：母鸡1只（约1 500g），三七20g，姜、葱、料酒、盐各适量。将母鸡宰杀褪毛，剁去头、爪，剖腹去肠杂，冲洗干净；三七一半蒸软后切成薄片、另一半磨粉。姜切片，葱切成大段，将鸡剁成小块，放入三七片、姜片及葱段，加上适量料酒、盐、清水，上蒸笼2小时左右，出笼后拣去葱姜，拌入三七粉即成。吃肉喝汤，佐餐随量食用。

（2）地龙桃花饼：干地龙30g，红花20g，赤芍20g，当归50g，川芎10g，黄芪100g，玉米面400g，小麦面100g，桃仁、白糖适量。将干地龙以酒浸泡去其气味，然后烘干研为细面；红花、赤芍、当归、川芎、黄芪入砂锅加水煎成浓汁，再把地龙粉、玉米面、小麦面、白糖倒入药汁中调匀，做圆饼20个，将桃仁去皮尖略炒，匀布饼上，入烤炉烤熟即可。每次食用1~2个，每日2次。

（3）坤草童鸡：坤草（益母草）15g，童子鸡500g，鲜月季花10瓣，冬菇15g，火腿5g，香菜2g，绍酒30g，白糖10g，盐、味精、香油适量。将益母草洗净，放碗内，加入绍酒、白糖后蒸1小时后取出，用纱布过滤，留汁备用。童子鸡宰杀后去毛、洗净，剁去头、爪，除去内脏，入沸水中烫透。捞出放砂锅里，加入鲜汤、绍酒、冬菇、火腿、葱、姜，煮开后加入盐，用小火煨到熟烂。然后拣去葱、姜。加入味精、益母草汁、香油、香菜和鲜月季花瓣即成。食肉喝汤，随量食用。

（4）姜黄蜜饮：姜黄15g，蜂蜜10g。姜黄洗净，切薄片，加清水500ml，煮沸后小火熬取200ml，待姜黄液凉后，调入蜂蜜即成。代茶饮。

（5）西洋参三七茶：西洋参15g，三七6g，冰糖适量。西洋参切成薄片，三七磨成粉；将西洋参片加清水500ml，煮沸后小火熬取200ml，三七粉、冰糖放入茶杯，冲入西洋参水即成。代茶饮。

4. 适宜技术[23]

（1）刮痧：按照前发际-后发际-大椎-至阳-命门-腰阳关的顺序依次进行刮痧，再对两侧膀胱经肺俞-厥阴俞-心俞-督俞-膈俞-肝俞-胆俞-脾俞-胃俞-三焦俞-肾俞-气海俞-大肠俞-关元俞进行刮拭，以刮拭部位微微发红为宜，每日上午刮拭1次，每次30刮。通过刮痧激发全身阳气，促使气血通畅。

（2）艾灸：对患者中脘穴、神阙穴、气海穴、关元穴进行艾灸，每日1次，每次20分钟。艾灸可有效调节三焦及五脏六腑的气机，预防腹胀、尿潴留等情况的发生。

5. 日常保健

（1）气功：患者病情稳定能下地行走后，可进行适当活动，气功温和不剧烈，又可舒经通脉，是不错的选择，比如练太极拳、八段锦、五禽戏等气功，均可有效调节全身气机，促使阴阳交合，助于增强机体免疫功能，对病情恢复具有较好的促进作用。

（2）穴位按摩：患者可每日清晨练五心养神功，即十指敲打百会穴、印堂穴、膻中穴、关元穴、涌泉穴；情绪欠佳时可按揉双侧太冲穴；睡前可按摩劳宫穴、涌泉穴以促进睡眠；并向患者强调积极的心态有助于病情恢复，促使患者自主调整心态。

（钟文昭　沈红梅　傅　睿　陈明端　周映伽　李　梅）

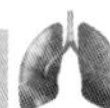

参考文献

[1] KONSTANTINIDES S V,MEYER G,BECATTINI C,et al.2019 ESC Guidelines for the diagnosis and management of acute pulmonary embolism developed in collaboration with the European Respiratory Society (ERS)[J].Eur Heart J,2020,41(4):543-603.

[2] 中华医学会呼吸病学分会肺栓塞与肺血管病学组，中国医师协会呼吸医师分会肺栓塞与肺血管病工作委员会，全国肺栓塞与肺血管病防治协作组．肺血栓栓塞症诊治与预防指南[J].中华医学杂志,2018,98(14):1060-1087.

[3] MARSTON N,BROWN J P,OLSON N,et al.Right ventricular strain before and after pulmonary thromboendarterectomy in patients with chronic thromboembolic pulmonary hypertension[J].Echocardiography,2015,32(7):1115-1121.

[4] LI Y C,LIN J,WU L,et al.Clinical Features of Acute Massive Pulmonary Embolism Complicated by Radiofrequency Ablation:An Observational Study[J].Medicine(Baltimore),2015,94(40):e1711.

[5] BURROWES K S,CLARK A R,TAWHAI M H.Blood flow redistribution and ventilation-perfusion mismatch during embolic pulmonary arterial occlusion[J].Pulm Circ,2011,1(3):365-376.

[6] QUARCK R,WYNANTS M,VERBEKEN E,et al.Contribution of inflammation and impaired angiogenesis to the pathobiology of chronic thromboembolic pulmonary hypertension[J].Eur Respir J,2015,46(2):431-443.

[7] ROLF A,RIXE J,KIM W K,et al.Pulmonary vascular remodeling before and after pulmonary endarterectomy in patients with chronic thromboembolic pulmonary hypertension:a cardiac magnetic resonance study[J].Int J Cardiovasc Imaging,2015,31(3):613-619.

[8] MILGROM A,LEE K,ROTHSCHILD M,et al.Thrombophilia in 153 Patients With Premature Cardiovascular Disease ≤ Age 45[J].Clin Appl Thromb Hemost,2018,24(2):295-302.

[9] HEMON F,FOUCHARD F,TROMEUR C,et al.Association between hospitalization for acute medical illness and VTE risk:A lower efficacy of thromboprophylaxis in elderly patients?Results from the EDITH case-control study[J].Eur J Intern Med,2017,44:39-43.

[10] 国家“十五”攻关“肺栓塞规范化诊治方法的研究”课题组．急性肺血栓栓塞症患者516例临床表现分析[J].中华医学杂志,2006,86(31):2161-2165.

[11] KONSTANTINIDES S V.2014 ESC Guidelines on the diagnosis and management of acute pulmonary embolism[J].Eur Heart J,2014,35(45):3145-3146.

[12] GE J,LI Y,JIN X,et al.Venous thromboembolism risk assessment and thromboprophylaxis among hospitalized acute medical patients in China-the RAMP study[J].Thromb Res,2010,126(4):270-275.

[13] CAPRINI J A.Thrombosis risk assessment as a guide to quality patient care[J].Dis Mon,2005,51(2-3):70-78.

[14] HILL J,TREASURE T.Reducing the risk of venous thromboembolism in patients admitted to hospital:summary of NICE guidance[J].BMJ,2010,340:c95.

[15] GOULD M K,GARCIA D A,WREN S M,et al.Prevention of VTE in nonorthopedic surgical patients:Antithrombotic Therapy and Prevention of Thrombosis,9th ed:American College of Chest Physicians Evidence-Based Clinical Practice Guidelines[J].Chest,2012,141(2 Suppl):e227S-e277S.

[16] BULLER H R,DAVIDSON B L,Decousus H,et al.Subcutaneous fondaparinux versus intravenous unfractionated heparin in the initial treatment of pulmonary embolism[J].N Engl J Med,2003,349(18):1695-1702.

[17] WANG C,ZHAI Z,YANG Y,et al.Efficacy and safety of low dose recombinant tissue-type plasminogen activator for the treatment of acute pulmonary thromboembolism:a randomized,multicenter,controlled trial[J].Chest,2010,137(2):254-262.

[18] BRUNSON A,HO G,WHITE R,et al.Inferior vena cava filters in patients with cancer and venous thromboembolism (VTE) does not improve clinical outcomes:A population-based study[J].Thromb Res,2017,153:57-64.

[19] KEELING W B,SUNDT T,LEACCHE M,et al.Outcomes After Surgical Pulmonary Embolectomy for Acute

Pulmonary Embolus:A Multi-Institutional Study[J].Ann Thorac Surg,2016,102(5):1498-1502.
[20] LEHNERT P,MOLLER C H,MORTENSEN J,et al.Surgical embolectomy compared to thrombolysis in acute pulmonary embolism:morbidity and mortality[J].Eur J Cardiothorac Surg,2017,51(2):354-361.
[21] 赵润杨，张德生，孟泳，等．肺痹汤与千金苇茎汤序贯使用辅助治疗重症肺血栓栓塞 51 例临床观察 [J]. 中医杂志，2018,59(15):1305-1309.
[22] 刘雪莲，刘艳洁，白洁，等．活血散结方结合常规溶栓抗凝治疗急性肺栓塞的效果分析 [J]. 中华中医药学刊，2019,37(8):2021-2024.
[23] 刘文丽．中医护理模式辅助介入治疗肺动脉栓塞的临床观察 [J]. 中国民间疗法，2019,27(11):85-87.

第七节 术后支气管胸膜瘘

支气管胸膜瘘（bronchopleural fistula，BPF）是指肺泡、各级支气管与胸膜腔之间相互交通而形成的瘘管，是肺癌患者术后严重的并发症[1]，其发生与手术操作、术前放化疗、术后机械通气及全身状态等多种因素密切相关。BPF 多发生于术后 1~2 周，也可以发生于术后几天甚至数年，处理起来难度大，死亡率高[2]，因此如何预防和处理就显得尤为重要。

一、术后支气管胸膜瘘的高危因素

1. 全肺切除 全肺切除术后易出现 BPF，与术后支气管残端暴露、受到胸腔积液浸泡、支气管残端气流冲击力大等有关，右全肺切除术后 BPF 发生率明显高于左全肺切除术[3,4]。

2. 支气管残端 过长残端的血供不佳、分泌物积留引起感染，其黏膜长期处于慢性炎症，支气管黏膜修复能力差，不利于残端愈合[5]。支气管残端癌残留也容易导致 BPF 的发生[4]。

3. 术前放化疗 术前新辅助放、化疗使支气管动脉闭塞，狭窄、纤维化，导致残端血供欠佳；同时放化疗影响气管黏膜的修复能力[6-8]。

4. 术后机械通气 术后再次插管、长时间机械通气使支气管残端气流压力大，显著增加 BPF 发生率[9,10]。

5. 全身状态 糖尿病、低蛋白血症、术前肺功能差、长期吸烟等因素都会增加肺癌术后 BPF 的发生，一方面是因为支气管黏膜的愈合能力受损，另一方面是支气管残端的动脉供应不足导致[11]。

二、临床症状

症状主要为发热、刺激性咳嗽、咳痰、咯血、气促，严重者可有全身感染症状或因误吸引起的呼吸衰竭。查体可触及皮下气肿、闻及湿性啰音，胸腔闭式引流管可见气泡漏出及脓性分泌物，影像学检查提示空腔或肺内气液平面。

三、术后支气管胸膜瘘的康复管理及策略

（一）预防性康复处理

1. 术前 完善相关检查，治疗高血压、糖尿病、肺结核、低蛋白血症等基础疾病。嘱

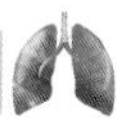

患者术前戒烟及短期的肺康复训练，利于提高肺癌患者运动耐力相关指标，改善氧合。

2. 术中　注意解剖变异，避免医源性损伤，并注意保护支气管动脉，有助于支气管黏膜的修复。术中需要做近端支气管切端术中病理，避免肿瘤残余，必要时扩大切除范围[12]。对于全肺切除、术前新辅助放化疗、合并有基础疾病等高危患者，建议行气管残端包埋，通过肋间肌、心包等，避免残端直接暴露于胸腔积液，特别是右全肺切除的患者[13]。

3. 术后　尽早拔除气管插管，避免机械通气的气压对支气管残端的损伤[9]。应鼓励咳嗽、排痰，避免肺部感染。

（二）西医康复处理

1. 保守治疗　支气管胸膜瘘一旦发生，表现为严重脓胸，出现感染中毒症状，治疗原则是充分引流、控制感染、营养支持、控制并发症等，一部分小瘘口患者通过保守治疗可治愈。

（1）充分引流：是治疗 BPF 的重要措施之一，一般建议选取合适管径在脓腔最低点放置引流管，必要时行胸腔冲洗，若脓腔分隔引流不畅，可在超声定位下用针筒反复抽吸。

（2）控制感染：尽早使用广谱、强效的抗生素治疗，并留取分泌物送细菌培养及药敏鉴定，根据结果调整抗生素。

（3）营养支持：纠正患者缺氧状态，调节血糖，改善低蛋白血症、贫血等，保证能量摄入是 BPF 愈合的关键。

（4）防治并发症：鼓励患者咳嗽、咳痰，在状态允许情况下鼓励多下地活动，及时防止误吸和下肢静脉血栓。

2. 手术治疗　若患者一般情况可，经过保守治疗无效的患者，手术治疗是有效的办法，主要包括胸腔开窗引流、胸廓成形术、带蒂大网膜 / 肌瓣移植术等，但是手术操作复杂，创伤大，影响美观。

3. 介入治疗　近年来介入治疗发展迅速，对于一般状况差，无法耐受手术，保守治疗无效的患者来说，介入治疗带来了新的希望。介入治疗主要包括：封堵剂、封堵器、支架植入及其他手段。

（1）封堵剂：对于直接 <3mm 的瘘口，支气管镜下注射封堵剂主要分为两大类：直接封堵瘘口以及在瘘口周围黏膜下注射药物，刺激瘘口周围肉芽组织生长，具有操作简单、创伤小、恢复快等优点。目前通常注射硬化剂、生物蛋白胶、硝酸银等，取得较好的治疗效果，对于瘘口较大，特别是 >5mm 者，常需要多次注射，且部分患者效果不佳[10]。

（2）支架植入：支架根据患者 CT 影像、气管镜检查等测量评估后定制，根据形状可分为三种，即 I 形、L 形、Y 形。I 形直筒支架与气管表面黏膜接触面积小，容易发生移位；L 形、Y 形支架接触面积大，但会导致分泌排痰功能受影响等问题。成功植入支架后，效果立竿见影，但是长期可能会出现肉芽组织堵塞管腔或支架断裂等并发症，效果仍有待观察[14]。

（3）封堵器：应用于心外科、血管外科的封堵器近年来逐步开始用于治疗 BPF，其在局麻下进行，对患者一般情况要求不高，根据瘘口大小选择合适尺寸的封堵器，植入后可刺激瘘口周围组织生长，优势明显。部分研究报道封堵器植入后会出现损坏、移位、脱落等并发症[15,16]。

（4）其他：目前仍有许多治疗 BPF 的技术处于摸索阶段，如干细胞移植、激光治疗、镜下机械性磨损、化学物质等为 BPF 治疗提供新思路[17,18]。

四、中医康复治疗

祖国医学并无"术后支气管胸膜瘘"之病名，根据患者症状及临床表现，可归属于"漏管"范畴。治疗上以补虚培元、清热解毒、滋阴补齐为主，另需时刻注意顾护津液，补气养血，扶正祛邪，有助于生肌、瘘口愈合。

（一）中成药

1. **琥珀蜡矾丸** [19] 每次 2g，一日 2~3 次。

2. **控涎丹** 每次 4.5g，一日 2 次。

3. **西黄丸** 每次 3g，一日 2 次。

（二）单方验方

1. **黄连闭管丸《外科正宗》** 胡黄连、穿山甲、石决明、槐花。

2. **内消散《外科正宗》** 金银花、知母、贝母、天花粉、白及、半夏、穿山甲、皂角刺、乳香。

3. **方 1** 双花 50g，公英 50g，野菊花 50g，地丁 50g，当归 15g，石斛 20g，花粉 25g，白芷 15g，薏米 25g，三仙各 15g，黄芪 50g。一日一剂，分 3 次服用，连服 3~4 周 [20]。

4. **方 2** 南沙参 12g，麦冬 10g，五味子 3g，百合 10g，款冬花 10g，紫菀 10g，橘络 6g，活血莲 10g，仙鹤草 20g，龙葵 15g，藤梨根 20g，半枝莲 15g，半边莲 15g，薏苡仁 20g；痰中带血丝加白及 10g、侧柏炭 10g，舌质转红，出现薄白苔加败酱草 15g 等 [21]。

5. **方 3** 白及 12g，黄芪 10g，百会 10g，蒲公英 10g，甘草 5g，共研成细粉，开水调服 [22]。

（三）药膳调理

在饮食中加入中草药来治疗疾病，增加营养，增强体质，使机体残生抗御病邪的能力。尤其对于术后的患者，脏腑气血功能损伤严重，就更应注重饮食疗法。以下推荐几款药膳：①虫草紫河车汤；②枸杞甲鱼肉汤；③冬瓜薏仁紫河车汤；④北芪虫草汤。

（葛 棣 蒋 磊 彭凯明）

参 考 文 献

[1] 陈鹏程，周星明. 肺癌术后支气管胸膜瘘发生的相关因素及预防 [J]. 中国肺癌杂志，2007,10(5):448-450.

[2] SHEKAR K,FOOT C,FRASER J,et al.Bronchopleural fistula:An update for intensivists[J].J Crit Care,2010,25(1):47-55.

[3] LI S,FAN J,ZHOU J,et al.Residual disease at the bronchial stump is positively associated with the risk of bronchoplerual fistula in patients undergoing lung cancer surgery:a meta-analysis[J].Interact Cardiovasc Thorac Surg,2016,22(3):327-335.

[4] DARLING G E,ABDURAHMAN A,YI Q L,et al.Risk of a Right Pneumonectomy:Role of Bronchopleural Fistula[J].Ann Thorac Surg,2005,79(2):433-437.

[5] MENDEL T,JAKUBETZ J,STEEN M,et al.Post-lobectomy Bronchopleural Fistula-A Challenge for Postoperative Intensive Care[J].Anasthesiol Intensivmed Notfallmed Schmerzther,2006,41(4):278-283.

[6] LI S,FAN J,LIU J,et al.Neoadjuvant therapy and risk of bronchopleural fistula after lung cancer surgery:a systematic meta-analysis of 14,912 patients[J].Jpn J Clin Oncol,2016,46(6):534-546.

[7] 王涛，朱余明，高文，等. 肺切除术后支气管胸膜瘘的原因分析和处理 [J]. 中国现代医学杂志，2009,19(15):2375-2377.

[8] 陈云，彭雄，王彦卿，等. 肺部手术后支气管胸膜瘘的临床分析 [J]. 中南大学学报（医学版），2017,10:41-46.

 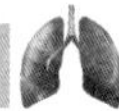

[9] LEVON T,VASILEIOS P,EVANGELOS S,et al.Does postoperative mechanical ventilation predispose to bronchopleural fistula formation in patients undergoing pneumonectomy[J].Interact Cardiovasc Thorac Surg,2015,21(3):379-382.
[10] 葛棣，卢春来，冯自豪，等. 肺切除术后支气管胸膜瘘的治疗 [J]. 中华结核和呼吸杂志,2011,34(3):225-227.
[11] MATSUOKA K,MISAKI N,SUMITOMO S.Preoperative hypoalbuminemia is a risk factor for late bronchopleural fistula after pneumonectomy[J].Ann Thorac Cardiovasc Surg,2010,16(6):401-405.
[12] LI S,FAN J,ZHOU J,et al.Residual disease at the bronchial stump is positively associated with the risk of bronchoplerual fistula in patients undergoing lung cancer surgery:a meta-analysis[J].Interact Cardiovasc Thorac Surg,2016,22(3):327-335.
[13] JICHEN Q V,CHEN G,JIANG G,et al.Risk Factor Comparison and Clinical Analysis of Early and Late Bronchopleural Fistula After Non-Small Cell Lung Cancer Surgery[J].Ann Thorac Surg,2009,88(5):1589-1593.
[14] MARCHESE R,POIDOMANI G,PAGLINO G,et al.Fully covered self-expandable metal stent in tracheobronchial disorders:clinical experience[J].Respiration,2015,89(1):49-56.
[15] SCORDAMAGLIO P R,TEDDE M L,MINAMOTO H,et al.Can total bronchopleural fistulas from complete stump dehiscence be endoscopically treated?[J].Eur J Cardiothorac Surg,2017,51(4):702-708.
[16] FRUCHTER O,KRAMER M R,DAGAN T,et al.Endobronchial closure of bronchopleural fistulae using amplatzer devices: our experience and literature review[J].Chest,2011,139(3):682-687.
[17] GOMEZ-DE-ANTONIO D, ZURITA M, SANTOS M,et al.Stem cells and bronchial stump healing[J].Thorac Cardiovasc Surg,2010,140(6):1397-1401.
[18] KIRIYAMA M,FUJII Y,YAMAKAWA Y,et al.Endobronchial neodymium:yttrium-aluminum garnet laser for noninvasive closure of small proximal bronchopleural fistula after lung resection[J].Ann Thorac Surg,2002,73(3):945-948.
[19] 闵锋，徐福松，王处民，等. 琥珀蜡矾丸治愈一例支气管胸膜瘘 [J]. 江苏中医杂志,1983,6:58.
[20] 孙晓良，杨秀平，王俊英，等. 中西医结合治疗支气管胸膜瘘 [J]. 吉林医学信息,1996,9:46-47.
[21] 王明轩. 中西医结合治愈肺癌术后并发支气管胸膜瘘 1 例 [J]. 中国中西医结合杂志,1994,6:345.
[22] 江沅. 支气管胸膜瘘 [J]. 湖南中医杂志,1987,5:46.

第八节　术后脓胸

脓胸是指不同致病菌引起胸膜腔感染后产生的脓液在胸膜腔内积聚。肺术后由于肺部感染、肺泡漏气、支气管胸膜瘘等因素引起的胸膜腔内的感染而出现脓胸。临床上根据脓胸的病期分为急性（病程短于 6 周）和慢性（病程长于 6 周）脓胸。依病变累及的范围可分为局限性（包裹性）和弥漫性（全）脓胸[1]。根据引起脓胸的不同致病菌还可分为细菌性脓胸、结核性脓胸、阿米巴脓胸等。20 世纪 90 年代以来，由于术前应用广谱抗生素及改进手术技巧和改善手术室环境，肺切除术后脓胸的发生率低于 1%。

一、机制及高危因素

（一）高危因素

1. 高龄患者。
2. 伴有糖尿病、肺气肿、肺大疱、支气管扩张症、肺脓肿等基础病者。
3. 手术大，胸膜腔暴露时间长者。

4. 手术创面大，术后渗血、渗液多，若得不到有效引流极易招致感染。

5. 术中挤破有继发感染的结核性或癌性空洞，捏破脓肿致污染胸腔，在体弱的病例，即使冲洗胸腔，也易并发脓胸。

6. 肺段、肺楔形切除的肺断面漏气，支气管胸膜瘘者，会持续向胸膜腔排放病菌，污染胸腔。肺复张欠佳，亦导致术后脓胸。

7. 术者的无菌技术欠佳造成胸腔感染。

8. 术后长期漏气，自体血，高糖灌注，增加脓胸发生率。

（二）机制

患者行肺术后，胸膜腔完整性破坏，病菌到达胸膜腔产生炎症的病理变化，根据自然发展过程可分为：①渗出期：细菌侵入胸膜腔后引起组织炎性变，脏层和壁层胸膜充血、水肿，渗出稀薄、澄清的浆液，内含少量细胞和纤维蛋白。此阶段排出渗液后肺即刻膨胀。②纤维素化脓期：是急性脓胸转变为慢性脓胸的过渡阶段。化脓性细菌在其中繁殖并杀伤大量中性粒细胞，渗出液变得混浊，纤维素从脓液中释放并沉积在脏层、壁层胸膜表面，胸膜腔产生粘连使脓液分隔包裹，形成多房性脓胸，肺的膨胀受到限制。

二、临床表现、体征及相关检查

单纯脓胸多发生在术后 4~5 天后出现症状，症状主要由感染和胸内积液压迫胸腔内器官两个因素引起，表现为高热、寒战、呼吸急促、气短、咳嗽加重、胸痛、胸闷、全身乏力等。继发于肺部感染的急性脓胸，常在肺炎症状好转后 7~10 天再出现症状。手术并发症引起的脓胸常在手术热基本消退后，体温曲线又重新上升，出现高热、胸闷、憋气等症状。支气管胸膜瘘继发的脓胸常有严重的呼吸困难、烦躁甚至休克，是张力性脓胸的表现。

术前应从详细采集相关病史入手，了解患者有无哮喘、支气管扩张、肺气肿、肺大疱、肺部炎症等基础病，并完善相关检查，胸部 CT、肺功能、痰病菌学培养等以明确肺质量及肺功能情况，必要时术前给予消炎、化痰等治疗。

术后密切关注患者的症状及体征。注意患者有无发热、胸痛等症状及胸管引流液的性状，及时行血常规、血降钙素原、胸部 CT 平扫、胸管引流液培养等检查。做到早发现、早处理。

三、术后心律失常的康复管理及策略

（一）预防性康复处理

1. 术前预防康复

（1）仔细询问既往病史，完善相关检查，评价肺功能，评估围手术期高危因素。

（2）术前严格戒烟，进行有效的咳嗽和深呼吸练习；按时作息，适量运动，可通过登楼梯运动增加患者的肺功能储备；术前需加强营养，给予高热量、高蛋白、高维生素易消化的饮食改善患者的营养状态，充分完善术前准备。

（3）术前积极治疗哮喘、支气管扩张、肺气肿等慢性肺疾病，必要时术前应使用抗生素、支气管扩张剂和雾化吸入等，尽可能去除感染，改善肺功能。

（4）术前积极心理干预，加强与患者及其家属的沟通，缓解患者的紧张、焦虑，稳定其情绪；同时取得家属的信任，鼓励患者家属为患者提供高水平的家庭支持，劝导患者家属在

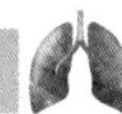

患者面前保持良好的心态，使患者感受到来自家庭和亲人的关爱。

2. 术中预防康复

（1）术中操作应仔细、轻柔，尽量减少对肺的牵拉及挤压，减少创面渗血，尽可能缩短麻醉和手术时间，减少胸膜腔在空气中的暴露时间，术后要吸净气道中的分泌物，防止肺炎、肺不张等并发症的发生。

（2）对于明显存在肺功能较差的患者，可根据患者肿瘤临床分期决定是否改变手术方式。

（3）术中麻醉注意维持体温稳定，保证液体平衡，密切监护心电及电解质情况。

3. 术后预防康复

（1）严密床边心电监护，注意患者生命体征和引流液的性状；定期监测血常规和胸片（必要时胸部 CT），了解机体炎症反应情况及胸腔内积液情况。

（2）注重术后自主咳嗽、咳痰，辅以翻身、拍背促使排痰，并给予雾化吸入、化痰、解痉等治疗，预防肺部感染，必要时给予抗感染治疗；对未能自行有效咳嗽的患者，及时采取支气管镜吸痰以改善氧合，纠正低氧血症。

（3）间断挤压胸腔引流管，保证引流管通畅，若发现引流液变稠或者混浊，及时送引流液培养。

（4）全肺切除患者要绝对卧床 1 周，期间根据气管是否居中间断放开胸腔引流管，排出患侧胸腔多余的积液和气体。

（5）充分镇痛：术后剧烈的疼痛影响患者的有效咳嗽，从而导致咳痰不佳及肺膨胀不全，增加肺部感染及胸腔感染的概率。充分镇痛能明显改善患者的精神状态及术后康复训练状态，减少术后并发症的发生。止痛方式建议给予静脉药物 - 口服药物、肋间神经阻滞 - 全身镇痛等多形式相结合的综合镇痛处理。

（二）西医治疗康复

急性脓胸的治疗原则是：应用抗生素控制感染；排净脓液促使肺早日膨胀；支持治疗，改善患者全身情况。

1. 抗生素的应用　诊断脓胸后先根据胸腔脓液外观和脓液涂片染色初步推测病原菌的类别，结合临床经验选用适当的抗生素。然后，根据细菌培养和敏感试验选用有效的抗生素。给药剂量要大，一般需经静脉途径给药。体温正常后应再给药 2 周以上，以防止脓胸复发。

2. 排除脓液　其方法有胸膜腔穿刺抽脓、胸腔闭式引流术、纤维板剥脱术、开放引流术、链激酶脓腔灌洗术、胸廓改形术。

（1）胸腔穿刺抽脓术：急性脓胸早期，脓液稀薄，易于经胸膜腔穿刺抽出。经术中放置引流管引流不畅者，可在超声或者 CT 定位下行胸腔穿刺或置管术，本中心多应用胸腔置管术，避免反复穿刺带来的并发症。对于脓液较稠者，该方式不适合。

（2）胸腔闭式引流术：对于脓液黏稠且原引流管引流不畅者，建议在定位下重新放置胸腔引流管（经肋间或者肋床），以便充分引流脓液，尽快促使肺膨胀，保持胸膜腔负压，减少纵隔摆动，预防慢性脓胸形成。一般说，急性脓胸放置胸腔闭式引流 1 周左右即可拔管或改为开放引流[2]。因为此时胸膜已粘连固定，开放引流不会发生肺萎陷。

（3）纤维膜剥脱术：适用于急性脓胸放置闭式引流后 2 周左右，全身感染症状基本控制但脓腔不能消除，CT显示肺仍不能膨胀的病例，因为此时关键的病理变化是肺被纤维脓性外膜所约束，如果及时去除纤维脓性外膜，肺即刻可以复张[3,4]。纤维膜剥脱术可以早期消灭残腔，防止病程迁延形成慢性脓胸。有支气管瘘的患者不适宜做此手术。

（4）开放引流术：对于脓腔不能消除的年老、体弱患者，急性脓胸闭式引流2周左右仍有脓液滞留，引流不畅者可考虑开放引流术[5]，因为此时纵隔及胸膜已固定，开放引流不会影响胸膜腔的负压变化。此术式更适合支气管胸膜瘘引起的局限性脓胸。长期的开放引流虽然并不影响患者的生命，但是严重影响患者的生活质量，只有在经过胸腔闭式引流和各种临床努力后仍未能控制脓胸引起的毒血症状时，才可实施开放引流术，并为以后进一步手术治疗作好准备[6]。

（5）链激酶脓腔灌洗术：放置胸腔闭式引流后如果引流不畅，脓腔呈多房性，或肺不膨胀者可采用链激酶注入脓腔，使脓腔表面的纤维蛋白溶解，达到引流通畅、肺组织膨胀的效果。具体给药方法是先经引流管注入1%利多卡因15ml，然后将含有25万U链激酶的生理盐水30~60ml注入脓腔，夹闭引流管2小时，每15分钟变换1次体位，使药物均匀分布，2小时后继续负压吸引。

（6）胸廓改形术：手术的目的是切除脓腔的外侧壁和支撑胸壁的坚硬组织，使胸壁剩余的软组织下陷，适用于局限性脓胸[7]。

3. 支持治疗 急性脓胸患者全身中毒症状严重，形成的脓液消耗很多能量及蛋白质，故必须加强营养，给予高热量、高蛋白及高纤维素饮食，多饮水，以改善患者一般状况。对于衰竭患者，应给予静脉补液，必要时输血，既可纠正贫血，又可增加机体抵抗力。

（三）中医康复处理

肺癌术后脓胸，属于中医“肺痈”范畴。中医认为，肺癌手术致使肺络损伤，耗伤气血、津液，以致机体正气内虚，又外感风热毒邪，正虚驱邪无力，内外合邪所致。术后脓胸病位在肺，主要病机为机体正气亏虚，外感邪毒蕴结于肺，蒸液成痰，痰热壅阻肺络，加之术后肺络瘀血，导致痰热与瘀血互结，蕴酿成痈、化脓。热壅、瘀血是本病成痈化脓的病理基础。清热解毒、化瘀排脓是术后脓胸的基本治法。本病的演变过程，常分为4个阶段，即初期、成痈期、化脓期、恢复期[8,9]。若经治疗及时，则正复邪退；若痈溃后，脓毒不尽，经久不愈，则转为慢性；若脓肿溃后流入胸腔，则为危重之候。

1. 分证论治

（1）初期：

1）证候：肺癌术后患者，出现发热、恶寒，咳嗽，咳时胸痛，咳痰，为白色黏痰或伴有血丝，痰量由少渐多，口鼻干燥，呼吸不畅。舌质淡红，苔薄黄或薄白少津；浮滑数。

2）治法：疏风宣肺，清肺散邪。

3）选方：银翘散加减。

（2）成痈期：

1）证候：肺癌术后患者，发热甚，或壮热不退，胸满胀痛，咳吐黄色黏稠痰或黄绿色痰，或伴有腥臭味，呼吸急促，口干咽燥，甚至烦躁不安。舌质红，苔黄腻，脉滑数有力或洪大。

2）治法：清热解毒，化瘀消痈。

3）选方：千金苇茎汤合如金解毒散加减。

（3）溃脓期：

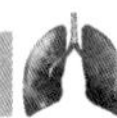

1）证候：肺癌术后患者，咳吐大量脓血痰，或如米粥，时有咯血，痰异常腥臭味，身热，烦躁不安，口渴喜饮，胸中烦闷而痛，甚则喘累不能卧。舌质红，苔黄腻；脉滑数或数实。

2）治法：化痰排脓，清热解毒。

3）选方：加味桔梗汤加减。

（4）恢复期：

1）证候：肺癌术后患者，发热渐退，咳嗽及咯吐脓血减轻，痰臭味减轻，痰液转为清稀。精神、食欲逐渐好转，或见胸胁隐痛不适，难以平卧，气短，乏力，多汗，心烦潮热，口干，面色少华，形瘦神疲。舌质红或淡红，苔薄黄；脉细或细数无力。

2）治法：益气，养阴，清肺。

3）选方：沙参清肺汤合竹叶石膏汤加减。

2. 单方验方治疗

（1）黄芪汤[10]：

1）组成：生黄芪 15g，鱼腥草 30g，赤芍 9g，瓜蒌 12g，金银花、蒲公英、连翘、生大黄（后下）、丹皮、桔梗各 10g。

2）用法：将药煎取 400ml，分早中晚饭后温服，3 次 /d，1 个月为一个疗程。

（2）复方鱼桔汤[11]：

1）组成：鱼腥草 30g，桔梗 15g，黄连 6g，黄芩 15g，金银花 30g，甘草 4g，桃仁 10g，生薏苡仁 30g，冬瓜仁 30g，象贝母 10g。

2）用法：用于肺痈成脓溃破期。

（3）银翘白虎汤合小陷胸汤[11]：

1）组成：金银花 30g，连翘 15g，知母 12g，生石膏 30~60g，黄芩 15g，瓜蒌 15g，法半夏 12g，桔梗 10g，败酱草 30g，栀子 12g，蒲公英 30g，甘草 3g。

2）用法：水煎服，每日 1~2 剂，分 6 次服。

（4）加味千金苇茎汤[11]：苇茎 15g，薏苡仁 30g，冬瓜仁 30g，桃仁 12g，银花 15g，千里光 15g，苦荞头 20g，鱼腥草 30g（鲜者 60g）。

（5）消痈汤[11]：鲜芦根 120g，蒲公英 30g，土茯苓 30g，薏苡仁 30g，鱼腥草 30g，冬瓜仁 30g，象贝母 12g，黄芩 10g，桃仁 10g，桔梗 15g。

3. 药膳调理

（1）苇茎汤：

1）功效：清热解毒，化痰排脓。

2）原料：鲜芦根 150g，鱼腥草 100g，冬瓜仁 100g，桃仁 30g，杏仁 30g，蜂蜜 50g。

3）制法：水煎后取浓汁，兑入蜂蜜 50g，每日 3 次口服。适用于肺脓肿溃破期。

（2）冬菇雪耳猪胰汤：

1）功效：益气补肺。

2）原料：猪胰 1 根，猪瘦肉 100g，冬菇 30g，雪耳 20g。

3）制法：将猪胰、猪瘦肉、冬菇、雪耳均洗干净，切片。将冬菇、雪耳放入锅内，加入适量清水，武火煮沸后，文火再煮 30 分钟；然后再放入猪胰、猪瘦肉，煮熟，加入调味即可。随量食用。

（3）川贝雪梨猪肺汤：

1）功效：养阴润肺。

2）原料：猪肺200g，雪梨1个，川贝母10g。

3）制法：将猪肺200g洗净，切片，放入开水中煮3~5分钟，再用冷水洗净。将雪梨去蒂和梨心，洗净，切成小块；川贝母10g洗净，打碎备用。将猪肺、川贝及雪梨一同放入沸水锅内，文火炖2小时，加入调味。随量饮用。

（4）杏仁雪梨山药粥：

1）功效：补肺健脾。

2）原料：杏仁20g，雪梨1个，山药100g，米100g，白糖适量。

3）制法：将杏仁去衣，洗净；雪梨去皮、蒂和梨心，洗净切片；山药洗净。用清水适量，放入大米，煮沸后加入杏仁、雪梨、山药，然后煮沸后文火再煮1小时，放入白糖适量。随量食用。

4. 适宜技术[12]

（1）体针疗法：毫针可选择孔最、尺泽、列缺、肺俞穴、合谷、足三里等穴位进行扎针，留针15~30分钟，每日1次。高热者可选择针刺放血，选取大椎、十宣等穴。

（2）耳针疗法：选取肺、肾上腺、皮质下等穴为主穴，留针15~30分钟；或在耳尖放血。咳嗽者加用支气管、交感等耳穴，喘促者加用内分泌、胸等耳穴，每日1次。

（3）排痰机的应用：根据中医疏经通络以及超声波的振动原理，配合使用排痰机，以增强痰液的排出。

5. 日常保健与调护

（1）康复锻炼：肺癌术后患者可进行中医保健呼吸操等呼吸锻炼，以促进术后康复，减少术后脓胸等并发症；在病情稳定后，可进行适当的运动如八段锦、太极拳、散步等，以增强患者的体质。

（2）禁烟、禁酒，忌食辛辣及油腻厚味之品。

（喻本桐 韩子阳 唐 建）

参考文献

[1] 吴在德.外科学[M].7版.北京：人民卫生出版社,2008:327.

[2] 张国良.实用胸部外科学[M].北京：中华医药科技出版社,2007:190-191.

[3] 徐业新，谢再伦.改良式胸膜剥除术对慢性结核性脓胸手术适应症的探讨[J].中华医学研究杂志,2012,3(2):131-132.

[4] NAOKO I,SIMOND S,MUIN J,et al.Comparative effectiveness research in cancer genomics and precision medicine:current landscape and future prospects[J].J Natl Cancer Inst,2013,105(13):1536-1537.

[5] DESCHAMPSS C,ALLEN M S,MILLER D L,et al.Management of postpneumonectomy empyema and bronchopleural fistula[J].Semin Thorac Cardiovasc Surg,2001,13(1):13-19.

[6] REGNARD J F,ALIFANO M,PUYO P.Open window thoracostomy followed by intrathoracic flap transposition in the treatment of empyema complicating pulmonary resection[J].J Thorac Cardiovasc Surg,2000,120(2):270-275.

[7] BOTIANU P V,BOTIANU A M.Thoracomyoplasty in the treatment of empyema:current indications,basic principles,and results[J].Plum Med,2012,2012:418514.

[8] 余小萍，方祝元.中医内科学[M].3版.上海：上海科学技术出版社,2018:83-87.

[9] 宋玉格，余学庆，马锦地，等.肺痈病因病机及证素规律研究[J].世界科学技术-中医药现代

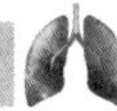

化,2016,18(11):2025-2030.
[10] 彭勇,何江,周棉勇.黄芪汤加减治疗溃脓期肺痈临床观察[J].陕西中医,2020,41(1):66-69.
[11] 朱良春,魏长春,叶景华,等.肺脓疡证治[J].中医杂志,1987,7:11-15.
[12] 蔡光先,赵玉庸.中西医结合内科学[M].北京:中国中医药出版社,2005:98-105.

第九节　术后乳糜胸

乳糜胸是肺癌术后相对少见的并发症,发生率为0.25%~3%[1]。右肺癌术后乳糜胸的发生率高于左肺癌。术后乳糜胸会延长住院时间,增加患者的生理和心理负担,如果处理不当,长期严重的乳糜胸可能会导致营养不良、脱水、免疫抑制甚至呼吸衰竭而死亡。目前大多数关于肺癌术后乳糜胸的研究样本量及规模相对小,因此,肺癌术后乳糜胸的诊疗目前尚无明确的指南。

一、高危因素及发生机制

(一)术后乳糜胸高危因素

1. 肺癌术后乳糜胸的发生与纵隔淋巴结的清扫密切相关,右肺癌发生率高于左肺癌,特别是右肺癌纵隔4R组的淋巴结清扫。

2. 胸导管解剖走行变异常见,国外学者报道胸导管的变异率高达40%~60%[2]。第8胸椎以上可为双根或多根,长度36~45cm,直径2~4mm,即使术中远离胸导管解剖亦可能损伤胸导管分支。

3. 胸导管与淋巴管道之前存在交通支,术中淋巴结清扫太彻底,胸导管周围组织游离过多使得胸导管裸化明显,易损伤胸导管侧支和小淋巴管。

4. 术前新辅助治疗,特别是放疗能够使局部组织水肿、质脆,术中易损伤胸导管。

5. 局部晚期肺癌外侵明显,常浸润周围组织而发生粘连,或者是全胸腔致密粘连时,手术中层次不清晰,容易损伤胸导管。

6. 腔镜手中能量器运用不规范合理,过多运用电钩等锐性分离,或超声刀等易对能量平台的热损伤。

(二)术后乳糜胸发生机制

胸导管是人体中最粗、最长的淋巴管,收集了全身近3/4的淋巴液,起于第12胸椎和第2腰椎之间的乳糜池。肺癌术后乳糜胸发生是由于纵隔淋巴结的侵袭所致。右肺癌术后乳糜胸发生率高于左肺癌,因为支气管肺癌多发生在右侧,肺癌根治术需进行常规纵隔淋巴结清扫。此外,肺部淋巴引流主要发生在右侧纵隔淋巴结链上,因此导致淋巴管损伤发生率较高。乳糜胸一旦发生,胸腔大量积聚乳糜液压迫肺组织,导致呼吸困难以及大量淋巴液丢失,会导致免疫抑制、营养不良、循环衰竭等危及生命[3]。

二、术后乳糜胸临床表现、体征及相关检查

(一)术后乳糜胸临床表现及体征

1. 胸腔积液　可有胸痛、气促、心悸、发热等症状,尤以活动量大或进食较多脂肪性

食物时明显。查体可见患侧呼吸运动减弱，叩诊浊音，呼吸音减弱或消失。胸腔内乳糜液积贮增多对肺组织产生压迫，纵隔向对侧移位，回心大静脉回流不畅，患者出现胸闷气急和呼吸困难等症状。胸腔引流液由清变混浊，由淡红色变为乳白色，且随着进食量增多（尤为高脂食物）而增多。

2. 营养物质丢失 因脂肪、蛋白质及电解质过多导致营养不良，或因T淋巴细胞丢失过多出现免疫功能缺陷。晚期有消瘦、乏力、口渴等症状。

（二）术后乳糜胸相关检查

胸腔引流管引流乳白色液体，胸腔引流液苏丹Ⅲ染色检测为阳性和甘油三酯定量检查>110g/dl的患者均考虑诊断为乳糜胸。可通过胸部X线（漏出积液较少时，表现为纵隔包裹性积液征象，上纵隔增宽，明显乳糜胸同一般胸腔积液）及淋巴结管造影（明确淋巴管和胸导管有无阻塞、压迫和损伤部位）明确病情。此外，还需警惕以下几点：

1. 胸腔积液者，手术后胸腔引流量较多或持续时间较长，尤其每天引流量>500ml，连续3天以上，应高度怀疑乳糜胸。

2. 胸腔引流液苏丹Ⅲ染色和甘油三酯定量检查两者均阴性，但高度怀疑乳糜胸的患者，可以考虑经口、胃肠减压管或空肠造瘘管给予奶制品10g后观察胸腔引流量有无显著增加，再次行苏丹Ⅲ染色和甘油三酯定量检查。

3. 胸腔引流液经静置后分三层，上层油样，中层透明，下层组织细胞残渣样改变。

三、肺癌胸导管损伤的康复管理及策略

（一）预防性康复处理

1. 术前预防

（1）术前通过病史了解胸导管损伤的高危人群，如纵隔淋巴结肿大明显、术前CT提示肺癌外侵胸导管、既往有肺结核或者胸腔感染病史提示全胸腔粘连及术前行新辅助放化疗等。

（2）对于高危人群，术前可以通过磁共振检查重建胸导管、放射性核素淋巴管造影或X线淋巴管造影术了解胸导管的起点、走行及变异。

（3）手术前8小时可进食200ml牛奶或者100ml橄榄油，有助于术中辨认胸导管。

2. 术中预防

（1）预防的关键是手术医师具备丰富的解剖基础和临床经验及三维立体概念，分辨清楚胸导管与周围组织关系，熟悉胸导管走行路线[4]。

（2）肺癌根治术中在分离胸腔粘连或者清扫淋巴结时，尽量按层次由浅入深进行，手术视野保持清晰，减少误伤胸导管的概率。

（3）清扫淋巴结时对于成束组织应尽量结扎。

（4）腔镜术中应合理规范地使用能量器械，尽量避免热损伤。

（5）术中可疑胸导管损伤或病变外侵严重时，可预防性低位结扎胸导管。

（6）手术结束前，详细认真依次检查胸导管结扎部位、胸导管走行部位及清扫淋巴结区域，检查有无清亮液体溢出，有怀疑的地方应予以结扎。

3. 术后预防 尽管肺癌术后乳糜胸的发生率不高，一旦发生可能会出现内环境紊乱、低蛋白血症、免疫功能下降及呼吸衰竭等情况。如果处理不当可能会危及生命，临床应高

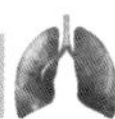

度重视，术后预防的关键是早发现、早诊断、及时治疗。对于术后乳糜胸发生的高危人群，需注意以下几点[5]：

（1）观察胸腔引流液的性质和量：肺癌术后患者早期进食，若患者进食蛋白或者脂肪较少，乳糜液中所含的脂肪很少，外观为淡红色或淡黄色液体，易误认为普通胸腔积液；若患者进食蛋白质和脂肪含量较多，则呈白色乳状胸液，可分为3层，上层为黄色奶油样液体，中层为乳白色，最下层为细胞沉积。

（2）观察体温：乳糜液中含有甘油三酯、大量淋巴细胞、抗体和电解质等，抗感染力强，乳糜胸合并感染者不多见。所以体温一般不升高。

（3）观察脱水及消瘦：乳糜液中包含大量脂肪、水及电解质，乳糜胸特别是进食或者给予肠内营养后，每日胸腔引流量大，当引流量每日在1 000~1 500ml以上时，可出现营养不良、电解质紊乱、消瘦、水肿及抵抗力低下。

（4）压迫症状：胸腔引流管拔出后或者引流管堵塞等引流不通畅时，乳糜液较多时会压迫肺，出现气促、呼吸困难、发绀等症状，如不及时处理可出现呼吸衰竭甚至休克。

（二）西医康复处理

研究表明，术后乳糜胸死亡率有显著差异，波动于0~82%[6-8]。治愈乳糜胸，需要胸导管瘘口闭合和乳糜液减少两个基本条件。目前认为胸导管损伤愈合机制是瘘口周围胸膜腔闭塞而非损伤胸导管本身的愈合。

1. 保守治疗

（1）生命体征和水电解质及酸碱平衡：完全禁食、全胃肠外营养支持。生长抑素在淋巴液和乳糜液产生的各个环节都有抑制作用，最终减少了流经胸导管的淋巴液和乳糜液。应用生长抑素和质子泵抑制剂，生长抑素（思他宁）6mg/d 24小时静脉维持微注泵入，奥美拉唑40mg/d静脉滴注。记录24小时出入量，监测电解质情况，根据抽血情况适当补充电解质，保持水、电解质及酸碱平衡，维持内环境稳态。

（2）护理[9]：

1）心理护理：患者术后出现乳糜胸本身合并胸痛及咳嗽等各种不适、术后长期禁食及治疗费用高等情况，常常伴有焦虑、悲观等消极情绪。护理人员应及时关心体贴患者，耐心听取其诉说，细致地解释禁食的意义和重要性，解除焦虑，以求达到最佳的状态接受治疗。

2）胸腔闭式引流管的护理：该护理最重要的是保持胸腔引流管通畅，避免导管扭曲、折叠、受压所致引流管堵塞；准确记录每日乳糜量和性质。勤换胸腔闭式引流瓶，并注意严格无菌操作，以防止胸腔内感染。

3）营养支持护理：乳糜胸一旦确诊后即禁食，应给予胃肠外营养支持。通过锁骨下静脉置管或者中心静脉导管（PICC）置管等留置中心静脉导管后输入氨基酸、葡萄糖、脂肪乳以及水、电解质、多种维生素，同时给予生长抑素或奥曲肽减少乳糜液产生，可使胸导管流量减少、降低压力、促进周围组织生长粘连等使瘘口逐渐缩小，同时补充随乳糜液丢失的营养物质，使患者保持良好的营养状态，保持内环境的相对稳定。每天热卡应>35kcal/（kg·d）。

4）呼吸道管理：肺癌术后本身易出现肺部感染、胸腔积液、肺不张甚至呼吸衰竭等并发症；术中胸膜腔负压消失，肺泡塌陷及手术过程中的刺激使呼吸道分泌物增多；术后消耗增加，加上手术伤口疼痛，留置各引流管道，禁食、禁饮使痰液黏稠不易咳出等致使咳痰困难。乳糜胸的出现使得胸腔积液、肺不张风险增加，大量淋巴液的丢失使得免疫力低下增加肺部感染风险。因此，临床上应加强呼吸道管理，指导、协助患者进行有效咳嗽咳痰是围手术期康复管理的重中之重。咳嗽时嘱患者先行深吸气，吸满后憋气 3~5 秒，然后再用力将痰咳出。痰稠、不易咳出时，先雾化吸入有助于痰排出，可适当增加雾化吸入的次数，使痰液稀释。鼓励患者咳嗽、深呼吸，必要时练习吹气球，预防肺不张，同时合理使用抗生素，预防和减少肺部感染。

（3）胸腔粘连剂治疗（常用粘连剂为高渗葡萄糖、滑石粉、红霉素、凝血酶等）：

1）高渗葡萄糖：将无菌注射用 50% 高渗葡萄糖 100ml，沿胸管内注入，注入后夹闭胸引管 2~3 小时，嘱患者转动体位，使高渗葡萄糖均匀散布在胸膜腔内，每天重复 1 次，对于患者一般状况好转者，保持胸引管通畅，直至胸腔引流量 <50ml/d，复查胸片提示肺完全复张后拔除胸引管。

2）滑石粉：将用高压消毒的无菌国产脱石棉滑石粉 2g 加 2% 利多卡因 5ml 用生理盐水溶液稀释至 20ml。

3）红霉素：先用 10% 葡萄糖注射液溶解无菌注射用红霉素冻干粉 0.75~1g，加入 2% 利多卡因 4ml 配成 50ml，再肌内注射吗啡 10mg 或者布桂嗪 100mg 15~30 分钟后，再由胸引管内注入配好的混合液至胸腔。

4）凝血酶：经引流管胸腔内注入凝血酶 500U（用生理盐水 20ml 溶解），注药后夹闭引流管让患者平卧或略头低位，约 12 小时后让患者坐起并放开引流管引流，观察 6 小时，乳糜液明显减少，然后再按上述方法应用凝血酶，乳糜液渐次减少，3 次后治愈。

（4）手术时机：然而，对于肺癌术后并发乳糜胸的保守治疗失败的定义及手术指征，目前仍缺乏共识[10]，因此手术适应证的把握，及时手术干预至关重要。Le Pimpeci Barthes 等学者认为，肺癌术后引流管引流量第 1 周每天 >1L 或者前 2 周每天 0.1~1L[11]。Kutlu 等建议，对于连续数天每天乳糜引流超过 1 000ml 或在术后 7 天每天超过 500ml 的患者，以及在保守治疗期间病情恶化的患者，应考虑手术治疗[12]。国内学者认为，保守治疗后成人胸管引流量 >1 500m/d 持续 2 天，或 1 000ml/d 持续 3 天，或 500ml/d 持续 7 天，儿童 >100ml/（kg·d），或超过 2 周仍引流出乳糜液者，建议及时开胸手术结扎胸导管[13]。

2. 手术治疗

（1）手术方式：术前 8 小时口服橄榄油 100ml 或口服牛奶 200~250ml 有助于术中在奇静脉和降主动脉之间、脊柱前方寻找胸导管及其瘘口。经原切口进胸，术中能找到瘘口则在其上下方缝扎，若找不到瘘口，则在膈肌上低位缝扎胸导管；此外，可加胸膜机械闭锁或胸膜切除术。用 10 号丝线在膈肌上至第 8 胸椎水平位（第 8 胸椎水平位以下胸导管多为单根）与膈裂孔之间用小弯分离钳紧贴胸椎体前缘，将胸主动脉与奇静脉间的胸导管及其周围所有组织分离集束结扎，松紧适度，切勿过度牵拉，以免撕裂胸导管。

（2）手术入路及胸导管结扎的争议：对于乳糜胸的手术入路尚有一定争议。乳糜胸若发生在患侧，应采取原切口进胸，从而避免双侧开胸对患者呼吸功能造成影响；保守治疗时间过长或双侧乳糜胸者，建议右侧开胸。不少学者报道，术中常规结扎胸导管可降低乳糜胸的发生率。我们不主张常规预防性结扎胸导管，建议关胸前仔细检查纵隔床，如发现有液体不断渗出，应考虑到可能损伤了胸导管，特别是对肺癌外侵及与周围组织粘连严重者，或术中高度怀疑胸导管损伤者，可考虑预防性结扎胸导管。

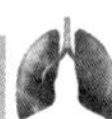

3. 淋巴管造影术及胸导管栓塞治疗 有学者认为淋巴管造影术适用于确诊乳糜胸患者的早期干预治疗，不用考虑胸腔引流量的多少[14]。淋巴管造影术可以明确乳糜胸破口所在位置及胸导管解剖走行情况，尤其适用于胸导管结扎失败的情况。

步骤：首先用1%异硫蓝混合1%利多卡因注射于脚趾之间显像小的淋巴管，随后在足背部做一小的水平切口游离淋巴管，穿刺针插入淋巴管，外接一个持续泵碘造影仪器，泵入造影剂显像并确认乳糜池、胸导管等结构，经皮穿刺乳糜胸或者较粗的淋巴管，穿刺成功后置入导丝，将套管沿着导丝进入胸导管，注入造影剂显示胸导管解剖结构及破口所在位置，并行介入栓塞治疗[14]。

Cope和Kaiser报道胸导管栓塞的成功率是73%[15]，在导管插入成功的前提下胸导管栓塞成功率能够达到90%[14]。导管介入手术的成功主要取决于三个因素：乳糜池及胸导管造影显像的质量、患者的体型、术者的经验。当然，除了经皮穿刺导管介入术之外，还有经锁骨下静脉导管介入术。胸导管结扎失败时，采用淋巴管造影术结合胸导管介入栓塞手术是个比较好的方式。

（三）中医康复处理

可根据中医“六位一体”全程康复管理模式[16]，改善患者生存时间及生活质量。

1. 单方验方治疗

（1）葶苈大枣泻肺汤[17]：葶苈子30g，大枣12枚。将以上药物以清水浸泡15分钟，300ml清水煎煮至100ml药汁，每日早、晚2次口服，2周为一个疗程。

（2）小陷胸汤合苇茎汤[18]：黄连6g，半夏（洗）12g，瓜蒌（实大者）20g，苇茎60g；薏苡仁30g；瓜瓣24g；桃仁9g。将以上药物以清水浸泡15分钟，300ml清水煎煮至150ml药汁，每日早、晚2次口服，2周为一个疗程。煎煮时先下瓜蒌。

（3）攻癌利水散[19]：葶苈子60g，大枣60g，椒目10g，泽兰30g，蜈蚣5条，瓜蒌15g，黄芪40g，太子参30g，白芥子10g，附子10g，干姜10g，桂枝15g。上药研细末，过200目筛备用，使用前清洁胸腔积液局部皮肤，然后将药末用开水调成糊状，平摊于石膏棉垫上，厚度约0.5cm，面积直径大于胸腔积液部位皮肤2cm，药膏上顺序敷盖一层纱布，一层塑料薄膜，并用脱敏胶布封闭固定。

2. 中成药治疗

（1）榄香烯注射液[20]：①胸腔注射：用套管针（闭式）引流尽量放尽胸腔积液后，先注入2%的普鲁卡因或利多卡因注射液10ml或适量以控制住疼痛，再按200~300mg/m^{2}体表面积的剂量注入胸腔。注药后，嘱患者多次改变体位，以增大药液接触面积，1~2次/周，2周为一个疗程。②腹腔注射：尽量抽尽腹水，先注入2%普鲁卡因或利多卡因注射液5~10ml或适量的5~10mg地塞米松以控制住疼痛，再按300~400mg/m^2，用250ml生理盐水稀释后，缓缓向腹腔内滴注，滴注速度视患者耐受能力而定，注药后应让患者变换体位，用药1~2次/周，2周为一个疗程。③静脉注射：每日1次，400~600mg/次，15天为一个疗程。

（2）艾迪注射液[20]：静脉滴注，一次50~100ml，加入0.9%氧化钠注射液或5%~10%葡萄糖注射液400~450ml中，一日1次。

3. 膳食指导[16]

（1）饮食建议：可摄取牛奶、动物肝脏、鸡蛋、瘦肉、豆制品、胡萝卜、菠菜、南瓜、百合、荸荠、莲藕、莲子、柿子、鸭梨、山药、百合、白木耳等。

（2）饮食禁忌：①忌油腻、油炸、高盐、高糖、霉变、腌制、生冷的食品，避免暴饮暴食；②少食螃蟹、绿豆等寒凉性食物和羊肉、狗肉、韭菜等温热性食物；③忌公鸡、魔芋、母猪肉等发物；④忌食葱、大蒜、姜、辣椒、花椒等辛辣刺激性调料；⑤少喝碳酸饮料、浓茶、咖啡等饮料；⑥忌烟、酒。

（3）推荐食谱：百合肚肺汤，包括百合 100g，猪肚 100~200g，猪肺 1 具，火腿 1 根。

做法：先将百合掰成瓣，洗净，晾干；猪肚、猪肺处理好，洗净，切条；火腿切片；将猪肚、猪肺、火腿片一同入锅，加适量水共煮至半烂；最后放入百合瓣，再煮至烂即可。

功效：润肺止咳，清心安神。

4. 经络调摄

（1）针灸治疗：针灸穴位取阴陵泉、水分、肺俞、太溪、太渊、气海、足三里、三阴交为主穴进行扎针，留针 30 分钟，每日针灸 1 次。

（2）穴位按摩治疗：咳嗽明显者，按摩肺俞、风府、合谷等穴位进行止咳；多痰的患者，按摩丰隆、足三里等穴位；咳喘剧烈的患者，按摩天突、膻中、肺俞、定喘等穴位。

（3）耳穴[21]：取肺、气管、神门、肾上腺、内分泌。

操作方法：患者取坐位，耳郭皮肤常规消毒后，使用 0.4cm × 0.4cm 粘有决明子的胶布贴，用镊子夹住，贴在所选的耳穴上。两耳同时贴压，留置 3~4 天；每日可按压 3 次，如有脱落或移位，及时更换。耳穴取肺、气管、神门、皮质下，肺、气管加强肺主治节功效，改善咳喘、咳痰症状；神门、肾上腺、内分泌可调节气机、提高免疫力。

5. 中医辨证施乐[16] 指导患者聆听《阳春白雪》《将军令》《黄河》《潇湘水云》《金蛇狂舞》《第三交响曲》《嘎达梅林》《悲怆》《春节序曲》等商调乐曲，早、晚各 1 次，每次 30 分钟。

6. 中医心理疏导 因胸腔积液咳喘症状明显，患者心理难免焦虑担忧，可进行"话疗"，鼓励患者说出心中的想法，在治疗方式上需充分与患者沟通，共同制订下一步治疗方案。需密切关注患者是否有轻生等不良情绪，及时予以心理干预。患者家庭支持较好，24 小时均有家属陪伴，需及时与其家属沟通，了解患者心理状态。经过观察与交流，患者虽有担忧病情的情绪，但平时乐观积极，无偏激的情绪。

7. 中医运动指导 可建议患者多做深呼吸，或由专业康复医师指导患者肺功能训练；定于每日下午 3—5 点，做八段锦养生操；若行动困难者，可采取坐式八段锦，注意有骨转移的患者禁做。

（康明强 唐巍峰 余绍斌）

参 考 文 献

[1] UCHIDA S,SUZUKI K,HATTORI A,et al.Surgical intervention strategy for postoperative chylothorax after lung resection[J].Surg Today,2016,46(2):197-202.

[2] JOHNSON O W,CHICK J F B,CHAUHAN N R,et al.The thoracic duct:clinical importance,anatomic variation,imaging,and embolization[J].Eur Radiol,2016,26(8):2482-2493.

[3] SHAH R D, LUKETICH J D, SCHUCHER M J,et al.Postesophagectomy chylothorax:Incidence,risk factors and Outcomes[J].Ann Thorac Surg,2012,93(3):897-904.

[4] REISENAUER J S, PUIG A A, REISENAUER C J,et al.Treatment of Postsurgical Chylothorax[J].Ann Thorac Surg,2018,105(1):254-262.

[5] 王福玲，王墨芝，牛亚非．食管癌术后乳糜胸的观察及护理[J]. 齐鲁护理杂志，2001,7(8):587-588.

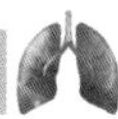

[6] MILSOM J W,KRON I L,RHEUBAN K S,et al.Chylothorax:an assessment of current surgical management[J].J Thorac Cardiovasc surg,1985,89(2):221-227.
[7] PILLAY T G,SINGH B.A review of traumatic chylothorax[J].Injury,2016,47(3):545-550.
[8] ROMERO S,MARTIN C,HERNANDEZ L,et al.Chylothorax in cirrhosis of the liver:analysis of its frequency and clinical characteristics[J].Chest,1998,114(1):154-159.
[9] 王建娥. 食管癌术后乳糜胸的观察与护理 [J]. 浙江医学 ,2013,35(20):1864-1865.
[10] LIU C Y, HSU P K.Chylothorax Complicating Video-Assisted Thoracoscopic Surgery for Non-small Cell Lung Cancer[J].World J Surg,2014,38(11):2875-2881.
[11] LE PIMPEC-BARTHES F,D' ATTELIS N,DUJON A,et al.Chylothorax complicating pulmonary resection[J]. Ann Thorac Surg,2002,73(6):1714-1719.
[12] KUTLU C A,SAYAR A,OLGAC G,et al.Chylothorax:a complication following lung resection in patients with NSCLC chylothorax following lung resection[J].Thorac Cardiovasc Surg,2003,51(6):342-345.
[13] 汪景锋. 食管癌术后乳糜胸的诊断与防治 [J]. 河南外科学杂志 ,2015,21(4):112-113.
[14] ITKIN M, KUCHARCZUK J C, KWAK A,et al.Nonoperative thoracic duct embolization for traumatic thoracic duct leak:Experience in 109 patients[J].J Thorac Cardiovasc Surg,2010,139(3):584-590.
[15] COPE C,KAISER L R.Management of unremitting chylothorax by percutaneous embolization and blockage of retroperitoneal lymphatic vessels in 42 patients[J].J Vasc Interv Radiol,2002,13(11):1139-1148.
[16] 王维. 肿瘤防治新模式：中医"六位一体"整合模式防治恶性肿瘤 [M]. 重庆：重庆大学出版社 ,2019:248-250.
[17] 李蒙，张培彤. 中医药治疗恶性胸腔积液研究进展 [J]. 中国肿瘤 ,2014,23(11):943-946.
[18] 周佳静，贾英杰. 贾英杰教授运用小陷胸汤合苇茎汤治疗肺癌并发恶性胸腔积液经验举隅 [J]. 西部中医药 ,2012,25(4):31-33.
[19] 陈红，王维，李枋霏，等. 攻癌利水散外敷联合重组 p53 基因腺病毒治疗肺癌胸水 30 例 [J]. 西部中医药 ,2017,30(8):106-108.
[20] 杨湘君，魏晓晨，蒋玲. 5 种中药注射液治疗恶性胸腔积液的网状 Meta 分析 [J]. 中国药房 ,2017,28(33):4686-4690.
[21] 刘胜荣，李翠芬. 耳穴疗法联合经络按摩仪应用于咳嗽患者 42 例临床疗效观察 [J]. 中外医学研究 ,2017,15(26):43-44.

第十节　术后肺叶扭转和坏疽

肺叶扭转（postoperative pulmonary torsion）即肺叶的支气管血管蒂扭转，是肺切除术后严重的并发症，临床上较少见，发生率为 0.09%~0.30%，但死亡率高达 12%~16%[1,2]。如果未及时处理，扭转超过 48 小时，肺组织就会发生梗死，甚至坏疽（postoperative pulmonary necrosis）。肺叶扭转最常见于右上肺叶切除术后，活动的右肺中叶未固定或膨胀复位时操作不当，极易发生中叶扭转，通常血管蒂扭转 180° 而发生梗死和坏疽。左上肺叶切除或者左下肺叶切除术后，若膨肺时未注意复位，均可引起另一肺叶扭转。

一、术后肺叶扭转和坏疽高危因素及机制

（一）术后肺叶扭转和坏疽的高危因素[3]

1. 胸外科手术中肺裂发育完整、无粘连，或者术中对肺裂过多游离，导致相邻肺叶间缺乏连接，肺叶活动度增加，易于扭转。

2. 术中广泛地游离肺门，肺叶根部过分游离，使得肺叶根部支气管、血管无组织包绕而过于纤细，特别是细长的右中叶肺门易于发生扭转和坏疽。

3. 下肺韧带是固定肺叶的重要结构，可防止肺叶在胸腔内过度活动，行肺上叶切除时适当游离下肺韧带有利于中下肺的复张和填充，但若术中过分游离下肺韧带则增加扭转风险，同时外伤导致的下肺韧带断裂亦容易引起肺叶扭转。

4. 胸部发生挤压伤等钝性外伤时，胸腔受压变小，相应胸腔内肺叶受压发生移位和肺不张，当外力压迫解除，移位的肺叶异位复张而导致肺叶扭转。

5. 当肺炎或其他原因发生肺实变或肺不张，肺局部重量增加，肺叶重量不平衡导致肺叶扭转。

6. 大量气胸、胸腔积液或横膈疝等非胸腔正常组织占据肺叶正常的生理空间，容易发生肺叶扭转。

（二）术后肺叶扭转和坏疽的发病机制

肺叶扭转是支气管血管蒂旋转所致，常见于肺切除术后，少见于胸外伤后或者其他胸部手术如肺移植。肺叶扭转造成肺动脉和静脉血流中断、支气管动脉不通畅、支气管狭窄甚至闭塞，可出现大量血性分泌物，肺叶肿胀、淤血而引起肺实质梗死和坏疽，进而出现全身中毒症状，严重者可导致缺氧窒息或呼吸衰竭而死亡。

二、肺叶扭转和坏疽的临床表现、体征、相关检查

1. 肺叶扭转患者缺乏典型的临床表现，早期可无明显临床不适症状，其主要临床表现包括咳嗽、咳痰、痰中带血、持续性发热、恶臭的血痰、恶臭的胸腔引流液、呼吸困难、急性胸痛等。

2. 临床体征常见扭转肺部患侧呼吸音降低或消失、胸腔引流管液有大量血性分泌物、心率增快、顽固性低氧血症等。

3. 胸部 X 线片或胸部 CT 可见大片实变征或肺不张，相应支气管移位、外压、狭窄甚至完全闭塞，肺叶位置改变，支气管、血管走行异常。CT 三维重建、核素灌注扫描或者血管造影可显示肺叶动静脉血流阻断，从而对肺叶扭转作出诊断[4]。

4. 对可疑肺叶扭转患者行纤维支气管镜检查，可发现支气管局部水肿，管腔狭窄、堵塞，成角畸形可呈鱼嘴状。综合以上临床表现、体征及辅助检查，可考虑诊断肺叶扭转和坏疽，但不典型的特征性表现常常仍有漏诊、误诊发生。

三、术后肺叶扭转和坏疽的康复管理及策略

（一）预防性康复处理

1. 术中预防

（1）在完成肺叶切除术后，麻醉师膨肺以判定残肺完全复张后肺门根部有无扭转、是否可完全填充胸腔、残余空腔的大小以及余肺复张后肺门的方向，借此来判断是否存在术后肺扭转的可能，手术当中及时解剖复位是预防肺叶扭转简单、有效的方法。对有肺扭转倾向患者，可将该肺叶固定于相邻肺叶或者壁胸膜皮瓣缝合于残肺，可能预防肺叶切除术后肺扭转的发生，但亦要注意肺膨胀后牵拉不张等情况的发生。常见的有右中肺内侧段缝吊于纵隔组织，右中肺外侧段缝合固定于右下肺背段。

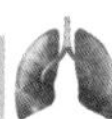

（2）在常规肺叶切除术的基本操作（包括止血、残肺的试漏、胸腔冲洗等）完成后，将生物蛋白胶等应用于相应的肺裂（多为右肺中叶与右肺下叶间的斜裂），使残余肺叶的位置相对固定，以减少肺扭转的发生。该方法操作简单、快捷，黏合牢固，并发症少，近年来在临床上应用较多[5,6]。

2. 术后预防

（1）早期严密病情观察，因肺扭转表现无特异性，主要有胸痛、术侧呼吸音减弱或消失，注意对疼痛的评估，加强肺部听诊，及时发现病情变化。

（2）患者术后出现气促、发热、咳嗽、咳痰、痰中带血、白细胞增高现象时，引起警惕。

（3）术后有效引流，减少胸腔积液、积气，促使残肺膨胀。

（4）对胸部 X 线片显示的疑似肺扭转的患者行胸部 CT，以进一步明确诊断，及早发现肺扭转的征象。

（5）扭转后肺血管床形成血栓，血栓脱落后随血流堵塞于脑血管、下肢动脉、肺动脉，注意观察有无意识障碍、下肢肿胀、疼痛、低氧血症和胸痛等相应的临床表现。同时肺扭转后因毒素吸收、电解质紊乱，易导致心律失常，严密观察心律变化。

（二）西医康复处理

1. 术后肺叶扭转和坏疽的治疗 早诊断和早手术是治疗肺叶扭转的关键。如果能早期发现确诊，在肺梗死、坏疽发生之前，可小心将扭转的肺复位，并缝合固定或者生物蛋白胶黏合固定于对应不易扭转的位置，可保留肺叶；同时，复位过程中需密切注意且及时清除呼吸道血性分泌物。如果扭转肺叶已经发生肿胀、充血、坏死，颜色灰暗，考虑肺梗死、坏疽可能性大，则需要切除残余病肺，甚至残余全肺切除。有文献报道[7]，手术切除组疗效优于单纯复位组，手术切除组术后并发症发病率和死亡率低于单纯复位组，但左肺扭转时需做左全肺切除时，对患者创伤大，死亡率较高，需较为慎重。

2. 术后的康复处理 顺利切除扭转肺叶或者及时解剖复位固定术后，应该加强抗感染、化痰、雾化等对症处理，严密监测生命体征，并适当给予心理辅导，一般患者预后都较好。

（三）中医康复处理

中医并无肺叶扭转和坏疽的病名描述，我们根据其临床表现，将其归属于“咳嗽”“发热”及“喘证”等范畴。中医辨治该病即在中医理论指导下，根据患者临床症状及舌脉象，确定相应的治疗方法。常用的经方有麻杏石甘汤、半夏厚朴汤、小青龙汤、大柴胡汤等。患者饮食上应忌油腻厚味，多食富含维生素 A、维生素 C 及钙质的食物，如青菜、番茄等。推荐食疗方有百合莲米粥、百合白果牛肉汤、乌鸡瓜蒌白及汤等。推荐患者可倾听商调式音乐以调节肺气的宣发和肃降，代表曲目有《阳春白雪》《黄河》《金蛇狂舞》《十五的月亮》，早、晚各听一次，每次 20 分钟，10 天为一个疗程。

（姜 杰 肖彩芝 熊 伟 林济红）

参考文献

[1] CABLE D G,DESCHAMPS C,ALLEN M S,et al.Lobar torsion after pulmonary resection:Presentation and outcome[J].J Thorac Cardiovasc Surg,2001,122(6):1091-1093.

[2] STICCO C C,ANDAZ S,FOX S.Middle lobe torsion after right upper lobectomy:A report of video-assisted

thoracoscopic management[J]. J Thorac Cardiovasc Surg,2007,134(4):1090-1091.
[3] 夏琰,姜格宁,丁嘉安.肺叶切除术后肺扭转的诊治及预防进展[J].中国胸心血管外科临床杂志,2013,20(1):91-94.
[4] CHUNG S H,NAM J E,CHOE K O,et al.Radiologic findings of lung lobe torsion in reconstructed multidetector computed tomography image lead to early detection[J].Clin Imaging,2010,34(5):400-403.
[5] URAMOTO H,TAKENOYAMA M,HANAGIRI T.Simple Prophylactic Fixation for Lung Torsion[J]. Ann Thorac Surg,2010,90(6):2028-2030.
[6] HIGASHIYAMA M,TOKUNAGA T,KUSU T,et al.Prophylactic middle lobe fixation for postoperative pulmonary torsion[J].Asian Cardiovasc Thorac Ann,2017,25(1):41-46.
[7] 谢冬,姜格宁,陈晓峰,等.肺扭转病因分析与诊疗进展[J].中华胸心血管外科杂志,2011,27(10):631-632.

第十一节 术后肺不张

肺不张是指部分或者全部肺组织呈无气或收缩的状态。肺癌术后的肺不张可以是肺部感染所致,或者是痰栓阻塞支气管所致,也可以是胸腔内或上腹部积液压迫所致等。肺不张是肺部手术后常见并发症之一,发病率为4%~20%[1,2]。如果没有及时诊断和治疗,会引起患者呼吸循环系统障碍,延长住院时间,严重时会危及患者生命。保持气道通畅和胸膜腔负压,是确保肺良好膨胀状态的基本条件。

一、术后肺不张的高危因素及机制

(一)术后肺不张的高危因素

1. 基础疾病 高龄、吸烟及合并基础疾病患者(如COPD、哮喘等),患者本身肺功能储备较差,有效气体交换面积减少,同时吸烟可引起呼吸道炎性反应,导致呼吸道分泌物增多,加之如果呼吸道准备不够充分,这类患者往往术后易并发肺不张。

2. 支气管阻塞 手术后呼吸运动受限,呼吸道分泌物清除能力下降,分泌物在肺段支气管或主支气管内积聚,导致支气管阻塞。相应肺段或肺叶的通气功能受到影响甚至完全消失。肺泡中残存的气体可以在数小时内被机体吸收,发生肺泡萎陷,临床上表现为肺不张。

3. 肺部感染 局部肺部炎症导致炎性细胞的大量渗出和肺泡内分泌物的积聚而出现肺实变。

4. 麻醉因素 气管插管气囊充气过多,使囊内压过大,压迫气管黏膜毛细血管,引起局部黏膜缺血。如果时间过长,容易导致局部黏膜充血水肿,丧失黏膜纤毛清除分泌物的功能[3]。同时术中关闭胸腔前未充分吸痰膨肺,呼吸道分泌物潴留堵塞支气管导致肺膨胀不全。

5. 手术因素 支气管成形术或者肺叶切除残端靠近邻近支气管,由于手术技巧不够熟练或者肺组织过度牵拉、扭转导致吻合口水肿、狭窄或成角畸形,均可导致支气管内分泌物潴留,通气不畅引起肺不张。

6. 其他因素 胸带包扎过紧限制呼吸和咳嗽、咳痰;伤口疼痛而不敢用力咳嗽;使用中枢性镇痛药,对呼吸有抑制作用;术后过分限制液体的入量,吸入氧流量过大,均可导致

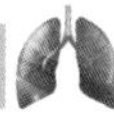

痰液黏稠，不易咳出；术后胸腔引流管不畅导致胸腔内积气、积液，术后胃排空延迟、胃扩张等压迫肺组织；术后留置气管插管，分泌物增多，排痰不畅，咳嗽无力等，都容易导致肺不张。

（二）术后肺不张的发病机制

膨胀的肺有自行萎陷的趋向，这种趋向是由肺的两个基本物理特性所决定的，易受不利因素影响而加重导致不张。

第一个特性是肺泡气液界面存在表面张力，而肺泡内的表面活性物质降低了肺泡萎陷的趋向。表面活性物质首先降低了肺泡的表面张力，因而减少使肺趋向萎陷的压力。当表面活性物质缺乏或产生受到损害时，比如气道闭塞、高浓度长时间氧疗、局部通气血流比例失调以及肺部疾病等，均可加重肺泡的不稳定性，容易发生肺不张。

影响肺不张发生的另一个因素是气压，任何加重通气不足的因素均可增加肺不张的倾向，其中以呼吸道疾病最为重要，尤其是慢性支气管炎和肺气肿。慢性呼吸道疾病的患者，吸入气体的分布在时间与空间上不均匀，呼吸道阻塞延长肺泡充盈的时间，进一步影响肺泡气的分布。快而浅的呼吸也是加重肺萎陷趋向的常见因素，肥胖与术后疼痛更易发生。

腹部或胸腔手术切口疼痛使吸气受到限制，若过量使用止痛药，因咳嗽反射受抑制，痰液不易排出，易发生肺不张。中枢性呼吸抑制和能引起吸气储备减低的各种疾病均可加重肺的通气不足而增加肺不张的趋向。

二、肺不张的临床表现、体征、相关检查

根据肺不张发生的范围不同可以出现心搏加快、胸闷、气促、呼吸困难，也可有不同程度的咳嗽、咯血、喘鸣、发热、发绀等临床表现，大块肺不张时呼吸道症状更重。体格检查可发现患者血压下降、心动过速，病变区叩诊浊音、呼吸音减弱，吸气时，如果有少量空气进入肺不张区，则可闻及干、湿啰音。上叶肺不张邻近气管，有时可闻及支气管呼吸音。一侧全肺不张可有患侧肋间隙变窄，气管及心脏向患侧移位。肺不张导致胸腔内负压加大，胸腔闭式引流管水柱波动明显，可升至 20cm 水平面。影像学表现有：①肺组织局部密度增高，呈均匀致密的毛玻璃状；②相应肺叶体积缩小；③叶、段肺不张一般呈钝三角形，宽而钝的面朝向胸膜面，尖端指向肺门，或呈扇形、三角形、带形、圆形等征象[3]。

三、术后肺不张的康复管理及策略

（一）预防性康复处理

1. 术前预防

（1）心理健康教育：术前患者都存在恐惧、焦虑情绪，应多与患者沟通告知疾病相关知识、手术治疗的必要性、麻醉手术的技术水平、手术效果，以缓解其恐惧心理，以最佳的身心状态接受手术。

（2）术前锻炼：术前 1 周训练患者深呼吸、锻炼腹式呼吸、有效咳嗽，吹气球以增加肺活量，进行上下楼梯训练以增加心肺功能和进行呼吸肌锻炼，适当降低体重以增加胸廓顺应性，术前适当的锻炼可以降低肺部相关并发症[4]。

1）深呼吸训练：尽力吸气，然后慢慢呼气，吸呼比为 1 : 2，每天 4 次，每次 10 分钟。

2）深呼吸训练时配合做咳嗽训练，深呼气末进行暴发式咳嗽，分三步进行，由轻度到

中度再到重度。

（3）术前合并症治疗：对术前合并慢性支气管炎、哮喘、高血压、心脏病和糖尿病的老年患者，术前均应采取有效措施以消炎、平喘、降压、改善心脏功能和控制血糖。

（4）呼吸道管理：有呼吸道感染者应用抗生素控制呼吸系统炎症，加强雾化吸入，运用叩击背部、体位引流等方法，尽量促使肺部、支气管分泌物排出，支气管哮喘患者应该使用支气管解痉剂缓解支气管痉挛。

（5）戒烟教育：长期大量吸烟者，常伴有慢性支气管炎和肺气肿等，均可影响通气功能，严重时可极大地阻碍气体交换，戒烟后呼吸道纤毛黏液转运系统功能会改善，患者的血氧运输能力将增强。同时吸烟增加支气管黏液分泌，降低支气管纤毛运动的能力，增加血中碳氧血红蛋白，从而增加术后肺炎、肺不张的发生率。推荐戒烟2周~1个月再进行手术，吸烟导致肺癌术后肺部相关并发症升高，包括肺炎、肺不张的发生[5,6]。

2. 术中预防

（1）选择合适的气管插管，套囊充气要适量，囊内压不要超过4.0kPa（30mmHg），定时作短时间放气，以恢复局部气管黏膜血液供应，如可能应选用大容量低压套囊。适当个体化选择呼气末正压（PEEP），可降低术后肺不张的发生率[7]。

（2）术后应在患者清醒、自主呼吸恢复良好后拔出气管插管，且拔管前要彻底吸净呼吸道内分泌物。

（3）尽可能缩短手术时间，术中定时行气管内吸痰，术毕充分膨肺后方可拔管。

（4）对于支气管成形术病例，术中要设计好吻合口，以防成角畸形，吻合时可以采用黏膜外缝合法，可减轻吻合口水肿，避免吻合口肉芽形成。

（5）术中避免对肺组织进行过度挤压，以免导致肺表面活性物质减少而使肺顺应性下降。

（6）目前胸腔镜微创手术广泛应用于肺癌根治术，选择胸腔镜手术相较开胸肺部手术能有效降低术后肺不张等肺部并发症的发生率[8]。

3. 术后预防

（1）有效咳嗽：患者采取坐位，上身向前向下，弯腰屈腿，一手按压胸部，一手按压腹部，根据患者情况也可以屈膝侧卧双手按压腹部，咳嗽方法是深呼吸数次后，张口深吸一口气，用力咳嗽3次。或者连续小声咳嗽数次，当感觉痰液已经接近咽部时，深吸一口气后屏气3秒，然后用力将痰咳出。如果患者咳痰力量不足，护士可以配合使用示指和中指按压胸骨上窝处气管，咳嗽瞬间松手，刺激气道将痰液排出。

（2）翻身叩背：翻身叩背的操作时间应选在餐前1~2小时或餐后2小时进行，患者取坐位，操作者五指并拢握空掌，指腹和大小鱼际肌作为着力点，避免使用手心和掌根叩击，利用前臂带动腕关节，从下往上、由外向内往肺门方向快速有节奏地叩击患者背部，注意避开手术切口和脊柱，每次叩击1~2分钟，叩击后患者需配合主动咳嗽，将痰液排出。

（3）机械排痰：机械振动排痰比人工叩背更舒适、节力且力量均匀持久、容易控制。

（4）雾化吸入：雾化吸入糖皮质激素可减轻气道炎症反应，雾化吸入糖皮质激素（如吸入用布地奈德混悬液2mg/次，每天2~3次）直接作用于气道黏膜。雾化吸入支气管舒张剂可有效降低迷走神经张力，缓解反应性高张高阻状态，预防支气管痉挛及其他围手术期气道并发症。推荐使用β_2受体激动剂和抗胆碱能药物维持吸入（比如特布他林0.5mg/次，异

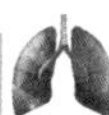

丙托溴铵 1mg/ 次，雾化吸入，每天 2~3 次）。

（5）吸痰：如果患者痰多却咳痰无力，出现呼吸窘迫、伴随血氧饱和度下降时则应立即给予鼻导管深部吸痰以防止窒息。经鼻咽部吸痰时，患者宜采用去枕仰卧位，开放气道，可以采取抬下颌或垫高肩背部使头后仰，便于吸痰管经鼻咽部顺利进入，吸痰时经鼻腔插入深度不宜超过 15cm，使导管前端达到咽部刺激诱发咳嗽反射即可，如果患者痰量过多，在其他辅助排痰措施效果不明显时，需尽早采用纤维支气管镜吸痰。

（6）化痰：黏液溶解类药物以氨溴索（比如沐舒坦 60~120mg/ 次，每天 2 次）为代表，可促进黏液的溶解，降低痰液与纤毛的黏着力，增加呼吸道分泌物的排出。

（7）深呼吸：深呼吸的目的是促进肺扩张，改善肺通气功能，提高肺的顺应性。在患者麻醉清醒后给予呼吸指导，每隔 2 小时行深呼吸 10~20 次（至 48~72 小时胸腔引流管拔除为止）。

（二）西医康复处理

1. 体位　术后麻醉未清醒前，去枕平卧 6 小时，头偏向一侧，及时吸出呼吸道内分泌物及呕吐物，以防呼吸道阻塞，保持呼吸道通畅。全麻清醒后可以采取半坐位以利于胸腔积液的引流和患者进行有效的深呼吸。同时应该避免胸带包裹过紧而限制了胸廓的运动。术后生命体征平稳患者，病情允许时尽早下床活动，活动受限患者应定时翻身或坐起。

2. 术后心理护理　术后清醒的患者往往切口疼痛，担心术后恢复不好，心理紧张而限制呼吸，不敢深呼吸、咳嗽、咳痰，增加肺不张和肺部感染的可能性。医务人员应稳定患者的情绪，给予更多的关怀和安慰，鼓励患者积极配合，做好解释，说明其重要性，增加患者战胜疾病信心，以利早日康复。

3. 有效止痛　采用椎旁阻滞、硬膜外置管、自控式镇痛泵或者非甾体抗炎药、吗啡等止痛药物以提高患者咳嗽时对胸部切口疼痛的耐受力，消除其对咳嗽时切口疼痛的恐惧感。有效的镇痛可以降低术后肺部并发症的发生[9]。

4. 主动排痰　①患者清醒后鼓励进行有效咳嗽及深呼吸，利于排痰及肺部膨胀。医务人员在患者咳嗽时可以用双手按压患者胸廓，吸气时双手放松，咳痰时双手加压保护胸部切口在咳嗽时不会因为震荡而引起疼痛，并按压胸骨柄切迹处气管，促发患者有效咳嗽。②术后行雾化吸入以润滑气道，稀释分泌物，再配合有效地拍背，以利痰液的排出。甚至可以进行环甲膜穿刺气管内滴药，诱发强烈有效咳嗽，促进排痰。

5. 被动排痰　①当患者痰液比较黏稠，位于下呼吸道，可辅以经鼻或口腔的鼻导管吸痰，既可刺激气管黏膜引起反射性咳嗽，也可直接吸出痰液，排出堵塞支气管的痰液，解除气道堵塞；②当痰量较多，患者咳嗽无力、排痰无效或者支气管内有凝血块、痰栓堵塞管腔患者无法自行咳出时，可以应用纤维支气管镜吸痰，以吸除气道内的分泌物及痰块；③当血痂干结、痰液黏稠，可以向支气管内注入适量灌洗液进行灌洗，以稀释分泌物及冲洗气道。对于充血水肿的气道黏膜可局部滴入地塞米松，高浓度激素对局部有消炎、抗过敏、解除支气管痉挛等作用，利于减轻气道狭窄。纤维支气管镜可以直视支气管内的情况，证实胸部 X 线片所提示的肺不张部位，吸尽痰液及其他阻塞物，并可进行支气管肺泡灌洗、支气管内局部给药和收集下呼吸道分泌物进行细菌培养及药敏试验，从而迅速改善支气管的引流和通气，有助于肺复张和提高对肺部感染的控制率，是治疗术后肺不张较为安全有效的方法。操作过程中应充分吸氧，操作轻柔，间歇性吸引，控制吸力，注意血氧饱和度情况，应避免支气管痉挛加重缺氧，避免黏膜损伤、水肿，同时避免大出血、窒息、喉头水肿、心律失常、心搏骤停等严重并发症。

6. 胸腔闭式引流管护理 术后早期患者胸腔往往有较多的积血或积气需要排出，若胸腔引流不通畅，势必造成肺被压缩，引起肺不张。患者保持半卧位，既有利于胸腔内的积液、积气引流，又可使膈肌下降增大胸膜腔负压而促使不张肺复张。引流液较多时经常向引流瓶方向挤压引流管促进引流液排出，避免凝血块、纤维素堵塞，注意引流管的通畅和负压情况，必要时可采取低负压进行吸引。避免引流管受压、扭曲、滑脱，同时严密观察引流液的性质、颜色、引流量，及时更换引流瓶。

7. 健康教育 为患者制订有针对性的康复计划，纠正错误饮食规律，必须禁烟禁酒，饮食清淡，不可食用刺激性食物，保持正确的作息时间，合理的加强运动，加强口腔护理，保持口腔清洁，预防术后呼吸道感染，从而提高机体康复速度，避免肺不张的发生。

8. 增加营养和机体抵抗力 营养不良可引起机体疲劳，咳痰无力，进而出现肺不张，影响术后恢复。指导患者合理饮食，术后第1天可进食清淡易消化半流质食物，逐渐增加营养物质摄入，如高蛋白、高热量、富含多种维生素、低糖的营养饮食。同时注意摄入粗纤维饮食，保持大便通畅。

总之，发生术后肺不张时应当及时引出支气管内潴留分泌物，尽早促进不张肺扩张，及时选用有效抗生素，严密观察患者病情变化，经积极处理后多数患者预后良好。

（三）中医康复处理

1. 单方验方治疗

（1）桑芩麻杏汤：桑白皮10g，蜜炙麻黄10g，苦杏仁10g，黄芩5g，牛蒡子10g，桔梗5g，炙甘草10g，水煎服。将所有药物以清水浸泡10~15分钟，武火熬开后，文火熬20分钟，煎药3次后将药汁混合均匀后，每日早、中、晚3次口服，2周为一个疗程。

（2）活血通肺汤：当归10g，桃仁12g，红花15g，柴胡10g，土鳖虫10g，川芎10g，炮山甲10g，川贝母6g，赤芍10g，佛手15g，八月札10g，郁金15g，花粉10g，桔梗15g，苦杏仁10g，黄芪40g，党参30g，川牛膝10g，生牡蛎20g（先煎）。水煎服，每日1剂，分2次口服。

（3）顺气化痰汤：紫苏子12g，白芥子10g，莱菔子10g，葶苈子15g，半夏15g，茯苓15g，化橘红15g，浙贝母10g，甘草6g。水煎服，每日1剂，分2次口服。

2. 中成药治疗

（1）莲必治：成人一般一次0.4~0.75g，加入5%葡萄糖注射液或0.9%氯化钠注射液250~500ml，静脉滴注，1次/d。

（2）血必净：成人一般50ml，全身炎症严重者可加至100ml，加至0.9%氯化钠注射液100ml稀释后滴注，一日1~2次。

（3）百合固金丸：口服，一次8丸，一日3次。

（4）益肺健脾颗粒：口服，一次8g，一日3次。

（5）虫草清肺胶囊：口服，一次2~3粒，一日3次。

3. 药膳调理

（1）胡桃人参蛤蚧汤：

1）原料：胡桃20g，人参20g，蛤蚧6g。

2）功效：补益肺肾，纳气平喘。

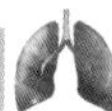

3）做法：胡桃肉、人参、蛤蚧加入清水适量、生姜片3片、大枣5枚同煎，武火煮开，文火熬1~2小时，加入冰糖少许即可服用。

（2）百合红枣糯米粥：

1）主料为糯米50g。敷料为百合15g、红枣10枚。

2）功效：滋阴润肺。

3）做法：先将百合用温开水浸泡30分钟，去除杂质待用。糯米洗净，加入清水煮沸后，加入百合、红枣后，继续用文火熬1小时左右，加入适量白糖即可。

（3）雪梨银贝羹：

1）主料：雪梨2只，银耳15g，川贝母5g。

2）功效：止咳化痰，清热补肺。

3）做法：将银耳用温水洗净备用，雪梨切小块，川贝母用清水洗净。然后将食材放入砂锅中加入适量清水，冰糖适量加入熬制1~2小时即可服用。

（4）芦根双仁粥：

1）主料：芦根100g，杏仁10g，薏苡仁30g，竹茹15g，生姜片3片，小米150g。

2）功效：清热除湿，化痰止咳。

3）做法：将芦根、杏仁、竹茹、生姜用清水煎汁备用；然后将小米煮粥，待七分熟后调入熬好药汁，再小火熬30分钟左右即可。

（5）黄芪党参乌鸡汤：

1）主料：乌鸡500g，黄芪20g，党参30g，大枣5枚。

2）功效：益气养肺、健脾补虚。

3）做法：乌鸡洗净，置入砂煲中，加清水适量，再加入黄芪、党参、大枣，加入适量生姜、胡椒粉，大火烧开后，改至小火慢炖约2小时即可。

（6）海蜇川贝瘦肉汤：

1）主料：海蜇皮30g，川贝母10g，猪瘦肉250g。

2）功效：止咳化痰，补益肺脾。

3）做法：分别将川贝、海蜇皮洗净备用，将猪肉切片加入适量食盐，鸡精、香油及水淀粉腌制30分钟后，用清水煮沸后，加入川贝、海蜇皮，再加少许姜、葱、食盐，再煮约15分钟左右即可。

（7）萝卜牛肺二冬汤：

1）主料：白萝卜250g，牛肺500g，天冬30g，麦冬30g，杏仁10g。

2）功效：滋阴润肺。

3）做法：将白萝卜切块洗净待用，牛肺氽水去除血水后放砂锅中，武火煮沸，然后加入白萝卜，二冬及杏仁文火炖2小时后，加入适量葱、姜、椒、盐、味精等调味即可出锅食用。

4. 针灸治疗　穴位选取列缺、膻中、合谷、气海主穴进行针灸治疗，如伴发热可加选鱼际；伴咳嗽咳痰可加选丰隆；伴心累气喘加选内关、定喘；缓解期伴有肺气虚症状可选肺俞、太渊、足三里；伴肾气虚症状可选用肾俞、太溪、足三里。留针20~30分钟，每日针灸1次，10天为一个疗程。

（许荣誉　何荣琦　陈劭赓）

参考文献

[1] DZIEDZIC R,MARJANSKI T,BINCZYK F,et al.Favourable outcomes in patients with early-stage non-small-cell lung cancer operated on by video-assisted thoracoscopic surgery: a propensity score-matched analysis[J].Eur J Cardiothorac Surg,2018,54(3):547-553.

[2] QUERO-VALENZUELA F,PIEDRA-FERNÁNDEZ I,MARTÍNEZ-CERES M,et al.Predictors for 30-day readmission after pulmonary resection for lung cancer[J].J Surg Oncol,2018,117(6):1239-1245.

[3] 杨永波，陈军，朱大兴，等．肺癌患者开胸术后发生肺不张的预防及治疗[J]．中国肺癌杂志,2010,13(3):234-237.

[4] CAVALHERI V,GRANGER C.Preoperative exercise training for patients with non-small cell lung cancer[J]. Cochrane Database Syst Rev,2017,6:CD012020.

[5] LUGG S T,TIKKA T,AGOSTINI P J,et al.Smoking and timing of cessation on postoperative pulmonary complications after curative-intent lung cancer surgery[J].J Cardiothorac Surg,2017,12(1):52.

[6] VAPORCIYAN A A,MERRIMAN K W,ECE F,et al.Incidence of major pulmonary morbidity after pneumonectomy:association with timing of smoking cessation[J].Ann Thorac Surg,2002,73(2):420-425.

[7] PEREIRA S M,TUCCI M R,MORAIS C C A,et al.Individual Positive End-expiratory Pressure Settings Optimize Intraoperative Mechanical Ventilation and Reduce Postoperative Atelectasis[J].Anesthesiology,2018,129(6):1070-1081.

[8] PAGÈS P B,DELPY J P,ORSINI B,et al.Propensity Score Analysis Comparing Videothoracoscopic Lobectomy With Thoracotomy:A French Nationwide Study[J].Ann Thorac Surg,2016,101(4):1370-1378.

[9] SCARCI M,JOSHI A,ATTIA R.In patients undergoing thoracic surgery is paravertebral block as effective as epidural analgesia for pain management[J].Interact Cardiovasc Thorac Surg,2010,10(1):92-96.

第十二节 术后胸痛

肺切除术后疼痛大多表现为术后胸痛，传统开胸肺手术术后的剧烈胸痛影响患者有效咳嗽和术后活动，不利于肺功能恢复，容易诱发肺部感染。即使如今胸外科已进入微创时代，术后胸痛仍是术后最常见的患者主诉，也影响着术后恢复情况，甚至明显降低术后长期的生活质量。因此，围手术期积极有效的镇痛措施，能有效预防和治疗术后肺部并发症的发生，是外科手术患者快速康复的有力保证。

一、术后胸痛的分类与对机体的影响

疼痛是组织损伤或潜在组织损伤所引起的不愉快感觉和情感体验，或是具有感觉、情绪、认知和社会层面的痛苦体验。肺手术是常见的胸外科大手术，其引起术后胸痛的概率和程度均较高，有时需持续镇痛治疗达数周。

（一）术后胸痛的分类

根据损伤组织的愈合时间以及疼痛的持续时间，术后胸痛可划分为急性疼痛和慢性疼痛。急性疼痛持续时间通常短于 1 个月，常与手术创伤、组织损伤或某些疾病状态有关；慢性疼痛为持续 3 个月以上的疼痛，可在原发疾病或组织损伤愈合后持续存在。术后疼痛如果不能在初始状态下被充分控制，则可能发展为慢性术后疼痛（chronic post-surgical pain,

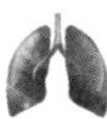

CPSP)[1]，其性质也可能转变为神经病理性疼痛或混合性疼痛，常以疼痛高敏或感觉异常为突出表现并多伴有焦虑、抑郁等心理和情绪改变。CPSP多为中度疼痛，亦可为轻或重度疼痛，持续达6个月甚至数十年。CPSP形成的易发因素包括术前有中-重度疼痛、精神易激、抑郁、多次手术史；术中或术后损伤神经[2]；采用放疗、化疗。其中最突出的因素是术后疼痛控制不佳和精神抑郁。术后慢性胸痛首先要排除肿瘤复发、转移的可能性。

（二）术后胸痛对机体的影响

术后胸痛是机体受到手术（组织损伤）后的一种反应，包括生理、心理和行为上的一系列反应。术后疼痛虽有警示、制动、有利于创伤愈合的"好"作用，但不利影响更值得关注。有效的手术后镇痛，不但减轻患者的痛苦，有利于疾病的康复，还有巨大的社会和经济效益[3]。

1. 短期不利影响

（1）增加氧耗量：交感神经系统的兴奋增加全身氧耗。

（2）对心血管功能的影响：心率增快，血管收缩，心脏负荷增加，心肌耗氧量增加，冠心病患者心肌缺血及心肌梗死的危险性增加。

（3）对呼吸功能的影响：手术损伤引起伤害性感受器的激活，能触发多条有害脊髓反射弧，使膈神经的兴奋脊髓反射性抑制，引起术后肺功能降低，特别是胸部手术后；疼痛引起呼吸浅快、呼吸辅助肌肉僵硬，通气量减少，无法有力咳嗽，最终导致肺不张和其他肺部并发症。

（4）对胃肠运动功能的影响：导致胃肠蠕动减少和胃肠功能恢复延迟。

（5）对泌尿系统功能的影响：尿道及膀胱肌运动力减弱，引起尿潴留。

（6）对骨骼、肌肉和周围血管的影响：肌张力增加，肌肉痉挛，限制机体活动，进而促发深静脉血栓甚至肺栓塞。

（7）对神经内分泌及免疫的影响：神经内分泌应激反应增强，引发术后高凝状态及免疫炎性反应；交感神经兴奋导致儿茶酚胺和分解代谢性激素的分泌增加，合成代谢性激素分泌降低；抑制体液和细胞免疫。

（8）对心理情绪方面的影响：可导致焦虑、恐惧、无助、忧郁、不满、过度敏感、挫折、沮丧；也可造成家属的恐慌情绪。

（9）睡眠障碍会产生心理和行为上的不良影响。

2. 长期不利影响

（1）术后胸痛控制不佳是发展为慢性胸痛的危险因素。女性患者行胸腔镜辅助开胸手术术后发生慢性疼痛概率显著高于男性患者[4]。

（2）术后长期疼痛（持续1年以上）是心理、精神改变的风险因素。

二、疼痛评估和临床检验/检查

疼痛评估包括对疼痛强度的评估，对疼痛原因及可能并发的生命体征改变的评估，对治疗效果和不良反应的评估，患者满意度的评估等。临床检验/检查主要用于其他术后相关疾病的排除，包括冠心病、肺栓塞、带状疱疹等。包括心肌酶学、肌钙蛋白、D-二聚体、血气分析、心电图、冠脉CTA、肺动脉CTA等。疼痛强度是急性疼痛最重要的评估之一。

（一）疼痛强度评分法

1. 数字等级评定量表（numerical rating scale，NRS） 用0~10数字的刻度标示

出不同程度的疼痛强度等级，由患者指认，“0”为无痛，“10”为最剧烈疼痛，4 以下为轻度痛（疼痛不影响睡眠），4~7 为中度痛，7 以上为重度痛（疼痛导致不能睡眠或从睡眠中痛醒）。

2. 语言等级评定量表（verbal rating scale，VRS） 将描绘疼痛强度的词汇通过口述表达为无痛、轻度痛、中度痛、重度痛。

3. Wong-Baker 面部表情量表（Wong-Baker face pain rating scale） 由六张从微笑或幸福直至流泪的不同表情的面部象形图组成。这种方法适用于儿童、老年人等交流困难、意识不清或不能用言语准确表达的患者，但易受情绪、文化、教育程度、环境等因素的影响，应结合具体情况使用。

（二）治疗效果的评估

应定期评价药物或治疗方法的疗效和不良反应，尤其应关注生命体征的改变和是否出现患者难以忍受的不良反应，并据此作相应调整，对突发的剧烈疼痛，尤其是生命体征改变（如低血压、心动过速或发热）应立即评估，并对可能的切口裂开、感染、深静脉血栓和肺栓塞等情况作出及时诊断和治疗。在疼痛治疗结束后应由患者评估满意度。

三、术后胸痛的康复管理

（一）目标

术后胸痛处理的目标：①在安全的前提下，持续、有效镇痛；②无或仅有易于忍受的轻度不良反应；③最佳的躯体和心理、生理功能，最佳的患者满意度；④利于患者术后康复。

（二）管理模式和运作

有效的术后镇痛需由团队完成，成立全院性或以麻醉科为主，包括外科主治医师和护士参加的急性疼痛管理组（acute pain service，APS）或各种多学科联合术后疼痛管理团队，能有效提高术后镇痛质量。疼痛治疗团队不但要制订镇痛策略和方法，还要落实其执行，检查所有设备功能，评估治疗效果和不良反应，按需作适当调整，制作表格记录术后镇痛方法、药物配方、给药情况、安静和运动（如咳嗽、翻身、肢体功能锻炼）时的疼痛评分（VAS 或 NRS 法）、镇静评分及相关不良反应，最终实现良好的术后疼痛管理。

四、肺术后急性胸痛处理的原则和策略

肺部手术后有多个感觉传入神经传递伤害性刺激，包括切口（肋间神经 T_4~T_6）、胸腔引流（肋间神经 T_7~T_8）、纵隔胸膜（迷走神经）、中央膈胸膜（膈神经）和同侧肩部（臂丛）。目前为止，没有一种镇痛技术可以阻断所有的疼痛传入，因此镇痛应该是多模式的。每位患者都应该以在安全和最低不良反应的前提下达到良好的止痛为原则来选择镇痛方案，提高患者的满意度。

（一）多模式镇痛

联合应用不同镇痛技术或作用机制不同的镇痛药，作用于疼痛传导通路的不同靶点，发挥镇痛的相加或协同作用，可使每种药物的剂量减少，不良反应相应减轻，此种方法称为多模式镇痛[5]。

胸科术后理想的镇痛技术包括使用三类经典药物：局部麻醉药物、阿片类药物和抗炎药物。常见的给药方法分为局部给药以及全身给药两种方法。

1. 局部给药 局麻给药共有三种方法：切口局部浸润、外周神经阻滞和椎管内给药。

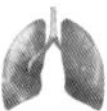

在术后早期，未使用抗凝药和抗血栓药以及无出血倾向的患者，若术中采用硬膜外麻醉，术后可沿用硬膜外镇痛。椎管内镇痛不用于术后早期使用抗栓药物的患者。术后切口局部浸润可明显减少术后镇痛药物的使用，主要由胸外科医师操作。椎旁神经阻滞是近年来广泛开展的一项技术。椎旁局部麻醉药物可产生可靠的、单侧的多节肋间阻滞而很少扩散至硬膜外腔。临床上，这种方法的镇痛作用与硬膜外给予局部麻醉药具有可比性。关于开胸术后行椎旁阻滞和胸段硬膜外镇痛比较的研究表明，椎旁阻滞的优势在于镇痛效果相似，阻滞失败率少，引起椎管内血肿、低血压、恶心或尿潴留的概率更小。

2. 全身给药

（1）阿片类药物：即麻醉性镇痛药，是治疗中重度急、慢性疼痛的最常用药物。通过激动外周和中枢神经系统（脊髓及脑）阿片受体发挥镇痛作用。目前已证实的阿片类受体包括μ、κ、δ和孤啡肽四型，其中μ、κ和δ受体与术后镇痛关系密切。

阿片药物种类多样，根据镇痛强度的不同可分为强阿片药和弱阿片药。世界卫生组织（WHO）治疗癌痛的三阶梯原则将阿片类药物分为二阶梯（弱阿片药）或三阶梯药（强阿片药）。二阶梯药有可待因、双氢可待因等，主要用于轻、中度急性疼痛镇痛。强阿片药物包括吗啡、芬太尼、哌替啶、舒芬太尼、羟考酮和氢吗啡酮等，主要用于术后中、重度疼痛治疗。激动 - 拮抗药和部分激动药，如布托啡诺、地佐辛、喷他佐辛、纳布啡、丁丙诺啡，主要用于术后中度疼痛的治疗，也可作为多模式镇痛的组成部分用于重度疼痛治疗。

1）阿片类药物的应用：强效纯阿片类受体激动药物镇痛作用强，无器官毒性，无封顶效应，使用时应遵循能达到最大镇痛和不产生难以忍受不良反应的原则。由于阿片类药物的镇痛作用和不良反应为剂量依赖和受体依赖，故提倡多模式镇痛，以达到节俭阿片类药物和减少不良反应的效应。

2）阿片类药物常见不良反应及处理：阿片类药的大多数不良反应为剂量依赖性，除便秘外，多数不良反应在短期（1~2 周）可耐受，但就术后短期痛而言，必须防治其不良反应。不良反应处理原则是：①停药或减少阿片类药物用量；②治疗不良反应；③改用其他阿片类药物；④改变给药途径。

（2）抗炎药：

1）对乙酰氨基酚：单独应用对轻 - 中度疼痛有效，与阿片类或曲马多或 NSAIDs 药物联合应用。

2）非选择性 NSAIDs 和选择性 COX-2 抑制剂：此类药物具有解热、镇痛、抗炎、抗风湿作用，主要作用机制是抑制环氧合酶（COX）和前列腺素（PGs）的合成。对 COX-1 和 COX-2 作用的选择性是其发挥不同药理作用和引起不良反应的主要原因之一。该类药物的口服剂型一般均可用于可口服患者的术后轻、中度疼痛的镇痛，或在术前、手术结束后作为多模式镇痛的组成部分。在我国临床上用于术后镇痛的口服药物主要有布洛芬、双氯芬酸和塞来昔布；注射药物有氟比洛芬酯等。

3. 患者自控镇痛技术（patient controlled analgesia，PCA） 由于术后疼痛阈值会发生改变，药物恒量输注的效应不易预测，更主张使用患者自控的方法。PCA 具有起效较快、无镇痛盲区、血药浓度相对稳定、可通过冲击剂量及时控制暴发痛，具有用药个体化、患者满意度高等优点，是目前术后镇痛最常用和最理想的方法，适用于手术后中 - 重度疼痛。根据不同给药途径[6]，分为静脉 PCA（PCIA）、硬膜外 PCA（PCEA）、皮下 PCA（PCSA）和外周神经阻滞PCA(PCNA)。

(1) PCIA:采用的主要镇痛药有阿片类药(吗啡、羟考酮、舒芬太尼、氢可酮、芬太尼、布托啡诺、地佐辛等)、曲马多或氟比洛芬酯、酮咯酸等。阿片类药物应个体化给药,分次给予负荷剂量(如非阿片成瘾者,吗啡负荷量为1~4mg/次),给药后应观察5~20分钟至最大作用出现,并酌情重复此量至NRS评分<4分。

(2) PCEA:适用于术后中、重度疼痛。常采用低浓度罗哌卡因或布比卡因等局麻药复合芬太尼、吗啡、布托啡诺等药物。

(3) PCSA:适用于静脉穿刺困难的患者。常用药物为吗啡、曲马多、羟考酮、氯胺酮和丁丙诺啡。

(4) PCNA:神经丛或神经干留置导管采用PCA持续给药。

4. 常用药物组合 常见的镇痛药物组合方案包括:①阿片类药物或曲马多与对乙酰氨基酚联合。对乙酰氨基酚的每日量1.5~2.0g,在大手术可节俭阿片类药物20%~40%。②对乙酰氨基酚和NSAIDs联合,两者各使用常规剂量的1/2,可发挥镇痛相加或协同作用。③阿片类或曲马多与NSAIDs联合。④阿片类药物,尤其是高脂溶性的芬太尼或舒芬太尼与局麻药联合用于PCEA。⑤氯胺酮(尤其右旋氯胺酮)、曲马多、加巴喷丁、普瑞巴林以及α_2肾上腺素能受体激动药可乐定硬膜外给药或小剂量右美托咪定等术前应用。

(二)其他措施

肺手术过程中细致操作,切除到位,手术过程充分止血,肺组织漏气明显处予以针线缝扎,避免过长的因术后肺漏气、胸腔积液多而导致的胸腔引流管留置。病情允许时及早拔除胸腔引流管。同时在保证通畅引流的前提下,留置胸管可由传统的两根28[#]胸管改为单根22[#]胸管加8[#]穿刺引流管[7]。部分病情相对稳定患者术后摆平手术体位后行鼓肺操作,如无漏气可直接拔除22[#]胸管,仅留置8[#]胸管。在肺楔形手术甚至可以不留置胸管,并不增加患者的术后风险,同时可有效减少术后疼痛,加快术后康复过程[8]。此外,医护人员在术前、术后对患者进行术后胸痛方面的心理安抚。

五、肺术后慢性疼痛的康复和策略

1. 药物治疗 可联合应用本章前面叙述的止痛药物;围手术期口服加巴喷丁可降低慢性胸痛发生率[9];如患者合并焦虑、抑郁症状,可选用度洛西汀等药物进行治疗,协助提高止痛药物疗效。

2. 脉冲肋间神经[10] 对比于标准射频损毁模式,尤其适用于外周混合型神经疼痛。标准射频损毁的热损毁会彻底损伤外周神经。脉冲射频由于其独特的间断热损毁方式,可以只对感觉神经的传导功能进行调整,即打断疼痛信号的传递但保留了神经的运动功能。

3. 脉冲射频背根神经节

4. 非药物治疗 如理疗、音乐、分散注意力。

六、中医康复治疗

西医术后的疼痛归属于中医"胸痛""肺积""肺痈""肺痿"等范畴。术后疼痛的仍呈现全身为虚,胸部属实的虚实夹杂证候。在临床治疗上根据辨证分型不同,分别予以行气、化痰、活血及扶正固本的原则,立法处方,灵活运用。

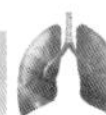

（一）辨证分型治疗

1. 肺络受损，肝郁气滞证　主证以心胸闷胀不适，阵发性隐痛，痛或有定点，痛势不剧。善叹息，每有情绪波动容易发作或加重。伴有纳食欠佳，进食后上腹部胀满不适，反酸嗳气，呃逆，矢气后症状减轻。舌质淡暗，舌苔薄白或腻，脉弦细。治以疏肝行气，通络止痛。方选柴胡舒肝散加减。

2. 肺脾内损，痰湿内蕴证　主证以胸中满闷胀痛，持续时间较长，痛势绵绵不绝，伴有咳嗽频发，咳声重浊，喉间痰鸣，痰液黏腻不易咳出，色白或黄稠，甚至可带血丝，进食肥甘厚味滋腻之品加重，胸中脘痞，纳呆，口淡无味，乏力体倦，头身沉重，夜卧不安，大便不成形，小便黄或有灼热，舌质红，苔白黄腻，脉滑数。治以益肺健脾，化痰祛湿。方选二陈汤合清金化痰汤加减。

3. 肺气不畅，脉络瘀阻证　主证以胸部疼痛，刺痛为主，伴胸闷，气紧，咳嗽，咳痰，或伴血丝，纳食欠佳，口苦，多梦少寐。大便或结燥，小便黄。舌质暗红，伴见瘀点瘀斑，苔黄白微厚，脉细涩为主症。治以降逆顺气，活血通络。方选血府逐瘀汤加减。

4. 肺气不足，气血双虚证　主证以胸部钝痛为主，疼痛喜按，得热痛势则减，伴面色㿠白，少气懒言，食欲缺乏，口淡无味，夜间休息差，梦多易惊醒。大便不成形，舌淡有齿痕，舌苔薄白，脉濡细为主症。治以补益肺脾，扶正驱邪。方选八珍汤合当归四逆汤加减。

5. 肺阴不足，阴津内耗证　以胸部隐痛阵阵，或伴咳嗽，干咳为主，咳声短促，痰少、黏稠、不易咳出，或痰中带血丝。咽燥舌干，盗汗潮热，颧红，消瘦乏力，神倦，舌质红，苔少津，脉细数为主症。治以滋阴润肺，益气养阴。方选沙参麦冬汤合百合固金汤加减。

在辨证给药的同时，应适当注意以下三方面调理加减：①调理脾胃：加以炒白术、山药、芡实、焦三仙、沙棘等；②补气养血：加以黄芪、阿胶、大枣、鸡血藤、紫河车、补骨脂、黄精等；③行气化瘀：加以延胡索、枳壳、川楝子、莪术、丹参等。另外，随时根据患者四诊合参变化调整用药[11]。口服中药期间必须注重膳食搭配，注意避免辛辣刺激、肥甘厚味之品的摄入。

（二）药膳调理

推荐以下几款药膳对相应病症的患者进行康复调理：①芪枣补血鸽子汤；②莲藕百合猪肺汤；③清肺化痰五行粥；④山药薏米杏仁黑米粥。

（林江波　文　军　王惠枢　王　维）

参考文献

[1] WANG H T,LIU W,LUO A L,et al.Prevalence and risk factors of chronic post-thoracotomy pain in Chinese patients from Peking Union Medical College Hospital[J].Chin Med J,2012,125(17):3033-3038.

[2] 王昆，郝建磊，管冰清，等. 开胸术后疼痛综合征的发生机制与治疗方法[J]. 神经解剖学杂志,2013,29(5):586-588.

[3] RODRIGUEZ-ALDRETE D,CANDIOTTI K A,JANAKIRAMAN R,et al.Trends and new evidence in the management of acute and chronic post-thoracotomy pain-an overview of the literature from 2005 to 2015[J].J Cardiothora Vasc Anesth,2016,30(3):762-772.

[4] WILDGAARD K,RAVN J,NIKOLAJ SEN I,et al.Consequences of persistent pain after lung cancer surgery a nationwide questionnaire study[J].Acta Anaesth Scand,2011,55(1):60-68.

[5] BUVANENDRAN A,KROIN J S.Multimodal analgesia for controlling acute postoperative pain[J].Curr Opin

Anesthesiol,2009,22(5):588-593.
[6] MACINTYRE P E.Safety and efficacy of patient-controlled analgesia[J].Br J Anaesth,2001,87(1):36-46.
[7] TANAKA M,SAGAWA M,USUDA K,et al.Postoperative drainage with one chest tube is appropriate for pulmonary lobectomy:a randomized trial[J].Tohoku J Exp Med,2014,232(1):55-61.
[8] WATTANABE A,WATANABE T,OHSAWA H,et al.Avoiding chest tube placement after video-assisted thoracoscopic wedge resection of the lung[J].Eur J Cardiothorac Surg,2004,25(5):872-876.
[9] ZAKKAR M,FRAZER S,HUNT I.Is there a role for Gabapentin in preventing or treating pain following thoracic surgery[J].ICTS,2013,17(4):716-719.
[10] PODHAJSKY R J,SEKIGUCHI Y,KIKUCHI S,et al.The histologic effects of pulsed and continuous radiofrequency lesions at 42 degrees C to rat dorsal root ganglion and sciatic nerve[J]. Spine,2005,30(9):1008-1013.
[11] 李配富 . 中医继承创新心悟 [M]. 北京 : 人民卫生出版社 ,2014:395.

第十三节 术后喉返神经损伤

喉返神经损伤是肺癌术后少见的并发症，喉返神经损伤在肺癌根治术中的发生率是0.4%~2.4%[1,2]。在肺癌根治术中，在清扫左侧的气管支气管旁（4L）、主肺动脉窗（5L组）淋巴结和右侧的右上气管旁（2R组）淋巴结时可能会引起喉返神经损伤。喉返神经损伤会导致声带麻痹，影响有效的咳嗽、咳痰，增加肺部并发症的发生率，同时也影响患者的生活质量[3,4]。围手术期如何有效防治喉返神经损伤，是保障肺癌术后快速康复的重要一环。

一、发生机制和高危因素

（一）发生机制

喉返神经发自迷走神经干的胸段，右喉返神经于右锁骨下动脉第一段的前方离开右迷走神经，绕至其后面，然后上行于气管与食管间沟内。左喉返神经在主动脉弓前外侧，紧靠动脉韧带远端离开左迷走神经，绕过主动脉弓，然后上行于同侧气管食管间沟内。其后，两喉返神经行程近似，至咽下缩肌下缘水平延续为喉下神经。喉返神经属于混合性神经，其肌支支配除环甲肌以外的喉肌，其感觉纤维分布至声门裂以下的喉黏膜。喉返神经的损伤主要包括：部分或者完全切断、神经营养的血供受损、热损伤、误扎、挫伤、牵拉。声带的功能，取决于喉返神经受损的程度，且部分喉返神经损伤在术后1年内会恢复[5]。

（二）高危因素

在围手术期发生喉返神经损伤的高危因素主要包括：

1. 手术操作者对于人体喉返神经的走行、解剖特征不熟悉，喉返神经以及喉返神经周围的右锁骨下动脉存在解剖变异，变异率为0.5%~1%[6]，增加术中识别喉返神经的难度，术中易过度牵拉或者切断喉返神经，引起永久性或者暂时性的声带麻痹。

2. 肿大淋巴结与喉返神经关系密切，或存在重度粘连现象，特别是术中清扫5、6或者2R组淋巴结时局部止血不彻底，视野模糊，层次不清，易损伤喉返神经。

3. 个别患者术前即存在声音改变，而术前检查时并未引起临床医师注意，导致其术前准备不够充分。

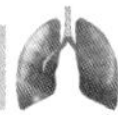

4. 对切除纵隔淋巴结方面过于重视，清扫范围扩大，有可能导致喉返神经离断，为患者术后康复造成极大困难，甚至危及其生命安全。

5. 相比标准胸腔镜手术，机器人辅助胸腔镜手术可能增加喉返神经损伤的发生率[7-9]。

二、临床表现、体征及相关检查

喉返神经损伤的诊断流程是根据先前的文献报道执行的[10]。喉返神经损伤主要表现为声音嘶哑、失声、饮水呛咳、呼吸困难或窒息。喉返神经暂时性麻痹，多由水肿、血肿或瘢痕压迫所致，一般在3~6个月内自行恢复。损伤极轻者术后1~2周即可恢复。

当患者出现以上临床表现时，喉镜及纤维喉镜检查是必需的，它是确诊喉返神经损伤的“金标准”。喉镜检查确诊喉返神经损伤的主要依据：单侧损伤时可见患侧声带处于旁中位，位于较低的平面，杓状软骨向前倾，并位于健侧之前，深吸气时患侧声带固定不动；双侧损伤时，声带呈旁中线位，杓状会厌襞松弛，两侧杓状软骨前倾，甲杓肌呈松弛状，深吸气及发声时，两侧声带停滞不动。

三、术后喉返神经损伤的康复管理及策略

（一）预防性康复处理

1. 术前预防　作为外科医师，要严格把握手术适应证及加强呼吸功能锻炼。

（1）严格把握手术适应证：术前胸部CT提示双侧喉返神经周围的淋巴结明显肿大（5、6或者2R组淋巴结），应先行新辅助化疗，再完善相关检查评估手术适应证，若肿瘤缩小或者喉返神经淋巴结缩小后行手术治疗，能降低喉返神经损伤概率。对于术前就合并声音嘶哑的患者，需例行喉镜检查声带活动情况明确喉返神经状态。

（2）加强呼吸功能锻炼：喉返神经损伤会影响声带活动度，影响声门的开闭，从而影响术后呼吸功能及肺部感染率。方法包括登楼梯锻炼、术前沙袋加压腹式呼吸训练、用力呼气技术及有效咳嗽训练、吹气球练习。

2. 术中预防　术中防止喉返神经损伤是预防康复的重中之重。

（1）首先术者熟悉喉返神经的解剖。特别是右喉返神经的变异率比较高，常有2~5个分支，术中容易损伤。

（2）其次术中操作要提高外科医师的手术技巧，这里推荐将我们的“五化理念”（创面的无血化、神经脉络化、血管骨骼化、无瘤化、操作的太极化）用于术中的肺癌纵隔淋巴结清扫。

（3）有学者提出术中用仪器检测喉返神经的功能，可以减少喉返神经损伤，但是这项功能成本太高。我们推荐这部分患者使用术中检测喉返神经：①患者经济条件许可；②医院有丰富经验的仪器使用医师。

3. 术后预防　术后预防喉返神经损伤的关键做到早发现和早治疗，如何鉴别其他原因引起声音嘶哑（比如气管插管引起的声带水肿等）和确诊喉返神经损伤。喉返神经的损伤会导致声带麻痹，肺部感染率会增加。如果患者有以下症状：①声音嘶哑；②咳嗽、咳痰不能；③呼吸困难。考虑立即行电子纤维支气管镜检查，镜下看声带的活动功能来判断喉返神经是否损伤，同时另外一个目的是吸取不能滞留的痰液，减少肺部感染。术后第1天注意观察患者的发声情况及呼吸情况，防止误吸及呛咳。若术后2~3天开始出现声嘶，多与

术中气管插管等因素引起的声带水肿相关，术后多能自行恢复。

（二）西医康复处理

术后早期发现喉返神经损伤，应积极采取治疗措施，做到早诊断、早治疗。具体包括非手术治疗及手术治疗。

1. 非手术治疗

（1）呼吸道管理：正确的咳嗽排痰可以预防和减少由于缺氧、二氧化碳潴留、细菌感染和分泌物不易排出等引起的肺部相关并发症。然而，喉返神经损伤会影响声门的开闭功能，从而影响排痰，需指导和协助患者进行有效咳嗽排痰。

1）协助患者取坐位，然后鼓励患者咳嗽排痰，咳嗽同时予拍背。

2）咳嗽配合较差或者咳嗽不到位者，有经验的医师可以按压气管刺激气管膜部。

3）对于痰多者在定时定次数咳嗽排痰的同时，还应按需排痰。

4）痰多、黏稠不易咳出者，首先需要计算患者出入量是否均衡，口干等缺水症状是否明显，液体量不足的同时可配合雾化吸入促进痰排出。

5）上述方法效果不佳，大气道痰较多所致双肺呼吸音较低或者痰鸣音及湿啰音明显时，应及时鼻导管吸痰或纤维支气管镜下吸痰。

（2）疼痛治疗管理：术后患者因切口创伤、肌肉韧带拉伤、胸腔引流管持续刺激等多重原因出现经典急性持续性刺激疼痛提出相应的处理方法，如术中肋间神经冷冻技术；疼痛数字评分，根据评分等级展开相应镇痛处理；患者保持半卧位，减少腹腔对胸腔的压力；固定胸带，咳嗽排痰时按压切口，以及尽早拔管。

（3）营养支持：加强营养支持，宜灌注高热量、高蛋白、低脂肪、易消化的流质饮食，以增强患者体质、促进伤口愈合和顺利康复。喉返神经损伤患者由于声带麻痹，进流质饮食可出现呛咳、误吸增加形成肺炎的危险。

（4）注意鼻、咽、口的卫生：术后禁食期间，每日用清水清洁鼻腔，早晚需刷牙并用漱口液漱口，保持鼻、咽及口腔卫生，减少口咽部细菌，防止分泌物误吸而引起肺部感染。

（5）术后体位管理：肺癌术后喉返神经损伤由于声门关闭不全，是误吸引起吸入性肺炎的高发因素。因此，尽量半卧位，减轻胃内容物反流入气管引起吸入性肺炎，同时该体位有利于呼吸运动及咳嗽排痰。

（6）心理支持：肺癌手术创伤大，术后可出现咳嗽、气喘等症状，患者易情绪低落、心情烦躁、夜间失眠，可导致各脏器功能失调，抵抗力下降。术后进行心理干预，应及时关心体贴患者，细致地解释治疗方案，解除焦虑，以求达到最佳的状态接受治疗。

（7）单侧喉返神经永久性损伤，通常可以通过对侧喉返神经代偿而逐渐恢复。声带麻痹在进行机械性永久性治疗前应观察 6 个月 ~1 年，声带功能无法恢复时才能手术。手术方式的选择应根据病因、类型、严重程度、患者的特殊需求等情况而定。对高度怀疑喉返神经损伤的患者应进行早诊断、早治疗，及时处理声带麻痹所引起的喉梗阻、误吸、呛咳等症状。

2. 手术治疗（评估手术治疗效果方式有电子喉镜检查声带、嗓音评估及声学分析、喉肌电图检查、膈肌动度及肺功能测试）[11]

（1）喉返神经减压术：于环甲关节后方暴露喉返神经逆行探查或在甲状腺下极气管食管沟处找到喉返神经顺行追踪至神经损伤处，如为缝线结扎压迫或瘢痕粘连且病程 4 个月

 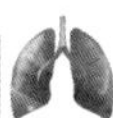

内者，手术显微镜下剪除缝线，去除瘢痕，松解神经。

（2）膈神经移植术：暴露一侧膈神经，在锁骨下静脉上缘平面切断，左侧手术需防胸导管损伤，切断同侧环咽肌，暴露喉返神经喉内段及喉内各分支在发出 Galen 吻合支后切断此段喉返神经（喉返神经前支），以 11-0 无创缝线将膈神经与喉返神经前支远心断端行端端吻合 4~5 针；在环杓关节平面以上切断喉返神经内收肌支，将内收肌支的近心断端植入环杓后肌中，9-0 无创缝线缝合固定 1 针。

（3）颈袢神经肌蒂移植术：单纯神经肌蒂移植术仅用于不适合行膈神经移植术及喉返神经减压术时。

（4）声带外展术：修复损伤的喉返神经后，有时呼吸量不足，双侧喉返神经损伤时明显，认为修复神经时常发生内收肌与外展肌收缩不满意。因此，对于神经修复来说，声带外展术是治疗双侧喉返神经损伤的另一种选择。

（三）中医康复处理

肺癌术后所导致的喉返神经损伤，声嘶、音哑、呼吸困难等症为其主要临床表现，病位在喉，中医认为喉主要与肺、肾二脏关系密切，喉为呼吸之门户，同时也是发声之所，中医五脏理论认为，肺主气，司呼吸，同样也主宰声音，声出于肺，根于肾，手太阴肺经循经入喉，足少阴肾经，循喉咙，夹舌本，共同主宰喉部的正常运作。足太阴脾经经络循行亦经过咽喉部位，当脾脏功能失司，亦可影响喉部功能。

1. 临床分型辨治

（1）肺脾气虚证：术后神疲乏力，少气懒言，语声低微，声嘶，喑哑，易外感，腹满纳呆，舌质淡，苔薄白，脉沉弱。治以补肺健脾，方选补中益气汤加减，主要组成药物包括党参、黄耆、甘草（炙）、当归、陈皮、白术、桔梗等药物。

（2）肺肾阴虚证：术后声嘶，声音干涩，五心烦热、潮热盗汗、腰膝酸软、耳鸣、咽干、大便干结，舌质红，少苔，脉细数。治以滋阴补肾润肺，方选六味地黄丸加减，主要组成药物包括山萸肉、熟地黄、山药、茯苓、丹皮、泽泻、百合等药物。

（3）气滞血瘀证：术后声音嘶哑，迁延难愈，手术伤口处刺痛，以夜间为甚，舌质暗或边有瘀斑，脉涩或细涩。治以养血和血，行气化瘀，方选桃红四物汤加减，主要组成药物包括红花、焯桃仁、熟地黄、白芍、当归、川芎等药物。

（4）脾虚湿滞证：术后声嘶、喑哑，痰多色白，腹满纳呆，大便稀溏，肢体困重，头重如裹，舌淡红，边有齿痕或无齿痕，苔腻，脉濡或缓。治以健脾利湿，方选参苓白术散加减，主要组成药物包括人参、白术、薏苡仁、山药、白扁豆、茯苓、砂仁等药物；若湿久成郁、久而化热者，可选温胆汤加减，以健脾利湿清热，主要药物包括制半夏、橘红、茯苓、枳实、竹茹、白术等。

2. 饮食疗法

（1）肺脾气虚证：黄芪党参乌鸡汤。

1）选材：乌鸡 1 只，黄芪、党参适量，食盐少许。

2）做法：乌鸡洗净后剖腹、掏空内脏，将洗好的黄芪、党参塞入乌鸡肚里，放入炖锅中，加入适量水，水开后文火慢炖至鸡肉熟嫩后，汤中加入少许盐以调味食用。

（2）肺肾阴虚证：百合沙参玉竹鸭汤。

1）选材：百合、沙参、玉竹适量，鸭子 1 只，生姜片少许，食盐少许。

2）做法：将鸭洗净切块，鲜百合、北沙参、玉竹分洗净，将上述食材全部放进炖锅中，加水淹没食材，中火烧开后转文火慢炖至鸭肉熟嫩，汤中加入少许食盐即可。

（3）气滞血瘀证：当归枸杞粥。

1）选材：糯米、当归、枸杞适量，红糖少许。

2）做法：当归、枸杞、糯米洗净，放入砂锅中加水适量，火开后转文火慢煮至粥液黏稠，加入红糖少许即可食用。

（4）脾虚湿滞证：五味健脾粥。

1）选材：党参、山药、白扁豆、白术、茯苓适量，大米、小米适量。

2）做法：将党参切成小段，和其余药材一起洗净，用清水泡 2 小时以上，再将大米、小米洗净倒入锅中，然后将泡好的药材与水一同加入锅中，再加适量水，慢煲至粥黏、药软，即可食用。

3. 针灸治疗

（1）针刺天突、廉泉穴：田树峰、张俊[12]发现，针对术后喉返神经损伤导致失声的患者，采取针刺天突、廉泉穴配合口服营养神经药物的治疗效果明显优于单纯口服营养神经药物。

（2）“升阳祛霾”针灸疗法：根据喉返神经损伤的症状表现，可将其归为中医“喉喑”范畴。李迎春、黄晓萍[13]认为，喉喑多以风寒、寒湿多见，故宜采用升阳祛霾之法治疗，针刺选穴为开音 1 号穴（此为双穴位，位置在颈部，喉结旁开 1 寸，针刺时需紧贴甲状软骨的外侧缘以斜刺刺入 0.5~1 寸）、风池（双）、合谷（双）、肺俞（双）、百会；艾灸选穴为肺俞、百会。“升阳祛霾”针灸法疗效明显优于对照组口服金嗓散结丸[13]。

（陈舒晨 王 维 余绍斌 林济红 黄爱云）

参 考 文 献

[1] SARKARIA I S,FINLEY D J,BAINS M S,et al.Chylothorax and recurrent laryngeal nerve injury associated with robotic video-assisted mediastinal lymph node dissection[J].Innovations,2015,10(3):170-173.

[2] KASS K S,VELEZ-CUBIAN F O,ZHANG W W,et al.Effect of advanced age on peri-operative outcomes after robotic-assisted pulmonary lobectomy:Retrospective analysis of 287 consecutive cases[J].J Geriatr Oncol,2017,8(2):102-107.

[3] GOCKEL I,KNEIST W,KEILMANN A,et al.Recurrent laryngeal nerve paralysis (RLNP) following esophagectomy for carcinoma[J].Eur J Surg Oncol,2005,31(3):277-281.

[4] WILSON J L,LOUIE B E,CERFOLIO R J,et al.The prevalence of nodal upstaging during robotic lung resection in early stage non-small cell lung cancer[J].Ann Thorac Surg,2014,97(6):1901-1907.

[5] GELPKE H,GRIEDER F,DECURTINS M,et al.Recurrent laryngeal nerve monitoring during esophagectomy and mediastinal lymph node dissection[J].World J Surg,2010,34(10):2379-2382.

[6] KASASHIMA H,KUBO N,OHIRA M,et al.Successful resection of esophageal carcinoma with aberrant right subclavian artery using video-assisted thoracoscopic surgery:report of two cases[J].Anticancer Res,2014,34(2):899-904.

[7] PARK B J.Robotic lobectomy for non-small cell lung cancer:long-term oncologic results[J].Thorac Surg Clin,2014,24(2):157-162.

[8] PARK B J,MELFI F,MUSSI A,et al.Robotic lobectomy for non-small cell lung cancer (NSCLC):long-term oncologic results[J].J Thorac Cardiovasc Surg,2012,143(2):383-389.

[9] CERFOLIO R J,BRYANT A S,SKYLIZARD L,et al.Initial consecutive experience of completely portal robotic

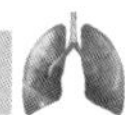

pulmonary resection with 4 arms[J].J Thorac Cardiovasc Surg,2011,142(4):740-746.
[10] SCHNEIDER B,SCHICKINGER-FISCHER B,ZUMTOBEL M,et al.Concept for diagnosis and therapy of unilateral recurrent laryngeal nerve paralysis following thoracic surgery[J].Thorac Cardiovasc Surg,2003,51(6):327-331.
[11] 陈世彩,郑宏良,周水淼,等.双侧喉返神经损伤神经修复治疗术式探讨[J].听力学及言语疾病杂志,2006,14(4):249-253.
[12] 田树峰,张俊.针刺天突,廉泉穴治疗甲状腺术后喉返神经损伤致失声的临床研究[J].哈尔滨医科大学学报,2019(2):23.
[13] 李迎春,黄晓萍,谢强."升阳祛霾"针灸法治疗寒证型喉喑临床观察[J].四川中医,2017,35(3):196-197.

第十四节　术后心律失常

肺癌术后心律失常是一个潜在的严重并发症，一旦发生，窦性心律不能维持会减少心排血量，降低冠脉血流，轻则加重患者病情影响预后，重则造成心脏衰竭甚至心搏骤停等严重后果。肺切除术后并发心律失常的发生率为 11.4%~23.3%[1]，基本上属于房性，主要表现为心房颤动、心房扑动、室上性心动过速，室性心律失常较为少见。心律失常通常在肺切除术后 1 周内出现，24~48 小时为高峰期，其死亡率高达 13%[2]。

一、高危因素及机制

（一）机制

患者行肺癌根治术，胸腔负压消失，纵隔移位[3]，静脉回流减少，肺循环阻力增加，引起血流动力学改变；同时全身麻醉、手术创伤等刺激，引起胸腔内自主神经兴奋和皮质醇激素应激反应增强[3]，术中牵拉压迫肺组织使肺通气 / 血流灌注降低；术后呼吸动力不足、咳痰无力致分泌物潴留，切口疼痛致使呼吸浅快等因素都可影响肺通气换气功能，导致低氧血症及二氧化碳潴留；围手术期心脏容量过重或者不足及水电解质紊乱[4]，均可导致心肌耗氧量、传导性、自律性和应激反应增强，异位自律细胞兴奋性相对提高，引起心律失常。

（二）高危因素

1. 高龄　高龄患者由于心脏结构和功能的老化导致窦房结细胞数目减少，其抢先夺获超速抑制作用明显减弱，同时产生异位兴奋灶而致心律失常；同时高龄患者易产生紧张、焦虑、恐惧、失眠等情绪，致使交感神经高度兴奋，儿茶酚胺释放继而引发和加重术后心律失常。

2. 并发心血管疾病　术前伴有高血压冠心病引起左房增大者，术后血压控制不稳定，心肌对氧气的利用率降低，更容易诱发心肌缺血，引起心律失常[5]。术前心律失常者，手术打击更容易加重病情发展。因此对于这类患者术前需采取积极的预防措施，有效控制血压，改善心肌功能，加强围手术期监护，做好对症处理，对因治疗。

3. 酸碱失衡及电解质紊乱　酸中毒、电解质紊乱者术后心律失常发生率显著升高，考虑心律失常为 K^+、Mg^{2+} 低所诱发。电解质作用于心肌的膜电位及动作电位，故水电解质紊乱容易引起心律失常。

4. 低肺功能 术前肺功能减退心律失常发生率为 12.3%。肺功能(FEV_1)<70%、氧合指数 <150mmHg 是肺癌术后心律失常发生的高危因素[6,7]。低肺功能者,术后肺功能进一步下降,引起痰液滞留,呼吸不畅,机体处于缺氧状态,影响心肌血供和传导,最终导致心律失常[8]。

5. 手术操作及创伤的刺激 手术操作尤其是纵隔肺门区的探查,挤压心脏以及迷走神经的切断,造成交感神经张力增高,儿茶酚胺释放增加了心肌的自律性、兴奋性和传导性,增加了心律失常的发生率。

6. 全肺切除术 全肺切除术后的患者由于血流动力学发生明显变化,血管床面积明显变小,右心负荷明显加重,加上早期纵隔的不稳定性,极容易因为两侧胸腔压力失衡或过强烈的机体活动而诱发心律失常。

二、临床表现、体征及相关检查

肺癌术后心律失常多发生在术后 1 周内,临床表现因人而异,因心律失常类型而异。最常见的症状包括胸闷、心悸、心脏停搏感。部分患者因术后胸部切口疼痛而掩盖症状,部分室性期前收缩、房性期前收缩等未引起血流动力学改变可无明显症状。严重心律失常可导致心排血量下降及重要脏器血流量灌注不足,由此引发乏力、气促、多汗、头晕,甚至诱发心绞痛发作。

术前应从详细采集相关病史入手,完善相关检查,常规检查 12 导联心电图、动态心动图明确心脏功能情况。而对于既往有心律失常发作或者高龄等患者,应进行 24 小时动态心电图、冠脉 CTA 检查,充分评估术后心律失常高危因素。

术后密切关注患者的症状及体征。某些心脏体征有助心律失常的诊断。如完全性房室传导阻滞或房室分离时心律规则,因 PR 间期不同,第一心音强度亦随之变化。若心房收缩与房室瓣关闭同时发生,颈静脉可见巨大 a 波(canon wave)。左束支传导阻滞可伴随第二心音反常分裂。

肺癌术后心律失常的确诊依靠术后床边心电监护。根据心电监护所示心律情况可初步诊断心律失常及其类型,结合床边心电图可判断是否为心律失常及其类型。

三、术后心律失常的康复管理及策略

(一)预防性康复处理

1. 术前预防康复

(1)仔细询问既往病史,完善相关检查,评价心肺功能,评估围手术期高危因素。

(2)术前严格戒烟,进行有效的咳嗽和深呼吸练习;按时作息,适量运动,可通过登楼梯运动增加患者的心肺功能储备;术前需加强营养,给予高热量、高蛋白、高维生素易消化的饮食,改善患者的营养状态,并纠正电解质紊乱,预防低钾血症;治疗基础疾病,充分完善术前准备。

(3)术前积极治疗慢性心肺疾病,有心脏疾病患者术前要使用心肌保护药物,术前对心电图异常者采取积极的治疗可以明显降低术后心律失常的发生[9],合并肺部疾病的患者术前应使用抗生素、支气管扩张剂和雾化吸入等,尽可能去除感染。

(4)术前积极心理干预:术前加强与患者及其家属的沟通,对患者的性格、家庭、工作

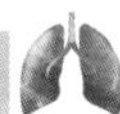

及经济收入等情况进行认真评估，并详细讲解肺切除术的全程管理过程中可能出现的不良反应及应对措施等，缓解患者的紧张、焦虑，稳定其情绪；同时取得家属的信任，鼓励患者家属为患者提供高水平的家庭支持，劝导患者家属在患者面前保持良好的心态，使患者感受到来自家庭和亲人的关爱。

2. 术中预防康复

（1）术中操作应仔细、轻柔，尽量减少对心肺的牵拉及挤压，减少出血，保持血压平稳，尽可能减少麻醉和手术时间，术后要吸净气道中的分泌物，防止肺炎、肺不张等并发症的发生。

（2）术中显露并保护好迷走神经：心脏迷走神经损伤将引起心肌细胞对内源性儿茶酚胺的反应改变，易诱发心律失常。

（3）对于明显存在术后心律失常高危因素、心肺功能较差的患者，可根据患者肿瘤临床分期决定是否改变手术方式。肺切除的范围和手术复杂程度与肺癌术后心律失常的发生相关，肺切除的范围过大可能导致术中损伤心脏神经丛，引起交感神经兴奋性增加，导致心律失常发生。同时手术创伤本身造成患者应激反应，肾素血管紧张素水平增高，反复操作的刺激也会引起交感神经兴奋。这些因素均参与了术后心律失常的发生。

（4）术中麻醉注意维持体温稳定，保证液体平衡，密切监护心电及电解质情况。

3. 术后预防康复

（1）严密床边心电监护，注意患者生命体征和末梢皮肤颜色及意识；定期监测血清电解质和血气分析，及时纠正电解质紊乱和酸碱失衡；及时发现异常心律，并分析类型及原因。

（2）适当应用心肌保护药物，调整术后输液速度，维持出入量平衡，预防出现体液过多或过少，指导饮食，进食不宜过快过饱，早期进行四肢活动，预防下肢深静脉血栓形成。

（3）注重术后自主咳嗽、咳痰，辅以翻身、拍背促使排痰，并给予雾化吸入、化痰、解痉等治疗，预防肺部感染，必要时给予抗感染治疗；对未能自行有效咳嗽的患者，及时采取支气管镜吸痰以改善氧合，纠正低氧血症。

（4）全肺切除患者要绝对卧床 1 周，不主张过早下床活动，应尽量平卧或 1/4 侧卧，让纵隔保持居中位，避免健侧卧位，防止健侧肺受压而影响其换气；严格控制输液速度和输液量，翻身活动时动作要轻柔，下床活动时动作要缓慢，逐渐增加活动量，以防发生纵隔摆动而出现恶性心律失常。

（5）充分镇痛：术后剧烈的疼痛影响患者的精神状态，增加心肌负担，容易诱发心律失常。术后充分镇痛，对于缓解患者焦虑、减轻心肺负荷有积极作用。一方面要指导患者做腹式呼吸，避免切口震动或者引流管摩擦造成疼痛；咳嗽时要家属辅助按压切口部位，减少牵涉痛。另一方面就是要给予静脉药物 - 口服药物、肋间神经阻滞 - 全身镇痛等多形式相结合的综合镇痛处理。

（二）西医治疗康复

心律失常是胸外科术后常见并发症，诱因众多，轻重不一，应根据心律失常患者的症状、心律失常的类型及其对血流动力学的影响，来确定治疗策略。部分心律失常者 24 小时内能自行转复为窦性心律，或经治疗后 24 小时内转复为窦性心律，说明肺癌术后心律失常多为一过性，整体治疗效果较好，重点是预防和减少其危险因素。总的治疗原则包括两个方面：一是控制心律失常；二是治疗引起心律失常的原发病。

1. 房性心律失常 房性心律失常包括心房颤动、心房扑动和室上性心动过速。一般于术后 2~3 天出现。心房颤动发生率最高，为 8%~42%[8]。对心房颤动的治疗应是降低死亡率，而非只是改善症状。目前心房颤动的治疗策略为：抗凝、复律和上游治疗。其中抗凝治疗减少了脑卒中和肺梗死的发生率，是降低心房颤动患者死亡的直接措施，因而抗凝治疗跃居治疗首位。上游治疗强调的是对心房颤动的一、二级预防，通过运用相关药物治疗引起心房颤动的高危因素，进而预防新发房颤，同时避免已发房颤者复发。

对术后患者应积极寻找和纠正触发心律失常的因素，如纠正严重低氧血症、电解质紊乱（低钾血症）或低蛋白血症。对胸片或胸部 CT 提示肺不张或肺炎者，应采取积极措施，保证患者有效的通气和血氧供应。房性心律失常患者有时会出现严重循环障碍，需要紧急处理，必要时电复律。

药物治疗：对于窦性或室上性心动过速患者，在血钾正常的前提下可给予毛花苷 C 0.4mg 静脉推注，每 4~6 小时 1 次，饱和剂量 1.2mg，此后每日 0.2mg 维持。血压稳定时也可给予普罗帕酮 70mg 或者维拉帕米 5mg 静推，并密切关注患者血压、心率、心律情况。心房颤动者，治疗目的为复律及控制心室率。血压正常且无明显症状者可给予地高辛减慢房室传导且不损害心肌收缩力。在患者有循环障碍的紧急情况下，可适当应用钙离子通道阻滞剂，但需警惕支气管痉挛的发生。胺碘酮对心房颤动的复律转换率高达 80%。同时，应在允许的情况下，尽早开始抗凝治疗。心房扑动的患者如伴有急性血流动力学障碍或充血性心力衰竭，则应紧急同步电复律。

2. 室性心律失常 肺癌术后出现恶性心律失常的不足 1%，通常表现为室性期前收缩、室性心动过速。室性期前收缩多由于低钾血症、低氧血症及洋地黄中毒所致。对于偶发室性期前收缩，可不予特殊处理。频发室性期前收缩须立即治疗，可予利多卡因 1~2mg/kg 静脉注射，30 分钟可重复；或者胺碘酮 5 分钟内静脉注射 150~300mg 后微注泵维持。对疑为洋地黄中毒引起室性期前收缩二联律，首选药物为苯妥英钠 2mg/kg 静脉注射。尖端扭转型室性心动过速易转为心室颤动，应首选异丙肾上腺素，同时补充钾镁，也可以使用电复律或临时起搏器。

（三）中医治疗康复

肺癌术后心律失常，中医将其归结于“心悸”范畴。研究认为[10]，心悸常见虚实夹杂之证，虚证以气血阴阳亏虚为主，实证为痰饮瘀血阻滞心脉所致，主要表现为心搏加速、烦躁不安、胸闷、气短等不适的一种病证。根据病情的轻重，又有惊悸、怔忡等不同名称。轻者常为外因诱发，时作时止，为惊悸；重者常无明显诱因，持续存在，为怔忡[11]。心悸发病除与心脏、血脉息息相关以外，还与脾胃[12]关系密切。临床根据虚实轻重，灵活处方，主要以益气养血通脉，活血化瘀涤痰，兼顾脾胃为法。

1. 辨证分型治疗

（1）心虚胆怯证：主要表现为心神不宁，坐卧不安，症状与情绪波动和外界刺激关系密切，容易受到惊吓，多梦易醒，食欲缺乏，舌淡苔薄白，脉细略数或细弦。治以养心安神定志。常选用安神定志丸加减。

（2）心脾两虚证：主要表现为心悸气短，神疲乏力，头晕目眩，健忘，面色无华等心虚症

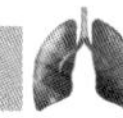

状，还兼有食欲缺乏、腹胀便溏等脾虚症状，舌淡红，脉细弱。治以健脾养心，益气养血。方选归脾汤加减。

（3）阴虚火旺证：主要表现为心悸，烦躁不安，失眠盗汗，口燥咽干，劳累或情绪波动时可引起症状加重，常伴有耳鸣、腰酸等肾阴不足的症状，舌红少津，苔薄黄或苔少，脉细数。治以滋阴清热，养心安神。方选黄连阿胶汤加减。

（4）心阳不振证：主要表现为心悸不安，面色苍白，恶寒，四肢冰冷，胸闷气短，活动后加重，舌淡苔白，脉虚弱，或沉细无力。治则以温阳通脉，安神定悸。方选桂枝甘草龙骨牡蛎汤加减。

（5）水饮凌心证：主要表现为心悸，胸满闷胀，形寒肢冷，渴不欲饮，下肢水肿，伴有恶心呕吐，流涎，小便短少，舌淡苔滑或沉细而滑。治以振奋心阳，化气利水。方选苓桂术甘汤加减。

（6）心血瘀阻证：主要表现为心悸，胸痛，以刺痛为主，常夜间发作，唇甲青紫，舌质紫暗或有瘀斑，脉涩或结或代。治以活血化瘀，理气通络。方选桃仁红花煎加减。

（7）痰火扰心证：主要表现为心悸时发时止，烦躁胸闷，多梦失眠，口苦口干，大便干结，小便短赤，舌红苔黄腻，脉弦滑。治以清热化痰，宁心安神。方选黄连温胆汤加减。

重症心悸需予以心电监护，监测生命体征变化，临床抢救时，中成药物常有：①针对快速型心悸可选用生脉注射液缓慢静脉推注或静脉滴注，除此之外，还有黄夹苷、万年青苷、福寿草总苷缓慢静推也可调节心率；②针对缓慢型心悸，可选用人参注射液或参附注射液缓慢静脉推注或静脉滴注。

2. 单方验方治疗

（1）归脾汤加味[13]：白术 18g，茯神 18g，龙眼肉 18g，酸枣仁 18g，人参 9g，木香 9g，甘草 6g，当归 3g，远志 3g，夜交藤 20g，黄芪 30g，合欢花 10g，生姜 5 片，大枣 1 枚。一日一剂，水煎服，一日 3 次。

（2）桂枝甘草龙骨牡蛎汤[14]：桂枝 15g，炙甘草 30g，龙骨（先煎）30g，牡蛎（先煎）30g，丹参 15g，神曲 20g，石菖蒲 12g，远志 12g，酸枣仁 30g。一日一剂，水煎服，一日 3 次。

3. 针灸耳穴疗法　根据辨证选穴[15]：

（1）心虚胆怯证：取厥阴经、手少阴经为主，胃经辅之，常选期门、气户疏肝理气健脾，神门、郄门、内关、少海、少府宁心安神。

（2）心血不足证：取太阴经、心经、胃经，常选中府、云门、太渊针刺宽胸理气止痛，灸心俞、脾俞、膏肓俞益气养血。

（3）心阳不振证：取少阴经、任脉、督脉，常选气海、关元、巨阙、大椎、止阳灸之温阳通脉止痛。

（4）水饮凌心证：取足少阴经、脾经、督脉，常选足三里、太溪、阴陵泉灸之健脾利水宁心。

（5）阴虚火旺证：针刺少阴经、肝经、脾经上的太冲、行间、阴郄、大墩等穴滋阴清热养心。

（6）瘀阻心脉证：针手少阴经、手厥阴经上的血海、间使、内关、郄门、少府等穴理气活血，宁心安神。

（7）痰火扰心证：针厥阴经、手少阴经、脾经上的少冲、少府、青灵、云门等穴位清热化痰宁心。耳穴[16]有心脏、胸、脾、肾、肺、交感、神门、三焦，交替按压刺激。

4. 预防与调摄　肺癌术后患者整体状态偏虚，合并心悸，建议可从运动、饮食、情志来调摄。

（1）运动：轻症建议可适当练习五禽戏的“猿戏”和八段锦中“摇头摆尾去心火”；重症建议绝对卧床休息，防跌倒，积极应对变证。

（2）饮食：可选用宜增加补气养血、宽胸利膈、宣肺化痰之品（如大枣、枸杞子、杏仁、冬虫夏草、蛤蚧、鳊鱼等），以及归属心经的赤小豆、莲子心、苦瓜、苦菜、金针菜、桃、梨、桂圆、百合、咖啡等食物。

（3）情志：建议可听取徵调式音乐（如《紫竹调》《喜洋洋》《喜相逢》《金色狂舞曲》《解放军进行曲》《卡门序曲》《月夜》《夜曲》等）强化心脏的功能，养阳助心、健脾利肺，调节情志，振作精神；若严重者，可进行心理疏导，保持乐观、稳定的心态，积极配合治疗，坚定信心，有助于早日康复。同时应避免惊恐刺激及忧思恼怒等。

（赵国芳　黄　颖　韩子阳　胡天军）

参考文献

[1] TODOROV H,JANSSEN I,HONNDORF S,et al.Clinical significance and risk factors for new onset and recurring atrial fibrillation following cardiac surgery-a retrospective data analysis[J].BMC Anesthesiol,2017,17(1):163.

[2] ANNESSI V,PACI M,RICCHETTI P,et al.Is age over 70 years a risk factor for pneumonectomy[J].Asian Cardiovasc Thorac Ann,2009,17(1):272-277.

[3] ZHAO J,WU Y L,WANG Y D,et al.Multivariate analysis of risk factors for arrhythmia after lung cancer surgery[J].Cancer Prevention and Treatment Research,2004,31(9):565-566.

[4] IVANOVIC J,MAZIAK D E, R AMZAN S,et al.Incidence,severity and perioperative risk factors for atrial fibrillation following pulmonary resection[J].Interact Cardiavasc Thorac Surg,2014,18(3):340-346.

[5] ANILE M,TELHA V,DISO D,et al.Left atrial size predicts the onset of atrial fibrillation after major pulmonary resections[J].Eur J Cardiothorac Surg,2012,41(5):1094-1097.

[6] STELIGA M A,DRESLER C M.Epidemiology of lung cancer:smoking,second-hand smoke,and genetics[J].Surg Oncol Clin N Am,2011,20(4):605-618.

[7] JIANG L Q,GAO K X,ZHENG J,et al.Multivariate analysis of perioperative risk factors and postoperative arrhythmia in elderly patients with lung cancer[J].Chinese Journal of Gerontology,2015,3(35):1404-1406.

[8] ZHANG J,LUO B J,HAN F,et al.Risk factors for early postoperative atrial fibrillation after lung cancer surgery[J].Chinese Journal of Lung Cancer,2008,11(4):524-528.

[9] HAMMAMI S,DJILANI H,SAMATI B.Immediate postoperative arrhythmias following pneumonectomy for cancer[J].Tunis Med,2001,79(11):617.

[10] 吴焕林，周文斌．邓铁涛教授治疗心悸（心律失常）临床经验[J]．中医药信息，2005,22(5):60-61.

[11] 姜瑞雪，朱文锋，马作峰．心悸的中医病因病机源流探析[J]．光明中医，2007,22(9):15-18.

[12] 王艳荣，杨毅玲．心悸从脾胃论治的学术思想总结[J]．中国社区医师，2015,31(35):106.

[13] 王拓，李东文．归脾汤治疗心悸之探析[J]．辽宁中医杂志，2015(4):64-65.

[14] 李海霞．桂枝甘草龙骨牡蛎汤治疗心悸验案举例[C].2011年中华中医药学会心病分会学术年会暨北京中医药学会心血管病专业委员会年会论文集，2011:165-167.

[15] 王刚．针药结合治疗心悸350例[J]．中国医药指南，2015,28:191-192.

[16] 李杰，李慧丽，肖文娟，等．耳穴压豆治疗心悸疗效观察[J]．中国中医药信息杂志，2013,8:83-84.

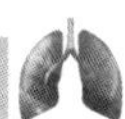

第十五节　术后心功能不全

心功能不全是指心肌收缩或舒张功能障碍，导致心脏泵血功能不全的综合征。伴有临床症状的心功能不全也称为心功能衰竭（简称心衰）。肺癌手术由于麻醉创伤、术中刺激及肺功能的损失等因素，术后常出现心功能不全，尤其是全肺切除的患者，发生率高达11.43%，若处理不及时，致死率高、花费代价大[1-3]。因此，制订好针对性的预防和治疗方案，有助于减少术后心功能不全，提高预后。

一、高危因素及机制

（一）患者因素

1. 年龄因素　老年人的主要脏器及细胞功能退化，免疫功能低下，常伴发心脑血管、糖尿病等基础疾病，术后并发症发生率高，死亡率较一般人高[4]。

2. 肥胖　超过标准体重的20%称为肥胖，肥胖患者循环血量随体重增加而增加，潜在有心功能不全状态；且常合并其他基础疾病，引起心肺功能、代谢功能变化[5,6]。

3. 肺功能差　术前合并有慢性阻塞性肺炎、肺部感染等，机体处于缺氧状态，导致肺动脉血管痉挛，血管壁各层发生重构，肺动脉压增高，可诱发心肌梗死，甚至急性心衰[7]。

（二）手术因素

1. 手术入径　开放性肺癌根治术的手术创伤、液体损失、术后肺部感染及心律失常等并发症的发生率高于微创手术，容易诱发术后心功能不全[8]。

2. 手术范围　全肺切除术后心脏并发症较肺叶切除术高，肺血管床减少，致肺血管收缩及肺顺应性降低都导致肺动脉压力升高，肺循环阻力增大，可引起心功能衰竭[9,10]。

（三）麻醉因素

单肺通气：单肺通气有利于视野的暴露，但是单肺通气时有可能导致高碳酸血症和低氧血症，导致肺血管收缩，肺动脉压增高，增加心功能不全的风险[11]。

（四）围手术期管理因素

1. 疼痛　疼痛影响患者术后呼吸功能，并使心率增快，心肌耗氧量增加，容易导致术后心功能不全。

2. 液体管理　术中/术后输液过多、过快使血容量过多，肺循环、体循环压力增高，容易诱发心功能不全。

二、临床症状及体征

（一）左心功能不全

1. 呼吸困难　临床上急性左心衰竭较急性右心衰竭常见，呼吸困难为左心功能不全最重要的表现，随着病情的发展，休息时亦可发生，严重者出现端坐呼吸。左心功能不全的典型表现为阵发性夜间呼吸困难，常在熟睡中突然憋醒，被迫坐起，可伴阵咳，咳泡沫痰，或呈哮喘状态，可称为心源性哮喘。

2. 咳嗽、咳痰和咯血 干咳或有少量白色泡沫痰，严重时可呈粉红色泡沫样痰。

3. 发绀、乏力 为心排血量降低的结果。

4. 体征 心脏浊音界扩大，心尖抬举性搏动向左下移位。心率增快，心尖部可闻及舒张期奔马律，重者可出现交替脉。两肺底部可闻及湿啰音。亦可因继发支气管痉挛而伴有哮鸣音和干啰音。严重者有中枢性发绀。

（二）右心功能不全

1. 体循环淤血 尿量减少、夜尿增多、肝区胀痛甚或出现黄疸、食欲缺乏、消化不良、恶心、呕吐和腹泻。

2. 体征 心浊音界扩大，心尖抬举性搏动，范围弥散，心率增快。伴颈静脉怒张、肝脏肿大压痛、肝颈静脉回流征阳性（即压迫肿大的肝脏时，颈静脉更加充盈）、凹陷性水肿等。

（三）全心功能不全

左、右心功能不全的临床表现同时存在，但可以其中之一为主。

三、术后心功能不全的康复管理及策略

（一）预防性康复处理

1. 术前预防

（1）完善术前评估：嘱患者戒烟，行短期肺功能训练。对既往有心功能不全、高龄、慢阻肺等高危因素的患者完善相应检查，如心电图、心脏彩超、肺功能、动态心电图、冠脉CTA等检查，排除手术禁忌证，并制订相应护理计划。

（2）肺功能锻炼：通过适当术前锻炼，增强心肺功能储备，减少术后肺部并发症，也可以减少心脏并发症的发生[12]。

2. 术中预防 熟悉手术流程，操作仔细、轻柔，注意对肺的保护，减少肺组织水肿，提高肺顺应性，尽可能保留肺功能，降低肺循环阻力。术中单肺通气时注意潮气量控制在4~5ml/kg，并个体化选择合适的呼吸机控制模式[7]。注意术中液体输入的量和速度。

3. 术后预防 术后控制出入量，控制输液速度，术后充分镇痛，维持电解质平稳，监测患者生命征，当有不适症状时，及时处理[13]。

（二）西医康复处理

1. 治疗原发病 各种肺部感染、电解质紊乱、心律失常、应用损伤心肌的药物等均能引起心功能不全，应注意预防及纠正。

2. 利尿 利尿剂能促进尿钠排泄，消除水钠潴留，有效缓解呼吸困难及水肿症状，改善心功能和运动耐量。对于有液体潴留的心衰患者，利尿剂是唯一能充分控制和有效消除液体潴留的药物，是心衰标准治疗中必不可少的组成部分[14]。

3. 强心 洋地黄类药物是Na^+/K^+-ATP酶抑制剂，其作用机制为：抑制衰竭心肌细胞膜Na^+/K^+-ATP酶，使细胞内Na^+水平升高，促进Na^+-Ca^{2+}交换，提高细胞内Ca^{2+}水平，发挥正性肌力作用[15]。

4. 血管扩张药 长期足量应用ACEI，可延缓心衰的发展，降低心衰死亡率[16]。β受体阻滞剂治疗后可改善患者心功能，提高LVEF；还能降低心室肌重量和容量，延缓或逆转心肌重构。

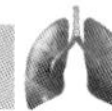

（三）中医康复处理

肺癌术后心功能不全属于“心悸”“水肿”范畴，表现为心悸、乏力、体力活动受限、尿量减少、水肿。心主血脉，气为血之帅，血为气之母，血脉的充盈和正常运行，有赖于气血的调和，肺朝百脉主治节，脾主统血，肾主水。故此病病位在心，与肺、脾、肾密切相关。该病为本虚标实之证。心气、心阳虚是其病理基础，瘀血、痰浊、水饮乃其标实之候。故治疗上强调扶正固本[17,18]。

1. 辨证分型治疗

（1）心肺气证：心悸，胸闷，气短而喘，咳白黏痰，神疲乏力，语声低怯，自汗，水肿。舌淡，苔白，脉细弱。

常用方剂：生脉散、丹参饮。

（2）气阴虚证：心悸气促，乏力，活动后加重，盗汗，头晕，颧红，口干不多饮，舌红，脉细数。

常用方剂：炙甘草汤[19]。

（3）气虚血瘀证：心悸，气促，胸闷痛，面色晦暗，口唇发绀，下肢水肿，舌质紫暗或有瘀斑，苔薄白，脉细涩或结代。

常用方剂：血府逐瘀汤。

（4）心肾阳虚证：心悸，喘促不能平卧，汗出，水肿，肢冷，面色苍白，舌质淡暗苔白，脉沉细无力或有结代。

常用方剂：苓桂术甘汤。

（5）阳虚水泛证：心悸气短，不能平卧，全身水肿，尿少腹胀，纳呆，便溏。舌胖大，质淡紫或白，脉细促。

常用方剂：真武汤[20]合五皮饮、葶苈大枣泻肺汤。

2. 单方验方治疗

（1）大补气血方：人参 20g，黄芪 60g，当归 15g，柏子仁 15g，酸枣仁 15g，龙眼肉 20g，甘草 15g。冲入黄酒少许。水煎服，每日 2 次。

（2）附葶方：万年青、附子（先煎）、葶苈子。

（3）强心汤：人参（另煎）15g，附子（先煎）10g，黄芪 30g，丹参 15g，葶苈子 30g，桂枝 10g，枳壳 12g，泽泻 10g。水煎服，每日 2 次。

3. 药膳调理

（1）葶苈大枣粳米粥：

1）功效：泻肺利水，下气平喘。

2）原料：葶苈子 15g，大枣 10 枚，粳米 50g。

3）制法：将葶苈子、大枣同煮 15 分钟，将粳米加入同煮。

（2）黄芪粥：

1）功效：益气健脾，利水渗湿。

2）原料：黄芪 60g，陈皮 10g，粳米 100g，红糖少许。

3）制法：黄芪煎水收汁后，加入粳米、陈皮、红糖同煮水，煮沸即可。

（3）黄芪炖乌鸡：

1）功效：益气养血，养阴安神。

2）原料：黄芪 50g，西洋参 15g，丹参 10g，乌鸡 1 只。

3）制法：一起放入炖盅，加入适量开水，用文火隔水炖 3 小时，调味后即可食用。

（4）鲫鱼汤：

1）功效：利水健脾。

2）原料：赤小豆 90g，鲫鱼 300~500g。

3）制法：一起放入砂锅炖煮可食用。

（康明强 雍雪娇 彭凯明 韩 雾 王 维）

参考文献

[1] LUPÓN J, GAGGIN H K, DE ANTONIO M,et al.Biomarker-Assist Score for Reverse Remodeling Prediction in Heart Failure:The ST2-R2 Score[J].Int J Cardiol,2015,184(1):337-343.

[2] GELZINIS T, ASSAAD S, PERRINO A C Jr.Right ventricular function during and after thoracic surgery[J].Curr Opin Anaesthesiol,2020,33(1):27-36.

[3] 郑大勇，徐世东，马建群．肺癌术后急性左心功能衰竭的探讨[J]．实用肿瘤学杂志，2001,15(2):132-133.

[4] GARNER M,ROUTLEDGE T,KING J E,et al.New-onset atrial fibrillation after anatomic lung resection:Predictive factors,treatment and follow-up in a UK thoracic centre[J].Interact Cardiovasc Thorac Surg,2016,24(2):260-264.

[5] WONG C,MARWICK T H.Obesity cardiomyopathy:diagnosis and therapeutic implications[J].Nat Clin Pract Cardiovasc Med,2007,4(9):480-490.

[6] 陈贻珊，张一民，孔振兴，等．肥胖对成年人心脏功能及运动变化特征的影响[J]．体育科学，2017,37(5):61-67,79.

[7] LOHSER J,SLINGER P.Lung injury after one-lung ventilation:a review of the pathophysiologic mechanisms affecting the ventilated and the collapsed lung[J].Anesth Analg,2015,121(2):302-318.

[8] VILLAMIZAR N R,DARRABIE M D,BURFEIND W R,et al.Thoracoscopic lobectomy is associated with lower morbidity compared with thoracotomy[J].J Thorac Cardiovasc Surg,2009,138(2):419-425.

[9] ALLOUBI I,JOUGON J,DELCAMBRE F,et al.Early complications after pneumonectomy:retrospective study of 168 patients[J].Interact Cardiovasc Thorac Surg,2010,11(2):162-165.

[10] COHEN E,SLINGER P,KORSHARSKYY B,et al.Fluid Management in Thoracic Surgery.Body Fluid Management[M].Milan:Springer,2013.

[11] 陶园，黄凤伦．镇痛治疗对胸科病人围术期呼吸循环功能影响的临床初步探讨[J]．临床麻醉学杂志，1995,11(5):279-281.

[12] 苏建华，车国卫．肺癌患者术前肺功能评定的现状与进展[J]．中国肿瘤临床，2017,44(7):301-305.

[13] GONSETH J.The effectiveness of disease management programmes in reducing hospital re-admission in older patients with heart failure:a systematic review and meta-analysis of published reports[J].Eur Heart J,2004,25(18):1570-1595.

[14] 国家卫生计生委合理用药专家委员会，中国药师协会，中国药师协会．心力衰竭合理用药指南[J]．中国医学前沿杂志(电子版),2016,8(9):19-66.

[15] TAUKE J,GOLDSTEIN S,GHEORGHIADE M.Digoxin for chronic heart failure:A review of the randomized controlled trials with special attention to the PROVED and RADIANCE trials[J].Prog Cardiovasc Dis,1994,37(1):49-58.

[16] CHAN W H,WONG W K,CHAN H S,et al.Results of surgical resection of oesophagealcarcinoma in Singapore[J].Ann Acad Med Singapore,2000,29(1):57-61.

[17] 吴勉华．充血性心力衰竭中医病机探讨[J]．南京中医药大学学报，2016,17(4):206-209.

[18] 尹克春，吴焕林．邓铁涛治疗心力衰竭经验介绍[J]．江苏中医药，2012,23(7):9-10.

[19] 周光春，赵贵芳，龚记叶，等．何庆勇运用炙甘草汤治疗心悸经验[J]．中国中医药信息杂志，2015,22(5):107-109.

[20] 董德保，张荣华．真武汤加味治疗慢性充血性心力衰竭临床观察[J]．四川中医，2015,23(4):48-49.

第七章

放疗并发症临床康复

第一节　放射性肺损伤

放射性肺损伤(radiation induced lung injury，RILI)是由肺部肿瘤放射治疗引起的常见肺毒性反应，表现为急性期的放射性肺炎(radiation pneumolitis，RP)和慢性期的放射性肺纤维化。由于大多数肺癌患者在其病程中会接受胸部放射治疗，包括由于不能耐受手术或拒绝手术的早期肺癌的立体定向体部放射治疗(stereotactic body radiotherapy，SBRT)的应用[1]，以及其他实体瘤的肺部寡转移病灶的胸部病灶的姑息放疗，胸部放疗的适应证逐渐扩大。研究报道，肺癌放疗后 RILI 发生率为 5%～25%[2-4]。

一、放射性肺损伤发病机制、高危因素及诊断

(一)发病机制

放射线照射肺后引起的效应最早于 1925 年由 Evans 和 Leucutia 描述，他们将放射性肺损伤分为急性损伤期，即放射性肺炎，以及随后的慢性损伤期，即放射性肺纤维化。前者通常发生在放疗开始后 12 周内，而后者通常在 1 年以后[5]。经典的放射性肺损伤通常发生在照射野内。在接受照射后，肺毛细血管通透性增加导致肺水肿。Ⅰ型和Ⅱ型肺泡细胞的损伤导致表面活性物质的丢失和血清蛋白的渗出进入肺泡。由于在光镜下看不到这些变化，也没有影像学或临床损伤迹象，因此，该时期被称为“潜伏期”。然而，电子显微镜可以观察到肺细胞的退行性变化，杯状细胞的黏液分泌增厚，基底膜肿胀以及内皮细胞在这个阶段的变化。损伤的肺细胞释放细胞因子(如肿瘤坏死因子 α)将炎症细胞吸引到肺泡和肺间质，从而导致急性期肺炎[6-9]。急性期的损伤有可能是辐射剂量依赖性的，因为高剂量与更严重的肺炎有关。而后期形成肺纤维化源于经典的放射性肺炎的病理修复。巨噬细胞和其他肺细胞释放的细胞因子、生长因子和活性氧刺激成纤维细胞产生胶原，导致肺弹性降低和影像学中的瘢痕形成。转化生长因子 β(TGF-β)在刺激胶原合成方面尤为重要，而胸部放疗与治疗结束后 TGF-β 水平持续升高有关[10]。不典型的放射性肺炎常表现为严重呼吸困难和/或照射野外的影像学表现，该类型与过敏性肺炎类似，患者肺泡灌洗液中主要是 CD4 阳性 T 淋巴细胞增多[11]。总之，放射性肺损伤是一个有多种细胞参与，受多种细胞因子调控，并伴有大量自由基生成和氧化应激状况的复杂病理过程[12]。

(二)高危因素

研究表明，患者自身基础疾病，如患有慢性阻塞性肺疾病(COPD)、间质性肺疾病等是 RILI 的高危因素，而吸烟史是否会增加 RILI 尚有争议[13-15]。采用诱导化疗和同步放化疗也

是 RILI 的危险因素[16]。在放疗联合同步化疗的方案选择上，一项前瞻性随机对照研究表明，局部晚期非小细胞肺癌采用紫杉联合铂类同步化疗较依托泊苷联合铂类的同步放化疗方案发生 RILI 的风险高[17]。此外，免疫治疗、靶向治疗以及表柔比星、多西他赛 / 紫杉醇、吉西他滨、卡培他滨等化疗药的应用还会增加“记忆性”放射性肺炎的风险[18]。

在为肺癌患者制订放疗计划时，放疗医师通常会通过限制和优化双肺接受 20Gy 或 30Gy 以上的肺体积（即 V20 或 V30）以及双肺平均受照剂量（MLD）来减少 RILI 的发生风险[19]。V20 或 V30、MLD 数值较高、照射位置位于下肺则发生 RILI 的风险相应较高[20]。近期研究发现 V5 也有 RILI 的预测价值，相反的，照射剂量 5Gy 以下的肺体积较多，则发生 RILI 的风险下降[21,22]。

（三）诊断与鉴别诊断

放射性肺损伤的诊断首先基于患者肺部放疗的病史、CT/ 胸部 X 线片等影像学检查发现照射野范围内或紧邻照射野区域的炎性、间质性或纤维化表现，通常为放疗高剂量（>40Gy）区域（也有发生于照射野外的非经典性放射性肺损伤情况）；胸部放疗后出现咳嗽、胸闷、发热等症状，或这些症状较放疗前加重。动脉血气分析、肺功能检查显示通气 / 换气功能障碍等，也能为 RILI 的诊断提供参考依据。鉴别诊断需排除肿瘤复发及其他肺部疾病如 COPD 的急性加重、肺栓塞、肺部感染等。

在急性放射性肺炎阶段，其临床严重程度表现多样，轻者可能仅有影像学表现而无临床症状，重者则可能危及生命[23]。临床症状中最多见的是干咳，程度可轻可重；此外，可伴有低热。合并肺部感染的患者常有咳脓痰、气促、高热甚至呼吸困难等症状。肺部听诊可无明显阳性体征。

放射性肺纤维化常发生于放疗后数月至数年，继发于放射性肺炎，影像学表现为进行性的肺内瘢痕形成。在接受肺部立体定向放射治疗的患者中，一般在治疗后 3 个月左右逐渐形成瘢痕。此阶段临床表现可无明显症状或轻微干咳，少数纤维化严重者则可有呼吸急促、发绀等慢性肺功能不全表现，并可能导致肺动脉高压及肺心病。

然而，普通实验室及影像学检查并不能明确诊断放射性肺炎。例如，某些患者可能有白细胞计数、血沉或 C 反应蛋白升高，并且放射性肺炎的潜伏期胸部 X 线片检查可能为正常表现。随着疾病进展到放射性肺纤维化，胸部 X 线片可能显示瘢痕和实变。一般来说，CT 在检测 RILI 方面更为敏感。即使在胸部 X 线片上没有发现，在治疗结束后几周的 CT 上也可以检测到代表早期放射性肺炎的均匀磨玻璃改变。CT 上放射性肺炎的表现常与肺损伤的分期有关，从最初的磨玻璃样改变到后期的斑片状实变，随着肺纤维化的发展，出现实变和肺体积减小。对于这两种放射学方式，影像上的不透明性通常与放射野一致。其他诊断技术，如支气管镜检查、胸腔穿刺和肺活检，可以将放射性肺炎与潜在肿瘤复发或感染性肺炎区分开来。肺功能测试通常用于区分 RILI 与其他肺部疾病，如 COPD。RILI 引起的肺功能障碍通常与肺容量、顺应性、用力肺活量和扩散能力下降的限制性模式相关。支气管镜检查通常用于评估恶性肿瘤播散、感染、出血或药物过敏。而支气管镜下支气管肺泡灌洗多显示非特异性表现，如白细胞和原发性 $CD4^+$ 淋巴细胞增多。

在 RILI 严重程度的判断上，目前有 RTOG 及 CTCAE 分类标准使用较广泛，可为治疗决策提供参考[24]。

放疗后肺纤维化的演变需要与肿瘤局部复发相鉴别。PET/CT 有助于在活检前评估

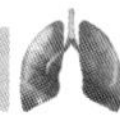

病变的代谢活性，对确定疾病复发的敏感性为 98%，特异性为 82%[25]。但在根治性放疗后 6 周内不推荐进行 PET/CT 的监测和 / 或活检，因为在此期间可能存在一定程度的放疗炎症反应，或者肿瘤细胞可能处于增殖性死亡的状态。支气管内镜超声检查（endobronchial ultrasonography，EBUS）适用于中央和纵隔病变，而周围病变通常需要 CT 引导下的穿活检。

二、放射性肺损伤防治策略及康复管理

（一）预防

1. 患者因素

（1）肺癌患者多有吸烟史，放疗前应嘱患者戒烟或到专门的戒烟机构就诊协助戒烟，并且放疗后也应告诫患者防止复吸。

（2）对于合并肺部感染或既往有 COPD 病史的患者，应控制感染及控制 COPD 于稳定状态再开始放疗。

（3）放疗后应避免高强度的体力活动，可以在公园、森林等空气清新、噪声低、安全的场所进行步行、太极拳等锻炼，以不感到疲劳为度。

（4）放疗后免疫力受到一定程度影响，应注意保暖，预防感冒。

2. 医疗因素

（1）放疗前须完善必要检查，如肿瘤分期检查及肺功能等，认真评估放疗适应证及可能存在的禁忌证，明确放疗目的，权衡放疗利弊。

（2）采用先进治疗技术，如 4D-CT 模拟定位，调强放疗，放疗前获取摆位影像并校正。

（3）放疗靶区勾画应注意细节，如 CTV 外扩后应当手工修改进入大血管、气管、心脏、骨骼、胸壁等正常器官组织边缘的区域。如放疗前存在肿瘤体积较大、合并肺不张等情况，治疗中应注意肿瘤退缩和肺复张情况，必要时调整治疗计划。

（4）放疗处方剂量的给予应权衡肿瘤控制及并发症发生率，严格限制肺受照剂量。

（5）放疗同步化疗时，选择合适的化疗药物，避免选用导致肺纤维化的药物，如吉西他滨。

（6）阿米福汀是一种自由基清除剂，是目前美国 FDA 批准的唯一一种临床使用的放射防护剂。研究显示，阿米福汀可显著降低 2 级及以上放射性肺炎的发生率[26]。但其显著的不良反应（胃肠道反应及低血压）限制了其在临床中的应用。此外，也有研究报道，己酮可可碱能抑制炎性分子如 TNF-α 和白三烯，可预防接受放疗的肺癌患者发生放射性肺炎[27]。

（二）西医治疗

1. 急性放射性肺炎的治疗

（1）对仅有影像学改变而无明显症状的患者，可暂不予药物干预，在随访中注意观察。

（2）有轻微症状的患者可予相应对症治疗，如止咳、祛痰，同时加强营养支持，限制体力活动等，在随访中密切观察病情变化。

（3）症状较明显的患者，如胸闷气促、呼吸困难、活动受限以及伴发感染等情况，需积极进行治疗以减轻患者症状，避免疾病恶化。

1）糖皮质激素：是目前治疗急性放射性肺炎最常用的基础性用药。其作用为改善血管通透性，减轻肺间质水肿，缓解细胞损害，抑制细胞因子分泌及炎细胞趋化。临床应用中可每天予泼尼松 1mg/kg 体重，持续 2 ~ 4 周，患者症状好转并稳定后缓慢逐渐减量 6 ~ 12 周。

需要注意的是，减量过程应当缓慢进行，并注意观察患者病情变化。减量速度太快可能导致病情反复，这时应将剂量恢复至前一次有效剂量，并延长使用时间后，再缓慢减量。

2）抗生素：尽管急性放射性肺炎主要为细胞因子分泌及炎细胞浸润的非感染性炎症，但肺与大气直接相通，肺泡中渗出的血清蛋白是环境中或肺部定植菌良好的“培养基”，因此病程中常合并细菌感染。临床考虑合并感染时可给予针对常见病原菌的药物，同时行病原微生物检查及抗生素药敏试验，并根据药敏试验结果及时调整抗生素/抗真菌药物。

2. 放射性肺纤维化的治疗 目前对放射性肺纤维化并无明确的治疗指南。由于肺纤维化的形成机制主要为TGF-β驱动及纤维沉积，这与急性放射性肺炎不同，并且也不一定为炎性驱动。因此，糖皮质激素及抗生素的使用常不能起到很好的作用。因此目前的治疗常为对症处理，如吸氧。

最近的研究显示，多激酶抑制剂尼达尼布（nintedanib）以VEGF和其他生长因子为靶点，被认为是预防放射性肺炎和降低肺纤维化发生率的一种可能的治疗方法[28]。

吡非尼酮是一种有效的细胞因子抑制剂，能够防止和逆转纤维化和瘢痕的形成。其作用是通过调节或抑制某些因子，抑制成纤维细胞的生物学活性，减少细胞增殖和基质胶原合成。同时，吡非尼酮还可通过抑制炎性介质分泌、减少脂质过氧化等，发挥其抗炎和抗氧化作用[29]。

（三）中医康复处理

1. 急性放射性肺炎 放射性肺损伤的急性期，治疗以益气养阴、清热凉血、宣肺化痰为主。

（1）中药内服可选择百合固金汤加减：黄芪30g，沙参30g，赤芍30g，玄参15g，桔梗15g，杏仁12g，麦冬20g，当归15g，鱼腥草30g，薏苡仁30g，白茅根30g，半夏曲15g，陈皮15g，浙贝母20g，竹茹12g，丹参30g，三七10g，鳖甲20g，生甘草6g。注重对肺体的保护，改善气短、胸闷、咳嗽、咳痰等症状，增强机体对放射治疗的耐受性。

（2）中药腿浴可选择清燥救肺汤加减[30]：霜桑叶30g，生石膏30g，太子参30g，胡麻仁20g，麦冬40g，杏仁20g，枇杷叶30g，生甘草15g，金银花30g，野菊花30g，紫花地丁30g，地龙15g，当归30g，肺筋草30g，蛇舌草30g。本方可治温燥伤肺之重症，对咳嗽、咳痰、痰中带血等症有较好疗效。

（3）中成药选择：痰热清注射液[31]、参麦注射液、血必净注射液、复方苦参注射液、康艾注射液、艾迪注射液、丹参川芎嗪注射液等，可配合减轻患者肺部炎性反应，提高机体耐受能力。

（4）针灸治疗选穴[32]：背俞、膏肓、足三里、膻中、定喘、丰隆、肾俞。主要涉及肺经、膀胱经等经络。每日针刺或艾灸上述穴位，留针20～30分钟，可达到清肺化痰、理气定喘的功效。

（5）食疗：放疗期间可以食用梨、西瓜、哈密瓜、鸭肉、鸭蛋、荸荠、甲鱼等减轻热性症状；忌食狗肉、羊肉、黄鱼、带鱼、螃蟹、橘子、桂圆等燥热食物，更要注意忌食辛辣、生冷；多吃水果和蔬菜，补充多种维生素。推荐银耳百合甲鱼汤，既能滋阴补血，还可刺激骨髓造血，补充人体蛋白的需要。

（6）运动：可建议患者多做深呼吸，或由专业康复医师指导肺功能训练；定于每日下午3—5点，做八段锦养生操（骨转移患者除外）。

 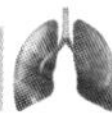

2. 放射性肺纤维化 多属放射性肺损伤的后期或晚期，肺燥津伤，病势迁延不愈，损及脾、肾，症状多、病情重、喘累憋气明显，患者及家属心理负担较重，预后不佳。治疗多以益气健脾、润肺补肾、化瘀解毒。

（1）辨证论治：

1）益气健脾可选择复方六君子汤[33]加减：陈皮 15g，法半夏 15g，党参 30g，白术 20g，茯苓 15g，甘草 6g，人参 10g，地龙 15g，丹参 30g，蒲公英 30g，川芎 20g，枇杷叶 15g，连翘 10g。全方补气健脾、培土生金、化湿祛痰通络、固本培元。

2）滋阴润肺可选择麦门冬汤合清燥救肺汤[34]加减：麦冬 20g，党参 20g，桑叶 15g，阿胶 9g（烊化），胡麻仁 12g，杏仁 12g，枇杷叶 15g，法半夏 15g，川贝母 15g，百合 15g，黄芩 15g。全方以清热滋阴、润肺止咳为主。适合久咳干咳、阴虚热盛的患者。

3）祛痰化瘀可选择血府逐瘀汤[35]：桃仁 15g，红花 15g，当归 15g，生地黄 20g，川牛膝 15g，川芎 15g，桔梗 15g，赤芍 15g，肺筋草 15g，枳壳 15g，甘草 6g，柴胡 12g。该方多适合于肺纤维化阶段患者，伴有胸痛或头痛，痛有定处，舌瘀斑瘀点，脉涩或弦紧等症。

（2）中成药选择：复方苦参注射液、丹参川芎嗪注射液、疏血通注射液等。百令胶囊或金水宝胶囊也可改善肺肾情况。

（3）心理疏导：肺纤维化患者因短期内症状缓解不明显，多心里苦闷压抑，可用心理痛苦温度计（DT）进行心理状况评估，对于 DT 评分 <4 分的患者，由主管医师、护士进行心理疏导及健康宣教。对于 DT 评分≥4 分的患者，在此基础上，由心理小组成员对其采取有针对性的心理干预措施。若患者心理评分过高，心理痛苦评分为重度，或患者伴随明显的精神或躯体症状时，则需要及时请心理科的精神卫生专业人员介入治疗。

（4）耳穴：腹腔取交感、骨取肾、筋取肝、肌肉取脾。膈、脾、心、肾、内分泌、肾上腺、交感。膈、心、脾、肝均与血有密切关系；肾主骨、生髓、髓生血；肾上腺、内分泌，可提高免疫力。

（5）食疗：宜食用具有养阴、滋阴、壮水功效的食物，比如绿豆、冬瓜、芝麻、百合、梨、山竹等，以及黑豆、海带、紫菜、萝卜、胡萝卜、山楂、醋、绿茶等具有活血、散结、行气、疏肝解郁作用的食物，少食肥猪肉，忌食刺激性的辛辣动火之物，戒烟、酒等。

总之，尽管放射性肺损伤是胸部恶性肿瘤放疗中常见的并发症，但仅有约 10% 的患者会发生有症状的Ⅱ～Ⅲ度损伤。放疗仍然是胸部恶性肿瘤综合治疗的最重要手段之一，绝不能因为可能发生的并发症而“因噎废食”。加强对患者的健康宣教，明智地优化制订放疗方案以及药物治疗的进步将更好地预防和应对这一并发症。

（陈 明 胡 晓 陈俊强 王 维 陈 红）

参考文献

[1] CHANG J Y,SENAN S,PAUL M A,et al.Stereotactic ablative radiotherapy versus lobectomy for operable stage Ⅰ non-small-cell lung cancer: a pooled analysis of two randomised trials[J].Lancet Oncol,2015,16(6):630-637.

[2] MEHTA V.Radiation pneumonitis and pulmonary fibrosis in non-small-cell lung cancer: pulmonary function, prediction, and prevention[J].Int J Radiat Oncol Biol Phys,2005,63(1):5-24.

[3] MARKS L B,BENTZEN S M,DEASY J O,et al.Radiation Dose-Volume Effects in the Lung[J].Int J Radiat Oncol,2010,76(3):S70-S76.

[4] GIURANNO L,IENT J,DE RUYSSCHER D,et al.Radiation-Induced Lung Injury(RILI)[J].Front Oncol,2019,9:877.

[5] BERNCHOU U,SCHYTTE T,BERTELSEN A,et al.Time evolution of regional CT density changes in normal lung after IMRT for NSCLC[J].Radiother Oncol,2013,109(1):89-94.

[6] TSOUTSOU P G,KOUKOURAKIS M I.Radiation pneumonitis and fibrosis: Mechanisms underlying its pathogenesis and implications for future research[J].Int J Radiat Oncol Biol Phys,2006,66(5):1281-1293.

[7] ZANONI M,CORTESI M,ZAMAGNI A,et al.The Role of Mesenchymal Stem Cells in Radiation-Induced Lung Fibrosis[J].Int J Mol Sci,2019,20(16):3876.

[8] LIEROVA A,JELICOVA M,NEMCOVA M,et al.Cytokines and radiation-induced pulmonary injuries[J].J Radiat Res,2018,59(6):709-753.

[9] HAWKINS P G,BOONSTRA P S,HOBSON S T,et al.Radiation-induced lung toxicity in non-small-cell lung cancer:Understanding the interactions of clinical factors and cytokines with the dose-toxicity relationship[J]. Radiother Oncol,2017,125(1):66-72.

[10] ANSCHER M S,KONG F M,ANDREWS K,et al.Plasma transforming growth factor beta1 as a predictor of radiation pneumonitis[J].Int J Radiat Oncol Biol Phys,1998,41(5):1029-1035.

[11] ROBERTS C M,FOULCHER E,ZAUNDERS J J,et al.Radiation pneumonitis:a possible lymphocyte-mediated hypersensitivity reaction[J].Ann Intern Med,1993,118(9):696-700.

[12] YING H J,FANG M,CHEN M. Progress in the mechanism of radiation-induced lung injury [J]. Chin Med J (Engl),2020,134(2):161-163.

[13] CHEN H,SENAN S,NOSSENT E J,et al.Treatment-Related Toxicity in Patients With Early Stage Non-Small Cell Lung Cancer and Coexisting Interstitial Lung Disease: A Systematic Review[J].Int J Radiat Oncol Biol Phys,2017,98(3):622-631.

[14] TAKEDA A,KUNIEDA E,OHASHI T,et al.Severe COPD is correlated with mild radiation pneumonitis following stereotactic body radiotherapy[J].Chest,2012,141(4):858-866.

[15] JOHANSSON S,BJERMER L,FRANZEN L,et al.Effects of ongoing smoking on the development of radiation-induced pneumonitis in breast cancer and oesophagus cancer patients[J].Radiother Oncol,1998,49(1):41-47.

[16] MAO J,KOCAK Z,ZHOU S,et al.The impact of induction chemotherapy and the associated tumor response on subsequent radiation-related changes in lung function and tumor response[J].Int J Radiat Oncol Biol Phys,2007,67(5):1360-1369.

[17] LIANG J,BI N,WU S,et al.Etoposide and cisplatin versus paclitaxel and carboplatin with concurrent thoracic radiotherapy in unresectable stage Ⅲ non-small cell lung cancer:a multicenter randomized phase Ⅲ trial[J]. Ann Oncol,2017,28(4):777-783.

[18] BURRIS H A,HURTIG J,HURTIG J.Radiation recall with anticancer agents[J].Oncologist, 2010,15(11):1227-1237.

[19] TSUJINO K,HASHIMOTO T,SHIMADA T,et al.Combined analysis of V20,VS5,pulmonary fibrosis score on baseline computed tomography,and patient age improves prediction of severe radiation pneumonitis after concurrent chemoradiotherapy for locally advanced Non-Small-Cell Lung Cancer[J].J Thorac Oncol,2014,9(7):983-990.

[20] PALMA D A,SENAN S,TSUJINO K,et al.Predicting radiation pneumonitis after chemoradiation therapy for lung cancer:an international individual patient data meta-analysis[J].Int J Radiat Oncol Biol Phys,2013,85(2):444-450.

[21] BERNARD M E,GLASER S M,GILL B S,et al.Results of a Single Institution Experience with Dose-Escalated Chemoradiation for Locally Advanced Unresectable Non-Small Cell Lung Cancer[J].Front Oncol,2017,7:1.

[22] CHEN J,HONG J,ZOU X,et al.Association between absolute volumes of lung spared from low-dose irradiation and radiation-induced lung injury after intensity-modulated radiotherapy in lung cancer:a retrospective analysis[J].J Radiat Res,2015,56(6):883-888.

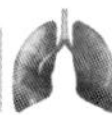

[23] GRAVES P R,SIDDIQUI F,ANSCHER M S,et al.Radiation pulmonary toxicity:From mechanisms to management[J].Semin Radiat Oncol,2010,20(3):201-207.

[24] COX J D,STETZ J,PAJAK T F.Toxicity criteria of the Radiation Therapy Oncology Group (RTOG) and the European Organization for Research and Treatment of Cancer (EORTC)[J].Int J Radiat Oncol Biol Phys,1995,31(5):1341-1346.

[25] VOLPI S,ALI J M,TASKER A,et al.The role of positron emission tomography in the diagnosis,staging and response assessment of non-small cell lung cancer[J].Ann Transl Med,2018,6(5):95-95.

[26] ANTONADOU D,COLIARAKIS N,SYNODINOU M,et al.Randomized phase Ⅲ trial of radiation treatment ± amifostine in patients with advanced-stage lung cancer[J].Int J Radiat Oncol Biol Phys,2001,51(4):915-922.

[27] OZTURK B,EGEHAN I,ATAVCI S,et al.Pentoxifylline in prevention of radiation-induced lung toxicity in patients with breast and lung cancer:a double-blind randomized trial[J].Int J Radiat Oncol Biol Phys,2004,58(1):213-219.

[28] DE RUYSSCHER D,GRANTON P V,LIEUWES N G,et al.Nintedanib reduces radiation-induced microscopic lung fibrosis but this cannot be monitored by CT imaging:A preclinical study with a high precision image-guided irradiator[J].Radiother Oncol,2017,124(3):482-487.

[29] SIMONE N L,SOULE B P,GERBER L,et al.Oral Pirfenidone in patients with chronic fibrosis resulting from radiotherapy:a pilot study[J].Radiat Oncol,2007,2(1):19.

[30] 王玉斌，吴友义，孙洪雨，等．胸部肿瘤放射治疗同期应用清燥救肺汤或氨磷汀对肺功能保护的随机对比研究[J]. 新中医,2016,48(2):177-179.

[31] 杨旭初，王怀璋，杨峰，等．痰热清注射液对肺癌患者放射性肺炎及放射性肺纤维化的影响[J]. 中国生化药物杂志,2015,35(1):122-124.

[32] 刘超，王玉梅．创新组方“沙参麦冬汤加减”联合穴位敷贴防治气阴两伤型放射性肺炎45例[J]. 环球中医药,2019,12(6):893-896.

[33] 刘鹏，臧建华，唐明，等．复方六君子汤治疗急性放射性肺损伤的临床研究[J]. 世界药,2016,11(9):1786-1788,1792.

[34] 刘珺，吴晨雯，熊绍军．经方麦门冬汤预防放射性肺损伤及其对血浆TGF-β1的影响[J]. 实用癌症杂志,2016,31(12):1947-1950.

[35] 吴琼，马海洋，王志武，等．活血化瘀法对肺癌放疗后肺纤维化的抑制作用[J]. 中国临床研究,2017,30(9):1261-1263.

第二节　放射性心脏损伤

胸部放射治疗（thoracic radiotherapy，TRT）是肺癌主要治疗方法之一，心脏位于纵隔，不可避免地受到照射，从而引起放射性心脏损伤（radiation induced heart disease，RIHD），影响患者生活质量与生存期。心脏受到照射后有高达88%的患者存在无症状性心脏病变[1]，多数不能手术肺癌患者接受TRT后因生存期短，晚期毒性反应与心功能损伤未出现临床表现而报道较少[2]。Atkins等报道，肺癌患者接受根治性放疗，心脏受照剂量每增加1Gy，心脏不良事件发生率增加5%[3]。

一、放射性心脏损伤发病原因与发病机制

（一）病因

放疗后发生心血管损伤的影响因素较多[4-6]，包括：年轻患者、前纵隔或左侧胸部放疗、

肿瘤位置靠近或侵及心脏、总照射剂量 >30Gy、单次剂量 >2Gy、与心脏毒性化疗药联合应用（如蒽环类药物等）、照射区心脏体积和所占比例、存在其他心脏危险因素（如肥胖、吸烟、2 级以上高血压、糖尿病、高胆固醇血症）、既往心血管病史。

（二）发病机制

放疗部位所有细胞均受到照射，可影响心脏所有结构，包括冠状动脉、毛细血管、心肌、心脏瓣膜、心包和传导系统[7]。放疗产生活性氧物质导致 DNA 断裂，引起炎症和炎性级联反应，从而直接损伤血管，心脏血管损伤过程类似。

1．冠脉损伤 放射性冠脉内皮损伤可引起冠状动脉血管发生动脉粥样硬化、炎症、栓塞等病变导致血管腔狭窄或阻塞，造成心肌缺血、缺氧或坏死而引起冠状动脉疾病提前发生。

2．心肌损伤 放疗损伤心肌主要是由于炎症和血栓形成导致微血管受损、毛细血管减少和缺血性间质纤维化，造成心肌线粒体代谢障碍，引起氧化应激导致心肌损伤[8]。

3．心包损伤 TRT 高剂量（分次总剂量≥36Gy 或单次大剂量≥15Gy）放疗 3～6 个月后，首发症状就是急性心包炎（心包腔中富含蛋白质渗出液）。心包照射后新生血管发生曲折和渗透，导致更多缺血和晚期纤维化。加上心脏静脉和淋巴通道纤维化降低了吸收细胞外液能力，导致富含纤维蛋白的渗出物增加[5]。

4．心脏瓣膜损伤 射线照射诱导主动脉瓣间质细胞成骨转化和成骨酶、细胞因子增多，引起纤维组织增厚和磷酸钙沉积物干扰心瓣膜结构和功能，造成心瓣膜病[9]。

5．传导系统损伤 损伤的成纤维细胞代谢活跃并产生过量胶原蛋白导致纤维化，导致心肌舒张损害，引起功能紊乱和节律紊乱[10]。

二、放射性心脏损伤临床表现、体征及相关检查

（一）临床表现

1．冠脉损伤 放射性冠心病多见于胸部肿瘤放射治疗后长期生存的患者[11]。临床表现为无症状心肌缺血（隐匿性冠心病）、心绞痛、心肌梗死、缺血性心力衰竭和猝死等。放疗引起的动脉粥样硬化主要发生在左前降支与右冠脉。

2．心肌损伤 患者接受放射治疗若干年后，或许没有明显症状，但经临床检查（如核素或超声心动图）可发现射血分数有逐渐下降的趋势，心脏收缩舒张功能尤其是舒张功能减弱，最终出现心功能障碍表现。

3．心包损伤 胸部 RT 后 70%～90% 患者会出现心包疾病，心包炎是胸部放疗后常见不良反应[12]。主要临床表现为发热、胸痛、乏力等症状，渗出少时可无症状或仅为轻度活动后气短，渗出多时则表现为进行性胸闷、呼吸困难等心脏压塞症状。放射性心包炎与照射剂量有关[13,14]，当心脏体积的 60% 受到照射剂量为 45Gy 时，放射性心包炎的发生率为 1%～5%，剂量超过 55Gy 时发生率可达 25%～50%。

放射性心包炎的临床分为 4 个阶段：①急性放射性心包炎：发生在放疗过程中或治疗结束后经过数月或数年的潜伏期，多数发生在放疗结束后 12 个月内，临床表现轻重不一，可有发热、胸痛、呼吸困难、心包摩擦音及心包积液，严重者出现心脏压塞；②慢性放射性（渗出性）心包炎：多在放疗后 1 年之内出现，但也有 2～3 年后出现症状者，表现为无并发症的慢性心包渗出，当有大量渗出时可出现心脏压塞；③缩窄性心包炎：由急性或慢性心包

 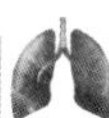

炎发展而来，心脏超声检查可见心包肥厚，心包切除术时可见广泛的纤维素性心包炎；④纤维素性心包炎：经常和心肌同时受累，心包和心肌广泛纤维化。

4. 心脏瓣膜损伤 瓣膜钙化为 RIHD 晚期并发症，放疗引起相关瓣膜病的平均剂量为 46Gy。主动脉受累最常见，其次为二尖瓣。临床上常见的是主动脉狭窄并关闭不全，其次为关闭不全，单纯狭窄少见。临床可闻及收缩期杂音，或超声发现瓣膜闭合速度减慢等。

5. 传导系统损伤 传导系统遍布整个心脏，RIHD 均可继发传导系统损伤，临床多表现为完全性房室传导阻滞。

6. 心肌收缩力的变化 放射性心肌炎、全心炎及冠心病时，由于心肌已有明显损伤，造成心肌收缩力明显降低，严重者发生心力衰竭。即使心脏无明显病变，放射治疗也可引起心肌收缩力改变。接受 TRT 后，心脏射血前期（PEP）延长，左室射血时间（LVET）缩短，PEP/LVET 比值增加，同时超声心动图左室短轴缩短分数在放疗后减小，二尖瓣 E 点至室间隔距离增加。但这种单纯性心肌收缩力降低，在放疗结束后 6 个月大多能恢复正常，表明放疗所致左室功能减退是暂时的。

（二）诊断

1. 心电图 心电图可发现 Q-T 间期明显变化。

2. 超声心动图 提示收缩和舒张功能明显变化。

3. 电子计算机断层扫描（CT） 对于有 MRI 检查禁忌者，可行 CT 检查晚期损伤。

4. 磁共振成像（MRI） 适合评估心包、心肌等解剖结构。

5. 核素 利用 ^{99m}Tc-MIBI SPECT 心肌灌注显像能早期发现 RIHD。

6. 实验室检查 肌钙蛋白 I 和 N 末端脑钠肽前体水平检测，如心脏受照体积增大，N 末端脑钠肽前体会相应明显升高，脑钠肽和肌钙蛋白检测可以对放疗患者并发 RIHD 进行早期危险分层[15]。

三、放射性心脏损伤康复管理及策略

（一）预防康复处理

1. 尽可能减少胸部放疗过程中患者心脏所受到的辐射剂量，包括应用新的放疗技术、肿瘤照射剂量和心脏受照剂量的相互平衡、放射野的合理设计、心脏区域的局部屏蔽及照射方法的选择等。

2. 定期心脏损伤相关指标监测，尤其是接受高剂量放射治疗的老年且伴心肌缺血患者，应密切观察，及时发现放射性早期心脏损伤，并给予及时激素治疗，可以减少心肌损伤。

3. 多食新鲜蔬菜、水果，低脂、高蛋白、低盐饮食，忌烟、酒、浓茶。

4. 保持乐观的情绪，避免惊恐刺激以及忧思恼怒。

5. 轻症者可从事适当体力劳动，以不觉劳累、不加重症状为度，避免剧烈劳动。重症者应卧床休息。

（二）西医治疗康复

目前对于 RIHD 并无较好及统一的治疗方法。

1. 对于 RIHD 高危人群或患有心血管基础疾病者，应尽早应用如氨磷汀、右丙亚胺、激素（小剂量）、1,6- 二磷酸果糖、核糖、左卡尼汀等药物，这些药物对 RIHD 可能有一定疗效。

2. 血活素为去纤维蛋白的小牛血清，具有增强心肌细胞氧和葡萄糖的摄取及利用作用，可迅速改善心肌细胞缺氧、缺血状态，降低血液黏稠度，改善微循环，从而对放疗后受损心肌具有修复作用[16]。

3. 他汀类药物如阿托伐他汀、瑞舒伐他汀等，可减少凝血和抑制血管收缩，改善血管状况，减轻心肌纤维化[17]。研究表明，己酮可可碱联合维生素 E（抗氧化剂）可改善放射性心肌纤维化和左心室功能[18]。

4. 可采用卧床休息、吸氧、高蛋白高维生素饮食等支持疗法改善 RIHD 患者的一般状况，并可加用血管紧张素酶和 β 受体阻滞剂等进行对症处理。

5. 目前皮质激素对 RIHD 的疗效尚不确切，但当发生严重的渗出性心包炎时可短期使用大剂量的皮质激素减少渗出，增加机体的耐受限度。

6. 对常规治疗无效的患者，可采用心瓣膜移植术、冠状动脉旁路移植术、心脏移植手术等治疗手段。

（三）中医治疗康复

1. 单方验方治疗

（1）桂枝甘草龙骨牡蛎汤加减：桂枝 10g，麻黄 10g，制附子 10g，淫羊藿 15g，熟地 20g，仙茅 15g，甘草 6g，细辛 3g，龙骨 20g，牡蛎 20g，酸枣仁 15g，远志 20g。

（2）定律汤加减：黄柏 15g，黄连 10g，法半夏 10g，橘皮 15g，苦参 10g，枳实 15g，茯苓 15g。

（3）天王补心汤加减：人参 20g，麦冬 20g，五味子 15g，生地黄 15g，山茱萸 12g，丹参 15g，当归 15g，远志 20g，酸枣仁 10g。

（4）归脾汤加减：党参 30g，炒白术 15g，黄芪 30g，当归 15g，茯神 20g，远志 15g，酸枣仁 15g，龙眼肉 20g，木香 10g，大枣 10g。

（5）桃红四物汤加减：红花 10g，桃仁 10g，当归 15g，赤芍 15g，丹参 15g，生地黄 20g，远志 10g。

2. 中成药治疗

（1）稳心颗粒：每次 9g，一日 3 次，开水冲服。

（2）生脉注射液：静脉注射，每次 1～3 支，用 5% 葡萄糖注射液 250～500ml 稀释。

（3）参松养心胶囊：每次 2～4 粒，一日 3 次，口服。

（4）天王补心丸：每次 1 丸，一日 2 次，口服。

（5）生脉饮：每次 1 支，一日 3 次，口服。

3. 药膳调理

（1）草芪龙苓粥：用龙眼 10g，黄芪 10g，茯苓 30g，甘草 10g，大米 50g。将黄芪、茯苓及甘草放入锅中熬煮，水煎取汁，加大米及龙眼煮粥。每天 1 剂，7 天为一个疗程，连续服用 2～3 个疗程。

（2）生脉粥：用党参 10g，麦冬 10g，五味子 10g，大米 50g。将党参、麦冬、五味子水煎取汁后加入大米，每日服用 1 剂，7 天为一个疗程，连续服用 2～3 个疗程。

（3）参附桂枝粥：用白附片 10g，桂枝 10g，红参 5g。将诸药水煎取汁后加入大米煮粥，每日 1 剂，每日服用 2 次，7 天为一个疗程，连续服用 2～3 周为宜。

4. 适宜技术

（1）艾灸：主穴选内关、巨阙穴、厥阴俞、心俞，一天 2 次，每次 15～20 分钟，5 天为一

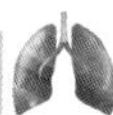

个疗程。内关取“心胸内关谋”之意，心包之俞厥阴配心之募穴巨阙穴，可益心气，安心神气机。心俞、巨阙为俞募配穴，亦益心安神；诸穴配合以收镇惊宁神之效[19]。

（2）耳穴贴压：取耳穴心脾、神门、肝肾、皮质下，使用酒精消毒，在穴位区使用探棒寻找敏感部位，用胶布贴压王不留行籽于敏感点上，每个穴位每日按压 3 ~ 5 次，每个穴位按压 3 ~ 5 分钟。

5. 传统健身操　可以通过练习八段锦中的“摇头摆尾去心火”，五禽戏中的“猿戏”，以及二十四节气中的“夏季节气的动作”调理。

（章文成　王　维　赵路军　张仲妍）

参考文献

[1] CARVER J R,SHAPIRO C L,NG A, et al.American Society of Clinical Oncology clinical evidence review on the ongoing care of adult cancer survivors:cardiac and pulmonary late effects[J].J Clin Oncol,2007,25(25):3991-4008.

[2] PROSNITZ R G,CHEN Y H,MARKS L B.Cardiac toxicity following thoracic radiation[C]//Seminars in oncology. WB Saunders,2005,32:71-80.

[3] ATKINS K M,RAWAL B,CHAUNZWA T L,et al.Cardiac radiation dose,cardiac disease,and mortality in patients with lung cancer[J].J Am Coll Cardiol,2019,73(23):2976-2987.

[4] DARBY S C,CUTTER D J,BOERMA M,et al.Radiation-related heart disease:current knowledge and future prospects[J].Int J Radiat Oncol Biol Phys,2010,76(3):656-665.

[5] STEWART F A.Mechanisms and dose-response relationships for radiation-induced cardiovascular disease[J]. Ann ICRP,2012,41(3-4):72-79.

[6] 徐利明，陈曦，苑亚静，等．放射性心脏损伤的研究进展 [J]. 中华放射肿瘤学杂志，2017,26(3):358-363.

[7] WANG H,WEI J,ZHENG Q,et al.Radiation-induced heart disease:a review of classification,mechanism and prevention[J].Int J Biol Sci,2019,15(10):2128.

[8] BARJAKTAROVIC Z,SHYLA A,AZIMZADEH O,et al.Ionising radiation induces persistent alterations in the cardiac mitochondrial function of C57BL/6 mice 40 weeks after local heart exposure[J].Radio ther Oncol,2013,106(3):404-410.

[9] HEIDENREICH P A,SCHNITTGER I,STRAUSS H W,et al.Screening for coronary artery disease after mediastinal irradiation for Hodgkin's disease[J].J Clin Oncol,2007,25(1):43-49.

[10] KRÜSE J J,ZURCHER C,STROOTMAN E G,et al.Structural changes in the auricles of the rat heart after local ionizing irradiation[J].Radiother Oncol,2001,58(3):303-311.

[11] CAVENDISH J J,BERMAN B J,SCHNYDER G,et al.Concomitant coronary and multiplearch vessel stenoses in patients treated with external beam radiation:pathophysiological basis and endovascular treatment[J].Catheter Cardiovasc Interv,2004,62(3):385-390.

[12] SCHULTZ-HECTOR S,TROTT K R.Radiation-induced cardiovascular diseases:is the epidemiologic evidence compatible with the radiobiologic data?[J].Int J Radiat Oncol Biol Phys,2007,67(1):10-18.

[13] DARBY S,MCGALE P,PETO R,et al.Mortality from cardiovascular disease more than 10 years after radiotherapy for breast cancer:nationwide cohort study of 90 000 Swedish women[J].BMJ,2003,326(7383):256-257.

[14] XUE J,HAN C,JACKSON A,et al.Doses of radiation to the pericardium,instead of heart,are significant for survival in patients with non-small cell lung cancer[J].Radiother Oncol,2019,133:213-219.

[15] JAWORSKI C,MARIANI J A,WHEELER G,et al.Cardiac complications of thoracic irradiation[J].J Am Coll Cardiol,2013,61(23):2319-2328.

[16] 王子文，郭爱云，郭晓明，等．血活素防治放射性心脏损伤的临床对比研究 [J]. 中华放射医学与防护杂

志,2001,21(4):249-249.

[17] HAYDONT V,MATH D,BOURGIER C,et al.Induction of CTGF by TGF-β1 in normal and radiation enteritis human smooth muscle cells:Smad/Rho balance and therapeutic perspectives[J].Radiother Oncol,2005,76(2):219-225.

[18] LIU H,XIONG M,XIA Y F,et al.Studies on pentoxifylline and tocopherol combination for radiation-induced heart disease in rats[J].Int J Radiat Oncol Biol Phys,2009,73(5):1552-1559.

[19] 石学敏.针灸学[M].北京:中国中医药出版社,2006:235.

第三节 放射性食管炎

食管作为胸腔纵行器官,其在胸部恶性肿瘤尤其是中央型肺癌患者,在接受胸部放射治疗过程中,不可避免地部分或全部被包括于照射野内,从而引起吞咽疼痛、胸部不适、胃灼热、呃逆甚至吞咽困难等放射性食管炎(radiation esophagitis,RE)症状。当放化疗同期进行时,其症状更为明显,严重者需暂停放疗而给予抗炎消肿及对症支持治疗,从而导致总疗程时间延长而影响疗效,并因此成为胸部肿瘤放疗计划顺利完成的主要限制因素之一。在肺癌放射治疗实践中,当进行常规分割放疗时,放射性食管炎发生率约15%,采用加速超分割方式治疗小细胞肺癌时发生率更高,可达27%,3级以上发生率甚至达14%~19%[1-3]。

一、放射性食管炎病因

一般而言,当放疗剂量达到30Gy时可引起食管神经肌肉损伤,导致食管蠕动减弱,甚至消失,这种情况一般会随着放射线剂量增大,而食管损伤愈重。同时放射线本身的电离作用可使食管上皮细胞损伤、坏死,这可能导致食管蠕动减慢,造成有害物质通过食管时间延长,加重了这种损伤。此外,化疗可引起机体白细胞减少,机体免疫力减低,从而引起食管感染,出现食管炎,故放化疗联合治疗患者的急性放射性食管炎症状较单纯放射治疗患者出现得更早,且症状较重。

二、放射性食管炎临床症状

由于放疗所致局部食管黏膜的充血、水肿,最初的临床表现为吞咽梗阻感,随后出现进食或吞咽疼痛,可逐渐演变为与吞咽无关的持续性胸骨后疼痛。严重者出现吞咽剧痛,需要静脉营养及鼻饲、经皮或经胃镜下胃造瘘的营养支持,部分患者甚至因食管炎的不耐受,而导致治疗中断,直至食管黏膜修复尚可恢复放疗。食管炎多数情况下无需使用镇痛药物,特别是怀疑局部有溃疡甚至穿孔时,应慎用止痛药物,止痛药物的使用可能会掩盖食管穿孔的症状。食管瘘的早期表现为剧烈胸背疼痛、饮水呛咳、声音嘶哑以及发热和白细胞计数升高,放疗期间应警惕食管瘘的发生,并及时终止放疗。晚期食管炎常无明显吞咽疼痛,由于食管组织的纤维化可导致食管狭窄,吞咽梗阻,常伴有食物潴留。

三、与放射性食管炎发生相关的临床病理学和放射物理学的参数指标

多数接受胸部放疗患者会发生急性RE,但在接受传统放疗(常规剂量及未接受同期化疗)患者中,重度(≥3级)急性RE发生率仅为2%,晚期不良反应所致死亡(穿孔或气管食

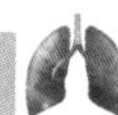

管瘘形成)风险仅为0.4%～1.0%[4]。

(一)肿瘤治疗方案与RE的关系

1. 不同剂量分割方案 超分割放疗往往会显著增加RE的发生率[5-7]。

2. 化疗时机及化疗药物选择 同期放化疗是目前多数非手术治疗恶性肿瘤患者的根治性治疗方式，然而较单纯放射治疗相比，RE往往会有明显增加[8]。RTOG研究采用以铂类为基础化疗同期2次/d胸部照射，>2级(RTOG标准)RE发生率为75%，>3级RE发生率为34%[6]。另外，不同化疗药物选择也与食管毒性相关，对不能手术切除的Ⅲ期NSCLC放疗同时随机给予顺铂与其他三药化疗比较重度RE发生率，结果显示，顺铂+吉西他滨组为52%、顺铂+紫杉醇组为39%、顺铂+长春瑞滨组为25%[9]。

3. 新的放疗技术 新放疗技术包括IMRT、SBRT等，能够在保证靶区足够剂量同时降低RE及RP发生率[10,11]。

(二)放射物理参数与放射性食管炎的关系

近年来，大量研究试图从患者肿瘤特征、放疗剂量因素及化疗应用中找出RE的预测因素。与RE相关的剂量学参数包括V_X、D_X、食管受到的最大点剂量、接受高剂量放疗的食管周径或表面的比例等，目前预测指标并不完全统一。

Bradley等[12]对166例行胸部放疗或同期放化疗的患者进行分析，认为V_{60}、A_{55}和同期化疗对RE预测价值最大。Palma等[13]对NSCLC同期放化疗后RE的预测因素进行分析，多因素分析显示食管V_{60}是≥2级和≥3级RE的最佳预测因素。此外，还有些研究[14,15]认为MED与食管不良反应风险增加相关。多数研究表明RE的发生与受照食管所受剂量相关，如何减少其他器官照射体积以降低不良反应的发生风险，同时不降低肿瘤控制率，需权衡利弊后制订个体化治疗方案。

四、放射性食管炎防治康复措施

肺癌尤其是中心型肺癌患者放疗靶区常接近或包括部分食管，放疗技术的发展也许可以降低RE发生率，但不能完全避免[16]。目前对RE防治措施国内外尚无统一标准。

1. 肺癌的患者大多心理压力大，可能过度担心放疗带来的不良反应，缺乏全程治疗的信心，导致食欲减退，免疫力下降，从而增加RE发生的概率。医护人员放疗前对患者生命体征、心理及精神状态等进行观察，及时发现异常情况，及时调整治疗方案。医护人员应共同向肺癌患者进行放疗知识宣教，让其了解放疗技术的先进性、安全性和有效性，建立坚持放疗的信心。同时向肺癌患者解释发生RE的可能性，放疗过程积极做好患者思想工作，嘱其避免进食辛辣、粗糙、过冷、过热或过硬的食物，宜进食高热量、高优质蛋白、高维生素及低脂肪等清淡饮食。建议患者进食后保持坐位1～2小时，防止发生反流性食管炎。在患者胃肠功能能够耐受的情况下，可鼓励其口服酸奶，以保护食管黏膜。

另外，放疗期间定期进行血常规、食管X线检查，注意观察食管病变是否有龛影穿孔等表现，同时保持口腔清洁，氯己定液或朵贝液于每次饭后和睡前给予漱口，减少食管黏膜感染的机会。

2. RE处理

(1)早期放射性食管炎一旦发生，消除患者误认为病情加重的思想负担，解释原因。

(2)轻者注意观察，坚持富含营养的半流质饮食，重者可主要给予抗炎、止痛及对症处理，可明显改善症状，提高患者生活质量。

（3）其治疗药物包括抗生素、黏膜表面保护剂、维生素和激素类药物、麻醉剂：庆大霉素可抑制食管局部黏膜炎症，减轻水肿；糖皮质激素早期可减少炎症部位充血，抑制炎性介质的产生和释放，促进受损组织修复，改善早期食管炎所致的吞咽梗阻及疼痛；利多卡因是麻醉剂，具有一定抗炎杀菌作用，能减轻局部疼痛，对于强镇痛药物不建议常规应用；谷氨酰胺可降低急性期放射性食管炎的严重程度和晚期放射性食管炎的发生率[16]；维生素 B_{12} 可促进食管黏膜上皮细胞及血管内皮细胞的生长和修复，加速创面愈合；氨磷汀在放疗过程中可作为一种细胞保护剂，放疗前应用可能显著降低并发严重 RE 的风险[17]。

虽然西医治疗能降低放射性食管炎的发生率，显著改善食管炎症状，但西药治疗可能导致免疫抑制、加重或诱发感染、菌群失调、消化道出血及停药后反跳等，远期效果欠佳，故临床很少用于预防放射性食管炎。当肺癌放疗患者发生晚期放射性食管炎时，表明食管黏膜已发生不可逆的变化，因食管纤维化或局部瘢痕发生食管狭窄的患者需行食管扩张术，食管穿孔及气管食管瘘的患者可行食管支架植入术，目前，多采用镍钛合金网孔支架和硅胶膜被支架来解决患者的吞咽困难等症状。镍钛诺假体涂层支架也是一种治疗因放射性食管炎所致狭窄的方法[18]。

3. 中医康复治疗　放射线属“热毒”，热毒蕴结、血脉壅滞，患者出现咽下困难伴疼痛，胸骨后烧灼感，即放射性食管炎的症状。

（1）中药治疗：采用清热化痰、活血解毒之法，方用清气化痰汤合桃红四物汤加减：黄芩 10g、瓜蒌仁 10g、半夏 10g、胆南星 5g、陈皮 10、杏仁 10g、枳实 10g、茯苓 10g、桃仁 10g、红花 10g、当归 10g、川芎 10g、白芍 10g。验方：金银花、天花粉各 30g 泡水服用有利于减轻症状。

（2）中成药：可选择使用复方苦参注射液、痰热清注射液、喜炎平注射液、康复新液和芨芷冰芍冲剂等预防和降低放射性食管炎的发生率。

（3）药膳调理：

1）益气清热粥：黄芪 15g，白术 15g，玉竹 15g，北沙参 15g，黄芩 15g，麦冬 15g，石斛 15g，枸杞 15g，生地 30g，山药 30g，生山楂 15g，延胡索 15g，炙甘草 6g，大枣 4 枚，水煎过滤取汁 300ml，加半流或软食制成药膳粥，每次服 100 ~ 200g，1 日 3 次。

2）五汁饮：取梨 100g，荸荠 50g，鲜芦根 60g，鲜藕 100g，洗净去皮后切碎；麦冬 10g，开水浸上 1 小时，洗净后切碎；然后将 5 种材料混合榨汁饮用，每日数次。

3）沙参麦冬粥：沙参、麦冬各 15g，大米 50g，冰糖适量。将沙参、麦冬水煎取汁，加大米煮成粥，冰糖调服，每日 1 剂。

4）生地石斛粥：生地 15g，石斛 30g，大米 50g，冰糖适量。将生地、石斛水煎取汁，与大米共煮成粥，待熟时冰糖调服，每日 1 剂。

4. 防治康复措施　放射性食管炎不仅降低生活质量，还可因为吞咽疼痛不能耐受或营养不良等原因而导致放疗中断，进而影响放疗的疗效。因此，应对肺癌放疗患者采取科学的护理干预措施，加强医患交流、集中宣教、做到预防先行。

（1）密切观察患者的生命体征，及时发现穿孔前兆，特别是溃疡型及髓质型肿瘤，且外侵范围广的患者。

（2）在放疗疗程中：①避免实施机械扩张和进食干硬大块食物。②加强和及时补

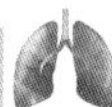

充营养，纠正贫血及低蛋白血症，促进食欲等，促进溃疡愈合。③每次放疗剂量控制在1.8～2Gy，周剂量控制在9～10Gy，放疗速度达到有效肿瘤控制剂量即可，剂量不宜过高，让食管组织尽量修复。④每周血常规检查1次、每2周食管透视1次，动态观察以便及时发现食管穿孔；最好采用水溶性造影剂（如泛影葡胺）作为食管穿孔的一线检查，因为传统的钡剂具有更高的密度和更好的黏膜附着性，钡剂渗入纵隔内或下肺组织内，不易排出会引起严重的炎症反应，故当怀疑食管穿孔时，最好避免吞钡检查；一旦发现食管穿孔需要立即禁食、禁水。

五、放射性食管炎康复临床实践

1. 放疗期间心理康复指导 首先对患者进行安慰，加强沟通，建立良好的医患关系，请治疗已康复或基本康复的患者介绍自己认识的转变过程、切身体会以及如何积极配合治疗的经验，从而增强患者对治疗的信心。讲解食管癌放射治疗知识，可能发生的不良反应及并发症，以减轻患者的焦虑心情。另外，由于治疗不适感及疼痛感，在病房可以为患者播放电视或舒缓的轻音乐、指导患者呼吸放松训练、看报纸和散步等，转移患者的注意力，缓解患者的情绪。同步放化疗患者不良反应会加重，影响患者的睡眠及营养，于静萍等报道[19]在放化疗期间联合口服沙利度胺，能明显改善睡眠，减轻恶心、呕吐等症状，提高患者治疗的顺应性和疗效。

2. 放疗流程及注意事项

（1）制订最适合的放疗方案，放疗预期大致能达到怎样的效果，可能出现的一些并发症等，并签署放疗知情同意书。

（2）体位固定及模拟定位，通常颈段及胸上段食管癌患者选择颈肩膜固定，而胸中下段食管癌患者选择真空垫或体膜固定，并增强CT扫描，为保证每次放疗时良好的体位重复性，减少体位变动误差对精确放疗的影响。

（3）放疗靶区的确定、计划设计优化及放疗计划验证复位。

（4）放疗实施，为了确保以后每次治疗精确，第一次摆位需要仔细验证，放疗期间要注意保护体表标记的完整、清晰。

3. 放疗期间饮食指导

（1）鼓励患者摄取高蛋白、高维生素、高热量、低脂肪易消化饮食，鼓励患者放疗前口服酸奶，每次100g，可以减轻对食管黏膜的损伤。

（2）定时定量进食，不宜过饱，少量多餐，进餐后散步或坐位30分钟后再平卧休息，以免引起食物反流加重食管黏膜炎症。

（3）进食速度宜慢，食物须捣碎，细嚼慢咽，进食前可喝少许生茶油或鱼肝油，润滑食管，以免块状食物卡在食管狭窄处；忌烟酒、酸食、过咸、辛辣刺激性食物，减少对食管黏膜的化学性刺激；忌粗纤维、硬、油炸食物，防止骨头、鱼刺等损伤食管黏膜，可进软食或半流质、流质。

（4）食物温度40℃左右，以免温度过高烫伤食管黏膜，或使放疗后初愈的黏膜再受损伤。

（5）进食后饮少量温开水以冲洗食管，减少食物残渣滞留食管，减轻黏膜的充血、水肿，减轻食管炎症状。

（6）维生素C是水溶性抗氧化剂，维生素E是脂溶性抗氧化剂，两者均可清除自由基，阻止其对DNA的攻击，同时增强机体对电离辐射的耐受性，增加富含维生素C、维生素E的食物摄入量。

（7）放疗后1个月，若没有明显放射性食管炎症状，可逐渐恢复正常饮食，但最好避免硬食及粗纤维食物，以免对食管造成损伤。

（陈俊强 王 晖 林 宇 杨雯娟 李枋霏）

参考文献

[1] TURRISI A T 3rd,KIM K,BLUM R,SAUSE WT,et al.Twice-daily compared with once-daily thoracic radiotherapy in limited small-cell lung cancer treated concurrently with cisplatin and etoposide[J].N Engl J Med,1999,340(4):265-271.

[2] GRANT J D,SHIRVANI S M,TANG C,et al.Incidence and predictors of severe acute esophagitis and subsequent esophageal stricture in patients treated with accelerated hyperfractionated chemoradiation for limited-stage small cell lung cancer[J].Pract Radiat Oncol,2015,5(4):e383-e391.

[3] GONG B,JIANG N,YAN G,et al.Predictors for severe acute esophagitis in lung cancer patients treated with chemoradiotherapy:a systematic review[J].Curr Med Res Opin,2016,32(10):1701-1708.

[4] WERNER-WASIK M,YORKE E,DEASY J,et al.Radiation dose-volume effects in the esophagus[J].Int J Radiat Oncol Biol Phys,2010,76(3):86-93.

[5] HEHR T,FRIEDEL G,STEGER V,et al.Neoadjuvant chemoradiation with paclitaxel/carboplatin for selected stage Ⅲ non-small-cell lung cancer:long-term results of a trimodality phase Ⅱ protocol[J].Int J Radiat Oncol Biol Phys,2010,76(50):1376-1381.

[6] GOMEZ D R,TUCKER S L,MARTEL M K,et al.Predictors of high-grade esophagitis after definitive three-dimensional conformal therapy,intensity-modulated radiation therapy, or proton beam therapy for non-small cell lung cancer[J].Int J Radiat Oncol Biol Phys,2012,84(4):1010-1016.

[7] GAZULA A,BALDINI E H,CHEN A,et al.Comparison of once and twice daily radiotherapy for limited stage small-cell lung cancer[J].Lung,2014,192(1):151-158.

[8] SOCINSKI M A,ZHANG C,HEMDON J E,et al.Combined modality trials Of the Cancer and Leukemia Group B in stage Ⅲ non-small-cell lung cancer: analysis Of factors influencing survival ang toxicity[J].Am Oncol,2004,15(7):1033-1041.

[9] PALMA D A,SENAN S,TSUJINO K,et al.Predicting radiation pneumonitis after chemoradiation therapy for lung cancer:an international individual patient data meta-analysis[J].Int J Radiat Oncol Biol Phys,2013,85(2):444-450.

[10] SCHICK U,HUGUET F,POINTREAU Y,et al.Radiotherapy for head and neck squamous cell carcinoma:state of the art and future directions[J].Cancer Radiother,2017,21(6-7):498-504.

[11] SIMON M,SHOCHAT T,PELED N,et al.Intensity-modulated radiotherapy is a safe and effective treatment for localized malignant pleural mesothelioma[J].Thoracic cancer,2018,9(11):1470-1475.

[12] BRADLEY J,DEASY J O,BENTZEN S,et al.Dosimetric correlates for acute esophagitis in patients treated with radiotherapy for lung carcinoma[J].Int J Radiat Oncol Biol Phys,2004,58(4):1106-1113.

[13] PALMA D A,SENAN S,OBERIJE C,et al.Predicting esophagitis after chemoradiation therapy for non-small cell lung cancer: an individual patient data meta-analysis[J].Int J Radiat Oncol Biol Phys,2013,87(4):690-696.

[14] HUANG E X,BRADLEY J D,EL NAQA I,et al.Modeling the risk of radiation-induced acute esophagitis for combined Washington University and RTOG trial 93-11 lung cancer patients[J].Int J Radiat Oncol Biol Phys,2012,82(5):1674-1679.

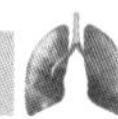

[15] TANG C,LIAO Z,ZHUANG Y,et al.Acute phase response before treatment predicts radiation esophagitis in non-small cell lung cancer[J].Radiother Oncol,2014,110(3):493-498.

[16] GUL K,MEHMET K,MERYEM A.The effects of oral glutamine on clinical and survival outcomes of non-small cell lung cancer patients treated with chemoradiotherapy[J].Clin Nutr,2017,36(4):1022-1028.

[17] WANG S,ZHANG Y,ZHANG S,et al.Effect of Amifostine on Locally Advanced Non-small Cell Lung Cancer Patients Treated with Radiotherapy:A Meta-analysis of Randomized Controlled Trials[J].Zhongguo Fei Ai Za Zhi,2012,15(9):539-544.

[18] KUJAWSKI K,STASIAK M,RYSZ J.The evaluation of esophageal stenting complications in palliative treatment of dysphagia related to esophageal cancer[J].Med Sci Monit,2012,18(5):323-329.

[19] 于静萍，孙志强，倪新初，等.沙利度胺联合放疗治疗食管癌的临床观察[J].中华放射医学与防护杂志,2012,32(4):369-373.

第四节 放射性脑损伤

肺癌的脑转移发生率较高，为26.8%～50%[1-3]，放射治疗是主要治疗手段。近年来，随着靶向治疗及免疫治疗的进展，越来越多脑转移患者可长期存活。放疗引起的脑组织损伤越来越受到注意。放射性脑损伤（radiation brain injury，RBI）是指脑部接受超过正常耐受剂量的电离辐射后出现的损伤，可发生在暴露于射线的任何时间段内，以放疗结束后6～47个月最为常见。放射性脑损伤的发生率约25%[4]，因肿瘤的部位、大小、病理类型，放疗的剂量、照射范围，以及年龄、身体状况等各不相同。放射性脑损伤是放疗后最为严重的并发症之一，这种损伤常常是不可逆的，很大程度上影响了患者的生存和生活质量。

一、放射性脑损伤发病机制

对于放射性脑损伤的发病机制尚不清楚，目前文献中有以下几种观点：①神经元和神经胶质细胞的损害：射线可以直接损伤少突胶质细胞，引起脱髓鞘改变，也可通过减弱0～2A细胞增殖能力，从而使少突胶质细胞增殖异常，发生放射性脑损伤；②脑血管损伤引起缺血性改变：放射性照射可损害血管内皮细胞，导致血小板黏附，并促进平滑肌细胞增殖和迁移，引起动脉壁增厚、管腔狭窄或闭塞，并最终导致血栓形成，脑组织缺血、坏死；③机体的自身免疫反应：大脑在受到射线照射时，会引起脑内胶质细胞参与一系列急、慢性免疫性炎性反应，从而导致脑损伤的发生[5,6]。

二、放射性脑损伤临床表现

放射性脑损伤是放射治疗后颅内血管损伤、免疫炎性反应及神经细胞受损后出现的一系列病理生理改变，伴或不伴影像学可见的脑部病灶。

1. 根据出现时间，分为急性损伤期、早期迟发损伤期、晚期迟发损伤期。

（1）急性损伤期[7]：该型常发生于放疗期间或放疗结束后1个月内，表现为头痛、恶心、呕吐、腹泻、体温增高、记忆力减退等。严重者可出现意识障碍、定向障碍、共济失调，少数患者可在数日内出现昏迷并死亡。单次照射剂量>3Gy及照射野体积过大均可明显提高急性放射性脑损伤发生率。

（2）早期迟发损伤期[8,9]：该型常发生于照射后1～6个月，主要为脑部照射后的"嗜睡综合征"等系列症状，表现为嗜睡、恶心、呕吐、易怒、畏食、情感淡漠、记忆力减退等，也可表现为一过性的疲劳感或局部神经系统症状的恶化。

（3）晚期迟发损伤期[8-14]：该型出现于照射结束6个月后，是不可逆的、进行性的可致命的脑损伤，常见于脑部照射剂量>50Gy者。晚期迟发损伤可表现为感觉运动障碍、认知功能障碍、精神异常、癫痫、智力减退、下丘脑垂体轴功能异常等。①感觉运动障碍：常表现为脑功能区损害后的表现，如单侧运动、感觉障碍、失语、复视、构音不清、吞咽困难、走路不稳及幻视、幻听、幻嗅等；②认知功能障碍：主要表现为记忆力减退，可有智力减退，注意力和运算能力的减弱，也可出现易激惹、退缩、呆滞、答非所问等症状；③癫痫发作：放射性脑损伤累及大脑半球时，癫痫发作是常见的临床症状；④下丘脑垂体轴功能异常：射线导致的下丘脑垂体功能异常可表现为继发性甲状腺功能减退、生长激素缺乏、性腺轴失调综合征以及继发性肾上腺皮质功能减退等症状，症状不典型，常被其他不良反应掩盖，不易发现。

2. 根据影像学表现和特点，放射性脑损伤可分为无病灶期、水肿期、坏死期、囊变期，各期表现可能同时或先后出现在同一患者脑部的不同部位。水肿期CT上表现为低密度的水肿灶；坏死期MRI上显示信号不均，增强扫描可见强化信号；囊变期MRI表现为放射性脑损伤病灶边界清晰并囊性变，信号接近游离水信号，伴或不伴占位效应[15]。

3. 放射性脑损伤分级　目前使用美国国家癌症研究所不良事件通用术语标准将放射性脑损伤分为6级，具体标准如下[16]：

0级：无症状。

1级：症状轻微。

2级：中等症状，使用工具的日常生活能力受限。

3级：严重症状，生活自理能力受限。

4级：出现威胁生命的并发症，需要医疗手段介入。

5级：死亡。

三、放射性脑损伤组织病理学特征

早期可出现脑充血、水肿，组织学表现为脑白质的片状脱髓鞘及神经细胞变性等，基本的病变形式为白质内的小斑片状病变伴有轴索水肿和髓鞘丢失。

晚期以白质的局灶性凝固性坏死为主要特征，表现为神经细胞和胶质细胞变性、固缩和消失，毛细血管明显增多，管壁增厚呈玻璃样变性、管腔闭塞、周围伴有陈旧性出血，胶质瘢痕形成和少量炎性细胞浸润，病灶周边脑组织水肿、脑的液化、坏死、囊变神经纤维脱髓鞘和胶质增生等改变[17]。

四、放射性脑损伤诊断

放射性脑损伤的诊断主要依靠病史、临床表现和影像学检查，最终靠病理诊断确诊。但因行脑活检风险较大，故影像学检查是目前主要的诊断方法。

1. 头颅CT　在放射性脑损伤的早期或症状较轻的患者中头颅CT常无阳性表现。晚期迟发损伤型患者典型CT检查表现为：放射野脑白质内均匀"指状"分布的低密度水肿带，

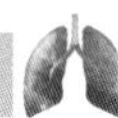

边缘较模糊，可伴有不同程度的占位效应，增强扫描无强化或轻微周边强化，双侧脑半球不对称性病变或单侧病变受压致使中线向健侧移位[18]。

2. 磁共振（MRI） MRI检查放射性脑损伤的敏感度高于CT，功能性MRI的诊断准确率高于常规MRI。

（1）常规MRI检查：早期呈现为T_1加权像（T_1WI）呈低信号，T_2加权像（T_2WI）呈高信号；出现坏死增强扫描后可见受损区不规则强化[19]。

（2）磁共振弥散加权成像（DWI）：诊断放射性脑损伤更敏感，可行早期监测，能更好地鉴别脑水肿和脑坏死[20]。

（3）磁共振波谱成像（MRS）及磁共振灌注成像（PWI）：这两种方法可用于鉴别放射性脑损伤与脑部肿瘤的复发或转移性脑肿瘤[21,22]。

（4）磁共振三维动脉自旋标记成像（3D-ASL）：研究表明，3D-ASL在区分胶质瘤术后放疗后复发及放射性脑损伤也有很大的价值[23]。

3. 正电子发射体层显像术（PET） PET可用于区别肿瘤复发和放射性损伤，肿瘤复发者较放射性脑损伤有更高的代谢活性，PET在鉴别放射性脑损伤与肿瘤复发的灵敏度为80%～90%，特异性为50%～90%[24]。

五、放射性脑损伤鉴别诊断

脑肿瘤复发（胶质瘤或转移性脑肿瘤）：放射性脑损伤与脑肿瘤复发均可出现相同的神经体征及颅内高压的症状，影像学上均可表现为明显强化、有占位效应，不易鉴别。可通过多模态MRI进行鉴别，放射性脑坏死灶内由于缺乏新生血管，灌注量低，因此局部脑血流量（rCBV）明显降低，灌注曲线表现为低灌注或无灌注；肿瘤复发则由于其内有许多新生的肿瘤血管，局部rCBV明显升高，灌注曲线表现为高灌注。研究表明，PET/CT也可鉴别这两种疾病，但敏感性不如多模态MRI[21,22,24]。

六、放射性脑损伤治疗

（一）治疗时机

根据患者的临床表现及影像学特点来决定是否需要治疗，出现颅内高压或其他影响生命的症状、影像学上水肿期及坏死期的患者需要积极干预。

（二）内科治疗

1. 糖皮质激素治疗[18,25] 糖皮质激素是治疗放射性脑损伤最主要的药物，它能改善血-脑屏障与维护其完整的功能，对细胞膜与溶酶体有稳定作用，同时可以减轻神经症状，在急性期可以减轻脑水肿。用法用量：①冲击治疗，根据患者情况选择地塞米松每天20～30mg，静脉滴注，每天1次，连续3天，逐渐减量至停药；②不能耐受冲击剂量患者，可予甲泼尼龙80mg静脉滴注，每天1次，连续4天，逐渐减量至口服维持剂量；③口服激素方案可选用地塞米松片4～16mg/d，口服4～6周后在3～4个月内逐渐减停。注意激素治疗不适用于肿瘤残留或复发、高感染风险、电解质紊乱未纠正的患者。

2. 脱水治疗 此类药物不常规使用，仅在放射性脑损伤患者出现病情急速进展，且影像学证实存在急性占位效应时短期使用，一般用20%甘露醇或呋塞米治疗，必要时可加用白蛋白和糖皮质激素（如地塞米松）加强脱水。

3. 神经营养药物及脑保护剂 ①贝伐珠单抗：贝伐珠单抗在部分肿瘤中具有明确的抗肿瘤生长作用，近年来才开始应用在放射性脑损伤的治疗中，一项前瞻性研究结果显示，贝伐珠单抗治疗放射性脑损伤的有效率达 65.5%，显著高于传统激素治疗组患者的 31.5[26]；②胞磷胆碱、神经节苷脂、注射用鼠神经生长因子、维生素 B_1、神经节苷脂：研究表明，这几类药物在放射性脑损伤的治疗中有一定作用，但具体的疗效有待进一步研究。

4. 自由基清除剂 常用药物有艾地苯醌、超氧化物歧化酶、维生素 E 等，这些药物能清除自由基，减轻自由基损伤，改善射线所致的后期效应。依达拉奉是一种新型自由基清除剂，目前国内外的试验研究均显示出它具有不同程度减轻脑水肿，保护缺血神经元，促进神经功能恢复的作用[27]。

5. 抗癫痫治疗 经典的抗癫痫药物包括卡马西平、丙戊酸钠、苯妥英钠等，新型抗癫痫药物包括奥卡西平、拉莫三嗪、左乙拉西坦、托吡酯等。抗癫痫药物应根据患者的病情使用，应遵循单药治疗的原则，如果一种一线药物已达最大耐受剂量仍不能控制发作，可联用其他抗癫痫药物[18]。

6. 改善认知功能治疗 目前可用于改善认知的措施有认知训练、认知行为疗法、药物干预，文献中发现可改善认知功能的药物有 SOD 类似物、VEGF 抑制剂、ACEI 类以及美金刚等药物，目前的研究结果显示此类药物有一定改善认知功能的作用[28-31]。

（三）高压氧治疗

适宜浓度的高压氧可以提高组织的氧合能力，促进神经轴突、树突及脑部血管再生，进而改善脑组织代谢使其功能恢复。但高压氧有诱发癫痫发作的风险，应仔细评估患者的情况，并需家属陪同进入高压氧舱。治疗建议：高压氧舱内压强为 2 ~ 2.4atm，90 ~ 120min/次，每个疗程为 20 次，必要时可重复一个疗程[18,32]。

（四）外科治疗

对于内科保守治疗无效、囊性变或者脑水肿等占位效应明显、高颅压症状或者相应神经功能障碍进行性加重的患者，需要进行外科手术处理。一般以放射性脑损伤病灶完全切除术为主，也可采用病灶部分切除术 + 颞肌下减压术[33]。

（五）中医康复处理

1. 单方验方治疗

（1）补阳还五汤[34]：黄芪 30g，当归尾 15g，赤芍 15g，川芎 15g，桃仁 10g，红花 6g，地龙 10g。每日 1 剂，水煎 2 次，取汁 300ml，分两次内服。

（2）桃红四物汤（《医宗金鉴》）：桃仁 9g、红花 6g、白芍 9g、当归 9g、川芎 6g、熟地黄 12g。每天 1 剂，早晚各 1 次。

（3）镇肝熄风汤[35]：怀牛膝 30g，代赭石 30g，生龙骨 15g，生牡蛎 15g，生龟甲 15g，生杭芍 15g，玄参 15g，天冬 15g，川楝子 6g，生麦芽 6g，茵陈 6g，甘草 4.5g。代赭石、生龙骨、生牡蛎、生龟板先煎 2 小时，然后和其余药物用 8 倍纯化水常规煎煮 3 次，过滤，浓缩至生药 1.5g/ml 和 3.0g/ml。

2. 中成药治疗

（1）当归注射液[36]：穴位注射，每次每穴 0.3 ~ 0.5ml，每次 2 ~ 6 穴，每日或隔日 1 次。静脉注射，用生理盐水或葡萄糖液稀释后使用，每次 20 ~ 40ml（10%），一日 1 次。儿童用量酌减或遵医嘱。

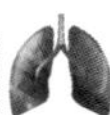

（2）灯盏生脉胶囊[37]：口服，2 粒 / 次，3 次 /d；后 4 个月给予预防量，1 粒 / 次，3 次 /d。饭后 30 分钟，温开水冲服。

（3）银丹心脑通软胶囊[38]：口服，每日 3 次，每次 4 片。

3. 针灸疗法

（1）针灸治疗[39]：常用穴位有足三里、合谷、曲池、阳陵泉、外关、风市、梁丘、悬钟、昆仑。根据患者的功能障碍，中医辨证加减相关特定穴位，患者平卧位，对穴位进行常规消毒，取 0.35mm × 40mm 或者 0.35mm × 60mm 金针或银针刺入穴位，1 次 /d，14 天为一个疗程，治疗 2 个疗程。

（2）穴位按摩[40]：在患者的脏腑静脉与子午流注十二地支进行穴位按摩，合理选择穴位，进行按摩。按摩时，示指或大拇指与中指指腹可以按在穴位上，顺时针或逆时针揉动按压。一穴位 100 ~ 200 下，力度适中，以患者耐受为主，此法可治疗偏瘫。

（3）穴位敷贴[40]：方法：30g 麻子仁、20g 大黄、10g 香泻叶，用水煎两遍，将药液滤出，将规格为 10cm × 10cm 的纱布浸入 10ml 药液中，充分浸透后，将纱布热敷在患者的神阙穴上，使用胶布固定，一天更换 2 次，一个疗程 7 天，此法亦可用于偏瘫。

4. 日常保健

（1）康复功能训练：对于运动功能障碍的患者，可在每个时间段行不同的针对性训练[41,42]。可采取主动上、下肢功能训练，如练习抬头、说话、阅读报刊、抓物、站立、行走等从简到繁，从日常动作到精细动作的训练，根据病情循序渐进，避免过劳。对肢体瘫痪者，给予患肢的主动和被动活动，从肢体大关节依次到掌指关节，全面活动，以训练患侧上、下肢各个关节的屈伸旋转功能。

（2）认知功能训练：对于有认知功能障碍的患者，在进行认知功能评价之后可针对性从患者记忆、思维、计算能力、注意力等进行训练，情况严重者可进行多种感官刺激或音乐等辅助训练来改善患者的认知功能[43]。

（3）音乐疗法：放射性脑损伤患者或因感觉、运动、认知功能障碍导致生活无法自理，精神抑郁，性情暴躁等。研究表明，音乐能牵动大脑密集的具有认知和情感成分的神经元，促使该中枢调节人的情绪活动，往往产生感情上的共鸣，引起情绪反应。因此，选择合适的音乐，可以帮助患者克服焦虑、恐惧、悲伤、失望等负面心理[44]。

（林 勤 王 维 吴三纲 陈珊宇 刘绍永）

参 考 文 献

[1] KALEMKERIAN G P,AKERLEY W,BOGNER P,et al.Small cell lung cancer[J].J Natl Compr Canc Netw,2013,11(1):78-98.

[2] PETERS S,BEXELIUS C,MUNK V,et al.The impact of brain metastasis on quality of life,resource utilization and survival in patients with non-small-cell lung cancer[J].Cancer Treat Rev,2016,45:139-162.

[3] CAGNEY D N,MARTIN A M,CATALANO P J,et al.Incidence and prognosis of patients with brain metastases at diagnosis of systemic malignancy:A population-basedstudy[J].J Neurooncol,2017,19(11):1511-1521.

[4] DEANGELIS L M.Brain tumors[J].N Engl J Med,2001,344(2):114-123.

[5] 邓哲治，黄海威，吴萌萌，等．X 线全脑照射对小鼠脑微血管及血脑屏障的影响 [J]. 中华神经医学杂志 ,2015,14(5):454-459.

[6] PIAO J,MAJOR T,AUYEUNG G,et al.Human embryonic stem cell-derived oligodendrocyte progenitors

remyelinate the brain and rescue behavioral deficits following radiation[J].Cell Stem Cell,2015,16(2):198-210.

[7] COLEMAN C N,STONE H B,MOULDER J E,et al.Medicine,Modulation of radiation injury[J]. Science,2004,304(5671):693-694.

[8] LAMPEN P W,DAVIS R L.Delayed effect of radiation on the human central nervous system.Early and late delayed reactions[J].Neurology,1964,14:912-917.

[9] MARTINO A,KRAINIK A,PASTERIS C,et al.Neurological imaging of Brain damages after radiotherapy and/or chemotherapy[J].Neuroradiol,2014,41(1):52-70.

[10] WU X,GU M,ZHOU G,et al.Cognitive and neuropsychiatric impairment in cerebral radionecrosis patients after radiotherapy of nasopharyngeal carcinoma[J].BMC Neurol,2014,14(1):10.

[11] TANG Y,LI Y,LUO D,et al.Epilepsy related to radiotherapy in patients with nasopharyngeal carcinoma[J]. Epilepsy Res,2011,96(1-2):24-28.

[12] VELENTZA L,TOLIA M,CHRISTAKOU C,et al.Addressing the post-irradiation hypothalamic-pituitary endocrine abnormalities of brain tumors in pediatric patients[J].J BUON,2017,22(5):1240-1245.

[13] TAKU N,GUMELL M,BURNET N,et al.Time Dependence of Radiation-induced Hypothalamic-Pituitary Axis Dysfunction in Adults Treated for Non-pituitary,Intracranial Neoplasms[J].Clin Oncol(R Coll Radiol),2017,29(1):34-41.

[14] INSKIP P D,VEIGA L,BRENNER A V,et al.Hypothyroidism after radiation therapy for childhood cancer:a report from the childhood cancer survivor study[J].Radiat Res,2018,190(2):117-132.

[15] WANG Y X,KING A D,ZHOU H,et al.Evolution ofradiation-inducedbrain injury:MR imaging-based study[J]. Radiology,2010,254(1):210-218.

[16] CTCAEv4.0.Common terminology criteria for adverse events[EB/OL].[2011-09-01].http://www.calgb.org/Public/meetings/pmsentations/2009/summer_group/cr_acont_ed/06a_CTCAE—Setser_062009.pdf.

[17] 王行富，张声，叶郁红，等.脑肿瘤放射性治疗后迟发型脑损伤的临床病理学特征[J].中华病理学杂志,2012,41(4):224-228.

[18] 中国放射性脑损伤多学科协作组，中国医师协会神经内科分会脑与脊髓损害专业委员会.放射性脑损伤诊治中国专家共识[J].中华神经医学杂志,2019,18(6):541-549.

[19] CHAN Y L,LEUNG S F,KING A D,et al.Late radiation injury to the temporal lobes:morphologic evaluation at MR imaging[J].Radiology,1999,213(3):800-807.

[20] ASAO C,KOROGI Y,KITAJIMA M,et al.Diffusion-weighted imaging of radiation-induced brain injury for differentiation from tumor recurrence[J].AJNR Am J Neuroradiol,2005,26(6):1455-1460.

[21] OMURO A M,LEITE C C,MOKHTARI K,et al.Pitfalls in the diagnosis of brain tumours[J].Lancet Neurol,2006,5(11):937-948.

[22] WANG Y L,CHEN S,XIAO H F,et al.Differentiation between radiation-induced brain injury and glioma recurrence using 3D pCASL and dynamic susceptibility contrast-enhanced perfusion-weighted imaging[J] Radiother Oncol,2018,129(1):68-74.

[23] 诸一吕，潘锋，杨君.3D-ASL技术在脑胶质瘤术后复发与放射性脑损伤中的鉴别诊断价值[J].现代实用医学,2018,30(1):12-13.

[24] LOHMANN P,STOFFELS G,CECCON G,et al.Radiation injury vs. recurrent brain metastasis:combining textural feature radiomics analysis and standard parameters may increase ^{18}F-FETPET accuracy without dynamic scans[J].Eur Radiol,2017,27(7):2916-2927.

[25] LAM T C,WONG F C,LEUNG T W,et al.Clinical outcomes of 174 nasopharyngeal carcinoma patients with radiation-induced temporal lobe necrosis[J].Int J Radiat Oncol Biol Phys,2012,82(1):e57-e65.

[26] LEVIN V A,BIDAUT L,HOU P,et al.Randomized Double-Blind Placebo-Controlled Trial of Bevacizumab Therapy for Radiation Necrosis of the Central Nervous System[J].Int J Radiat Oncol Biol Phys,2012,84(1):6.

[27] TANG Y,RONG X,HU W,et al.Effect of edaravone on radiation-induced brain necrosis in patients with

 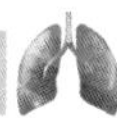

nasopharyngeal carcinoma after radiotherapy:a randomized controlled trial[J].J Neuroonool, 2014,120(2):441-447.

[28] BROWN P D,PUGH S,LAACK N N,et al.Memantine for the prevention of cognitive dysfunction in patients receiving whole-brain radiotherapy:a randomized, double-blind,placebo-controlled trial[J].Neuro Oncol,2013,15(10):1429-1437.

[29] LU D,GOUSSEV A,CHEN J,et al.Atorvastatin reduce neurological deficit and increases synaptogenesis,angiogenesis,and neuronal survival in rats subjected to traumatic brain injury[J].J Neurotrauma,2004,21(1):21-32.

[30] IMAIZUMI S,WOOLWORTH V,FISHMAN R A,et al.Liposome-entrapped superoxide dismutase reduces cerebral infarction in cerebral ischemia in rats[J].Stroke,1990,21(9):1312-1317.

[31] WINKLER F,KOZIN S V,TONG R T,et al.Kinetics of vascular normalization by VEGFR2 blockade governs brain tumor response to radiation: role of oxygenation,angiopoietin-1,and matrix metalloproteinases[J].Cancer Cell,2004,6(6):553-563.

[32] FELDMEIER J J,HAMPSON N B.A systematic review of the literature reporting the application of hyperbaric oxygen prevention and treatment of delayed radiation injuries:an evidence based approach[J].Undersea Hyperb Med,2002,29(1):4-30.

[33] 李帅 . 鼻咽癌放疗后放射性脑坏死的影像学表现与外科治疗 [J]. 中国临床研究 ,2015,28(3):350-352.

[34] 陈孝男 , 杨爱琳 , 赵亚楠 , 等 . 缺血性脑中风的发病机制及其常用治疗中药研究进展 [J]. 中国中药杂志 ,2019(3):422-432.

[35] 吴艳霞 , 吴婷玉 , 叶红 , 等 . 镇肝熄风汤预处理对大脑中动脉梗死大鼠脑组织 ET-1 表达、TNF-α 含量及髓过氧化酶活性的影响 [J]. 中国医院药学杂志 ,2013,33(7):530-533.

[36] 刘煜敏 , 章军建 , 姜健 , 等 . 当归注射液治疗急性脑梗塞患者的临床疗效观察 [J]. 中国中西医结合杂志 ,2004,24(3):205-208.

[37] 曹晓岚 , 周霞 , 庄慧魁 , 等 . 灯盏生脉胶囊治疗缺血性中风恢复期临床观察 [J]. 环球中医药 ,2012,5(1):56-57.

[38] 赵永厚 , 顾喜喜 , 许得盛 , 等 . 银丹心脑通软胶囊治疗急性缺血性卒中临床研究 [J]. 上海中医药杂志 ,2006,40(9):18-19.

[39] 邓文捷 . 脑中风恢复期应用针灸联合康复训练治疗的观察 [J]. 临床医药文献电子杂志 ,2019,6(67):27-28.

[40] 赵玉粒 . 穴位贴敷结合穴位按摩在脑中风偏瘫护理中的应用 [J]. 全科口腔医学电子杂志 ,2019,6(30):81,87.

[41] 吕明惠 , 苏少华 , 郑婉君 , 等 . 放射性脑损伤研究进展 [J]. 亚太传统医药 ,2017,13(17):79-82.

[42] 刘莹 . 早期康复护理对脑中风偏瘫患者的影响 [J]. 中国民康医学 ,2018,30(23):109-110.

[43] 陆静峰 . 脑卒中后认知障碍患者早期认知康复护理的效果 [J]. 世界最新医学信息文摘 ,2019,19(79):3-4.

[44] 张龙妹 , 李海 , 徐晔 , 等 . 音乐疗法在脑中风后认知和情绪恢复的康复应用研究 [J]. 实用临床医药杂志 ,2009,5(24):35-36.

第五节　放射性脊髓病

放射性脊髓病（radiation myelopathy，RM）又称放射性脊髓炎，是由于脊髓组织受到放射线照射，并在多种因素的联合作用下使神经元发生变性、坏死而引发的疾病。随着肿瘤放射治疗的普及，放射性脊髓病的发病率明显增高，关于本病的发生率各家报道不一，低者仅为1.2%，高者可达28.5%[1]。

一、放射性脊髓病流行病学

据统计有0.8%～3.51%的患者放疗后发生放射性脊髓病。有文献报道，慢性放射性脊髓病潜伏期长短不一，最短为1个月，最长5年或更长。

二、放射性脊髓病病因和发病机制

目前，放射性脊髓病的病因、发病机制以及诊断治疗等方面取得了新进展。

（一）病因

放射性脊髓病多见于鼻咽癌、食管癌、甲状腺癌、纵隔肿瘤、脊椎肿瘤放疗后，它的发生与正常的脊髓组织受到放疗剂量、放疗分割方式、机体免疫功能状态及病程长短等诸多因素有关。正常脊髓组织的耐受量为40～50Gy/4～5周，超过此限值就有可能导致放射性脊髓病。Baumann等[2]研究显示，给予每日2Gy/次，总剂量为50～55Gy放射治疗的患者，治疗2年后放射性脊髓病的发生率为1%；而放疗总剂量55～60Gy的患者，放射性脊髓病的发生率高达5%。

（二）发病机制

电离辐射引起的中枢神经系统损伤主要来自射线的直接或间接效应，如射线可直接作用于神经细胞、核酸和蛋白质，导致核酸及肽链断裂，引起严重的DNA损伤和组织损伤，细胞周期阻滞，细胞凋亡[3]。其中血管和胶质细胞的损伤在放射性脊髓损伤的发病机制中起着主要作用，放射线会造成血管内膜反应性增生、增厚，管壁透明样变性，管腔狭窄。急性期表现为血管内皮损伤、神经元水肿缺氧、轴突髓鞘脱失、炎细胞浸润以及胶质细胞活化等引起脊髓充血、水肿、脱髓鞘以及神经细胞变性等改变；晚期表现为脊髓发生坏死、液化、囊变、胶质细胞增生以及继发萎缩等改变[3-6]。

三、放射性脊髓病神经影像学表现

放射性脊髓病的临床预后不良，早期诊断、早期治疗极为重要。MRI可直接显示放射性脊髓病的形态、范围和信号改变，为临床诊断和治疗提供准确依据，所以，临床疑有放射性脊髓病时，应首选MRI检查。

放射性脊髓病的MRI表现有以下主要特点[7]：①由于放射线诱导脊柱椎体骨髓脂肪重新分布，MRI可见相应椎体T_1W信号增强，正常椎体与异常椎体之间出现“分界线”；②放射性脊髓病变的MRI改变呈连续性多节段，仅轻重程度不同；③横断位和/或矢状位T_1W早期显示为脊髓增粗（以脊髓前后径改变为主），边缘不整齐，T_1W呈低信号、T_2W呈条状或斑片状高信号，边界不清信号较均匀；④慢性期脊髓大小正常或变细萎缩，蛛网膜下腔明显增宽，仍以T_1W低信号、T_2W高信号为主，但不均匀；⑤增强MRI显示斑点状或环状强化，若脊髓水肿、液化或囊变则不强化。

以下几点有助于放射性脊髓损伤的诊断：①原已有原发肿瘤放射治疗史；②病灶在放疗野内，脊髓出现的受损症状和特征与放疗部位相符；③急性期MRI表现在照射部位出现的大片状边缘模糊的略长T_1、长T_2异常信号，增强时呈大片状明显强化是放射性脊髓炎的特征性表现；④慢性期和晚期MRI表现为脊髓内不规则的软化灶和脊髓萎缩，其内可见斑

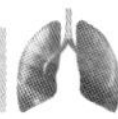

片状略低 T_1、等 T_2 异常信号或小囊状长 T_1、长 T_2 异常信号，增强时呈斑点状强化或不强化；⑤排除肿瘤复发和转移；⑥激素治疗有效。

四、放射性脊髓病病理学表现

放射性脊髓损伤主要累及白质，依不同阶段及损伤程度不同表现有所差异。

肉眼观察：放射性脊髓病早期变化为脊髓充血、水肿、脱髓鞘以及神经细胞变性等；晚期主要是脊髓坏死、液化、囊变以及继发萎缩等。

光镜下观察：脊髓有广泛的水肿及出血软化灶，灰质和白质均受累，以白质为主，两侧常不对称；有广泛的髓鞘脱失现象。

血管壁的通透性增加，血管周围可有淋巴细胞浸润，微血管呈玻璃样变性、闭塞，但只有很少的血管出现损伤；神经胶质细胞减少并呈多种变性。白质中局部有钙沉积以及脂质巨噬细胞和肿胀的星形胶质细胞。

五、放射性脊髓病临床表现

放射性脊髓病潜伏期长短不一，临床表现多种多样，主要分为以下 4 型：

1. 短暂型放射性脊髓炎　感觉异常，如肢体麻木、刺痛、触痛、烧灼感以及颈肩部疼痛等。典型的低头曲颈触电样征（Lhermitte 征）：即低头时，出现从颈部沿着背部脊椎向下肢或四肢放射性的触电感，头复位时，症状消失；屈颈动作愈迅速有力，触电感亦愈强烈，如屈颈动作缓慢，触电感则较轻微。

此期多无神经系统异常体征，常为头颈部肿瘤放射治疗后放射损伤的一种短暂行为，一般发生于放射治疗后 2 ~ 4 个月，症状常在数周至几个月自发性消退，亦可作为慢性进行性放射性脊髓病的第一个征象出现。

2. 迟发横贯性放射性脊髓炎　也称慢性进行性放射性脊髓炎，多为脊髓放射损伤的远期反应，常出现一侧或双侧下肢感觉障碍，以后逐渐进展出现运动障碍，脊髓半侧或完全性横贯性损害。

3. 急性放射性脊髓炎　少见，急性起病，常见在几小时至几天内发展为截瘫或四肢瘫痪，多表现为上运动神经元损害的特征，双下肢肌张力增高，腱反射亢进，病理反射阳性，伴损害平面以下深、浅感觉减退。

4. 慢性进展性放射性脊髓病　此型最常见潜伏期为 3 个月 ~ 5 年，平均 18 个月，通常为隐匿发病，但亦可在潜伏期后急性发病。最早的症状以感觉异常最常见，患者诉说手足麻木或虫爬、蚁走或针刺感往往自颈部沿脊柱向肢体放射，在颈部屈伸动作时可加重即低（仰）头触电征（Lhermitte 征）。颈项与肩部可有疼痛，后出现一个或多个肢体的无力或瘫痪，进展性的感觉丧失，约 1 年后出现大小便功能障碍。查体可示脊髓部分性损害、半切综合征或横贯损害。不论何种损害，主要病变定位应在被照射的脊髓节段之内。

除脊髓病变常见的肢体运动、感觉障碍及自主神经功能障碍以外可以存在放射性损伤的其他症状和体征，如：脱发、消化功能紊乱、造血功能障碍。

六、放射性脊髓病鉴别诊断

慢性放射性脊髓病是与放射性照射有关的隐匿发病的少见病，常通过潜伏期后急性发病或隐匿发病，需与肺癌转移或副癌综合征鉴别，可做胸部 X 线检查排除肺部肿瘤，做腹部

B 超、脊髓造影、颈胸段 CT 扫描或放射性核素扫描及相应部分的 MRI，排除肿瘤转移。

尚需与髓内肿瘤所致的脊髓空洞症相鉴别，脊髓 MRI 检查诊断价值较大。

七、放射性脊髓病治疗

放射性脊髓炎是严重不可逆的放疗并发症，尚无有效的治疗方法。主要以预防为主，下面的一些治疗可延缓病情发展或改善临床症状。

治疗目的就是在神经细胞受损伤后的早期，促使受损后处于抑制状态的神经细胞恢复其功能。损伤轻者经治疗可缓解，严重者治疗不及时可留下轻重不等的后遗症，所以，在放疗中或放疗后患者出现四肢无力，病变水平以下肢体感觉异常，及曲颈时从颈部或胸腰部沿背部向下，或四肢放射的触电感等症状时，要考虑有无早期急性放射性脊髓炎的可能，应及早行 MRI 检查，一旦确诊，首先要纠正治疗方案，停止放射线照射，改用化疗以控制肿瘤，采用综合治疗的方法，最大限度减轻后遗症的发生和损伤程度。

放射性脊髓病的治疗以往主要有以下几种：①脱水：部分患者 MRI 检查显示脊髓肿胀时应给予甘露醇等脱水剂；②激素疗法：有人认为放射性脊髓病具有自身免疫反应性质，故主张应用糖皮质激素，可给予地塞米松 10mg/d 静脉滴注，或泼尼松 30～40mg/d 口服，症状改善后可逐渐减少至维持量；③活血疗法：为改善放射性脊髓病患者脊髓的缺血性病理改变，可给予抗凝类药物如肝素、阿司匹林等，也可应用 706 代血浆、曲克芦丁及胞磷胆碱静注、钙通道阻滞剂尼莫地平或盐酸氟桂利嗪胶囊口服；④支持治疗：增加维生素和蛋白质的摄入，在截瘫发生后注意预防吸入性肺炎、泌尿系感染和压疮等发生。

另外，Glantz 等[8]应用地塞米松、肝素、华法林治疗放射性神经系统损伤 30 例患者，总有效率达 83%。既往还有报道采用大网膜脊髓贴附术可增加脊髓供血，改善病变脊髓功能，但随访疗效并不确定，且损伤较大，目前已很少施行。

八、中医对放射性脊髓病的基本认识与康复治疗

放射性脊髓病患者临床常见症状为双下肢无力、麻木、肌肉萎缩、疼痛，故放射性脊髓病当属中医痹证与痿证的范畴。癌症原本可损伤机体气血阴阳正气，同时我们又把放射线对人体的伤害称为“毒浊”，一种外来的邪气，所以中医认为放射性脊髓炎的病因病机是：机体正气亏虚如气血凝滞，肝肾不足，阴阳失衡，又外感风邪，痰湿内蕴，脊髓痹阻，四肢筋脉失养，经络不通所致，介于痹症与痿症之间。故治疗上根据肿瘤患者的特殊性，既要祛除外来的毒邪，又要随时注意益气养血，强筋健骨，既扶正又驱邪，且以扶正为主。

1. 中药内治法　本病以气血虚、肾虚、脾虚为主，根据症状将本病概括为：①气虚血滞，脉络阻瘀证。治法：补气养血，活血祛瘀，通经活络。方药：八珍汤合补阳还五汤加减。②脾虚湿胆，经络失和证。治法：健脾燥湿，涤痰通络。方药：半夏白术天麻汤加减。

苏德庆[9]自拟“丹芪汤”加减，辨证用药：①气滞血瘀，脉络瘀阻证。治法：益气、活血、通络。药物组成包括丹参 15g、黄芪 20g、当归 15g、赤芍 10g、地龙 10g、川芎 10g、桃仁 10g、红花 10g。②脾虚湿阻，经络失和证。治法：健脾、燥湿、涤痰通络。药物组成包括丹参 15g、黄芪 20g、天麻 15g、法半夏 15g、白术 15g、茯苓 15g、甘草 5g。

2. 中药外治法　中药熏洗，膏药外用，药物外擦。

3. 针灸疗法　《黄帝内经》指出“治痿者独取阳明”，多取阳明经穴及督脉穴位，如曲

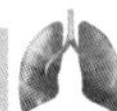

池、合谷、阳溪、足三里、梁丘等，采用穴位药物注射法。

4. **理疗** 推拿，功能性电刺激[10]，电针灸疗法[11]。

九、放射性脊髓病康复管理

放射性脊髓病发生率在临床较低，但一旦发生，多数为不可逆，为患者带来终生遗憾，其生活质量也大大下降，也为患者家庭和社会带来一系列负担，因此，临床医师对可能危及脊髓的放射治疗一定要慎重，严格掌握其适应证和正常组织的受量范围，杜绝放射性脊髓病的发生。临床上一旦出现放射性脊髓病的患者，我们也要积极应对，对患者进行有效的治疗、护理和康复管理。

1. **肺部感染和压疮预防** 保持室内空气清新，定时开窗通风，保持合适的温度；紫外线消毒每日 1 次，每次 1 小时，保持床铺平整干燥无碎屑，定时给患者翻身拍背，按摩受压部位，间隔时间根据患者的情况而定，但最长不超过 2 小时，鼓励患者多食高蛋白、高碳水化合物（糖尿病患者除外）、高维生素食物，增强抵抗力。

2. **泌尿系感染和便秘的预防** 对大、小便失禁的患者，应用接尿器，保持会阴部清洁，对尿潴留患者，一般先用按压下腹部的方法，训练膀胱的排尿功能，避免因留置导尿时间过长出现泌尿系感染。严格无菌操作，每日用 0.5% 的碘伏棉球消毒尿道口 2 次。对必须留置尿管者，一定按要求定时更换导尿管及引流袋，鼓励患者多饮水（饮水量每日不少于 2 000ml），保持排尿通畅，严密观察尿液量及性质，发现异常及时报告医师，根据病情尽量缩短留置尿管的时间。大便后及时清洗肛周，床单被褥有污染要及时更换，以保持清洁干燥。鼓励患者多吃水果蔬菜。下腹部经常揉按，预防便秘发生。

3. **系统的心理治疗** 患有放射性脊髓病后均可能存在不同程度的情绪低落、悲观，其康复锻炼不能积极配合，治疗信心差，畏食等。这些均可能致使抵抗力差、消化系统功能失调、泌尿系感染、反复上呼吸道感染。因此应该针对患者不同的心理状况，分别采取不同的支持疏导疗法、情绪疗法和社会支持疗法。使患者早日从痛苦中解脱，早日摆脱不良情绪的影响。经过社会和个体化的心理疏导，使患者逐渐接受现实，积极配合医护人员的康复计划。

4. **系统的康复训练** 脊髓病变为上运动神经元损伤，会出现不同程度的下肢肌张力增高。不同程度的髋关节、膝关节、踝关节挛缩及垂足发生，为防止关节变形给患者下肢康复活动造成困难，一定要给患者处于功能位置，在双侧腹股沟及髋关节两侧各放一枕头，防止双侧下肢出现外旋，膝关节强直。在患者病情不再进展，自我感觉稳定时，根据肢体功能恢复情况，对患者实行关节被动活动和肢体增强训练。肢体肌肉增强训练程序通常由卧床 - 坐位训练 - 坐位平衡 - 下肢的辅助主动训练 - 下肢的辅助训练 - 协调性训练等。注意在活动中切勿用暴力快速牵拉，以免关节损伤和肌肉拉伤，避免过度劳累加重病情。注意鼓励患者增强锻炼及康复训练的信心。

放射性脊髓病预防性护理与康复措施是防止各种并发症如肺部感染、泌尿系感染的关键，心理疏导系统的康复锻炼则是重中之重。所以，放射性脊髓病的预见性护理和系统的心理治疗必须加强，才能使患者按计划康复，使每一例脊髓病患者做到虽有残障但对社会是有贡献的强者，争取早日回归家庭，重返社会。

（沈文斌　祝淑钗　夏冬琴　肖彩芝）

参考文献

[1] CROSSEN J R,GARWOOD D,GLATSTEIN E,et al.Neurobehavioral sequelae of cranial irradiation in adults:a review of radiation-in-duced encephalopathy[J].J Clin Oncol,1994,12(3):627-642.

[2] BAUMANN M,BUDACH V,APPOLD S.Radiation tolerance of the human spinal cord[J].Strahlenther Onkol,1994,170(3):131-139.

[3] ALIZADEH E,ORLANDO T M,SANCHE L.Biomolecular Damage Induced by Ionizing Radiation:The Direct and Indirect Effects of Low-Energy Electrons on DNA[J].Annu Rev Phys Chem,2015,66:379-398.

[4] SUN Y,XU C C,LI J,et al.Transplantation of oligodendrocyte precursor cells improves locomotion deficits in rats with spinal cord irradiation injury[J].PLoS One,2013,8(2):e57534.

[5] SUN A M,LI C G,HAN Y Q,et al.X-ray irradiation promotes apoptosis of hippocampal neurons through up-regulation of Cdk5 and p25[J].Cancer Cell Int,2013,13(1):47.

[6] WERNER E,WANG H,DOETSCH P W.Role of Pro-inflammatory Cytokines in Radiation-Induced Genomic Instability in Human Bronchial Epithelial Cells[J].Radiat Res,2015,184(6):621-629.

[7] WANG P Y,SHEN W C,JAN J S.MR imaging in radiation myelopathy[J].Am J Neuroradiol,1992,13(4):1049-1055.

[8] GLANTZ M T,BURGER P C,FRIEDMAN A H,et al.Treament of radiation-induced nervous system injury with heparin[J].Neurology,1994,44(11):2020-2027.

[9] 苏德庆，温尊北，张坤强．中西医结合治疗放射性脑脊髓病的临床观察 [J]. 河南肿瘤学杂志 ,2005,18(6):416-418.

[10] 郭炳伦，李桂英．放射性脊髓炎的 MRI 诊断及综合康复治疗观察 [J]. 实用放射学杂志 ,2000,16(10):610-612.

[11] 奚豪，王岫，姬果，等．物理康复联合电针灸在脑或脊髓转移瘤患者放疗中的应用 [J]. 西南国防医药 ,2017,27(10):1079-1081.

第八章

化疗并发症临床康复

第一节　胃肠道反应

肺癌是常见的恶性肿瘤，全球范围内肺癌发病率为11.6%，死亡率为18.4%，均排名第一[1]。在我国肺癌依旧是发病率、死亡率第一位的恶性肿瘤[2]。现阶段肺癌的治疗方法主要是手术切除、靶向治疗、化放疗等综合治疗，化疗是肺癌治疗的重要策略之一，然而，化疗药物会引起一系列的不良反应，其中最常见的是恶心、呕吐、腹泻、便秘，影响患者的生活质量和依从性，因此，预防化疗引起的胃肠道毒性反应对于肺癌患者治疗的疗效及依从性具有十分重要的意义。

一、恶心和呕吐

化疗引起的恶心、呕吐（chemotherapy-induced nausea and vomiting，CINV）[3,4]是肿瘤治疗中最常见的胃肠道不良反应，它会影响患者的饮食、精神状态和治疗信心，并可能造成患者代谢紊乱、营养失调、体重减轻等，也是影响化疗耐受性的关键之一。如何把恶心、呕吐反应减至最小，使患者消除化疗恐惧心理，顺利完成化疗，是化疗效果和患者康复的保证。

（一）化疗药引起呕吐的机制

化疗引起的呕吐是一个复杂的过程，其主要原因是细胞毒性药物刺激位于小肠黏膜的嗜铬细胞释放促进神经活性物质，激活外周及中枢神经系统内的相应受体，从而产生恶心、呕吐反应[5]。能够传递呕吐信息的神经递质很多，其中临床可干预的主要有多巴胺受体D_2、组胺受体H_1、毒蕈碱型胆碱能M受体、阿片受体及5-羟色胺（5-HT）受体，应用相应的止吐药物分别阻滞这些受体，均可产生不同程度的止吐效果[6]。

（二）化疗药引起呕吐的分类及分级

1．按呕吐发生的规律　可以分为以下五类：

（1）急性呕吐：用药后数分钟到数小时内出现，多于用药后5～6小时达到最高峰，一般24小时内缓解。

（2）迟发性呕吐：于用药24小时后出现，常见于顺铂。

（3）预期性呕吐：前一次化疗中出现恶心、呕吐的患者，在下一次化疗开始前就出现心、呕吐，属于条件性反射，发生率为18%～57%。

（4）突破性呕吐：指在给予预防性止吐治疗后仍出现的且需解救治疗的呕吐。

（5）难治性呕吐：指预防性或解救性止吐治疗均失败的呕吐。

2．根据化疗药物的致吐潜能　可分为三类[7,8]：

（1）低致吐性：如肺癌化疗中使用的多西他赛、吉西他滨等。

（2）中度致吐性：如肺癌化疗中使用的卡铂、依托泊苷等。

（3）高致吐性：如肺癌化疗中使用的顺铂等。

3. 呕吐分级（度）

（1）0级：无恶心及呕吐。

（2）Ⅰ级：恶心。

（3）Ⅱ级：暂时性呕吐。

（4）Ⅲ级：呕吐，需要治疗。

（5）Ⅳ级：难控制的呕吐。

（三）临床表现、体征及相关检查

因个人耐受差异、精神类型、药物毒性及药量大小等而不同，急性呕吐常发生在给予化疗药物的数分钟至数小时内，并在5～6小时达到高峰，恶心、呕吐反应往往比较严重，但一般在24小时内可缓解，发生率为12%～59%；延迟性呕吐常在化疗后24小时后发生，其中40%～50%发生于化疗后24～48小时，发病率为19%～75%；预期性呕吐的患者在化疗开始之前即发生恶心、呕吐，其严重程度主要由精神、心理因素等引起，同时伴随焦虑、抑郁，发病率为18%～57%。

由于恶心、呕吐常伴有畏食，患者易出现脱水及电解质、酸碱紊乱，贲门黏膜撕裂、消化道出血少见，少数高龄或有基础病的患者可能引起高血压、酮症酸中毒、脑出血等全身情况，故需严密监测生命体征及血常规、肝肾功能、电解质情况，保持水、电解质平衡，预防诱发其他疾病。

（四）恶心和呕吐的康复管理及策略

1. 预防性康复处理

（1）心理疏导：化疗药物的不良反应使患者遭受癌症折磨的同时又要忍受化疗的痛苦，心理上承受巨大压力，容易产生紧张、悲观、抑郁的情绪，因此做好化疗心理护理相当重要。医护人员在化疗前告知患者注意事项，使其对本次化疗方案有一个初步的了解，在化疗过程中多与患者沟通，了解其内心的想法，及时消除患者对化疗的恐惧心理，树立战胜疾病的信心，做好心理疏导，纠正患者不正确的认识，减少恐惧和焦虑的产生。给予患者可能出现的治疗不良反应及机体感受信息，通过解释达到消除疑虑的目的。给予患者精神方面的支持，有利于减轻或缓解患者情绪或精神上的压力，帮助患者树立战胜疾病的信心。

（2）饮食指导：

1）少食多餐，避免空腹或腹胀。不用勉强吃、勉强喝的办法来压住恶心和呕吐。

2）避免太甜或太油腻的食物，可饮用清淡、冰冷的饮料，食用酸味、咸味较强的食物来减轻症状。

3）在起床前后及运动前吃较干的食物，如饼干或吐司，可抑制恶心；运动后，勿立即进食。

4）避免同时摄入冷、热的食物，否则易刺激呕吐。

5）饮料最好在吃饭前30～60分钟饮用，并以吸管吸取为宜。

（3）日常护理：

1）进食后避免平躺，减少食物反流的机会，可选择坐在椅子上休息。

2）感觉恶心时可尝试用嘴呼吸，或做慢而深的呼吸。

3）化疗期间要放松心情，可使用一些放松技巧分散对恶心感的注意力，如看电视、听

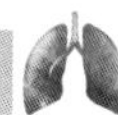

音乐或与朋友聊天。

4）避免接触感觉不适的气味，如食物的味道、烟雾、香水等。

5）需多补充水分及摄取含钾高的食物，例如香蕉、橘子、葡萄干等。

（4）预处理：

1）接受多日化疗的患者将面临急性和延迟性恶心、呕吐的双重风险，致吐潜能与化疗药物的种类及使用顺序相关。特别是化疗首日过后直至疗程结束，急性和延迟性呕吐可能存在重叠，因此难以每天推荐特定的止吐方案。

2）化疗后延迟性呕吐的风险期也取决于具体的治疗方案以及在该方案中最后一种化疗药物的致吐潜能。

3）在设计止吐方案时要考虑实际问题，需考虑管理环境（如住院患者和门诊患者），优化给药途径（肠胃外、口服或透皮），5-HT_3 RA 的作用持续时间及适当的剂量，每日给予止吐药物的耐受性（如糖皮质激素），依从性、顺应性的问题及个体风险因素。

2．西医康复处理　目前，CINV 的治疗主要以预防为主[9]，根据化疗药物致吐风险，结合患者既往发生 CINV 的情况，个体化选择合理的止吐药物。

（1）根据抗癌药物的致吐性强弱并结合患者的特点制定止吐方案：

1）高致吐风险药物化疗前，推荐联合应用 5- 羟色胺受体拮抗剂、地塞米松和神经激肽受体拮抗剂阿瑞匹坦，呕吐严重引起脱水和电解质紊乱者，需给予静脉补液并纠正电解质紊乱的治疗。

2）接受中致吐风险药物化疗的患者，推荐联合应用 5- 羟色胺受体拮抗剂、地塞米松。

3）预防化疗后延迟性呕吐时，地塞米松和阿瑞匹坦二联药物治疗应用于所有接受顺铂和其他高致吐风险药物化疗患者，不再推荐联合应用 5- 羟色胺受体拮抗剂、地塞米松。

4）低致吐风险药物化疗前，推荐应用 5- 羟色胺受体拮抗剂。

5）极低致吐风险药物化疗，针对呕吐情况推荐按需用药。

（2）药物应用：

1）止吐药物的应用：对轻度的呕吐，可选用多巴胺受体拮抗剂如甲氧氯普胺；对中、重度的呕吐，可选用 5-HT_3 受体拮抗剂如格拉司琼，或 NK-1 受体拮抗剂如阿瑞匹坦。① 5- 羟色胺受体拮抗剂（5-HT_3 RA）：5-HT_3 受体拮抗剂，通过阻断 5- 羟色胺与 5-HT_3 受体结合发挥强大的止吐作用。例如一代昂丹司琼、格拉司琼，二代帕洛诺司琼，一直是预防高、中度致吐风险药物所致恶心、呕吐的有效药物。5-HT_3 RA 的重复给药频率或必要性取决于所选药物的类型及给药方式（胃肠外 / 口服 / 透皮）。在 3 天化疗方案之前，单次静脉注射帕洛诺司琼 0.25mg 即可，无需多日口服或静脉注射另一种 5-HT_3 RA。根据可靠证据，重复给予帕洛诺司琼 0.25mg 静脉注射是安全的。在疗效方面，仅有限数据支持多日给药[10]。② NK-1 受体拮抗剂：NK-1 受体拮抗剂可能适用于具有中度或高度致吐风险且与延迟性恶心和呕吐风险相关的多日化疗方案。对于单日化疗方案，阿瑞匹坦、福沙匹坦、奈妥匹坦或罗拉匹坦联用 5-HT_3 RA 和糖皮质激素在 NCCN 指南中属 1 类证据。罗拉匹坦半衰期长，因此给药间隔不得少于 2 周[11]。

2）镇静药物：抗组胺类药物，如异丙嗪 25mg，肌内注射。

3）糖皮质激素类药物：如生理盐水 100ml+ 地塞米松 5mg+ 维生素 B_6 200mg，静脉滴注。

对于中致吐性化疗（MEC）或高致吐性化疗（HEC），地塞米松应每日给药 1 次（口服或静脉注射），对于可能引发延迟性呕吐的方案，化疗后应持续给药 2～3 天。若化疗方案中已包含糖皮质激素，地塞米松则需要调整剂量或不用。地塞米松保守策略，即接受 MEC 或不含顺铂 HEC 的患者，尤其是具备极少 CINV 危险因素或激素不耐受的患者，限制地塞米松仅在第 1 天使用是一种选择，并且可能与止吐控制率显著降低无关[12,13]。

4）静脉营养：对于恶心、呕吐明显，不能进食者，应静脉滴注脂肪乳、葡萄糖、电解质等。

5）老年或过度镇静患者可考虑使用奥氮平 5mg[14]。

6）对于恶心、呕吐难以耐受的肺癌化疗患者建议顺铂改为奈达铂。奈达铂为顺铂类似物，属于第 2 代铂类抗肿瘤药物。其抗肿瘤的作用机制与顺铂相同，但与顺铂无交叉耐药。因其溶解度高于顺铂，患者在接受奈达铂治疗前无需接受水化利尿，可使其不良反应显著降低[15]，同时，奈达铂的肾脏毒性与胃肠道反应较少，可使患者的耐受性大大提高。

二、腹泻

肺癌常用的化疗药物如紫杉醇、伊立替康等可使胃肠道上皮细胞损伤，增加肠管蠕动，影响水分和营养的吸收，而发生腹泻[16]。化疗相关性腹泻不仅会降低患者的生活质量，还会导致水电解质紊乱、脱水、感染，严重可导致休克、死亡。

（一）化疗引起腹泻的机制

1. 包括细胞毒药物作用于分裂增殖较快的细胞，胃肠道血流丰富，上皮细胞增殖分裂较快，易接受抗癌药物的直接破坏，引起肠黏膜吸收和分泌失衡。

2. 肠道菌群移位引起的感染性腹泻，化疗后出现骨髓抑制引起中性粒细胞减少，导致免疫力低下，肠道菌群繁殖紊乱，继发肠道感染，加重腹泻的发生。

3. 肿瘤患者情绪紧张，抑郁、焦虑会加重腹泻的程度。

4. 化疗药物对黏膜上皮细胞的直接损伤作用，通过抑制 DNA 合成而影响细胞再生、成熟和修复过程。

5. 化疗后由于胃肠道不良反应使患者饮水、进食减少，肠道内寄生的正常菌群大量繁殖，产生吲哚、硫氢基、胺类等破坏肠道内环境，导致肠道黏膜受损形成溃疡。

6. 由于大量抗生素及糖皮质激素的应用，使肠道正常菌群受抑，某些致病菌、真菌异常繁殖，引起肠道溃疡感染。

（二）化疗引起腹泻的分级

1. 美国国立 CID 的分级标准[17]　①1 级：每次排便较造瘘前增加 4 次，造瘘术后，排便轻微增加；②2 级：每次排便较造瘘后增加 4～6 次，排便中等程度增加，但不影响患者生活；③3 级：排便次数较前增加 7 次或以上，不能控制，补液 24 小时或更久，造瘘术后，排便严重增加，影响正常生活；④4 级：危及生命（如血流动力学变化）；⑤5 级：死亡。

2. 日本腹泻判断标准（Japan Clinical Oncology Group，JCOG）　①1 级：排便次数较前增多 2～3 次 /d；②2 级：每日排便 4～6 次，夜间腹泻伴有腹痛；③3 级：每天腹泻 7～9 次，腹泻加重；④4 级：每天腹泻 10 次以上，有血性腹泻。

（三）腹泻的康复管理及策略

1. 预防性康复处理

（1）心理疏导：患者化疗前，医护人员要做好宣教工作，让患者作好心理准备，知道哪

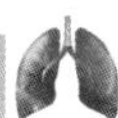

些化疗药物可能引起腹泻，一旦出现腹泻后，要帮助患者缓解紧张、恐惧、焦虑和不安的情绪，细心周到地做好各项护理，向患者介绍治疗成功的案例，稳定患者情绪，树立战胜疾病的信心，同时做好患者家属的工作，取得他们的配合，给患者支持和关心，有利于帮助他们早日恢复，顺利完成化疗。

（2）饮食指导：

1）严重腹泻进食清淡流食。

2）摄取含钾高的食物如香蕉、马铃薯及梨、杏等，避免使用油腻、高纤维食物，避免进食产气的食物如糖类、豆类、碳酸饮料。

3）禁食含乳糖食品和高纤维食物。

4）2 级以下腹泻，以调节饮食和观察为主，日饮 8 ~ 10 杯水，少量多餐进食易消化食物。

（3）日常护理：

1）多摄取水分以防止脱水。液体温度以室温为宜，以防刺激肠黏膜导致再度腹泻。

2）定时温水坐浴，减轻肛门不适。

3）化疗前停用所有缓泻剂、避免使用加速肠蠕动的食物或饮料，包括但不限于乳糖、乙醇等，不预防性使用洛哌丁胺—不腹泻不用药。

2. 西医康复处理

（1）止泻药物的应用：可以使用肠蠕动抑制剂如洛哌丁胺、地芬诺酯等；抗分泌制剂如生长抑素等；黏膜保护剂如蒙脱石散、硫糖铝等；微生态制剂如整肠生等；收敛止泻剂如药用炭、铋剂、鞣酸蛋白等。

（2）按照腹泻程度给予治疗：不伴其他并发症状和体征的Ⅰ度、Ⅱ度腹泻，仅需常规处理。Ⅰ度、Ⅱ度腹泻并伴下列症状之一者或Ⅲ ~ Ⅳ度腹泻者均归为“复杂腹泻”，需严密观察，积极处理，伴随症状如：中 - 重度的腹绞痛、Ⅱ度恶心 / 呕吐、体质减退、发热、败血症、中性粒细胞减少、出血、脱水。

1）Ⅰ度、Ⅱ度腹泻的患者以饮食调节为主（如：禁食含乳糖食品和高纤维食物），指导患者记录大便数量，及时报告相关症状（如：发热、体位性眩晕）。当出现不成形大便时给予洛哌丁胺口服治疗，首次剂量为 4mg，以后为每 4 小时 2mg，总量不超过 16mg/d。

2）复杂的腹泻病例（腹泻伴发热、呕吐、肠绞痛、血便、一天腹泻 10 次以上等），除上述常规给予饮食调理、口服洛哌丁胺治疗外，还需要进行血常规、粪常规、生化指标检测，出现脱水和离子紊乱的情况应给予静脉补液、纠正离子紊乱、注意水电解质的平衡，如有感染的情况需给予抗感染治疗，同时可以给予皮下注射奥曲肽 100 ~ 200μg，每 8 小时 1 次；剧烈的延迟性腹泻，奥曲肽剂量可提高到 500μg，同时可选择辅助蒙脱石散、山莨菪碱。

3）Ⅱ度以上腹泻应停止抗肿瘤治疗直至症状消失、下一周期治疗酌情降低剂量。

三、便秘

便秘（constipation）是肿瘤化疗常见的并发症之一，表现为排便次数减少、粪便干硬和 / 或排便困难。排便次数减少指每周排便少于 3 次。排便困难包括排便费力、排出困难、排便不尽感、排便费时等。便秘严重影响肿瘤患者的生活质量。便秘是肺癌化疗后常见的并发症之一，其发生率约为15%。便秘可使患者产生腹胀、腹痛、烦躁、食欲减退及焦虑等症状，严重者还会发生肛裂。

（一）化疗后便秘[18]的机制

1. 药源性因素 化疗药等药物的神经毒性作用于胃肠道平滑肌，使之蠕动减弱，进而出现肠麻痹。易产生便秘的化疗药如顺铂、白蛋白紫杉醇、多西他赛、长春碱类等。其他药物如各类型止吐药、阿片类镇痛药，也会导致便秘。

2. 饮食因素 化疗期间食欲减退，饮食中缺乏液体和纤维。

3. 生活习惯 改变患者在化疗期间长期卧床，减慢了胃肠蠕动，降低了食欲，减少了水分和食物的摄入，肠内容物无法对正常蠕动产生刺激。

4. 心理因素 紧张、焦虑、恐惧等引起交感神经兴奋占优势，抑制了副交感神经，导致胃肠道神经受到抑制，胃肠蠕动差。

（二）便秘的康复管理及策略

1. 预防性康复处理

（1）心理疏导：许多患者对化疗相关性便秘不理解，特别对化疗本身的畏惧，精神过度紧张，甚至出现焦虑、抑郁等情况。对于焦虑抑郁患者，提供及时的心理指导和治疗，疏导患者的不良情绪，减轻患者心理压力和精神负担，因此医护人员要经常进行患者教育，教育包括对肿瘤本身的认识和肠道生理、病理等知识的教育，也包括发生便秘的可能性和危害性，都要及时向患者进行说明，引起其对便秘的重视，帮助患者合理调节生活方式，保持积极乐观的心态，配合临床治疗。

（2）饮食指导：主要指食物性纤维素物质，常见的菌类、水果类、豆类等。它们具有很强的持水性。同时，膳食纤维作为肠内异物，能刺激肠道的收缩和蠕动，也能加快大便排泄。鼓励患者多饮水，每天起床后早餐前喝1杯温开水，可湿润和刺激肠蠕动；适当进食有润肠通便作用的食物，如蜂蜜、芝麻、核桃等。

（3）日常护理：

1）详细询问患者病史，进行详尽的体格检查和辅助检查，寻找引起便秘的潜在病因：肿瘤引起的肠梗阻，电解质紊乱，高血糖，甲状腺功能减退等。

2）指导患者进行肠道功能的自我管理，包括合理搭配饮食，增加饮食中膳食纤维的含量。

3）鼓励长期卧床患者在床上可进行腹部锻炼和盆底肌肉的锻炼，不要抑制便意，养成定时排便的习惯。

4）为卧床患者提供舒适安静、隐秘的排便环境，以及合适的便盆和辅助器具。

5）根据患者的实际情况，指导其适当进行运动；对卧床不能行动的患者，指导其揉腹按摩，即用自己的手掌按于脐部或脐上四指处适当加压，顺时针方向揉动、按摩腹部，每天早、晚各1次，10min/次，促进排便。

2. 西医康复处理[19,20]

（1）渗透性药物：临床常用的此类药物主要有甘露醇、乳果糖、山梨醇、聚乙二醇等。此类药物在肠道内吸收缓慢，故可维持肠腔内的高渗透压，阻止肠道内盐和水分的吸收，从而扩张肠腔，刺激肠蠕动，缓解便秘。此类药物主要适宜于老年人、孕产妇、儿童及术后便秘的患者。但长期大剂量地使用此类药物，会引起肠道的水、电解质紊乱，使腹泻与便秘交

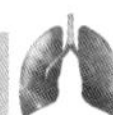

替出现。

(2)刺激性导泻药:是能影响肠道活动,对肠黏膜中水分和电解质吸收而引起导泻的一类药物。包括蒽醌和二苯甲烷类,如大黄、番泻叶和芦荟等植物性泻药,属于蒽醌类药物。主要作用于大肠,对小肠吸收功能等无影响,故可用于急、慢性便秘。

(3)大便软化剂:其主要功能是润滑肠壁,软化大便,使大便易于排出。临床上常用的此类药物主要有开塞露、液体石蜡、冬库酯钠等。此类药物主要适用于有痔疮、肛裂及手术后、有高血压病史或长期卧床的便秘患者。但是,长期应用此类药物会引起人体对脂溶性维生素及钙、磷的吸收不良,所以此类药物不宜长期使用。

四、肺癌化疗相关胃肠道毒性反应中医康复处理

化疗相当于中医之攻法[21],攻邪伤正,极易损伤人体正气,导致脾胃功能受损,升降失常。脾胃主受纳、腐熟、运化水谷等物质,若其功能受损,腐熟运化水谷、水液的功能下降,则气血津液的化生来源不足、机体的消化吸收功能失常,且易酿生痰湿等病邪。脾主升清,清阳不升则致泄泻;胃主降浊,浊阴不降,则致腹胀、呃逆、呕吐。肺癌患者化疗后以虚证为主,尤以气虚、阴虚为主;病变脏腑以脾胃受损为主,肝肾亦受影响;兼证多夹痰、夹[22]。益气健脾、和胃降逆为主要治则,辨证加减,包括内外治法,简述如下:

1. 中药内服 基于脾胃损伤,升降失常,气血生化乏源,针对不同的症状表现,予以具有不同治疗适应证的中成药。针对恶心和呕吐的如香砂六君子丸、越鞠丸、保和丸等;针对便秘的当归龙荟丸、芪蓉润肠口服液、麻仁丸等;针对腹胀胃痞的四磨汤、气滞胃痛颗粒等。

除中成药外,部分中药汤剂对于肺癌化疗所引起的胃肠道不良反应有缓解作用。针对恶心和呕吐的常用方剂如香砂六君子汤、旋覆代赭汤、吴茱萸汤、小半夏加茯苓汤、小柴胡汤等[23-25];针对腹泻的六君子汤、补中益气汤、升阳益胃汤等[26]。

2. 针灸 国内外对针刺治疗化疗后恶心、呕吐的临床研究和机制研究结果显示,针刺是治疗化疗后恶心、呕吐的有效方法。根据文献,针刺治疗恶心和呕吐的常用穴位有内关、足三里、中脘、三阴交等,其中内关穴是针刺治疗恶心和呕吐最常用的穴位[27]。

3. 穴位贴敷 穴位贴敷疗法可选用半夏、丁香、吴茱萸等用姜汁调成糊状,贴敷于神阙穴、天枢穴、上脘穴、中脘穴等[28]。

4. 穴位注射 选用中西药物在相关穴位上注射防治胃肠道反应,如在足三里穴注射甲氧氯普胺注射液[29]。

5. 耳穴贴压 以王不留行籽刺激耳穴以减轻胃肠道反应的一种方法。常用耳穴:神门、脾胃、大肠、内分泌、三焦等。

(舒 鹏 杨玉光 李 勇)

参考文献

[1] BRAY F,FERLAY J,SOERJOMATARAM I,et al.Global cancer statistics 2018:GLOBOCAN estimates of incidence and mortality worldwide for 36 cancers in 185 countries[J].CA Cancer J Clin,2018,68(6):394-424.

[2] SIEGEL R L,MILLER K D,JEMAL A.Cancer incidence and mortality in China,2014[J].Chin J Cancer Res,2018,30(1):1-12.

[3] 许晶，李洁，张美静，等．化疗相关性恶心呕吐的回顾性研究[J].临床肿瘤学杂志，2018,23(5):440-443.

[4] 周海辉，张海霞，葛卫红．化疗致恶心呕吐的研究进展[J].中国药师，2018,21(7):1262-1265.

[5] IKEDA M,YASUI M,FUKUNAGA H,et al.Clinical usefulness of oral granisetron hydrochloride for alleviation of delayed nausea and vom-iting induced by CPT-11[J].Eur J Cancer Care,2005,14(5):435-439.

[6] PECTASIDES D,PECTASIDES M,ECONOMOPOULOS T.Systemic chemotherapy in locally advanced and/or metastatic bladder cancer[J].Cancer Treat Rev,2006,32(6):456-470.

[7] HESKETH P J.Proposal for classifying the acute emetogenicity of cancer chemotherapy[J].J Clin Oncol,1997,15(1):103-109.

[8] GRUNBERG S M,WARR D,GRALLA R J,et al.Evaluation of new antiemetic agents and definition of antineoplastic agent emetogenicity-state of the art[J].Support Care Cancer,2010,19(1):43-47.

[9] 于世英，印季良，秦叔逵，等．肿瘤治疗相关呕吐防治指南(2014版)[J].临床肿瘤学杂志，2014,19(3):263-273.

[10] GIRALT S A,MANGAN K F,MAZIARZ R T,et al.Three palonosetron regimens to prevent CINV in myeloma patients receiving multiple-day high-dose melphalan and hematopoietic stem cell transplantation[J].Ann Oncol,2011,22(4):939-946.

[11] RAPOPORT B L,CHASEN M R,GRIDELLI C,et al.Safety and efficacy of rolapitant for prevention of chemotherapy-induced nausea and vomiting after administration of cisplatin-based highly emetogenic chemotherapy in patients with cancer:two randomised,active-controlled,double-blind,phase3 trials[J].Lancet Oncol,2015,16(9):1079-1089.

[12] MATSUZAKI K,ITO Y,FUKUDA M,et al.Placebo-controlled phase Ⅲ study comparing dexamethasone on day 1 to day 1-3 with NK1 receptor antagonist and palonosetron in high emetogenic chemotherapy[J].J Clin Oncol 2016,34(15):10019.

[13] ROLIA F,RUGGERI B,BALLATORI E,et al.Aprepitant versus dexamethasone for preventing chemotherapy-induced delayed emesis in patients with breast cancer: A randomized double-blind study[J].J Clin Oncol,2014,32(2):101-106.

[14] NAVARI R M,QIN R,RUDDY K J,et al.Olanzapine for the prevention of Chemotherapy-induced nausea and vomiting[J].N Engl J Med,2016,375:134-142.

[15] 王万志，袁越，胡立立，等．培美曲塞联合奈达铂或顺铂治疗晚期非小细胞肺癌的安全性分析[J].临床合理用药，2018,9(11):72-73.

[16] WANG X,SHEN Y,LI S,et al.Importance of the interaction between immune cells and tumor vasculature mediated by thalidomide in cancer treatment(Review)[J].Int J Mol Med,2016,38(4):1021-1029.

[17] MUEHLBAUER P M,THORPE D,DAVIS A,et al. Putting evidence into practice: evidence-based interventions to prevent, manage, and treat chemotherapy-and radiotherapy-induced diarrhea[J].Clin J Oncol Nurs,2009,13(3):336-341.

[18] 刘金嫚，冯莉霞．系统饮食护理干预对肿瘤患者化疗后便秘的影响[J].护士进修杂志，2018,33(1):62-63.

[19] 田丽丽，李晓莉．肿瘤化疗药物应用中的不良反应临床处理分析及影响因素[J].药物与人，2014,27(3): 77,80.

[20] 赵琼．早期护理干预对癌症化疗患者便秘的效果观察[J].沈阳医学院学报，2018,20(1):56-57.

[21] 刑金云，李学．化疗所致呕吐的中医防治研究进展[J].中日友好医院学报，2010,24(5):305-307.

[22] 刘蕾，姜涛，李德俊．肿瘤化疗后胃肠道反应的中医证治及用药规律探讨[J].环球中医药，2014,7(9):737-740.

[23] 刘述梅，吕书勤．化疗恶心呕吐的中医治疗进展[J].新疆中医药，2018,36(2):119-121.

[24] 李陆振，方灿途，张华堂，等．香砂六君子汤加减治疗晚期非小细胞肺癌34例化疗呕吐的临床研究[J].实用中西医结合临床，2016,16(9):34-35.

[25] 曾麟，杨水秀，袁海珍．吴茱萸对化疗呕吐抑制的临床观察及其机制研究[J].中国当代医药，2016,23(23):58-60.

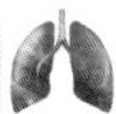

[26] 楼亭，郭勇，陆宁．化疗相关性腹泻中西医结合治疗模式探讨[J]. 中国中医急症，2009,18(9):1457-1458.
[27] 崔莹雪，裴培，石广霞，等．针刺治疗化疗后恶心呕吐研究进展[J]. 中国中医药信息杂志，2015,22(11):128-131.
[28] 许荣，刘伟，张春丽．中药穴位贴敷预防化疗呕吐临床分析[J]. 内蒙古中医药，2013,32(36):91.
[29] 王芳，高音，何生奇，等．半夏泻心汤联合足三里穴位注射防治肺癌化疗后呕吐[J]. 长春中医药大学学报，2015,31(4):771-773.

第二节　骨髓抑制

骨髓抑制是指骨髓中血细胞前体的活性下降，是多数化疗药的常见毒性反应，大多数化疗药均可引起不同程度的骨髓抑制，使周围血细胞数量减少。血细胞由多种成分组成，每种成分都对人体起着不可缺少的作用，任何一种成分的减少都会使机体产生相应的不良反应。临床上应用治疗肺癌的药物中，易引起骨髓抑制的药物有紫杉醇、卡铂、吉西他滨、依托泊苷等[1]。

一、化疗药引起骨髓抑制的机制

正常情况下，骨髓内细胞的增殖、成熟和释放与外周血液中粒细胞的衰老死亡、破坏和排出呈相对恒定状态。抗肿瘤药物可作用于癌细胞增殖周期的不同环节，抑制DNA分裂增殖能力，从而起到对肿瘤的治疗作用。但由于化疗药物缺乏选择性，在杀死大量肿瘤细胞的同时亦可杀死不少正常骨髓细胞，尤其是对粒细胞系影响最大，从而出现骨髓抑制，多见白细胞减少，甚则全血细胞减少[2,3]。

二、临床表现、体征及相关检查

骨髓抑制主要表现为红细胞减少、中性粒细胞减少和血小板减少。粒细胞半衰期为6～8小时，因此最先表现为粒细胞下降。血小板半衰期为5～7天，降低出现较晚。红细胞半衰期为120天，化疗影响较小，通常下降不明显。血细胞中任何一种成分的减少都会使机体产生相应的不良反应。当红细胞数量减少到一定程度时容易引发贫血，常见症状包括疲劳、头晕和呼吸短促等。中性粒细胞具有吞噬细菌、防御疾病的作用，其数目过低时容易引起消化道和呼吸道等感染。血小板数目过低时出血的风险将会增加，若不及时处理，有可能危及生命。检查血常规即可发现骨髓抑制程度[4,5]。

三、骨髓抑制的康复管理及策略

（一）预防性康复处理

饮食和生活方式的预防措施：饮食方面需给予高热量、高蛋白、高维生素类食物，如瘦肉、猪肝、红枣、黑豆、花生等，注意色、香味烹调，促进食欲；应鼓励患者进食含铁丰富的食物如动物血、动物肝脏、蛋黄、海带、紫菜、木耳等；规律休息，保证充足的睡眠时间，避免剧烈运动；预防头晕、跌倒，久坐或久卧后站起来需缓慢；当出现疲乏无力、头晕、呼吸急促等严重状况时，需及时到专业医师处就诊。

如果皮肤出现瘀点、瘀斑、鼻出血或牙龈出血、大小便带血或外伤时不易止血，应及时至医院就诊；用棉签或软质牙刷代替一般的牙刷清洁牙齿；用轻拧鼻子的方式清洁鼻孔，勿用手指挖鼻孔；勿用力咳嗽；防止便秘。

（二）西医康复处理

1. 白细胞、中性粒细胞降低患者的康复 一般发生在用药之后的 7 ~ 14 天。当白细胞数量降低到正常以下时，机体的抗感染能力会出现不同程度的降低，从而导致各种感染。为降低粒细胞减少症带来的感染风险，医务人员应做到正确执行手卫生，严格无菌操作，避免医源性感染；指导患者及照顾者做好个人卫生，减少探视人员；指导良好的饮食营养摄入，同时保证饮食卫生，如避免吃未煮熟的食物及不洁净的蔬果、避免与他人共餐等；保持病房整洁，温度适宜，在 18 ~ 25℃，空气清新，湿度在 50% ~ 60%，定期消毒；病室内不宜放置鲜花或干花；指导患者，尽量避免去公共场所，以减少交叉感染机会，若必须外出，应配戴口罩；不接触或看护小动物；积极处理患者的皮肤及黏膜损伤。

通常白细胞 $<2.0\times10^9$ 个 /L 或者粒细胞 $<1.0\times10^9$ 个 /L，需应用粒细胞集落刺激因子（G-CSF）进行升白治疗。

当白细胞 $<1.0\times10^9$ 个 /L 或者粒细胞 $<0.5\times10^9$ 个 /L，可考虑适当应用抗菌药物预防感染，一旦出现发热应立即做血培养和药敏，并给予广谱抗生素治疗，同时给予 G-CSF。特别指出，升白细胞治疗只能在一个周期的化疗药物用药完全结束的 48 小时以后才能应用。

预防性使用抗生素的指征：是否使用抗生素来预防由中性粒细胞减少症引起的感染或感染导致的并发症，一直存在争议。除血液肿瘤外的其他类型的肿瘤患者，如果出现严重的中性粒细胞缺乏（ANC $<0.1\times10^9$ 个 /L）或预计中性粒细胞缺乏持续 > 7 天，则可以使用抗生素进行预防。抗生素最佳的开始给药时间和给药持续时间尚无定论，推荐从中性粒细胞严重缺乏（ANC $<0.1\times10^9$ 个 /L）开始应用，至 ANC $>0.5\times10^9$ 个 /L 或出现明显的血细胞恢复证据。对于低危患者，不推荐预防性应用抗生素[6,7]。

2. 血小板降低患者的康复 化疗药物也会影响骨髓生成血小板的能力。当血小板降低到一定程度时，就会影响凝血功能，出现止血障碍或者自发性出血。

血小板 $<50\times10^9$ 个 /L 时，可皮下注射白介素 11（IL-11）或血小板生成素（TPO），并酌情应用止血药物。指导患者减少活动，增加卧床休息时间，注意安全，防止跌倒、碰撞，告知家属避免将易引起患者兴奋的消息告诉患者，以免情绪激动引起颅内出血。保持大便通畅，大便时不可过于用力，避免颅内压力升高引起颅内出血。

血小板 $<20.0\times10^9$ 个 /L 属血小板减少出血危象，应予输注血小板及较大剂量止血药物治疗。嘱患者绝对卧床休息，床上排便。静脉穿刺时，避免长时间扎止血带。勤剪指甲，避免自行抓伤皮肤，并观察局部有无渗血和皮下青紫现象。注意观察皮肤有无新增部位的出血点或瘀斑。嘱患者使用软毛刷刷牙、吃软食；注意口腔清洁，饭前、饭后、睡前漱口，注意口腔黏膜反应。保持鼻腔清洁湿润，勿用手抠鼻痂，保持室内湿度在 50% ~ 60%，以防止鼻黏膜干燥增加出血的可能。禁止剃胡须、用牙签剔牙，勿用力咳嗽，护理操作动作要轻柔，穿宽松棉质衣裤，防止损伤皮肤[8,9]。

3. 红细胞、血红蛋白降低患者的康复 当红细胞太少时，人体组织得不到足够的氧，从而不能正常工作，这种现象称为贫血，症状表现为疲劳、头昏眼花、脸色苍白、身体发冷，甚至呼吸急促。针对化疗期间不同血象的改变，应给予积极对症治疗，必要时需要输注红细胞。严重时要卧床休息，限制活动，避免突然改变体位后发生晕厥，注意安全；贫血伴心

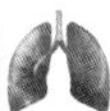

悸气促时应给予吸氧；观察贫血症状如面色、睑结膜、口唇、甲床苍白程度，注意有无头昏眼花、耳鸣、困倦等中枢缺氧症状，注意有无心悸气促、心前区疼痛等贫血性心脏病的症状；输血时护理人员认真做好查对工作，严密观察输血反应，给重度贫血者输血时速度宜缓慢，以免诱发心力衰竭；血红蛋白 < 100g/L，可皮下注射红细胞生成素（EPO），同时注意补充铁剂等造血原料和注意补充维生素 B_{12}、叶酸等。使用红细胞生成素（EPO）时有可能引起血压升高和血栓形成，护理人员应关注患者主诉，监测血压，并告知患者，如果下肢出现疼痛、肿胀或出现气短、气短加重、血压升高、头晕或意识丧失、重度乏力要立即通知医师，必要时可使用抗高血压药和肝素[10,11]。

（三）中医康复处理

肺癌化疗后骨髓抑制的临床表现为贫血、出血、肢软乏力、心悸多梦、烦躁发热、腰膝酸软等，归属于中医“血虚”“虚劳”“内伤发热”等。

在病理方面，化疗后出现的骨髓抑制病位在骨髓，病性属虚，主要与脾肾相关。脾虚则气血生化无源，肾虚则髓不能满，血不能化生，而全身失养。加之肿瘤患者往往正气不足，根本已虚，癌毒日益侵蚀精血，即“邪之所凑，其气必虚”，化疗后更使“虚者益虚”而致本病。故临床宜脾肾双补，益气养血生髓。中医药治疗的特色疗法包括中药治疗、灸法治疗等。

1. 中药治疗 中药治疗化疗后骨髓抑制，一般是以补脾益肾、益气养血、填精益髓法。有研究示，部分中药能改善肺癌化疗引起的骨髓抑制，减轻化疗不良反应，中药汤剂如龟板固本汤、古方如八珍汤、归脾汤、龟鹿二仙汤[12-15]，中成药如复方阿胶浆、参附注射液、复方皂矾丸、地榆升白片、参麦注射液、参芪扶正注射液等[16-21]。

2. 灸法治疗 艾灸是用温热刺激穴位的中医外治方法，其治疗肺癌化疗后骨髓抑制的选经选穴：选经以足阳明胃经、足太阳膀胱经、任督二脉和足太阴脾经为主，选穴多以足三里、肾俞、脾俞、胃俞、膈俞、关元和大椎穴，旨在补益脾肾，调整阴阳，养元固本和补气养血。该法具有价格便宜、操作简便、疗效显著等优点[22]。

具体临床应用，有不同的灸法：如以直接灸四花穴（膈俞穴、胆俞穴）减轻化疗药物对血液中 WBC、NEU 及 HGB 的影响[23]。麦粒灸可减少非小细胞肺癌化疗后骨髓抑制的发生率，并提高患者的生活质量[24]。艾炷灸足三里穴改善脾胃功能、防治化疗后白细胞下降[25]。热敏灸以燃烧的艾条对热敏穴进行回旋灸，可促进局部气血温通；以雀啄灸的方式加强热敏穴敏化；以循经往返灸的方式促进经气激发，以温和灸的方式发动感传，达到开通经络的目的。相关研究示其对恶性肿瘤患者化疗后骨髓抑制有防治作用[26]。

3. 其他疗法 采用经皮穴位电刺激的方法，选大椎、膈俞、足三里、三阴交、合谷穴，研究显示，该法能预防肺癌化疗后骨髓抑制（白细胞、血小板减少）的进程，并提高患者的舒适度，从而确保患者化疗顺利进行[27]。以足三里（双侧）穴位注射脱氧核苷酸钠，行提插补泻手法，得气后缓慢注入该药，除可发挥药物作用外，还可通过延长药物在穴位滞留时间，增加与延续穴位的传导输布效能，升高 WBC[28]。以黄芪注射液注射双侧足三里治疗肺癌化疗后白细胞减少，集针刺的机械作用、药物的药理作用、穴位的开阖与传导作用，同时配合中药口服，补气生血、扶正固本，研究示前述方案有保护骨髓造血功能[29]。

（姚俊涛 杨玉光 白建平）

参考文献

[1] 林举择，梁荣华，黄旭晖．王昌俊教授治疗化疗相关性骨髓抑制的经验 [J]. 环球中医药 ,2018,11(8):1310-312.

[2] HALL C D,HERDMAN S J,WHITNEY S L,et al.Vestibular rehabilitation for peripheral vestibular hypofunction:an evidence-based clinical practice guideline:from the American physical therapy association neurology section[J].J Neurol Phys Ther,2016,40(2):124.

[3] 柯传庆，彭恩兰，夏婷．化疗所致Ⅳ度骨髓抑制的诊治分析 [J]. 肿瘤基础与临床 ,2018,31(1):86-88.

[4] NEW P W, MARSHALL R, STUBBLEFIELD M D, et al.Rehabilitation of people with spinal cord damage due to tumor:literature review,international survey and practical recommendations for optimizing their rehabilitation[J].J Spinal Cord Med,2017,40(2):213-221.

[5] 刘丽，杨爽，王化香．肿瘤患者化疗后骨髓抑制的护理 [J]. 中国中医药现代远程教育 ,2013,11(6):107-108.

[6] 郭淑霞，于静．白血病大剂量化疗后骨髓抑制的临床护理 [J]. 临床医药文献电子杂志 ,2016,3(7):1284-1285.

[7] RUSSELL H F, RICHARDSON E J, BOMBARDIER C H,et al.Professional standards of practice for psychologists,social workers,and counselors in SCI rehabilitation[J].J Spinal Cord Med,2016,39(2):127-145.

[8] 马开美．护理干预对妇科恶性肿瘤化疗患者骨髓抑制的影响 [J]. 中国医学创新 ,2012,9(26):57-58.

[9] NEW P W, ERIKS-HOOGLAND I, SCIVOLETTO G,et al.Important Clinical Rehabilitation Principles Unique to People with Non-traumatic Spinal Cord Dysfunction[J].Top Spinal Cord Inj Rehabil,2017,23(4):299-312.

[10] 郭春连．白血病患者大剂量化疗后骨髓抑制的护理对策 [J]. 吉林医学 ,2018,39(11):2180-2181.

[11] ZHAO C Y, CHENG R, YANG Z,et al.Nanotechnology for Cancer Therapy Based on Chemotherapy[J]. Molecules,2018,23(4):826.

[12] 黎壮伟．健脾补肾益髓法拮抗肺癌化疗骨髓抑制的疗效观察 [J]. 湖北中医杂志 ,2012,34(6):6-7.

[13] 刘安琪，毕红霞．八珍汤加减对肺癌化疗所致白细胞减少疗效及血清 IL-2 变化的临床研究 [J]. 内蒙古中医药 ,2015,5:49-50.

[14] 李保健，吴晓阜，杨金山．归脾汤减轻非小细胞肺癌化疗骨髓抑制临床观察 [J]. 山西中医 ,2011,27(9):23.

[15] 钱钧，林胜友．龟鹿二仙汤对非小细胞肺癌患者化疗后外周血白细胞与细胞免疫功能的影响研究 [J]. 江苏中医药 ,2014,46(4):35-37.

[16] 周勇，侯华英，徐英，等．复方阿胶浆对化疗所致小细胞肺癌骨髓抑制的影响 [J]. 山东大学学报（医学版）,2018,56(2):14-17.

[17] 谢传华，王志强，郭守俊，等．参附注射液对非小细胞肺癌化疗患者的骨髓抑制及消化道症状的影响 [J]. 江西医药 ,2015,50(8):795-797.

[18] 唐仕敏，兰家平，王述红，等．复方皂矾丸预防及治疗恶性肿瘤化疗后骨髓抑制的 meta 分析 [J]. 现代医药卫生 ,2016,32(21):3285-3288.

[19] 赵泽丰，何希瑞，张强，等．地榆升白片治疗肿瘤化疗后引起的白细胞减少 Meta 分析 [J]. 西北药学杂志 ,2017,32(5):648-652.

[20] 徐泳，何海浪，武琦．参麦注射液联合含铂一线化疗方案治疗非小细胞肺癌的 Meta 分析 [J]. 中成药 ,2018,40(10):2150-2157.

[21] 俞欢，费煜畅，陈培丰．参芪扶正注射液治疗晚期非小细胞肺癌化疗后骨髓抑制的 Meta 分析 [J]. 浙江中西医结合杂志 ,2019,29(3):240-244.

[22] 曾晓，鹿竞文．艾灸对治疗肺癌患者化疗后骨髓抑制的理论与应用 [J]. 齐鲁护理杂志 ,2018,24(11):95-98.

[23] 张去飞，李丽霞，樊杜英．直接灸四花穴防治肺癌化疗骨髓抑制的疗效观察 [J]. 中医临床研究 ,2017,9(7):24-25.

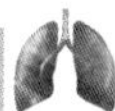

[24] BAO G A,DU W B,WANG C,et al.Therapeutic observation of grain-sized moxibustion for chemotherapy-induced myelosuppression for non-small cell lung cancer[J].J Acupunct Tuina Sci,2019,17(4):239-244.

[25] 刘龙彪，徐景毅，乐进，等．艾炷灸足三里治疗化疗后骨髓抑制的临床观察 [J]. 吉林中医药，2004,24(2):33-34.

[26] 吴锦燕，吴薏婷．恶性肿瘤患者化疗后行热敏灸对骨髓抑制的预防效果 [J]. 中国当代医药，2017,24(20):76-78.

[27] 侯黎莉，顾芬，周彩存．经皮穴位电刺激预防肺癌患者化疗后骨髓抑制的效果观察 [J]. 中华护理杂志，2016,51(1):57-61.

[28] 杨丽型，王东，李学海，等．脱氧核苷酸钠穴位注射治疗肺癌化疗后白细胞减少症临床观察 [J]. 国际中医中药杂志，2015,37(7):602-604.

[29] 王梅．中药联合穴位注射治疗肺癌化疗后白细胞减少症临床观察 [J]. 湖北中医杂志，2016,38(4):29-30.

第三节　过敏反应

过敏反应是指已产生免疫的机体在再次接受相同抗原刺激时所发生的组织损伤或功能紊乱的反应。反应的特点是发作迅速、反应强烈、消退较快；一般不会破坏组织细胞，也不会引起组织严重损伤，有明显的遗传倾向和个体差异。

多数抗癌药物可引起过敏反应，但过敏反应发生率达 5% 的药物仅占极少数[1]，紫杉醇为肺癌最主要的化疗药物，由于紫杉醇注射液中聚氧乙基代蓖麻油成分易引起患者发生过敏反应及低血压的症状，最常发生于第一次或第二次接触药物。

一、化疗药引起过敏的机制

药物过敏反应又称为变态反应，是致敏患者对某种药物的特殊反应。药物或药物在体内的代谢产物作为抗原，与机体特异性抗体反应或激发致敏淋巴细胞，从而造成组织损伤或生理功能紊乱。过敏反应仅发生于少数患者身上，与药物已知作用的性质无关；与剂量无线性关系、反应性质各不相同。并且不易预知，一般发生于首次用药。初次接触时需要诱导期，停止给药反应消失。

化疗药物过敏反应，常见为Ⅰ型超敏反应，主要是特异性 IgE 抗体介导产生，可发生于局部，亦可致全身。其主要特征是：超敏反应发生快，消退亦快；常引起生理功能紊乱；具有明显个体差异和遗传背景。

二、临床表现、体征及相关检查

常见的症状为皮肤潮红、荨麻疹，表现为呼吸困难、低血压甚至休克，几乎所有的过敏反应发生在用药后最初的 10 分钟内，严重过敏反应发生在 2 ~ 3 分钟内[2]。

紫杉醇引起的过敏反应通常在输注药物开始后几分钟内发生，轻微过敏患者的主要症状有皮肤红斑、心率加快及面部潮红等，严重者出现支气管痉挛、喘鸣、胸闷、呼吸困难、低血压、血管神经水肿、全身荨麻疹等过敏反应，还可引起神经、肌肉毒性，表现为外周神经病变，主要是痛温感觉障碍，运动神经和自主神经病变，肢端麻木、刺痛感或烧灼感，一般在高剂量后 24 ~ 72 小时发生。

三、过敏反应的康复管理及策略

（一）预防性康复处理

化疗前的预防措施：化疗前应了解患者的药物、食物过敏史。紫杉醇、奈达铂等化疗药物过敏反应发生频繁，发生率为 10%～20%，所以在输注这类药物的时候，必须提前做好预防措施，准备好抢救物品和药品。

有些化疗药物在治疗中占有其他药物无可替代的重要地位，患者能从治疗中获益。患者如果在之前的治疗中出现过较轻的过敏反应，再使用时过敏反应的发生率将会很高，甚至高于之前的治疗。不过可以通过预处理用药，在一定程度上减少过敏反应的发生，尤其是严重的过敏反应。

在临床上，紫杉类化疗药物是预处理用药最典型的例子。紫杉类化疗药物常规预处理方案为：用药前常规给予皮质类固醇地塞米松片和抗组胺药苯海拉明预处理，可减轻或预防过敏反应发生。具体做法：在给予紫杉醇治疗 12 小时和 6 小时前服用地塞米松 10mg，紫杉醇给药前 0.5 小时给予苯海拉明 50mg 口服，西咪替丁 300mg 静脉注射。经此方法预处理后重度过敏反应可明显减少。但由于常规预处理用药中须口服较大剂量地塞米松，时间跨度又大，故使用很不方便，特别是对密集式化疗患者更是不便。因此，可用简化预处理方法来代替常规方法。简化预处理方法为：在使用紫杉类化疗药物前 1 小时静脉推注地塞米松 20mg、苯海拉明 50mg 及雷尼替丁 50mg。其减轻过敏反应的作用和常规预处理方法相近，并且快速、可靠和方便，已在临床上得到广泛应用。但使用任何可能会引起过敏反应的化疗药物时，都必须要常规准备抗过敏反应的药物（如肾上腺素、地塞米松、氢化可的松、苯海拉明、多巴胺等）以及气管插管或切开等抢救设备。

多西他赛过敏反应发生率明显较紫杉醇低，但用药前 1 天开始口服地塞米松每次 8mg，2 次/d，连用 3 天或 5 天，较为安全。

（二）西医康复处理

紫杉醇过敏反应的发生率为 42%，其中严重过敏反应发生率为 0.7%～7.7%，严重者导致死亡。紫杉醇的过敏发病机制与紫杉醇注射液配制溶剂有关，紫杉醇为亲脂性化合物，目前临床所使用的紫杉醇注射液是用聚氧乙基代蓖麻油 - 无水乙醇（50：50）配制而成。聚氧乙基代蓖麻油为变应原，进入机体后可刺激机体产生 IgE，并黏附于肥大细胞和嗜碱性粒细胞上，引起细胞稳定性下降，渗透性增加，细胞内颗粒脱出，释放出生物活性介质，其中组胺为主要介质，可作用于心血管、平滑肌和外分泌腺，使血压下降，心率加快，小血管扩张，毛细血管通透性增加，从而导致过敏反应[3]。多西他赛在其注射剂中添加某些有机溶剂增加溶解性，助溶剂是聚山梨酯，可发生过敏反应。

伊立替康主要通过非竞争性抑制体内乙酰胆碱酯酶活性，引起乙酰胆碱异常堆积，导致胆碱能神经异常兴奋，而引发胆碱能综合征导致的早发性腹泻、腹痛、出汗、鼻炎、低血压、血管舒张、瞳孔缩小、流泪等不良反应。严重者腹痛剧烈、腹泻频繁、大量出汗致衣物浸透、低血压致头晕，若合并恶心、呕吐等不良反应，易引发脱水、晕厥，严重影响患者生活质量，降低患者顺应性和用药安全性[4,5]。

培美曲塞是一种多靶点叶酸拮抗剂，通过破坏细胞复制所必需的关键的叶酸依赖性代谢过程，从而抑制细胞复制。体外研究显示，培美曲塞是通过抑制胸苷酸合成酶（TS）、二氢叶酸还原酶（DHFR）和甘酸甲基转移酶（GARET）的活性发挥作用，这些酶都是胸腺嘧啶核

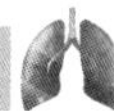

苷酸和嘌呤核苷酸生物再合成的关键性叶酸依赖性酶，从而破坏细胞复制所需的叶酸依赖性正常代谢过程，抑制细胞复制[6-8]。

化疗期间的过敏反应大多发生在用药后15分钟内，主要导致皮疹、面色潮红、轻度血压升高。严重可表现为呼吸困难、支气管痉挛、荨麻疹、低血压等症状。化疗时，应缓慢静滴，滴注开始后，医护人员应在床边守护10~15分钟，并进行心电监护，每5~10分钟测血压、心率及呼吸各1次，密切观察生命体征变化（建议持续观察1小时），如果患者没有不适反应，可逐渐加快滴速至正常滴速，如仍没有不适反应可按正常剂量进行用药，化疗整个过程中都要严密观察病情变化，一旦出现过敏反应，应立即停止输注化疗药物，并就地进行抢救。对于出现过敏反应的患者，无需等待实验室检查结果，在第一时间停药、对症治疗及抗休克治疗[9,10]。

（三）中医康复处理

化疗药物的不良反应包括药物的不良反应、过量或高剂量导致的毒性、过敏和药品导致的其他事件，归属于中医“药毒”范畴，中医药疗法作为一种辅助治疗的方法，对化疗不良反应的预防及治疗有较好的疗效，能够减毒增效，改善患者生活质量。

中医学认为，过敏的形成与患者先天特异体质及化疗毒邪有关，病机多以气虚卫表不固、血热化燥生风为本，湿毒痰瘀为标。临床上采用扶正化瘀、清营解毒、利湿祛风等中医辨证治疗可收到良好效果。如过敏煎、小柴胡汤、小青龙汤、射干麻黄汤、乌梅丸、防风通圣丸、五味消毒饮等。治疗分发作期和缓解期，发作期重在缓解症状，标本兼治；缓解期重在改善体质。急性期危及生命的应利用现代医学手段，可配合针刺人中、内关及艾灸百会、关元等，解除生命危险；急性期以皮肤反应为主，表现为皮疹焮红灼热，剥脱肿痛，遍布周身的，可运用防风通圣丸、大黄黄连泻心汤、三黄汤等加减，以清热解毒、通腑凉血[11]。缓解期则应辨证论治，注重调理肺脾肾，针药结合，增强患者体质，如常用方剂玉屏风散具有益气固表，健脾扶正的作用，现代研究表明，玉屏风散可通过对免疫器官产生非特异性免疫及特异性免疫调节等多途径、多靶点发挥治疗作用，提高机体免疫功能[12]。

（陈俊强　林　宇　林　翔　刘裕锋）

参考文献

[1] 韦有丽.结直肠癌术后辅助化疗期间奥沙利铂过敏的护理措施分析[J].世界最新医学信息文摘,2018,18(A3):264.

[2] 萧燕华,邓惠珍,吴丽萍.奈达铂或顺铂过敏反应的特点及护理[J].现代临床护理,2018,17(11):44-49.

[3] 马亚飞.4例奥沙利铂过敏反应的药学监护及干预[J].世界最新医学信息文摘,2018,18(66):191,196.

[4] 王兰,严丽梅.卡铂导致妇科肿瘤患者过敏反应27例分析[J].实用药物与临床,2018,21(7):827-829.

[5] 王红红.1例输注奥沙利铂甘露醇病人出现过敏性休克的护理[J].全科护理,2018,16(20):2557-2558.

[6] 刘运舟.1例化疗后PICC置管处皮肤严重过敏的护理体会[J].中西医结合护理,2018,4(7):187-188.

[7] 王素丹,李颖,陈洁.贝伐单抗联合其他化疗药物治疗复发卵巢癌患者的护理[J].中华护理杂志,2018,53(6):759-761.

[8] 李立,赵静.多柔吡星脂质体过敏致低血压性休克[J].中国医院药学杂志,2018,38(14):1566.

[9] 华育晖,汪维佳,张红芳.紫杉醇引起肿瘤患者过敏反应的临床分析[J].中华全科医学,2018,16(5):842-844.

[10] 乔逸,徐焕春,白娟,等.注射用培美曲塞二钠致全身皮疹1例[J].中国药物警戒,2013,10(4):255.

[11] 仝小林，刘文科. 论过敏性疾病的中医药治疗[J]. 上海中医药大学学报，2011,25(5):8-10.
[12] 潘小平，蔡光先. 玉屏风散免疫调节机制及其治疗白细胞减少症机理概况[J]. 湖南中医杂志，2008, 24(6):91-93.

第四节 脱 发

化疗药物引起的脱发是抗癌治疗最严重的心理不良反应[1,2]。化疗导致的脱发是化疗的常见不良反应之一，从患者的角度看，仅次于呕吐和恶心，排在化疗不良反应的第3位，肿瘤化疗患者的脱发发生率约为65%，严重脱发可使某些患者心理负担过重，甚至拒绝接受进一步治疗[3]，所以化疗后脱发的干预是肿瘤治疗过程中需要解决的问题。

一、化疗药引起脱发的原因及可能的发病机制

（一）化疗药引起脱发的原因

肺癌常用化疗药物中能引起脱发的主要有紫杉醇和顺铂，脱发的程度与使用药物的种类、剂型、方法、是否联合用药、用药周期有关，一般出现于系统用药的患者，但局部应用也可以引起脱发。人体化疗后脱发出现在开始化疗的2～4周，而毛发的再生出现在化疗结束后3～6个月。现认为化疗脱发与化疗药诱导毛囊内细胞凋亡，从而使生长期毛囊提前进入退行期有关[4]。

（二）化疗药引起脱发的机制

1. 凋亡机制 凋亡能加速毛囊的退行性改变以及促进化疗药物相关的毛囊角质形成细胞凋亡的产生[5]。而各种细胞凋亡受体及细胞信号转导分子在化疗药物引起毛囊损伤中的作用均还不完全清楚。

2. G1期停滞 在毛囊化疗药物损伤的研究过程中虽然没有发现与G1期停滞有关的直接证据，但细胞周期素依赖性激酶2（CDK2）能明显减轻鬼臼毒素引起的新生大鼠毛发的脱落，而CDK2是介导G1期停滞的一个重要激酶分子[6]。由此可见，G1期停滞可能是除了凋亡机制以外的另一个新的化疗药物引起毛囊损伤的途径，但遗憾的是，这方面的研究目前还较少。

3. *P53*基因 *P53*基因产物是一个转录因子和肿瘤抑制蛋白，由化疗药物引起的凋亡机制介导的细胞死亡中，P53起到重要的作用，它可以使细胞对凋亡更加敏感。P53控制毛囊的生理性退行过程，目前已有不少学者对P53在化疗引起的毛囊损伤中的作用及其可能的机制也作了研究[4,5]。在化疗药物引起毛囊损伤的鼠动物模型中也发现，P53在环磷酰胺诱导的毛囊细胞凋亡过程中起到关键性的作用。

Fas可能是*P53*基因介导的化疗后毛囊损伤的一个下游途径之一。在环磷酰胺处理后的毛囊组织中，*P53*基因能抑制下调Fas与IGF-BP3，抑制Bcl-2表达上调[7]。而有证据表明敲除*Fas*基因后，小鼠对环磷酰胺引起的毛囊退行变可以延迟出现，Fas中和抗体也能使环磷酰胺引起的毛母质区角质形成细胞的凋亡减轻[8]。

p21是P53另一条下游途径，主要介导P53依赖性的G1期停滞。细胞DNA损伤后p21在细胞内堆积导致周期素依赖性激酶2/周期素E结合形成复合物，然后致使G1/S进程阻止[9]。虽然在毛母质区未发现有p21，但是CDK2抑制剂能明显减轻鬼臼毒素引起的新生大

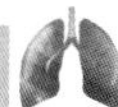

鼠毛发的脱落，这间接说明G1期停滞也是P53介导的化疗引起毛囊损伤作用机制中的一个环节。

二、脱发的临床表现

主要表现为头发稀少、稀疏、部分脱发或全秃、体毛脱落。停药后1~2个月绝大部分可恢复再生，并恢复至原来头发的质地、密度和颜色，再生的头发可更黑、更好。

三、脱发的国际标准分级

脱发分度：①0度：无；②1度：轻度脱发；③2度：中度脱发，斑秃；④3度：完全脱发，可再生；⑤4度：脱发，不能再生。

四、脱发的康复管理及策略

（一）预防性康复处理

1. 心理康复　化疗所致的脱发尤其对女性患者会造成极大的心理负担，并且其还会成为影响化疗开展的一大障碍，要耐心向患者讲解化疗的目的和方法，告诉患者化疗所引起的脱发是可以再生的，停药后1~2个月毛发开始再生，且往往会比以前长出更好的头发。建议患者使用无刺激的化妆品和假发，帮助患者度过化疗期。

2. 调整习惯　不要使用易产生静电的尼龙梳子，勿用力牵拉头发，避免染发、烫发，外出时使用防晒油、戴帽子、围巾或假发来避免头发受太阳照射；使用软的梳子，多梳头可促进头皮血液循环，有利于头发再生。

3. 饮食指导　食疗药膳可有益于头发再生：如氨基酸和复合维生素是头发生长的必需营养成分；植物蛋白、海带、贝类中的钙质对头发乌黑光润有特殊功用；水果、瘦肉、鸡蛋、菠菜等食物能促进细胞再生，对治疗脱发有辅助作用。

（二）西医康复处理

到目前为止，除局部低温在临床上已证实具有预防化疗后脱发的作用外，其他各种方法只是在动物实验证实或在理论上推测，具有保护化疗后毛囊损伤的作用，但均未在临床上证实有确切的疗效。具体方法为：在化疗前20分钟给患者戴冰帽，保持头皮温度15℃以下至用药结束后30分钟，使头皮血管收缩、血流速度减慢，减少组织细胞代谢及组织细胞对化疗药物的吸收，使进入毛细血管网的药物浓度降低，从而达到减少化疗不良反应的目的。但也有学者担心这些方法会因降低头皮、头颅和脑的血药浓度而引起肿瘤转移。

（三）中医康复处理

中医认为，肿瘤患者久病成虚，加之化疗后进一步耗伤正气，脾、肝、肾脏气亏虚，精血不足是疾病基础。肝藏血，发为血之余；肾藏精，主骨生髓，其华在发，因此肝肾不足、精血亏虚、发失所养为本病主要原因[10-12]。中医药在治疗脱发方面已有上千年的历史，现代研究也发现，许多中草药具有促进毛发生长的作用，如治疗脱发时常用的何首乌，不仅富含铁、锌、锰等微量元素，还能促进细胞的新生和发育[13]，这与何首乌所具有的补肾益精、乌须发等功效是一致的。另外也有研究发现，女贞子、白芷、白及、荆芥等对体外培养的小鼠触须毛囊有明显的促生长作用[14]。现今，临床上中医药防治化疗后脱发的手段是个体化、多样化的，主要包括辨证汤药、外治法及食疗等。

1. 辨证汤药

（1）肝肾亏虚，气血不足：常用的药物有制首乌、菟丝子、女贞子、黑芝麻、当归、人参等。

（2）肝肾阴虚，血虚生风：治疗当采用滋补肝肾，养血祛风为法，常用的药物有熟地、何首乌、墨旱莲、当归、天麻、防风、荆芥、白芷、紫草等。

（3）肾亏血虚，热入血分：常用的药物有生地、赤芍、牡丹皮、鳖甲、连翘、女贞子、制首乌、牛膝等[15]。

（4）气虚血瘀：临床上采用益气补血、活血化瘀的治法治疗此种证型，常用的药物有黄芪、当归、川芎、桃仁、红花、赤芍等，外敷药物可选择穿山甲、桃仁、乳香等[16]。

2. 中医外治法

（1）中药外洗：对化疗患者予中药煎剂外洗，使药物渗透至发根毛囊部位，使生发细胞得到充足的养分，对抗化疗药物对头发毛囊部位的损伤，以预防或减轻化疗导致的脱发。外治法不存在口服中药难咽、恶心、呕吐等现象，患者易于接受，临床应用简单、方便。常用的药物有何首乌、当归、黄精、黑芝麻、熟地黄、生姜汁等[17]。

（2）针灸：针灸是临床治疗脱发常用的手段，主要包括毫针针刺疗法、梅花针叩刺疗法、艾灸疗法、火针疗法等。毫针针刺疗法的基本配穴为局部取穴和远端配穴，局部腧穴常选取阿是穴、百会、上星、头维、四神聪、风池、大椎、翳风、生发穴（风池与风府连线的中点）等，其中阿是穴常采用局部围刺法；远端则根据气血亏虚、肝肾不足等病机选穴，多取合谷、肝俞、肾俞、足三里、阴陵泉、丰隆、太溪、血海、三阴交等[18]。梅花针叩刺可直接改善毛发区的血液循环，使气血流畅，滋润毛发生长，刺激萎缩的毛囊使其恢复生长功能，叩刺的部位常包括脱发区、颈椎（$C_1 \sim C_7$）、经络循行线等[17]。

3. 食疗

（1）核桃芝麻粥：核桃仁 200g，芝麻、粳米各 100g。将核桃仁及芝麻研末备用。粳米加水煮粥，再加入核桃仁、芝麻各 30g 即可。每日 1～2 次食用。主要功效为补肾养血，荣发。适用于肾虚所致的脱发[19]。

（2）首乌鸡蛋汤：制首乌 120g，鸡蛋 1 个。先以 2 碗水煮首乌约 30 分钟，取浓汤煮鸡蛋。每日 1 次，吃蛋喝汤。主要功效为养血荣发，适用于血虚所致的脱发。

（3）芝麻红糖粥：黑芝麻 200g，红糖适量。黑芝麻略炒，出香味即可。每次加红糖适量，每日 2 次。主要功效为补肾养血，荣发。适用于肾虚所致的脱发[19]。

（4）龟板酒：龟板、黄芪各 30g，当归 40g，生地、茯神、熟地、党参、白术、麦冬、陈皮、山萸肉、枸杞、川芎、防风各 15g，五味子、肉桂、羌活各 10g。上药共研成粗末，装入布袋内，浸在 2.5kg 白酒里。1 周后可用，每次饮酒 25～50ml，每日 3 次。主要功效为补益气血阴阳，生发荣肤延年。适用于气血阴阳俱虚的脱发[19]。

中医在防治化疗后脱发方面疗效较好，且不会增加其他不良反应，但目前相关的研究仍然较少，缺乏大样本随机对照研究，尚需进一步深入研究，以达到更好的临床疗效。

（张海波 杨 杰 陈 显）

参 考 文 献

[1] 李香风，孙伟芬．化疗后脱发干预研究进展[J]. 中国当代医学，2007,6(9):43-44.

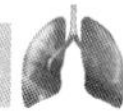

[2] 吴贤杰，郑敏，吕中法．化疗后脱发的研究进展[J].国外医学：皮肤性病学分册，2005,31(2):81-83.
[3] 王哲海，孔莉，于金明，等．肿瘤化疗不良反应与对策[M].济南：山东科学技术出版社，2002:52257.
[4] SCHILLI M B,PAUS R,MENRAD A.Reduction of interfollicular apoptosis inchemotherapy-induced alopecia by topical calcitriol-analogs[J].J Invest Dermatol,1998,111(4):598-604.
[5] SPRINGER K,BROWN M,STULBERGD L.Common hair loss disorders[J].Am Fam Physician,2003,68(1):93-102.
[6] 邬成霖．毛发的生长和常见脱发的治疗[J].浙江中西医结合杂志，2003,13(4):203-204.
[7] BOTCHKAREV V A,KOMAROVA E A,SIEBENHAAR F,et al.p53 is essential for chemotherapy-induced hair loss[J].Cancer Res,2000,60(18):5002-5006.
[8] SHAROV A A,LI G Z,PALKINA T N,et al.Fas and c-kit are involved in the control of hair follicle melanocyte apoptosis and migration in chemotherapy-induced hair loss[J].J Invest Dermatol,2003,120(1):27-35.
[9] EKHOLM S V,REED S I.Regulation of G1 cyclin-dependent kinases in the mammalian cell cycle[J].Curr Opin Cell Biol,2000,12(6):676-684.
[10] WIEDEMEYEER K,SEHILL W B,LOSER C.Diseases on hair follicles leading to hair loss part Ⅰ:nonscarring alopecias[J].Skinmed,2004,3(4):209-214.
[11] 杨济，季绍良，冀春茹．临证用药配伍指南[M].北京：中国医药科技出版社，1996.
[12] 范卫新，朱文元．55 种中药对小鼠触须毛囊体外培养生物学特性的研究[J].临床皮肤科杂志，2001,30(2):81-84.
[13] 杨红莉，葛珍珍，孙震晓．何首乌药理研究新进展[J].中药材，2013,36(10):1713-1717.
[14] 范卫新，朱文元．55 种中药对小鼠触须毛囊体外培养生物学特性的研究[J].临床皮肤科杂志，2001,30(2):81-84.
[15] 贾英杰，陈军，孙一予，等．化疗后脱发防治方法的临床及实验研究进展[J].现代中西医结合杂志，2010,19(19):2458-2460.
[16] 田浩君，马葳．中医防治肿瘤放化疗后脱发思考[J].内蒙古中医药，2017,36(5):30-31.
[17] 李亚男，李松明，李杰．针灸治疗脱发[J].针灸临床杂志，2002,18(8):56-58.
[18] 焦迪，张宇明，荆月藜，等．脱发的针灸治疗[J].世界中西医结合杂志，2013,8(1):63-66.
[19] 容小翔．脱发的验方与食疗方[J].东方药膳，2006,3:19.

第五节　肝 脏 毒 性

化疗在肺癌的治疗中具有重要位置，随着化疗药物的不断进展及其在体内安全性研究的不断深入，化疗药物的各种不良反应，尤其是肝损伤越来越引起学者们的高度重视。有效的预防和控制化疗不良反应是提高化疗疗效的重要手段，也是提高患者生活质量的重要方法之一[1]。肝脏是人体重要的器官之一，大多数的化疗药物必须通过肝脏代谢、活化或灭活[2]。在全球所有的药物不良反应中，药物引起的肝功能异常发生率达 22.8%[3]。药物性肝损伤的发病率为 1.4%～8.1%，而抗肿瘤药是引起药物性肝损伤的最常见药物之一[4,5]。几乎所有类型的化疗药都可引起药物性肝功能异常，如铂类、紫杉醇等引起的肝损害是肺癌化疗中最常见的不良反应，患者不能耐受连续化疗引起的不良反应，间断治疗不能达到预期治疗效果，从而使病情不能得到有效的控制。因此，抗肿瘤药物引起的肝脏毒性值得引起关注[6]。

一、化疗药引起肝脏毒性的机制[7-11]

药物性肝损伤（drug-induced liver injury，DILI）是指药物在使用过程中，由于药物本身或者其代谢产物引起的肝细胞毒性或肝脏对药物及其代谢产物的过敏反应所致的疾病，其临床表现可以从无任何症状，发展到急性肝衰竭（acute liver failure，ALF）甚至死亡。DILI是发达国家急性肝功能衰竭的主要原因，也是美国食品药品监督管理局（FDA）对药物采取警示的最重要原因。其发生的主要机制如下：

1. 药物在肝细胞代谢，毒性产物引起肝细胞坏死。

2. 化疗药物可引起肝细胞与胆汁排泄、分泌有关的细胞器损伤，或者损伤毛细胆管、小叶间胆管，引起胆管结构的破坏、硬化，致使肝内胆汁淤积。

3. 化疗药物造成线粒体损害，导致脂肪代谢异常，引起肝细胞内脂肪性堆积，致使肝细胞坏死。

4. 肝血管损害，引起肝静脉阻塞性疾病。

二、肝损伤的临床表现与分级

（一）肝损伤的临床表现[12,13]

抗肿瘤药物肝损伤最常见的临床表现包括发热、黄疸、皮疹和肝区疼痛等，其中黄疸和肝区疼痛常见于胆汁淤积型肝损伤。不同年龄组病例的肝损伤类型分布也不同，年轻患者更易发生肝细胞型肝损伤，老年患者易于发生胆汁淤积型肝损伤。肝细胞药物性肝损伤在无胆管梗阻的情况下合并黄疸（胆红素高于正常3倍）的患者死亡率>10%。相对肝细胞型，胆汁淤积型相对预后良好，但由于胆管细胞的再生过程慢于肝细胞再生，因此该型缓解时间较慢，常需数月。病死率最低的为混合型患者，临床表现同时具有急性肝炎和胆汁淤积。

（二）药物性肝损伤的判定标准及分级[14]

1. 药物性肝损伤的判定标准 目前，临床上常用的检测肝脏功能的指标有转氨酶、碱性磷酸酶、胆红素、血清白蛋白和凝血时间，以及总胆红素（TBIL）、国际标准化比率（INR）。这些指标从不同方面客观反映了肝脏的活性。由于部分患者仅表现为药物性自限性轻度肝损伤，此后可自行完全恢复。为避免不必要的停药，国际严重不良反应协会（iSAEC）于2011年将药物性肝损害的生化学诊断标准建议调整为出现以下任一情况：①ALT ≥5×ULN；②ALP ≥2×ULN，特别是伴有5′-核苷酸酶或GGT升高且排除骨病引起的ALP升高；③ALT ≥3×ULN且TBIL ≥2×ULN。

2. 药物性肝损伤的严重程度分级 根据目前国际上通用的急性DILI的严重程度分为1～5级，结合我国肝衰竭指南，对分级修正为：

0级（无肝损伤）：患者对暴露药物可耐受，无肝毒性反应。

1级（轻度肝损伤）：血清ALT和/或ALP呈可恢复性升高，TBIL<2.5×ULN（2.5mg/dl或42.75μmol/L），且INR<1.5。多数患者可适应。可有或无乏力、虚弱、恶心、畏食、右上腹痛、黄疸、瘙痒、皮疹或体重减轻等症状。

2级（中度肝损伤）：血清ALT和/或ALP升高，TBIL ≥2.5×ULN，或虽无TBIL升高但INR≥1.5。上述症状可有加重。

3级（重度肝损伤）：血清ALT和/或ALP升高，TBIL ≥5×ULN（5mg/dl或85.5μmol/L），伴或不伴INR ≥1.5。患者症状进一步加重，需要住院治疗，或住院时间延长。

4级（急性肝衰竭）：血清ALT和/或ALP水平升高，TBIL ≥10×ULN（10mg/dl或

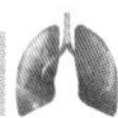

171μmol/L）或每天上升≥1.0mg/dl（17.1μmol/L），INR≥2.0或PTA<40%，可同时出现腹水或肝性脑病，或与DILI相关的其他器官功能衰竭。

3. 化疗后肝脏不良反应[15-17] 抗肿瘤药物的肝脏不良反应有急性和慢性两个类型，前者十分常见，是受到抗肿瘤药物直接影响导致的、在化疗过程中或者是化疗后所出现的情况，有部分患者的相关指标会出现异常情况，容易被辨别，但是还有很多患者的临床症状不够明显，甚至被忽略，因此形成了慢性的肝脏不良反应。如果长此以往，对患者造成的损伤也是致命的。

由抗肿瘤药物的使用所引起的患者的肝脏不良反应主要体现为下面几种病理类型：第一，肝细胞直接损伤甚至是坏死。药物代谢产生的毒性物质会造成肝细胞的坏死问题，同时代谢产物也有可能和其他的细胞组织结构结合伤害患者免疫性的肝细胞。第二，加重患者的肝脏基础病。不少患者本身就有着肝脏的基础病，而要对这部分肿瘤患者进行化疗的话，会使得不良反应增强，在影响肿瘤治疗的同时，也会加大其他方面的风险。第三，增加化疗毒性。

肝脏不良反应的产生和多个因素有着密不可分的关系，主要包括：第一，化疗药物类型及方案的选择。抗肿瘤药物的选择以及具体化疗方案的选用与药物的肝脏不良反应发生有着紧密的关系，而且不同药物以及方案所带来的不良反应影响也是各不相同的，因此需要恰当地进行方案的选择。第二，化疗药物给药方法。一般而言，肝动脉注射要比静脉给药更容易为患者带来肝脏损伤和不良反应。第三，患者自身因素。如果患者本身就存在涉及肝脏器官的病症，那么在应用抗肿瘤药物时，出现肝脏不良反应的可能性就会大大增加，需要在实际给药当中尤其注意这一问题。在了解了相关因素之后就可以以此为突破口，根据患者的实际情况来判断患者出现肝脏不良反应的原因，进而抓好源头，提出有效的预防和治疗的方案。

三、肝脏毒性的康复管理及策略[17-19]

（一）预防性康复处理

1. 改变不良的生活方式，清淡、高碳水化合物饮食，适当增加蛋白质、维生素的摄入量、戒酒等，做好心理护理，减轻焦虑，注意休息。

2. 继续治疗基础肝病 ①有报道在接受化疗的乙肝表面抗原阳性的肿瘤患者中，14%～15%的患者体内HBV被重新激活，建议常规口服拉米夫定、阿德福韦酯等抑制乙肝病毒复制的药物，以进一步减少化疗肝损伤的发生率；②合并丙型肝炎者，同时给予利巴韦林抗病毒治疗；③脂肪肝者或肝内胆汁淤积症者应同时作出相应的处理；④避免联合使用增强肝毒性的药物，如对乙酰氨基酚等。

3. 化疗之前，需要全方位对患者的肝病进行了解以及掌握，全面评估患者肝功能的实际情况，根据患者的身体耐受度和肝功能的具体状况来恰当地选用抗肿瘤药物以及药物的使用剂量。

（二）西医康复处理

1. 在患者化疗的过程当中必须紧密观测患者肝功能的相关指标，一旦出现问题，必须及时进行处理，让患者服用相关的保肝药物，从而有效减轻化疗药物对于患者肝脏的损伤程度。

2. 在患者出现肝脏损伤之后，必须要立刻停止使用引起肝脏不良反应的药物，一般情况下在停药之后，患者的肝功能异常情况能够大大减轻以及恢复正常。与此同时，要给予恰当的支持治疗，同时要严密观测患者的肝功能指标，稳定患者病情，避免加重患者的身体损害。

3. 临床常用化疗保肝药物　保肝药是用于保护肝脏功能的一类药剂的总称，其特点为促进受损的肝细胞再生，促进肝细胞修复，保护肝细胞免于损伤或减轻损伤。临床中常用的保肝药如下：

（1）解毒保肝药：为肝脏提供巯基或葡糖醛酸，可增强肝脏的氧化、还原、水解等化学反应，通过尿液或胆汁排出体外进而达到解毒功能。例如还原型谷胱甘肽。

（2）抗氧化降酶类：主要通过抗脂质过氧化，抗纤维化，清除自由基，维持细胞膜稳定，促进肝细胞再生。例如联苯双酯、水飞蓟宾。

（3）利胆保肝药：主要促进胆汁分泌，减轻胆汁瘀滞。例如熊去氧胆酸、腺苷蛋氨酸。

（4）肝细胞膜修复保肝药：主要促进已破坏的肝细胞膜进行生理性修复，让受损的肝功能和酶活力恢复到正常。例如多烯磷脂酰胆碱。

（5）甘草酸类抗炎保肝药：具有类似糖皮质激素的非特异性抗炎作用而无免疫抑制功能的不良反应，有效抑制肝脏炎症进展，保护肝细胞，改善肝功能。例如甘草酸二胺、复方甘草酸苷、异甘草酸镁注射液等。

（6）促能量代谢保肝药：促进肝细胞能量代谢，保持代谢所需各种酶的正常活性。例如维生素类，主要为水溶性维生素，包括维生素 C、维生素 B；辅酶类，包括腺苷；门冬氨酸钾镁，可参与三羧酸循环，促进细胞代谢。

（三）中医康复处理

化疗药物导致的肝损伤可归属于中医“胁痛”“黄疸”等范畴。其基本病因病机主要为化疗药物为外来邪毒，其或经消化道或经血液进入人体，损伤人体正气，首先损伤中焦脾胃，致脾失健运，胃失和降，脾胃升降失调，气机不畅，致使肝失疏泄，肝气郁结。胃失通降，甚则胃气上逆则见食欲缺乏、恶心呕吐、嗳气呃逆、腹部胀满；肝气郁结，疏泄失司，则见胁肋不适、胀满疼痛；脾失健运，水湿内停，甚则郁而化热，湿热蕴蒸肝胆，胆汁外溢则见身目黄染，口干口苦。中医基本治法多是疏肝理气、清利肝胆、调和肝脾、滋补肝肾为主[20]。

1. 中药单体　五味子是临床常用的保肝药，现代药理学研究证实，五味子提取物可激活 Nrf2 信号通路，使抗氧化酶 GST 等的表达上调，从而增加抗氧化酶的活性和 GSH 的水平，可保护 APAP 导致的急性肝损伤[21]。动物实验发现，栀子环烯醚萜类对肝损伤的小鼠具有保肝作用，而且 30.8mg/kg 和 41.1mg/kg 的栀子环烯醚萜类能显著降低小鼠血清 ALT、AST 水平[22]。

2. 中药复方　临床研究表明，中药复方如茵陈蒿汤、小柴胡汤、龙胆泻肝汤、甘露消毒丹、逍遥散等均使药物性肝损伤有一定的改善作用。中药注射液复方苦参注射液，其中苦参碱可以诱导肝细胞微粒体药物代谢以及清除氧自由基，降低血清胆红素，从而有保护肝功能的作用。

3. 针灸治疗　临床研究发现，扶正消癌方联合针刺合谷、内关、足三里、肾俞、肝俞穴可显著降低老年肺癌患者化疗后肝肾功能损害的发生率，具有改善生活质量和保护肝肾功能的作用[23]。

 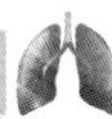

部分中药和中成药也有一定肝毒性，临床需合理使用，对已出现肝损伤或者存在基础肝病的患者应慎重选用，临床应以辨证论治为基础，结合现代药理学研究，避免加重肝损害。

（吴　瑾　杨玉光　张海波　侯芳芳）

参考文献

[1] 朱光晓，蔡新生．化疗副反应“清浊相干”病机浅谈[J]. 中医中药，2018,1(18):252-254.

[2] 杨振，贺用和．中医药防治肿瘤患者化疗肝损害研究进展[J]. 中西医结合肝病杂志，2017,27(2):126-129.

[3] DUH M S,WALKER A M,KRONLUND K H Jr.Descriptive epidemiology of acute liver enzyme abnormalities in the general population of central Massachusetts[J].Pharmacoepidemiol Drug Saf,1999,8(4):275-283.

[4] MEIER Y,CAVALLARO M,ROOS M,et al.Incidence of drug-induced liver injury in medical inpatients[J].Eur J Clin Pharmacol,2005,61(2):135-143.

[5] HUSSAINI S H,O'BRIEN C S,DESPOTT E J,et al.Antibiotic therapy:a major cause of drug-induced jaundice in southwest England[J].Eur J Gastroenterol Hepatol,2007,19(1):15-20.

[6] 杨永平．肿瘤临床治疗中应关注肝脏[J]. 医学与哲学，2011,32(2):13-15.

[7] 于乐成，茅益民，陈成伟．药物性肝损伤诊治指南[J]. 临床肝胆病杂志，2015,31(11):1752-1769.

[8] 黄精俸，江振洲，王涛，等．药源性肝损伤的研究概述[J]. 药学进展，2008,32(8):357-362.

[9] 阎明．药物性肝病的发病机制[J]. 中华肝脏病杂志，2004,12(4):240.

[10] 夏继伟，付联群．药源性肝损伤的研究进展[J]. 世界最新医学信息文摘，2017,17(7):33-34.

[11] TEMPLE R.Hy's law:predicting serious hepatotoxicity[J].Pharmacoepidemiol Drug Saf,2006,15(4):241-243.

[12] CHALASANI N,BJÖRNSSON E.Risk factors for idiosyncratic drug-induced liver injury[J].Gastroenterology,2010,138(7):2246-2259.

[13] 任军，周心娜．抗肿瘤药物肝损伤研究进展[J]. 中国药物应用与监测，2012,9(6):309-313.

[14] 赵林，陈书长．抗肿瘤药物的肝脏毒副作用及治疗策略[J]. 癌症进展，2009,7(1):7-11.

[15] 黎国栋．抗肿瘤药物的不良反应及临床防治措施[J]. 实用癌症杂志，2016,31(5):866-868.

[16] 杨梅，汤致强．抗肿瘤药物的不良反应及防治措施[J]. 中国新药杂志，2008,17(21):1889-1893.

[17] 施亮．抗肿瘤药物的肝脏毒副作用及治疗研究[J]. 饮食保健，2017,4(10):24.

[18] 姜利勇．抗肿瘤药物的不良反应分析与防治探讨[J]. 中国实用医药，2016,11(4):173-174.

[19] 柯传庆，彭恩兰，夏婷，等．化疗所致Ⅳ度骨髓抑制的诊治分析[J]. 肿瘤基础与临床，2018,31(1):86-88.

[20] 杨振，贺用和．中医药防治肿瘤患者化疗肝损害研究进展[J]. 中西医结合肝病杂志，2017,27(2):126-128.

[21] 邱炳勋，刘珂，邹利，等．五味子诱导的CYPs和Nrf2活化对对乙酰氨基酚急性肝损伤的影响[J]. 中国中药杂志，2018,43(24):4908-4915.

[22] 肖小华，徐丽巧，周艳艳，等．栀子环烯醚萜类对四氯化碳致小鼠肝损伤的保肝作用研究[J]. 时珍国医国药，2014,25(3):550-552.

[23] 侯安继，吴昊，张红卫，等．扶正消癌方联合针刺防治老年肺癌患者化疗后肝肾功能损伤的临床观察[J]. 上海中医药杂志，2014,48(10):33-35.

第六节　肾脏毒性

随着诊疗水平的日益提高，肿瘤患者带瘤生存状态越来越常见，而由于肿瘤本身及治疗过程中导致的肾损伤也日益受到医护人员的重视。改进的肿瘤治疗可延长患者的生存期，但也增加急性和慢性肾损伤的概率[1]，住院的肿瘤患者AKI发生率是住院非肿瘤患者的3倍[2,3]，故“肿瘤肾脏病学”已成为肾脏病领域的前沿学科[4,5]。肾是药物代谢和排泄的重要器官，由于其特殊的结构和功能，对药物的毒性作用极具易感性，成为药物毒性作用的重要靶器官[6]。肺癌常用的化疗药物如顺铂容易发生肾脏毒性作用导致肾毒性。据统计，约20%肾毒性是由药物引起，随着平均寿命的增加，老年人用药所致肾毒性的发生率增加到66%[7]。一项全国急性肾损伤（AKI）多中心调查显示，AKI患者中71.6%（5 444/7 604）在患病前或发生肾损伤过程中使用过潜在肾毒性药物[8]。

一、化疗药引起肾脏毒性的机制

1. 抗肿瘤药物通过其原形或代谢产物的直接细胞毒性作用杀伤泌尿系统细胞[9,10]。某些化疗药物（如顺铂等）直接损伤肾小管、肾血管内皮，或促进氧化应激、炎症反应等，可引发急性肾损伤，其损伤与剂量相关，或可以造成不可逆的损伤。肿瘤治疗过程中也可发生肾前性肾损害，肿瘤治疗过程中造影剂使用的不当亦会引起肾功能损害。

2. 对抗癌药物敏感的肿瘤细胞在化疗后迅速大量崩解，其细胞内物质在经肾脏排泄过程中引起肾脏功能的损害，临床主要表现为两种方式：①尿酸性肾病综合征：当肿瘤细胞对抗癌药物高度敏感时，化疗后可导致肿瘤细胞迅速崩解，产生大量尿酸，经肾小球过滤到输尿管，使尿酸浓度急速上升，远远超过尿液的溶解能力而在输尿管内形成结晶，引起输尿管闭塞所致；②肿瘤溶解综合征：增殖速度快的肿瘤细胞对抗癌药物敏感性较高，化疗后肿瘤细胞迅速大量崩解，导致钙离子、钾离子、磷酸等细胞内物质大量释放到血液中，引起机体显著的代谢异常。大多在化疗开始24～48小时后发生，表现为高尿酸血症、高钾血症、高磷酸血症和低钙血症等。

二、肾脏毒性的临床表现

（一）临床表现

1. 尿量减少 通常发病后数小时或数日出现少尿（尿量≤400ml/d）或无尿（尿量≤100ml/d）。

2. 氮质血症 急性肾损伤时，摄入蛋白质的代谢产物不能经肾脏排泄而潴留在体内，可产生中毒症状，即尿毒症。BUN每天上升>8.93mmol/L（25mg/dl）者，称为高分解代谢。少尿型急性肾损伤患者通常有高分解代谢。

3. 液体平衡紊乱 由于盐和水排出减少致水、钠潴留，常常导致全身水肿、脑水肿、肺水肿及心力衰竭、血压增高。

4. 电解质紊乱 高钾血症、低钠血症、高磷血症、低钙血症。

5. 代谢性酸中毒 急性肾损伤时，肾脏不能排出固定酸，是引发代谢性酸中毒的主要原因。临床表现为深大呼吸（Kussmaul呼吸）。

（二）肾脏损伤的诊断标准及国际标准分级

近年来，国际肾脏病和急救医学界引入急性肾损伤（acute kidney injury，AKI）这个概念，指不超过3个月的肾功能或结构方面的异常，包括血、尿、组织检测或影像学方面的肾损伤标志物的异常。AKI的诊断标准：48小时内血清肌酐（SCr）值上升>26.4μmol/L，或SCr值

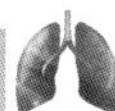

较前升高 >50% 和 / 或尿量减少(表 8-6-1)。

表 8-6-1 RIFLE 分级标准

分类	肾功能变化
风险	Cr 增加 1.5 倍或 GFR 下降 >25%
损伤	Cr 增加 2.0 倍或 GFR 下降 >50%
衰竭	Cr 增加 3.0 倍或 GFR 下降 >75%
肾功能丧失	完全肾衰竭 >4 周
终末期肾病	完全肾衰竭 >3 个月

注:GFR,肾小球滤过率。

三、肾脏毒性的康复管理及策略

(一)预防性康复处理

对患者的饮食要进行严格控制,少食多餐,避免食用具有刺激性的食物,多食用含钙质、含能量、含蛋白质和易消化的食物,例如蔬菜和水果,并与患者进行交流,了解患者的饮食偏好,在满足治疗效果的前提下为患者搭配其喜欢的食物种类[11]。

(二)西医康复处理[12,13]

1. 水化、利尿、补充电解质 临床上多采用水化、利尿等措施来促进化疗药物排泄,减轻肾损伤。水化是指每平方米体表面积 24 小时尿量 3 000ml 以上,一般每日液体总量为 3 000～4 000ml。输液中根据尿量,每次给予呋塞米 40mg 静脉注射。

2. 分次给药,控制给药 现在一些老年患者,特别是心肺功能障碍者,往往不能耐受大剂量生理盐水输入,因此可通过化疗药物分次给药方法来减少每天液体输入量。

3. 肾素 - 血管紧张素的应用 肾损伤的一个重要环节是收缩肾血管,减少肾血流量,导致肾小管上皮细胞缺血损伤,因此改善肾血流量可减轻肾损伤。给予血管紧张素受体拮抗剂及血管紧张素转换酶抑制剂,可减轻肾小球和肾间质损伤。

4. 补充微量元素 研究发现,接受顺铂治疗的患者血锌减少,而添加锌可以减轻顺铂的肾毒性。

5. 补拮抗剂和抗氧化剂 拮抗剂如硫代硫酸钠可通过其巯基与顺铂共价结合,阻止顺铂进入细胞内而抑制顺铂的细胞毒性作用,但对顺铂的抗肿瘤作用亦会产生影响。抗氧化剂如还原型谷胱甘肽可清除自由基,对肾功能有一定保护作用。

(三)中医康复处理

含铂方案化疗是肺癌化疗的基石,其中以顺铂为代表的化疗药物最易导致肾损害。在中医学上,化疗药物引起的肾损害属于"药毒"范畴。肺癌患者本已正气虚损,化疗后正气更虚,肾气受损,脏腑气化功能失常而出现水肿、乏力等。中医防治化疗药物所致的肾毒性主要以中药内服为主,治疗目标分为预防和治疗。预防以扶正为主,根据患者的中医证型不同可侧重于补肾精、肾气、肾阴、肾阳;治疗肾功能不全时扶正和祛邪并用,常用治法为健脾补肾、利湿泻浊,同时可联合中药灌肠。该病以湿邪为最,治疗的关键在于"通腑"。中医认为溺窍为邪之出路,由于脏腑功能失常,膀胱气化不利,小便不通,邪不能出,必要时开其旁路,引邪外出;此邪在下焦,宜用下法,通其腑气,引湿浊邪气从大便而出,邪去则安[14]。

一项荟萃分析证实，中药可有效预防顺铂导致的肾毒性[15]。中成药金水宝胶囊、百令胶囊、健脾益肾颗粒可通过补益的方法改善药物性肾损害[16]。尿毒清颗粒通过利湿降浊起到改善肾功能的作用。已有研究证实，黄葵胶囊可有效防止顺铂导致的肾毒性，且并未发现其不良反应[17]。临床研究表明，使用济生肾气丸加味可有效防止顺铂化疗导致的血BUN、血Cr升高。在临床实践中，根据中医辨证施治可取得较好疗效[18]。

（杨玉光　陈　文　张海波　侯芳芳）

参考文献

[1] LZZEDINE H,PERAZELLA M A.Onco-nephrology:an appraisal of the cancer and chronic kidney disease links[J].Nephrol Dial Transplant,2015,31(12):1979-1988.

[2] SALAHUDEEN A K,DOSHI S M,PAWAR T,et al.Incidence rate,clinical correlates and outcomes of acute kidney injury in patients admitted to a comprehensive cancer center[J].Clin J Am Soc Neph,2013,8(3):347-354.

[3] CHRISTIANSEN C F,JOHANSEN M B,LANGEBERG W J,et al.Incidence of acute kidney injury in cancer patients:A Danish population-based cohort study[J].Eur Intern Med,2011,22(4):399-406.

[4] LAM A Q,HUMPHREYS B D.Onco-Nephrology:AKI in the cancer patients[J].Clin J Am Soc Nephrol,2012,7(8):1692-1700.

[5] SALAHUDEEN A K,BONVENTRE J V.Onconephrology:the latest frontier in the war against kidney disease[J].J Am Soc Nephrol,2013,24(1):26-30.

[6] 尹华静，王庆利，马金玲，等．药源性肾毒性非临床研究及案例分析[J].中国临床药理学杂志，2018,34(19):2362-2365.

[7] KIM S Y,MOON A.Drug-induced nephrotoxicity and its biomarkers[J].Biomol Ther,2012,20(3):268-272.

[8] YANG L,XING G,WANG L,et al.Acute kidney injury in China:A cross-sectional survey[J].Lancet,2015,386(10002):1465-1471.

[9] 钱超，陆清昀，张晓春．癌症患者顺铂化疗相关肾毒性的临床进展[J].实用癌症杂志，2014,29(5):607-609.

[10] 闫菲菲．铂类抗肿瘤药物相关肾损伤作用机制的研究进展[J].中国肺癌杂志，2015,18(9):580-586.

[11] 刘晓虹．结合中西医护理肿瘤患者化疗的体会[J].中国医药指南，2016,14(11):205-206.

[12] 周安宇，余凌，李惊子，等．血管紧张素Ⅲ型受体拮抗剂和血管紧张素转换酶抑制剂的肾保护作用及其对肾内肾素-血管紧张素系统的影响[J].中国病理生理杂志，2001,17(9):843-846.

[13] 翁淑兰，王桂芳，刘士云，等．谷胱甘肽对顺铂所致肾损伤的保护作用[J].职业与健康，2009,25(4):341-343.

[14] 张翔，张喜平，程琪辉．中医药防治化疗引起的心、肝、肾损害研究进展[J].中华中医药学刊，2012,30(4):783-785.

[15] 朱媛媛，杨梦霞，李新民．中药预防顺铂肾毒性的Meta分析[J].中国中医药现代远程教育，2019,17(10):60-63.

[16] 林洪生，李萍萍，薛冬，等．肿瘤姑息治疗中成药使用专家共识（2013版）[J].中国中西医结合杂志，2016,36(3):269-279.

[17] 韩灵敏，韩春山，杜利力，等．黄葵胶囊防治顺铂相关性肾毒性的临床观察[J].广西医科大学学报，2012,29(2):279-280.

[18] 刘厚颖，李小维，袁戈，等．济生肾气丸加味治疗顺铂化疗后肾毒36例[J].时珍国医国药，2010,21(8):2091-2092.

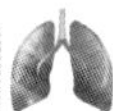

第七节　化学性静脉炎

化疗静脉炎（chemotherapeutic phlebitis）是肺癌化疗中的常见并发症之一，主要是由于化疗药物对血管的刺激而造成血管平滑肌痉挛、血管内膜损伤，导致不同程度静脉炎的发生。每年有 50%～80% 的化疗患者发生不同程度的静脉炎[1]，严重者局部组织溃烂、坏死，对其生理、心理方面造成巨大痛苦，同时也影响了化疗方案的顺利实施。如何减轻化疗药物渗漏等所致的静脉炎并使之降到最低危险，使患者保持健康积极的心理状态，使治疗顺利地实施成为医务工作中艰巨的任务。

一、化疗药引起化学性静脉炎的机制

1. 静脉炎的损伤程度与化疗药物的种类、pH、浓度、渗透压及药物本身的不良反应有不可分割的关系[2]。化疗药物对血管腐蚀性及刺激性较强，使用化疗药物注入外周静脉后，超过了血管本身缓冲应激能力或致局部血管呈高渗状态，使血管内皮细胞脱水，造成血管内膜缺氧变性，管壁炎性改变、增厚，局部血小板聚集，管腔内血栓形成，导致化疗性静脉炎发生。

2. 化疗药物浓度偏高刺激血管壁时间过长，多数肺癌患者营养状况差，静脉硬化、弹性差、通透性增高，而且静脉反复被穿刺和受药物刺激，很容易导致穿刺失败及药物外渗而引起静脉炎的发生[3]。

3. 强刺激性药物在很短时间内大量快速进入血管内超过了血管本身缓冲应激能力或在血管受损处堆积，引起血管内膜受累；而弱刺激性的药物长时间刺激血管内膜，使内皮细胞破坏，导致静脉炎。

二、化学性静脉炎的分级

依据美国静脉输液护理学会（INS）规定将静脉炎分为 5 级，分别为：①0 级：没有症状；②1 级：输液部位发红，有或不伴有疼痛；③2 级：输液部位疼痛，伴有发红和 / 或水肿；④3 级：输液部位疼痛，伴有发红和 / 或水肿，静脉有条索状改变，可触摸到硬结；⑤4 级：输液部位疼痛，伴有发红和 / 或水肿，可触摸到条索状的静脉 >2.54cm，有脓液渗出[4]。

三、化学性静脉炎的康复管理及策略

1. 严格配制化疗药物　根据每种化疗药物性质及不良反应，选用合适的化疗药物溶媒，不同的溶媒溶解对化疗药物的稳定性、酸碱度和降低化疗的不良反应有着明显的影响；同时静脉推注药液时稀释浓度适当，一般一次稀释液用量不少于 20ml。

2. 严格执行无菌技术操作　应用浅静脉留置针时，留置时间最好不超过 3 天；输入对血管刺激性较强的药物前后应用生理盐水冲管；输液过程中，持续热敷穿刺肢体，既能使患者感觉舒适，还能改善血液循环，加快静脉回流，有助于血管壁创伤的修复，增强了患者局部的抗炎能力[5]。

3. 深静脉置管术的应用　可解除患者因化疗所致周围静脉损伤，同时有效地避免了因反复穿刺给患者带来的痛苦。同时中心静脉血流量大，化疗药物注入后迅速被稀释，减轻了化疗刺激性药物对血管的刺激[6]。植入式静脉输液港指的是将静脉输液装置长期留置在患者体内，通过使用无损伤针穿刺植入皮下静脉的输液港来建立静脉输液通道，进行输注药物、补液、营养支持及输血等，不仅满足了癌症患者反复多次化疗输液的需求，同时也可避免反复穿刺给患者带来的痛苦，防止刺激性药物对外周血管的损伤。

4. 血管保护剂的使用 地塞米松于化疗前后 15 分钟静脉推注，可稳定细胞溶酶体膜，有效抑制炎症介质释放，减少毛细血管渗出而达到保护血管的作用[7]。

5. 多磺酸黏多糖软膏外敷 沿静脉穿刺血管的走向，外敷多磺酸黏多糖软膏每天 3～4 次。能抗炎、促进水肿、血肿吸收，抑制血栓形成，促进局部血液循环，刺激受损组织再生，可预防静脉炎的发生[8]。

6. 红光照射 主要利用光化学作用，其次是热作用。由于穿透力强，可使较深层组织的血管扩张，使药物充分渗透入患处皮肤，起到消除红肿、硬结、疼痛等静脉炎症状的作用。且红光对皮肤神经末梢有温热刺激，使局部组织 5- 羟色胺含量降低，具有镇痛作用[9]。

7. 药物封闭 如发生药物外渗，应及时给予处理[10]。

（1）药物封闭：用 1% 普鲁卡因加地塞米松 5mg 或酚妥拉明 10mg 在外肿皮肤的边缘呈点状封闭。

（2）冷敷：可以使局部血管收缩，减少局部水肿和药物的扩散，从而减轻局部组织的损害。

（3）药物湿敷硫酸镁：可产生高渗透压，使肿胀部位组织水肿液在短时间内吸出、消肿，从而减轻水肿对局部组织的损伤。

（4）新鲜马铃薯片外敷法等：可以明显改善血管周围水肿和炎症细胞浸润的程度。

8. 美得喜乳膏 有关研究表明美得喜乳膏（肝素钠乳膏）对静脉推注所引起的浅表静脉炎具有良好的预防及治疗作用[11]。该药物具有抗凝血、抗血栓形成、扩张血管、抗炎、抗过敏、止痛作用，改善受累部位代谢，降低细胞组织中的透明质酸酶和蛋白酶的活性，进而抑制相关药物的渗出，提升药物吸收的速率，起到消炎、止痛、消肿的作用，因此该药物对化疗药物引起的静脉炎具有十分有效的治疗效果。

四、化学性静脉炎的中医康复处理

中医学认为，静脉炎的发生是由于局部血管损坏，致使局部脉络血行不畅、血液瘀阻，气血受阻则肿胀，淤血内阻、蕴久化热则局部发热疼痛，治疗应以活血化瘀、消肿止痛为主[12]。相关研究显示中医治疗化学性静脉炎效果显著，具体方法如下：

（一）食物外敷疗法

《本草纲目》记载马铃薯性甘平，有补气、健脾、消炎、解毒的功效。马铃薯含有大量的淀粉、糖类、维生素等无机盐多种营养成分。其中，维生素 B_{12} 是细胞合成核酸过程的重要辅酶，对黏膜上皮和血管内膜上皮细胞具有修复再生功能，还可以通过局部神经感受器及痛觉中枢阿片受体达到镇痛作用。维生素 C 还可促进结缔组织中细胞间质的合成，保持细胞间质的完整性，增加毛细血管致密度，降低其通透性和脆性[13]。

（二）中药外敷疗法

1. 如意金黄散加蜂蜜外敷 金黄散是由大黄、黄柏、姜黄等中草药组成，其中大黄、

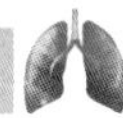

黄柏有清热解毒功效，姜黄有消肿散结作用，全方有疏通气血、缓解痉挛、消肿、止痛等功效，而蜂蜜也具有清热解毒、黏附的作用，从而能保证敷药贴持久的湿润，促进药物的吸收[14]。

2．紫草油外敷 紫草为紫草属紫草科植物，性味甘寒，归心、肝经，具有凉血活血、解毒透疹之功，主要用于温热病热入营血、斑疹紫黑、疮疡、水火烫伤等[15]。研究表明，其有效成分紫草素及其衍生物具有抗菌、抗炎、促进肉芽组织生长、抗绒毛上皮癌等多种功能[16,17]。

3．四黄水蜜外敷 研究表明，四黄水蜜预防静脉炎效果显著，对化疗患者的静脉有明显的保护作用[18]。该方开结行滞直达病灶，可透入皮肤产生活血化瘀、通经走络、消肿止痛等功效，从而改善化疗药物对静脉的刺激作用，有效保护血管。

4．三黄洗剂联合炉甘石洗剂外敷 三黄洗剂的主要成分为大黄、黄柏、黄芩和苦参。将三黄洗剂与复方炉甘石洗剂联合使用，不仅可解毒清热，消肿燥湿，改善津液的分布，还可收敛、止痒，促进皮损处愈合[19]。

（三）中药塌渍法

中药塌渍法以药物煎汤后乘热湿敷、淋洗、浴渍或熏洗患部，能起到活血化瘀、通络舒筋、止痛等作用。而运用多磺酸黏多糖乳膏外涂配合中药塌渍法治疗是一种应用价值较高的方法，中药塌渍法应用香丹注射液具有一定的温度，可导致局部组织的温度升高，进而发挥扩张血管、增加塌渍部位血流速度的作用，可提高患者穿刺处血管壁组织的渗透性，加速炎症消散[20]。

（杨玉光　李　艳　胡利敏　廖牡丹）

参考文献

[1] KOVALYOV O O,KOSTYUK O G,TKACHUK T V.Peripheral arteriovenous fistula as vascular access for long-term chemotherapy[J].Wiad Lek,2017,70(2):165-168.

[2] GE G F,SHI W W,YU C H,et al.Baicalein attenuates vinorelbine-induced vascular endothelial cell injury and chemotherapeutic phlebitis in rabbits[J].Toxicol Appl Pharmacol,2017,318:23-32.

[3] 聂鹏，张磊，张淑凤．马铃薯片治疗化疗性静脉炎的疗效观察[J]. 中外医疗,2011,30(20):124.

[4] ZHANG J,SHEN J,YIN W,et al.The intervention research on treatment by Xianchen to rabbits model of chemotherapeutic phlebitis[J].Acta Cir Bras,2016,31(8):549-556.

[5] BUENFIL-VARGAS M A,ESPINOSA-VITAL G J,RODRIGUEZ-SING R,et al.Incidence of adverse events associated to the use of short peripheral venous Catheters[J].Rev Med Inst Mex Seguro Soc,2015,53(3):310-315.

[6] CARRERO CABALLERO M C,MONTEALEGRE SANZ M,CUBERO PREZ M A.Medial venous catheter or midline (MVC)[J].Rev Enferm,2014,37(1):36-41.

[7] VAN DER SAR-VAN DER BRUGGE S,POSTHUMA E F.Peripheral intravenous catheter-related phlebitis[J]. Ned Tijdschr Geneeskd,2011,155(40):A3548.

[8] NICOTERA R.Phlebitis associated to intravenous/infusional therapy[J].Assist Inferm Ric,2011,30(1):34-41.

[9] 刘晓丽．红光照射联合喜疗妥治疗静脉炎的效果观察[J]. 大家健康,2015,9(15):121-122.

[10] 段文映，汤红艳．化疗静脉炎发生原因分析及预防性护理[J]. 世界最新医学信息文摘,2016,16(83):216-220.

[11] 陆玉全．静脉炎的预防性护理[J]. 中国实用护理杂志,2004,20(5):62-63.

[12] 张岚，李娜．醋调如意金黄散外敷预防化疗性静脉炎的疗效观察[J]. 转化医学电子杂志,2016,3(7):15-17.

[13] 聂鹏,魏孝莉.马铃薯片治疗化疗性静脉炎的疗效观察[J].中外健康文摘,2011,8(30):36-37.
[14] 张艳敏,侯宝松,宋兰英,等.金黄散加减中药湿敷对化疗性静脉炎的防治[J].世界最新医学信息文摘,2018,18(A4):232-233.
[15] 董薇薇,张建民.紫草的临床应用研究进展[J].中国实验方剂学杂志,2012,18(24):368-371.
[16] 叶勇,潘渭樵.温度对紫草素及其衍生物稳定性的影响[J].中国药物与临床,2007,7(7):540-541.
[17] 李爽,宗少波.紫草油治疗化学性静脉炎的临床疗效观察[J].世界最新医学信息文摘(连续型电子期刊),2015,15(41):162.
[18] 刘滢,皮哲,江芸.四黄水蜜散外敷治疗输液性静脉炎[J].中国中医药现代远程教育,2015,13(24):126-128.
[19] 谭萍,尤久红.三黄洗剂联合复方炉甘石洗剂在化学性静脉炎合并接触性皮炎患者中的应用[J].护理学报,2015,22(22):46-48.
[20] 谢秋霞,李莉,朱霞.多磺酸黏多糖乳膏配合中药塌渍法对化疗药物致化学性静脉炎防治的临床研究[J].当代医学,2019,25(25):141-142.

第八节 外周神经毒性

化疗致外周神经毒性(chemotherapy-induced peripheral neuropathy, CIPN)是指某些抗肿瘤药致外周神经功能紊乱而出现的一些症状与体征,表现为感觉神经、运动神经及自主神经功能受损,而以感觉神经受损出现的疼痛、麻木感、针刺感、触觉异常、温度觉异常等症状为主,也可见肌无力、肌痉挛、多汗、体位性低血压/高血压、麻痹性肠梗阻/腹泻等运动及自主神经功能受损的症状[1]。引发本病的药物主要有铂类、紫杉烷类、长春碱类等,文献报道多为奥沙利铂和紫杉类,其发生率较高,Cersosimo 等研究显示顺铂为 57%~92%,紫杉醇为 88%。不同化疗药物致外周神经毒性的症状有所差异,但都以感觉神经受损为主,推测其差异可能与各药物外周神经毒性的作用机制不同有关[2-4]。CIPN 目前尚未发现特效药,临床以防治为主,药物治疗尚存争议,未达成共识。

一、化疗药引起外周神经毒性的症状

可表现为指(趾)端麻木、腱反射减弱或消失、感觉异常,少数可发生感觉异常、垂足、肌肉萎缩和麻痹,体位性低血压、膀胱张力减弱、便秘或麻痹性肠梗阻。

影响外周神经毒性的发生因素包括:

1. 个人因素 高龄患者,存在其他引起神经病变的疾病及合并有自身免疫病的患者,更容易出现周围神经病变。

2. 药物因素 联合化疗用药、药物剂量、给药频率、化疗总剂量等均影响周围神经病变的产生。

二、外周神经毒性的分级

根据 WHO 周围神经病变分度标准可将外周神经毒性分为 5 度,分别为:①0 度:正常;②1 度:感觉异常或反射减退;③2 度:严重感觉异常,轻度无力;④3 度:不能耐受的感觉异常,显著运动障碍;⑤4 度:瘫痪。

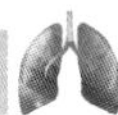

三、外周神经毒性的康复管理及策略

（一）预防性康复处理

虽然尚无明确的研究表明剂量的化疗，来尽量降低化疗引起的周围神经病变的风险。如一次大剂量的化疗，可分为 2～3 次相对小剂量的化疗；减慢滴速，同样的剂量可以在较长的时间内给予；有时可减少药物剂量，同时保留较好的治疗效果。周围神经病变通过早期治疗可缓解症状，防止症状恶化。有时这些症状在治疗结束后很短时间就会消失，但有时持续时间更长，需要长期治疗。化疗引起的严重的周围神经病变可能永远不会消失。

（二）生活指导

均衡饮食，注意休息，避免饮酒过多，吃富含 B 族维生素、叶酸及抗氧化剂的食物可能有助于治疗神经病变。日常生活中要尽可能避免摔倒和受伤，使用不易碎的餐具。保持家里所有的房间、走廊和楼梯充分照明，以免摸黑摔倒，楼梯两侧安装扶手[5]。合理设计的理疗或锻炼计划有助于外周神经病变的康复。

（三）西医康复处理

药物不能治愈神经病变，但可减轻疼痛。主要是缓解周围神经病变导致的疼痛，但不能解除麻木。常使用的一些药物包括：B 族维生素、叶酸、抗氧化剂、皮质类固醇、贴片或药膏、小剂量使用抗抑郁药物、抗癫痫药物、阿片类药物或麻醉剂等[6]。

（四）中医康复处理

中医认为化疗药物属于药毒，其属性多热，久用伤阴；且其毒损伤经络，导致营血滞涩，脉络失养，不通则痛或不荣则痛，故化疗患者常可见手足麻木感、感觉异常或迟钝，伴或不伴疼痛等临床表现。

1．中医复合汤方 黄芪桂枝五物汤、当归四逆汤、身痛逐瘀汤、芍药钩藤木耳汤、鸡血藤汤、当归补血汤、补阳还五汤、蠲痹汤等均对 CIPN 有较好的疗效[7,8]。

2．中医外治 古语有云："内外治殊途同归之旨，乃道之大原也。"中医外治涵盖范围广，包括药物、温热刺激、针灸等。

（1）针灸：针刺可以调节气血、津液、阴阳、脏腑，临床研究显示针灸治疗 CIPN 具有显著疗效，而且经济、安全，容易推广。美国胸科医师协会 2007 年制定的肺癌循证临床实践指南，明确推荐将针灸列为用于控制癌痛或周围神经病变的一种补充替代疗法[9]。有学者对近 10 年来国内外针灸治疗 CIPN 主要研究成果加以综述和分析，纳入 35 篇文献，文献研究显示针灸能改善化疗患者的生活质量和化疗所致周围神经病变的程度[10]。现已通过动物实验证实针灸能够增加四肢血流，促进神经修复，抑制外周神经的退化[11]。有研究证实针灸能够降低紫杉醇所致的周围神经性疼痛，从而改善 CIPN 症状。另有研究表明，针刺可以通过降低神经的敏感性来达到治疗 CIPN 的目的。

（2）中药泡洗：中医认为"外治之理即内治之理，外治之药即内治之药，所异者法耳"。各医家多以活血化瘀、温经通络、温阳散寒为治则，通过中药泡洗减轻患者四肢的麻木、疼痛等症状[12]。

（3）中药穴位贴敷：中药穴位贴敷既可使药物经皮肤由表入里，循经络传至脏腑，调节阴阳平衡，发挥药物作用；又可刺激穴位，激发经络之气，从而达到治疗疾病的目的。如意金黄膏外敷等被证实能有效地减轻化疗所致的 CIPN。

四、小结

由于化疗药物致周围神经毒性的机制尚未明确，西医在药物治疗上无针对靶点，故至今尚未找到CIPN的特效药，研究报道的大都是神经营养剂和保护剂。其次给药时间不统一，有的研究是在化疗前给药，有的是在化疗期间及化疗后给药，给药时间不同，其治疗效果是否有差异有待进一步对比研究。中医药对CIPN显示出明显的临床疗效和优势，但对其疗效的研究多为临床研究，缺乏基础研究，有待学者进一步探索。

（薛 冬 瞿燕春 马灏川）

参考文献

[1] FARQUHAR-SMITH P.Chemotherapy-induced neuropathic pain[J].Current opinion in supportive and palliative care,2011,5(1):1-7.

[2] HILDEBRAND J.Neurological complications of cancer chemotherapy[J].Curr Opin Oncol,2006,18(4):321-324.

[3] WALKER M,NI O.Neuroprotection during chemotherapy:a systematic review[J].Am J Clin Oncol,2007,30(1):82-92.

[4] QUASTHOFF S,HARTUNG H.Chemotherapy-induced peripheral neuropathy[J].Oncol Nurs Forum,2002,249(1):9-17.

[5] 王悦白，白燕妮，王美霞，等.化疗致周围神经病变患者跌倒和近乎跌倒的危险因素分析[J].护理学报,2016,23(23):11-15.

[6] PICCOLO J,KOLESAR J M.Prevention and treatment of chemotherapy-induced peripheral neuropathy[J].Am J Health Syst Pharm,2014,71(1):19-25.

[7] 郑磊，马莉，娄彦妮，等.中医外治法治疗化疗性周围神经病变用药规律文献分析[J].中医杂志,2015,56(17):1509-1512.

[8] 魏晓晨，王慧，朱立勤，等.补阳还五汤预防奥沙利铂所致周围神经毒性疗效及安全性的系统评价[J].中国实验方剂学杂志,2016,22(22):186-190.

[9] CASSILETH B R,DENG G E,GOMEZ J E,et al.Complementary therapies and integrative oncology in lung cancer:ACCP evidence-basedclinical practice guidelines (2nd edition)[J].Chest,2007,132(3):340-354.

[10] WICKHAM R.Chemotherapy-induced peripheral neuropathy:a review and implications for oncology nursing practice[J].Clin J Oncol Nurs,2007,11(3):361-376.

[11] LITSCHER G,WANG L,HUBER E,et al.Changed skin blood perfusion in the fingertip following acupuncture needle introduction as evaluated by laser Doppler perfusion imaging[J].Lasers Med Sci,2002,17(1):19-25.

[12] 娄彦妮，田爱平，张侠，等.中医外治化疗性周围神经病变的多中心、随机、双盲、对照临床研究[J].中华中医药杂志,2014,29(8):2682-2685.

第九节 肺癌常用化疗药物不良反应的康复策略

随着抗肿瘤药物种类的迅速增多以及作用靶点的日益丰富，化疗相关的不良反应也随之变得越来越复杂，化疗的不良反应可以长期或暂时地影响患者的生活质量，可能限制治疗的剂量、延长治疗周期，以及减少总的治疗疗程，甚至严重者可能会会危及生命。充分了解、监控及预防不良反应的发生，不仅可以更加有效地利用药物的治疗作用，减少或避免药物毒性造成的损害，还有助于更好地理解药物的药理学作用[1]。下面介绍肺癌化疗方案中

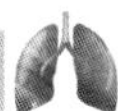

常用药物的不良反应及其康复策略。

一、紫杉醇类

紫杉醇类药物是指紫杉醇及其衍生物，是一类具有抗癌活性的二萜生物碱类化合物，主要作用于细胞微管，抑制细胞的分裂和增殖，从而发挥抗肿瘤作用。临床常用的紫杉醇类药物主要包括紫杉醇注射液、紫杉醇半合成衍生物多西他赛、紫杉醇脂质体以及白蛋白结合型紫杉醇等不同剂型药物。紫杉醇类药物最为常见的不良反应是骨髓抑制、过敏反应和神经毒性；其他不良反应如心脏毒性、肝毒性、胃肠道不良反应等发生率较低。

1. 病因及发病机制 相对于其他抗肿瘤药物，紫杉醇类药物有其独特的抗肿瘤机制，主要通过促使和诱导微管蛋白聚合成的微管解聚，导致微管束的排列异常，形成星状体，使细胞不能形成纺锤体，抑制了细胞的有丝分裂和繁殖[2]。这种抗有丝分裂作用通常还会导致神经细胞的损伤，引起神经系统不良反应，可能参与的机制有：①神经纤维传导阻滞和脱髓鞘病变；②影响了神经元外周神经递质的释放，导致神经元的功能障碍[2]。过敏反应是使用紫杉醇注射液最常见到的不良反应之一。紫杉醇为亲脂性药物，难溶于水，目前临床所使用的紫杉醇注射液溶剂为聚氧乙基代蓖麻油 - 无水乙醇。聚氧乙基代蓖麻油为一种抗原物，进入机体后可刺激机体产生免疫球蛋白 E，并黏附于肥大细胞和嗜碱性粒细胞上引起细胞渗透性增加，释放组胺等生物活性物质，生物活性物质作用于心血管、平滑肌和外分泌腺，引起细胞渗透性增加，释放组胺等生物活性物质，生物活性物质作用于心血管、平滑肌和外分泌腺，引起患者血压下降、心率加快、毛细血管通透性增加，导致过敏反应的发生[3,4]。

2. 临床表现 神经毒性可表现为四肢末端的感觉异常、感觉迟钝、烧灼感、疼痛、麻木，运动神经损伤可表现为肌无力和肌萎缩。分级标准：①0 级：无；②1 级：短暂感觉异常和 / 或腱反射降低；③2 级：严重的感觉异常和 / 或轻度无力；④3 级：不能耐受的感觉异常和 / 或明显的运动丧失；⑤4 级：瘫痪[5]。体液潴留是多西他赛区别于其他紫杉醇类药物的特有不良反应，主要表现为外周性水肿、腹水、胸腔积液、心包积液及体重增加等。体液潴留不良反应的发生与患者接受多西他赛的累积剂量有关，这种不良反应一般是可逆的。研究显示，体液潴留常发生于使用多西他赛化疗 4～5 个周期后，在给药前连续服用 3～5 天的低剂量糖皮质激素能减少和抑制体液潴留的发生，但其发生率仍高达 33%～65%[6]。骨髓抑制的发生与紫杉醇类药物的血药浓度均有相关性。骨髓抑制在患者中出现的频率约为 80%，其中中性粒细胞减少最为常见，发生率可达 65%；血小板减少和红细胞减少较少见，主要表现为贫血，多发生于给药后 8～10 天。多西他赛相对于其他紫杉醇类药物的骨髓抑制不良反应更大[7,8]。

3. 西医康复处理

（1）骨髓抑制：临床在对肺癌患者实施紫杉醇类药物治疗时，需对患者的血液学变化情况进行密切监测，一旦患者发生骨髓抑制，立即给予 G-CSF，监测血象，出现 3～4 级骨髓抑制者应对下一周期药物剂量进行适量调整。针对营养状态或体力状态差、65 岁以上老年患者、接受联合化疗、严重合并症、合并感染或创伤、晚期癌症等患者，可在治疗前给予患者 G-CSF，使发热性中性粒细胞减少发生风险降低，缩短其持续时间以及减轻严重程度。

（2）过敏反应：多发生于输液后几分钟内，可引起支气管痉挛、面部潮红、弥漫性荨麻疹、瘙痒、胸部压迫感、皮疹、背疼、低血压、血管神经性水肿、呼吸困难等症状。一般轻度过敏反应，无需停止治疗，可使滴注速度减缓，待症状恢复后继续用药；中度者可停药后行激素和抗组胺药物静脉治疗，待症状恢复后继续用药；而重度者停药后，静脉使用肾上腺素、激素、抗组胺药物或支气管扩张剂等治疗。因严重过敏反应症状危重且发生快，用药期间需对患者各主要功能指标进行严密监测，并准备好糖皮质激素、肾上腺素、支气管扩张剂、抗组胺药等急救药品、氧气，一旦发生需立即停止用药，给予患者对症处理。临床可在患者用药前给予糖皮质激素、H_2受体拮抗剂和抗组胺类药物降低过敏反应发生率。

（3）体液潴留：多西他赛滴注一天前服用地塞米松，每天16mg，持续至少3天，化疗前12小时、3小时、1小时口服地塞米松8mg预处理。用药后应注意患者体重的变化，并观察尿量、尿色及性质，记录24小时出入量。叮嘱患者低盐饮食并多饮水，以加速体内多西他赛毒性代谢产物的排出。如尿量<1 000ml/d，在保证入量的同时给予呋塞米20mg或40mg静脉推注，有青光眼和糖尿病患者慎用。血管性水肿一般在用药后很快出现，可用皮质类固醇缓解[9]。

（4）外周神经毒性：目前尚无高质量的研究报道有效的治疗药物。为预防外周神经毒性，有文献报道，可用谷氨酰胺来保护患者免受神经毒性带来的痛苦。具体方法是紫杉醇给药当天同时开始口服谷氨酰胺10mg，每日3次，连用5日。1级一般不用药物治疗，日常避免接触过冷的物品，如洗冷水脸、喝冷水。2级可用相应的药物减轻症状，维生素B_1、维生素B_6、对乙酰氨基酚、神经生长因子等。3～4级首先考虑减少紫杉醇的用药剂量，或停止使用。

4．中医康复处理

（1）外周神经毒性：中医认为化疗药物引起的肢端麻木病机为机体气血亏虚、阳虚阴盛，从而导致经脉不充，寒湿瘀阻，邪风中络出现四肢麻木，治疗以温阳通络为原则，要用当归、黄芪、补骨脂、骨碎补补气养血，活血温阳；用秦艽、寄生、钩藤、独活、伸筋草祛风，通络；用苏木、桂枝、木瓜等通阳达络；用牛膝、桑枝作为引经药通达四肢[10]。中医外治法也表现出一定的疗效，多采用中药泡洗和针灸。中药泡洗多以温经通络、活血化瘀、温阳散寒为治则，采用经典或自拟中药泡洗方治疗化疗所致的周围神经病变[11]。针灸多采用电针、针刺、穴位注射，穴位可考虑取中脘、天枢、关元、然谷[12]等。

（2）过敏反应：中医学认为过敏的形成与患者先天特异体质及化疗毒邪有关，治疗分发作期和缓解期，发作期重在缓解症状，标本兼治；缓解期重在改善体质。急性期危及生命的应利用现代医学手段，可配合针刺人中、内关及艾灸百会、关元等；急性期以皮肤反应为主，可运用防风通圣丸、大黄黄连泻心汤、三黄汤等，清热解毒、通腑凉血。缓解期则应辨证论治，注重调理肺脾肾，针药结合，增强患者体质[13]。

二、吉西他滨

吉西他滨是一种新型的脱氧胞苷类药物，其主要作用在DNA的合成期，能够阻止细胞从G1期进入S期，以发挥促进肿瘤细胞凋亡的作用。吉西他滨临床应用时的不良反应主要包括骨髓抑制、胃肠道反应及流感样反应等[14]。

1．病因及发病机制　吉西他滨为脱氧胞嘧啶核苷的类似物，为核苷酸还原酶抑制剂，

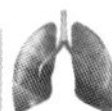

在细胞内通过脱氧胞嘧啶核苷激酶磷酸化，转化成具有活性的二磷酸（dFdCDP）及三磷酸核苷（dFdCTP），dFdCDP 抑制核苷酸还原酶，致使细胞内合成 DNA 所需的 dCTP 产生减少，同时 dFdCTP 还与 dCTP 竞争结合 DNA，从而抑制 DNA 的合成；同时，吉西他滨还具有一定的自我强化作用[15]。

2. 临床表现　骨髓抑制是吉西他滨的主要不良反应，表现为白细胞降低、血小板减少及贫血。一般在用药后 8～10 天开始下降，第 14 天降至最低点。贫血、白细胞降低和血小板减少的发生率分别为 68%、62% 和 24%，程度常为轻至中度。但联合顺铂、紫杉醇、氟尿嘧啶（5-FU）等药物时，对骨髓的抑制程度会加重。60% 的患者可出现一过性转氨酶升高现象，但多为轻度、非进行性的损害，无需停药。20% 患者会有流感样表现，如发热、头痛、背痛、寒战、肌痛、乏力和厌食；亦有发生咳嗽、鼻炎、不适、出汗和失眠。大多症状较轻、短暂，且为非剂量限制性，仅 1.5% 的患者表现较重。

3. 西医康复处理

（1）临床最常用的防治方法是定期监测血常规，用药初期每 3 天 1 次，必要时可作骨髓检查。发现不良反应应及时治疗，当白细胞或中性粒细胞降低时，应根据下降程度决定给药剂量。常用的升白细胞药物有重组人粒细胞集落刺激因子（rhG-CSF）、重组人粒细胞 - 巨噬细胞集落刺激因子（rhGM-CSF），可以与骨髓造血细胞表面特异性的膜受体及粒细胞集落刺激因子受体（G-CSFR）结合，该药的正确使用可以帮助患者做好感染控制，同时减少抗菌药物的使用[16]。

（2）重组人白细胞介素 -11（rhIL-11）可用于预防非髓性恶性肿瘤化疗所致的重度血小板减少症，降低化疗导致的重度血小板减少的发生率。上述造血生长因子药物只能在一个周期的化疗药物用药结束 24～48 小时后使用[17]。

（3）当骨髓抑制严重，血小板出现重度抑制时，应立即停药并给予支持疗法，输新鲜血液或进行成分输血。

（4）对白细胞少于 1×10^9 个 /L 者，应进行隔离（层流室）和预防性使用抗生素。

4. 中医康复处理　现代医家对于化疗所致骨髓抑制的病机有不同的认识，但以虚证为主的病机得到大多数医家的认同[18]，主要以脾肾亏虚、气血不足为病理基础，气血两虚为外在表现。主要表现为疲倦乏力，咽干口燥，纳呆食少，脱发，腰膝酸软，五心烦热等。传统方剂多为益气养血，健脾补肾类方，如八珍汤、十全大补汤、归脾汤、右归丸等。常用中成药：地榆升白片、贞芪扶正颗粒、益血生胶囊、复方阿胶浆、芪胶升白胶囊、健脾益肾颗粒、八珍颗粒等[19]。

三、培美曲塞

培美曲塞属于细胞周期特异性抗代谢药物，可抑制叶酸代谢途径中多个关键酶的活性，阻断嘌呤和嘧啶核苷的合成，影响肿瘤细胞的 DNA 复制，对多种实体瘤有较为明确的抗肿瘤效果[20]。

1. 病因及发病机制　培美曲塞能明显抑制胸苷酸合成酶、二氢叶酸还原酶和甘氨酰胺核苷甲酰基转移酶的活性，它们均为重要的叶酸依赖性辅酶，培美曲塞正是通过对这 3 个关键酶活性进行多靶点抑制，使得嘌呤和胸腺嘧啶核苷生物合成减少，进而抑制肿瘤细胞 DNA 的合成，特别是使肿瘤细胞停滞于 DNA 合成期（S 期），促进肿瘤细胞凋亡，培美曲塞引起皮肤药物不良反应普遍认为可能与其发挥干扰细胞代谢的作用有关，通过影响 S 期细胞的细胞代谢，从而引起间接的免疫反应[21]。

2. 临床表现 临床表现以骨髓抑制最为常见，多见于中性粒细胞减少、白细胞减少和血小板减少。此外，还有皮疹 / 脱皮、发热、感染、口腔炎 / 咽炎等不良反应[21-23]。

3. 西医康复处理 皮肤不良反应的治疗主要以激素类配合抗生素软膏使用，预先给予地塞米松或同类药物可以降低皮肤反应的发生率和严重程度。

（1）对于 1～2 级的皮疹：局部使用含类固醇类药物（如糠酸莫米松、复方醋酸地塞米松或氢化可的松软膏）或钙调磷酸酶抑制剂或使用外用抗菌药物。

（2）注意使用油膏基质的软膏，避免使用含酒精的软膏。

（3）对伴有皮肤干燥和瘙痒者加用复方苯海拉明搽剂。皮疹瘙痒严重者可加用抗组胺药如西替利嗪、氯雷他定。

（4）3～4 级皮疹：局部治疗原则同前，如并发感染则选择口服头孢菌素类药物；若全身症状加重，可口服泼尼松[23]。

4. 中医康复处理 化疗药物引起的药物性皮炎，在现代医学使用类固醇类、抗组胺类药物基础上，可合并中医药治疗。根据“急则治标”的原则，治疗应该从“凉血清热、解毒抗敏”入手，方拟普济消毒饮为主，并随症加减化裁治之。若患者全身泛发红斑、紫癜，兼有口渴、高热，汗多、烦躁不安，脉滑数。辨证属于邪毒炽盛，气血两燔，处方可以用清瘟败毒饮加减[24]。

四、顺铂

具有类似烷化药双功能基团的作用，可以和细胞内的碱基结合，使 DNA 分子链内和链间交叉键交联，失去功能不能复制。高浓度时也抑制 RNA 及蛋白质的合成。顺铂和其他铂类衍生物是最广泛使用的化学治疗剂，用于治疗实体瘤，包括卵巢癌、头颈癌和睾丸生殖细胞肿瘤，更是肺癌很多联合化疗方案的基础用药。顺铂毒性反应主要包括肾毒性及消化道反应。

（一）肾毒性

1. 病因及发病机制 肾是药物及其代谢产物的排泄器官，易受到药物损伤。已知的顺铂给药并发症是急性肾损伤（AKI）。积累性及剂量相关性肾功能不良是顺铂的主要限量性毒性，一般剂量每日超过 90mg/m^2 即为肾毒性危险因素。多为可逆性，但反复发作的 AKI，会使肾毒性延长及加重，最终可能导致慢性肾病。顺铂可以与分子（如谷胱甘肽、蛋白质、RNA 和 DNA）结合，通过在 DNA 上产生链内交联和链间交联，阻断 DNA 复制和基因转录。因此，DNA 损伤是顺铂毒性的一个关键组成部分。顺铂诱导的 AKI 的病理生理学涉及 4 种主要机制：近端肾小管损伤、氧化应激、炎症、肾脏中的血管损伤[25]。

2. 临床表现 可表现为无症状的血清尿素氮及肌酐升高，甚至急性肾衰竭，也可因药物在肾小管该部分的溶解度饱和导致排泄障碍和肿瘤溶解综合征。顺铂诱导的 AKI 常发生镁的缺乏。

3. 西医康复处理 尽管已经开发了许多用于预防和治疗顺铂诱导的 AKI 的实验性疗法，但是目前的临床实践主要是等待肾功能恢复时的支持性措施。

（1）预防策略：

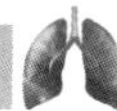

1）在每次顺铂治疗前确定肾功能（GFR），根据患者的肾功能调整顺铂剂量。

2）评估AKI的风险因素（高风险：女性，老年患者，脱水，CKD患者和重复剂量的顺铂）；对于AKI高风险的患者，可考虑使用氨磷汀或考虑肾毒性小的铂类，如卡铂和奥沙利铂。

3）在顺铂治疗前开始用生理盐水水化，或每天饮水量2 000～2 500ml，治疗期间可口服碳酸氢钠碱化尿液，甘露醇利尿及顺铂输注6～8小时以减低肾毒性的发生率与严重程度，并在治疗后维持至少3天。水化的充分性可以通过测量尿量来确定，尿量应保持至少3～4L/d。

4）注意水与电解质平衡（顺铂常见镁的缺乏）。

5）避免合并使用肾毒性药物（NSAIDs，氨基糖苷类抗生素，造影剂等）。

6）治疗1周内评估肾功能[25]。

（2）治疗策略：目前保护肾功能、减轻肾毒性的最有效措施是氨磷汀[26]。化疗前30分钟使用，静脉滴注15分钟，推荐剂量910mg/m^2。肌酐轻度升高可给予前列地尔等药物护肾治疗。基于损伤的病理生理机制，顺铂诱导的AKI的潜在疗法包括EPO（抑制肾小管细胞凋亡）、间充质干细胞（MSC）移植、细胞因子抑制剂（TNF-α 或IL-33抑制剂）、MAPK途径的抑制剂、氧化应激抑制剂和可降低CD4$^+$T细胞的抗炎剂。

4. 中医康复处理　中药对肾小球滤过率和肾小管重吸收率具有一定保护作用，其通过抑制肾小管对钠的重吸收起到利尿的作用，可有效预防地顺铂导致的肾毒性[27]。黄芪、灵芝、冬虫夏草、大黄等都对肾脏有一定的保护作用[28]。很多医家已在中医药保护肾功能方面积累了一定的经验，以益气活血、补肾利水为治疗原则的芎黄汤[29]，能较好地改善肾功能。以先后天同补、补泻相合为治则而拟定的益肾健脾、活血利水方剂，也可明显降低肾功能异常率[30]。中成药中金水宝胶囊、百令胶囊、健脾益肾颗粒等可通过补益的方法改善药物性肾损害[31]。

（二）恶心、呕吐

恶心、呕吐是最常见化疗相关不良反应，顺铂属于高致吐性化疗药物，几乎在所有患者都引起严重的恶心、呕吐。一般治疗后1～4小时开始，并可维持到治疗后1周，对患者的生活质量造成负面影响，但它是可以预防的，及时、适当地应用止吐药物，将会减轻患者痛苦，提高生活质量，并保证化疗的顺利进行。

1. 病因及发病机制　已经确定在体内存在诱导呕吐的不同途径，每种途径依赖于一组不同的神经递质，包括5-羟色胺、多巴胺、组胺和物质P。这些神经递质的受体在背部迷走神经复合体、最后区、胃肠道中大量存在。顺铂损伤胃肠道并引起GI黏膜中肠嗜铬细胞的5-羟色胺（HT_3）大量释放。释放的5-HT_3与迷走神经传入神经元上的受体结合，这种结合激活化学感受器触发区（CTZ）和呕吐中心（VC）。当CTZ被激活时，它还会释放各种神经递质，从而刺激VC。VC调节的效应传输到血管舒缩和唾液中心，累及腹肌、隔膜和食管，导致呕吐。5-羟色胺介导顺铂化疗后8～12小时内发生的早期呕吐过程，此后作用于NK-1受体的物质P成为呕吐的主要介质[32]。

2. 西医康复处理

（1）在第一次化疗时采用最佳的止吐治疗，以减少突破性呕吐的发生。可配合行为干预疗法：如放松/系统脱敏疗法、催眠/诱导联想、音乐和针灸，抗焦虑和镇静治疗可起到一定作用。

（2）化疗前、化疗期间预防使用 5-HT_3 受体拮抗剂，如昂丹司琼连续用 3 天，或盐酸帕洛诺司琼注射液隔天用 1 次。

（3）化疗后出现的恶心、呕吐，推荐三药联合的止吐方案。对于急性呕吐，5-HT_3 受体拮抗剂 + 地塞米松 + 阿瑞匹坦联用，可配合氯普吖仑、H_2 受体拮抗剂或质子泵抑制剂。对于迟发性呕吐，地塞米松 + 阿瑞匹坦联用，可配合氯普吖仑、H_2 受体拮抗剂或质子泵抑制剂[33]。

3. 中医康复处理 中医学认为，肿瘤患者化疗性呕吐属于“呕吐”范畴，肿瘤的病因病机为正虚邪实，机体阴阳、气血失调导致气滞血瘀、邪毒留滞。化疗作为杀伤肿瘤细胞的一种手段，属于药毒范畴，肿瘤患者正气本虚，加之药毒作用损伤脾胃，使脾胃虚弱、痰涎内生、胃失和降，则恶心、呕吐[34]。旋覆代赭汤[34]、甘草泻心汤[35]等联合西药可有效缓解患者恶心、呕吐症状。中医外治法在治疗 CINV 方面具有价格低廉、作用迅速、不良反应少等优势，并且 CINV 患者容易拒药，常不能口服药物，因此外治法更具有广泛的临床应用需要。常用的中医外治法包括：针刺治疗、艾灸治疗、药物贴敷治疗、耳穴贴压疗法、电针疗法、穴位注射[36]。

五、奈达铂

奈达铂属第 2 代有机铂类抗肿瘤药，其作用机制与顺铂类似。奈达铂对治疗肺癌疗效确切，可单药或与其他抗肿瘤药物联合应用。相比较于以往运用的顺铂，奈达铂的治疗效果更佳，而且很少会对患者造成不良反应，奈达铂的毒性谱与顺铂不同，主要不良反应为骨髓抑制，发生率为 80%，为剂量限制性，肾毒性和胃肠道不良反应较顺铂有所降低[37]。

1. 病因及发病机制 药物进入细胞后，甘醇酸酯基上的醇性氧与铂之间的键断裂，水与铂结合，导致离子型物质（活性物质或水合物）形成，然后断裂的甘醇酸酯基配基变得不稳定并被释放，产生多种离子型物质，与 DNA 结合而阻碍 DNA 复制，发挥抗肿瘤效应的同时也诱导骨髓中分裂旺盛的造血细胞凋亡，对不同功能分化阶段的造血干细胞也产生抑制作用[38]。

2. 临床表现 与顺铂不同，主要表现为血小板及白细胞的减少。

3. 西医康复处理 粒细胞单核细胞集落刺激因子（GM-CSF）、粒细胞集落刺激因子（G-CSF）、血小板生成素（TPO）和红细胞生成素（EPO）等可以诱导造血干细胞向不同血细胞的分化和增殖，一定程度上降低药物对骨髓抑制的程度和持续时间。

（1）通常白细胞 $<3.5\times10^9$ 个/L，血小板 $<80\times10^9$ 个/L，不宜使用骨髓抑制的药物（急性白血病除外）。白细胞骨髓抑制轻中度，可以使用瑞白（G-CSF）150μg 皮下注射，每日 2 次，第二天复查血常规，如果白细胞未能达 10.0×10^9 个/L，继续升白细胞治疗，直到达为止。一旦白细胞 $<1.0\times10^9$ 个/L 或粒细胞 $<0.5\times10^9$ 个/L，可适当应用抗菌药物预防感染，一旦发热应立即做血培养和药敏，并给予广谱抗生素治疗，同时应给予 G-CSF 或 GM-CSF 治疗。骨髓抑制达Ⅳ度或有发热症状均应对房间紫外线消毒，每天 2 次、每次 30 分钟。升白细胞治疗只能在一个周期的化疗药物用药完全结束的 48 小时以后才能应用。

（2）血小板 $<50\times10^9$ 个/L 可皮下注射白介素 -11（IL-11）或血小板生成素（TPO）并酌情应用止血明预防出血，血小板 $<20\times10^9$ 个/L 时属于血小板减少出血危象，应输注血小板

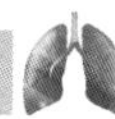

和较大剂量酚磺乙胺。

（3）血红蛋白 <100g/L，可皮下注射红细胞生成素（EPO），亦可以同时补充铁剂。

4. 中医康复处理　中药防治化疗后骨髓抑制，一般是以补脾益肾、益气养血、填精益髓法。有研究示部分中药能改善肺癌化疗引起的骨髓抑制，减轻化疗不良反应，中药汤剂如八珍汤、归脾汤等[39]；中成药如复方阿胶浆、参附注射液、复方皂矾等[39,40]。

六、拓扑异构酶抑制药

伊立替康属于半合成喜树碱的衍生物，脱氧核糖核酸 (DNA) 拓扑异构酶 I 抑制剂，可诱导单链 DNA 损伤，从而阻断 DNA 复制叉，产生作用于 S 期的细胞毒性。主要不良反应有急性胆碱能综合征、迟发性腹泻、骨髓抑制、恶心、呕吐和脱发、肝损害等[41]。伊立替康是导致化疗相关性腹泻 (chemotherapy induced diarrhea，CID) 的常见药物。CID 不仅会降低患者的生活质量，还会导致水电紊乱、脱水、感染，严重可致休克、死亡。

1. 病因及发病机制　拓扑异构酶是一种具有介导 DNA 单链或双链的瞬时断裂和再连接，使 DNA 的拓扑结构发生变化的核酶。伊立替康属于选择性拓扑异构酶 I 抑制剂，可以导致 DNA 单链或双链断裂，从而诱导细胞凋亡。伊立替康经胆汁分泌到十二指肠，经肠道排泄、小肠中的羧酸酯酶转换为 SN-38。肠道 SN-38 蓄积引起肠上皮细胞坏死、凋亡，导致肠道炎症细胞渗透性增加，水电解质紊乱、小肠液分泌过度。SN-38 在肠道内的浓度和与肠上皮接触的时间是导致迟发型腹泻的关键[41,42]。

2. 临床表现　迟发性腹泻是 CPT-11 的主要不良反应，为剂量限制性毒性反应，单药治疗严重腹泻的发生率为 20% 左右，联合 5-FU/CF 用药严重腹泻发生率为 30%～44.4%。主要表现为大便次数增多、稀便。重症者可发生脱水、休克、水电解质紊乱而危及生命。国际抗癌协会 CID 分级：①0 级：无。②1 级：与治疗前相比，排便次数增加，<4 次 /d。③2 级：与治疗前相比，排便次数增加 4～6 次 / 白天（夜间）。④3 级：与治疗前相比，排便次数增加≥ 7 次 /d，大便失禁，腹部重度疼痛或大便失禁，影响生活需住院。⑤4 级：危及生命（如循环衰竭）。⑥ 5 级：死亡。急性乙酰胆碱能综合征的发生主要与 CPT-11 母体药物抑制胆碱酯酶活性引起的胆碱能神经兴奋有关，常发生于用药后 24 小时内，是一过性的，主要表现为早发性腹泻、腹痛、结膜炎、鼻炎、低血压、血管舒张、出汗、寒战、全身不适、头晕、视力障碍、瞳孔缩小、流泪及流涎增多等[41,42]。

3. 西医康复处理

（1）急性胆碱能综合征：可采用皮下注射硫酸阿托品 0.25mg 来治疗 (有禁忌证者除外)，一般均可缓解，既往发生过类似反应的患者也可给予阿托品预防。

（2）迟发性腹泻：应预防性配备洛哌丁胺。迟发性腹泻在用药 24 小时后出现，中位发生时间为 5 天，应告知患者一旦发生稀便，需马上开始抗腹泻治疗，即口服洛哌丁胺，首剂量口服 4mg，以后每 2 小时口服 2mg，直至末次水样便后继续用药 12 小时。洛哌丁胺有导致麻痹性肠梗阻的风险，如腹泻超过 48 小时，应停止使用洛哌丁胺，可应用奥曲肽等药物，并预防性口服广谱抗生素。可同时给予活菌制剂，增加肠道内阴性杆菌的数量，如美常安（枯草杆菌二联活菌）、整肠生。恰当的饮食调节或肠道休息可减轻腹泻症状，如少量多餐，进食温和、清淡的食物。

4. 中医康复处理　关于延迟性腹泻，根据临床上伊立替康所致迟发性腹泻的表现，该病归属于中医“泄泻”“下利”范畴。传统中医认为泄泻基本病机为脾虚湿盛，与肝、肾相关。因而治法以调理中焦脾胃为主，佐以利湿、清热、温阳，主要包括辛开苦降法、清热和中法、健脾益气法、脾肾双补法。辛开苦降法代表方剂主要包括泻心汤类（半夏泻心汤、生姜泻心汤、甘草泻心汤、附子泻心汤）、黄连汤、升阳益胃汤、甘露消毒丹等；清热和中法代表方剂为黄芩汤；健脾益气法代表方剂为参苓白术散；脾肾双补法代表方剂为四神丸[43]。中医外治法在止泻方面也发挥一定的作用，常用的治法包括贴敷、灌肠、针刺、艾灸等。中药敷脐在治疗化疗相关性腹泻方面取得较好的疗效，敷脐中药可采用诃子 10g、肉豆蔻 15g、炒艾叶 10g、肉桂 6g、公丁香 10g[44]。采用复方锡类散液保留灌肠也可使化疗相关性腹泻得到一定的缓解，且没有出现明显的不良反应和并发症[45]。艾灸可有效防治化疗相关性腹泻的发生，穴位可取神阙、关元、足三里[46]。

（张 晶 詹周伟 黄 诚 李文竹 徐海鹏 陈碧娟）

参考文献

[1] 孙燕 . 临床肿瘤学 [M]. 北京 : 中华医学电子音像出版社 ,2017:220-224,500-503.

[2] WOZNIAK K M,NOMOTO K,LAPIDUS R G,et al.Comparison of neuropathy-inducing effects of eribulin mesylate, paclitaxel, and ixabepilone in mice[J].Cancer Res,2011,71(11):3952-3962.

[3] 马力 , 时俊锋 , 童宁 . 紫杉醇类药物的不良反应研究 [J]. 中国药房 ,2018,29(21):3014-3017.

[4] 杨兴艳，薛月珍 . 紫杉醇心脏毒性研究进展 [J]. 医药导报，2009，28（8）：1064-1067.

[5] BISCH S P,SUGIMOTO A,PREFONTAINE M,et al.Treatment tolerance and side effects of intraperitoneal carboplatin and dose-dense intravenous paclitaxel in ovarian cancer[J].J Obstet Gynaecol Can,2018,40(10):1283-1287.

[6] 周艳 . 抗肿瘤药紫杉醇的不良反应及临床合理用药分析 [J]. 中国现代药物应用，2017，11（9）：138-139.

[7] 赵明月，张艳华 . 2014—2016 年北京大学肿瘤医院紫杉醇治疗乳腺癌的不良反应分析 [J]. 现代药物与临床，2017，32（3）：536-539.

[8] IMANISHI S,KOYAMA H,MATSUI C.Analysis of the side effects of docetaxel with cyclophosphamide (TC therapy)[J].Gan To Kagaku Ryoho,2015,42(6):709-711.

[9] 王卉 . 多西紫杉醇常见不良反应及护理干预 [J]. 临床误诊误治 ,2011,24(7):88-89.

[10] 范正丽 . 郝迎旭教授中医药防治肿瘤化疗毒副反应临证经验总结及临床研究 [D]. 北京：北京中医药大学 ,2014.

[11] 郑磊，马莉，娄彦妮，等 . 中医外治法治疗化疗性周围神经病变用药规律文献分析 [J]. 中医杂志 ,2015,56(17):1509-1512.

[12] OGAWA K,OGAWA M,NISHIJIMA K,et al.Efficacy of contact needle therapy for chemotherapy-induced peripheral neuropathy[J].Evid Based Complement Alternat Med,2013,2013:928129.

[13] 全小林 , 刘文科 . 论过敏性疾病的中医药治疗 [J]. 上海中医药大学学报 ,2011,25(5):8-10.

[14] 周宇 , 何立香 , 黄仕思 . 吉西他滨联合奈达铂治疗晚期肺鳞癌疗效与安全性临床观察 [J]. 中华肿瘤防治杂志 ,2017,24(15):1083-1086.

[15] 彭炎福 , 郭靖 , 杨秋星 , 等 . 吉西他滨衍生物抗肿瘤活性的研究进展 [J]. 药学进展 ,2018,42(7):544-550.

[16] 夏修远 , 房文铮 , 宋洪涛 . 重组人粒细胞集落刺激因子预防肿瘤化疗后骨髓抑制的疗效分析 [J]. 中南药学 ,2012,10(3):229-232.

[17] NEW P W, MARSHALL R,MICHAEL D.Rehabilitation of people with spinal cord damage due to tumor: literature review,international survey and practical recommendations for optimizing their rehabilitation[J]. J Spinal Cord Med,2017,40(2):213-221.

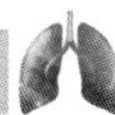

[18] 苏轲, 司文涛, 侯爱画. 中医治疗化疗所致骨髓抑制的研究进展 [J]. 中医肿瘤学杂志 ,2020,2(05):87-91,73.
[19] 章伟 , 赵林林 , 陈立伟 , 等 . 恶性肿瘤化疗后骨髓抑制的中医药防治进展 [J]. 四川中医 ,2014,32(6):179-182.
[20] ROSSI G,ALAMA A,GENOVA C,et al.The evolving role of pemetrexed disodium for the treatment of non-small cell lung cancer[J].Expert Opin Pharmacother,2018,19(17):1969-1976.
[21] PIÉRARD-FRANCHIMONT C,QUATRESOOZ P,REGINSTER M A,et al.Revisiting cutaneous adverse reaction to pemetrexed[J].Oncol Lett,2011,2(5):769-772.
[22] 张建红 , 黄红娜 , 田丹丽 . 培美曲塞致药物不良反应文献分析 [J]. 现代药物与临床 ,2016,31(11):1842-1845.
[23] 王强 , 马玲 , 申红丽 , 等 . 培美曲塞联合铂类一线治疗晚期 NSCLC 疗效与安全性 Meta 分析 [J]. 中华肿瘤防治杂志 ,2014,21(1):61-66.
[24] 陆鸿元 . 中医如何治疗药物性皮炎 [N]. 上海中医药报 ,2005-01-14(006).
[25] OZKOK A,EDELSTEIN C L.Pathophysiology of cisplatin-induced acute kidney injury[J].Biomed Res Int,2014,2014(91):967826.
[26] 潘辉林 , 黄岩 . 氨磷汀对顺铂肾毒性损害的保护作用 [J]. 肿瘤基础与临床 ,2011,24(3):258-259.
[27] 朱媛媛, 杨梦霞, 李新民. 中药预防顺铂肾毒性的 Meta 分析 [J]. 中国中医药现代远程教育 ,2019,17(10):60-63.
[28] 蒋小燕 , 葛信国 . 中药防治顺铂肾损害的研究进展 [J]. 辽宁中医药大学学报 ,2007(2):62-64.
[29] 李戈 , 宋雪梅 . 芎黄汤改善顺铂肾毒性的疗效观察 [J]. 辽沈杏林采珍 , 2000,27(1):40.
[30] 吕良 , 倪国华 , 林翼金 , 等 . 中药防治老年人顺铂肾毒性 31 例 [J]. 中国中西医结合杂志 , 2000, 20(5):324.
[31] 林洪生 , 李萍萍 , 薛冬 , 等 . 肿瘤姑息治疗中成药使用专家共识 (2013 版)[J]. 中国中西医结合杂志 ,2016, 36(3):269-279.
[32] GRUNBERG S M,WARR D,GRALLA R J,et al.Evaluation of new antiemetic agents and definition of antineoplastic agent emetogenicity-state of the art[J].Support Care Cancer,2010,19(1):43-47.
[33] RAPOPORT B L,CHASEN M R,GRIDELLI C,et al.Safety and efficacy of rolapitant for prevention of chemotherapy-induced nausea and vomiting after administration of cisplatin-based highly emetogenic chemotherapy in patients with cancer:two randomised,active-controlled,double-blind,phase 3 trials[J].Lancet Oncol,2015,16(9):1079-1089.
[34] 钟欢 , 李杳瑶 , 孙铜林 , 等 . 旋覆代赭汤防治化疗性呕吐的疗效观察及最佳配比研究 [J]. 湖南中医杂志 ,2019,35(12):10-13.
[35] 苏凯莹 . 甘草泻心汤联合西药防治乳腺癌延迟性 CINV 的临床研究 [D]. 广州中医药大学 ,2019.
[36] 芦殿荣 , 芦殿香 , 王桔 , 等 . 中医外治防治顺铂导致恶心呕吐临床研究进展 [J]. 河北医 ,2016,38(1):138-141.
[37] 罗佳 , 杨立平 , 伍奕 , 等 . 87 例奈达铂致不良反应报告 [J]. 中国医院用药评价与分析 ,2016,16(5):679-681.
[38] 王万志 , 袁越 , 胡立立 , 等 . 培美曲塞联合奈达铂或顺铂治疗晚期非小细胞肺癌的安全性分析 [J]. 临床合理用药杂志 ,2018,11(25):72-73.
[39] 黎壮伟 . 健脾补肾益髓法拮抗肺癌化疗骨髓 . 抑制的疗效观察 [J]. 湖北中医杂志 ,2012,34(6):6-7.
[40] 周勇 , 侯华英 , 徐英 , 等 . 复方阿胶浆对化疗所致小细胞肺癌骨髓抑制的影响 [J]. 山东大学学报 (医学版),2018,56(2):14-17.
[41] 关燕 . 伊立替康不良反应及其临床应用 [J]. 中国保健营养(中旬刊),2012(4):266.
[42] 梅丹 , 陆俊国 , 顾海娟 , 等 . 伊立替康化疗相关性腹泻发生的特点与危险因素分析 [J]. 中国医院药学杂志 ,2019,39(2):191-195.
[43] 陈茜茹 , 程志强 . 中医药防治伊立替康所致迟发性腹泻概述 [J]. 中华中医药杂志 ,2018,33(3):1014-1017.

[44] 李洪文 . 中药敷脐治疗恶性肿瘤化疗后腹泻 31 例 [J]. 中国中医急诊 ,2003, 12 (1):77-78.
[45] 周晓蓉 , 徐士玲 , 刘建红 , 等 . 复方锡类散液保留灌肠治疗化疗引起的严重腹泻 [J]. 临床肿瘤学杂志 ,2005,10(5):540-541.
[46] 李倩 , 蔡小丽 . 艾灸防治化疗相关性腹泻的临床观察 . 辽宁中医志 , 2014,41(2):331-332.

第九章

靶向治疗并发症临床康复

肺癌位居我国癌症总发病率和死亡率第一位，据国家癌症中心 2018 年 3 月发布的数据，2014 年我国新增非小细胞肺癌患者约 64 万人，其中表皮生长因子受体（epidermal growth factor receptor，EGFR）突变的非小细胞肺癌患者约 29 万人，存在基因突变且能靶向治疗的肺癌患者占到肺癌患者总数的 1/2 以上。随着靶向药物的广泛应用，此类药物不良反应的识别和处理也成为肺癌治疗中的一个重要组成部分。本章节对这类药物常见不良反应的流行病学、发病机制、临床特征进行了总结，并提出了相应的处理策略。

第一节　皮肤黏膜毒性

一、皮肤黏膜毒性发生率及发病机制

在接受 EGFR-TKI 治疗后，有超过 80% 的患者可出现皮肤黏膜的相关损害，最常见的类型是痤疮样疹，其他还包括面部毛发或睫毛的异常生长、甲沟炎、毛细血管扩张、干燥病和瘙痒病、干燥性皮炎。主要的潜在危险因素包括年龄、性别、皮肤光反应类型、紫外线暴露、吸烟，以及与传统化疗药物的联合治疗。例如有回顾性研究表明，在接受厄洛替尼治疗的晚期非小细胞肺癌患者中，年龄≥70 岁、皮肤光反应为Ⅰ/Ⅱ型与严重皮疹的风险增加相关[1,2]。

主要的机制涉及以下三个方面：

1. 直接受体抑制　EGFR 在表皮基底层的表达水平较高，EGFR-TKI 药物可直接抑制受体，使得基底角质形成细胞增生减弱、过早成熟和分化加速、生长停滞和凋亡，从而引发组织破坏，最终形成皮疹[1,3]。

2. 炎症反应　表皮细胞暴露于 EGFR-TKI 会使白细胞介素-1（interleukin 1，IL-1）和肿瘤坏死因子-α（tumor necrosis factor-α，TNF-α）上调，并增加其他炎症趋化因子和细胞因子的合成，从而导致巨噬细胞、肥大细胞及粒细胞的早期浸润，引起炎症表现[3]。

3. 微生物的作用　初始的脓疱常是无菌的，皮疹的晚期阶段常继发感染金黄色葡萄球菌[4]。研究证实，厄洛替尼可抑制人源 b-防御素-3、抗菌肽 LL37 及核糖核酸酶 7 的表达，而这些物质是组成机体抗微生物防御系统的关键成分，因此可能会促发表皮屏障的破坏，并增加皮肤感染的风险[5]。

二、皮肤黏膜毒性的临床特征

EGFR-TKI 引起的典型痤疮样皮损为毛囊中心性红斑状丘疹或脓疱，可伴随瘙痒和疼

痛。最常累及富皮脂腺区，如头皮、面部，上部躯干，特别是颈部的 V 字区和胸部。偶见皮疹侵及下部躯干、臀部和四肢，掌面、跖面不受累是这种皮疹的重要特征。皮疹通常出现在接受 TKI 治疗后的 2 周内，但也可能延迟出现在治疗后 2 个月。停用引起皮疹的药物后，皮疹常在 4 周内便可消退。如持续使用，皮疹也可以部分或全部消退，可能会遗留色素沉着过度、毛细血管扩张和红斑等[1,2]。痤疮样疹的出现常提示患者对药物的总体反应率和生存率的升高，因此痤疮样疹不是 EGFR-TKI 继续使用的禁忌证，而可能是疗效和预后的一个可靠参考指标[6]。

三、皮肤黏膜毒性的西医处理策略

治疗上需根据皮损的类型、严重程度、发生的部位及继续应用 EGFR-TKI 治疗的必要性，个体化制订痤疮样皮疹的治疗方案。主要的治疗方法包括局部和全身应用皮质类固醇、局部和全身应用抗生素，以及口服异维 A 酸[1,2]。针对皮肤瘙痒，可口服 H_1 抗组胺药。对于轻度的皮疹，可局部使用低效的皮质类固醇加上 1% 克林霉素凝胶、2 次 /d，持续使用 4 周，也可使用 3% 红霉素乳膏，或者 0.75%~1% 的甲硝唑乳膏。

对于中重度的皮疹，如干扰了患者日常生活自理或损害了生活质量，则可能需要调整 TKI 的剂量。同时建议局部使用糖皮质激素和口服四环素类抗生素。面部和颈部局部使用低效的皮质类固醇 2 次 /d，在胸部和背部使用 0.05% 醋酸氟轻松乳膏 2 次 /d，两者均至少持续 4 周，加上口服多西环素 100mg 或者米诺环素 100mg、2 次 /d，持续使用 4~6 周。当患者使用四环素类抗生素无效或者对四环素类抗生素耐药并经培养证实的微生物感染时，可选择口服头孢菌素（如头孢氨苄 500mg、2 次 /d）或复方磺胺甲噁唑（如磺胺甲噁唑 800mg、2 次 /d），持续用药 4 周作为替代选择。并给予口服泼尼松 0.5mg/（kg · d），最大量为 40mg/d，疗程为 7 天[1,2]。

对于常规方案无法改善的难治性皮疹，可试用小剂量异维 A 酸（20~30mg/d），通常 4 周内病情可得到明显改善[2]。异维 A 酸可能加重某些 TKI 的不良反应，如皮肤干燥、唇炎或光敏性，因此治疗期间需注意加强防晒、多次涂抹润肤剂，以改善皮肤干燥和唇炎。

四、中医康复处理

靶向药物相关性皮疹即药疹，祖国医学又称为“药毒疹”。关于皮疹的病机方面，《素问 · 生气通天论》中有“汗出见湿，乃生痤痈”；《诸病源候论 · 疮诸病 · 头面身体诸疮候》所述：“肺主气，候于皮毛；脾主肌肉。气虚则肤腠开，为风湿所乘；内热则脾气温，脾气温则肌肉生热也。湿热相搏，故头面身体皆生疮。”意思是邪气郁于肌肤腠理而致皮疹。现代医家辨证多基于“热”“虚”“风”“毒”“湿”五大病机，治疗多以清热疏风为主，随证辅以补益气阴、凉血解毒、利水渗湿之法。在治疗上采用内治、外治、内外结合三种方式。

1. 辨证论治[7]

（1）风热型：

1）症状：针头之粟米大小淡红色丘疹为主，或见脓斑，分布于颜面、鼻唇、颈项、限于上半身，此起彼伏，瘙痒，微触痛，自觉干燥，皮色红或不变，口干，舌红苔薄黄，脉浮数。

2）治法：消风清热，凉血解毒。

3）主方：消风散加减。

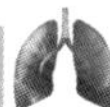

（2）湿热型：

1）症状：脓疱性痤疮样皮疹为主，或见于全身，皮疹色红，触痛瘙痒明显，或抓之易破，糜烂渗液，皮红，舌红苔黄腻，脉滑数。

2）治法：清热凉血，解毒利湿。

3）主方：五味消毒饮合六一散加减。

（3）血热型：

1）症状：全身广泛性脓疱性痤疮样皮疹，疹色鲜红或深红，灼热痒痛，发疹密集，周围皮肤灼热，皮色紫红，口唇焦躁，口干不欲饮，大便燥结，小便短赤，舌红绛苔少，脉洪数或细数。

2）治法：清热凉营，解毒化瘀。

3）主方：化瘀汤合四物汤加减。

（4）阴虚型：

1）症状：周身皮肤潮红，层层脱屑，如糠似秕，隐隐作痒，肌肤干燥，伴口渴欲饮，便干溲赤。舌绛少苔，甚则龟裂，脉象细数。

2）治法：养阴解毒，益气凉血。

3）主方：四物汤合沙参麦门冬汤加减。

2. 外治法 中药外治是祖国医学的重要组成部分，是中医治疗学的一个主要分支。临床上，研究者多采用具有清热、燥湿、解毒等功效中药湿敷、外洗用于肺癌靶向药物相关性皮疹的防治。通过湿敷、外洗等方法可将药液直接作用于皮疹局部，具有易于发挥药效，且不会对靶向药物产生影响，避免加重患者的胃肠道负担及肝肾代谢等优势。有报道[8]将复方金银花煎液湿热敷（将 30g 金银花、30g 苦参加 3 000ml 清水并浸泡 20 分钟，大火煮沸 5 分钟后取文火煎煮 10 分钟，倒出药液并放至温热，取棉质毛巾折叠 4 层左右，用药液浸湿，并轻拧毛巾以含药液但不滴水为度，贴敷于患处，3 分钟后加药液或者更换 1 次，以确保药液的有效温度，每次湿热敷需持续 20 分钟，每天实施 2~3 次），并于 5 分钟后于患处均匀涂抹夫西地酸乳膏，有效改善靶向药物所致的皮疹。邱玉梅[9]采用裴氏黄白散（明矾、寒水石、黄柏）湿敷清热泻火、燥湿解毒，达到良好的有效率。研究人员[10]对 54 例 EGFR-TKI 相关性皮肤不良反应肿瘤患者采取止痒平肤液（黄芩、苦参、白鲜皮、马齿苋）面膜湿敷、纱布湿敷、药液浸洗，结果显示，与治疗前比较，患者皮疹、痤疮样皮疹等皮肤不良反应有明显改善。

（林 宇 陈俊强 李会颖）

参 考 文 献

[1] BALAGULA Y,GARBE C,MYSKOWSKI P,et al.Clinical presentation and management of dermatological tox icities of epidermal growth factor receptor inhibitors[J].Int J Dermatol,2011,50(2):129-146.

[2] CHU C Y,CHEN K Y,WEN-CHENG CHANG J,et al.Taiwanese dermatological association consensus for the prevention and management of epidermal growth factor receptor tyrosine kinase inhibitor-related skin toxicities[J].J Formos Med Assoc,2017,116(6):413-423.

[3] HAN S S,LEE M,PARK G H,et al.Investigation of papulopustular eruptions caused by cetuximab trea tment shows altered differentiation markers and increases in inflammatory cytokines[J].Br J Der matol,2010,162(2):371-379.

[4] AMITAY-LAISH I,DAVID M,STEMMER S M.Staphylococcus coagulase-positive skin inflammation associated

with epidermal growth factor receptor-targeted therapy:an early and a late phase of papulopustular eruptions[J]. Oncologist,2010,15(9):1002-1008.

[5] LICHTENBERGER B M,GERBER P A,HOLCMANN M,et al.Epidermal EGFR controls cutaneous host defense and prevents inflammation[J].Sci Transl Med,2013,5(199):199ra111.

[6] AGERO A L,DUSZA S W,BENVENUTO-ANDRADE C,et al.Dermatologic side effects associated with the epidermal growth factor receptor inhibitors[J].J Am Acad Dermatol,2006,55(4):657-670.

[7] 梁翠微，杨兵，杜均祥，等．吉非替尼相关皮疹的中医辨证论治 [J]. 中国实用医药，2011,6(16):22-23.

[8] 武惠丽，李毅，宁晓云，等．复方金银花煎液湿热敷与夫西地酸乳膏联合治疗靶向药物所致皮疹 [J]. 现代生物医学进展，2017,17(27):5258-5261.

[9] 邱玉梅．裴氏黄白散治疗易瑞沙所致皮肤不良反应的疗效观察 [J]. 西部中医药，2012,25(11):80-82.

[10] 王红岩，邹超，崔慧娟，等．止痒平肤液治疗表皮生长因子受体拮抗剂相关皮肤不良反应的疗效观察 [J]. 中国中西医结合杂志，2015,35(7):820-822.

第二节 胃肠道毒性

一、胃肠道毒性的发生率和发病机制

胃肠道毒性是分子靶向药物最常见的不良反应之一，据相关报道，已经发生的胃肠道毒性包括腹泻、口炎、恶心、呕吐、食欲减退等，尤以腹泻最为常见，它可导致严重后果，如营养不良、电解质紊乱，治疗中断及依从性下降，严重腹泻甚至威胁生命。对于多种酪氨酸激酶抑制剂（TKI），如厄洛替尼、达克替尼和奥希替尼等，腹泻是仅次于皮疹的最常见的毒性反应，当 TKI 联合同步放化疗时，腹泻成为重要的剂量限制性毒性 [1]。其中，第三代 TKI 腹泻发生率更低。与一代 TKI 相比，阿美替尼腹泻、转氨酶升高的相关严重不良事件发生率更低，≥3 级腹泻发生率 1.4%；与奥希替尼相比，阿美替尼还可以用于慢性或者活动性肝病患者 [2]。Mauricio 等 [3] 研究发现，使用吉非替尼或厄洛替尼治疗的 NSCLC 患者，腹泻发生率相近（40%~60%），会持续到治疗结束后数日。对于埃克替尼，即使使用高剂量，腹泻的发生率与常规剂量相比，并未观察到显著增加 [4]。据报道，相较于一代 TKI，腹泻在使用二代 TKI 阿法替尼的 NSCLC 患者中尤为常见 [5]。LUX-Lung7 研究中腹泻发生率高达 92.5%，≥3 级的腹泻发生率为 12.5%[6]。分子靶向药物引起腹泻的病理机制研究较少，且不十分明确，基础研究提出其可能的原因 [7]：①肠上皮直接损伤，导致肠上皮屏障功能受损，使肠道持续暴露于潜在的炎症刺激环境下，无法抵抗外界各种伤害，最终使肠道环境无法维持稳定，导致肠道吸收减少或分泌增加，引起腹泻；②表皮生长因子可刺激 PI3K，促进了 PI3K 依赖脂质产物的释放，从而抑制了钙依赖的氯离子转运，而 EGFR 抑制剂会阻断这种抑制功能，引起分泌增加，导致腹泻的产生。

二、胃肠道毒性的临床特征

通常来讲，使用抗肿瘤药物治疗 NSCLC 过程中，腹泻会出现在服药后数日。胃肠道毒性的严重程度随着用药时间延长而风险增加。据报道，服用阿法替尼 4 个月后，患者出现胃肠道毒性严重程度更高（3 级或 4 级）；部分患者可通过调整剂量减少胃肠道毒性的发生，文献中报道，53.4% 的患者胃肠道毒性需要调整药物剂量；其中，女性、肌少症、低体重指数的

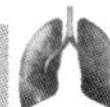

患者更易出现胃肠道毒性[8]。

三、胃肠道毒性的西医处理策略

靶向药物相关性腹泻治疗的目的是减缓腹泻，治疗措施包括非药物和药物干预。初始的非药物干预包括避免可能加重腹泻的食物、药物。至于是否需要停止靶向药物，需要根据药物的特异性和腹泻的严重程度而定。对于TKI，如阿法替尼、厄洛替尼、吉非替尼，2级腹泻的患者可继续服用靶向药物，如果使用洛哌丁胺48小时，症状仍控制不佳的患者，则暂时停用靶向药物；对于3~4级腹泻，应停止TKI至腹泻减轻至1级，然后通常减少剂量再恢复用药，如果停止TKI，腹泻在14天内无法恢复至1级，则应永久停药[9]。对于间变淋巴瘤激酶（anaplastic lymphoma kinase，ALK）抑制剂，如塞瑞替尼，如果患者接受了最佳的止泻方案，但仍存在重度或无法耐受的腹泻，则应终止药物治疗，待腹泻缓解后再减少剂量恢复用药[10]。对于靶向药物其他的胃肠道毒性，治疗措施主要予以对症处理，例如恶心、呕吐的患者可以肌内注射或者口服止吐药物，食欲减退的患者可以尝试胃动力药物、口炎的患者可以使用外用药物漱口等。

四、中医康复处理

对于靶向药物治疗相关性腹泻，现代医家在对“泄泻”的认识基础上，结合靶向药物的特点，继承并发展出各家理论和治疗方法。其发生责之于体虚和药毒二因，因虚则泻，因泻愈虚，其本质是以虚为主的虚实夹杂证。病位以脾为主，与肝、肾二脏密切相关。一方面，靶向药物是攻伐之品，属中医“药毒”的范畴，易伤脾胃而致泄泻，此为药毒病因；另一方面，晚期肿瘤患者素体虚弱，加之泄泻，则正气愈虚，此为体虚病因。总之，目前对靶向药物所致相关性腹泻的病机认识大致为患者素体虚损，脾虚失运，加之湿邪、药毒，伤及肺、大肠，而生泄泻。

（一）辨证论治

1. 湿热内蕴型

（1）症状：腹泻反复发作，大便夹带黏液脓血，口苦口臭，里急后重，肛门灼热，脘痞呕恶，小便短赤，舌质红，苔黄腻，脉濡数。

（2）治法：清热凉血，利湿止泻。

（3）主方：白头翁汤加味，热毒重加马齿苋、败酱草；便血重加丹皮、地榆清热凉血。

2. 脾虚湿困型

（1）症状：腹胀、大便稀溏，夹带黏液或少量脓血，脘痞食少，口淡黏腻，肢体倦怠，舌淡、胖或边有齿痕，苔薄白腻，脉濡缓。

（2）治法：益气健脾，利湿止泻。

（3）主方：补中益气汤加减；黏液多者加法半夏；夹瘀滞者加蒲黄、丹参。

3. 肝郁脾虚型

（1）症状：腹痛即泻，泻后痛减，大便糊状夹带黏液，胸胁胀闷，嗳气不爽，脘痞纳少，神疲乏力，舌质淡红，苔薄白，脉弦细。

（2）治法：行气疏肝，健脾止泻。

（3）主方：痛泻要方加味。胸胁、脘腹胀痛者，可加柴胡、枳壳、香附。

4. 肠络瘀阻型

(1)症状:泻下黏液,血色紫黯或黑便,腹痛拒按,痛有定处,面色晦暗,舌质紫黯或有瘀点,脉弦涩。

(2)治法:理气化瘀,活血止血。

(3)主方:少腹逐瘀汤加减。血热者,可加三七、大黄炭。

5. 脾阳不足型

(1)症状:脘腹冷痛,腹满时减,得温则舒,泄泻完谷不化,四肢不温,舌淡苔白,脉沉迟。

(2)治法:温中助阳,健脾止泻。

(3)主方:附子理中汤加减。

(二)外治法

1. 穴位敷贴[11] 取穴:天枢、大肠俞、上巨虚、三阴交、关元、中脘、足三里。中药膏的制作:取白芥子、肉桂、玄胡、制附子各 1 份,甘遂、细辛各 0.5 份,共研细末,用鲜姜汁调成稠膏状,做成 1cm × 1cm 的小丸,放在直径约 5cm 的胶布上,固定于上述穴位。每隔 10 天贴敷 1 次,每次敷贴 4~6 小时,连续贴敷 3 次,贴后忌食生冷辛辣,禁冷水洗浴。

2. 针灸[12] 取穴:双足三里、双阴陵泉、双上巨虚、双三阴交。采用日本揿针,规格 0.2mm × 1.5mm,于穴位留置揿针 48 小时后,更换揿针,继续埋针,6 天为一个疗程。

3. 中药灌肠[13] 通过保留灌肠使药物直达病所,使药物发挥最佳效用,常用药物有白及、五倍子、蒲公英、马齿苋、黄柏、黄连、白花蛇舌草、田七、蒲黄、云南白药等。

(尹震宇 林永娟 陈星宇 李素华)

参考文献

[1] LIN J,LI M,CHEN S,et al.Efficacy and safety of first-generation EGFR-TKIs combined with chemotherapy for treatment-naïve advanced non-small-cell lung cancer patients harboring sensitive EGFR mutations: a single-center, open-label, single-arm, phase Ⅱ clinical trial[J].J Inflamm Res,2021,14:2557-2567.

[2] LU S,DONG X,JIAN H,et al.Randomized phase Ⅲ trial of aumolertinib (HS-10296, Au) versus gefitinib (G) as first-line treatment of patients with locally advanced or metastatic non-small cell lung cancer (NSCLC) and EGFR exon 19 del or L858R mutations (EGFRm)[R].ASCO, 2021:abstr 9013.

[3] LI X,ZHANG L,JIANG D,et al.Routine-dose and high-dose icotinib in patients with advanced non21: 9013-9013. first-line treatment of patients with locally : the randomized, phase Ⅱ , increase trial[J].Clin Cancer Res,2020,26(13):3162-3171.

[4] CHOI H,LEE J K,OH H J,et al.Efficacy and dose of afatinib in patients with non-small cell lung cancer after failure of prior gefitinib or erlotinib treatment[J].Thorac Cancer,2021,12(10):1598-1604.

[5] KIM Y,LEE S H,AHN J S,et al.Efficacy and safety of afatinib for EGFR-mutant non-small cell lung cancer,compared with gefitinib or erlotinib[J].Cancer Res Treat,2019,51(2):502-509.

[6] SCHULER M,TAN E H,O'BYRNE K,et al.First-line afatinib vs gefitinib for patients with EGFR mutation-positive NSCLC (LUX-Lung 7):impact of afatinib dose adjustment and analysis of mode of initial progression for patients who continued treatment beyond progression[J].J Cancer Res Clin Oncol,2019,145(6):1569-1579.

[7] CHANG G C,LAM D C,TSAI C M,et al.Experience from Asian centers in a named-patient-use program for afatinib in patients with advanced non-small-cell lung cancer who had progressed following prior therapies, including

 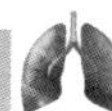

patients with uncommon EGFR mutations[J].Int J Clin Oncol,2021,26(5):841-850.

[8] NIE X,ZHANG P,GAO J Y,et al.Sarcopenia as a predictor of initial administration dose of afatinib in patients with advanced non-small cell lung cancer[J].Thorac Cancer,2021,12(12):1824-1830.

[9] ZHAO Y,LIU J,CAI X,et al.Efficacy and safety of first line treatments for patients with advanced epidermal growth factor receptor mutated,non-small cell lung cancer:systematic review and network meta-analysis[J]. BMJ,2019,367(5):455-460.

[10] HIDA T,SETO T,HORINOUCHI H,et al.Phase Ⅱ study of ceritinib in alectinib-pretreated patients with anaplastic lymphoma kinase-rearranged metastatic non-small-cell lung cancer in Japan:ASCEND-9[J].Cancer Sci,2018,109(9):2863-2872.

[11] 雷森娜，朱叶珊，石志敏．中药膏穴位贴敷治疗腹泻型肠易激综合征疗效观察[J]. 四川中医,2013,31(1):135-137.

[12] 钱蓉，秦丹梅．中医埋针对肺腺癌靶向药物所致腹泻的疗效观察[J]. 湖北中医杂志,2018,40(9):37-39.

[13] 周健坤．晚期非小细胞肺癌靶向治疗研究进展[J]. 临床肺科杂志,2021,26(7):1104-1109.

第三节 肝 脏 毒 性

一、药物诱导性肝功能损害发生率

各种 EGFR-TKI 及 ALK-TKI 药物均可能出现药物诱导性肝功能损害（drug-induced liver injury，DILI），发病率超过 10%[1]。根据文献报道，克唑替尼、阿法替尼、达克替尼、塞瑞替尼、艾乐替尼、布加替尼等药物中 DILI 更常见，发病率在 20%~60%[1]。3 级及以上肝脏毒性发生率最高的塞瑞替尼 27%，其次为厄洛替尼 10%[1]。厄洛替尼、阿法替尼、克唑替尼、塞瑞替尼有出现致命性肝衰竭的报道[1]。

由于发病机制的不同，DILI 有 18 种不同的病理组织学模式[2]，主要包括急性肝炎、慢性肝炎、急性胆汁淤积、慢性胆汁淤积、胆汁淤积性肝炎、肉芽肿性肝炎、脂肪性肝炎、区域性坏死、非区域性坏死、血管损伤、结节性增生、大面积坏死等。

EGFR-TKI 及 ALK-TKI 引起肝功能损害的机制复杂，大部分仍不十分明确，主要涉及药物本身、其代谢产物和用药者的免疫系统。可能机制如下：

1．内源性肝毒素导致的肝损伤 部分 EGFR-TKI 及 ALK-TKI 药物的活性代谢产物可与蛋白质、脂质、DNA 共价结合，同时活性代谢产物形成的同时会生成自由基、亲电子基团或活性氧，最终导致线粒体通透性改变，通过凋亡和坏死机制导致肝细胞死亡[3]。厄洛替尼、吉非替尼造成 DILI 可能与此机制有关[4,5]。

2．特异质性肝损伤 分为免疫介导性及非免疫介导性。

（1）免疫介导性特异质性肝损伤：药物活性代谢产物引发免疫介导的肝脏损伤。药物活性代谢产物与宿主组织共价结合产生“自身”蛋白的修饰（半抗原化），诱发免疫反应，介导细胞凋亡。这些细胞还可能发生氧化应激，形成活性氧，从而损伤细胞 DNA、蛋白质和酯类，同时可见线粒体功能障碍。吉非替尼、克唑替尼造成 DILI 可能与此机制有关。

（2）非免疫介导性特异质性肝损伤（代谢性）：非免疫性 DILI 可能是因为易感患者发生由遗传决定的药物异常代谢。

3. 药物相互作用造成的肝毒性或药物本身作用机制导致的肝毒性 部分 EGFR-TKI 及 ALK-TKI 药物（如吉非替尼、厄洛替尼、克唑替尼、艾乐替尼、布加替尼）的活性代谢产物是细胞色素 P450 酶的时间依赖性抑制剂，使细胞色素 P450 酶失活，导致药代动力学的药物相互作用，造成肝毒性。阿法替尼在肝脏中大量代谢，易与 P- 糖蛋白的抑制剂或诱导剂发生药物相互作用，可能抑制肝细胞中的关键酪氨酸激酶受体。达克替尼主要通过 CYP2D6 在肝脏中代谢，并且易与其他 CYP2D6 底物发生药物相互作用。奥希替尼易与诱导或抑制 FYP3A4 的药物发生药物相互作用。厄洛替尼抑制葡糖醛酸转移酶，影响胆红素的代谢。克唑替尼主要通过 CYP3A4 在肝脏中代谢，易与抑制或诱导 CYP3A4 的药物发生药物-药物相互作用。塞瑞替尼主要通过细胞色素 P450 系统（主要为 CYP3A）在肝脏中代谢，并且易与 CYP3A 抑制剂或诱导剂发生药物相互作用。艾乐替尼、布加替尼主要在肝脏中被 CYP3A4 代谢，肝损伤可能是由于针对细胞内激酶的直接抑制或由于药物代谢过程中内源性肝毒素导致的肝损伤。布加替尼还易与 CYP3A4 强抑制剂或诱导剂发生药物相互作用。

二、药物诱导性肝损害的临床特征

许多 DILI 患者并无症状，只有通过实验室检查才能发现。有症状的急性 DILI 患者可能出现不适、乏力、低热、畏食、恶心、呕吐、右上腹疼痛、黄疸、无胆色粪或深色尿。此外，胆汁淤积的患者可能伴有皮肤瘙痒。体格检查可能会发现肝大。病情严重的患者可能出现提示急性肝衰竭的凝血功能异常和肝性脑病。慢性 DILI 患者可能会继续发展为显著的肝纤维化或肝硬化，并出现肝硬化或肝失代偿的症状及体征，如黄疸、肝掌及腹水。

判定肝损伤是由药物引起的关键因素如下[6]：药物暴露是在肝损伤发生之前（潜伏期差异较大）；排除了基础性肝病；停用该药物可使肝损伤好转；若再次用药（一般不建议尝试）可能发生迅速而严重的肝损伤；其他患者使用该药物曾出现 DILI。

在临床上，DILI 根据临床表现的不同分为肝细胞损伤、胆汁淤积性损伤、混合性损伤 3 大类[7]。采用谷丙转氨酶（alanine aminotransferase，ALT）及碱性磷酸酶（alkaline phosphatase，ALP）诊断。

1. 肝细胞损伤的特征 ALT 升高大于正常上限（upper limit of normal，ULN）的 2~5 倍，和 / 或 ALT/ALP>5。

2. 胆汁淤积性损伤的特征 ALP 大于 ULN 的 3 倍和 / 或 ALT/ALP<2。

3. 混合性损伤的特征 ALT 大于 ULN 的 2~5 倍，ALP 的增加大于 ULN 的 3 倍，和 / 或 ALT/ALP 在 2~5。

这三种类型的损伤，都可能合并血清胆红素的升高（可表现为黄疸）和 / 或肝脏合成功能的异常（如凝血功能异常）。例如艾乐替尼、塞瑞替尼、布加替尼。

大部分 EGFR-TKI 及 ALK-TKI 以肝细胞损伤型 DILI 为主，艾乐替尼、布加替尼则可表现肝细胞损伤、胆汁淤积性损伤、混合性损伤。

肝脏检查结果异常时间 <3 个月则认为是急性 DILI，若异常情况已存在 3 个月以上则考虑为慢性 DILI[3]。若存在黄疸（血清胆红素 >ULN 的 2 倍）伴血清氨基转移酶升高（>ULN 的 3 倍）的情况，则预后较差，这种情况下的死亡率高达 14%[7]。

 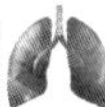

三、药物诱导性肝损害的西医治疗策略

DILI 的主要治疗方法是停用致病药物。除此之外，临床试验几乎没有发现有效的特异性疗法。用药前后监测肝功能情况，尽早诊断十分重要。

(一) 监测肝功能

在 EGFR-TKI 或 ALK-TKI 开始治疗之前以及治疗期间定期监测肝功能。

(二) 原有 EGFR-TKI 或 ALK-TKI 减量、停药、更换药物[8-11]

1. 减量指征 血清转氨酶升高但未超过 ULN 的 5 倍。

2. 暂时停药指征 血清转氨酶升高超过 ULN 的 5 倍(3 级毒性)，应暂时停用。大多数 EGFR-TKI 及 ALK-TKI 出现药物诱导性肝功能损害后，停药后 1~2 个月内肝功能可恢复正常。

3. 重新启用 肝功能恢复正常后，可考虑重新启用原药物。厄洛替尼、阿法替尼、艾乐替尼重新启用后，血清转氨酶可能会再次升高，因此重新启用需谨慎。克唑替尼重新启用可从小剂量开始。

4. 永久停药指征 如果肝损害持续存在(3 周内没有明显改善或消失)，肝损害严重，出现症状或黄疸，或重新启用时再次出现肝损，则应永久停用。

5. 更换药物 没有交叉反应的两种药物之间，一种药物出现 DILI 后，可尝试使用另一种药物。如厄洛替尼与其他 EGFR-TKI，吉非替尼与其他 EGFR-TKI、阿法替尼与其他 EGFR-TKI 药物、艾乐替尼与克唑替尼及塞瑞替尼之间均没有交叉反应。

(三) 激素治疗

尽管糖皮质激素可能对超敏反应导致的 DILI 患者有一定的治疗作用，但尚未证实糖皮质激素对大部分其他非超敏反应机制导致的 DILI 有效[12]。对于停药后仍存在进行性胆汁淤积或肝脏活检特征类似自身免疫性肝炎的超敏反应患者，可考虑给予糖皮质激素治疗。

(四) 避免使用其他潜在的肝毒性药物

对于接受厄洛替尼治疗的患者应尤其避免使用其他潜在的肝毒性药物(例如大剂量的对乙酰氨基酚)。

(五) 对症处理

对于存在瘙痒的胆汁淤积性肝病患者，胆汁酸螯合剂治疗可缓解瘙痒。

(张培彤　俞婷婷　肖彩芝　杨　扬)

参 考 文 献

[1] FISHER K,VUPPALANCHI R,SAXENA R.Drug-induced liver injury[J].Arch Pathol Lab Med,2015,139(7):876-887.

[2] LEISE M D,POTERUCHA J J,TALWALKAR J A.Drug-induced liver injury[J].Mayo Clin Proc,2014,89(1):95-106.

[3] PALUDETTO M N,PUISSET F,CHATELUT E,et al.Identifying the reactive metabolites of tyrosine kinase inhibitors in a comprehensive approach Implications for drug-drug interactions and hepatotoxicity[J].Med Res Rev,2019,39(6):2105-2152.

[4] BART A G,TAKAHASHI R H,WANG X,et al.Human cytochrome p450 1a1 adaptsactive site for atypical nonplanar substrate[J].Drug Metab Dispos,2020, 48(2):86-92.

[5] ALFIERI R R,GALETTI M,TRAMONTI S,et al.Metabolism of the EGFR tyrosin kinase inhibitor

gefitinib by cytochrome P450 1A1 enzyme in EGFR-wild type non small cell lung cancer cell lines[J].Mol Cancer,2011,23(10):143.

[6] NAVARRO V J,SENIOR J R.Drug-related hepatotoxicity[J].N Engl J Med,2006,354(7):731-739.

[7] REGEV A, SEEFF L B, MERZ M, et al. Causality assessment for suspected DILI during clinical phases of drug development[J].Drug Saf, 2014, 37 Suppl 1(Suppl 1):S47-S56.

[8] OHASHI Y,SUZUKI K,SAKURAI M,et al.Safety analysis of eight patients treated with erlotinib after severe gefitinib-induced liver injury [in Japanese][J].Gan To Kagaku Ryoho,2010,37(7):1307-1311.

[9] NAKATOMI K,NAKAMURA Y,TETSUYA I,et al.Treatment with gefitinib after erlotinib-induced liver injury:a case report[J].J Med Case Rep,2011,5(1):593.

[10] KUNIMASA K,YOSHIOKA H,IWASAKU M,et al.Successful treatment of nonsmall cell lung cancer with gefitinib after severe erlotinib-related hepatotoxicity[J].Intern Med,2012,51(4):431-434.

[11] UEDA H,HAYASHI H,KUDO K,et al.Successful treatment with afatinib after gefitinib-and erlotinib-induced hepatotoxicity[J].Invest New Drugs,2016,34(6):797-799.

[12] LAI Y C,LIN P C,LAI J I,et al.Successful treatment of erlotinib-induced acute hepatitis and acute interstitial pneumonitis with high-dose corti costeroid a case report and literature review[J].Int J Clin Pharmacol Ther,2011,49(7):461-466.

第四节 间质性肺病

一、间质性肺病的发生率及发病机制

间质性肺病(interstitial lung disease,ILD)是分子靶向药物治疗中较为少见但相对严重的并发症,治疗 NSCLC 的 EGFR-TKI 中,肺毒性较为明显的有吉非替尼(iressa)、厄洛替尼(tarceva)、奥希替尼(tagrisso)、阿法替尼(gilotrif)和达克替尼(dacomitinib)。肺毒性通常发生在开始治疗后的 2~3 个月内,既往有肺部基础疾病和吸烟史的患者的患病风险更高[1,2]。吉非替尼、厄洛替尼和阿法替尼的 ILD 发生率约为 1%[2-4],奥希替尼约为 6.8%[5],达克替尼约为 0.5%[6]。在吉非替尼、厄洛替尼治疗期间出现的 ILD,可导致高达 31% 左右的患者死亡[2,4],使用奥希替尼患者的 ILD 相关死亡率为 0.81%[5];达克替尼的死亡率相对低,为 0.3%[6]。这些靶向药物引起肺毒性的机制尚不明确。研究表明,EGFR 表达于Ⅱ型肺泡上皮细胞,参与肺泡壁的修复,而 EGFR-TKI 的应用干扰了肺泡修复机制,可能加重其他因素(包括放疗、原有肺损伤、其他药物)所致的肺损伤[1,2,7]。

二、间质性肺病的临床特征

临床表现常呈急性的呼吸困难,伴有咳嗽或低热,常在短期内加重[1]。影像学若出现广泛的磨玻璃样浸润或肺实变,常预示着较高的死亡率(75%)[7]。最常见的组织学类型为弥漫性肺泡损伤、肺间质炎症(伴或不伴纤维化)、机化性肺炎以及肺泡出血[7,8]。

三、间质性肺病的西医处理策略

靶向治疗的 ILD 一旦确诊,需立即并永久停药。治疗上主要以支持性为主,予供氧,当

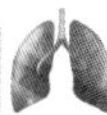

存在哮鸣音、气流受限，可适当吸入支气管扩张剂（如β受体激动剂），并根据临床需要予以机械通气[1]。对于肺毒性进展迅速或程度严重的患者，例如静息时呼吸困难、氧饱和度低于90%或较基线降低超过4%、临床状况恶化或需要通气支持，通常启动经验性糖皮质激素治疗，但支持使用该药的证据主要来源于回顾性病例系列研究[9,10]。

尚无明确的糖皮质激素治疗方案，但是严重的呼吸系统损害常用泼尼松40~60mg/d治疗；静脉糖皮质激素治疗（如甲泼尼龙，最大剂量不超过1g/d，连续3日）已用于即将发生呼吸衰竭或需要机械通气的患者。如果患者的反应容许，可以在1~2个月内逐渐减少口服剂量。全身性糖皮质激素治疗存在许多不良反应，包括机会性感染，可能需要预防性治疗。即使经验性应用高剂量糖皮质激素治疗，仍有死亡发生。

四、中医康复处理

间质性肺炎属于中医学“肺热病”“咳嗽”“肺炎喘嗽”等病证范畴。在早期以实热证居多，属痰热闭肺，治疗以清热化痰为主；中期里热实证已成，病久入络生瘀，宜以逐瘀通络为主；后期痰瘀内闭，阻遏气机，宜用通阳行痹；恢复期气阴两虚，宜益气养阴。

（一）辨证论治

1. 痰热壅肺型

（1）症状：咳嗽，咳痰黄稠或咳铁锈色痰，呼吸气促，高热，口渴烦躁，小便黄赤，大便干燥，舌红苔黄，脉洪数或滑数。

（2）治法：清热化痰，宣肺止咳。

（3）主方：麻杏石甘汤合千金苇茎汤加减。

2. 热闭心神

（1）症状：咳嗽气促、痰声辘辘，烦躁，神昏谵语，高热不退，甚则四肢厥冷，舌红绛，苔黄而干，脉细滑数。

（2）治法：清热解毒，化痰开窍。

（3）主方：清营汤加减。

3. 阴竭阳脱

（1）症状：高热骤降，大汗肢冷，颜面苍白，呼吸急迫，四肢厥冷，唇甲青紫，神志恍惚，舌淡青紫，脉微欲绝。

（2）治法：益气养阴，回阳固脱。

（3）主方：生脉散合四逆汤加减。

4. 正虚邪恋

（1）症状：干咳少痰，咳嗽声低，气短神疲，身热，手足心热，自汗或盗汗，心胸烦闷，口渴欲饮或虚烦不眠，舌红，苔薄黄，脉细数。

（2）治法：益气养阴，润肺化痰。

（3）主方：竹叶石膏汤加减。

（二）中成药治疗

临床上根据辨证可选用中成药，如发酵的冬虫夏草菌粉[11]、固本抗纤丸[12]等。

（李会颖　赵快乐　储　黎　刘丽荣）

参考文献

[1] SHAH R R.Tyrosine Kinase inhibitor-induced interstitial lung disease:clinical features,diagnostic challenges,and therapeutic dilemmas[J].Drug Saf,2016,39(11):1073-1091.

[2] KAWATA T,HIGASHIMORI M,ITOH Y,et al.Gefitinib exposure and occurrence of interstitial lung disease in Japanese patients with non-small-cell lung cancer[J].Cancer Chemother Pharmacol,2019,83(5):849-858.

[3] SEQUIST L V,YANG J C,YAMAMOTO N,et al.Phase Ⅲ study of afatinib or cisplatin plus pemetrexed in patients with metastatic lung adenocarcinoma with EGFR mutations[J].J Clin Oncol,2013,31(27):3327-3334.

[4] YOSHIOKA H,KOMUTA K,IMAMURA F,et al.Efficacy and safety of erlotinib in elderly patients in the phase Ⅳ POLARSTAR surveillance study of Japanese patients with non-small-cell lung cancer[J].Lung Cancer,2014,86(2):201-206.

[5] GEMMA A,KUSUMOTO M,SAKAI F,et al.Real-world evaluation of factors for interstitial lung disease incidence and radiologic characteristics in patients With EGFR T790M-positive NSCLC treated with osimertinib in Japan[J].J Thorac Oncol,2020,15(12):1893-1906.

[6] XIE X,WANG X,WU S,et al.Fatal toxic effects related to EGFR tyrosine kinase inhibitors based on 53 cohorts with 9,569 participants[J].J Thorac Dis,2020,12(8):4057-4069.

[7] MIN J H,LEE H Y,LIM H,et al.Drug-induced interstitial lung disease in tyrosine kinase inhibitor therapy for non-small cell lung cancer: a review on current insight[J].Cancer Chemother Pharmacol,2011,68(5):1099-109.

[8] PRASAD R,GUPTA P,SINGH A,et al.Drug induced pulmonary parenchymal disease[J].Drug Discov Ther,2014,8(6):232-237.

[9] SEQUIST L V,YANG J C,YAMAMOTO N,et al.Phase Ⅲ study of afatinib or cisplatin plus pemetrexed in patients with metastatic lung adenocarcinoma with EGFR mutations[J].J Clin Oncol,2013,31(27):3327-3334.

[10] WU Y L,ZHOU C,HU C P,et al.Afatinib versus cisplatin plus gemcitabine for first-line treatment of Asian patients with advanced non-small-cell lung cancer harbouring EGFR mutations (LUX-Lung 6):an open-label,randomised phase 3trial[J].Lancet Oncol,2014,15(2):213-222.

[11] 崔瑗，曹锐，张慧，等.发酵的冬虫夏草菌粉治疗慢性阻塞性肺疾病和间质性肺疾病随机对照试验的质量评价[J].首都医科大学学报,2019,40(6):927-937.

[12] 王文，杨栓柱，王志梅.固本抗纤丸治疗特发性间质性肺炎的效果及安全性[J].临床医学研究与实践,2019,4(19):125-126.

第五节 血液系统毒性

骨髓抑制是EGFR-TKI、ALK-TKI、抗血管生成药物常见毒性反应，主要表现为外周血白细胞、血红蛋白、血小板不同程度下降，可引发感染、贫血、出血等。相关可能的机制为：①免疫介导的毒性：药物依赖性或药物诱发性的抗体破坏循环中的血细胞；②直接毒性和间接毒性：靶向药物直接毒害骨髓前体细胞。

一、骨髓抑制程度分级

按WHO抗癌药物常见毒副反应分级标准，根据白细胞、中性粒细胞、血红蛋白、血小板、出血情况分级如表9-5-1。

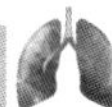

表 9-5-1 骨髓抑制程度分级

分级项目	白细胞/($\times 10^9$个·L^{-1})	中性粒细胞/($\times 10^9$个·L^{-1})	血小板/($\times 10^9$个·L^{-1})	血红蛋白/($g \cdot L^{-1}$)	出血
0度	≥ 4.0	≥ 2.0	≥ 100	≥ 110	无
Ⅰ度	3.0~3.9	1.5~1.9	75~99	95~109	瘀点
Ⅱ度	2.0~2.9	1.0~1.4	50~74	80~94	轻度失血
Ⅲ度	1.0~1.9	0.5~0.9	25~49	65~79	明显失血
Ⅳ度	<1.0	<0.5	<25	<65	严重失血

二、骨髓抑制发生率

白细胞减少发生率超 40% 的有贝伐珠单抗。中性粒细胞减少发生率超 40% 的有克唑替尼、奥希替尼。淋巴细胞减少发生率超 40% 的有奥希替尼、克唑替尼、达克替尼。贫血发生率超 50% 的有塞瑞替尼、奥希替尼、阿乐替尼、劳拉替尼。血小板减少的发生率超 50% 的有贝伐珠单抗、奥希替尼。出血的发生率：贝伐珠单抗皮肤出血的发生率为 17%，肺出血的发生率为 4%~31%；吉非替尼鼻出血、血尿、肺出血的发生率为 4%~5%[1]。

三、骨髓抑制治疗

（一）药物诱导的中性粒细胞减少和粒细胞缺乏

1. 停用致病药物 一旦证实Ⅲ度以上中性粒细胞减少或Ⅲ度以上粒细胞缺乏与药物相关，则不论有无症状都应停药[1]。中性粒细胞减少通常在停用致病药物后的 1~3 周缓解，但个体差异很大[2]。

2. 相关感染的治疗 如果患者发热，应静脉用广谱抗生素，并尽量在抗生素使用前行疑似感染部位的细菌学培养。高龄、脓毒症、休克、肾衰竭均是预后不良的因素[3]。

3. 粒细胞集落刺激因子 一些非随机对照研究表明，药物诱导的粒细胞缺乏和继发性感染患者使用 G-CSF，可以缩短感染恢复时间、抗生素使用时间及住院时间[4]。当白细胞总计数超过 10 000 个/μl 时，便可停止 G-CSF 治疗[5]。

（二）药物诱导的红细胞减少

1. 如骨髓抑制程度Ⅲ度以上，应停用致病药物。

2. 输血指征 对于有贫血相关较严重症状（如心肌缺血、补液无法缓解的体位性低血压或心动过速、静息时明显呼吸困难），无论 Hb 水平如何，都应输血[6]。ACS 患者，Hb<8g/L 时应输血，8~10g/L 时需考虑输血，输血目标维持 Hb ≥ 10g/L。无基础心脏疾病、无贫血相关较严重症状、血流动力学稳定患者，Hb 低于 7~8g/L 时考虑输血。

（三）药物诱导的血小板减少

1. 如骨髓抑制程度Ⅲ度以上，应停用致病药物。

2. 限制活动 对一般情况良好、没有瘀点或紫癜患者，可能无需限制活动。如果血小板计数 $<50 \times 10^9$ 个/L，一般不应参加剧烈体育运动。

3. 慎用抗凝、抗血小板药物　权衡抗凝、抗血小板药物风险，获益后决定是否使用此类药物。

4. 输血指征　严重出血患者均需立即输注血小板。对于大多数因骨髓受抑而导致血小板计数低于 10×10^9 个 /L 的无发热患者，我们采用预防性血小板输注以预防自发性出血[7]。针对发热或脓毒症患者的输注血小板阈值为（20~30）$\times 10^9$ 个 /L。急性早幼粒白血病患者的血小板输注阈值为（30~50）$\times 10^9$ 个 /L。

（尹震宇　俞婷婷　白建平）

参 考 文 献

[1] FRAMPTON J E.Crizotinib:a review of its use in the treatment of anaplastic lymphoma kinase-positive,advanced non-small cell lung cancer[J].Drugs,2013,73(18):2031-2051.

[2] GREENHALGH J,DWAN K,BOLAND A,et al.First-line treatment of advanced epidermal growth factor receptor (EGFR) mutation positive non-squamous non-small cell lung cancer[J].Cochrane Database Syst Rev,2016,25(5):CD010383.

[3] ANDRS E,MOUROT-COTTET R.Non-chemotherapy drug-induced neutropenia-an update[J].Expert Opin Drug Saf,2017,16(11):1235-1242.

[4] KUBOTA Y,TOH YOON E W.Severe drug-induced agranulocytosis successfully treated with recombinant human granulocyte colony-stimulating factor[J]. Case Rep Med, 2018, 2018:8439791.

[5] CARSON J L,TERRIN M L,NOVECK H,et al.Liberal or restrictive transfusion in high-risk patients after hip surgery[J].N Engl J Med,2011,365(26):2453-2462.

[6] CARSON J L,BROOKS M M,ABBOTT J D,et al.Liberal versus restrictive transfusion thresholds for patients with symptomatic coronary artery disease[J].Am Heart J,2013,165(6):964-971.

[7] ESTCOURT L J,STANWORTH S J,MURPHY M F.Platelet transfusions for patients with haematological malignancies:who needs them?[J].Br J Haematol,2011,154(4):425-440.

第六节　心血管毒性

一、心血管毒性的发病机制

心血管毒性是靶向药物常见的不良反应之一，接受靶向治疗的患者发生心血管疾病风险增加，如果合并高血压病史，风险甚至更高。分子靶向药物（如阿法替尼、卡博替尼、塞瑞替尼等）相关的心血管毒性已有报道，如高血压、血栓事件、心肌梗死等。高血压是抗血管生成药物（如贝伐单抗、卡博替尼等）最常见的不良反应。在使用贝伐珠单抗的患者中，多达 36% 的患者观察到了高血压，其中 1.8%~22% 为重度高血压[1]。接受靶向药物后出现血压升高时间不同，常常在治疗的第一周期内出现，毒性具有剂量依赖性[2]。Megan 等[3]报道贝伐单抗诱导高血压的机制是血管内皮生长因子的阻断，导致全身血管阻力增加，但关于贝伐单抗诱导血压升高的个体性差异仍不清楚。

靶向药物相关的严重的心血管事件发生率虽然不高，但临床上难以早期发现和控制，甚至会给高风险人群带来致命后果，因此，对于靶向药物相关心血管事件的诊治是重中之

 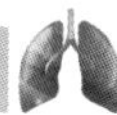

重。大量临床研究验证了TKI可导致患者一系列严重的心血管系统不良事件，如（左）心功能障碍、动静脉栓塞事件和Q-Tc间隔延长。其中研究发现，与吉非替尼相比，奥希替尼组Q-T间期延长发生率略高（10% *vs*. 8%），且3级及以上Q-T间期延长仅发生在奥希替尼组（3%）[4]。Shiroyama等[5]报道了1例接受奥希替尼治疗中出现急性肺栓塞的病例，该患者在服用奥希替尼治疗16天后出现肺动脉和双下肢静脉血栓，经过抗凝治疗后再次恢复奥希替尼，最终血栓消失。对于新三代TKI，甲磺酸伏美替尼、阿美替尼、艾维替尼是否会增加心血管不良事件还未可知，我们等待后续相关研究资料补充。据报道，使用阿法替尼和塞瑞替尼，可导致心脏功能障碍。在新的TKI中，卡博替尼和塞瑞替尼已被证明可引起轻-中度的Q-Tc间隔延长[6]。荟萃分析显示[7]，TKI组Q-Tc间隔延长的发生率为0.83%，非TKI组为0.03%（*RR*=2.69，95%*CI* 1.33~5.44），亚组分析中，大部分事件为无症状性。值得注意的是，Laksman等[8]报道了Q-T间期延长增加了死亡风险，是潜在的致命性心律失常。如果联合用药，心脏毒性的发生率则可能进一步增加。目前，关于分子靶向药物引起心脏毒性原因仍不清楚，潜在的机制可能为靶向药物抑制表皮生长因子受体2（HER2），从而引起心脏功能障碍[9]。

二、心血管毒性临床特征和西医处理策略

早期识别出分子靶向药物相关的心血管毒性，对高危肿瘤患者具有重要的临床意义。接受抗血管生成治疗的患者，应在治疗过程中每2~3周进行血压监测，避免恶性高血压和重大心血管事件发生。一旦出现血压升高，应及时给予降压，血压控制不理想时可考虑降压药物加量或联合。研究表明，对于靶向药物引起的血压升高，应尽早实施降压治疗，可减少恶性高血压并发症的发生[10]。应用可能引起严重心血管毒性的分子靶向药物时，需密切监测心脏指标、D-二聚体，积极预防血栓和减轻心脏负荷，必要时调整药物剂量和停止治疗，尽可能避免永久性损伤甚至死亡。

（尹震宇　林永娟　白建平）

参考文献

[1] RANPURA V,PULIPATI B,CHU D,et al.Increased risk of high-grade hypertension with bevacizumab in cancer patients:a meta-analysis[J].Am J Hypertens,2010,23(5):460-468.

[2] VAN DORST D C H,DOBBIN S J H,NEVES K B,et al.Hypertension and prohypertensive antineoplastic therapies in cancer patients[J].Circ Res, 2021, 128(7):1040-1061.

[3] LI M,KROETZ D L.Bevacizumab-induced hypertension:Clinical presentation and molecular understanding[J]. Pharmacol Ther,2018,182:152-160.

[4] CHENG Y,HE Y,LI W,et al.Osimertinib versus comparator EGFR TKI as first-line treatment for EGFR-mutated advanced NSCLC: FLAURA China, a randomized study[J].Target oncol,2021,16(2):165-176.

[5] SHIROYAMA T,HAYAMA M,SATOH S,et al.Successful retreatment with osimertinib after osimertinib-induced acute pulmonary embolism in a patient with lung adenocarcinoma:A case report[J].Respir Med Case Rep,2017,20:25-27.

[6] SHAH R R,MORGANROTH J.Update on cardiovascular safety of tyrosine kinase inhibitors:with a special focus on qt interval,left ventricular dysfunction and overall risk/benefit[J].Drug Saf,2015,38(8):693-710.

[7] GOLDMAN A,BOMZE D,DANKNER R,et al.Cardiovascular toxicities of antiangiogenic tyrosine kinase inhibitors: a retrospective, pharmacovigilance study[J].Target Oncol, 2021, 16(4):471-483.

[8] LAKSMAN Z,MOMCIU B,SEONG Y W,et al. A detailed description and assessment of outcomes of patients with hospital recorded QTc prolongation[J].Am J Cardiol,2015,115(7):907-911.
[9] WATANABE H,ICHIHARA E,KANO H,et al.Congestive Heart Failure During Osimertinib Treatment for Epidermal Growth Factor Receptor (EGFR)-mutant Non-small Cell Lung Cancer (NSCLC)[J].Intern Med,2017,56(16):2195-2197.
[10] SORIA J C,OHE Y,VANSTEENKISTE J,et al.Osimertinib in untreated EGFR-mutated advanced non-small-cell lung cancer[J].N Engl J Med,2018,378(2):113-125.

第七节 眼部毒性

一、眼部毒性的临床特征

在所有的靶向药物中，作用于 EGFR 的药物最容易出现眼部相关的毒性。研究显示，所有的 EGFR 抑制剂均可以导致眼部毛发周期失调，进而导致毛发颜色、生长速度和质地的变化，造成多毛症及睫毛粗长，或者脱发[1]。基本上所有的 EGFR-TKI 均可能导致角膜最外层上皮层愈合不良，从而导致眼干燥症和持续性角膜上皮缺损和糜烂[1]。这可能导致严重的视物模糊，并增加细菌性角膜炎的发生风险。吉非替尼的相关临床试验报道了眼干燥症、睑缘炎、结膜炎和视觉障碍（如偏盲、视物模糊和畏光）等相关眼部毒性[2]。厄洛替尼的眼部毒性主要包括结膜炎和眼睑改变，如睑内翻、外翻和睫毛粗长，少数情况下还可引起无菌性角膜变薄和溶解，以及严重的前葡萄膜炎[3-5]。

ALK 相关抑制剂也可能产生眼部毒性，在一项克唑替尼的Ⅱ期临床研究中，65% 接受治疗的患者出现了视觉障碍，常见症状包括光迹、闪光和图像短暂残留，主要诱发因素为从暗环境突然过渡到亮环境[6,7]。眼部毒性常出现在使用克唑替尼第 1 周，症状反复发作，可持续 1 分钟，但几乎不影响日常活动。另外两种 ALK 抑制剂色瑞替尼和布格替尼也可能导致类似的症状，但发生率低于 10%。目前其机制尚不明确，既往曾有临床研究对克唑替尼治疗后产生眼部毒性的 200 多例患者进行详细眼科评估，没有发现与视觉障碍相关的任何结构性异常[8]。

二、眼部毒性的西医处理策略

出现眼部毒性时，停止或继续靶向治疗取决于个体的情况。针对 EGFR 抑制剂导致的眼干燥症和角膜缺损，可以尝试频繁滴用人工泪液、戴绑带式接触镜和戴眼罩等标准治疗，但效果大多不理想。停止相应的靶向药物治疗后，角膜上皮的缺损可逐渐恢复正常。针对角膜变薄和溶解，由于可能导致角膜穿孔[1,3]，因此建议立即停药，可以一定程度上阻止角膜继续变薄，但最终可能依然需要角膜移植，使用氰基丙烯酸胶可以延缓角膜变薄的进展[3]。如发生严重的葡萄膜炎，则推荐停药，局部使用皮质类固醇通常有效，需谨慎再启用相关靶向药物，因为已有再次使用厄洛替尼导致葡萄膜炎复发的相关案例[5]。

ALK 抑制剂相关的眼部毒性尚无特殊的有效治疗方法。轻度的症状通常会随着时间逐渐改善，一般不需要停止治疗，但是如发生严重的视觉障碍，则需权衡视力恶化的风险与继续治疗的获益。如在克唑替尼治疗后新发严重视力下降的患者，需停用该药。在布格替尼使用期间，如发生视力中重度下降、日常生活能力受限，则推荐暂停用药，直至症状完全消

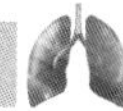

失；如造成失明，则必须永久停药[6]。

（尹震宇　李会颖　张海波　刘丽荣）

参考文献

[1] BORKAR D S,LACOUTURE M E,BASTI S.Spectrum of ocular toxicities from epidermal growth factor receptor inhibitors and their intermediate-term follow-up:a five-year review[J].Support Care Cancer,2013,21(4):1167-1174.

[2] TULLO A B,ESMAELI B,MURRAY P I,et al.Ocular findings in patients with solid tumours treated with the epidermal growth factor receptor tyrosine kinase inhibitor gefitinib ('Iressa',ZD1839) in Phase Ⅰ and Ⅱ clinical trials[J].Eye (Lond),2005,19(7):729-738.

[3] CHOW V W,JHANJI V,CHI S C.Erlotinib-related corneal melting[J].Ophthalmology,2013,120(5):1104.e1.

[4] CHOI H D,CHANG M J.Eye,hepatobiliary,and renal disorders of erlotinib in patients with non-small-cell lung cancer: A meta-analysis[J].PLoS One,2020,15(7):e0234818.

[5] ALI K,KUMAR I,USMAN-SAEED M.Erlotinib-related bilateral anterior uveitis[J].BMJ Case Rep,2011, 24:2011.

[6] KWAK E L,BANG Y J,CAMIDGE D R,et al.Anaplastic lymphoma kinase inhibition in non-small-cell lung cancer[J].N Engl J Med,2010,363(18):1693-1703.

[7] MALIK S M,MAHER V E,BIJWAARD K E,et al.U.S.Food and drug administration approval:crizotinib for treatment of advanced or metastatic non-small cell lung cancer that is anaplastic lymphoma kinase positive[J]. Clin Cancer Res,2014,20(8):2029-2034.

[8] BESSE B,SALGIA R,BOLOMON B,et al.Visual disturbances patients (pts) with anaplastic lymphoma kinase (ALK)-positive advanced non-small cell lung cancer(NSCLC) treated with crizotinib (abstract 1268P)[J].Eur Soc Med Oncol,2012,23:ix415.

第八节　内分泌与代谢毒性

各种 EGFR-TKI、ALK-TKI、抗血管生成药物均可能引起内分泌及代谢异常。血糖升高发生率 40% 以上的药物主要包括色瑞替尼、劳拉替尼、达克替尼、布加替尼等。克唑替尼甚至可能导致糖尿病酮症酸中毒（发生率≤2%）。安罗替尼导致甲状腺功能减退的发生率为 46.6%，甲状腺功能亢进的发生率 <10%。劳拉替尼引起高胆固醇血症及高甘油三酯血症的发生率均高于 90%。贝伐珠单抗导致卵巢功能衰竭的发生率为 34%，克唑替尼导致血清睾酮水平下降的发生率为 1%。各类药物导致的电解质异常、脱水、体重下降也十分常见，劳拉替尼导致高血钾的发生率为 21%。达克替尼及劳拉替尼引起低蛋白血症的发生率在 30% 以上。

一、药物相关血糖升高及糖尿病酮症酸中毒

1. 发病机制　达克替尼、色瑞替尼、阿乐替尼、布加替尼、劳拉替尼、贝伐珠单抗、安罗替尼等引起血糖升高的机制仍不明确。色瑞替尼、克唑替尼、阿乐替尼引起血糖升高可能与其阻断胰岛素受体相关[1]。

2. 临床体征　大多数患者无症状，仅在实验室检查中发现高血糖。高血糖的典型症状包括多尿、烦渴、夜尿、视物模糊以及体重减轻。糖尿病酮症酸中毒可表现为：24 小时内迅速进展，明显高血糖症的最早期症状是多尿、烦渴和体重下降。随着高血糖程度加

重或持续时间延长，可出现神经系统症状，包括嗜睡、神经系统定位体征和意识模糊。在较晚期阶段，症状可发展至昏迷。糖尿病酮症酸中毒患者可出现过度换气、恶心、呕吐、腹痛。

3. 西医处理策略 发生严重不良反应时，应停用相关药物。使用胰岛素降糖。糖尿病酮症酸中毒治疗原则为补液、胰岛素降糖。

二、药物相关甲状腺功能减退

抗血管生成药物安罗替尼可导致药物相关性甲状腺功能减退。

1. 发病机制 仍不明确。

2. 临床表现 乏力、行动和言语缓慢、寒冷不耐受、便秘、体重增加、心动过缓、毛发和皮肤粗糙、面部虚肿、舌增大、声音嘶哑等。

3. 西医处理策略 使用安罗替尼前检测甲状腺功能，甲状腺功能减退的患者在安罗替尼治疗前应给予相应的标准治疗。整个安罗替尼治疗期间密切监测甲状腺功能，当TSH ≥ 20mU/L 或 T_3、T_4、FT_3、FT_4 的任一数值低于正常值时，应使用左甲状腺素替代治疗。起始剂量 25~50μg/d，每 4~6 周复查甲状腺功能，调整甲状腺素剂量。

4. 剂量调整 根据患者出现的药物相关毒性反应程度和可能的疗效，决定是否调整剂量（表 9-8-1，表 9-8-2）。

表 9-8-1 甲状腺功能减退 CTCAE 5.0 版分级

分级	症状及处理原则
1 级	无症状，仅临床检查或诊断所见，无需治疗
2 级	有症状；甲状腺激素补充治疗；影响工具性日常生活活动
3 级	严重；影响个人日常生活活动；需要住院治疗
4 级	危及生命；需要紧急治疗
5 级	死亡

表 9-8-2 安罗替尼剂量调整原则

不良反应级别（CTCAE 5.0 版）	给药时间	剂量调整
0~2 级	按时给药	不改变剂量
3 级	延迟给药直至程度恢复至 <2 级	下调 1 个剂量水平；如 2 周后仍未恢复，则考虑永久停药
4 级	延迟给药直至程度恢复至 <2 级	下调 1 个剂量水平；如 2 周后仍未恢复，则考虑永久停药；根据治疗，研究者判断可以考虑永久停药

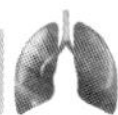

根据不良反应程度，建议在医师指导下调整剂量：①第一次调整剂量：10mg，每日1次，连服2周，停药1周；②第2次调整剂量：8mg，每日1次，连服2周，停药1周。如8mg剂量仍无法耐受，则永久停药。

三、药物相关甲状腺功能亢进

抗血管生成药物安罗替尼可导致药物相关甲状腺功能亢进。

1. 发病机制　目前仍不明确。

2. 临床特征　典型症状包括焦虑、情绪不稳、虚弱、震颤、心悸、怕热、出汗增加、体重减轻[2]。部分患者由于食欲增加导致体重增加，尤其是年轻患者[2]。其他症状包括便次增多、尿频、女性月经稀发或闭经、男性乳房发育和阴茎勃起功能障碍[2]。轻度甲亢和老年患者常仅有一个或几个器官的症状[2]。对于任何年龄的患者，若出现孤立性症状和体征（如无法解释的体重减轻、新发房颤、肌病、月经失调和男性乳房发育）时也需评估有无甲亢。甲亢可能的其他症状包括骨质疏松、高钙血症、心力衰竭、房性期前收缩、呼吸急促，以及既往确诊糖尿病患者血糖控制恶化。对年龄较大的患者，诸如心动过速（或房颤）、劳力性呼吸困难以及水肿等心肺症状可能较为突出[3]。他们往往体重减轻程度更大，而食欲增加较少[3]。最典型的是"淡漠型甲亢"，年龄较大的患者除虚弱、无力外可无其他症状[4]。亚临床型甲亢，定义为血清游离甲状腺素（thyroxine，T_4）和三碘甲腺原氨酸（triiodothyronine，T_3）水平正常而TSH水平抑制，年龄较大的这类患者心房颤动风险增加至3倍。

3. 西医处理策略　根据患者出现的药物相关毒性反应程度和可能的疗效，决定是否调整剂量。遵守剂量调整原则进行降剂量处理，参考安罗替尼剂量调整原则。

四、药物相关血清睾酮水平下降及卵巢功能衰竭

1. 发病机制　性腺功能抑制。克唑替尼可导致血清睾酮水平下降[5]。基于295例患者参加的AVF3077s（NSABPC-08）的亚组研究表明，贝伐珠单抗可导致卵巢功能衰竭，损害女性生育能力。

2. 预防　女性患者在使用贝伐珠单抗前，应当与有生育力及生育愿望的女性讨论保护生育力的方法。男性及女性患者在使用克唑替尼治疗期间及最后一次给药后至少45天内采取有效的避孕措施，避免克唑替尼可能造成的对胎儿的伤害。

五、药物相关电解质异常

各种EGFR-TKI、ALK-TKI、抗血管生成药物均可能引起电解质异常。

1. 发病机制　EGFR-TKI、ALK-TKI药物相关胃肠道反应如呕吐、腹泻相关的电解质异常，如低钾、低钠、低镁等。

2. 西医处理策略　用药期间监测电解质水平，处理胃肠道反应，及时补充电解质，维持水与电解质平衡。高钾血症患者需警惕心脏毒性，密切监测生命体征、尿量、血钾水平、血气中酸碱平衡情况、心电图情况。酌情予利尿、高糖加胰岛素降低血钾，葡萄糖酸钙拮抗高钾所致心脏毒性，碳酸氢钠促进钾离子入胞。必要时血液透析或使用胃肠道阳离子交换剂。

（李秋艳　俞婷婷　张海波）

参考文献

[1] FUJITA H,MURAKAMI T,TOMOIKE F,et al.Ceritinib-associated hyperglycemia in the Japanese Adverse Drug Event Report Database[J].J Diabetes Investig,2020,11(3):726-730.

[2] GOICHOT B,CARON P,LANDRON F,et al.Clinical presentation of hyperthyroidism in a large representative sample of outpatients in France:relationships with age,aetiology and hormonal parameters[J].Clin Endocrinol (Oxf),2016,84(3):445-451.

[3] TRIVALLE C,DOUCET J,CHASSAGNE P,et al.Differences in the signs andsymptoms of hyperthyroidism in older and younger patients[J].J Am Geriatr Soc,1996,44(1):50-53.

[4] BOELAERT K,TORLINSKA B,HOLDER R L,et al.Older subjects with hyperthyroidismpresent with a paucity of symptoms and signs:a large cross-sectional study[J].J Clin Endocrinol Metab,2010,95(6):2715-2526.

[5] WEICKHARDT A J,DOEBELE R C,PURCELL W T,et al.Symptomatic reduction in free testosterone levels secondary to crizotinib use in male cancer patients[J].Cancer,2013,119(13):2383-2390.

第九节 神经系统毒性

一、神经系统毒性的发病机制

分子靶向药物相关的神经系统并发症，可能直接源自靶向药物对神经系统的毒性作用，亦或间接来自药物诱导的代谢紊乱、脑血管病。最常见的神经系统毒性是周围神经病变。据报道，经拉罗替尼治疗的患者常会出现神经系统毒性，包括头晕、步态障碍、谵妄、记忆损害和震颤，大多为轻度，发生于用药最初 3 个月内。研究报道了使用该药的 176 例患者，神经系统不良事件的发生率为 53%，其中 3 级和 4 级事件分别为 6% 和 0.6%[1]。劳拉替尼不同于其他的 ALK 抑制剂，会引起一种少见的神经毒性模式。一项劳拉替尼的Ⅱ期试验共纳入患者 275 例，107 例（39%）出现神经系统毒性，包括 49 例（18%）认知功能障碍（更健忘、多任务处理困难），41 例（15%）情绪障碍（通常是情绪不稳定和 / 或易激惹），20 例（7%）言语障碍（通常是找词困难或言语缓慢），5 例（1.75%）幻听，以及 83 例（30%）周围神经病变，神经系统毒性一般较轻（1 级或 2 级），呈一过性、剂量依赖性和间歇性，降低剂量后可逆转[2]。值得注意的是，药物相互作用可能加重神经毒性。Lopez 等[3]报道了厄洛替尼和胺碘酮相互作用，引起严重神经毒性的病例。可能的机制是胺碘酮可抑制 P- 糖蛋白，增加了颅内厄洛替尼药物浓度的暴露。

二、神经系统毒性临床特征和西医处理策略

临床上识别分子靶向药物相关的神经系统并发症十分重要，因为其可能与癌症转移、副肿瘤综合征或共存神经系统疾病相混淆，而后三者并不需要降低药物剂量或停药。神经系统毒性多为剂量限制性，其中 2~3 级神经系统不良反应时停用该药，缓解至≤ 1 级毒性后重新用药并降低剂量，若出现任何 4 级神经系统不良反应事件则应永久停药[4]。对于正在接受潜在神经毒性靶向药物治疗的患者，尚无确定的药物可用于预防神经系统毒性。临床上，对于已出现的神经系统毒性的患者，可经验性使用神经保护性药物，其他治疗方法如

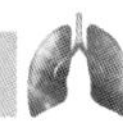

补充B族维生素、物理治疗及各种营养神经等治疗手段[5]，对症状的改善具有重要意义，但目前缺少大样本临床研究数据支持。

（尹震宇　林永娟　张海波　刘丽荣）

参考文献

[1] ORLOV S V,IYEVLEVA A G,FILIPPOVA E A,et al.Efficacy of lorlatinib in lung carcinomas carrying distinct ALK translocation variants: The results of a single-center study[J].Transl Oncol, 2021, 14(8):101121.

[2] WANG L,SHENG Z,ZHANG J,et al.Comparison of lorlatinib, alectinib and brigatinib in ALK inhibitor-naive/untreated ALK-positive advanced non-small-cell lung cancer: a systematic review and network meta-analysis[J].J Chemother, 2021: 1-10.

[3] LOPEZ BRUNSO M,TORO BLANCH C,SAIS GIRONA E,et al.Probable drug-drug interaction between erlotinib and amiodarone causes severe neurotoxicity in a patient with advanced lung cancer[J].Anticancer Drugs,2018,29(4):380-383.

[4] POPAT S,BRUSTUGUN O T,CADRANEL J,et al.Real-world treatment outcomes with brigatinib in patients with pretreated ALK^+ metastatic non-small cell lung cancer[J].Lung Cancer, 2021, 157:9-16.

[5] ZHOU Z,WANG C,YING L,et al.Anaplastic lymphoma kinase tyrosine kinase inhibitor-induced hepatic failure in lung cancer patients: A study of signal mining and analysis of the FDA adverse event reporting system database[J].J Clin Pharm Ther, 2021, 46(4):1148-1154.

第十章

免疫治疗并发症临床康复

免疫检查点抑制剂是当前肺癌临床研究和治疗的热点，主要包括细胞毒性 T 淋巴细胞抗原 4（CTLA-4）抑制剂、程序性细胞凋亡受体 1（PD-1）抑制剂和程序性细胞凋亡配体 -1（PD-L1）抑制剂。这些免疫检查点抑制剂可活化效应 T 细胞，调动机体免疫系统特异性的识别和清除肿瘤细胞，为晚期肺癌患者带来长期持续的临床获益。然而，在发挥其卓越疗效的同时，也可能会给患者带来一系列的全身性毒性反应，甚至部分具有潜在致死性。目前随着免疫检查点抑制剂的广泛应用，此类药物不良反应的识别和处理也成为肺癌治疗中的一个重要组成部分。本章节对这类药物常见不良反应的流行病学、发病机制、临床特征进行了总结，并提出了相应的处理策略。

第一节　皮肤黏膜毒性

一、皮肤黏膜毒性的临床特征

皮肤黏膜毒性是免疫检查点抑制剂（immune checkpoint inhibitors，ICIs）相关最常见的不良事件（immune-related adverse effect，irAE），多发生于治疗开始后的 3.6 周[1]。相关研究显示，经伊匹木单抗（ipilimumab）治疗的患者中，皮疹或瘙痒的发生率约为 50%；经尼沃单抗（nivolumab）或培布珠单抗（pembrolizumab）治疗的患者中，有 30%~40% 存在皮肤黏膜相关的并发症[2]。典型的临床表现为网状、斑丘疹状、淡红色的皮疹[3]，多位于躯干或四肢。其他常见的表现还包括白癜风、脱发、口干等[4,5]。

二、康复管理及策略

（一）皮肤黏膜毒性的西医处理策略

ICIs 相关的皮疹可以用外用糖皮质激素乳膏治疗。如伴随明显的瘙痒，可加强止痒治疗下口服抗组胺药。重度皮疹（3/4 级）需停用免疫治疗，并口服糖皮质激素[6]。Stevens-Johnson 综合征 / 中毒性表皮坏死松解症发生率较低，但常较为严重，患者通常需要住院治疗，需立即暂停 ICIs 治疗，给予静脉糖皮质激素、综合评估、密切监护，维持水、电解质平衡。若激素治疗效果不理想，需立即请皮肤科会诊并考虑行组织活检。

2019 年 CSCO 指南总结了免疫治疗相关皮肤毒性的具体处理方法[7]，详见表 10-1-1（相关证据级别全部为 2A 类证据）。

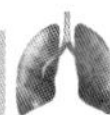

表 10-1-1 免疫检查点抑制剂相关的皮肤毒性分级及处理

分级	描述	Ⅰ级推荐	Ⅱ级推荐	Ⅲ级推荐
		斑丘疹 / 皮疹		
G1	斑疹 / 丘疹区域 <10% 全身体表面积（BSA），伴或不伴症状（如瘙痒、灼痛或紧绷）	继续 ICIs 治疗；局部使用润肤剂；口服抗组胺药物；使用中等强度的糖皮质激素（局部外用）		必要时进行血常规、肝肾功能检查
G2	斑疹 / 丘疹区域占 10%~30% 全身 BSA，伴或不伴症状（如瘙痒、灼痛或紧绷）；日常使用工具受限	局部使用润肤剂；口服抗组胺药；使用强效的糖皮质激素外用和 / 或泼尼松 0.5~1mg/（kg·d）	考虑暂停 ICIs 治疗	必要时进行血常规、肝肾功能检查；考虑转诊至皮肤科并行皮肤活组织检查
G3	斑疹 / 丘疹区域 >30% 全身 BSA，伴或不伴症状（如红斑、紫癜或表皮脱落）；日常生活自理受限	暂停 ICIs 治疗；使用强效的糖皮质激素外用，泼尼松 0.5~1mg/（kg·d）[如无改善，剂量可增加至 2mg/（kg·d）]	考虑住院治疗；请皮肤科急会诊；皮肤组织活检	必要时进行血常规、肝肾功能检查
		瘙痒		
G1	轻微或局限	继续 ICIs 治疗；口服抗组胺药；使用中效的糖皮质激素外用		必要时进行血常规、肝肾功能检查
G2	强烈或广泛；间歇性；抓挠致皮肤受损（如水肿、丘疹、脱屑、苔藓化、渗出 / 结痂）；日常使用工具受限	在加强止痒治疗下可继续 ICIs 治疗；使用强效的糖皮质激素外用；口服抗组胺药；某些严重患者可以考虑停用	请皮肤科会诊，考虑转诊至皮肤科	必要时进行血常规、肝肾功能检查
G3	强烈或广泛；持续性；日常生活自理明显受限或影响睡眠	暂停 ICIs 治疗；泼尼松 / 甲泼尼龙 0.5~1mg/（kg·d）；口服抗组胺药；γ- 氨基丁酸（GABA）激动剂（加巴喷丁、普瑞巴林）；难治性瘙痒可考虑给予阿瑞吡坦或奥马珠单抗（如血 IgE 水平升高）	皮肤科急会诊；查血清 IgE 和组胺	必要时进行血常规、肝肾功能检查；必要时取活检
		大疱性皮炎 /Stevens-Johnson 综合征（SJS）/ 中毒性表皮坏死松解症（TEN）		
G1	无症状，水疱区域 <10% 全身 BSA	暂停 ICIs 治疗；使用强效的糖皮质激素外用	皮肤科急会诊；血常规、肝肾功能、电解质、C 反应蛋白（CRP）检查	

续表

分级	描述	Ⅰ级推荐	Ⅱ级推荐	Ⅲ级推荐
G2	水疱覆盖 BSA 占 10%~30% 伴疼痛；日常使用工具受限	暂停 ICIs 治疗，直至毒性 <1 级；泼尼松 / 甲泼尼龙 0.5~1mg/(kg·d)；血常规、肝肾功能、电解质、CRP 检查	皮肤科急会诊	
G3	水疱覆盖 BSA>30%；日常生活自理明显受限；SJS 或者 TEN	永久停用 ICIs 治疗；泼尼松 / 甲泼尼龙 1~2mg/(kg·d)；需要住院治疗，有指征入住 ICU 监护或烧伤病房；请皮肤科、眼科、泌尿科急会诊；血常规、肝肾功能、电解质、CRP、补体等相关炎性因子检查		必要时皮肤活检
G4	水疱覆盖 BSA>30%；合并水、电解质紊乱；致死性 SJS 或者 TEN			

（二）皮肤黏膜毒性的中医处理策略

免疫治疗相关的皮肤毒性反应主要表现为斑丘疹和瘙痒症状，严重者可出现皮肤苔藓样反应、银屑病、Grover 等，合并感染者可出现脓疱，但临床上皮肤毒性反应多为自限性，上述严重反应较为罕见，诊治可参考中医“药毒”“瘾疹”等病。本病主因为禀赋不耐，加之药石所伤，脾胃受损，邪毒溢于肌表而成；久而导致阴液耗伤，气无所生，形成气阴两伤之证。

1. 辨证施治[8]

（1）湿毒蕴肤证：

1）主症：皮疹为红斑、丘疹，自觉瘙痒，伴有灼热、口干，胃纳欠佳，大便或溏或燥结，舌淡红，苔薄白，脉濡滑。

2）治法：清热利湿解毒。

3）方选：清热除湿汤加减，主要药物包括夏枯草、板蓝根、白鲜皮、连翘、藿香、佩兰、薏苡仁、茯苓、扁豆、白术、甘草等，瘙痒重者可加白鲜皮、地肤子、徐长卿等。

（2）热毒入营证：

1）主症：皮疹为鲜红或紫红，甚则出现大疱、紫斑，伴高热烦躁，口唇干燥，大便干结，舌红绛，少苔，脉数。

2）治法：清热解毒凉血。

3）方选：犀角地黄汤加减。

（3）气阴两虚证：

1）主症：皮疹干燥甚至大片脱屑，神疲乏力，少气懒言，口渴，食欲缺乏，二便少，舌红，少苔，脉细数。

2）治法：益气养阴清热。

3）方选：益胃汤加减。脾胃虚弱者，可加黄芪、党参、白术、茯苓等。

2. 预防与调摄[9-11] 患者应注意个人卫生，穿宽松柔软的棉质衣服，剪短指甲，避免

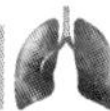

用手搔抓，禁用热水或肥皂清洗。同时应注意早期症状，保持皮肤干洁，预防继发感染；饮食宜清淡、富营养，忌食生冷、辛辣、油腻、肥甘和刺激性食物。调适寒温，避免劳累。精神上乐观豁达，保持健康向上的心态，有利于本病的康复及防止复发。

（蔡修宇　李会颖　张海波　秦　嗪）

参考文献

[1] MAJEM M,GARCA-MARTNEZ E,MARTINEZ M,et al.SEOM clinical guideline for the management of immune-related adverse events in patients treated with immune checkpoint inhibitors[J].Clin Transl Oncol, 2019:1-10.

[2] PETRELLI F,GRIZZI G,GHIDINI M,et al.Immune-related adverse events and survival in solid tumors treated with immune checkpoint inhibitors:a systematic review and meta-analysis[J].J Immunother,2020,43(1):1-7.

[3] DANIELS G A,GUERRERA A D,KATZ D,et al.Challenge of immune-mediated adverse reactions in the emergency department[J].Emerg Med J,2019,36(6):369-377.

[4] ZARBO A,BELUM V R,SIBAUD V,et al.Immune-related alopecia（areata and universalis）in cancer patients receiving immune checkpoint inhibitors[J].Br J Dermatol,2017,176(6):1649-1652.

[5] NORWOOD T G,WANG M J,HUH W K.Combination checkpoint inhibitor therapy induces multiple immune major related adverse events in the treatment of vaginal melanoma:A cautionary case report[J].Gynecol Oncol Rep,2019,30:100508.

[6] HODI F S,MIHM M C,SOIFFER R J,et al.Biologic activity of cytotoxic Tlympho cyte-associated antigen 4 antibody blockade in previously vaccinated met astatic melanoma and ovarian carcinoma patients[J].Proc Natl Acad Sci USA,2003,100(8):4712-4717.

[7] 秦叔逵，郭军，李进，等．中国临床肿瘤学会（CSCO）免疫检查点抑制剂相关的毒性管理指南 2019[M]. 北京：人民卫生出版社，2019.

[8] 陈德宇．中西医结合皮肤性病学 [M]. 北京：中国中医药出版社，2015:211-215.

[9] 余杨，路虹，朱小翼．免疫治疗相关皮肤毒性的护理研究进展 [J]. 护士进修杂志，2018,33(19):27-31.

[10] 张红娟，徐莎，刘亚莉，等 .PD-1 免疫抑制剂治疗肿瘤的不良反应防护进展 [J]. 实用临床医药杂志，2017,21(18):231-234.

[11] 徐莎，刘亚莉．程序性死亡受体 1 抗体（PD-1）治疗恶性肿瘤患者中免疫相关不良反应的观察与护理 [J]. 护士进修杂志，2018,33(4):355-356.

第二节　胃肠道毒性

一、胃肠道毒性的发生率和发病机制

胃肠道毒性是免疫相关毒性中最常见、最严重的并发症，常常导致治疗中断[1]。经统计，在接受免疫治疗的患者中，超过 30% 会发生胃肠道毒性[2]。腹泻、结肠炎是胃肠道毒性最常见的临床症状，最常出现在免疫治疗开始 5~8 周[3]，其中程序性细胞死亡蛋白 1（PD-1）/ 程序性细胞死亡蛋白配体 1（PD-L1）抑制剂诱导的腹泻较晚，往往出现在治疗开始 10 周以后[4]。不同作用靶点抑制剂胃肠道毒性发生率不同，据报道，与 PD-1 抑制剂相比，CTLA-4 抑制剂诱导的腹泻（17% *vs*.35%）、结肠炎（12% *vs*.32.8%）发生率要高得多[5]，当两者联合治疗时，腹泻发生率为 44%[6]。另一项研究表明，细胞毒性 T 淋巴细胞抗原 4（CTLA-4）抑制剂诱导 3 级以上胃肠道毒性发生率明显高于 PD-1 抑制剂（6% *vs*.1%~2%），联合用药时 3 级以上胃肠道毒性约 10%[7]。以上研究表明，CTLA-4 抑制剂胃肠道毒性更常见、更严重，临床联合用药时需警惕胃肠道毒性的叠加作用[8]。值得注意的是，先前使用 CTLA-4 抑制剂发生腹泻 / 结肠炎的患者，换用尼沃单抗后，不一定会发生胃肠道毒性[9]。免疫治疗相关胃肠道毒性主要损伤结肠，其他靶器官如胃、十二指肠较少[10]，发病机制主要考虑为免疫抑制剂激活了机体的免疫系统，增强了黏膜尤其是胃肠道黏膜的免疫应答，最终导致免疫相关的胃肠道毒性，如腹泻、肠道炎症等[11]。

二、胃肠道毒性的临床特征

对胃肠道毒性早期症状的关注、及时的诊断和治疗，可降低发生重度胃肠道毒性的风险。胃肠道毒性最常见的症状是腹泻，还可出现发热、恶心、呕吐、腹痛、便血等，还可伴有肠外症状，如皮肤黏膜受损、肝炎、内分泌异常甚至胰腺炎等。实验室检查无特异性表现，消化内镜下主要累及左半结肠黏膜充血、糜烂溃疡及血管纹理消失，病理组织学特征常见急性损伤，伴随不同种类白细胞浸润，少部分患者呈现慢性炎症表现，如基底部浆细胞浸润增多，甚至出现肉芽肿[12]。免疫相关性胃肠道毒性的诊断主要依赖于上述症状、用药史以及消化内镜下组织学变化。临床上建议对于持续性的 2 级或以上的胃肠道毒性患者行粪便病原学、腹盆腔影像学及消化内镜下组织活检，以排除其他病因，如感染性肠炎、缺血性结肠炎、其他药物导致的结肠炎以及放射性肠炎。

三、康复管理及策略

（一）胃肠道毒性的西医处理策略

胃肠道毒性在免疫治疗过程中无法避免，应重视对胃肠道毒性的监控和管理，探索控制不良反应、改善预后的最佳治疗方案。目前，胃肠道毒性的管理主要根据临床症状的严重程度进行分层治疗[13]。对于 1~2 级的患者，维持口服补液同时对症治疗，如使用止泻药洛哌丁胺等[14]。如果症状持续 3 天且没有感染性病因，建议评估后开始口服或静脉用糖皮质激素（泼尼松 1~2mg/kg）。如果患者出现重度或危及生命的结肠炎（3/4 级），应终生停用免疫抑制剂，同时予大剂量糖皮质激素（氢化可的松 100mg、4 次 /d）[15]。如果患者静脉用糖皮质激素 3 天症状未见改善，推荐英夫利西单抗（5mg/kg、每 2 周一次）[16]。通常情况下，英夫利西单抗 24 小时内有效。近年来研究发现，麦考酚酯或维多珠单抗对英夫利西单抗难治病例有极好疗效[17,18]。极少数情况下，结肠炎可发生穿孔，必须采取手术治疗，如结肠造口术。

糖皮质激素治疗过程中，应及时评估病情，并逐渐减量至停药（每周减 5mg），临床可根据严重程度适当延长疗程（最长 2~3 个月）[15]。此外，不建议预防性使用糖皮质激素。一项随机、双盲、安慰剂对照的Ⅱ期临床研究，比较了布地奈德联合依匹莫单抗预防性治疗的安全性和疗效，研究发现布地奈德不能预防≥ 2 级腹泻的发生[19]。对于激素使用过程中，临床上需要联合常规治疗改善预后，如同时服用维生素 D 骨保护、质子泵抑制剂预防溃疡、监测血糖、预防血栓等[20]。

（二）胃肠道毒性的中医处理策略

免疫相关胃肠道毒性主要表现为腹痛、腹泻等，中医诊治可参考“泄泻”“腹痛”等病。

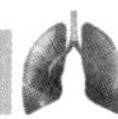

其主要病机多为脾虚湿蕴，若是急性腹痛腹泻，则以湿阻中焦为主，多为实证；若慢性腹泻，迁延不愈，则为虚证，且多见脾肾两虚。

1. 辨证施治[21]

（1）暴泻：

1）寒湿证：①主症：泻下清稀，甚则水样，胃脘闷痛，纳少，可兼见恶寒怕风、肢体酸痛等，舌苔薄白或白腻，脉濡缓。②治法：芳香化湿，疏表散寒。③方选：藿香正气散加减。

2）湿热证：①主症：腹痛即泻，泻下急迫，或泻下不爽，粪黄臭，伴有烦热口渴，或小便短赤，肛门灼热感，舌红苔黄腻，脉滑数。②治法：清热利湿。③方选：葛根芩连汤加减。

（2）久泻：

1）脾胃虚弱证：①主症：大便溏，时有腹泻，反复发作，稍有饮食不慎则腹泻加重，腹部隐痛不舒，面色少华，肢倦乏力，舌淡，苔白，脉细弱。②治法：健脾益气，渗湿止泻。③方选：参苓白术散加减。若腹泻日久，脾阳虚衰，则用附子理中丸加减；若久泻不止而肛门滑脱，则方选补中益气汤加减。

2）肝郁脾虚证：①主症：肠鸣腹痛，痛则即泻，泻后痛缓，多因情志紧张或愤郁而诱发，平素多有胸胁胀闷，善太息，食少，矢气频，脉细弦。②治法：疏肝健脾。③方选：痛泻要方加减。若以情志怫郁为主方可合用逍遥丸；若以脾气虚弱为主，则可合用四君子汤；若此证泻下日久，则气滞血瘀，需合用血府逐瘀汤。

3）脾肾阳虚证：①主症：脐周作痛，继而腹泻肠鸣，且于黎明之前，多伴有完谷不化，形寒肢冷，腰酸膝软，腹部喜按喜暖，舌淡，苔白，脉沉细；②治法：温补脾肾，涩肠止泻；③方选：四神丸加减。

2. 单方验方[21]

（1）车前子 15g 包煎（或车前草 30~60g），广藿香 9g，生姜 6g。水煎服，适用于寒湿泄泻。

（2）小茴香 6g，乌药 3g，水煎服，适合寒性腹痛。

（3）槟榔适量，烧炭存性为末，口服，1 次 5g，1 日 1~2 次，开水冲服。适用于湿热兼有积滞者。

3. 食疗 芡实、百合各 60g，煮粥共食。治脾虚泄泻。

4. 适宜技术 针灸。

主穴：天枢、神阙、大肠俞、上巨虚、三阴交，可配伍中脘、足三里、脾俞。偏实证针用泻法，偏虚证针用补法。寒湿困阻、脾胃虚弱者，可隔姜灸或温针灸，肾阳亏虚者可隔附子饼灸。

5. 预防与调摄 患者应加强锻炼，增强体质，使脾气旺盛，则不易受邪。饮食宜清淡、富营养、易消化及少渣饮食，忌食生冷、辛辣、油腻、肥甘和刺激性食物。肝郁脾虚患者，应注意调畅情志，尽量消除紧张情绪，且忌怒时进食。

（葛 红 林永娟 范诚诚 白建平）

参考文献

[1] SHIVAJI U N,JEFFERY L,GUI X,et al.Immune checkpoint inhibitor-associated gastrointestinal and hepatic adverse events and their management[J].Therap Adv Gastroenterol,2019,12:1756-1764.

[2] BARQUEFFERY L,GUI X.Immune checkpoint inhibitor-associated gastrointestinal and hepatic adverse events and their management[J]. Eur J Intern Med,2019,66:1-8.

[3] MANTIA C M,BUCHBINDER E I.Immunotherapy toxicity[J].Hematol Oncol Clin North Am,2019,33(2):275-290.

[4] BELLAGUARDA E,HANAUER S.Checkpoint Inhibitor-Induced Colitis[J].Am J Gastroenterol,2020,115(2):202-210.

[5] BRUECKL W M, RECK M, RITTMEYER A, et al.Efficacy of Docetaxel Plus Ramucirumab as Palliative Third-Line Therapy Following Second-Line Immune-Checkpoint-Inhibitor Treatment in Patients With Non-Small-Cell Lung Cancer Stage IV[J].Clin Med Insights Oncol,2020,14:1179554920951358.

[6] GEUKES FOPPEN M H,ROZEMAN E A,VAN WILPE S,et al.Immune checkpoint inhibition-related colitis:symptoms, endoscopic features, histology and response to management[J].ESMO Open,2018,3(1):e000278.

[7] BOUSSIOS S,SHERIFF M,RASSY E,et al.Immuno-oncology: a narrative review of gastrointestinal and hepatic toxicities[J].Ann Transl Med,2021,9(5):423.

[8] BISHAY K,TANDON P,BOURASSA-BLANCHETTE S,et al.The risk of diarrhea and colitis in patients with lung cancer treated with immune checkpoint inhibitors: a systematic review and meta-analysis[J].Curr Oncol,2020,27(5):e486-e494.

[9] PIRES DA SILVA I,AHMED T,REIJERS I L M,et al.Ipilimumab alone or ipilimumab plus anti-PD-1 therapy in patients with metastatic melanoma resistant to anti-PD-(L)1 monotherapy: a multicentre, retrospective, cohort study[J].Lancet Oncol,2021,22(6):836-847.

[10] GONZALEZ R S,SALARIA S N,BOHANNON C D,et al.PD-1 inhibitor gastroenterocolitis:case series and appraisal of ‘immunomodulatory gastroenterocolitis’ [J].Histopathology,2017,70(4):558-567.

[11] ROCHA M,SOUSA J C D,SALGADO M,et al.Management of Gastrointestinal Toxicity from Immune Checkpoint Inhibitor[J].GE Port J Gastroenterol,2019,26(4):268-274.

[12] CHEN J H,PEZHOUH M K,LAUWERS G Y,et al.Histopathologic Features of Colitis Due to Immunotherapy With Anti-PD-1 Antibodies[J].Am J Surg Pathol,2017,41(5):643-654.

[13] DI FEDERICO A,DE GIGLIO A,PARISI C,et al.PD-1/PD-L1 inhibitor monotherapy or in combination with chemotherapy as upfront treatment for advanced NSCLC with PD-L1 expression≥50%: Selecting the best strategy[J].Crit Rev Oncol Hematol, 2021, 160:103302.

[14] DUBEY D,DAVID W,AMATO A,et al.Varied phenotypes and management of immune checkpoint inhibitor-associated neuropathies[J].Neurology,2019,93(11):e1093-e1103.

[15] BRAHMER J,LACCHETTI C,SCHNEIDER B,et al.Management of Immune-Related Adverse Events in Patients Treated With Immune Checkpoint Inhibitor Therapy:American Society of Clinical Oncology Clinical Practice Guideline[J].J Clin Oncol,2018,36(17):1714-1768.

[16] COLLINS M,SOULARUE E,MARTHEY L,et al.Management of Patients With Immune Checkpoint Inhibitor-Induced Enterocolitis:a Systematic Review[J].Clin Gastroenterol Hepatol,2020,18(6):1393-1403.

[17] WANG Y,WIESNOSKI D,HELMINK B,et al.Fecal microbiota transplantation for refractory immune checkpoint inhibitor-associated colitis[J].Nat Med,2018,24(12):1804-1808.

[18] FERRARA R,IMBIMBO M,MALOUF R,et al.Single or combined immune checkpoint inhibitors compared to

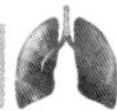

first-line platinum-based chemotherapy with or without bevacizumab for people with advanced non-small cell lung cancer[J].Cochrane Database Syst Rev, 2020, 12(12):CD013257.

[19] FERRARA R,IMBIMBO M,MALOUF R,et al.Single or combined immune checkpoint inhibitors compared to first-line platinum-based chemotherapy with or without bevacizumab for people with advanced non-small cell lung cancer[J].Cochrane Database Syst Rev, 2021, 4(4):CD013257.

[20] ASSARZADEGAN N,MONTGOMERY E,ANDERS R.Immune checkpoint inhibitor colitis:the flip side of the wonder drugs[J].Virchows Arch,2018,472(1):125-133.

[21] 吴勉华 . 中医内科学 [M]. 北京 : 中国中医药出版社 ,2015.

第三节　肝 脏 毒 性

一、肝脏毒性的发生率

PD-L1/PD-1 抑制剂肝毒性的发生率 <5%，3 级以上肝毒性反应更为罕见，为 1%~2%[1]。PD-1 抑制剂与其他抗肿瘤药物如治疗黑色素瘤药物 dacarbazine 或 BRAF 抑制剂 vemurafenib 联合使用时更易发生 3 级以上的肝脏毒性[2]。

CTLA-4 抑制剂所致谷丙转氨酶（alanine aminotransferase，ALT）和谷草转氨酶（aspartate aminotransferase，AST）升高的发生率通常 <10%[3-5]。在 ipilimumab（3mg/kg）单药治疗晚期黑色素瘤患者的Ⅲ期临床研究中，AST/ALT 升高的发生率仅为 1%~2%，未见 3 级以上不良事件[6]。

PD-1 抑制剂与 CTLA-4 抑制剂联合治疗、CTLA-4 抑制剂联合化疗或靶向治疗中肝毒性发生率为 9%~20%[7]。

二、肝脏毒性的临床特征

大部分 PD-L1/PD-1 抑制剂和 CTLA-4 抑制剂造成的肝脏毒性多在启动治疗后 8~12 周发生，但也有早发或迟发的情况[8]。临床主要表现为无症状的血清转氨酶水平升高，有时可伴发热、疲乏、食欲缺乏等非特异性症状。总胆红素升高少见，通常与长期的血清转氨酶升高有关，可表现为黄疸、茶色尿。

肝功能试验结果为异常的患者肝脏影像学检查可无异常，CT 也可能表现为轻度肝大、门静脉周围水肿、门静脉周围淋巴结肿大[9]。

使用 PD-1 抑制剂后发生肝毒性的患者肝脏病理活检提示，这部分患者存在重度全小叶性肝炎伴明显的静脉周围浸润和内皮炎，部分患者的肝毒性主要表现为胆管损伤，表现为胆小管增生以及汇管区胆小管周围轻度单核细胞浸润[9,10]。

三、康复管理及策略

（一）肝脏毒性的西医处理策略

ASCO 指南总结了免疫检查点抑制剂（immune checkpoint inhibitors，ICIs）相关肝毒性的处理策略推荐[11]（表 10-3-1）。

表 10-3-1 免疫检查点抑制剂相关肝毒性的处理策略

分级	描述	Ⅰ级推荐	Ⅱ级推荐	Ⅲ级推荐
G1	AST 或 ALT<3 倍正常值上限(upper limit of normal, ULN)	继续免疫检查点抑制剂治疗	每周监测 1 次肝功能;如肝功能稳定,适当减少监测频率	
G2	AST 或 ALT 3~5 倍 ULN	暂停 ICIs 治疗;0.5~1mg/(kg·d)泼尼松口服,如肝功能好转,缓慢减量,总疗程至少 4 周。泼尼松剂量减至≤ 10mg/d,且肝脏毒性≤ 1 级,可重新 ICIs 治疗	每 3 天检测 1 次肝功能	可选择肝脏活检
G3	AST 或 ALT 5~20 倍 ULN;总胆红素 3~10 倍 ULN	G4:建议永久停用 ICIs 治疗静脉使用甲泼尼龙 1~2mg/(kg·d),待肝脏毒性降至 2 级后,可等效改换口服的泼尼松并继续缓慢减量,总疗程至少 4 周。3 天后如肝功能无好转,考虑加用麦考酚酯(500~1000mg、2 次 /d)。不推荐使用 infliximab	G3:建议停用 ICIs 泼尼松剂量减至≤ 10mg/d,且肝脏毒性≤ 1 级,可重新 ICIs 治疗。每 1~2 天检测 1 次肝功能,如麦考酚酯效果仍不佳,可选加用他克莫司。请肝病专家会诊。进行肝脏 CT 或超声检查。考虑肝脏活检	
G4	AST 或 ALT>20 倍 ULN;总胆红素大于 10 倍 ULN			

每次用药前应监测肝功能,包括转氨酶和胆红素[12]。若患者的 AST 和 / 或 ALT 升高,排除病毒性肝炎或其他药物性因素等导致的肝炎后,如考虑免疫治疗相关肝脏毒性,应及时使用糖皮质激素治疗。

免疫治疗相关肝毒性可能持续相当长一段时间,可能需要长时间治疗,或重复糖皮质激素治疗(建议最少治疗 3 周),必要时联合使用其他免疫抑制剂。糖皮质激素有时难以改善 AST 和 ALT 升高,此时可联合使用吗替麦考酚酯(一次 500mg、1 次 /12h),也有采用抗胸腺细胞球蛋白疗法的报道[13]。由于英夫利西单抗(infliximab)本身就有肝毒性风险,AST/ALT 升高患者不应使用。

(二)肝脏毒性的中医处理策略

本病因药毒所伤,而致肝脏疏泄之功能失司,气血运行不畅所成,临床症状多以食欲下降、胸胁(肝区)疼痛及黄疸多见,故中医诊疗参见“胁痛”“黄疸”等病。病机多为肝失条达,湿瘀阻遏中焦;肝胆壅塞,络脉失养则发为胁痛;胆汁泛溢,则发为黄疸。

1. 胁痛证治分类[14]

(1)肝郁气滞证:①主症:胁肋胀痛,游走不定,甚则引及胸背,且每因情志变化而增减,胸闷腹胀,嗳气频繁,善太息,纳少口苦,脉弦。②治法:疏肝理气,柔肝止痛。③方选:柴胡疏肝散加减。

(2)肝胆湿热证:①主症:口苦口黏,胸闷纳呆,恶心欲吐,小便黄,大便不爽,甚则身目发黄,舌红苔黄腻,脉弦滑数。②治法:疏肝利胆,清利湿热。③方选:龙胆泻肝汤加减。

(3)瘀血阻络证:①主症:胁肋刺痛,痛有定处,拒按,舌质紫黯,脉弦涩。②治法:活血祛瘀,通络止痛。③方选:血府逐瘀汤加减。

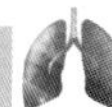

（4）肝络失养证：①主症：胁肋隐痛，劳累加重，常伴头晕目眩，疲倦乏力，舌红少苔，脉弦细数。②治法：养阴柔肝，理气止痛。③方选：一贯煎加减。

2. 黄疸证治分类 [14]

（1）阳黄：

1）热重于湿证：①主症：身目俱黄，黄色鲜明，可伴有发热口渴或胁痛，口干口苦，小便短赤，大便秘结，舌红苔黄腻，脉弦数；②治法：清热通腑，利湿退黄；③方选：茵陈蒿汤加减。

2）湿重于热证：①主症：身目俱黄，伴有身体困重，胸腹痞满，食欲减退，大便溏，舌红苔黄厚腻，脉濡；②治法：利湿化浊运脾，兼以清热；③方选：茵陈五苓散合甘露消毒丹加减。

3）胆腑郁热证：①主症：身目发黄，且上腹部、胁肋部疼痛明显，发热反复，或寒热往来，口苦咽干，呕吐呃逆，尿黄赤，大便秘结，舌红苔黄，脉弦滑数；②治法：疏肝泄热，利胆退黄；③方选：大柴胡汤加减。

4）疫毒炽盛证：①主症：发病骤急，黄疸迅速加深，伴有皮肤瘙痒，高热口渴，甚则神昏谵语，烦躁抽搐，或见衄血便血，肌肤瘀斑，舌红绛，苔黄燥，脉滑数；②治法：清热解毒，凉血开窍；③方选：《千金》犀角散加减。

（2）阴黄：

1）寒湿阻遏证：①主症：身目俱黄，但黄色晦暗，脘腹痞胀，纳少，大便稀，神疲乏力，口淡，舌体胖大，舌质淡，苔微腻，脉沉迟；②治法：温中化湿，健脾和胃；③方选：茵陈术附汤加减。

2）脾虚湿滞证：①主症：面目及肌肤淡黄，肢体乏力，心悸气短，大便溏，舌淡苔薄白，脉濡细；②治法：健脾养血，利湿退黄；③方选：黄芪建中汤加减。

3. 单方验方 [15]

（1）大黄：具有保肝、抗肿瘤、抗菌等药理作用，虚者慎服。

（2）赤芍：对重症黄疸效果尚佳，被认为凉血活血药中的退黄主药。

4. 食疗

（1）茯苓赤小豆薏米粥：茯苓 20~30g，赤小豆 50g，薏苡仁 50~100g 共煮粥（适用于脾虚湿滞者）。

（2）茵陈黄绿茶：茵陈 30g、大黄 5g 与绿茶煎茶饮用（适用于湿热证或胆腑郁热者）。

（尹震宇　俞婷婷　范家鸣）

参考文献

[1] TANG B,YAN X,SHENG X,et al.Safety and clinical activity with an anti-PD-1 antibody JS001 in advanced melanoma or urologic cancer patients[J].J Hematol Oncol,2019,12(1):7-14.

[2] ZORATTI M J,DEVJI T,LEVINE O,et al.Network meta-analysis of therapies for previously untreated advanced BRAF-mutated melanoma[J].Cancer Treat Rev,2019,74:43-48.

[3] WOLCHOK J D,NEYNS B,LINETTE G,et al.Ipilimumab monotherapy in patients with pretreated advanced melanoma:a randomised,double-blind,multicentre,phase 2,dose-ranging study[J].Lancet Oncol,2010,11(2):155-164.

[4] SHARMA P,SOHN J,SHIN S J,et al.Efficacy and Tolerability of Tremelimumab in Locally Advanced or Metastatic Urothelial Carcinoma Patients Who Have Failed First-Line Platinum-Based Chemotherapy[J].Clin Cancer Res,2020,26(1):61-70.

[5] BERNARDO S G,MOSKALENKO M,PAN M,et al. Elevated rates of transaminitis during ipilimumab therapy for metastatic melanoma[J].Melanoma Res,2013,23(1):47-54.
[6] HODI F S,O'DAY S J,MCDERMOTT D F,et al.Improved survival with ipilimumab in patients with metastatic melanoma[J]. N Engl J Med,2010,363(8):711-723.
[7] NAIDOO J,PAGE D B,LI B T,et al.Toxicities of the anti-PD-1 and anti-PD-L1 immune checkpoint antibodies[J]. Ann Oncol,2015,26(12):2375-2391.
[8] KANJANAPAN Y,DAY D,BUTLER M O,et al.Delayed immune-related adverse events in assessment for dose-limiting toxicity in early phase immunotherapy trials[J].Eur J Cancer,2019,107:1-7.
[9] KIM K W,RAMAIYA N H,KRAJEWSKI K M,et al.Ipilimumab associated hepatitis:imaging and clinicopathologic findings[J].Invest New Drugs,2013,31(4):1071-1077.
[10] NORWOOD T G,WANG M J,HUH W K.Combination checkpoint inhibitor therapy induces multiple immune major related adverse events in the treatment of vaginal melanoma:A cautionary case report[J].Gynecol Oncol Rep,2019,30:100508.
[11] BRAHMER J R,LACCHETTI C,SCHNEIDER B J,et al.Management of Immune-Related Adverse Events in Patients Treated With Immune Checkpoint Inhibitor Therapy:American Society of Clinical Oncology Clinical Practice Guideline[J].J Clin Oncol,2018,36(17):1714-1768.
[12] CORRIGAN M,HAYDON G,THOMPSON F,et al.Infliximab for the treatment of refractory immune-related hepatitis secondary to checkpoint inhibitors:A case report[J].JHEP Rep,2019,1(1):66-69.
[13] CHEUNG V,GUPTA T,PAYNE M,et al.Immunotherapy-related hepatitis:real-world experience from a tertiary centre[J].Frontline Gastroenterol,2019,10(4):364-371.
[14] 吴勉华 . 中医内科学 [M]. 北京 : 中国中医药出版社 ,2015.
[15] 中华中医药学会 . 中医内科常见病诊疗指南 · 中医病证部分 [M]. 北京 : 中医药出版社 ,2008:89-90.

第四节 肺 毒 性

一、免疫相关性肺炎的发生率及发病机制

免疫相关性肺炎是一种罕见但有致命威胁的严重不良事件。PD-1 抑制剂与 PD-L1 抑制剂导致所有级别的肺炎发生率分别为 3.6% 和 1.3%，重症肺炎发生率为 1.1% 和 0.4%[1,2]。而值得注意的是，最近的研究提示，在现实世界中，免疫相关性肺炎的发生率似乎更高（19%）[3,4]。PD-1 是由活化的 T 细胞表达的关键免疫检查点受体，并且介导免疫抑制，PD-1 主要在外周组织中起作用。用 PD-1 抑制剂后产生免疫相关性肺炎的机制认为是：巨噬细胞和效应 T 细胞之间的 PD-1/PD-L1 信号通路被阻断，效应 T 细胞过度活化而引起肺损伤[5]。接受 EGFR-TKI 联合 ICIs 治疗的驱动基因敏感突变阳性的 NSCLC 患者[6]和先前存在慢性阻塞性肺疾病、肺纤维化等，或目前存在肺部活动性感染的患者[7]，均是免疫相关性肺炎的高危人群。

二、免疫相关性肺炎的临床特征

肺炎发生前的治疗时长不一，中位数为 2.8 个月（9 天至 19 个月不等），而联合用药比单药治疗者更早发生肺炎（肺炎发生前的治疗时长中位数：2.7 个月 *vs*.4.6 个月）[8]。免疫抑制剂相关性肺炎的临床症状主要包括呼吸困难（53%）、咳嗽（35%）、发热（12%）或胸痛（7%），

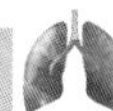

偶尔会发生缺氧且会快速恶化，以致呼吸衰竭，但是约 1/3 患者无任何症状，仅有影像学异常，但没有特征性影像学或病理表现[9]。

三、康复管理及策略

（一）免疫相关性肺炎的西医处理策略

免疫相关性肺炎的治疗[10,11]，对于 G1 患者，完善相关检查：胸部 CT、血氧饱和度、血常规、肝肾功能、电解质、TFTs、ESR、肺功能。在 3~4 周后复查胸部 CT 及肺功能。如影像学好转，密切随访并恢复治疗；如影像学进展，升级治疗方案，暂停免疫抑制剂治疗；如影像学无改变，考虑继续治疗并密切随访直至出现新的症状。对于 G2 患者，完善胸部高分辨率 CT、血常规、肝肾功能、电解质、肺功能分析。暂停免疫抑制剂治疗，直至降至≤G1。静脉滴注甲泼尼龙 1~2mg/（kg·d），治疗 48~72 小时后，若症状改善，激素在 4~6 周内按照每周 5~10mg 逐步减量；若症状无改善，按 G3~G4 反应治疗；如不能完全排除感染，需考虑加用经验性抗感染治疗。3~4 周后复查胸部 CT，临床症状和影像学缓解至≤G1，免疫药物可在评估后使用。对于 G3~G4 患者，完善胸部高分辨率 CT，血常规、肝肾功能、电解质、肺功能分析。永久停用免疫治疗，住院治疗。如果尚未完全排除感染，需经验性抗感染治疗；必要时请呼吸科或感染科会诊。静脉滴注甲泼尼龙 2mg/（kg·d），酌情行肺通气治疗；激素治疗 48 小时后，若临床症状改善，继续治疗至症状改善至≤G1，然后在 4~6 周内逐步减量；若无明显改善，可考虑接受英夫利昔单抗 5mg/kg 静脉滴注，或吗替麦考酚 1g/ 次、2 次 /d，或静脉注射免疫球蛋白。

（二）免疫相关性肺炎的中医处理策略

免疫相关性肺炎的主要临床表现为新发的咳嗽、气促或呼吸困难等，影像学特点多为毛玻璃样变，与间质性肺炎特点相似[12]，目前，对于免疫相关性肺炎的中医病名、病机、治疗原则等认识不一，结合其证候表现，可参考中医“肺痿”“肺痹”及“喘证”范畴。中医认为其病因多有脏腑亏虚，导致痰饮、水湿、瘀血等停滞在“肺”，加之免疫靶向治疗这一“外物”引动，表现为内外相引的特点，肺失宣降、痰瘀互阻是其基本病机。

1．辨证施治方面　主要结合现有医家的诊治特点及《中医内科学》中相关内容，编写如下[13-16]：

（1）证属痰湿内阻，肺失宣降者，方可选用二陈汤加减，化热者可加用浙贝母、金荞麦、黄芩等。

（2）若患者调护不足，则易邪郁化热，痰热互根，证属痰热郁闭者，方可选桑白皮汤加减；若热邪内闭，腑气不通者，可适当给予桃仁、冬瓜子等通里攻下之品；体质偏虚者，可选用白术。

（3）证属痰瘀互结者，方可选用千金苇茎汤加减。

（4）证属肺气虚耗，气阴两虚者，方可选生脉散合补肺汤加减。肾不纳气者，合用人参蛤蚧散；喘脱者，可用参附汤。

2．食疗[13]　可选用黄芪、百合、太子参等煎水代茶饮，适用于病情康复阶段的肺气虚弱者。

3．康复锻炼[13]　呼吸导引操、八段锦、太极等可改善患者呼吸功能，提高活动耐力。

（袁双虎　李宝生　谢　宇　张海波）

参考文献

[1] SUN X,ROUDI R,DAI T,et al.Incidence of pneumonitis with use of programmed death 1 and programmed death-ligand 1 inhibitors in non-small cell lung cancer:a systematic review and meta-analysis of trials[J].BMC Cancer,2019,19(1):558.

[2] PILLAI R N,BEHERA M,OWONIKOKO T K,et al.Comparison of the toxicity profile of PD-1 versus PD-L1 inhibitors in non-small cell lung cancer:A systematic analysis of the literature[J].Cancer,2018,124(2):271-277.

[3] SURESH K,VOONG K R,SHANKAR B,et al.Pneumonitis in non-small cell lung cancer patients receiving immune checkpoint immunotherapy: incidence and risk factors[J].J Thorac Oncol,2018,13(12):1930-1939.

[4] CHO J Y,KIM J,LEE J S,et al.Characteristics,incidence,and risk factors of immune checkpoint inhibitor-related pneumonitis in patients with non-small cell lung cancer[J].Lung Cancer,2018,125:150-156.

[5] DEMICHELIS C,BALESTRA A,LAPUCCI C,et al.Neuromuscular complications following targeted therapy in cancer patients: beyond the immune checkpoint inhibitors. Case reports and review of the literature[J].Neurol Sci,2021,42(4):1405-1409.

[6] OSHIMA Y,TANIMOTO T,YUJI K,et al.EGFR-TKI-associated interstitial pneumonitis in nivolumab-treated patients with non-small cell lung cancer[J].JAMA Oncol,2018,4(8):1112-1115.

[7] YAMAGUCHI T,SHIMIZU J,HASEGAWA T,et al.Pre-existing pulmonary fibrosis is a risk factor for anti-PD-1-related pneumonitis in patients with non-small cell lung cancer:a retrospective analysis[J].Lung Cancer,2018,125:212-217.

[8] SUGANO T,SEIKE M,SALTO Y,et al. Immune checkpoint inhibitor-associated interstitial lung diseases correlate with better prognosis in patients with advanced non-small-cell lung cancer[J].Thorac Cancer,2020,11(4):1052-1060.

[9] SUN Y,SHAO C,LI S,et al. Programmed cell death 1 (PD-1)/PD-ligand 1(PD-L1) inhibitors-related pneumonitis in patients with advanced non-small cell lung cancer[J].Asia Pac J Clin Oncol, 2020,16(6):299-304.

[10] BRAHMER J R,LACCHETTI C,SCHNEIDER B J,et al.Management of immune-related adverse events in patients treated with immune checkpoint inhibitor therapy:American Society of Clinical Oncology Clinical Practice Guideline[J].J Clin Oncol,2018,36(17):1714-1768.

[11] HAANEN J,CARBONNEL F,ROBERT C,et al.Management of toxicities from immunotherapy:ESMO Clinical Practice Guidelines for diagnosis,treatment and follow-up[J].Ann Oncol,2018,29(4):119-142.

[12] 汪婷婷，罗琴，袁向亮，等.肿瘤免疫检查点抑制剂的临床不良反应及处理策略[J].肿瘤,2018,38(2):164-172.

[13] 焦莉，周森.特发性间质性肺炎中西医诊治体会[J].中医学报,2019,34(7):1511-1515.

[14] 林华杰.间质性肺炎中医治疗[J].中外医学研究,2015,13(13):143-144.

[15] 赵学慧，田敏，马月霞，等.中医药治疗非特异性间质性肺炎咳嗽1则[J].北京中医药,2019,38(2):78-79.

[16] 张伯礼，吴勉华.中医内科学[M].北京：中国中医药出版社,2017.

第五节 内分泌毒性

一、内分泌相关毒性的发生率和发病机制

免疫相关内分泌毒性包括甲状腺功能异常（主要是甲状腺功能减退、甲状腺功能亢进和甲状腺炎等）和急性垂体炎（导致垂体功能减退，包括中枢性甲状腺功能减退、中枢性肾上腺功能不足和低促性腺激素引起的性腺功能减退症等）。也有关于其他免疫相关内分泌

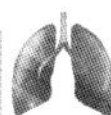

疾病的报道，但少有发生，包括原发性肾上腺功能减退、1 型糖尿病、高钙血症和甲状旁腺功能减退等。这些并发症报道的数据不一，可能与非特异性的首发症状及临床表现不同有关[1,2]。一篇系统评价 / 荟萃分析纳入 38 项随机试验总计 7 551 例患者，结果显示，检查点抑制剂治疗患者中有临床意义内分泌疾病的总体发生率约为 10%[3]。各种免疫抑制剂治疗相关的内分泌毒性时间跨度较大，但通常出现较慢。PD-1 抑制剂单药相关内分泌毒性出现的时间通常发生在第 10~24 周，而 Ipilimumab 治疗相关内分泌毒性，如垂体炎，最早可能出现在第 7~8 周，但联合治疗内分泌毒性出现时间显著提前，平均发生在第 12 周左右[4]。其机制可能是免疫抑制剂治疗通过抗促甲状腺素和抗催乳素介导，从而发生垂体 2 型超敏反应等作用[1,4]。

二、内分泌相关毒性的临床特征

甲状腺毒性的临床特征包括：甲状腺疾病最常见表现为非特异性症状，如乏力。免疫治疗期间，如果患者出现无法解释的乏力、体重增加、毛发脱落、畏寒、便秘、抑郁和其他症状，需要考虑甲状腺功能减退症的可能。由于症状可能不明确，区分原发性甲减与继发性甲减（通常由垂体炎引起）至关重要。通常，促甲状腺激素（TSH）高而游离甲状腺素（T_4）低提示原发性甲减，TSH 和游离 T_4 都低则提示垂体炎。偶尔，甲状腺炎表现为暂时性甲亢（TSH 低而游离 T_4 高），之后出现更为持久的甲减（TSH 高而游离 T_4 低）。使用 ipilimumab、nivolumab（或 pembrolizumab）、atezolizumab 或 ipilimumab+nivoluma 的患者，甲减的发生率分别为 3.8%、7.0%、3.9% 和 13.2%[4]。尼沃单抗与培布珠单抗治疗患者的甲减发生率差异无统计学意义（6.5%vs.7.9%）。免疫药物引起的甲状腺功能异常很少超过 2 级，通过及时检查以及对症或替代治疗，极少引起致死性甲状腺危象。持续性原发性甲亢的发生率显著低于甲减。免疫治疗期间，如果患者出现无法解释的心悸、出汗、进食、便次增多和体重减少，需要考虑甲状腺功能亢进可能。使用 ipilimumab、nivolumab（或 pembrolizumab）、atezolizumab 或 ipilimumab+nivolumab 的患者，甲亢的发生率分别为 1.7%、3.2%、0.6% 和 8%[3]。垂体炎的临床特征通常表现为乏力、头痛等。免疫抑制剂治疗期间，如果患者出现无法解释的持续头痛和或视觉障碍，需要立即评估是否合并垂体炎，但注意鉴别脑转移癌、软脑膜疾病和脑血管疾病等[3]。根据垂体产生的激素水平偏低可建立诊断，包括促肾上腺皮质激素（ACTH）、TSH、促卵泡激素（FSH）、黄体生成素（LH）、生长激素（GH）和催乳素。使用 ipilimumab、nivolumab 或 pembrolizumab、atezolizumab 或 ipilimumab+nivolumab 治疗的患者中，垂体炎的发生率分别为 3.2%、0.4%、<0.1% 和 6.4%[3]。最为危急的内分泌毒性是肾上腺功能减退症，可导致脱水、低血压和电解质紊乱（高钾血症和低钠血症），还可能造成紧急事件。肾上腺功能减退症罕见，随机临床试验报道，在接受免疫抑制剂治疗患者中的发生率为 0.7%[3]。继发的糖尿病患者典型的症状包括多尿、口渴、体重下降、恶心和 / 或呕吐等症状，应注意排除是否合并酮症酸中毒。如有血糖升高，应检查糖化血红蛋白，必要时可请内分泌科会诊[3,5,6]。检查点抑制剂治疗患者中，报道约 0.2% 发生 1 型糖尿病急性发作[3]。

三、康复管理及策略

（一）内分泌相关毒性的西医处理策略

1. 甲减的治疗[2,7] 对于 G1 的患者可继续使用免疫抑制剂。对于≥G2 的甲状腺功能减退患者，应依据严重程度开始激素补充治疗（50~100μg/d），逐渐增加剂量直至TSH恢复至基线水平，再开始重新使用免疫抑制剂。当出现甲状腺炎时，应开始口服泼尼松1mg/kg治疗1~2周，并根据临床症状的恢复情况逐渐减量，但几乎没有有力的证据表明治疗可以防止较长期甲状腺功能不全。

2. 甲亢的治疗[2,7] 对于发生G1的患者可继续使用免疫抑制剂治疗。对于G2及以上有症状的甲状腺功能亢进患者，应暂停免疫抑制剂治疗，开始β受体阻滞剂治疗（普萘洛尔或阿替洛尔或美托洛尔）。如持续甲状腺功能亢进超过6周，或临床怀疑Graves病时，考虑使用亚硫酰胺（甲基咪唑或PTU）。当症状消失后，再考虑重新使用免疫抑制性治疗。

3. 垂体炎的治疗[2,7] 对于出现垂体炎的患者，应立即中断免疫抑制剂治疗，直到急性症状缓解。急性期使用大剂量糖皮质激素[泼尼松1mg/(kg·d)]，或许可逆转一些病例的炎症过程，部分患者可能不需要长期的激素补充治疗。但大多数患者由于继发性甲减或继发性肾上腺功能减退症，需要长期补充相关激素。前者用左甲状腺素治疗，后者用替代剂量的氢化可的松治疗（通常每日早20mg+晚10mg）。部分患者可逐渐成功停用糖皮质激素补充治疗[8]。

4. 肾上腺功能减退的治疗[2,7] 暂停免疫抑制剂治疗，在给予其他激素补充治疗之前，首先给予皮质类固醇以避免肾上腺危象。类固醇补充治疗：氢化可的松（每日早20mg+晚10mg）然后根据症状缓慢滴定给药剂量；或泼尼松初始剂量7.5mg或10mg，然后酌情减少至5mg（每日1次）和氟氢可的松以0.1mg的剂量开始给药（隔日1次）；然后根据病情增减。如血流动力学不稳定者，需住院治疗，并开始给予高剂量的类固醇。症状严重（低血压）的患者可能需要大量补液。

5. 糖尿病治疗[2,7] 对于G1的患者，可以继续免疫抑制剂的相关治疗，并监测血糖。G2患者暂时停用免疫抑制剂相关治疗，并给予口服或胰岛素控制血糖，血糖一旦控制后，可考虑重新开始治疗。对于G3及G4患者，建议完善血pH、基础代谢组合检查、尿或血浆酮体、β-羟基丁酸等，评估是否存在DKA。暂停免疫抑制剂，立即给予胰岛素治疗直到血糖控制稳定，及相关毒性减到1级以下，再重新考虑使用免疫抑制剂治疗。

（二）内分泌相关毒性的中医处理策略

上述内分泌相关毒性亦无对应中医病名，其诊治可参考中医“郁证”“瘿病”“虚劳”等范畴。

1. 辨证施治[9,10]

（1）证属肝气郁结者，方选柴胡疏肝散加减。气郁化火者，可选用加味逍遥丸加减。

（2）证属痰气郁结者，方选半夏厚朴汤加减。

（3）证属气血亏虚者，方选八珍汤加减。

（4）证属脾肾阳虚者，方选金匮肾气丸加减。

2. 针灸治疗[10]

（1）针刺：主穴选取气海、脾俞、肾俞、心俞、足三里，辅穴根据辨证加减。

（2）艾灸：艾条温灸大椎穴，适用于虚证患者。

（李秋艳　尹震宇　杨宇飞　谢　宇）

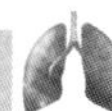

参考文献

[1] FAN Y,XIE W,HUANG H,et al.Association of Immune Related Adverse Events With Efficacy of Immune Checkpoint Inhibitors and Overall Survival in Cancers: A Systemic Review and Meta-analysis[J].Front Oncol,2021,11:633032.

[2] HAANEN J,CARBONNEL F,ROBERT C,et al.Management of toxicities from immunotherapy:ESMO Clinical Practice Guidelines for diagnosis,treatment and follow-up[J].Ann Oncol,2018,29(4):264-266.

[3] BARROSO-SOUSA R,BARRY W T,GARRIDO-CASTRO A C,et al.Incidence of endocrine dysfunction following the use of different immune checkpoint inhibitor regimens:a systematic review and meta-analysis[J].JAMA Oncol,2018,4(2):173-182.

[4] PUZANOV I,DIAB A,ABDALLAH K,et al.Managing toxicities associated with immune checkpoint nhibitors:consensus recommendations from the Society for Immunotherapy of Cancer (SITC) Toxicity Management Working Group[J].J Immunother Cancer,2017,5(1):95.

[5] CHANG L S,BARROSO-SOUSA R,TOLANEY S M,et al.Endocrine toxicity of cancer immunotherapy targeting immune checkpoints[J].Endocr Rev,2019,40(1):17-65.

[6] KRO M,SCHILLING B,DEUTSCHBEIN T,et al. Endocrine side effects of cancer immunotherapy[J].Dtsch Med Wochenschr, 2020,145(24):1736-1741.

[7] BRAHMER J R,LACCHETTI C,SCHNEIDER B J,et al.Management of immune-related adverse events in patients treated with immune checkpoint inhibitor therapy:American Society of Clinical Oncology Clinical Practice Guideline[J].J Clin Oncol,2018,36(17):1714.

[8] SNYDERS T,CHAKOS D,SWAMI,U,et al. Ipilimumab-induced hypophysitis, a single academic center experience[J].Pituitary,2019,22(5):488-496.

[9] 张伯礼,吴勉华.中医内科学[M].北京:中国中医药出版社,2017.

[10] 王媛媛,郑倩倩.甲状腺功能减退症的中医药研究现状[J].生物技术世界,2016,100(3):195-196.

第六节　心血管毒性

一、心血管毒性的发生率和发病机制

心血管毒性是免疫治疗少见的不良反应，据统计，随着免疫抑制剂的广泛使用，心血管毒性逐年增加[1]。临床数据中，免疫相关的心血管毒性发生率仅0.09%[2]，但致死率高，已成为威胁生命的第二大因素[3]。Moslehi等[1]回顾性分析了发生免疫相关心血管毒性的101例患者，57%接受PD-1抑制剂治疗，3%接受PD-L1抑制剂治疗，5%接受CTLA-4抑制剂治疗，35%接受联合治疗。进一步分析显示，总体死亡率高达46%，接受CTLA-4抑制剂治疗的患者死亡率最高达60%，值得注意的是，联合治疗死亡率高于单药治疗（67% *vs*.36%）。

目前，关于免疫相关心血管毒性发病机制尚不明确，潜在的机制可能是激活的T淋巴细胞，识别了肿瘤、心脏共有的抗原，或者T细胞受体靶向结合了与肿瘤抗原同源性的心肌抗原，从而导致自身免疫性心血管毒性[4]。动物模型研究证实，PD-1/PD-L1和CTLA-4通路在限制免疫介导的损伤中发挥重要作用[5]。PD-1和CTLA-4均可抑制T细胞活化和功能，缓和自身免疫应答，具有防止心肌细胞损伤的作用[6]。Johnson等[7]报道了2例接受PD-1联合

CTLA-4免疫治疗2周后死于心血管毒性的病例，尸检报告显示，心肌内大量与肿瘤细胞同源的T淋巴细胞浸润。据此推测，免疫治疗激活T细胞，抗肿瘤同时对正常心肌细胞产生了攻击，产生心脏毒性。

二、心血管毒性的临床特征

在所有免疫相关毒性反应中，心血管毒性应引起临床的高度重视，尤其是重度致死性心脏毒性，早期识别和干预具有重要的临床意义[8]。据统计，心脏毒性发生的中位时间为免疫治疗后34天，发生心脏毒性患者中81%出现在用药后3个月内[9]。免疫性心脏毒性具有变异性，如呼吸困难、心悸、胸痛、心力衰竭等，缺乏具体诊断标准[10]。心电图、心脏彩超是其初步诊断的检查工具，但缺乏特异性表现，免疫性心肌炎可出现肌钙蛋白升高，但早期敏感性低[11]。目前心肌活检仍然是确诊的最佳标准。例如1名患者免疫治疗2周后出现恶心、呕吐，肌钙蛋白最初为阴性，随后升高，心电图、心脏彩超等均为阴性，随后心肌活检确诊为心肌炎，激素治疗后症状改善，肌钙蛋白正常[12]。鉴于心脏毒性严重威胁患者生命，临床上对接受免疫治疗的患者，治疗前需行基线评估，治疗期间加强心电图、肌钙蛋白、心超动态监测，以期早期诊断和积极干预[13]。也有患者免疫治疗后出现静脉血栓，目前尚不明确是否与免疫治疗相关[14]。

三、康复管理及策略

（一）心血管毒性的西医处理策略

一旦诊断为免疫性心脏毒性，指南推荐核心治疗方案是激素[15]。对于1~2级心脏毒性，迅速口服或静脉注射糖皮质激素（泼尼松1~2mg/(kg·d)），至于是否停用免疫抑制剂，主要依据多学科专家充分评估风险与获益后决定。对于3级及以上的心脏毒性，建议永久停用免疫抑制剂，3级心脏毒性糖皮质激素推荐剂量1~2mg/（kg·d），4级心脏毒性推荐大剂量激素（泼尼松1g/d），直至心功能恢复基线状态后逐渐减量，4~6周内停用。如果大剂量激素治疗无效，应早期考虑加用抗心脏排斥药物，如麦考酚酯、英夫利昔单抗或抗胸腺细胞球蛋白。近来，Frigeri等[16]报道1例纳武单抗治疗后出现严重心脏毒性的患者，在接受大剂量激素基础上，联合3次英夫利昔单抗[5mg/（kg·d）]，最终救治成功。Tay等[17]报道了先后应用5次抗胸腺细胞球蛋白，成功救治了1例尼沃单抗诱发的重症心脏毒性的患者。所有抗心脏排斥药物的推荐基于临床成功病例报道，后续期待更多的临床研究，进一步证实这些治疗方案的安全性和有效性。

糖皮质激素治疗的同时，其他治疗手段同样具有重要作用，如卧床休息、营养支持、应用β受体阻滞剂控制心室率及血管紧张素转换酶逆转心肌重构。对于血流动力学不稳同时药物疗效不佳的患者，需要积极机械辅助治疗，如体外循环。最后，经过最佳内科支持治疗后，仍不能脱离循环装置的患者，可以考虑心脏移植治疗。

（二）心血管毒性的中医处理策略

免疫相关心脏毒性主要以其引起的自身免疫性心肌炎为主，其发病率虽低，但致死率高，临床救治需多学科协同[18]，根据临床表现，中医治疗主要参考“心悸”“怔忡”“心衰”等范畴。

1. 辨证施治[19]

（1）证属心血不足者，方可选用归脾汤加减。

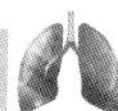

（2）证属气阴两虚者，方可选用生脉散加减；兼有气虚血瘀者，可合用血府逐瘀汤。

（3）心阳不振者，方可选用桂枝甘草龙骨牡蛎汤合参附汤加减。

（4）阳虚水泛者，方可选用真武汤合葶苈大枣泻肺汤加减；病危出现脱证患者，应合用参附汤回阳固脱。

（5）瘀阻心脉者，方用桃仁红花煎加减，药物：丹参、赤芍、桃仁、红花、香附、延胡索、青皮、当归、川芎、生地黄、乳香。

2. 预防调护 免疫相关心脏毒性多为急危重症，愈后患者应饮食清淡，不宜过咸或过食膏粱之品，适度进行如散步、太极拳等康复活动，调理机体耐受能力，逐步促进病情长期稳定。

（沈文斌 尹震宇 林永娟 范家鸣）

参考文献

[1] MOSLEHI J,SALEM J,SOSMAN J,et al.Increased reporting of fatal immune checkpoint inhibitor-associated myocarditis[J].Lancet,2018,391(10124):933.

[2] VARRICCHI G,MARONE G,MERCURIO V,et al.Immune Checkpoint Inhibitors and Cardiac Toxicity:An Emerging Issue[J].Curr Med Chem,2018,25(11):1327-1339.

[3] POTO R,MARONE G,PIROZZI F,et al.How can we manage the cardiac toxicity of immune checkpoint inhibitors?[J].Expert Opin Drug Saf, 2021, 20(6):685-694.

[4] SASIDHARAN N V,ELKORD E.Immune checkpoint inhibitors in cancer therapy:a focus on T-regulatory cells[J]. Immunol Cell Biol,2018,96(1):21-33.

[5] CAO H,CHENG B,LIU T,et al.Synthesis and pharmacological evaluation of novel resorcinol biphenyl ether analogs as small molecule inhibitors of PD-1/PD-L1 with benign toxicity profiles for cancer treatment[J].Biochem Pharmacol, 2021, 188:114-122.

[6] XU S,SHARMA U C,TUTTLE C,et al.Immune Checkpoint Inhibitors: Cardiotoxicity in Pre-clinical Models and Clinical Studies[J].Front Cardiovasc Med, 2021, 8:619-650.

[7] JOHNSON D,BALKO J,COMPTON M,et al.Fulminant Myocarditis with Combination Immune Checkpoint Blockade[J].N Engl J Med,2016,375(18):1749-1755.

[8] DOLLADILLE C,EDERHY S,ALLOUCHE S,et al.Late cardiac adverse events in patients with cancer treated with immune checkpoint inhibitors[J].J Immunother Cancer,2020,8(1):e000261.

[9] DELGOBO M,FRANTZ S.Heart failure in cancer:role of checkpoint inhibitors[J].J Thorac Dis,2018, 10(35):S4323-S4334.

[10] FAN Q,HU Y,YANG C,et al.Myocarditis following the use of different immune checkpoint inhibitor regimens:A real-world analysis of post-marketing surveillance data[J].Int Immunopharmacol,2019,76:105866.

[11] GALLEGOS C,ROTTMANN D,NGUYEN V,et al.Myocarditis with checkpoint inhibitor immunotherapy:case report of late gadolinium enhancement on cardiac magnetic resonance with pathology correlate[J].Eur Heart J,2019,3(1):yty149.

[12] LI H,HAN D,FENG X,et al.Adverse cardiac events in the treatment of non-small cell lung cancer with programmed death-1and programmed death-ligand 1 inhibitors: A protocol for systematic review and meta-analysis[J].Medicine (Baltimore), 2020, 99(32):216-223.

[13] MONGE C,MAENG H,BROFFERIO A,et al.Myocarditis in a patient treated with Nivolumab and PROSTVAC:a case report[J].J Immunother Cancer,2018,6(1):150.

[14] CHOI J,LEE S Y.Clinical Characteristics and Treatment of Immune-Related Adverse Events of Immune Checkpoint Inhibitors[J].Immune Netw, 2020, 20(1):e9.

[15] BRAHMER J,LACCHETTI C,SCHNEIDER B,et al.Management of Immune-Related Adverse Events in Patients Treated With Immune Checkpoint Inhibitor Therapy: American Society of Clinical Oncology Clinical Practice Guideline[J].J Clin Oncol,2018,36(17):1714-1768.
[16] JAGIELSKA B,OZDOWSKA P,GEPNER K,et al.Cardiotoxicity danger in immunotherapy[J].IUBMB Life, 2020, 72(6):1160-1167.
[17] CHOI J,LEE S Y.Clinical Characteristics and Treatment of Immune-Related Adverse Events of Immune Checkpoint Inhibitors[J].Immune Netw, 2020, 20(1):9-17.
[18] 孔胜男，余智操，张琼，等. 肿瘤免疫检查点抑制剂的心脏不良反应及管理策略 [J]. 中国免疫学杂志,2019,35(12):1514-1517,1523.
[19] 张伯礼，吴勉华. 中医内科学 [M]. 北京：中国中医药出版社,2017.

第十一章

特殊康复问题

第一节　肺癌术后快速康复管理

快速康复是近年来发展起来的外科围手术期处理创新理念和治疗康复模式，亦可以说是临床医学领域的技术革命。它打破了长期以来形成的外科治疗学理念和原则，甚至颠覆了传统的临床认识和技术规范，具有优越的社会、科技和经济效应。随着微创胸腔镜外科理念的发展和应用，在确保微创的同时，也能保证肿瘤切除率。尽管如此，肺癌手术仍旧属于创伤性大、风险性大及术后并发症高的高危手术。肺癌手术的开展对手术团队和护理团队均具有严格要求，包括主刀医师、助手，麻醉医师和手术护士等。同时也要求患者及其家属能够积极主动参与到围手术期的治疗和护理中，以期追求疗效的最大化及创伤的最小化。

一、肺癌术后快速康复所面临的挑战

快速康复理念是针对外科手术追求“无应激、无疼痛、无风险”的目标，在术前、术中及术后通过应用各种循证医学已证实有效的方法，以减少手术应激反应及并发症、减轻手术患者的生理及心理创伤和应激、促进患者快速康复、降低患者病死率及缩短平均住院时间而采取的一系列围手术期多学科综合技术运用措施。但肺癌手术治疗领域，其作为一个新兴的理念，在其实践和应用过程中应注意人文医学和实践医学的统筹兼顾：

1. 肺癌术后快速康复的应用与发展必须恪守医者社会责任和职业道德。社会责任指的是与社会有关、具有社会意义的责任，包括国家发展目标、公共卫生、社群健康和环境保护的责任。个体患者和家庭构成社群或社会，因此对患者的责任具有重要的社会学意义。加速康复外科（enhanced recovery after surgery，ERAS）的临床应用极大地应答了社会对医者的责任要求[1-3]。肺癌术后 ERAS 实现的“无应激、无疼痛、无风险”和“最小创伤侵袭、最大脏器保护、最佳康复效果”的目标，突出维护了患者利益，节约了医疗和社会资源，充分体现了医德实践的成果。而肺癌术后快速康复临床研究和实践过程中充满了矛盾与冲突、阻力与碰撞，还要历经大量的风险，这就要求医者处理好继承与创新、审慎与胆识的关系，以社会责任为重，经受住医德的考验。

2. 肺癌术后快速康复的应用与发展必须遵循科学性原则。一项新技术、新理念的形成也必须遵循科学性的原则。肺癌术后 ERAS 一系列核心和关键技术的创新，是建立在循证医学的基础上的。而循证医学亦称循证科学证据的医学，其科学性表现在临床决策中将临床证据、个人经验、患者实际状况和意愿三者相结合，核心是高质量的临床证据，而“证据”及其质量是实践循证医学的关键。临床证据主要来源于大样本的随机对照临床试验、系统

性评价或荟萃分析，为临床决策提供了有效查询和评价的科学依据。肺癌术后 ERAS 还应在临床决策和诊疗实践中朝着更加精准、精确、精益的方向发展[4]。

3. 肺癌术后快速康复的应用与发展必须关注医学人文关怀。肺癌术后 ERAS 应用是经过循证医学证实、成熟有效的理念和技术，实现维护患者利益的目的，其研究的对象是具有特殊属性的人，人的本质属性是肺癌术后 ERAS 的核心价值和出发点，这就赋予肺癌术后 ERAS 人性特征和文化特征。肺癌术后 ERAS 丰富了医学人文关怀的内涵，极大地满足了患者的心理和情感需求，极大地减少了患者的生理创伤和应激，极大地减轻了患者的经济和家庭负担。这在医患关系长期错位、人文关怀严重缺失的传统"主动 - 被动"医疗服务模式下是无法做到的，也极大地提高了患者满意度。但是，在肺癌术后 ERAS 的应用和发展中仍需要继续关注，甚至加大医学人文的融入，特别是在理念、技术的颠覆与创新中还需要进一步循证甄别，谨防伪科学、过度修正和盲目滥用[5]。

二、肺癌术后快速康复的临床实践

（一）术后诊疗管理

肺癌切除术后诊疗管理主要包含术后疼痛管理、术后管道管理、术后呼吸管理和术后营养管理。术后镇痛是 ERAS 的核心因素，目前提倡整个围手术期采用多模式联合、充分镇痛，推荐原则是以非甾体抗炎药镇痛，尽量减少阿片类止痛药物，推荐方案如下：帕瑞昔布，对乙酰氨基酚，手术日予 4~80mg，术后第一天予 40~80mg，术后第二天予 20~40mg，术后第三天予 20~40mg。肺癌切除术后 ERAS 模式引流管管理的核心理念是在确保安全的前提下尽早拔除引流管。目前认为胸腔闭式引流管在术后第二天若无明显漏气时就可以拔除；或胸管引流量 <300ml/d 时可拔除胸管。肺癌切除术后 ERAS 模式呼吸道管理主要是通过有效的咳嗽、翻身叩背、机械排痰、雾化吸入等手段促进患者咳痰，进而保持呼吸道通畅，预防术后肺部感染的发生。如果患者痰多却咳痰无力，出现呼吸窘迫、伴随血氧饱和度下降时则应立即给予鼻导管深部吸痰，以防止窒息。肺癌切除术后 ERAS 模式术后营养支持和指导思想是通过术后早期进食以促进胃肠道功能恢复，具体方案为：在麻醉清醒后 6 小时和术后 1 天分别开始饮用少量温开水和进少量流质饮食[6]。

（二）术后护理管理

肺癌术后因疼痛及康复需求，对术后护理要求比较严格。在 ERAS 模式下，建议护理人员采用全程延续护理模式，在每次交接班时，除了对接好临床护理工作任务外，也应对患者及其家属的情绪等其他状况进行交接。研究表明，针对肺癌术后患者采取延续护理干预，能提高医护患的满意度，提升患者及其家属对术后康复医嘱的遵从性，从而减少相关并发症的发生率，更加有利于患者的阶段性康复[7]。肺癌术后 ERAS 模式要求患者尽早下床活动，术后早期活动有利于呼吸道分泌物咳出，减少肺部并发症，还可促进血液循环，有利于切口愈合，预防静脉血栓形成，并促进自行排便排尿[8]。但应同时做好患者的心理护理，对其进行耐心细致的宣教，使其意识到术后早期活动的必要性和重要性，并取得患者及家属的配合。ERAS 模式术后心理干预要求医护人员及时掌握患者及其家属的不良心理状态，给予围手术期的心理护理干预，有助于提高患者的术后生活质量，降低不良刺激的影响，控制消极情绪产生，缓解部分躯体症状，改善不良的心理状态，提高患者的恢复速度，因而具有较高的临床推广和应用价值[9]。

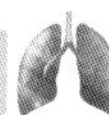

尽管近年来肺癌术后ERAS成为胸外科领域研究和推广应用的热点，但仍然受到传统观念、习惯思维和陈规旧俗的束缚[10]。它的推广应用还需要依赖实践的推进，逐步提高主体的认识能力，加深和扩大主体对客体认识的深度和广度，从而达到主观和客观、主体和客体的一致，推动肺癌术后ERAS更加全面、更加深入的发展。

（胡 坚 康明强 陈 遂）

参考文献

[1] 孙政，古维立，曹杰．加速康复外科应用的现状及展望[J]．广东医学，2016,37(18):2699-2701.

[2] HOROSZ B,NAWROCKA K,MALEC-MILEWSKA M.Anaesthetic perioperative management according to the ERAS protocol[J].Anaesthesiol Intensive Ther,2016,48(1):49-54.

[3] 车国卫，刘伦旭，石应康．加速康复外科临床应用现状与思考[J]．中国胸心血管外科临床杂志，2016,23(3):211-215.

[4] 张敏，苏义，刘玉秀，等．试论加速康复外科与医疗质量建设[J]．医学研究生学报，2016,29(3):302-304.

[5] 李琰，李幼平，兰礼吉，等．循证医学的认识论探究[J]．医学与哲学，2014,35(4A):1-4.

[6] GAO S,BARELLO S,CHEN L,et al.Clinical guidelines on perioperative management strategies for enhanced recovery after lung surgery[J].Transl Lung Cancer Res,2019,8(6):1174-1187.

[7] BERTOLACCINI L,BRUNELLI A.Devising the guidelines:the techniques of uniportal video-assisted thoracic surgery-postoperative management and enhanced recovery after surgery[J].J Thorac Dis,2019,11(Suppl 16):S2069.

[8] 朱云柯，林琳，廖虎，等．中国胸外科围手术期疼痛管理专家共识(2018版)．中国胸心血管外科临床杂志，2018,25(11):921-928.

[9] 陈红芳．心理干预对食管癌患者术后恢复影响的研究．实用临床护理学电子杂志[J],2016,1(5):39,41.

[10] 舒秀琼，陈海丹．综合护理干预对食管癌术后患者康复及生活质量的影响[J]．新中医，2018,50(11):229-232.

第二节 老年肺癌康复管理

《2015中国癌症统计数据》显示，60~74岁的老年癌症患者中，超过20%患有肺癌，75岁以上的癌症患者中，25%患有肺癌，位居所有癌症之首。美国的统计数据显示，肺癌确诊的中位年龄是70岁，肺癌是一种“老年病”。近几十年，随着各种相关治疗方法的改进和新药的不断问世，肺癌治疗有效性增加，老年肺癌患者定义为70岁甚至75岁以上[1]。老年肺癌是一个独特的群体，作为临床医师，我们应该思考：积极治疗还是保守治疗？老年的各种合并症会不会阻碍肿瘤的治疗？生理年龄和机体功能状态对于治疗力度的决策哪个更重要？除了外科、放疗、化疗等基本治疗手段外，如何对老年肺癌的综合治疗（护理、营养、康复、心理、中医等）进行全程管理？老年患者疾病的预防、诊断治疗，与其他年龄段的患者相比，都应有其独特之处，越来越多新的微创、无创方法，开始能够替代传统的有创治疗，应该作为老年患者治疗的首选。

一、老年肺癌患者的评估

老年肺癌患者肿瘤相关的全身检查与年轻患者基本相同。根据老年肿瘤NCCN指南，针对老年肿瘤患者自身特点，还应行综合性老年医学评估（comprehensive geriatric assessment，CGA），以客观了解患者健康状况，评估老年患者预后并进行治疗方案选择。综合性老年医学评估内容包括患者功能状态、可能干扰肿瘤治疗的并发症、多重用药、营养状况、认知功能、心理状态、社会经济问题和老年综合征等。CGA 的实施往往需要多学科参与：老年病学家、老年专科护士、物理治疗师、营养师和药剂师等。老年肿瘤学领域中最常用的方法及工具包括年龄和体力状况（PS）评分、ECOG 量表、步速（gait speed，也称作行走速度测试）和起立 - 行走计时（TUG）测试、日常生活活动（ADL）和工具性日常生活活动（IADL）、小型营养评估（MNA）、体重指数（BMI）、迷你精神状态检查（MMSE）、心理测试分数（AMTS）、老年抑郁量表（GDS）、查尔森合并症指数（CCI）等。老年肺癌患者治疗前的生理性能评估也很重要，其中肺功能指标包括二氧化碳转移因子（TLCO）、FEV_1 等，可以协助评估手术风险、预测术后呼吸困难和生活质量。所有接受肺部手术及放疗的老年肺癌患者都应建议行肺功能测定。

二、老年肺癌患者治疗决策

利用绝对年龄考虑老年患者治疗方案及风险并不客观，需要综合考虑患者的生理年龄、机体功能、肿瘤分期、预期生存期、患者治疗意愿等，因此，老年肿瘤患者的治疗需要进行综合性老年医学评估（CGA），按照其肿瘤相关性疾病死亡风险决定相应的治疗策略及康复手段。手术、放疗和化疗仍是老年肺癌患者治疗的三大基石。

1. 手术 年龄不是手术的绝对禁忌，但患者的生理状况及手术风险需要完善的评估。患者的体质状况、基础疾病、肿瘤并发症比患者年龄更加重要。美国外科医师学会和美国老年医学会（AGS）针对接受手术的老年患者的术前评估通用性指南，同样适用于接受手术的老年肺癌患者[2]。

2. 放疗 放疗（外照射放疗或近距离放疗）可用于老年肺癌患者的根治性或姑息治疗。放疗科医师对于老年肺癌患者治疗方案的制订，既要防止过度治疗，也要警惕过于担心治疗耐受性及相关风险而导致的治疗不足。为老年肺癌患者实施放疗策略需考虑：①放疗相关获益和风险；②老年患者的机体功能状态；③肿瘤的生物学特性及其对治疗反应的差异；④照射的解剖部位和选择的剂量 / 分割模式；⑤同步或序贯放化疗的风险评估。先进的放疗技术 [例如调强放疗（IMRT、影像引导下的放疗（IGRT）和立体定向体部放疗（SBRT）等] 可降低老年患者放疗发生严重不良反应的风险[3]。

3. 化疗 多项回顾性研究提示，化疗毒性反应在年龄超过 70 岁的人群中并无明显增加，年龄并不是化疗的禁忌证。但因年龄增长导致的相关药代学和药效学变化，以及正常组织对毒性耐受性、机体的修复能力等问题需要综合考虑。患者的体力状况、认知功能、营养状况和治疗方式，是非血液性毒性反应最佳预测指标。肿瘤特异性老年医学评估（CSGA）、高龄患者的化疗风险评估量表（CRASH）等工具可协助肿瘤医师制订合理的化疗方案[4,5]。

三、早期非小细胞肺癌老年患者的治疗选择

1. 手术 手术切除通常被认为是包括部分老年患者在内的早期非小细胞肺癌患者的潜在根治手段。老年肺癌患者术前肺功能和心脏检查评估是十分必要的。全肺切除、延长手术时间和术前诱导化疗是增加术后发病率和死亡率的主要危险因素。麻醉学及手术外科

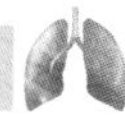

学新技术的进步，如微创胸部外科的发展，增加了老年肺癌患者手术的安全性[6]。传统观点认为，肺叶切除术是早期非小细胞肺癌标准的手术方式[7]。研究数据表明，亚肺叶切除与肺叶切除术相比，出血量少，手术时间短，胸腔引流少，住院时间短，淋巴结清扫范围少，更适用于年龄较大、合并症较多、肺肿瘤体积较小的患者。亚肺叶切除术在不影响短期存活率的情况下，可显著改善围手术期的预后。具体术式的选择，要依据患者的术前评估，选择适合的术式；同时，术后科学规范的康复训练、围手术护理亦十分重要[8]。

2. 根治性放疗 老年患者往往因心肺功能限制、个人意愿、术后并发症风险等因素，在医学上无法手术或患者拒绝手术，根治性放疗可作为一种有效的替代治疗方案[9,10]。立体定向消融体放射治疗（SBRT 或 SABR）是不能手术的Ⅰ期非小细胞肺癌（NSCLC）的标准治疗方法。SBRT 的局部控制率在 80%~100%，3 年的总生存率（OS）在 40%~80%。与常规放疗技术相比，SBRT 治疗后 2 年疾病特异性生存率及 5 年总生存率明显提高[11-14]。SBRT 的剂量根据肿瘤位置和患者的一般状况进行选择，通常在 50~60Gy，治疗分 3~8 次进行，生物有效剂量 BED_{10} 一般在 100Gy 以上[15]。MD 安德森癌症中心的研究显示，老年早期肺癌患者进行 SBRT 与手术外科治疗，在生存方面没有明显差别，而 SBRT 在不良反应方面存在优势[16]。SBRT 不良反应一般较轻，严重（3 级以上）的毒性并不常见[17]。SBRT 应该成为老年患者，尤其是有许多合并疾病的老年早期肺癌患者的首选治疗方式。老年人被诊断早期肺癌后，不仅应该与胸外科医师讨论手术切除的可能性，还应该与掌握先进治疗理念和方法的放疗科医师探讨 SBRT 治疗的可能性。

四、老年局部晚期非小细胞肺癌患者的治疗决策

不可手术的局部晚期 NSCLC 的最佳治疗模式是同步放疗化疗，老年肺癌患者最佳的照射剂量和照射野范围还不清楚。一项针对老年局部晚期非小细胞肺癌患者的研究采取的放疗方案为可见肿瘤外放 1.5cm 边界为 PTV（无淋巴引流区预防性照射），剂量 66Gy/33 次，疗程为 6.5 周，化疗采用顺铂（$30mg/m^2$）和长春瑞滨（$30mg/m^2$）口服，中位 PFS 为 15 个月，OS 为 21.8 个月，1 年、2 年、4 年生存率分别为 77.5%、45% 和 34.8%[18]。年老体弱或有伴发病无法耐受的化疗者，可行单独放疗[19]。一项研究显示，放疗范围常规包括原发肿瘤及受累淋巴结区域，总剂量推荐 60~66Gy/30 次，2.0~2.2Gy/ 次，每日 1 次。中位生存期 18.6 个月（2~135 个月）。2 年和 3 年的总生存率分别为 39% 和 23%，2 年和 3 年的疾病特异性生存率分别为 57% 和 47%。无重度毒性反应事件发生[20]。JCOG0301 试验显示，对于老年患者，单药铂类增敏优于单独放疗，中位 PFS 为 8.9 个月 *vs*. 6.9 个月。3 年 OS 为 34.6% *vs*. 14.3%[21]。非小细胞肺癌（Ⅰ期、Ⅱ期和Ⅲ期）在根治术后的局部区域复发的风险分别为 10%、20% 和 40%[22]。目前尚无针对老年早期非小细胞肺癌患者术后放疗的试验数据。目前认为，Ⅰ~ⅢA 期非小细胞老年肺癌患者肺癌完全切除后，不建议进行常规术后放疗[23,24]。Ⅲ期 N_2 患者需要接受术后放疗的老年患者，考虑到正常器官的安全剂量，术后放疗剂量一般控制在 DT 50~54Gy[25]。辅助化疗方面，Ⅰ~ⅢA 期非小细胞肺癌患者术后常规行辅助性化疗，可降低术后复发风险[26]。但目前缺乏在老年早期非小细胞肺癌患者中使用辅助化疗的前瞻性数据。部分临床试验数据结果表明，在适当的化疗剂量及周期数前提下，辅助化疗在老年非小细胞肺癌术后患者中可以考虑，但建议结合患者 ECOG 评分、PS 评分等综合因

素行个体化治疗[27]。

五、老年晚期非小细胞肺癌患者的治疗选择

1. **化疗** 老年患者单药化疗和双药化疗的选择尚无共识。20世纪90年代的研究数据表明，与最佳支持治疗相比，长春瑞滨单药化疗在Ⅲ期随机老年晚期非小细胞肺癌的临床试验中被证明可提高患者生存率和生活质量[28]。近年虽然铂类为基础的双药化疗在治疗晚期非小细胞肺癌（NSCLC）成为标准治疗方案，但对于70岁以上的患者，考虑到安全性及耐受性，单药化疗更被接受。然而不断有针对性的实验数据表明，双药联合化疗在老年患者中非绝对禁忌。研究最多的非铂类方案双药联合化疗是吉西他滨+长春瑞滨，在老年晚期NSCLC患者中，该方案虽然被证明患者耐受性良好，但并未提高治疗反应率、进展时间、生存率[29]。含铂类化疗方案中，顺铂或卡铂联合紫杉醇，对比吉西他滨或长春瑞滨单药化疗，对于晚期NSCLC老年患者的Ⅲ期临床试验结果表明，该方案在缓解率、无进展生存期、中位生存期、1年总生存率及生活质量表现出明显优势[30]。IFCT-0501作为一项针对老年晚期非小细胞肺癌患者随机Ⅲ期临床试验，患者接受卡铂联合紫杉醇化疗对比长春瑞滨或吉西他滨单药化疗，双药化疗组的中位总生存期为10.3个月，单药化疗组为6.2个月；1年生存率分别为44.5% (95%*CI* 37.9~50.9) 和25.4%（95%*CI* 19.9~31.3）。双药化疗组的毒性反应比单药化疗组发生率高[中性粒细胞减少最常见（48.4%*vs*.12.4%）；乏力（10.3%*vs*.5.8%）]。上述说明，含铂类双药化疗仍可为老年晚期NSCLC患者带来生存获益，但不良反应发生率高[31]。

2. **靶向治疗** 对于老年肺癌患者，靶向治疗相比于传统化疗药物在疗效和毒性方面看似更有前景[32]，但是其特有相关不良反应和严重毒性反应，如心血管并发症[左室功能不全（LVD）、高血压、动脉血栓栓塞事件（ATEs）等]、皮肤毒性不良反应亦不能忽视[33]。靶向治疗在老年患者中的有效性和安全性仍需大量针对该人群特点的前瞻性临床试验验证。

3. **免疫治疗** 多项NSCLC免疫治疗的随机临床试验中关于老年患者的亚组分析显示，抗PD-1/PD-L1药物对该特殊人群仍有显著的获益，但年龄≥75岁患者似乎从中获益较少。年轻患者和65岁以上患者的免疫治疗疗效和毒性没有显著区别。在KEYNOTE-010、KEYNOTE-024和KEYNOTE-042等多项临床研究中，帕博利珠单抗在晚期老年患者（≥75岁）非小细胞肺癌的安全性和有效性方面均带来获益。与化疗相比，其改善PD-L1 TPS≥1%的老年患者的总生存，治疗相关不良事件发生率较低[34]。

六、老年小细胞患者的治疗选择

局限期小细胞肺癌（LS-SCLC）老年患者的比例逐年增加，约50%的局限期小细胞肺癌患者年龄在70岁以上；约10%的小细胞肺癌患者年龄在80岁以上[35,36]。同步放化疗应该被作为预期能够耐受治疗不良反应的老年LS-SCLC患者的首选策略。早期的一项前瞻性Ⅲ期临床研究，老年局限期小细胞肺癌接受同期放化疗，与年轻患者相比，中位存活率略低，但28%和18%的2年和5年存活率与年轻患者相似[37]。Corso等在2015年发表针对老年局限期小细胞肺癌患者化疗方案的研究，纳入临床分期Ⅰ～Ⅲ期的年龄≥70岁的小细胞肺癌老年患者，结果显示，同期化疗对比单纯化疗患者显示出生存获益，中位OS为15.6个月*vs*. 9.3个月；3年OS为22.0% *vs*. 6.3%。该研究年龄80岁以上的患者亚组分析结果显示，同

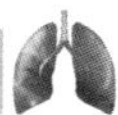

期化疗的生存获益持续存在（$P<0.001$）。接受同期化疗的患者中位OS为13.6个月（95%*CI* 12.8~14.8），接受单纯化疗的患者中位OS为8.1个月（95%*CI* 7.5~8.6）。同期化疗组3年OS率为16.4%（95%*CI* 13.9%~19.1%），对比单纯化疗组5.2%（95%*CI* 3.9%~6.8%）。放疗剂量方面，接受1.8~2.0Gy单次剂量、总剂量≥60Gy的患者与接受1.5Gy单次剂量、总量45Gy剂量的患者，两组间OS无差异[38]。目前针对局限期SCLC患者的治疗指南建议，PS评分0~2分的老年患者应接受4~6个周期的化疗加早期胸部局部放疗（尽可能早期介入）。

局限期小细胞肺癌患者系统治疗后肺部病灶完全缓解（CR）患者，预防性颅脑照射被认为是标准治疗。数据表明，接受PCI治疗的患者有更高的生存率和疾病特异性生存率。PCI组和非PCI组的2年OS和PFS分别为42%*vs*.23%和19%*vs*.11%。全脑推荐预防性照射剂量一般在25~36Gy[39]。但需要注意的是，PCI可能出现记忆力丧失、智力障碍等不良反应，对于既往有脑部疾病、有神经症状和高龄的患者，PCI仍需要谨慎使用。

广泛期小细胞肺癌的治疗应以化疗、靶向治疗、免疫治疗等全身性治疗为主，放疗可以作为一种局部姑息治疗手段。老年广泛期小细胞肺癌患者的数据还很缺乏，需要进一步研究。

七、总结

随着世界人口人均寿命的增长，医学手段的进步，医学模式的转变，现代医学目的不再是简简单单地以治疗疾病、延长生命为终点。对治疗效果的评价也不能简单地以疾病为中心。重要的是，如何更好地去除患者身体的疼痛和心理的障碍，恢复患者的社会角色，提高患者的生活质量。老年肺癌患者数量目前仍在逐年增加，但由于其年龄、自身体质、合并较多的器官功能障碍及基础疾病和社会支持、心理等特殊状态，常规治疗方式及康复理念并不能完全适用于老年肺癌患者。目前临床试验多排除老年患者，或老年患者数量极少，因此这些试验结果对老年人的适用性有限。老年肺癌最佳的综合治疗、康复管理等方式，仍需进一步探索。

（赵丽娜　陈俊强　吕　博）

参考文献

[1] 张明云，张菁华，李兴德，等. 老年肺癌流行病学及临床治疗现状[J]. 现代肿瘤医学，2010,18(12):2505-2507.

[2] CHOW W B,ROSENTHAL R A,MERKOW R P,et al.Optimal preoperative assessment of the geriatric surgical patient:a best practices guideline from the American College of Surgeons National Surgical Quality Improvement Program and the American Geriatrics Society[J].J Am Coll Surg,2012,215(4):453-466.

[3] KUNKLER I H,AUDISIO R,BELKACEMI Y,et al.Review of current best practice and priorities for research in radiation oncology for elderly patients with cancer:the International Society of Geriatric Oncology (SIOG) taskforce[J].Ann Oncol,2014,25(11):2134-2146.

[4] BERKEY F J.Managing the adverse effects of radiation therapy[J].Am Fam Physician,2010,82(4):381-388.

[5] EXTERMANN M,BOLER I,REICH R R,et al.Predicting the risk of chemotherapy toxicity in older patients:the Chemotherapy Risk Assessment Scale for High-Age Patients (CRASH) score[J].Cancer,2012,118(13):3377-3386.

[6] LIM E,BALDWIN D,BECKLES M,et al.Guidelines on the radical management of patients with lung cancer[J]. Thorax, 2010, 65 Suppl 3: iii1-iii27.

[7] SHIRVANI S M,JIANG J,CHANG J Y,et al.Lobectomy, sublobar resection, and stereotactic ablative radiotherapy

for early-stage non-small cell lung cancers in the elderly[J].JAMA Surg,2014,149(12):1244-1253.

[8] ZHANG Z,FENG H,ZHAO H,et al.Sublobar resection is associated with better perioperative outcomes in elderly patients with clinical stage Ⅰ non-small cell lung cancer:a multicenter retrospective cohort study[J].J Thorac Dis,2019,11(5):1838-1848.

[9] PISTERS K M,VALLIERES E,CROWLEY J J,et al.Surgery with or without preoperative paclitaxel and carboplatin in early-stage non-small-cell lung cancer: Southwest Oncology Group Trial S9900, an intergroup, randomized, phase Ⅲ trial[J].J Clin Oncol,2010,28(11):1843-1849.

[10] GILLIGAN D,NICOLSON M,SMITH I,et al.On behalf of the trial collaborators. Preoperative chemotherapy in patients with resectable non-small cell lung cancer:results of the MRC LU22/NVALT 2/EORTC 08012 multicentre randomised trial and update of systematic review[J].Lancet,2007,369(9577):1929-1937.

[11] IACOBELLI S,IRTELLI L,MARTINO M T.Neoadjuvant chemotherapy for surgically staged Ⅲ A N2 Non-Small Cell Lung Cancer (NSCLC) in the elderly[J].Proc Am Soc Clin Oncol,2001,20:2001(abstr 2725).

[12] HAASBEEK C J,LAGERWAARD F J,ANTONISSE M E,et al.Stage I nonsmall cell lung cancer in patients aged ≥ 75 years:outcomes after stereotactic radiotherapy[J].Cancer,2010,116(2):406-414.

[13] PALMA D,VISSER O,LAGERWAARD F J,et al.Impact of introducing stereotactic lung radiotherapy for elderly patients with stage Ⅰ non-small-cell lung cancer:a population-based time-trend analysis[J].J Clin Oncol,2010,28(35):5153-5159.

[14] SHIRVANI S M,JIANG J,CHANG J Y,et al.Comparative effectiveness of 5 treatment strategies for early-stage non-small cell lung cancer in the elderly[J].Int J Radiat Oncol Biol Phys,2012,84(5):1060-1070.

[15] CHI A,LIAO Z,NGUYEN N P,et al.Systemic review of the patterns of failure following stereotactic body radiation therapy in early-stage non-small-cell lung cancer:clinical implications[J].Radiother Oncol,2010,94(1):1-11.

[16] BROOKS E D,SUN B,ZHAO L,et al.Stereotactic ablative radiation therapy is highly safe and effective for elderly patients with early-stage non-small cell lung cancer[J].Int J Radiat Oncol Biol Phys,2017,98(4):900-907.

[17] LAGERWAARD F J,HAASBEEK C J A,Smit E F,et al.Outcomes of risk-adapted fractionated stereotactic radiotherapy for stage Ⅰ non-small-cell lung cancer[J].Int J Radiat Oncol Biol Phys,2008,70(3):685-692.

[18] LOCHER C,POUREL N,LE CAER H,et al.Impact of a comprehensive geriatric assessment to manage elderly patients with locally advanced non-small-cell lung cancers:An open phase Ⅱ study using concurrent cisplatin-oral vinorelbine and radiotherapy (GFPC 08-06)[J].Lung Cancer,2018,121:25-29.

[19] DRIESSEN E J,OOTSMA G P,HENDRIKS L E,et al.Stage Ⅲ Non-Small Cell Lung Cancer in the elderly:Patient characteristics predictive for tolerance and survival of chemoradiation in daily clinical practice[J].Radiother Oncol,2016,121(1):26-31.

[20] JOO J H, SONG S Y, KIM S S,et al.Definitive radiotherapy alone over 60Gy for patients unfit for combined treatment to stage Ⅱ - Ⅲ non-small cell lung cancer:retrospective analysis[J].Radiat Oncol,2015,10:250.

[21] ATAGI S,KAWAHARA M,YOKOYAMA A,et al.Thoracic radiotherapy with or without daily low-dose carboplatin in elderly patients with non-small-cell lung cancer:a randomised,controlled,phase 3 trial by the Japan Clinical Oncology Group(JCOG0301)[J].Lancet Oncol,2012,13(7):671-67.

[22] GOLDSTRAW P,CROWLEY J,CHANSKY K,et al.The IASLC Lung Cancer Staging Project: proposals for the revision of the TNM stage groupings in the forthcoming (seventh) edition of the TNM Classification of malignant tumours[J].J Thorac Oncol,2007,2(8):706-714.

[23] CRIN L,WEDER W,VAN MEERBEECK J,et al.Early stage and locally advanced (non-metastatic) non-small-cell lung cancer:ESMO Clinical Practice Guidelines for diagnosis, treatment and follow-up[J].Ann Oncol,2010,21(S5):103-115.

[24] PALLIS A G,GRIDELLI C,VAN MEERBEECK J P,et al.EORTC elderly task force and lung cancer group and International Society for Geriatric Oncology (SIOG) experts' opinion for the treatment of non-small-cell lung

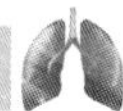

cancer in an elderly population[J].Ann Oncol,2010,21(4):692-706.

[25] BAYMAN N,ALAM N,FAIVRE-FINN C.Radiotherapy for lung cancer in the elderly[J].Lung Cancer,2010,68(2):129-136.

[26] PISTERS K M,EVANS W K,AZZOLI C G,et al.Cancer care ontario and American society of clinical oncology adjuvant chemotherapy and adjuvant radiation therapy for stages Ⅰ-ⅢA resectable non small-cell lung cancer guideline[J].J Clin Oncol,2007,25(34):5506-5518.

[27] GU F,STRAUSS G M,WISNIVESKY J P.Platinum-based adjuvant chemotherapy (ACT) in elderly patients with non-small cell lung cancer (NSCLC) in the SEER-Medicare database:Comparison between carboplatin- and cisplatin-based regimens[J].ASCO Meeting Abstracts,2011,29(15):7014.

[28] The Elderly Lung Cancer Vinorelbine Italian Study Group.Effects of vinorelbine on quality of life and survival of elderly patients with advanced non-small-cell lung cancer[J].J Natl Cancer Inst,1999,91(1):66-72.

[29] GRIDELLI C,PERRONE F,GALLO C,et al.Chemotherapy for elderly patients with advanced non-small-cell lung cancer:the Multicenter Italian Lung Cancer in the Elderly Study (MILES) phase Ⅲ randomized trial[J].J Natl Cancer Inst,2003,95(5):362-372.

[30] SANDLER A,GRAY R,PERRY M C,et al.Paclitaxel-carboplatin alone or with bevacizumab for non-small-cell lung cancer[J].N Engl J Med,2006,355(24):2542-2550.

[31] QUOIX E,ZALCMAN G,OSTER J P,et al.Carboplatin and weekly paclitaxel doublet chemotherapy compared with monotherapy in elderly patients with advanced non-small-cell lung cancer:IFCT-0501 randomised,phase 3 trial[J]. Lancet,2011,378(9796):1079-1088.

[32] GONSALVES W,GANTI A K.Targeted anti-cancer therapy in the elderly[J].Crit Rev Oncol Hematol,2011,78(3):227-242.

[33] WIDAKOWICH C,DE CASTRO G Jr,DE AZAMBUJA E,et al.Review:side effects of approved molecular targeted therapies in solid cancers[J].Oncologist,2007,12(12):1443-1055.

[34] NOSAKI K,SAKA H,HOSOMI Y,et al.Safety and efficacy of pembrolizumab monotherapy in elderly patients with PD-L1-Positive advanced non-small-cell lung cancer:pooled analysis from the KEYNOTE-010,KEYNOTE-024,and KEYNOTE-042 studies[J].Lung Cancer,2019,135:188-195.

[35] OWONIKOKO T K,RAGIN C C,BELANI C P,et al.Lung cancer in elderly patients:an analysis of the surveillance,epidemiology,and end results database[J].J Clin Oncol,2007,25(35):5570-5577.

[36] LALLY B E,GEIGER A M,URBANIC J J,et al.Trends in the outcomes for patients with limited stage small cell lung cancer:an analysis of the Surveillance,Epidemiology,and End Results database[J].Lung Cancer,2009,64(2):226-231.

[37] MURRAY N,GRAFTON C,SHAH A,et al.Abbreviated treatment for elderly,infirm,or noncompliant patients with limited-stage small-cell lung cancer[J].J Clin Oncol,1998,16(10):3323-3328.

[38] CORSO C D,RUTTER C E,PARK H S,et al.Role of Chemoradiotherapy in Elderly Patients With Limited-Stage Small-Cell Lung Cancer[J].J Clin Oncol,2015,33(36):4240-4246.

[39] PATEL S,MACDONALD O K,SUNTHARALINGAM M.Evaluation of the use of prophylactic cranial irradiation in small cell lung cancer[J].Cancer,2009,115(4):842-850.

第三节 肺癌术后复发康复管理

肺癌是世界上最为常见的癌症，也是全球癌症相关死亡的首要原因[1]。对于早期（Ⅰ期和Ⅱ期）和可切除的ⅢA期非小细胞肺癌患者，美国国立综合癌症网络（National Comprehensive Cancer Network，NCCN）指南中建议将手术切除作为其主要治疗方法，因为它提供了治愈的机会。接受肿瘤完全切除手术的患者 5 年总生存率为 24%~73%[2]，术后复发仍是影响患者长期生存的重要原因。接受手术的患者的复发率在 34%~45%[3]。手术治疗失败包括远处转移、局部复发和局部复发伴远处转移[4]。患者一旦出现了肿瘤的复发、转移则提示预后不良，因此对于这部分患者的康复管理尤为重要。现就目前对于肺癌术后复发的康复管理情况概述如下：

一、肺癌术后复发转移的影响因素

现已证实，癌细胞由最初的突变至形成直径 <3mm 的肿块时，已有毛细血管形成并长入其中，由于毛细血管基底膜不连续，癌细胞极易进入血液循环获得向全身播散的机会。即恶性肿瘤在发展过程中，肿瘤细胞早期便可播散并存活于血液循环、淋巴道、骨髓以及各组织器官中，形成“微转移灶”。微转移灶在机体中未形成结节，亦无任何临床表现，常规检查方法如影像学、临床病理学方法等也很难检测发现，此时，尽管通过改进手术的方式可以相对彻底地切除原发肿瘤和清扫淋巴结，但隐形微转移病灶实际已经存在。微转移灶的存在就是肺癌术后复发的根源，转移的基础。

二、肺癌术后复发转移的临床表现及诊断

（一）临床表现

1. 淋巴结转移和上腔静脉综合征 淋巴结转移最常见的是纵隔淋巴结和锁骨上淋巴结，多在病灶同侧。一般会有胸闷、气短甚至窒息的表现，如果压迫食管还可出现吞咽困难的状况。而上腔静脉综合征是指肿瘤直接侵犯或纵隔淋巴结转移压迫上腔静脉，可有头痛、颜面部水肿、颈胸部静脉曲张、呼吸困难、咳嗽、胸痛以及吞咽困难，亦常有弯腰时晕厥或眩晕等症状。

2. 胸膜转移 胸膜是肺癌常见的侵犯和转移部位，常见的症状有呼吸困难、咳嗽、胸闷与胸痛等。

3. 骨转移 肺癌骨转移的常见部位有肋骨、椎骨、髂骨、股骨等，表现为局部疼痛并有定点压痛、叩痛、活动障碍及病理性骨折。脊柱转移有时可压迫椎管导致脊髓压迫症状。

4. 肝、肾转移 肝转移可表现为食欲减退、肝区疼痛，有时伴有恶心。大多数肾脏转移无临床症状，有时可表现为腰痛及肾功能不全。

5. 脑转移和脊髓转移 常见的症状为颅内压增高表现，如头痛、恶心、呕吐以及精神状态的改变等，少见的症状有癫痫发作、脑神经受累、偏瘫、共济失调、失语、突然昏厥、肌力下降、感觉异常、大小便失禁等。

（二）诊断依据

1. 胸部 CT 胸部 CT 可以早期发现可能的复发和转移。

2. 肿瘤标志物测定 CEA（癌胚抗原）、SCC（鳞癌相关抗原）等，临床上这些数值的变化可以作为判断预后的指标。

3. 腹部 B 超 主要检查肝、脾、肾、肾上腺和腹腔内淋巴结有否转移，若有可疑，再做腹部增强 CT。

4. 骨扫描 如有骨痛，特别是进行性加剧或伴有压痛的，则有骨转移可能，可先作骨扫描，以了解全身骨情况，再选择重要部位进行 CT 或磁共振检查，以求进一步证实。

5. 头部 MRI 可协助诊断有无颅内转移。

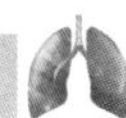

6. PET/CT 可以较为全面地发现转移部位、转移病灶，并有助于诊断良恶性。

7. **其他** 患者及家属需密切注意病情变化，如有声嘶、咳嗽、咯血、胸痛、头晕等不适症状，应及时、详细地向医师讲明患者近期情况。

三、预防肺癌术后患者出现复发转移的策略

肺癌根治术后患者接受辅助化疗已成为基本共识[5]，辅助化疗能在一定程度上消灭术后残存体内的微小转移灶，从而降低复发转移风险。目前推荐根治术后病理证实为ⅠB期并具备危险因素的患者应行术后辅助化疗，Ⅱ~ⅢA期肺癌根治术后患者应常规接受辅助化疗[6]。研究表明，病理类型为低分化、脉管内有癌栓、脏层胸膜受侵犯均为术后辅助化疗的重要指征[7]。对于年龄>75岁的患者一般不推荐行化疗，因为风险较大且多数难以耐受，但有研究证实75岁以上患者接受辅助化疗组较无化疗组仍有更长的无疾病进展生存期[8]。

放疗为肺癌术后局部治疗的主要手段之一[9]，随着调强放疗的日渐普及，可有效提高放疗对病灶治疗的精准度，降低放射性损伤发生率。一般不推荐Ⅰ、Ⅱ期肺癌根治术后患者接受术后放疗，因为这并不能有效预防复发、转移，反而增加心脏、肺部的放射性损伤[10]。对于ⅢA期N_2期患者接受术后放疗可有效延长无疾病进展时间，5年生存率增加15.6%[11]。

目前肺癌的靶向治疗日渐普及，对肿瘤细胞精准治疗可有效提高疗效，减少不良反应。EGFR酪氨酸激酶抑制剂治疗晚期*EGFR*基因检测突变阳性患者的临床疗效已经得到肯定，但其在根治术后基因检测突变阳性患者中预防复发转移的疗效尚不明确，具体用药时间、停药时间、服用剂量等尚待更多相关研究提供证据[12,13]。

四、肺癌术后复发转移的管理手段

1. **再次手术治疗** 再手术治疗是肺癌术后局部复发的治疗方法之一，目前建议术后复发再手术应满足以下几点：①术前应进行系统的全身检查，以除外远处转移；②应常规进行胸部的CT或者MRI检查，以判断淋巴结情况及手术切除的可能性；③综合评估患者能否耐受手术[14]。复发性肺癌再次手术，尤其是同侧再次手术有一定难度，风险较第一次手术明显加大，且即便手术，也无法完全清除转移灶。因此，应严格掌握患者再手术的适应证，完善相关检查，对于适合再手术的患者，应争取为患者提供最大的生存受益和生活质量。

2. **放射治疗** 对于术后局部复发且不适合再次手术治疗的患者可以选择放射治疗。以往研究显示，放疗对于术后局部复发的NSCLC患者有很好的疗效，其中位生存时间可达17~37.3个月[15,16]。放疗延缓了局部复发及区域淋巴结转移病灶对重要组织结构的浸润和破坏，从而延长患者的生存期，是肺癌术后局部复发及淋巴结转移的重要、有效的治疗手段。目前认为调强放疗比常规放疗在提高局部放疗剂量、缩小放疗范围、减轻放疗不良反应方面有明显优势。

对于既往未接受过放疗的肺癌术后复发患者，放疗剂量应尽量达到根治剂量。在临床治疗中，对于既往接受过放射治疗的患者，应综合考虑该患者放射治疗后局部复发的间隔时间，复发部位是否接受过照射以及照射剂量，危及器官的剂量是否有所限制等多种因素。

相对于未接受放射治疗或局部复发间隔时间较长，复发部位既往未受到照射的患者，更有可能获得根治性剂量的放射治疗，从而改善预后。当然，对于颅内和骨的远处转移，姑息性放疗也可以起到改善症状、提高生活质量以及延长生存时间的作用。

3. 药物治疗 总的来讲，局部治疗仅对于局部病灶有较好的控制作用，但对于远处转移的组织和器官，还得依靠全身治疗。目前随着靶向药物及免疫药物的兴起，对于远处转移复发的患者，首选进行分子检测和免疫相关检测，再根据检测结果选择靶向治疗、免疫治疗、化疗、联合治疗等全身治疗方案。

4. 同步放化疗 美国 NCCN 指南推荐，肺癌术后纵隔淋巴结复发的未接受过放疗的患者可选择同步放化疗。但是肺癌术后复发患者一般情况往往较差，而同步放化疗不良反应重，患者临床耐受性差，甚至不能耐受放化疗而导致治疗失败，降低了疗效和生存率，因此，临床应依据患者一般情况进行治疗方案的选择。

五、肺癌术后复发转移的康复护理

1. 心理护理 术后复发的肺癌患者，对治疗的期望值多少会有不同程度的降低。尤其是中老年患者，该群体由于年龄偏大，各项身体机能处于逐渐老化状态，合并基础疾病，其各方面情况相对差，术后复发后承受的精神压力也相对高，对于放射治疗是否可以缓解相关症状、解除疼痛感等，存在预后的担忧，加之治疗期间带来的经济负担，致使这部分患者对放疗出现恐惧、焦虑、紧张等不良心理。因此护理人员应加强同患者的沟通交流，给予患者更多关怀，细心向患者介绍放射治疗技术、治疗期间可能出现的各种不良反应，以便能够以乐观、积极的心态，积极主动配合治疗。

2. 放射性肺炎及放射性食管炎的防护护理 在放射治疗期间，护理人员需要定期观察询问患者是否有咳嗽、胸闷、气短或者是否有胸痛，尤其是在喝水或进食时。若出现严重放射性肺炎症状，应行胸部影像学检查以明确，并立即暂停放疗，给予对应的药物治疗；若出现放射性食管炎症状，可给予对症处理，必要时也可暂停放疗，并给予对症支持药物，待症状缓解后再继续放疗。

3. 放射性皮炎护理 对肺癌术后复发患者来讲，在放射治疗期间，患者可能会出现色素沉着、皮肤红斑，且少数患者还可能产生糜烂、红肿、水疱等不良反应。此时，护理人员应叮嘱患者，穿着柔软、宽大的纯棉衣物，保证射线照射位置的皮肤可以保持清洁、干燥的状态。当照射位置出现瘙痒时，不可使用肥皂水擦洗、手抓，要告知医师给予相对应处理。

4. 骨髓抑制护理 放化疗均会影响患者骨髓的造血功能，所以，放化疗期间，需要定期进行血常规复查，当患者白细胞 $<2.0 \times 10^9$ 个 /L 时，应当暂停放化疗，给予恰当的升白细胞治疗，帮助患者恢复。当患者白细胞 $<0.5 \times 10^9$ 个 /L 时，需要暂停治疗，对患者施行保护性隔离，必要时给予预防性抗感染治疗。

肺癌术后复发转移的规律及影响因素目前研究结果尚不一致，且复发后患者的预后较差，如何进一步提高患者的生存率是今后研究的热点。复发后根据患者自身特点制订个体化的治疗方案，局部治疗和全身治疗合理配合，对降低远处转移率、延长患者的生存期而言，具有重要的临床应用价值。

（陈 元 黄 柳 褚 倩 严 鹏）

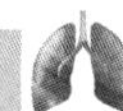

参考文献

[1] FERLAY J,SOERJOMATARAM I,DIKSHIT R,et al.Cancer incidence and mortality worldwide:sources,methods and major patterns in GLOBOCAN 2012[J].Int J Cancer,2015,136(5):E359-E386.

[2] YANG H X.Long-term survival of early-stage non-small cell lung cancer patients who underwent robotic procedure:a propensity score-matched study[J].Chin J Cancer,2016,35(1):66.

[3] ENDO C,SAKURADA A,NOTSUDA H,et al.Results of long-term follow-up of patients with completely resected non-small cell lung cancer[J].Ann Thorac Surg,2012,93(4):1061-1068.

[4] YANO T,OKAMOTO T,FUKUYAMA S,et al.Therapeutic strategy for postoperative recurrence in patients with non-small cell lung cancer[J].World J Clin Oncol, 2014,5(5):1048-1054.

[5] 陆舜，虞永峰，纪文翔 .2015 年肺癌诊疗指南：共识和争议 [J]. 解放军医学杂志 ,2016,41(1):1-6.

[6] National Comprehensive Cancer Network. NCCN Clinical Practice Guidelines in Oncology: Non-Small Cell Lung Cancer(2017 Version 4)[EB/OL].(2017-01-18)[2021-10-10]. https://www.nccn.org/.

[7] 毛锋，潘雁，李子明，等 . Ⅰb 期肺癌术后辅助化疗高风险因素分析 [J]. 中国肺癌杂志 ,2014,17(5):411-416.

[8] YAMANASHI K,OKUMURA N,YAMAMOTO Y,et al.Adjuvant chemotherapy for elderly patients with non-small-cell lung cancer[J].Asian Cardiovasc Thorac Ann,2017,25(5):371-377.

[9] LE PÉCHOUX C.Role of postoperative radiotherapy in resected non-small cell lung cancer:a reassessment based on new data[J].Oncologist,2011,16(5):672-681.

[10] DAI H,HUI Z,JI W,et al.Postoperative radiotherapy for resected pathological stage ⅢA-N2 non-small cell lung cancer:a retrospective study of 221 cases from a single institution[J].Oncologist,2011,16(5):641-650.

[11] GOSS G D,O' CALLAGHAN C,LORIMER I,et al.Gefitinib versus placebo in completely resected non-small-cell lung cancer:results of the NCIC CTG BR19 study[J].J Clin Oncol,2013,31(27):3320-3326.

[12] KELLY K,ALTORKI N K,EBERHARDT W E,et al.Adjuvant erlotinib versus placebo in patients with stage ⅠB-ⅢA non-small-cell lung cancer(RADIANT):a randomized,double-blind,phase Ⅲ Trial[J].J Clin Oncol,2015,33(34):4007-4014.

[13] ZHONG W Z,WANG Q,MAO W M,et al.Gefitinib versus vinorelbine plus cisplatin as adjuvant treatment for stage Ⅱ-ⅢA (N1-N2) EGFR-mutant NSCLC (ADJUVANT/CTONG1104):a randomised,open-label,phase 3 study[J].Lancet Oncol,2018,19(1):139-148.

[14] PALMA D A,SENAN S,OBERIJE C,et al.Predicting esophagitis after chemoradiation therapy for non-small cell lung cancer:an individual patient data meta-analysis[J].Int J Radiat Oncol Biol Phys,2013,87(4):690-696.

[15] OKAMI J,NISHIYAMA K,FUJIWARA A,et al.Radiotherapy for postoperative thoracic lymph node recurrence of non-small-cell lung cancer provides better outcomes if the disease is asymptomatic and a single-station involvement[J].J Torac Oncol,2013,8(11):1417-1424.

[16] TAKENAKA T,TAKENOYAMA M,TOYOZAWA R,et al.Concurrent chemoradiotherapy for patients with postoperative recurrence of surgically resected non-small-cell lung cancer[J].Clin Lung Cancer,2015, 16(1):51-56.

第四节　肺癌根治放疗后复发康复管理

肺癌是全球范围内最常见和最致命的恶性肿瘤，以非小细胞癌最为常见，占据全部肺癌的 80% 以上 [1]。由于肺癌患者早期临床症状不明显，来院就诊时病情往往已步入中晚期阶段，癌细胞出现远处转移或局部浸润，这时仅依靠单纯的手术治疗已然不切实际。根治性放疗联合同步化疗已经成为纵隔及锁骨上淋巴结转移患者的标准治疗[2]。但据文献指出[3]，常规放化疗后肺癌患者5年存活率仅达8%，主要原因是肿瘤的局部复发和远处转移。局部复发一般发生在首次治疗后的3~15个月，复发率为31%~48%[4,5]。根治放疗后患者一旦出现复发，则提示预后不良，目前对于这类患者主要根据具体病情给予局部或者全身的姑息性治疗，没有统一的有效治疗手段。

一、肺癌放化疗后病灶残留或复发的诊断标准

肺癌病灶残留或复发的主要诊断方法包括影像学检查（胸部CT、PET/CT等）、纤维支气管镜或者穿刺活检病理等[6,7]。由于放化疗后残留病灶内会产生细胞坏死、组织炎症水肿和纤维化等现象，且病理活检更不容易获取，使得临床上诊断残留和复发的难度增大。

1. 胸部CT形态学检查 普通胸部CT的形态学检查手段可以发现肿瘤体积的变化，但无法分辨仍然具有活性的残留肿瘤细胞、水肿炎症和纤维化等现象，所以在放化疗结束时用CT预测病理缓解率的准确性并不高。肿瘤新生血管情况是评价肿瘤生长、转移、良恶性及恶性程度的重要指标；可以通过多层螺旋CT灌注成像参数来显示血流状态的改变，判断和评价局部微血管密度，继而早期发现形态上无改变而仅有血流动力学改变的病变，从而能较早发现复发病灶。

2. PET/CT功能影像学检查 功能影像PET/CT检查能根据肿瘤的代谢情况辨别肿瘤是否具有活性，有利于将有活性的残留肿瘤细胞或者复发病灶与纤维化等现象鉴别开来[8]。

3. 活检病理学检查 由于放疗后的残留肿瘤细胞外形在显微镜下辨认困难；另外，放疗后肿瘤组织内会出现细胞坏死、反应性不典型增生、肿瘤组织内的急性炎症反应等现象，活检到典型的肿瘤组织的难度增加，降低了活检病理的敏感性和特异性，因此病理活检准确率也很有限。

二、肺癌放化疗后复发的治疗

局部晚期肺癌放化疗后复发主要表现为局部复发或者远处转移。

对于远处转移的患者主要依靠全身治疗为主，治疗方案同肺癌根治术后的远处转移复发一致，可以免疫治疗、靶向治疗及改方案化疗。

对于仅出现局部复发的患者的挽救性治疗，主要根据复发病灶部位、大小和浸润情况等来选择不同的治疗方法。目前，肿瘤局部复发类型的判断标准[9]为疗效评价后2~3个月进行定期复查，若原放疗范围内及其周围出现病灶或疗效为PR的患者原病灶进展，即为复发。局部复发常见的挽救性治疗方法有手术、再程放化疗、放射性粒子植入、射频消融和对症支持治疗。

1. 再程放化疗 放疗后肿瘤局部复发通常会给予局部的再程放疗以及全身化疗。而再程放疗，特别是根治性放射治疗后的再程放疗临床上存在一定难度[10,11]。近期多将立体定向放射治疗技术用于再程放疗。该技术不仅使高能射线在三维方向上的分布形态与肿瘤组织一致，而且在降低正常组织受照射的同时加大肿瘤单次受照剂量并缩短疗程，明显提高肿瘤的生物等效剂量从而提高了疗效，同时结合全身化疗为放疗后局部复发的NSCLC带来了转机[12]。与传统的单纯放疗或化疗相比，该治疗方式有较好的临床疗效，大多数患者能耐受，未见严重的近期放射性损伤，但是晚期放射性损伤及远期疗效尚有待进一步研究[13]。

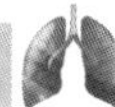

国外学者研究显示，再程放疗中位生存期范围是5~14个月，1年、2年生存率范围是8.7%~59%，生存期范围是28~57个月[14]。

采用再程放疗时需注意以下几个方面：①靶区范围确定：再程放疗靶区原则上应尽可能小，一般只包括局部复发灶和转移淋巴结区域[15]。此外，患者应尽量采用平静呼吸进行放疗前准备和放射治疗，或采用呼吸门控装置以减少呼吸动度，减小PTV、降低肺的V_{20}。但是过度缩小肿瘤靶区会导致漏照，降低疗效。②靶区剂量：其原则上应尽可能达到根治性剂量，应采用加大分次剂量和减少分次数。③肺功能的评价：首程放化疗后的肺癌患者可能存在部分肺纤维化，肺功能会有不同程度的损害，能否进行再程放射治疗应行肺功能测定，这不仅有利于指导治疗，更有利于评估疗效及预后。

2. 放射性粒子植入　放射性粒子可以在半衰期内持续释放射线，从而对肿瘤细胞各期起到不间断的杀伤作用。放射性^{125}I粒子植入术是近年来国内发展迅速的靶向治疗肿瘤的新技术，目前广泛应用于多种肿瘤的微创治疗并取得较好的临床治疗效果[16-18]。放射性^{125}I粒子植入术属于内放射治疗，在CT、超声引导下将微型放射源（^{125}I粒子）植入肿瘤内或肿瘤浸润组织，逐渐发出持续低能量的射线杀伤肿瘤组织，减少对周围组织的损害，以达到高度适形放疗的目的，在控制肿瘤的局部复发显示出良好效果。

3. 对症支持治疗　对于伴有上腔静脉阻塞或支气管内阻塞的患者，可给予局部放疗和支架植入术。对于咯血患者，可行局部放疗、激光或者光动力治疗。

三、肺癌放化疗后复发的康复管理及策略

（一）预防

肺癌放化疗后一旦出现复发则提示患者预后不良，大多数可能在1年左右死亡，因此如何预防复发非常重要。对于接受了根治性放化疗的肺癌患者，治疗后定期复查非常重要，因为规律复查可以在一定程度上减少复发的出现或早期发现复发而及时予以治疗。复查的目的主要是了解肿瘤的治疗效果；尽早发现复发等新问题，尽早治疗；帮助患者解决一些常见的不适症状。首次复查时间建议为放疗后1个月，放疗后的第1~2年内每3个月复查1次，放疗后的第3~5年内每6个月复查1次，放疗后5年以后则每年复查1次。复查的项目大致包括胸部CT、腹部及颈部B超、肿瘤标志物、纤维支气管镜等。

（二）挽救性治疗的注意事项

1. 再程放化疗为接受了根治性放化疗后治疗失败的肺癌患者的又一种治疗手段。在进行再程放疗时应持谨慎态度，主要是首次放疗时多个正常器官或组织的受照剂量可能较高，因此再程放疗发生严重放射性损伤的概率也会随之升高，限制了再程放疗剂量。对于再程放疗的防护问题，原则上尽量保护危及器官。首先，重点防护的危及器官是肺脏，肺虽然是并联器官，即使有部分亚单位损伤也不会导致整个肺功能丧失，但患者大多数是老年人，肺功能较差，再次放疗确实会增加部分肺损伤，因此对肺的保护十分重要。此外，脊髓在首程放疗时已接受了不同程度剂量的照射，因此，再次放疗时脊髓剂量应控制在10Gy以内[19]，对于靠近脊柱的复发病灶，通过精确放疗技术避开脊髓，以免除放射性脊髓损伤的发生。此外，对食管和心脏也要注意保护，食管受照射的剂量应≤30Gy，心脏受照射的剂量应≤20Gy，在制订和优化放射治疗计划时都应进行充分考虑。

2. 放射性粒子植入是有效的姑息性治疗，以其安全、微创及高度适形等优势，延长患者

生存的同时提高了患者的生活质量。但在实施过程中，也要注意保护危及器官，尽量避免放射性损伤的发生。

总之，肺癌根治剂量放疗后复发的患者，应根据肿瘤情况及营养体质状态等进行多方面评估，权衡生存收益与并发症风险的利弊，选择治疗方案。采用再程放化疗者，应联合最佳支持治疗，尽可能减少并发症，提高生存时间和生活质量。

（陈俊强 郑冰琳 叶玉玲 林 翔 刘 沁）

参考文献

[1] 鞠潇，周宗玫．四维CT在肺癌放疗中的临床应用现状[J]．中华放射肿瘤学杂志，2011,20(6):531-534.

[2] 鞠潇，李明辉，周宗玫，等．肺癌放疗中四维CT技术与传统方法勾画靶区计划比较[J]．中华肿瘤杂志，2014,36(1):34-38.

[3] 张千仕．肺癌放疗后复发患者应用适形放疗的疗效观察[J]．西部医学，2013,25(9):1339-1341.

[4] OHGURI T,IMADA H,YAHARA K,et al.Re-irradiation plus regional hyperthermia for recurrent non-small cell lung cancer:A potential modality for inducing lon-term survival in selected patients[J].Lung Cancer,2012,77(1):140-145.

[5] AUPÉRIN A,LE PÉCHOUX C,ROLLAND E,et al.Meta-analysis of concomitant versus sequen-tial radio-chemotherapy in locally advanced non-small-cell lung cancer[J].Clin Oncol,2010,28(13):2181-2190.

[6] APOLLE R,REHM M,BORTFELD T,et al.The clinical target volume in lung, head-and-neck,and esophageal cancer: Lessons from pathological measurement and recurrence analysis[J].Clin Transl Radiat Oncol,2017,3:1-8.

[7] GRANGER C L,MCDONALD C F,PARRY S M,et al.Functional capacity,physical activity and muscle strength assessment of individuals with non-small cell lung cancer:a systematic review of instruments and their measurement properties[J].BMC Cancer,2013,13:135.

[8] KANDATHIL A, SIBLEY R C Ⅲ ,SUBRAMANIAM R M.Lung Cancer Recurrence:^{18}F-FDG PET/CT in Clinical Practice[J].AJR Am J Roentgenol,2019,213(5):1136-1144.

[9] CAULO A,MIRSADRAEE S,MAGGI F,et al.Integrated imaging of non-small cell lung cancer recurrence:CT and PET-CT findings,possible pitfalls and risk of recurrence criteria[J].Eur Radiol,2012,22(3):588-606.

[10] TRAKUL N,HARRIS J P,LE Q T,et al.Stereotactic ablative radio-therapy for re-irradiation of locally recurrent lung tumors[J].J Thorac Oncol,2012,7(9):1462-1465.

[11] MCAVOY S A,CIURA K T,RINEER J M,et al.Feasibility of proton beam therapy for re-irradiation of local regionally recurrent non-small cell lung cancer[J].Radiother Oncol,2013,109(1):38-44.

[12] 董林，秦庆亮，李钦传．立体定向放射治疗早期非小细胞肺癌：进展与挑战[J]．肿瘤，2018,38(3):264-269.

[13] KELLY P,BALTER P A,REBUENO N,et al.Stereotactic body radiation therapy for patients with lung cancer previously treated with thoracic radiation[J].Int Radiat Oncol Biol Phys,2010,78(5):1387-1393.

[14] JEREMIC B,VIDETIC G M.Chest re-irradiation with external beam radiotherapy for locally recurrent non-small-cell lung cancer: a review[J].Int J Radiat Oncol Biol Phys,2011,80(4):969-977.

[15] YOSHITAKE T,SHIOYAMA Y,NAKAMURA K,et al.Definitive fractionated re-irradiation for local recurrence following stereotactic body radiotherapy for primary lung cancer[J].Anticancer Res,2013,33(12):5649-5653.

[16] DU P,XIAO Y,LU W.Modified Fan-Shaped Distribution Technology for Computed Tomography (CT)-Guided Radioactive Seed Implantation in Lung Cancer Patients with Lung Dysfunction[J].Med Sci Monit,2017,23:4366-4375.

[17] LI J R,SUN Y,LIU L.Radioactive seed implantation and lobaplatin chemotherapy are safe and effective in treating patients with advanced lung cancer[J].Asian Pac J Cancer Prev,2015,16(9):4003-4006.

[18] 龚正，张彩云，王艳华，等．气道内金属支架置入术联合放射性粒子植入对比放疗治疗肺癌气道狭窄的

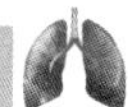

临床研究 [J]. 介入放射学杂志 ,2016,25(10):870-873.
[19] 王永雄 , 李国苗 . 非小细胞肺癌再程放疗联合化疗的临床疗效观察 [J]. 现代肿瘤医学 ,2019,27(8):1356-1358.

第五节　肺癌脑转移康复管理

肺癌是我国发病率和死亡率最高的恶性肿瘤，肺癌患者一旦出现脑转移，则预示其预后极差，5 年生存率低于 5%[1]。近年来，随着相关治疗手段和技术的进步，特别是放射治疗技术的进步和分子靶向治疗等新疗法的迅速发展及临床应用，脑转移患者的生存时间明显提高，如何提高患者的生活质量，做好肺癌脑转移相关康复管理至关重要。

一、肺癌脑转移的流行病学

脑转移性肿瘤包括脑实质转移和脑膜转移，其中脑实质转移瘤最常见的发生部位为大脑半球，其次为小脑和脑干[2]；脑膜转移临床少见，但预后更差。近年来，诊疗技术不断发展，使肺癌患者生存期有所延长，从而导致脑转移的发生和诊断率也逐年升高。脑转移的发生率与肺癌组织学类型不同而存在差异，依据美国医疗保险监督、流行病学和最终结果（Surveillance,Epidemiology,and End Results，SEER）数据库的一项长期随访结果显示，在非转移性非小细胞肺癌（non-small cell lung cancer，NSCLC）中，肺腺癌、鳞癌及大细胞癌发生脑转移的风险分别为 11%、6% 及 12%[3]，而小细胞肺癌（small cell lung cancer，SCLC）患者在首次就诊时脑转移发生率就可达 10%，诊疗过程中更是可以高达 40%~50%，而存活≥2 年的患者脑转移率为 60%~80%，因此，脑转移是影响 SCLC 患者生存及生活质量的重要因素之一[4]。

二、肺癌脑转移的临床表现及辅助检查

（一）临床表现

1. 脑实质转移　脑实质转移瘤的临床表现主要包括共性的颅内压增高及其特异性的局灶性症状和体征。

（1）颅内压增高：颅内压增高的症状和体征主要表现为头痛、呕吐和视盘水肿。

（2）局灶性症状和体征：大脑半球功能区附近的转移瘤早期可出现局部刺激症状，晚期则出现神经功能破坏性症状，且不同部位肿瘤可产生不同的定位症状和体征。具体包括：①精神症状：常见于额叶肿瘤；②癫痫发作：额叶肿瘤较多见，其次为颞叶、顶叶肿瘤；③感觉障碍症状：顶叶转移瘤常见；④运动障碍；⑤失语症：优势大脑半球语言中枢区转移瘤导致；⑥视野损害：主要由于枕叶、顶叶及颞叶深部肿瘤因累及视辐射而引起。另外，丘脑转移瘤可产生丘脑综合征等。

小脑转移瘤的临床表现：①小脑半球肿瘤可导致出现爆发性语言、眼球震颤、患侧肢体协调动作障碍、同侧肌张力减低、腱反射迟钝、易向患侧倾倒等；②小脑蚓部肿瘤主要导致步态不稳、行走困难和站立时向后倾倒；③肿瘤阻塞第四脑室的早期即出现脑积水及颅内压增高表现。脑干转移瘤大都出现交叉性瘫痪，即病灶侧脑神经周围性瘫痪和对侧肢体中枢性瘫痪及感觉障碍。

2. 脑膜转移 主要临床表现有：①脑实质受累及脑膜刺激表现；②脑神经受累表现；③颅内压增高表现（头痛、呕吐、视盘水肿）和脑积水压迫脑组织引起的进行性脑功能障碍表现（智力障碍、步行障碍、尿失禁）等；④如同时伴有脊膜播散则还可出现脊髓和脊神经根刺激表现，这些也有助于脑膜转移的诊断。

（二）辅助检查

1. 头颅磁共振成像（magnetic resonance imaging，MRI） MRI在肺癌脑转移的诊断、疗效评价及随访中均具有重要作用，为其首选的影像学检查方法。头颅MRI平扫一般表现为T_1中低、T_2中高异常信号，病灶周围水肿，增强扫描后可见较明显强化。

2. 头颅计算机断层扫描（computed tomography，CT） CT平扫时脑转移瘤多表现为等密度或低密度，少数为高密度灶；典型脑转移瘤在增强CT上强化明显，周围可见水肿。

3. 正电子发射计算机断层扫描（positron emission tomography/CT，PET-CT） 由于正常脑组织对^{18}F-脱氧葡萄糖（18F-fluorodeoxyglucose，18F-FDG，FDG）呈高摄取，故FDG PET-CT对脑转移瘤，尤其是小的脑转移灶不敏感，应结合头颅MRI或增强CT扫描增加检出率。

4. 腰椎穿刺及脑脊液检查 腰椎穿刺可行脑脊液压力检测，收集脑脊液并完善脑脊液常规、生化及细胞学病理诊断检查，脑转移尤其是软脑膜转移的患者可出现脑脊液压力增高、蛋白含量增高，如细胞学检查见癌细胞可明确诊断。

5. 血清肿瘤标志物 肺癌相关的血清肿瘤标志物包括癌胚抗原、细胞角蛋白片段19、鳞状上皮细胞癌抗原等，肺癌相关的血清肿瘤标志物可作为监测疗效和病情变化的辅助指标。

6. 分子病理检测 对于晚期腺癌或含腺癌成分的其他类型肺癌，应在诊断的同时常规进行表皮生长因子受体（epidermal growth factor receptor，EGFR）基因突变和间变性淋巴瘤激酶（anaplastic lymphoma kinase，ALK）融合基因等的检测。脑脊液标本经细胞学病理诊断后，如查见癌细胞，可以应用脑脊液标本中癌细胞和/或无细胞脑脊液上清作为基因检测的标本。

三、肺癌脑转移的治疗手段

肺癌脑转移患者的治疗应该在全身治疗的基础上，进行针对脑转移的治疗，包括手术、全脑放疗（whole brain radiotherapy，WBRT）、立体定向放射治疗（stereotactic radiotherapy，SRT）、化疗和分子靶向治疗在内的多学科综合治疗，其目的是治疗转移病灶、改善患者症状、提高生活质量，最大限度地延长患者生存时间。

（一）手术治疗

随着手术技术的进步，手术并发症的降低，外科手术治疗成为改善脑转移预后的重要手段。目前常用于治疗单发脑转移灶、手术容易达到的部位病灶。可迅速有效缓解颅内压迫症状，提高患者生活质量。对于以脑转移为首发症状的病例，行活检术可以明确病理、分子或基因类型，指导下一步治疗。但脑转移瘤患者是否适合手术切除需考虑肿瘤个数、大小和部位、组织学类型、患者的全身状况等，以上因素要单独考量，但手术选择还应整合所有因素、综合权衡，值得注意的是，脑转移的患者都是晚期，手术选择应该谨慎。

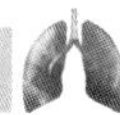

（二）放射治疗

因化疗药难以通过血 - 脑屏障，长久以来，WBRT 一直为脑转移的标准治疗方案。临床随机实验证明 WBRT 可将 NSCLC 脑转移患者的中位生存期延长至 2~5 个月[5]，但因极易诱发颅内高压、导致认知功能障碍、无法提高局部照射剂量等缺陷备受争议。目前临床主要应用于：① NSCLC 脑转移患者立体定向放射外科治疗（stereotactic radiosurgery，SRS）失败后的挽救治疗；②多于 3 个病灶的 NSCLC 脑转移患者的初始治疗，联合 SRS 局部加量；③ NSCLC 脑转移患者颅内转移灶切除术后的辅助治疗；④对广泛脑膜转移的肺癌患者综合应用 WBRT 与椎管内化疗，对有脊膜转移的肺癌患者可行全脑全脊髓放疗；⑤ SCLC 发生脑转移时 WBRT 通常是首选治疗手段；⑥ SCLC 患者之前接受过脑预防照射（prophylactic cranial irradiation，PCI）者，之后出现多发脑转移时，可慎重再次选择 WBRT。

近年来 SRS 逐渐成为不可替代的治疗方式，SRS 可将高能射线准确定位于局部病灶，以减少对周围正常脑组织的损害，并降低了多种急、慢性不良反应的发生率。SRS 的主要适应证为：①单发直径 4~5cm 以下的转移瘤（SCLC 除外）的初程治疗；②≤ 4 个转移灶的初程治疗；③ WBRT 失败后的挽救治疗；④颅内转移灶切除术后的辅助治疗；⑤既往接受 SRS 治疗的患者疗效持续时间超过 6 个月，且影像学认为肿瘤复发而不是坏死，可再次考虑 SRS；⑥局限的脑膜转移灶 WBRT 基础上的局部加量治疗。

（三）内科治疗

1. 肺癌脑转移的化疗　化疗是 NSCLC 重要的综合治疗手段之一，也是 NSCLC 脑转移不可或缺的治疗手段[6,7]。培美曲塞是非鳞癌 NSCLC 患者一线治疗和维持治疗的重要药物，研究显示，培美曲塞可成为 NSCLC 脑转移患者一个有效的治疗选择[8,9]。另外，替莫唑胺是一种新型的咪唑四嗪类烷化剂，可在人体内转化成有活性的烷化剂前体，能透过血 - 脑屏障，对于控制 NSCLC 脑转移有较好的疗效[10]。替莫唑胺（或联合其他化疗药物）与 WBRT 序贯或同步应用，尤其是同步应用可提高颅内转移灶的缓解率，为 NSCLC 脑转移患者提供新的治疗方法[11,12]。对于初治的 SCLC 脑转移患者，环磷酰胺 / 依托泊苷 / 长春新碱、顺铂 / 依托泊苷 / 长春新碱、环磷酰胺 / 阿柔比星 / 依托泊苷三个化疗方案均具有一定疗效，脑转移病灶的 ORR 为 27%~85%[13,14]。另外，已经有小样本研究显示，替尼泊苷和拓扑替康在 SCLC 脑转移治疗中具有一定的疗效和良好的安全性，可作为 SCLC 脑转移患者的治疗选择[15,16]。

2. 鞘内注射　鞘内化疗是 NSCLC 脑膜转移的重要治疗手段，对于脑实质转移，目前尚无明确证据支持。

3. 分子靶向治疗　近年来大量临床研究结果显示，分子靶向药物为 NSCLC 脑转移提供了新的治疗选择。① EGFR-TKI：EGFR-TKI 脂溶性好，能一定比例透过血 - 脑屏障，对于 NSCLC 脑转移有治疗作用，可用于 EGFR 基因敏感突变的 NSCLC 脑转移患者的治疗[17]。对于 *EGFR* 基因敏感突变的 NSCLC 脑转移患者，EGFR-TKI 治疗可获得较好的客观缓解率。关于 EGFR-TKI 联合 WBRT 或 SRT 是否可获益、毒性能否耐受，目前的前瞻性研究结论不甚一致，可能与入组人群选择和治疗方案不同有关，建议结合基因表达状态、组织学和临床数据等来区分获益人群，并选择合适时机进行联合治疗[18,19]。② ALK 抑制剂：*ALK* 融合基因是 NSCLC 另一个明确的治疗靶点。相关研究显示，ALK 抑制剂对 *ALK* 融合基因阳性的 NSCLC 脑转移患者颅内转移瘤控制率更高[20,21]。目前，美国 FDA 批准阿雷替尼上市，用于克唑替尼耐药的 ALK 阳性晚期 NSCLC 的治疗。

4. 抗血管生成药物 贝伐珠单抗是一种抗血管内皮生长因子(vascular endothelial growth factor，VEGF)的重组人源化单克隆抗体。临床研究显示，贝伐珠单抗联合化疗对于非鳞 NSCLC 脑转移患者是安全、有效的[22,23]。

四、肺癌脑转移相关的中医治疗手段和策略

借助中医对肺癌脑转移施以治疗相应的根本即脑转移癌归属到中医"头疼""抽搐""晕厥""呕吐"一类范围内。肺癌脑转移即一类本虚标实型病症，肝脾过虚即患病的基本，肺癌患者长时间无法痊愈使得肝脾过虚、正气缺失，极易动风，痰堵、血滞、邪毒生成，风性流窜，风邪带痰、带湿，上进髓海，积而生块；肺癌患者自身肺气虚连累到肾精，肾主骨成髓，脑即髓海，肾精缺失，就会脑缺所养，清阳之气缺乏，极易被邪侵袭。肺癌脑转移相应的分级即痰湿受阻、气滞血凝、热毒淤积、肝风内流、肝肾阴弱、脾肾虚弱一类证型，所以，中医方面的治疗将去痰熄风、活血清瘀、清热去毒、平肝除风、补足肝肾、健脾益肾当作准则。

现阶段，当代医学对肺癌脑转移加以治疗的关键即祛邪，但是，在祛邪期间一般会损耗正气，若肺癌脑转移这一手术期间发生出血，就极易损伤气血，大多体现为气血亏损，手术过后全方位施以中医加以治疗，能够促使患者更快恢复，给放化疗予以辅助；施以放疗过后，放射性由于其本身的"高热毒邪"这一特点而损伤身体，会引发放射性脑病、脑部肿胀、脑部死亡一类不良反应；化疗患者因为"药毒"而损害脏腑本身的气血，会引发骨髓抑制一类负性反应：施以放化疗过后添加中药这一治疗，就能够对放化疗具备相应的协调提效功能，以防范二次发作与转移，清除不良反应，还能够扶正祛邪，具备标本兼治这一功用。

五、对症治疗

肺癌脑转移患者常伴有颅内压升高导致的头痛、恶心、呕吐等症状，颅内高压的患者属于肿瘤急症，首先是积极给予脱水和利尿治疗以降低颅内压；其次是控制症状，包括抗癫痫和镇痛治疗；另外，头痛明显患者可予止痛对症治疗。

六、肺癌脑转移患者的康复管理策略

随着诊疗手段的发展，肺癌脑转移患者生存时间较以往有较大的延长，但与治疗相关不良反应及并发症可能会成为影响患者预后和生活质量的另一不良因素，因此患者治疗后的康复管理尤显重要。

(一)患者心理康复管理

肺癌脑转移患者由于受到原发灶和转移灶的双重打击，心理上受到严重创伤，再加上手术、放疗、化疗、靶向药物等对身体的伤害，多数患者会出现悲观、绝望甚至轻生等情绪。不良的心情情绪会一定程度上影响机体自身的免疫力和机体识别、清除肿瘤细胞的能力，因此心理护理至关重要。医护人员一定要在心理上安慰患者，使患者建立战胜癌症的信心，能够配合医师进行积极有效的治疗，从而延长患者的生存时间。另外要和患者家属进行深入的交流沟通，鼓励家属积极配合医师，并给患者做思想工作，共渡难关。

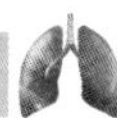

（二）放疗后患者的康复管理

目前临床使用的治疗方式主要有全脑放疗及立体定向外科。这些方式的不良反应具体表现为一般性放疗不良反应和并发症的产生，例如癫痫、颅内压增高、偏瘫及失语等。对于这些不良反应的康复管理可以大致总结为以下3点：

1. 饮食　由于放疗会出现全身不适、消化不良，甚至恶心、呕吐，饮食上应根据口味特点，选择一些高热量、高蛋白、高维生素的食物及复合维生素治疗，这样可以增强对放疗的忍受力，保证放疗可以顺利进行。

2. 皮肤　头皮瘙痒和脱发是脑部放疗时最常见的不良反应，一定要确保放疗前理净头发，不要用含刺激性或金属的洗涤用品，要保持放疗皮肤整洁干燥。另外要避免阳光照射放射野皮肤。头皮瘙痒的时候，可以适当用手掌轻轻拍打，切忌搔抓，注意头皮保暖。

3. 并发症

（1）癫痫的预防及护理：在治疗期间，可能会出现癫痫发作，一般在脑水肿反应较重或放疗后脑组织缺氧时发生，当脑水肿消退、脑组织循环改善后，癫痫可自愈。常备一压舌板（前端用纱布包裹）放于床头，随手可及，以备急用。癫痫应以预防为主，一定要按时服药，不能随意停药或减量。用药期间注意避免饮酒。

（2）颅内高压的护理：颅内高压是由于颅内占位和放疗所致的脑水肿引起的。应遵医嘱服药物，减轻脑水肿，降低颅内压。

（3）偏瘫及失语的护理：鼓励患者多说话，激发语言功能锻炼，失语者每日通过听广播、读报、对话等进行语言训练。对于偏瘫患者每天进行偏瘫肢体的被动活动和按摩，按摩幅度从小到大，力度适当，避免引起患者疼痛。

（三）化疗后患者的康复管理

在化疗中，由于服用抑制细胞生长的化学药物，所以不良反应也相对多。一般可以总结如下几点：

1. 胃肠道反应　最为常见的胃肠道反应包括恶心、呕吐、腹泻、便秘等，治疗前一定要做好预防和对症处理，比如吃少渣或富含纤维的食物，使用止吐、止泻药物。

2. 骨髓抑制　在化疗期间，一定要每周复查血象，一般白细胞下降发生于化疗后1~3周，平均于7~10天白细胞下降至最低点，依据WHO评级标准进行对症处理，在刷牙时应轻柔，避免牙龈出血；活动时应注意避免跌倒、磕碰出血。

3. 泌尿系统的毒性　因为化疗药物均需经过肾脏，由泌尿系统排出，如果肾脏功能障碍则会影响药物的排出，可能会引发尿毒症等并发症，因此应该鼓励患者多喝水（>1 500ml/d），也可饮用具有利尿作用的麦冬银花露等。

4. 肝脏毒性　密切注意血象等检查，对肝功能进行监测，异常时询问医师，通过适宜的药物、饮食等方式予以调理。

5. 其他护理

（1）便秘：可以进行适当的体育运动如散步、打太极拳等；卧床时也可腹部按摩，促进排便；饮食以清淡易消化饮食为主，少食多餐，保持食欲；多食用富含维生素A、C、E的新鲜蔬菜、水果及含有粗纤维的糙米、豆类等食物，以增加肠蠕动，养成每日清晨空腹饮温开水一杯。

（2）口腔溃疡：由于多次化疗会引起口腔溃疡，所以要保持口腔清洁，餐后漱口。

（3）化疗后脱发：可以选择配戴假发、帽子来保护自己。

（四）靶向治疗后患者的康复管理

目前概括临床服用靶向治疗药物后发现的不良反应归类如下：

1. 皮疹 一般在服药后的第 7~10 天出现，14 天左右达到最严重，主要分布在头面部油脂分泌比较旺盛的部位。出现症状的时候，遵循医嘱服用药物，在日常生活中，也要注意皮肤护理，减少日晒时间，出门带遮阳伞；保持皮肤清洁干燥，沐浴的时候不要用过热的水，沐浴后可涂抹温和的润肤露或维生素 E 软膏；穿宽松、柔软、棉质的衣服；及时修剪指甲，勿抓挠皮肤。

2. 腹泻 遵医嘱服用黏膜保护药，腹部注意保暖，加强饮食卫生，饮食以清淡、少油腻、低纤维素的食物为主，适当多饮水。

3. 肺炎 适当锻炼，出院后也要进行有计划的运动锻炼，可以预防继发感染。

总之，肺癌脑转移患者应根据患者肿瘤情况及营养体质状态等进行多方面评估，权衡生存收益与并发症风险的利弊，选择治疗方案。目前，随着科学研究的进步及治疗方法的不断改进，新的治疗方式和药物越来越多地应用于肺癌脑转移的治疗中，生存期已慢慢提高。因此，我们应该在此基础上进一步完善与其相关的康复管理措施，尽可能减少并发症，提高生存时间和生活质量。

（沈文斌 韩 春 陈俊强 张海波）

参考文献

[1] MAGNUSON W J,LESTER-COLL N H,WU A J,et al.Management of Brain Metastases in Tyrosine Kinase Inhibitor-Naïve Epidermal Growth Factor Receptor-Mutant Non-Small Cell Lung Cancer:A Retrospective Multi-Institutional Analysis[J].J Clin Oncol,2017,35(10):1070-1077.

[2] 支修益，石远凯，于金明．中国原发性肺癌诊疗规范（2015 年版）[J]．中华肿瘤杂志，2015,37(1):67-78.

[3] GONCALVES P H,PETERSON S L,VIGNEAU F D,et al.Risk of brain metastases in patients with nonmetastatic lung cancer:analysis of the Metropolitan Detroit Surveillance,Epidemiology,and End Results (SEER) data[J]. Cancer,2016,122(12):1921-1927.

[4] KALEMKERIAN G P,AKERLEY W,BOGNER P,et al.Small cell lung cancer[J].J Natl Compr Canc Netw,2013,11(1):78-98.

[5] SCHULER M,WU Y,HIRSH V,et al.First-Line Afatinib versus Chemotherapy in Patients with Non-Small Cell Lung Cancer and Common Epidermal Growth Factor Receptor Gene Mutations and Brain Metastases[J].J Thorac Oncol,2016,11(3):380-390.

[6] ABDEL KARIM N,BHATT A,CHIEC L,et al.Systemic chemotherapy for progression of brain metastases in extensive stage small cell lung cancer[J].Case Rep Oncol Med,2015,2015:620582.

[7] BI N,MA Y,XIAO J A,et al.Phase Ⅱ trial of concurrent temozolomide and hypofractionated stereotactic radiotherapy for complex brain metastases[J].Oncologist,2019,24(9):e914-e920.

[8] BEARZ A,GARASSINO I,TISEO M,et al.Activity of pemetrexed on brain metastases from non-small cell lung cancer[J].Lung Cancer,2010,68(2):264-268.

[9] BAILON O,CHOUAHNIA K,AUGIER A,et al.Upfront association of carboplatin plus pemetrexed in patients with brain metastases of lung adenocarcinoma[J].Neurooncol,2012,14(4):491-495.

[10] ADDEO R,DE-ROSA C V,LEO L,et al.Phase 2 trial of temozolomide using protracted low-dose and whole-brain radiotherapy for nonsmall cell lung cancer and breast cancer patients with brain metastases[J].

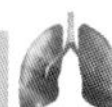

Cancer,2008,113(9):2524-2531.

[11] TIA N,LUO Y,XIANG J,et al.Combined treatment for non-small cell lung cancer and breast cancer patients with brain me-tastases with w hole brain radiotherapy and temozolomide:a sys-tematic review and meta-analysis[J].J Neurooncol,2017,135(2):217-227.

[12] DENG X,ZHENG Z,LIN B,et al.The efficacy and roles of com-bining temozolomide with whole brain radiotherapy in protection neurocognitive function and improvement quality of life of non-small-cell lung cancer patients with brain metastases[J].BMC Cancer,2017,17(1):42.

[13] KRISTJANSEN P E,SOELBERG P,SKOV HANSEN M,et al.Prospective evaluation of the effect on initial brain metastases from small cell lung cancer of platinum-etoposide based induction chemotherapy followed by an alternating multidrug regimen[J].Ann Oncol,1993,4(7):579-583.

[14] KORFEL A,OEHM C,VON PAWEL J,et al.Response to topotecan of symptomatic brain metastases of small-cell lung cancer also after whole brain irradiation. a multicentre phase Ⅱ study[J].Eur J Cancer,2002,38(13):1724-1729.

[15] NEUHAUS T,KO Y,MULLER R P,et al.A phase Ⅲ trial of topotecan and whole brain radiation therapy for patients with CNS-metastases due to lung cancer[J].Br J Cancer,2009,100(2):291-297.

[16] WEBER B,WINTERDAHL M,MEMON A,et al.Erlotinib accumulation in brain metastases from non-small cell lung cancer:visualization by positron emission tomography in a patient harboring a mutation in the epidermal growth factor receptor[J].J Thorac Oncol,2011,6(7):1287-1289.

[17] ZHAO X,ZHU G,CHEN H,et al.Efficacy of icotinib versus traditional chemotherapy as first-line treatment for preventing brain metastasis from advanced lung adenocarcinoma in patients with epidermal growth factor receptor-sensitive mutation[J].J Cancer Res Ther,2016,12(3):1127-1131.

[18] WELSH J W,KOMAKI R,AMINI A,et al.Phase Ⅱ trial of erlotinib plus concurrent whole-brain radiation therapy for patients with brain metastases from non-small-cell lung cancer[J].J Clin Oncol,2013,31(7):895-902.

[19] SOLOMON B J,CAPPUZZO F,FELIP E,et al.Intracranial efficacy of crizotinib versus chemotherapy in patients with advanced ALK-positive nonsmall-cell lung cancer:results from PROFILE 1014[J].J Clin Oncol,2016,34(24):2858-2865.

[20] OU S H,AHN J S,DE PETRIS L,et al.Alectinib in crizotinib-refractory ALK rearranged non-small-cell lung cancer:a phase Ⅱ global study[J].J Clin Oncol,2016,34(7):661-668.

[21] NISHIO M,NAKAGAWA K,MITSUDOMI T,et al.Analysis of central nervous system efficacy in the J-ALEX study of alectinib versus erizotinib in ALK—positive non-small-cell lung cancer[J].Lung Cancer,2018,121(1):37-40.

[22] TANG N,GUN J,ZHANG Q,et al.Greater efficacy of chemotherapy plus bevacizumab compared to chemo-and targeted therapy alone on non-small cell lung cancer patients with brain metastasis[J]. Oncntarget,2016,7(3):3635-3644.

[23] FU Y,HU J,DU N,et al.Bevacizumab plus chemotherapy versus chemotherapy alone for preventing brain metastasis derived from advanced lung cancer[J].Chemother,2016,28(3):218-224.

第六节 肺癌骨转移康复管理

骨转移是肺癌细胞最为常见的转移部位之一[1]，在肺癌的诊治过程中发现，有30%~40%初诊患者存在骨转移[2]。近年来，随着诊疗水平的不断提高，患者的生存时间明显提高，但在生存时间延长同时，患者发生骨转移的风险也相应增高[3]。骨转移引起的疼痛和运动障碍，严重影响患者的生活质量，是导致患者死亡的重要因素。

一、影响骨转移的因素

1. 肿瘤的分期 肺癌的 TNM 分期与骨转移的概率之间存在相关性，T 分期和 / 或 N 分期越晚，患者具有更高的骨转移风险[4]。

2. 血小板计数 血小板增多患者出现静脉血栓的可能性会显著增加，血行转移也明显提升。血小板可以和肿瘤细胞黏结而形成癌栓，从而促使肿瘤细胞黏附性增强，更利于癌细胞播散转移，而血栓则将肿瘤细胞包裹在内，使得免疫系统无法对肿瘤细胞起到杀伤破坏的作用，肿瘤细胞可播散至血管内皮，并可穿透血管壁，从而转移播散至骨形成转移灶[5]。

3. 骨唾液酸蛋白（BSP）表达 BSP 阳性表达的患者更容易出现骨转移[6,7]，BSP 不仅是肺癌骨转移临床诊断的一个参考指标，可作为肺癌患者发生骨转移风险的评估指标，对肺癌患者骨转移的预防及早期诊断提供有意义的帮助。

4. 血清癌胚抗原（CEA） 血清 CEA 升高的程度影响骨转移的发生率，CEA ≥ 100ng/ml 的患者比 CEA<100ng/ml 的患者骨转移发生的概率明显升高[7]，CEA 是导致肺癌患者发生骨转移的危险因素。

5. 其他 组织学类型、生活方式（如酒精滥用及吸烟等）、体力状态、疼痛评分、全身性疾病（如糖尿病、高血压、心血管系统疾病等）均可能与肺癌的骨转移有关，还需要进一步的研究。

二、发病机制

1. 肺癌细胞的播散 肺癌细胞从原发肿瘤中脱离出来后进入血液循环系统。低氧环境、生长因子的过度分泌及与肿瘤细胞的直接接触促使癌相关成纤维细胞激活肌成纤维细胞表型[8]。肿瘤细胞和被激活的成纤维细胞分泌大量的血管内皮细胞生成因子和 CXCL 家族趋化因子[9]。这些因子间的相互作用将内皮细胞及白细胞招募至肿瘤的微环境中，新招募的血管内皮细胞形成异常肿瘤血管，异常肿瘤血管能够表达具有高通透性的细胞黏附分子，促使肿瘤细胞进入血液循环系统[9]。

2. 肺癌细胞的迁移和定植 肺癌细胞通过骨基质中的趋化因子 CXCL12 及存在于肺癌细胞膜表面的特异性受体 CXCR4 和 CXCR7 之间的相互作用移出血管[10]，然后肺癌细胞穿过骨小梁到达骨内膜[11]。长骨、胸骨、肋骨及椎骨末端的骨小梁表面特殊的窦状隙微循环结构为肺癌细胞提供了最佳的转移通道[12]，最终促使肺癌细胞移出外周血管并到达骨髓。

3. 肺癌细胞造成的骨质破坏 肺癌骨转移主要通过破骨细胞所导致的骨吸收造成机体的骨质破坏，而超过半数为溶骨型病变[13]。破骨细胞在溶骨性骨质破坏过程中起到主要作用，而破骨细胞的生成和存活则主要由 OPG/RANK/RANKL 通路负责调节。播散至骨髓的游离的肿瘤细胞可分泌多种细胞因子，如 IL-1、IL-6 或 RANKL 等，这些细胞因子可通过与前体破骨细胞表面的 RANK 结合从而激活下游细胞间的信号通路，并对破骨细胞的生成、成熟和存活具有促进作用[14]。

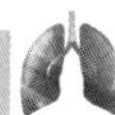

三、临床表现及相关检查

（一）临床症状

肺癌骨转移的发生率与部位和原发癌的病理类型有关，腺癌骨转移发生率最高，其次为小细胞肺癌和鳞癌。骨转移的病灶以多发为主，其好发部位依次为：肋骨、胸椎、腰椎、骨盆，腺癌以胸部及骨盆转移为主。

1. 疼痛 局部疼痛是骨转移的首发症状。骨转移早期一般无任何症状，骨痛与骨髓腔压力及一些疼痛介质有关，也与肿瘤转移的部位、数量有关。如肋骨转移引起的胸痛，表现为胸壁部位局限的、有明确压痛点的疼痛；脊髓转移引起后背部正中或病变部位疼痛，而四肢或躯干的骨转移引起该部位的局限性疼痛及放射性疼痛。

2. 脊髓压迫症状 转移到机体承重骨如颈椎、胸椎、腰椎等部位脊柱破坏引起脊髓的压迫症状，脊髓受压后的变化与受压迫的部位、外界压迫的性质及发生速度有关。随着病因的发展和扩大，脊髓、脊神经根及其供应血管受压并日趋严重，一旦超过代偿能力，最终会造成截瘫，严重影响患者的生活和劳动能力。

3. 病理性骨折 骨转移是病理性骨折最常见的原因，特别是溶骨性骨转移，有时因病理性骨折后骨转移才被发现。临床表现有休克、软组织损伤、出血。

4. 高钙血症 症状表现在消化、运动、神经、泌尿等系统。畏食、恶心、呕吐、便秘；乏力、肌肉疲劳、肌张力减低，烦渴，多尿；嗜睡，神志不清，甚至昏迷。高钙血症的临床表现与血钙升高幅度和速度有关。

（二）检查

1. 实验室检查 生化检测高钙血症及碱性磷酸酶升高，肺癌肿瘤标志物如癌胚抗原、神经元特异性烯醇化酶、鳞状细胞癌抗原、细胞角蛋白19片段和组织多肽抗原等升高。

2. X线检查 X线检查是骨骼检查最常用的方法，但此法对骨转移癌的早期诊断较为困难，一般只有当骨骼被癌肿破坏达1cm以上，且骨骼脱钙达到50%~70%时，X线片才能观察到局限性的骨密度减低、骨小梁模糊或消失等征象。

3. CT检查 CT对骨转移的诊断比X线灵敏，能发现早期骨质破坏，一般无假阳性，CT可以显示骨骼的细微结构，明确骨骼的破坏程度，增强CT可以显示病变的血供情况及与周围组织的关系。

4. 放射性核素（ECT）检查 对骨转移的诊断率较高，能在X线片及CT发现骨转移之前3~6个月检出转移灶，对于多发性骨转移诊断假阳性极少，对于单发性有一定假阳性、特异性较低的特点，容易受骨折、内生软骨瘤、嗜酸性肉芽肿等疾病的影响[15]。可结合X线片或CT进一步证实。

5. MRI检查 MRI对骨转移的诊断高度敏感，骨放射性核素检查提示多发性浓聚不太明显者宜采用MRI检查。MRI检测骨转移的优点在于：①可三维成像，定位准确；②检查范围比较广，对早期发现和准确诊断四肢、骨盆、脊柱的转移瘤有独到的优点，它能显示出纵轴上的侵犯范围、髓腔内原发灶和转移灶，显示跳跃性转移灶；③直接显示受累血管情况，不需注射造影剂；④正常组织与转移瘤组织显示的对比度好；⑤骨髓破坏显示比较清楚；⑥无放射性损伤。

6. 正电子发射体层扫描（PET-CT）检查 PET-CT可显示全身骨骼及断层的病变情况，敏感性还要高于ECT，能观察到一般的影像学检查手段难以发现的微小病变[16]。在判断疾病复发和转移有一定优势，由于有电离辐射及检查费用昂贵，不作为常规检查手段。

7．骨穿刺活检 能明确诊断出骨转移癌的病理类型，对指导该病的治疗具有十分重要的意义。

（三）诊断

肺癌骨转移发生在不同的部位引起不同的临床表现，以骨质破坏、疼痛为主要表现。骨组织活检为诊断骨转移的“金标准”，但并非必要检查，如肺癌病理诊断明确，且具有典型的骨转移影像学骨质破坏表现，通过综合考虑即可诊断为骨转移。

四、康复管理及策略

（一）预防性康复处理

肺癌患者一旦发生骨转移，即为晚期，治疗应以全身治疗为主，同时配合一些局部治疗方法，必须充分考虑其带来的不良反应，权衡利弊，根据患者的症状、以往的治疗情况以及患者的体能状态、本身的期望，通过多学科、多模式的综合治疗手段制订适宜于患者个体化的治疗方案来进行全程康复管理，从而达到缓解症状、延长生存时间、提高生活质量的目的。

心理支持治疗：肺癌患者的心理痛苦程度高于其他所有种类的肿瘤患者，比例高于40%[17]。应进行心理干预，对患者来说非常重要。研究表明，抗抑郁药与抗焦虑药物对缓解癌症患者的抑郁与焦虑症状具有一定的效果，可在一定程度上缓解患者的心理痛苦[18]。根据患者焦虑的程度，进行病情评估，选择合适的药物进行治疗，同时给予心理社会服务。

骨转移患者应预防五大严重的骨相关事件：①病理性骨折；②骨放疗；③因为骨转移而需要手术；④高钙血症，这是因为骨转移破坏了骨组织，导致大量的骨钙释放出来，游离到血液中，引起血清离子钙浓度的异常升高，可导致心力衰竭、昏迷甚至死亡；⑤如果骨转移发生在脊椎，有可能造成脊髓压迫，造成瘫痪。

提高患者对病理性骨折等骨相关事件的防护意识，患者的翻身、搬动、起床、坐、立、行走，都需要注意，防跌倒、防骨转移部位过度负重，防用力不当、防突然扭转身体等动作，以减少因活动不当所致骨转移部位发生病理性骨折的风险。

（二）西医康复处理

1．全身化疗 化疗是治疗骨转移的主要手段之一，含铂剂的双药联合治疗是标准一线方案，与单药方案相比，在缓解患者症状和延长生存时间方面均有明显优势。化疗的适应证包括：当 PS 评分≤ 2 分时，全身重要器官功能良好并可耐受化疗。而对于小细胞肺癌患者，其可行全身化疗的 PS 评分标准可放宽至 3 分。与双膦酸盐药物的联合应用对预防和延缓骨相关事件的发生效果良好。

2．骨转移药物治疗 双膦酸盐是肺癌骨转移患者在进行治疗时所必不可少的药物，具有基础用药的地位，常与其他的治疗方式联合应用。双膦酸盐不但可以抑制破骨细胞活性，也抑制溶骨性病变，部分磷酸盐在作用于机体时可以发挥其抑制肿瘤细胞扩散，并且诱导肿瘤细胞凋亡的抗肿瘤作用[19]。双膦酸盐药物，如伊班膦酸钠、唑来膦酸等，在治疗骨转移患者疼痛症状的同时，还可以预防骨相关事件的发生，另外，针对存在高钙血症的患者，具有增加骨密度的效果[20]。在用药过程中，如果不存在用药禁忌，无不能耐受的不良反应，建议持续用药 9 个月以上。应当引起临床医师注意的是，在使用双膦酸盐治疗时，可能出现

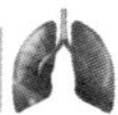

以下不良反应，如骨痛、发热、寒战、低钙血症、肾功能损害等症状，需特别注意的是，拔牙手术后，使用双膦酸盐可能导致颌骨坏死，故在用药期间，需密切监测患者的电解质、肝肾功能，避免拔牙手术。

3. 靶向药物治疗 靶向药物是从分子水平阻断肿瘤的信号转导通路，以达到抑制肿瘤生长的目的。根据不同的作用靶点，目前有三类分子靶向药物：①表皮生长因子受体酪氨酸激酶抑制剂，为*EGFR*基因呈敏感突变的肺癌骨转移患者的一线用药。分为三代，包括第一代的厄洛替尼、吉非替尼、埃克替尼，第二代的阿法替尼和来那替尼，以及第三代的奥希替尼。②*ALK*突变阳性的靶向药物，如克唑替尼，在控制此类患者病情进展方面有较好的效果，相应的控制率可以达到60%左右。③贝伐单抗是一种抗血管内皮生长因子受体的单克隆抗体，并以VEGF为作用的靶点，可以通过与VEGF的结合而抑制肿瘤新生血管形成，从而抑制肿瘤的生长；非小细胞肺癌（鳞状细胞癌除外）的患者，在应用全身化疗时联合贝伐珠单抗可达到提高疗效及延长生存期的效果。

4. 放射治疗 放射治疗在治疗骨转移和转移性脊髓压迫症相关的疼痛领域有特殊的功效。随机前瞻性试验表明，放射治疗可以缓解60%~80%患者的疼痛症状。美国放射肿瘤学协会对骨转移相关疼痛治疗，根据疼痛级别给出了不同的方案，常见的姑息性放疗计划有单次大剂量8Gy、4Gy×5次、3Gy×10次[21]。姑息性放疗获得最好疗效的时间一般在2~4周后。立体定向放射治疗已成为一种新的治疗选择，它一般采用单剂量（10~16Gy）或低分割（9Gy×3次或6~8Gy×5次），避免过度照射肿瘤周围的正常组织，例如椎骨或脊髓。

除外照射治疗外，核素内照射治疗也是可选择的方式之一。放射性核素聚集于转移病灶区，止痛显效及持续时间类似体外照射。优点：缓解广泛性骨转移疼痛，出现新的骨转移疼痛病灶发生率较低。缺点：骨髓抑制发生率较高，且恢复缓慢。禁忌用于硬脑脊膜外的病变，10%治疗初期短暂疼痛加重。目前骨转移癌放射性核素治疗的常用药物包括^{89}Sr和^{153}Sm。^{89}Sr是骨转移内科放射治疗中最常用的核素药物，半衰期为50.6天，组织中最大射程为6.67mm，发射纯β射线，化学性质类似于钙，聚集在成骨活跃的部位。^{153}Sm的半衰期为46.3小时，组织中射程为3.4mm，发射β射线及γ射线。

核素治疗的适应证：①骨转移肿瘤患者伴有明显骨痛；②经临床、CT或MRI、全身骨显像和病理确诊多发骨转移肿瘤；③WBC>3.5×10^9个/L，PLT>80×10^9个/L。

核素治疗的禁忌证：①骨显像示转移灶仅为溶骨型冷区；②严重骨髓、肝、肾功能障碍的患者；③近期（6周内）进行过细胞毒性药物治疗患者。

5. 手术治疗 手术治疗在骨转移瘤的综合治疗中占有特殊地位，特别是骨转移瘤引起的病理性骨折、脊柱不稳、脊髓压迫和疼痛，非手术治疗往往难以达到确切的疗效。对骨转移瘤患者进行手术治疗，掌握好手术适应证，选择合适的术式。手术治疗骨转移瘤能缓解患者的疼痛，提高生活质量，并在合适的情形下延长患者生命。但是，骨转移瘤的手术也同样有并发症，如感染、血肿和内固定松动等。

具体手术适应证：①预计患者可存活3个月以上；②全身状况好，能够耐受手术创伤及麻醉；③预计外科治疗后较术前有更好的生活质量，能够立即活动，要有助于进一步治疗和护理；④预计原发肿瘤治疗后有较长的无瘤期；⑤经全身治疗后，溶骨病灶趋于局限、骨密度增高；⑥孤立的骨转移病灶；⑦病理骨折风险高者。

6. 镇痛药物治疗 镇痛的方法选择，应遵循从无创到有创，风险从低危到高危的原则，并且推荐联合治疗，镇痛药物可与其他治疗方法同时使用。根据世界卫生组织癌痛三阶梯止痛治疗指南，癌痛药物止痛治疗的五项基本原则如下：口服给药、按阶梯用药、按时用药、个体化给药和注意具体细节。应当根据肺癌骨转移疼痛患者的性质、程度、正在接受的治疗和伴随疾病等情况，合理地选择止痛药物和辅助镇痛药物，个体化调整用药剂量、给药频率，积极防治不良反应，以期获得最佳止痛效果，减少不良反应。

7. 高血钙治疗

（1）扩容、促尿钙排泄。

（2）利尿：争取尿量达到3~4L，避免用噻嗪类利尿剂。

（3）限制钙摄入。

（4）降钙素：起效快，但疗效不如双膦酸盐。

（5）抑制破骨细胞活性：中度或重度高钙，双膦酸盐是一种有效方法。

（三）中医康复处理

1. 中药治疗 中医认为骨转移癌分为两个证型，一为寒凝经脉、瘀毒内结型，治以温经散寒，活血解毒；二为气血两虚、瘀毒内结型，治以益气养血，活血解毒。肾经亏虚，骨失所养，则补[22]。肾壮骨，填精益髓；脉络瘀阻，癌毒留滞，则活血化瘀、舒经通络。治疗重在辨证，虚者补其不足，实者泻其有余，对症又使风者疏、寒者散、热者清、湿者除、塞者通、积者化、瘀者消、滞者行、枯者荣，经络疏通，气机调畅，阴平阳秘，脏腑调和，诸痛自消。

2. 中药外用 中医对骨转移癌多以活血化瘀、疏风散寒、行气止痛为治则，外治法可直达病处，止痛更加迅速有效，而且免除了口服药物经消化道的滤过作用及一些药物的不良反应。特别是患者脾胃虚弱，吸收效果差，单用内服法可能效果不佳。《医学源流论》有云："使药性从毛孔入腠理，通经贯络，较之服药尤有力，此至妙之法也。"高音等[23]应用山慈菇粉外敷联合奥施康德，对比单用盐酸羟考酮组，NRS评分治疗组降低85.71%，对照组降低55%，体力状况评分治疗组为76.19%，对照组为55%，有显著的统计学差异。

3. 针灸治疗 针刺可增加脑脊液或脑内啡肽分泌并上行抑制束旁核，下行抑制脊髓背角、兴奋内在的镇痛系统，从而发挥镇痛作用。姚国红[24]用温针灸治疗骨转移疼痛，疼痛消失或减轻，生活质量提高。

（陈俊强 许天文 林 宇 舒 鹏）

参考文献

[1] KATAKAMI N.Lung cancer with bone metastasis[J].Gan To Kagaku Ryoho,2006,33(8):1049-1053.

[2] COLEMAN R E.Skeletal complications of malignancy[J].Cancer,1997,80(8):1588-1594.

[3] NSCLC Meta-Analyses Collaborative Group.Chemotherapy in addition to supportive care improves survival in advanced non-small-cell lung cancer:a systematic review and meta-analysis of individual patient data from 16 randomized controlled trials[J].Clin Oncol,2008,26(28):4617-4625.

[4] ZHANG L,HOU X,LU S,et al.Predictive significance of bone sialoprotein and osteopontin for bone metastases in resected Chinese non-small-cell lung cancer patients:a large cohort retrospective study[J].Lung Cancer,2010,67(1):114-119.

[5] IKEDA M,FURUKAWA H,IMAMURA H,et al.Poor progno-sis associated with thrombocytosis inpatients with gastric cancer[J].Ann Surg Oncol,2002,9(3):287-291.

[6] PAPOTTI M,KALEBIC T,VOLANTE M,et al.Bone sialoprotein is predictive of bone metastases in resectable

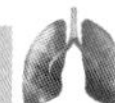

non-small-cell lung cancer:a retrospective case-control study[J].Clin Oncol,2006,24(30):4818-4824.
[7] LEE D S,KIM S J,KANG J H,et al.Serum Carcinoembryonic Antigen Levels and the Risk of Whole-body Metastatic Potential in Advanced Non-small Cell Lung Cancer[J].Cancer,2014,5(8):663-669.
[8] ALLAVENA P,SICA A,SOLINAS G,et al.The inflammatory microenvironment in tumor progression: the role of tumor-associated macrophages[J].Crit Rev Oncol Hematol,2008,66(1):1-9.
[9] WANG J,SHIOZAWA Y,WANG Y,et al.The role of CXCR7/RDC1 as a chemokine receptor for CXCL12/SDF-1 in prostate cancer[J].J Biol Chem,2008,283(7):4283-4294.
[10] PHILLIPS R J,BURDICK M D,LUTZ M,et al.The stromal derived Factor-1/CXCL12-CXC chemokine recepter-4 biological axis in non-small cell lung cancer metastases[J].Am J Respir Crit Care Med,2003,167(12):1676-1686.
[11] TU Q,ZHANG J,FIX A,et al.Targeted overexpression of BSP in osteoclasts promotes bone metastasis of breast cancer cells[J].J Cell Physiol,2009,218(1):135-145.
[12] CHIANG A C,MESSAGUE J.Molecular basis of metastasis[J].N Engl J Med,2008,359(26):2814-2823.
[13] 孙燕，石远凯．临床肿瘤内科手册[M]. 北京：人民卫生出版社，2009.
[14] PENG X,GUO W,REN T,et al.Differential expression of the RANKL/RANK/OPG system is associated with bone metastasis in human non-small lung cancer[J].PLoS One,2013,8(3):e58361.
[15] HUR J,YOON C S,RYU Y H,et al.Accuracy of fluorodeoxyghoose-positron emission tomography for diagnosis of single bone metastasis:comparison with bone seintigraphy[J].Comput Assist Tomogr,2007,31(5):812-819.
[16] SCHMIDT G P,SCHOENBERG S O,SCHMID R,et al.Screening for bone metastases:whole-body MRI using a 32-channel system versus dual-modality PET-CT[J].Eur Radiol,2007,17(4):939-949.
[17] ZABORA J,BRINTZENHOFESZOC K,CURBOW B,et al.The prevalence of psychological distress by cancer site[J].Psychooncology,2001,10(1):19-28.
[18] WALKER J,SAWHNEY A,HANSEN C H,et al.Treatment of depression in people with lung cancer:a systematic review[J].Lung Cancer,2013,79(1):46-53.
[19] WANG J,YONG C.Loading-dose ibandronate in the management of symptomatic skeletal metastases due to lung cancer[J].Zhongguo Fei Ai Za Zhi,2008,11(2):290-291.
[20] BODY J J,DIEL I J,TRIPATHY D,et al.Intravenousibandronate does not affect time to renal function deterioration in patients with skeletal metastases from breast cancer:phase Ⅲ trial results[J].Eur J Cancer Care(Engl),2006,15(3):299-302.
[21] CHOW R,HOSKIN P,HOLLENBERG D,et al.Efficacy of single fraction conventional radiation therapy for painful uncomplicated bone metastases:a systematic review and meta-analysis[J].Ann Palliat Med,2017,6(2):125-142.
[22] 杜小艳．潘敏求主任医师治疗肿瘤骨转移疼痛经验[J]. 湖南中医杂志，2009,11(25):23-24.
[23] 高音，冯利．山慈菇外敷治疗骨转移癌疼痛的临床观察[J]. 世界中西医结合杂志，2011,6(7):574-576.
[24] 姚国红．温针灸治疗肺癌骨转移癌性疼痛 8 例[J]. 浙江中西医结合杂志，2013,23(3):162.

第七节 肺癌立体定向放疗损伤康复管理

立体定向放疗在肺癌中的应用越来越广泛，2019 年的一项Ⅲ期临床研究[1]证实其在早期非小细胞肺癌中相对于常规放疗不仅提高了局控率，而且提高了生存率，立体定向放疗已成为不能或不愿手术的早期非小细胞肺癌的首选治疗，而且也是肺癌合并寡转移或寡进展患者根治性治疗或姑息性治疗的重要手段[2]。既往肺癌放疗后的放射损伤已经有过较多的研究，故基于常规剂量分割模式下的一系列剂量体积限值用于预测放射损伤是有效的，由于立体定向放疗极大地提高了等效生物剂量，所导致的损伤与常规分割放疗有明显的差别，现有的指南已经给出了一些剂量体积限值作为参考，但因为相关研究较少，且立体定向放疗的分割方案有很大的差别，故临床应用时仍应非常谨慎。

肺部立体定向放疗所致的损伤最常见是放射性肺损伤，而且放射损伤的程度和类型与其照射位置和剂量分割方案明显相关。外周性肺癌常见胸痛或肋骨骨折，中央型肺癌则可见咯血、气管塌陷、食管狭窄和穿孔等，肺尖部肿瘤可致臂丛神经损伤，邻近膈肌的下肺肿瘤可致胃损伤、肝损伤等。

一、立体定向放疗损伤的常见类型及临床表现

1. 放射性肺炎 立体定向放疗通常应用于直径较小的肿瘤，且靶区外物理剂量跌落很快，相对而言受到较高剂量照射的正常肺组织有限，故出现重度放射性肺炎的概率不高，更多见于下肺肿瘤，但当肿瘤较大时，放疗计划难度增加，剂量跌落较慢，溢出剂量增多，出现放射性肺炎的概率明显上升。影像学上来看，立体定向放疗所致肺损伤与常规放疗时代肺损伤也有明显区别，后者多呈现为与照射野径路相近的“刀切状”损伤，而前者因采用多野非共面技术，其急性期肺炎和晚期肺纤维化的外形可以多变，多与肿瘤外形有明显相关性，故有时易导致损伤与肿瘤复发或残留难以鉴别，进而导致误诊。根据现有研究结果[3]，立体定向放疗结束以后 1~1.5 年之内，如出现肿瘤的局部增大应警惕肺纤维化的可能性，如在此时间以后出现的局部肿块增大，则复发的可能性更大。立体定向放疗以后肿瘤周边的正常肺组织损伤是不可避免的，临床医师应避免的是重度放射性肺损伤。目前来看常规照射时代的肺剂量体积限值指标如 V_{20}、V_5 及 MLD 等仍可较好地用于 SBRT 治疗后放射性肺炎风险的预测。

2. 出血 多数情况下 SBRT 可以缓解咯血，但仍有较低的大出血概率，中央型肺癌更为常见，RTOG0813 研究[4]显示出血为中央型肺癌 SBRT 治疗后最为常见的治疗相关死亡。其致出血的可能原因除肿瘤本身侵犯血管有一定的出血概率以外，治疗后肿瘤的退缩也是诱因，如中央型肺癌包绕主支气管与动静脉，易导致大血管及主支气管的扭曲与变形，SBRT 治疗后肿瘤迅速退缩，大血管和气管的相对位置会在短时间内发生明显的变化，从而诱发出血。肺不张的病例在治疗中可能复张，复张的过程可能伴随咯血及气胸。以上情况多于剧烈咳嗽后发生，故中央型肺癌放疗中剧烈咳嗽后发生咯血要排除以上可能性，最好能及时行胸部 CT 检查。

3. 气胸 可在放疗中出现，少见。多数是 SBRT 治疗前行肺穿刺明确病理的患者，此类患者在穿刺后有轻微气胸为临床所忽视，往往有 COPD 或糖尿病病史，SBRT 治疗后会导致明显的气胸加重，故对于早期肺癌穿刺后明确病理的患者，应仔细排查 CT，对于有轻微气胸的病例不应立即开始放疗，而应待其气胸完全吸收后再开始放疗。另一种情况如前文所述，肺不张病例复张过程中可能出现气胸，故对于此类患者应有 CBCT 影像设备监控，必要时行 CT 检查。SBRT 治疗后也可能出现迟发性气胸，往往是在患者用力以后发生，COPD 史会增大出现迟发性气胸的概率。

4. 食管损伤 中央型肺癌邻近食管的患者易出现放射性食管损伤，严重者可穿孔出血死亡，既往常规放疗时代食管的剂量体积限值的经验不能适用于 SBRT 治疗。因食管为串行器官，笔者医院初步临床经验提示受到高剂量照射的食管长度应为关注重点，PTV 与

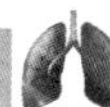

食管重叠是不能接受的，PTV 与食管距离 1cm 以内应非常慎重，应尽可能缩小靶区，必要时应放弃 SBRT 治疗。目前具体的剂量限值可参考 NCCN 指南，但仍有待进一步探索。SBRT 治疗后患者一旦出现≥3 级食管炎症状，建议行鼻饲或胃造瘘以尽可能减少穿孔风险。

5. 肋骨骨折 外周型肺癌 SBRT 治疗后的常见晚期并发症，有研究报道采用 50~60Gy/3 次的方案治疗早期外周型肺癌，42 例患者中出现 9 例肋骨骨折[5]。通常不需特殊处理，但伴随疼痛影响患者的生活质量。因其病理基础为放疗后的肋骨骨质疏松，故应交代患者相应区域避免受力以减小其发生率，对于病变紧邻肋骨的病例，立体定向放疗的分割剂量应适当降低，以避免迟发性肋骨骨折的发生。

6. 气管损伤 中央型肺癌 SBRT 后常见晚期并发症，多见于叶或叶支气管以下，易致刺激性咳嗽和肺不张，早期的纤维支气管镜下清理可能有助于减少其发生。一旦发生，易误诊为肿瘤局部复发，鉴别主要靠纤维支气管镜检查。主支气管塌陷较少，多见于复发肺癌的放疗，一旦出现，危及生命，应尽量避免。

7. 臂丛神经损伤 肺尖癌放疗后易出现，表现为肩臂疼痛、麻木、感觉异常及活动障碍。既往常规分割放疗时代即可有一定的发生率，但剂量如控制在 60~62Gy 内则发生率很低，有研究[6]提示其发生的风险随着放疗总剂量的增加、总疗程的缩短和分割剂量的增加而上升。在立体定向放疗的时代，其耐受量的研究很有限，有研究[7]提出采用 3~4 次分割治疗的患者，如臂丛神经最大剂量≤26Gy，2~4 级的臂丛神经损伤概率为 8%，如剂量 >26Gy，则发生率为 46%。瑞典的一个研究[8]提示，采用 3 次分割治疗肺尖癌，发生臂丛损伤的患者肿瘤距离臂丛神经明显更近（4mm *vs.* 24mm），PTV 与臂丛神经重叠的患者损伤发生率为 57%，而不重叠者为 15%，作者提出臂丛神经最大剂量应≤30Gy。

8. 胸痛 胸部立体定向放疗后最常见的并发症，有研究报道其发生率在 30% 左右，一般是在放疗结束后一段时间出现，多见于病变靠近胸膜的病例，程度不重，多数不需处理。虽影响患者生活质量，但一般不会导致严重后果。

二、立体定向放疗损伤的康复管理

（一）放射性肺损伤的治疗

立体定向体部放疗导致的肺损伤可分为早期的急性放射性肺炎和晚期的放射性肺纤维化，治疗原则和方案同前第七章第一节“放射性肺损伤”中的内容，不再赘述。

（二）出血的治疗

1. 痰中带血或少中量咯血 给予酚磺乙胺、氨甲苯酸、注射用凝血酶、卡络磺钠、云南白药胶囊等止血治疗，同时给予吸氧、止咳治疗减少咳嗽对出血部位的震动；较大量或持续的咯血可考虑垂体后叶素持续静脉滴注。

2. 大咯血 垂体后叶素持续静脉滴注，吸氧、镇静、保暖支持治疗，出血量大或病情危急时请介入科紧急行介入下出血血管封堵治疗。治疗大出血同时，应暂停放疗，并密切观察可能带来的不良反应，如血压升高、血小板下降等。

（三）气胸的治疗

1. 一般治疗　对于轻度气胸者建议卧床休息，充分吸氧，减少说话，保持大便通畅，减少用力，以利于气体的吸收和肺的复张。

2. 对于呼吸困难明显或肺受压严重者，在一般治疗的基础上，建议行胸腔闭式引流术帮助排气，帮助缓解呼吸困难和缩短肺复张时间。

3. 对于怀疑有支气管瘘或持续不缓解者，在胸腔闭式引流基础上，行支气管镜检查，若有破损的支气管，可行选择性支气管封堵术。

（四）食管损伤的治疗

1. 轻度食管损伤　早期放射性食管炎的治疗同前第七章第三节"放射性食管炎"中的内容。

2. 食管狭窄　因食管狭窄而导致吞咽困难的患者建议行内镜下食管球囊扩张术。若扩张术一次效果不佳，间隔3个月以上可考虑再次行扩张术。

3. 食管瘘　食管穿孔导致食管瘘后患者无法进食，因此如何保障摄入足够营养是最重要的。可考虑行鼻饲管置入或胃造瘘术或食管支架植入术。同时，若已有食物漏入胸腔，给予抗炎对症支持治疗。若经过长时间营养支持治疗，食管瘘仍无法愈合，在心肺功能及体质允许的前提下，可谨慎考虑外科切除发生瘘的部分食管。

（五）肋骨骨折及胸痛的治疗

1. 轻微的肋骨骨折一般局部可以形成骨痂而自动愈合，不需要特殊处理，注意避免骨折部位的受力即可。

2. 严重骨折会伴有明显疼痛，一般见于高龄、合并骨质疏松或受到外力冲击者，此时需要到专业的骨科就诊。

3. 疼痛可由骨折引起，也可由肋间神经损伤或胸膜炎引起。判断病因后，可给予非甾体抗炎药及神经营养药物对症治疗，严重的疼痛给予吗啡类药物止痛治疗。

（六）气管损伤的治疗

1. 轻-中度的气管炎　常伴有刺激性咳嗽、咳痰，给予抗炎、止咳、化痰、吸氧对症治疗，可考虑布地奈德雾化吸入增强抗炎效果。

2. 气管狭窄或塌陷　气管狭窄可考虑内镜下气管支架植入以改善通气；气管完全塌陷目前无较好的治疗方法，若肺亚段或肺段等较小支气管塌陷且无明显呼吸困难，可密切观察；若较大支气管塌陷或呼吸困难明显，可尝试气管支架的植入。

（七）臂丛神经损伤的治疗

外周神经损伤很难完全恢复，治疗目标为改善症状，恢复功能，提高生活质量，避免损伤加重。

1. 神经营养药物的应用　如甲钴胺、神经妥乐平、神经节苷脂等。

2. 激素类药物应用　严重损伤者可考虑联合应用糖皮质激素类药物，如泼尼松、甲泼尼龙等，应用后若症状有缓解，注意缓慢减量，可考虑每周减量20%~25%，不可突然停药。

3. 高压氧治疗　可缓解部分外周神经损伤者的症状。

4. 物理疗法　微波治疗、主动或被动运动康复治疗等。

5. 中医疗法　穴位针刺疗法、艾灸疗法等。

三、立体定向放疗损伤的预防

1. 肺癌立体定向放疗后的损伤　通常是长期且较难逆转，故预防其发生是关键。合理设置靶区，合理设计放疗计划，合理设定正常器官剂量体积限值非常重要。对于靠近重要器官的病灶，如靠近气管、食管等，行立体定向放疗一定要慎重，必要时要降低分割剂量或

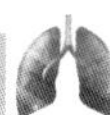

采用常规分割进行照射，避免发生严重的放射性损伤。另外，一定要嘱咐患者在治疗期间注意保暖，避免感冒、感染，进食易消化柔软食物，有任何异常感觉及时告知主管医师；放疗结束后一定遵医嘱按时复查，若有不适，及时就医。这样才能尽量预防立体定向放疗的损伤，若出现损伤，也能尽量早发现、早治疗，争取较好的疗效。

2. 一旦发生损伤，及时的康复治疗非常重要，如食管损伤患者，通常在早期阶段会出现进食梗阻或疼痛的感觉，鼻饲是首选治疗方法，辅以抗炎及营养支持治疗，处理及时多数可以避免穿孔；气管损伤导致局限性的肺不张，通常患者在发生前有较为剧烈的刺激性咳嗽病史，其发生基础是坏死物堵塞气管，故放疗后卧室应保持一定的湿度，可以口服镇咳化痰的药物，定期纤维支气管镜下清理局部气道，有助于减少气管塌陷的发生；外周型肺癌立体定向放疗后胸壁局部不适，应避免局部大力按压或受力，以减少肋骨骨折的风险；适当的功能锻炼及中医药综合治疗也有助于患者康复。

总而言之，因立体定向放疗技术迅速在肺癌中广泛应用，而相关毒性研究却相对有限，正常组织的剂量体积限值尚有待进一步摸索，对于中央型肺癌和超中央型肺癌的患者行立体定向放疗时，更加注意气管、支气管、大血管、食管、脊髓和臂丛神经等的保护。

（朱向帜　葛　红　林　勤　范诚诚）

参考文献

[1] BALL D,MAI G T,BABINGTON S,et al.Stereotactic ablative radiotherapy versus standard radiotherapy in stage 1 non-small-cell lung cancer(TROG 09.02 CHISEL):a phase 3,open-label,randomised controlled trial[J].Lancet Oncol,2019,20(4):494-503.

[2] PALMA D A,OLSON R,HARROW S,et al.Stereotactic ablative radiotherapy versus standard of care palliative treatment in patients with oligometastatic cancers(SABR-COMET):a randomised,phase 2,open-label trial[J].Lancet,2019,393(10185):2051-2058.

[3] SENTHI S,LAGERWAARD F J,HAASBEEK C J,et al.Patterns of disease recurrence after stereotactic ablative radiotherapy for early stage non-small-cell lung cancer:a retrospective analysis[J].Lancet Oncol,2012,13(8):802-809.

[4] ANDREA B,REBECCA P,GASPAR L E,et al.Safety and Efficacy of a Five-Fraction Stereotactic Body Radiotherapy Schedule for Centrally Located Non-Small-Cell Lung Cancer:NRG Oncology/RTOG 0813 Trial[J].J Clin Oncol,2019,37(15):1316-1325.

[5] JON-PAUL V J,ANDREW H,MAX D R,et al.Chest wall pain and rib fracture after stereotactic radiotherapy for peripheral non-small cell lung cancer[J].J Thorac Oncol,2009,4(8):1035-1037.

[6] OLSEN N K,PFEIFFER P,JOHANNSEN L,et al.Radiation-induced brachial plexopathy: neurological follow-up in 161 recurrence-free breast cancer patients[J].Int J Radiat Oncol Biol Phys,1993,26(1):43-49.

[7] FORQUER J A,FAKIRIS A J,TIMMERMAN R D,et al.Brachial plexopathy from stereotactic body radiotherapy in early-stage NSCLC:dose limiting toxicity in apical tumor sites[J].Radiother Oncol,2009,93(3):408-413.

[8] LINDBERG K,GROZMAN V,LINDBERG S,et al.Radiation-induced brachial plexus toxicity after SBRT of apically located lung lesions[J].Acta Oncol,2019,58(8):1178-1186

第十二章

肺癌全程康复管理的临床实践

第一节　手术全程康复管理的临床实践

目前，手术仍为早期原发性非小细胞肺癌的最主要治疗方式[1]。而如何加快术后康复则越来越得到胸外科医师的重视。为了进一步提高肺癌手术的临床疗效和促进术后康复，学术界提出了快速康复外科（fast-track surgery，FTS）的理念。其核心理念是融合多种学科的新技术与传统治疗方法的优化组合，目的是降低手术应激反应和并发症的发生率，改善手术效果，促进术后快速康复[2]。为此，我们应该在循证医学的指导下，开展多学科合作，促进围手术期快速康复理念在临床实践当中的应用。

一、肺癌术前快速康复管理

（一）术前宣教及心理干预

1. 心理干预　FTS理念十分关注患者围手术期的心理状态，患者术前的焦虑会使患者产生情绪波动、失眠等不适，从而降低患者的抵抗力以及对手术的耐受性，术前告知患者FTS方案的目的、主要措施、麻醉以及手术方式和预设的出院标准，不仅能够增加方案实施的依从性，也能够减轻患者围手术期焦虑、抑郁以及恐惧的心理[3]。

2. 有效咳嗽指导　患者取坐位，身体稍前倾，进行数次深而缓慢的腹式呼吸，深吸气并屏气，然后缩唇（噘嘴），缓慢呼吸，再深吸一口气后屏气3～5秒，身体前倾，从胸腔进行2～3次短促有力的咳嗽，咳出痰液。若患者体弱无力，可通过叩击患者背部，协助患者排痰，医者将手掌缩成空杯状，从肺底自下而上、由外向内有节律地叩击患者的背部。

（二）术前戒烟、戒酒

1. 戒烟　无论患者有无慢性肺疾病，吸烟都可致组织氧合降低、伤口感染以及肺部的并发症增加，一项荟萃分析表明：术前至少戒烟2周以上，才可能减少术后并发症的发生[4]。对于吸烟的肺癌患者，术前必须给予戒烟宣教，并适时给予相关的戒烟建议。对于部分烟草依赖程度较高的患者，可使用尼古丁替代疗法，促使其最终成功戒烟。

2. 戒酒　酒精不仅损害患者心理健康，而且对机体各个系统均有不良影响。且酒依赖的患者可加快对镇痛药物的代谢，对于相同级别疼痛的该类患者需要更大剂量的镇痛药，且镇痛效果差[5]。戒酒可缩短住院时间，降低并发症的发生率和病死率，改善预后。因此在术前应对患者及其家属做宣教，引起患者和家属对戒酒的重视，并引导家属监督患者。戒酒时间长短对器官功能的影响不同，戒酒2周即可明显改善血小板功能，缩短出血时间，一般推荐术前戒酒4周[6]。

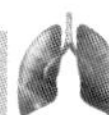

（三）术前禁饮、禁食

术前禁饮、禁食是一种为了让胃充分排空并达到预防术中误吸的方法，可以有效降低手术麻醉诱导过程中恶心和呕吐引起的反流、误吸和窒息。但近年来研究显示：禁食时间>10小时、禁饮时间>6小时会导致患者术后口渴、饥饿、焦虑、脱水、低血糖等不良反应发生的概率明显增加[7]。美国麻醉医师协会（ASA）在2017年1月更新的术前禁食指南强调了淀粉类食物需禁食6小时以上，油炸、脂肪类和肉类需禁食≥8小时[8]，加速康复外科中国专家共识及路径管理指南（2018版）也指出任何年龄患者术前均需禁食6小时、禁饮2小时[9]，该指南目前得到广泛应用。Awad[10]等的研究则表明术前2小时口服碳水化合物可以缩短重大手术患者的住院时间、减轻术后胰岛素抵抗。Yilmaz[11]等的研究表明，手术前2小时给予400ml碳水化合物饮料与术前8小时禁食相比，术前进食碳水化合物组的术后恶心和呕吐发生率更少、止吐药使用量也更少。因此，患者在术前应避免长时间禁食，并适当给予碳水化合物饮料，但对于伴有糖尿病的患者应当慎重。

（四）术前呼吸功能锻炼

胸外科手术创伤大，手术时间长，术中不可避免地会对胸壁、肺组织及支气管造成不同程度的损伤，患者术后易出现咳嗽无力、排痰不畅等症状，不仅严重影响肺功能的恢复，甚至可能引发肺部感染，因此术前对肺功能进行准确评估，要求患者在术前进行呼吸功能的锻炼，能够有效促进患者术后日常活动能力的恢复，缩短术后管道留置时间及住院天数。呼吸功能的锻炼主要包括缩唇呼吸、腹式呼吸、立式呼吸、坐式呼吸等[12]。

1. 缩唇呼吸 患者先闭口放松，用鼻自然吸气，再缩唇将气体慢慢呼出，注意收腹，同时将吸气和呼气时间比控制在1∶2，每次训练20分钟，4次/d。

2. 腹式呼吸 采取仰卧或舒适的坐姿，一手放置腹部，另一手置于胸前，呼吸时，先用力按压腹部，吸气时用力对抗手压，使腹部隆起，用鼻慢吸气，同时通过缩唇动作进行慢呼气，每次吸气3秒，呼气5秒，吸气与呼气比保持在1∶2，每次练习10分钟，3次/d。

3. 立式呼吸 患者双腿并拢，手臂上举，然后缓慢吸气，放下手臂的同时缓慢呼气，10次为1组，2组/d。

4. 坐式呼吸 患者首先将双腿盘起，掌心放于膝盖位置，然后缓慢深吸气，直至肺最大肺容量，保持吸气7秒后缓慢呼气，20次/d。

（五）术前营养支持

术前应采用营养风险筛查2002（nutritional risk screening 2002，NRS 2002）进行全面的营养风险评估，以确定患者的营养状况，并确定是否具有营养不良的风险。对于存在严重营养风险的患者应进行支持治疗，首选肠内营养，当口服不能满足营养需要或合并胃肠道梗阻时，可行静脉营养支持治疗，术前营养治疗时间一般为7～10天，严重营养风险患者可能需要更长时间的营养支持，以改善患者营养状况，降低术后并发症的发生率[13]。此外，研究表明，营养状态良好的患者术前营养支持治疗并不能使患者获益[14]。

（六）术前基础疾病处理

术前应全面评估患者的心肺功能及基础疾病，并请相关科室会诊予以纠正及针对性治疗，术前将患者调整至最佳状态，以降低围手术期严重并发症的发生率，针对伴随疾患及可能的并发症制订相应的预案，确定患者是否具备进入FTS相关路径的基础及条件。

二、肺癌术中处理策略

（一）麻醉方式

围手术期麻醉及术后镇痛管理是快速康复外科的主要内容，促进术后康复的麻醉管理是快速康复外科的一个重要组成部分，针对不同肺癌患者病情和手术类型对其采取合适的麻醉方式和镇痛管理，以减少手术创伤带来的应激反应[15]。快通道麻醉技术是加速康复肺癌外科治疗康复的重要环节，指的是选择对患者生理心理干扰较少，麻醉后能迅速恢复生理功能的药物及麻醉方法，其特点是诱导快、苏醒快、清醒质量高、刺激小、无痛[16]，其内容主要包括：全静脉快通道麻醉技术、静脉 / 吸入复合快通道麻醉技术、神经阻滞复合全麻技术、喉罩通气全麻技术等。目前较为热门的是超声引导下胸椎旁神经阻滞，研究表明，对肺癌根治性手术的患者，施行超声引导下的胸椎旁神经阻滞技术，与未进行这项操作相比较，患者在静息状态和咳嗽状态下的疼痛感明显降低了，能够有效促进患者排痰，减少恶心、呕吐、低热等不良反应，同时还能降低患者紧张、不安等不良情绪，有效缓解疼痛感[17]，加速患者康复。

（二）手术方法改进

早在 1933 年，外科手术即被运用于肺部肿瘤中，目前外科手术入路和术式种类繁多，主要包括开胸手术、多孔及单孔胸腔镜辅助手术、新兴的达芬奇机器人手术和剑突下胸腔镜手术[18]。其中，微创手术的传统三孔式胸腔镜、单孔胸腔镜及机器人辅助手术的微创手术均可极大减轻患者术后疼痛、有效保持胸壁的完整性，改善术后心肺功能状态，并且明显降低肺不张、通气功能障碍、切口感染和不愈合等术后并发症，可达到快速康复的目的[19]。研究显示，采用微创手术患者较开胸手术患者术后住院时间短、术后离床活动能力及心理状态、护理评价均有显著提高[20]，且对患者的心肺功能造成的影响更小[21]。根据 Zhang 等的研究，在手术后的每个时间点，胸腔镜术后较开胸术后患者的白细胞、CRP 水平较低，$CD3^+$ T、$CD4^+$ T、$CD8^+$ T 淋巴细胞和 $CD4^+/CD8^+$ 数量较少，血浆 IGFBP-3、VEGF 和 IL-6 水平显著降低，胸腔镜手术显著降低了急性期反应的发生率，并降低了术后免疫功能的抑制[22]，进一步证明了微创手术对肺癌患者术后快速康复有着重要的临床意义。

（三）术中液体及生命体征的优化管理

预见性保温护理及生命体征监护可降低机体消耗及患者术后风险，实现术后机体循环及各脏器功能快速恢复，以期减少术后并发症的发生。患者入室后行保温覆盖及室温调节护理，保持室温 24℃。若有术中体温降低者，可经加热毯及暖风机加热。术中输注液体及血样需提前预热至 40℃，且术中输液量应不超过 1 500ml。术中心率、血压、血氧饱和度及呼吸变化检测可判断患者术中是否出现心律失常及心力衰竭，及时给予抗心律失常及强心药物控制，可减低手术对患者的不良影响，保证术后患者早期康复效果[23]。

（四）引流管放置

肺癌术后需要常规放置胸腔引流管进行引流，以排除胸腔内气体和液体，促进手术侧余肺充分复张。常用方法包括以下三种：①常规两根胸腔引流管引流；②常规单根胸腔引流管引流；③常规单根胸腔引流管联合一次性外科负压引流球引流。但引流管作为异物，也会刺激胸膜渗出，导致胸腔积液；此外，胸管也会挤压肋间神经，直接刺激肺致疼痛，从而可能导致和加重肺不张，引发肺部感染[24]，故引流管的放置方法及管理对患者术后康复

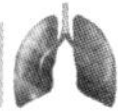

也可产生很大的影响。目前有相关术者尝试术后不保留胸腔引流管，并取得满意的效果，但对病灶的大小及与周围组织是否有粘连等情况及术者与麻醉师的操作均有较高的要求。胸外科手术团队在加速康复的理念下，可在术前充分评估、筛选合适的患者，并做好术中的微创操作及术后监护管理的同时，尽可能减少放置引流管，以达到加速康复的目的[25]。

三、肺癌术后快速康复管理

（一）术后镇痛

术后疼痛不仅会引起主观感觉不适，而且其引起的应激反应会影响机体的免疫系统，可导致一系列的术后机体功能紊乱，及时有效的术后镇痛不仅可以减轻患者感觉上的痛苦，更能调节机体应激反应，降低术后免疫抑制，减少术后感染。因此有效的术后镇痛是促进患者康复、减少医疗费用的重要举措，是 FTS 理念的重要体现之一[26]。FTS 理念中提倡多模式、有效镇痛，其目标是：①有效的运动痛控制[视觉模拟评分法（VAS）≤3 分]；②较低的镇痛相关不良反应发生率；③加速患者术后早期的肠功能恢复，确保术后早期经口摄食及早期下地活动[27]。可以通过胸椎硬膜外导管局部使用阿片类镇痛和复合静脉应用非甾体抗炎药，能够很好地降低术后炎症应激反应，促进快速康复及早期活动[28]。此外，也可以指导患者做腹式呼吸，避免切口震动和导管摩擦胸壁造成疼痛，咳痰时请护士或家属双手按压切口两侧，减轻咳嗽导致的剧烈疼痛，并在睡前对患者疼痛症状进行有效处理，促使其保持充足的睡眠。

（二）术后抗生素应用

术前 30 分钟和术后需要常规预防性应用抗生素。若手术超过 3 小时，则术中需要加用一次预防性抗生素。若患者术后出现肺部感染，对抗生素的使用应按规范，并根据痰培养及药敏结果调整抗生素。

（三）术后营养支持及早期经口进食

营养障碍也是肺癌患者术后常见的并发症之一，特别是在手术后应激状态下，患者体内环境改变可能引起蛋白质、脂肪及葡萄糖的代谢发生变化，使营养物质处于分解增强而合成减少的状态[29]。目前营养支持主要分为肠内营养及肠外营养，有研究显示，术后尽早恢复经口进食、饮水及早期口服辅助营养可促进肠道运动功能恢复，有助于维护肠黏膜功能，防止菌群失调和易位，还可以降低术后感染发生率及缩短术后住院时间[30]。一旦患者恢复通气，可由流质饮食转为半流质饮食，摄入量根据胃耐受量逐渐增加。当经口能量摄入少于正常量的 60% 时，应鼓励添加口服肠内营养辅助制剂，出院后可继续口服辅助营养物。

（四）术后呼吸道管理[31]

1. 翻身叩背　术后应该协助患者翻身并进行定时的左、右两侧叩背，术后 2 天内督促患者进行有效咳嗽，鼓励患者深吸气后用力将痰液咳出，保持呼吸通畅。

2. 氧气吸入　术后双侧经鼻导管给予中等流量的氧气吸入，从而改善患者的缺氧症状，缺氧症状改善后可改间断或按需吸氧，使氧饱和度 >92%。

3. 保持呼吸道通畅　术后患者未清醒前将患者头偏向一侧，避免口腔分泌物进入气管，术后 4 ~ 6 小时血压平稳后，即可抬高床头，及时清除呼吸道内分泌物。

4. 湿化呼吸道　术后呼吸道雾化 2 次 /d，湿润呼吸道黏膜，软化痰痂，使黏痰变稀薄，能自行轻易咳出，达到稀释痰液的作用。

5. 吸痰 如果患者痰多却咳痰无力，出现呼吸困难、血氧饱和度下降等情况时，应立即给予鼻导管深部吸痰以防止窒息。如果患者痰量过多，在其他辅助排痰措施效果不明显时，需尽早采用纤维支气管镜吸痰。

6. 术后体位管理 术后应尽量取半卧位，此体位有利于呼吸运动及咳嗽排痰，也可最大限度减少胃内容物反流入气管，引起吸入性肺炎的可能。

（五）术后呼吸功能锻炼

1. 术后住院期间锻炼 术后第1天即可进行缓慢缩唇呼吸、腹式呼吸练习，有能力者可进行卧式呼吸操或舒适半卧位呼吸操锻炼，呼吸操包括了上下肢运动、缩唇呼吸以及腹式呼吸。锻炼应由慢到快、循序渐进，每天逐渐增加活动量，直到能够在走廊做短距离活动，既能增加肺活量，减少肺部感染的发生，同时也可以增强体质、促进机体康复。

2. 术后保健期锻炼 术后1～3个月后，在上述练习的基础上，逐渐增加全身体能训练，采取低、中强度有氧运动，如步行、太极拳、瑜伽等。

（六）引流管拔除

随着胸腔镜手术的广泛开展，切口疼痛在术后疼痛中所占的比重日趋下降，而胸腔引流管逐渐成为引起术后疼痛的主要原因[32]。目前关于拔管的引流量标准，尚无统一定论，一般单位以胸腔引流量≤100ml/d时考虑拔管，也有单位选择引流量≤50ml/d时才拔管。随着胸腔镜微创技术的快速发展和不断完善，胸腔镜手术对患者的影响越来越小，许多研究结果表明，在多于上述标准的引流量时，早期拔除胸腔引流管也是安全、可行的[33]。

（七）早期下床活动

术后早期活动可促进呼吸、胃肠、肌肉骨骼等多功能恢复，有利于预防肺部感染、压疮和下肢深静脉血栓形成。实现早期下床活动应建立在术前宣教、多模式镇痛以及早期拔除引流管、尿管等各种导管，特别是在患者自信的基础上。推荐术后清醒后半卧位或适量在床活动，术后第1天无特殊情况可开始下床活动，建立每日活动目标，逐日增加活动量。

（八）日常保健

1. 心理康复 肺癌术后患者因疼痛、活动无耐力和对手术结果不能确定等原因产生恐惧、焦虑、抑郁等一系列不良心理应激反应，严重影响患者的身体状况和生活质量[34]。因此，对术后患者进行健康教育，鼓励患者增强战胜疾病的勇气和信心，积极配合康复锻炼是十分必要的。

2. 培养良好的生活习惯 嘱咐患者合理、均衡、规律的健康饮食，戒烟戒酒，减少刺激性食物的摄入。告知患者及其家属注意调整生活习惯，不可熬夜、过度劳累、情绪过激等，同时做一些适当的运动，适度主动、被动锻炼，可以有效提高机体有氧代谢能力，对患者精神、心理状态有极好的影响，有利于增强患者的信心和能力，叮嘱患者出院后定期门诊随访和复查。

3. 中医非药物疗法 中医非药物疗法所涵盖的内容十分广泛且易被接受，是中华民族几千年积累下来的宝贵财富。综合肺癌术后患者的身体状况以及康复操作的简便性，适用于肺癌术后患者的常用疗法包括气功疗法、音乐疗法和饮食疗法等[35]。

（陈海泉 车国卫 胡 坚 康明强 姜 杰 朱坤寿 蔡开灿 喻本桐
刘 君 许志扬 谭锋维 陈 遂）

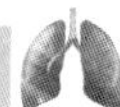

参 考 文 献

[1] PENG A M,LI G S,XIONG M T,et al.Role of surgery in patients with early stage small-cell lung cancer[J].Cancer Manag Res,2019,11:7089-7101.

[2] GOUVAS N,TAN E,WINDSOR A,et al.Fast-track vs standard care in colorectal surgery:a meta-analysis update[J]. Int J Colorectal Dis,2009,24(10):1119-1131.

[3] HAGAN K B, BHAVSAR S, RAZZA S M,et al.Enhanced recovery after surgery for oncological craniotomies[J].J Clin Neurosci,2016,24:10-16.

[4] JUNG K H,KIM S M,CHOI M G,et al.Preoperative smoking cessation can reduce postoperative complications in gastric cancer surgery[J].Gastr Cancer,2015,18(4):683-690.

[5] 王君慧，方汉萍，董翠萍，等．酒依赖病人戒酒时间对开胸术后疼痛控制影响的研究[J]. 护理研究，2012,26(2):124-125.

[6] KAKA A S,ZHAO S,OZER E,et al.Comparison of Clinical Outcomes Following Head and Neck Surgery Among Patients Who Contract to Abstain From Alcohol vs Patients Who Abuse Alcohol[J].JAMA Otolaryngol Head Neck Surg,2017,143(12):1181-1186.

[7] NYGREN J,THACKER J,CARLI F,et al.Ramirez.Guidelines for perioperative care in elective rectal/pelvic surgery：Enhanced Recovery After Surgery Society recommendations[J].Clin Nutr,2012,31(6):801-806.

[8] WARNER M, CAPLAN R, EPSTEIN B,et al.Practice Guidelines for Preoperative Fasting and the Use of Pharmacologic Agents to Reduce the Risk of Pulmonary Aspiration：Application to Healthy Patients Undergoing Elective Procedures[J].Survey Anesthesiol,2000,44(1):47-48.

[9] 陈凛，陈亚进，董海龙，等．加速康复外科中国专家共识及路径管理指南(2018 版)[J]. 中国实用外科杂志，2018,38(1):1-20.

[10] AWAD S,VARADHAN K K,LJUNGQVIST O,et al.A meta-analysis of randomised controlled trials on preoperative oral carbohydrate treatment in elective surgery[J].Clin Nutr,2013,32(1):34-44.

[11] YILMAZ N,CEKMEN N,BILGIN F,et al.Preoperative carbohydrate nutrition reduces postoperative nausea and vomiting compared to preoperative fasting[J].J Res Med Sci,2013,18(10):827-832.

[12] 陈静，李方．呼吸功能锻炼联合饮食护理对慢性阻塞性肺疾病患者生活质量的干预效果[J]. 医学理论与实践,2020,33(1):156-157.

[13] WEIMANN A,BRAGA M,CARLI F,et al.ESPEN guideline:Clinical nutrition in surgery[J].Clin Nutr,2017,36(3):623-650.

[14] FUJITANI K,TSUJINAKA T,FUJITA J,et al.Prospective randomized trial of preoperative enteral immunonutrition followed by elective total gastrectomy for gastric cancer[J].Br J Surg,2012,99(5):621-629.

[15] HUGHES M J,VENTHAM N T,MCNALLY S,et al.Analgesia after open abdominal surgery in the setting of enhanced recovery surgery:a systematic review and meta-analysis[J].JAMA Surg,2014,149(12):1224-1230.

[16] WHITE P F, KEHLET H, NEAL J M,et al.The Role of the Anesthesiologist in Fast-Track Surgery:From Multimodal Analgesia to Perioperative Medical Care[J].Anesth Analg,2007,104(6):1380-1396.

[17] PORTELA D A, ROMANO M, BRIGANTI A.Retrospective clinical evaluation of ultrasound guided transverse abdominis plane block in dogs undergoing mastectomy[J].Vet Anaesth Analg,2014,41(3):319-324.

[18] LANG-LAZDUNSKI L.Surgery for non-small cell lung cancer[J].Eur Respir Rev,2013,22(129):382-404.

[19] SCOTT W J,ALLEN M S,DARLING G,et al.Video-assisted thoracic surgery versus open lobectomy for lung cancer:a secondary analysis of data from the American College of Surgeons Oncology Group Z0030 randomized clinical trial[J].J Thorac Cardiovasc Surg,2010,139(4):976-983.

[20] 李学军，王文林，王明智．胸腔镜微创手术对肺癌患者心肺功能的改善及免疫功能的影响[J]. 解放军预防医学杂志,2019,37(7):3-4.

[21] ZHANG L B,WANG B,WANG X Y,et al.Influence of video-assisted thoracoscopic lobectomy on immunological functions in non-small cell lung cancer patients[J].Med Oncol,2015,32(7):204.
[22] 刘奕兰,程莹莹.快速康复在肺癌全肺切除术病人的效果观察[J].中国卫生标准管理,2019,10(19):152-154.
[23] 方忠民,蓝斌,杨彦龙,等.快速康复外科理念在胸腔镜肺癌手术中的应用[J].广东医学,2015,36(8):1226-1229.
[24] PROKAKIS C, KOLETSIS E N, APOSTOLAKIS E,et al.Routine Suction of Intercostal Drains Is Not Necessary After Lobectomy:A Prospective Randomized Trial[J].World J Surg,2008,32(11):2336-2342.
[25] ROGERS L J,BLEETMAN D,MESSENGER D E,et al.The impact of enhanced recovery after surgery (ERAS) protocol compliance on morbidity from resection for primary lung cancer[J]. J Thorac Cardiovasc Surg,2018, 155(4):1843-1852.
[26] JIN F, CHUNG F.Multimodal analgesia for postoperative pain control[J].J Clin Anesth,2001,13(7):524-539.
[27] LOVICH-SAPOLA J,SMITH C E,BRANDT C P.Postoperative pain control[J].Surg Clin North Am,2015,95(2): 301-318.
[28] 王立婷,吴安石.术后镇痛与快速康复外科[J].北京医学,2015,37(8):774-776.
[29] HIRAISHI Y,IZUMO T,SASADA S,et al.Factors affecting bacterial culture positivity in specimens from bronchoscopy in patients with suspected lung cancer[J].Respir Investig,2018,56(6):457-463.
[30] YANG R, TAO W, CHEN Y Y,et al.Enhanced recovery after surgery programs versus traditional perioperative care in laparoscopic hepatectomy:A meta-analysis[J].Int J Surg,2016,36:274-282.
[31] 陈芳萍,薛妮娟.肺癌术后72h内呼吸道强化管理的应用效果[J].临床医学研究与实践,2019,4(16):181-182.
[32] CERFOLIO R J, MINNICH D J, BRYANT A S.The Removal of Chest Tubes Despite an Air Leak or a Pneumothorax[J]. Ann Thorac Surg,2009,87(6):1690-1696.
[33] XIE H Y,XU K,TANG J X,et al.A prospective randomized,controlled trial deems a drainage of 300 ml/day safe before removal of the last chest drain after video-assisted thoracoscopic surgery lobectomy[J].Int Cardiovasc Thorac Surg,2015,21(2):200-205.
[34] 常志强.不同微创肺癌根治术对肺癌患者术后心理应激反应和炎症介质水平的影响[J].中国健康心理学杂志,2018,26(6):884-887.
[35] 朱文军.中医非药物疗法对非小细胞肺癌术后康复患者生活质量的影响[D].南京:南京中医药大学,2019.

第二节 放疗全程康复管理的临床实践

肺癌是当前世界最常见的恶性肿瘤，是癌症死亡的主要原因，已成为当今对人类健康与生命危害重大的恶性肿瘤[1]，在我国，肺癌的发病率和死亡率也呈上升趋势。肺癌首选治疗为外科手术治疗，但由于确诊时患者多已处于中晚期，失去了根治性切除的机会。对于无法切除的中晚期肺癌，传统的放、化疗虽然取得了一定进展，但治疗有效率仍然较低。近年来，随着放疗技术的更新和计算机技术的发展，三维时代的放疗大大提升了肿瘤放疗的剂量及靶区准确性，但放疗不良反应并未见明显减低，尤其对于同步放化疗患者，不良反应仍是临床治疗中的重要限制性因素。因此，同步放化疗前、中、后的全程康复治疗是临床工作的重要组成部分，要使患者在得到满意疗效的同时不发生或少发生严重的不良反应，也是目前临床医师关注的重点，为达到此目的，我们要在肺癌同步放化疗的适应证、放射治疗方案选择、放射治疗靶区确定和计划评估、放疗前中后检查以及在围放疗期的康复指导等一系列问题上形成规范化流程。

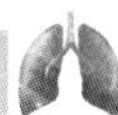

一、肺癌放疗前准备和患者评估

（一）非小细胞肺癌根治性放疗的原则

1. Ⅰ期和Ⅱ期 NSCLC 患者如由于医学原因不能接受外科治疗，但体力状态较好和预计生存期较长，则应接受根治性放疗±化疗。那些病灶最长径<5cm、淋巴结阴性、外周型病灶的患者可以考虑接受立体定向放疗（stereotactic body radiotherapy，SBRT）。

2. 接受根治性放疗或放化疗的患者，应尽量避免放疗中断或减少放疗剂量，除非这些毒性反应是不可处理的。这些毒性反应包括Ⅲ度及以上食管炎和血液学毒性。对这些毒性和不良反应应该予以密切的观察和强有力的支持治疗。

3. 如病理示切缘阴性而纵隔淋巴结阳性，术后应接受辅助化疗，然后行放疗。如切缘阳性，推荐术后化放疗。切缘接近和/或纵隔淋巴结累及，则推荐术后先放疗然后化疗。

4. 对于Ⅲ期和局部晚期的患者可行术前新辅助放化疗。

5. 对于Ⅳ期脑转移、骨转移、肾上腺转移及上腔静脉压迫综合征等的患者进行姑息性放疗。

（二）局限期小细胞肺癌放射治疗原则

1. 对于临床 $T_{1\sim2}N_0M_0$ 的患者，可以先予以根治性切除并淋巴结清扫，之后倘若病理分期不变，行辅助化疗可以不放疗；假使有淋巴结转移，则需要化疗加放疗。

2. 对于无手术适应证，而且相对情况与肺功能许可的患者，建议常规同期化放疗；否则，予序贯化放疗。

3. 同期化放疗时，放疗于化疗第一个或第二个周期开始。

4. 假如放疗开始前肿瘤已对化疗有反应，建议放疗野只要包括化疗后肺残留病灶，应复习胸部影像学，无论化疗反应如何，照射野应包括初诊时的转移淋巴结区域。

5. 建议常规放疗 1.8Gy 每日至总量 50Gy，或者超分割放疗 1.5Gy 每日 2 次至总量 45Gy。

（三）放疗前的护理宣教

肺癌患者在放疗期间和放疗后会出现程度不一的治疗相关不良反应，例如全身乏力、食欲下降、进食疼痛、咳嗽、咳痰、发热、恶心和呕吐黏液等不适症状，为了使患者能了解放疗期间可能出现的不适症状，解除其心理负担，配合治疗的进行，放疗前的护理宣教尤为重要。

1. 心理护理　尤为重要，患者容易产生恐惧、焦虑、抑郁、愤怒、绝望的负性情绪，造成中枢神经过度紧张，削弱了人体免疫功能，加重病情。此时应有针对性的保护性医疗，护士应取得家属配合，要耐心做好开导解释工作，并给予真诚的同情和关心。

2. 饮食护理　放疗患者多有营养不良、胃口差、免疫功能低下等，除补液外要增加营养，应给患者做合适口味的饭菜，给予高营养易消化的饮食。多吃新鲜蔬菜、豆类、蛋类，勿吃刺激性食物。

3. 皮肤护理　注意保护受照皮肤清洁干燥，勿用碱性肥皂及粗毛巾擦拭，避免冷热刺激，防止日晒、手抓等。

（四）放疗前的营养和风险评估

恶性肿瘤患者存在营养不良的状况已被研究者确认，癌症患者中营养不良的发生率范围为 8%～84%[2]。世界卫生组织定义营养状态为躯体摄入、吸收和利用营养素的条件和其对病理生理状态的影响[3]，研究显示，多达20%的癌症患者死于营养不良，而非肿瘤本身[4]。肺癌患者也是如此，由于受心理、生理等方面的影响，患者得到诊断后会出现不同程度的食欲下降等不适症状，随着放疗的进行，部分患者会出现食欲进一步下降、吞咽疼痛、吞咽不顺等放射性食管炎症状，进一步影响患者的营养状况。营养不良可导致患者治疗耐受性下降、疗程中断、住院时间延长和治疗费用增加等不良结局，影响患者康复效果，因此早期营养干预对改善肺癌患者生活质量和预后意义重大。

营养风险筛查是临床医护人员用来判断患者是否需要进一步进行全面营养评定和制订营养治疗计划的一种快速、简便的方法[5]。由于人力资源和医护人员缺乏专业知识等，目前大多数医疗机构并未常规开展肺癌患者的专业营养风险筛查。欧洲营养风险筛查（NRS 2002）是目前临床应用较广的营养风险评估工具，在临床上我们对肺癌确诊患者应该应用专业的营养风险筛查工具，早期甄别出营养风险患者，进行营养干预，对延缓和减轻营养不良的发生有积极意义。

（五）放疗前的临床准备

肺癌患者放疗前应该如所有的恶性肿瘤接受治疗前一样进行常规检查，例如血常规、尿便常规、肝肾功能、凝血功能、肿瘤标志物、心电图、肺功能等以评估患者耐受情况。对于肺癌患者营养状况较差、贫血的情况，应及时处理，以免影响放疗效果。

放疗前要进行热塑膜制作，在制作期间患者应保留姿势固定，不能随意改变姿势，以免影响热塑膜形状，告知患者应该牢记热塑膜制作时的体位，并在放疗期间应尽量保持一致。

在进行CT放疗定位前整理个人卫生，定位当日晨起禁食。放疗定位中，告知患者听从医师与护士安排，尽量保持体位恒定，以保证定位顺利进行，如有不适应，及时告知医师与护士。定位结束后，告知患者应该妥善保护定位标记。如出现印记模糊，请及时找医师重新标记，不得自行描画。

二、肺癌放射治疗方案和流程指导

（一）肺癌靶区确定前的准备

和化疗相同，肺癌的放射治疗也会给患者带来不良反应，所以在进行治疗前，医师必定要依据患者本身的状况制订计划，避免导致放疗不良反应。但是绝大多数患者及其家属对放射治疗的相关事项和流程都不是很清楚。

1. 模拟机扫描定位，调强适形放射治疗是目前最新的放疗技术，它根据肿瘤三维形状采用多照射野对肿瘤靶区进行大剂量照射，尽可能提高靶区的受照剂量，同时把正常组织的损伤减至最小，这一技术的关键是对肿瘤病灶的准确定位。过去的做法是用螺旋CT对肿瘤定位，但是CT常常无法准确鉴别肿瘤残留、肿瘤复发和放疗后的坏死瘢痕，这给适形治疗计划的制订带来了困难，使用PET/CT在获得功能影像的同时取得解剖影像，利用前者鉴别肿瘤残留、复发和坏死，利用后者精确定位，使这项新技术的疗效得到最大的发挥。期间要给患者以及家属交代放疗预期大致能达到怎样的效果，可能出现的一些并发症等，并签署放疗知情同意书。

2. 体位固定及模拟定位，通常选择真空垫或胸部体膜固定，使用CT模拟定位和三维计划系统，应该使用静脉对比剂以增进显像。为保证每次放疗时良好的体位重复性，患者须穿统一厚度的紧身低领棉质内衣，减少体位变动误差对精确放疗的影响。

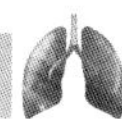

3. 放疗靶区的确定、计划设计优化及放疗计划验证复位。

4. 放疗实施，为了确保以后每次治疗精确，第一次摆位需要仔细验证，放疗期间要注意保护体表标记的完整清晰，千万不能洗掉，如有模糊，应及时找主治医师重新确定体表标记，照射时患者的手脚姿势要与第一次放疗一致。

放射治疗是个复杂的系统过程，需要医师、物理师、技师及患者相互协调，有机配合，才能准确完成，放疗准备工作一般需要 1 周，最快速度也要 2 ~ 3 天，才能保证患者高质量的放疗。每次放疗 5 ~ 10 分钟，每周 5 次，一般为周一至周五，患者应保持通信通畅，和医师及技术员随时保持联系，以保证及时准确放疗。

（二）肺癌放射治疗的靶区原则和剂量分割模式

1. 常规放疗　靶区勾画是肺癌放射治疗链中重要一环。对于局部晚期肺癌，应以 CT 扫描图像为依据，辅助 MRI、PET-CT 等影像组学技术，结合临床确认各靶区的具体范围。建议勾画肺癌靶区时 CT 肺窗窗宽 / 窗位为 800 ~ 1 600/–750 ~ –600HU，纵隔窗窗宽 / 窗位为 350 ~ 400/20 ~ 40HU。MRI 定位，对肺不张、纵隔淋巴结的显示有较大指导意义，推荐基于 PET-CT 的纵隔淋巴结靶区勾画。注意窗宽 - 窗位合理应用，肺窗中肿瘤边缘短小密集的毛刺区域应当包含于 GTV 中，也应结合纵隔窗，勿将肺动脉等包括进 GTV。选择累及野照射，无转移淋巴结区无需预防照射。由 GTV 外扩至 CTV 的距离，鳞癌为 6mm，腺癌为 8mm。

关于呼吸动度（ITV）的测量，建议有条件地使用 4D-CT，注意前后径限呼吸动度。肺癌摆位误差在 3 ~ 6mm，各放疗中心根据自己的测量数据确定由 ITV 到 PTV 的外放距离。肺癌原发病灶的 PTV 为 GTV+6 ~ 8mm+ 呼吸动度 + 摆位误差，纵隔淋巴结的 PTV 为 GTV+5 ~ 8mm+ 呼吸动度 + 摆位误差，医师可根据靶区周围正常结构情况适当调整。局部晚期 NSCLC 同步放化疗的放疗剂量为 60 ~ 70Gy/30 ~ 35f。关于计划评估，国内肺 V20 限量共识为 30%，如果肺 V20 超量，可以选择改野（改野时机选择在 40Gy/20f 左右）或者降低总剂量（总剂量不能低于 50Gy）。

2. 肺癌 SBRT 及术后放疗靶区勾画　研究表明，SBRT 治疗早期肺癌是安全的，而且局部控制率和生存率均高于常规分割治疗。目前研究表明，不能耐受和 / 不愿接受手术者，SBRT 可以作为替代选择。对于可手术的 Ⅰ 期肺癌患者，SBRT 可以作为选择之一（目前尚无Ⅲ期 RCT 研究验证）。对于要求 SBRT 治疗又无法获取病理的早期 NSCLC 患者，建议充分提取影像组学（包含 PET-CT）、多时间节点、多学科会诊（肿瘤内科、胸外科、放疗科、影像科等）、多沟通（患者、家属、律师等）后实施。SBRT 的应用需谨慎选择适应证，对于合并 COPD 的肺癌患者应用 SBRT 中，COPD 的严重程度对 OS 影响较大。中央型肺癌应用 SBRT 的临床风险大，死亡率和并发症（支气管塌陷、出血等）发生率较高。

早期肺癌的 SBRT 靶区勾画范围建议参考 *AAPM Task Group 101*。在靶区 GTV → CTV → ITV → PTV 中尤其需重视 ITV，ITV 确定方法：①简单包围法：通过采集吸气末和呼气末的图像外扩 2 ~ 10mm 勾画 ITV。特别对于中央型肺癌，如果 CT 定位时观察呼吸动度较少，可以采用简单包围法。② 4D-CT：有条件应用 4D-CT 者，建议扫描 4D-CT，勾画范围较简单包围法更准确，此时 ITV 误差为 0mm。

3. 同步呼吸追踪　有条件者可使用 Cyberknife 通过金标同步呼吸实时追踪，靶区范围较 4D-CT 更小，对正常组织损伤更小。此时 ITV 误差为 0mm。但需要警惕金标漂移。在实施 SBRT 前建议进行 IGRT 校正摆位。肺癌的 SBRT 建议采用 4D-CT 门控放疗，步骤为：采集 4D-CT 图像；选择治疗的呼吸相位；在选定呼吸相位的图像上勾画 GTV/CTV，直接生成 PTV；在呼吸门控装置控制加速器选定的呼吸相位出束治疗。总之，肺癌应用 SBRT 的疗效是有目共睹的，但需谨慎使用，对靶区、质控等有严格要求。

关于 NSCLC 进行根治性切除（±化疗）后进行放疗，目前不推荐对 pN0-1 患者进行术后放疗，术后放疗可能改善 pⅢA-N_2 患者的生存。术后放疗的 CTV 应包括支气管残端和高危淋巴引流区，照射剂量推荐常规分割 50～54Gy。

（三）肺癌放疗新技术

20 世纪 90 年代以来，随着放射物理技术、计算机技术和医学影像技术的快速发展，放射治疗技术已取得了长足进展。三维适形放疗（three-dimensional conformal radiotherapy，3D-CRT）、调强放疗（intensity modulated radiation therapy，IMRT）、容积旋转调强放疗（volumetric modulated radiation therapy，VMAT）和螺旋断层放疗（tomotherapy）等先进放射治疗技术层出不穷，大幅提高了肿瘤靶区的物理适形度和治疗效率。但在肿瘤的放射治疗临床实践中仍然存在若干急需解决的问题。近年来，以生物引导放射治疗、图像引导放射治疗、剂量引导放射治疗和放射影像组学为代表的新技术，推动着放射治疗向以“精确定位”“精确计划”和“精确治疗”为终极目标的“三精放疗”时代迈进。

1. 多模态功能性成像与生物引导放射治疗技术（biological-image guided radiation therapy） 肿瘤靶区及周围正常组织的精确定义和勾画是放射治疗的基础。虽然现有 CT 技术已能提供高质量的患者解剖结构信息，然而由于技术的限制，其影像有时很难充分显示肿瘤组织和正常组织的差异，使得临床靶区勾画难以做到精确。因而急需更为精确和全面的影像学信息为临床勾画靶区和正常组织提供参考。近年来，以磁共振成像（magnetic resonance imaging，MRI）、单光子发射计算机断层扫描（single-photon emission computed tomography，SPECT）、正电子发射断层扫描（positron emission computed tomography，PET）为代表的一大批功能成像技术被引入放射治疗领域。这些多模态的功能性成像技术为临床提供了丰富的反映肿瘤及正常组织放射敏感性的生物学信息。基于这些信息，并结合 CT 成像提供的高质量的解剖结构和密度信息，使得临床不仅能够更加精确定义肿瘤靶区，特别是早期仅发生功能性改变暂未发生解剖结构改变的病灶，还能依据肿瘤和正常组织内部各亚结构放射敏感性的不同，给予不同的照射剂量[6]。这种以肿瘤和正常组织生物学信息为基础，确定肿瘤靶区和相关正常组织及其相应照射剂量的技术被称为生物图像引导放射治疗[7]（biological-image guided radiation therapy，BGRT），引领着传统的以物理适形或解剖适形为目标的放射治疗技术向生物适形方向转变[8,9]。多模态功能性成像技术为对患者进行精确定位并进行个性化的精准治疗打下了坚实的基础。

2. 新颖的图像引导和靶区跟踪放疗技术 近 10 年来，以电子射野影像技术（electronic portal imaging device，EPID），特别是锥形束计算机断层扫描技术（cone beam computed tomography，CBCT）为代表的图像引导技术（image guided radiation therapy，IGRT）的发展为尽可能减小治疗前摆位误差提供了强有力的工具[10]。IGRT 技术为精准放射治疗，特别是 SBRT 及立体定向放射外科治疗（stereotactic radiation surgery，SRS）提供了技术保证。传统的 EPID 或 CBCT 技术由于技术限制，无法实时监控治疗过程中靶区的运动和患者解剖结构的变化。近年来，放射治疗设备供应商在常规加速器上新增基于斜交定位的 X 射线影像系统，利用两对斜交的 X 线源和平板探测器在治疗过程中监测预先埋入患者体内靶区附近的

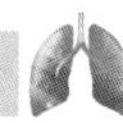

金属标记的位置，从而近乎实时地跟踪靶区的运动[11]。斜交X射线图像引导技术虽然能直接跟踪体内靶区的运动，为靶区跟踪放射治疗奠定基础，但不可避免地会增加患者的受照剂量。磁共振成像因其无创、无额外剂量和功能性成像的优势一直是肿瘤放射治疗图像引导技术的研究热点。近年来，将磁共振成像与加速器联用的MRI-Linac系统研发已取得重大进展。

3. 剂量实时验证与剂量引导放射治疗技术（dose guided radiation therapy，DGRT） 虽然IGRT技术能减小摆位误差、患者分次间和分次内的靶区运动以及解剖结构变化所带来的位置验证问题，但放射治疗设备在治疗时的状态与"理想状态"存在或多或少的偏差，难以保证患者每次治疗时接受的剂量与治疗计划完全一致。近年来，研究者提出在放射治疗时实时采集EPID图像，并将采集到的图像转化为二维强度分布。再经去卷积的方法去除掉散射线的剂量贡献，再经距离平方反比反向修正得到原射线入射患者前的通量分布，并据此结合患者CT图像正向计算得到患者体内实际接受的三维剂量分布。该方法具有简便快捷，对患者无创伤，不增加额外剂量和治疗时间的优点。

4. 放射影像组学 长期以来，放射治疗缺乏有效手段在治疗早期评估肿瘤的反应并据此决定后续治疗策略。由于PET图像中的标准摄取值（standardized uptake value，SUV）正比于肿瘤的恶性程度，大多数肿瘤会在治疗初期发生SUV值的明显减小。近年的研究发现，我们过去对于患者医学影像数据的使用有些局限。患者的医学影像中还有大量的影像特征有可能与肿瘤的早期反应及预后相关。为了从大量的先进医学影像（如CT、PET或MRI）中高通量地提取并分析图像特征信息，用于评估放射治疗效果和预后，放射影像组学技术（radiomic）应运而生并迅速成为近年来放射肿瘤技术研究的热点领域[12-14]。放射影像组学技术为充分利用患者的影像数据，建立相关程度更高、更为可靠的肿瘤早期反应评估及预后模型提供了新的思路和方法。这些肿瘤早期反应评估及预后模型的建立有助于更好地指导肿瘤放射治疗的临床决策，当肿瘤的早期反应缺乏时，可及时更改治疗方案，以减少不必要的浪费，防止病情延误。

（四）放疗期间的检查和其他治疗

由于放射治疗期间会有程度不等的不良反应发生，因此，在放疗期间我们需要对患者进行密切观察，发现患者不适时及时处理。①至少每周1次体格检查；②每周复查血常规；③密切观察病情，针对急性毒性反应，给予必要的治疗，避免可治疗的毒性反应造成治疗中断和剂量缩减；④监测体重及能量摄入，如果热量摄入不足（<1 500kcal/d），则应考虑给予肠内（首选）或肠外营养支持治疗，可以考虑留置十二指肠营养管或胃造瘘进行肠内营养支持；⑤治疗中根据病情复查影像学检查，酌情对治疗计划进行调整或重新定位。

（五）放疗期间常见不良反应及预防措施

1. 一般放疗反应的护理 肺癌患者放疗过程中会出现全身不适、乏力、食欲下降、精神不振、白细胞减少等。患者此时应注意休息，调节饮食、增加营养，预防感冒等。①如白细胞低于3×10^9个/L，血小板低于5×10^9个/L时，应暂停放疗，并适量口服利血生、鲨肝醇、肌苷、小檗胺等升血细胞药物；②若白细胞低于1×10^9个/L，应卧床休息，实行保护性隔离，并保持室内空气新鲜，减少人员走动，每天紫外线空气消毒2次，用1∶500的84消毒液喷洒地面2次；③可输少量的新鲜血或白细胞，同时给予有效抗生素，预防感染的发生；④对不能进食的患者，可采取静脉补液，以维持机体的水、电解质及酸碱平衡，并补充足够的能量；⑤应注意口腔卫生，必要时进行口腔护理。

2. 食管损伤 常发生在放疗开始后 2 周左右，患者表现为胸骨后疼痛或进食疼痛。此时应注意患者的饮食护理。①忌食刺激性药物、食物，宜进食蛋羹、豆腐等高营养少刺激的食物；②口服 1% 新霉素或普鲁卡因，以保护食管黏膜；③对影响进食者，给予静脉输液，以补充能量，维持正氮平衡；④对于二级以下放射性食管炎（能进食流质食物）只需要对症处理治疗即可；⑤三级以上放射性食管炎（不能进食）需要管饲要素营养或静脉高营养支持治疗并辅助输液抗菌消炎等积极处理，以保证放疗顺利完成。

3. 呼吸道护理 咳嗽、咳痰、咯血是肺癌的主要症状，故放疗期间的呼吸道护理尤为重要。患者应注意口腔卫生，预防感冒及上呼吸道感染。医护人员应密切注意患者咳痰、咯血的变化，及时有效地预防肺部并发症。①当痰液增多或变黄稠或咯血加重时，患者或家属应及时通知医师积极处理；②痰黄稠说明有呼吸道、肺部感染存在，会影响患者休息和放疗，要及时行雾化吸入，给祛痰药物，并根据细菌培养和药敏试验给予适当抗生素；③如有呼吸困难者要给予吸氧和气管扩张剂；④血痰轻者可口服卡巴克络等止血药物；⑤重者应肌内注射卡巴克洛、酚磺乙胺，必要时静脉给予氨甲苯酸，并让患者注意休息，保持情绪稳定，防止激动、紧张，避免剧烈活动；⑥出血量大者应卧床休息，并将头偏向一侧，及时清除血迹，保持呼吸道通畅，密切配合医师治疗。

4. 放射性心脏损伤 肺癌患者，特别是左侧肺癌，应采用多野照射，尽量避免对心脏的大面积高剂量照射。有时可出现放射性心包和心肌炎，患者可出现心慌、胸闷、憋气，轻者也可无症状，心包积液多时可出现脉搏细快和期前收缩。出现以上症状并经心电图等相关检查证实为放射性心脏损伤时应暂停放疗，并注意休息，防止感冒，同时给予相应治疗。

5. 放射性肺炎 急性放射性肺炎可发生于放疗开始后 2 周至放疗结束后 3 个月之内，是因放疗引起的肺泡内渗液和间质炎所致，并与放射剂量和放射野面积有关。患者可出现干咳、泡沫痰、不规则低热，若合并感染可出现胸闷、憋气、呼吸困难和高热。①放射性肺炎一旦发生，应立即停止放疗，并注意休息，给予高蛋白、高热能、高维生素饮食，无合并感染者可给予祛痰药物及气管和血管扩张剂。②对继发感染者，应及时给予有效抗生素和肾上腺皮质激素。病情好转后，肾上腺皮质激素应逐渐减量至停药。③若出现胸闷、憋气、呼吸困难，可让患者取半卧位，给予氧气吸入，注意保暖，预防感冒，并控制输液速度，以免使呼吸困难加重。

6. 肺纤维化 放疗 6 个月后发生的肺损伤表现为肺纤维化，多数患者无症状或仅表现为干咳，但大面积肺纤维化可致慢性呼吸循环衰竭。对这种患者，主要是预防感冒，防止呼吸道感染，感染一旦发生，要及时控制。

（六）放疗期间的康复指导

1. 放疗期间心理康复指导 肺癌是我国发病率和死亡率均位居第一位的恶性肿瘤，在这个谈癌色变的年代，肺癌患者从诊断、治疗和治疗后恢复期间均承受着较大的心理压力。患者在放疗期间也是如此，往往会顾虑重重、情绪多变，这些不利情绪会进行性加重患者食欲下降及其焦虑不安等，且放疗易造成身体某些正常组织的伤害，可能会加重患者的顾虑。因此，医护人员应该有的放矢地进行心理护理，了解患者心理和情感的变化，深入浅出地解释、耐心细致地介绍放疗的重要性，并向其解释所实施的放疗方案，放疗的常见不良反应和应对措施，使患者有效配合放疗的进行。

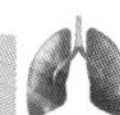

2. 放疗期间饮食指导 由于癌症患者均处于一种高消耗状态，多数患者在治疗期间会出现体重下降，因此合理的饮食对患者治疗和治疗后的康复均有着重要作用。①鼓励患者摄取高蛋白、高维生素、高热量、低脂肪易消化饮食，鼓励患者放疗前口服酸奶，用以减轻射线对食管黏膜的损伤。②定时定量进食，不宜过饱，鼓励少量多餐。③进食速度宜慢，鼓励进食易消化食物并细嚼慢咽，忌烟酒、酸食、过咸、辛辣刺激性食物，以减少对食管黏膜的化学性刺激；忌粗纤维、硬、油炸食物，防止骨头、鱼刺等损伤食管黏膜，可进软食或半流质、流质。④维生素 C 是水溶性抗氧化剂，维生素 E 是脂溶性抗氧化剂，两者均可清除自由基，阻止其对 DNA 的攻击，同时增强机体对电离辐射的耐受性，增加富含维生素 C、维生素 E 的食物摄入量。⑤放疗后 1 个月，若没有明显放射性食管炎和放射性肺炎等症状，可逐渐恢复正常饮食，但最后避免硬食及粗纤维食物，以免对食管造成损伤。

3. 气管 / 肺反应管理指导 患者放射治疗 2～3 周后，由于气管炎性反应，会产生咳嗽，多为干咳、痰少。不同患者由于肿瘤位置、大小、年龄、基础肺功能等不同，在其接受放疗期间会出现不同级别的气管反应，其严重程度可以依据 WHO 分级标准进行分级，一般气管反应较轻，级别较轻者不需特殊处理；级别较重者可以予超声雾化吸入，以湿润呼吸道黏膜，减轻症状；更有重者可能需要暂停放疗，予以消炎、激素、化痰和解痉等处理，更有甚者需要吸氧。因此，放疗期间预防放射性肺炎是非常重要的，其发生、发展可以影响到患者的疗效、治疗时间长短等。

4. 食管反应管理指导 食管反应是肺癌患者进行放疗时较常见的一种不良反应，大部分患者在放射治疗 1～2 周时，常出现轻重不一的放射性食管炎。由于食管黏膜的充血、水肿，临床表现为已经出现的吞咽困难逐渐加重或进食疼痛。严重影响患者的营养摄入。具体进食方案可参考放疗期间饮食指导环节。

5. 皮肤护理管理 肺癌患者放疗期间和放疗后，照射野皮肤常会变得干燥。放疗结束几周后，多数皮肤反应会消除。医护人员应指导患者小心对待自己的皮肤，建议患者使用冷水和温和的肥皂，让水流过接受放疗的皮肤，不要摩擦；衣服在接受治疗的部位不要穿得太紧；不要摩擦、抓搔敏感部位；不要把烫的或冷的东西，如热毛巾或冰袋放在接受放疗的皮肤上；在接受治疗和治疗结束几周内，不要在接受放疗的部位上擦药粉、护肤霜、香水、除臭剂、药膏、洗液和家用药物；放疗时和放疗结束后 1 年之内，不要让接受放疗的部位暴露在阳光下。如果想在太阳下多待几分钟，要穿上有保护作用的衣服（如宽边的帽子和长袖衬衣）以及使用防晒油。

6. 并发症预防的管理 监测患者有无感染症状和体征，每周检查血常规 1 次，严格执行无菌操作，防止交叉感染，放疗中注意口腔卫生，不吃过酸或过咸的食物，禁用烟酒。对患者疼痛的性质、体温、脉搏、血压等的变化情况认真记录，密切观察有无异常，是否有进食、进水呛咳、发热现象，预防食管穿孔、出血，出现问题及时报告医师。

三、放射治疗后的患者康复管理

放疗是治疗肺癌常用的方法之一，随着放疗技术、影像技术和计算机技术的快速发展，肺癌放疗疗效取得了明显改善，患者的生存率和生活质量得到了较大提高，但患者在放疗后也不是就彻底解放了，肺癌治疗是一个长期的过程，康复更是需要细致的照顾和护理，肺癌放疗结束后的注意事项也需要患者掌握，一般有以下五个方面：

1. 家庭康复护理 肺癌患者在放疗后面临着很多问题，包括病情、生活、情绪等很多方面，此时患者离不开家人的照顾与陪伴，家属不仅要关注患者的病情，帮助患者减轻不适，出现异常及时去检查，还要照顾到患者的心理情绪，为患者营造一个舒适、温馨、轻松的疗养环境，尤其是对于一些产生消极、悲观心理的患者，更应该多多鼓励与安慰，帮助患者建立抗癌的信念。肺癌放疗后最常见的并发症为放射性肺炎，由于放射性肺炎多发生在放疗结束后 1～3 个月，在原发疾病控制后突然出现的咳嗽、气促等症状，容易使患者怀疑肿瘤复发或转移，产生恐惧心理，也会对医师的治疗失去信心。护士应通过交谈及时进行心理指导及对生活、对治疗的指导，在完成护理的过程中，采取有效的护理活动，根据患者的具体情况给予疏导，和患者一起分析战胜疾病的各种有利因素，通过心理支持，帮助患者减轻以至逐步摆脱恐惧情绪的困扰，减轻负性心理以利康复。

2. 饮食康复管理 肺癌患者放疗后其食欲仍需要恢复一段时间，如果放疗期间出现过放射性食管炎的患者，更应该注意饮食健康管理。建议放疗后的 1～6 个月内应当用清淡可口、易于消化、富有营养的饮食，特别是高蛋白、高维生素的饮食。饭菜的温度不宜太热，肉要剁细，蔬菜或水果若无法咽下，可以榨成汁饮用，进食少量冷饮，如酸奶。口干、咽疼、食管炎严重者，可在饭前用中药草决明、生甘草煎水当茶饮，然后再进食，疼痛会明显减轻。总之，可以采用少食多餐的办法，以汤水较多、细软、清淡的食物为主，尽量多吃一些。

3. 预防感冒，按时复查 肺癌患者放疗后，尤其是接受了化疗的患者，其自身免疫力较为低下，患者易受凉感冒，因此患者在放疗后 6 个月内应预防受凉感冒，避免到人群聚集区。如果出现感冒症状，导致放射性肺炎加重；患者应卧床休息，减少肺功能的负担，穿宽松衣裤有利于呼吸运动的伸展；饮食以高蛋白高维生素为宜，以支持体质提高耐受能力；必要时予以静脉输入多种维生素、微量元素及其他营养支持用药，以增强体能，促进炎症消退和放射损伤的修复。

肺癌患者在放疗后面临着肿瘤复发的风险，还需要进行随访，定期去医院检查，出现病变早发现、早治疗，也是预防病情恶化的重要一步。首次复查时间为放疗后 1 个月；放疗后的第 1～2 年，每 3 个月复查 1 次；放疗后的第 3～5 年，每 6 个月复查 1 次；放疗后 5 年以后，每年复查 1 次。复查内容包括：主要询问最近有无不适症状及体征，进食状况等，复查的项目大致包括：血液学检查、胸部 CT、颈部 / 腹部 B 超，必要时应行气管镜等（根据情况增减）。

4. 健康教育 对患者宣讲健康教育方面的有关知识，劝告患者戒烟，因吸烟使呼吸道黏膜纤毛运动失去活性，降低其净化作用，使气道阻力增加，易致肺部感染。指导患者进行呼吸锻炼，教会其缩唇式呼吸方法，即用鼻吸气，用口呼气，口唇收拢作吹哨动作，呼吸按慢吸快呼的节律进行，吸气与呼气时间比为 1∶2 或 1∶3，尽量将气呼出，以改善通气。如此每日练习数次，以锻炼肺功能。

5. 中医康复指导 中医对于肺癌放疗患者的治疗主要表现在对其不良反应改善方面，近年来，不断的临床实践发现，中医中药不但对肺癌有极好的治疗和控制发展的作用，而且对减轻放疗不良反应有非常显著的效果。中医认为，放疗射线是一种热毒之邪，肺癌患者接受放疗后，机体被辐射之热邪灼伤，造成体内热毒之邪过盛，邪气伤阴耗气、损伤机体津液，损害脾胃之功能，影响气血生化之源，造成气阴两虚、脾胃失调、气血损伤或瘀毒热盛等证。在辨证施治基础上，中医治疗采取扶正祛邪相结合，以补气养阴、活血化瘀、清热

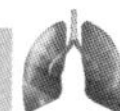

解毒、生津润燥、健脾和胃为原则对肺癌放疗患者进行对症治疗，不仅可以增强疗效，而且还可改善放疗不良反应，使治疗能够安全、顺利地完成。

（廖仲星 王绿化 陈 明 卢 冰 李宝生 赵路军 陈俊强 田 野）

参考文献

[1] BRAY F,FERLAY J,SOERJOMATARAM I,et al.Global cancer statistics 2018:GLOBOCAN estimates of incidence and mortality worldwide for 36 cancers in 185 countries[J].CA Cancer J Clin,2018,68(6):394-424.

[2] KRIS-ETHERTON P M,AKABAS S R,BALES C W,et al.The need to advance nutrition education in the training of health care professionals and recommended research to evaluate implementation and effectiveness[J].Am J Clin Nutr,2014,99(5 Suppl):1153S.

[3] WHO.Diet,nutrition and the prevention of chronic diseases.Report of a Joint WHO/FAO Expert Consultation[R].World Health Organization,2003.

[4] CHEN Z Y,WU Y Y,WU M H,et al.Application study on nutritional risk assesment and individualized nursing for patients with digestive tract carcinoma[J].Chinese Nursing Research,2016,35(10):1248-1250.

[5] CSCO 肿瘤营养治疗专家委员会 . 恶性肿瘤患者的营养治疗专家共识 [J]. 临床肿瘤学杂志 ,2012,17(1):59-73.

[6] VERMA V,CHOI J I,SAWANT A,et al.Use of PET and other functional imaging to guide target delineation in radiation oncology[J].Semin Radiat Oncol,2018,28(3):171-177.

[7] HATT M,TIXIER F,VISVIKIS D,et al.Radiomics in PET/CT:More Than Meets the Eye[J].J Nucl Med,2017,58(3):365-366.

[8] ZHOU M,SCOTT J,CHAUDHURY B,et al.Radiomics in Brain Tumor:Image Assessment,Quantitative Feature Descriptors,and Machine-Learning Approaches[J].AJNR Am J Neuroradiol,2018,39(2):208-216.

[9] BAE J M,JEONG J Y,LEE H Y,et al.Pathologic stratification of operable lung adenocarcinoma using radiomics features extracted from dual energy CT images[J].Oncotarget,2017,8(1):523-535.

[10] YE J C,QURESHI M M,CLANCY P,et al.Daily patient setup error in prostate image guided radiation therapy with fiducial-based kilovoltage onboard imaging and conebeam computed tomography[J].Quant Imaging Med Surg,2015,5(5):665-672.

[11] STANLEY D N, PAPANIKOLAOU N, GUTIERREZ A N.Development of image quality assurance measures of the Exac Trac localization system using commercially available image evaluation software and hardware for image-guided radiotherapy[J].J Appl Clin Med Phys,2014,15(6):81-91.

[12] GILLIES R J,KINAHAN P E,HRICAK H.Radiomics:Images Are More than Pictures,They Are Data[J].Radiology,2016,278(2):563-577.

[13] COROLLER T P,GROSSMANN P,HOU Y,et al.CT-based radiomic signature predicts distant metastasis in lung adenocarcinoma[J].Radiother Oncol,2015,114(3):345-350.

[14] MATTONEN S A,PALMA D A,JOHNSON C,et al.Detection of Local Cancer Recurrence After Stereotactic Ablative Radiation Therapy for Lung Cancer:Physician Performance Versus Radiomic Assessment[J].Int J Radiat Oncol Biol Phys,2016,94(5):1121-1128.

第三节 化疗全程康复管理的临床实践

肺癌是发病率最高的一种恶性肿瘤，常见的分类按病理类别把肺癌分为非小细胞肺癌和小细胞肺癌，手术、靶向、放疗、化疗、免疫治疗是目前其主要的五种治疗手段。随着分子生物学的发展和免疫治疗学的发展，靶向和免疫治疗在肺癌治疗当中的比重越来越高，但目前化疗仍是肺癌治疗的基石之一。

一、肺癌化学治疗概述

1．小细胞肺癌　局限期小细胞肺癌主要治疗方式是化疗联合放射治疗，晚期小细胞肺癌的治疗则主要以化疗为主的治疗模式，5%～10% 的局限期小细胞肺癌，1% 的广泛期小细胞肺癌可以通过现有的治疗手段治愈。目前，小细胞肺癌最大的治疗进展是化疗联合免疫治疗[1]。

2．非小细胞肺癌　对于局部晚期非小细胞肺癌，化疗可联合放疗提高治疗的有效率[2]，新辅助化疗可以提高手术的切除率，术后辅助化疗也可提高其远期的生存期。

对于晚期非小细胞肺癌，化疗可延长患者生存和改善生活质量。一线治疗的肿瘤缓解率为 40%～50%[3]，一线治疗失败的晚期非小细胞肺癌患者，二线化疗也是重要的选择[4]。

随着靶向治疗时代的到来[5]，即使对于驱动基因阳性的晚期非小细胞肺癌，靶向联合化疗也是目前探索的新的治疗模式[6]。抗血管生成药物治疗也是靶向治疗的一种方式，与化疗联合，可提高治疗效果[7]。与传统治疗方式不同，免疫治疗并不直接杀伤肿瘤本身，而是通过激活患者自身的免疫系统来抗击肿瘤，在肺癌的治疗上已显示出长期生存获益的特点，且安全性及耐受性良好，目前化放疗联合免疫治疗也是一种新的策略[8]。

二、肺癌康复的标准

肺癌的康复是一种理念，必须渗透到整个医疗行为中去，包括预防、早期识别和治疗及随访过程。其标准大致包括三个方面：

1．心理康复　肺癌患者从怀疑诊断开始，就普遍存在着不同程度的精神和心理压力，这种压力可引起机体强烈的应激反应，通过降低机体免疫力、致使激素内分泌失调，促进肿瘤发展、降低治疗效果。因此，患者要在精神上战胜自己，相信现代科学，树立战胜肺癌的信心，积极配合治疗是康复的第一个标准。

2．身体康复　身体的恢复是患者战胜肺癌并恢复功能的长期过程，一般是患者经过综合治疗，病灶消失或稳定后，生活可以自理并能参加一定量的体育活动。

3．社会功能康复　患者在疾病得到完全或部分控制后，能够积极参加社会活动，能够参加亲友交往、文化娱乐活动或恢复部分工作，能够被社会认可，实现自我价值，是其重要的康复标准。

三、肺癌化疗的原则及评估

肺癌的化疗分为姑息化疗、辅助化疗和新辅助化疗，应当严格掌握治疗的适应证，并充分考虑患者的病情、体力状况，评估患者可能的获益和对治疗的承受能力，及时评估疗效，密切监测并有效防治不良反应。

化疗的适应证为：美国东部肿瘤协作组（Eastern Cooperative Oncology Group，ECOG）体力状况（performance status，PS）评分≤2 分，重要脏器功能可耐受化疗，对于 SCLC 的化疗，PS 评分可放宽到 3 分。

化疗的禁忌证包括：

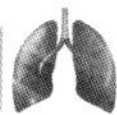

（1）Karnofsky 功能状态评分 <60 分或 ECOG>2 分的患者不宜进行化疗。

（2）白细胞 $<3.0\times10^9$ 个 /L，中性粒细胞 $<1.5\times10^9$ 个 /L，血小板 $<6\times10^9$ 个 /L，红细胞 $<2\times10^{12}$ 个 /L，血红蛋白 <8.0g/dl 的患者原则上不宜化疗。

（3）患者肝、肾功能异常，实验室指标超过正常值上限的 2 倍，或有严重并发症和感染、发热、出血倾向者不宜化疗。

（4）在化疗过程中，如果出现以下情况应当考虑停药或更换方案：化疗 2 个周期后病变进展，或在化疗周期的休息期间病情恶化者，应当停止原方案治疗，酌情选用其他化疗方案或治疗方式；出现美国国家癌症研究所常见不良反应事件评价标准（4.0 版）≥3 级不良反应，对患者生命有明显威胁时，应当停药，并在下次治疗时减量或改用其他方案。

四、临床治疗中康复的全程管理

（一）化疗前的管理

1. 完善一般项目检查、明确诊断及治疗目的　首先要与患者及家属沟通，明确化疗的目的，是姑息性的，还是根治性的，是辅助化疗还是新辅助化疗，明确化疗在综合治疗中的作用，明确化疗药物的不良反应及可能取得的效果。接着对肿瘤进行影像学评估，完善相关基线检查，完善患者的血常规、肝肾功能、心电图等一般项目的检查，并给予体力状态评分，对于体力状态评估，我们一般采用 PS（ECOG）评分或者 KPS（Karnofsky）进行评分。

2. 静脉置管准备　静脉炎、药物外渗等常见输液通路并发症的发生会对患者治疗进程及生活质量造成影响。根据患者疗程时长、经济等情况选择合适的置管方式：①静脉留置针；②中心静脉导管（CVC）；③外周静脉植入的中心静脉导管（PICC）；④输液港（PORT）。

3. 心理准备　由于目前癌症仍是一个预后欠佳的疾病，在患者的精神准备还不足时，医师应该给患者心理上的缓冲机会，要让患者在知道患癌症的同时，建立起治愈疾病的希望和信心。一个完善的治疗计划将使患者在确定诊断时遭受的心理创伤得以较快地平复，并带来恢复健康的希望，有助于改善情绪。医师必须在治疗中得到患者的高度信任和密切配合，因此必须把整个计划及其利害关系以及治疗措施向患者交代清楚，使患者有更充分的心理准备。我们一定要在精神上经常给予其安慰和鼓励，耐心解释治疗的安全性和有效性，以解除患者的焦虑和不安。这种心理上的支持，会使患者情绪稳定、乐观，有助于减轻治疗反应，使治疗方案顺利完成。

4. 生育的准备　目前有相当一部分患者年轻发病。在治疗之前，要和患者及家属充分沟通，任何的化疗药物，即使一次的治疗，都可能导致不育的情况。目前对于生殖系统的保护药物并不十分明确，主要的策略是对有生育意愿的患者，应在化疗前进行生育方面的准备，对于男性来讲，指南推荐行精子冻存，对于成年女性，指南推荐可采用胚胎冻存，还可采用未受精卵母细胞冻存的方式等[9]。

（二）化疗中的管理

1. 一般护理　化疗期间应定期检查血常规、肝肾功能及电解质，观察并记录出入量、体重、皮肤弹性、水肿及意识状况等情况。化疗期间，应指导患者进行适当运动，对卧床不能行动者，应给予其被动活动。

2. 饮食指导　鼓励患者进食多样化，少食多餐，多食用高蛋白、低脂肪及富含维生素的食物，食物要温热适中、多食用容易消化的食物，避免过分油腻食品、辛辣和口味重的食物，饮食可适当偏咸，以增进患者的食欲，要鼓励患者适当多进食，尽量做患者平时爱吃或喜欢吃的食物。

3. 化疗中常见不良反应的处理

（1）恶心、呕吐：化疗期间注意口腔清洁，少量多餐，避免甜食或油腻食物，为避开化疗药物作用的高峰时间，应指导患者在给药前 2～3 小时进餐，待胃内容物基本排空后再给予化疗药物，此时胃腔内压力较低，发生呕吐的概率也较低。早餐进食量约为平时的 1/2，避免刺激性、易产气食物，避免早晨空腹和化疗前 30 分钟内进食。对于化疗方案中有使用高致吐性药物（如顺铂）的，应于化疗前联合使用 5- 羟色胺拮抗剂（如昂丹司琼、帕洛诺司琼等）和皮质类固醇（如地塞米松）。另外，放松训练是将患者的注意力集中在声音、呼吸、运动等方面，减低对周围环境的感知能力，减轻化疗所产生的焦虑、抑郁等心理因素造成的恶心和呕吐。常见的辅助疗法有音乐疗法、意向冥想、呼吸放松等，也可应用于化疗期间缓解恶心、呕吐的症状。如果恶心、呕吐的持续时间超过 24 小时，或者严重到不能摄入液体，必要时给予补液，维持水电解质平衡。

（2）腹泻：对于腹泻的处理应明确是否为感染性腹泻，在明确没有炎症和感染的情况下，可给予阿片类药物及抗胆碱类药物或两者合用，也可给予蒙脱石散等药物治疗。若为感染性腹泻，应及时做相应的抗感染和对症治疗。适当控制进食量，进流质饮食以帮助肠道休息。少量多餐既可以减轻胃肠道负担，又可以补充相对多的营养。吃含纤维含量少的食物，如精米、面条等。饮用足够的温和饮品，如牛奶、苹果汁、水等。避免不易消化的油腻食物和辛辣食物。选用含钾量高的食物，补充体内丢失的钾，如香蕉、橘子，这样可以减轻患者乏力的感觉。如患者腹泻严重，及时静脉补液，维持水、电解质平衡。特别要提出的 CPT-11（伊利替康）这个化疗药物，在肺癌中应用广泛，但要注意其迟发性腹泻的特殊不良反应，一旦出现水样性排泄物，立即服用 2 片洛哌丁胺，随后每 2 小时 1 次服用 1 片，持续至最后一次水样性排泄物出现后 12 小时，但也不得连续使用超过 48 小时。

（3）过敏反应：肺癌常用化疗药物如紫杉醇等可引起过敏反应，所以在输注这类药物的时候，必须提前做好预防措施，准备好抢救物品和药品。输注紫杉醇应使用非聚氯乙烯有滤器的输液器，紫杉醇的过敏反应大多发生在用药后 15 分钟内，故在用药前应做好预处理，输注紫杉醇前 12 小时和 6 小时应常规口服地塞米松，前 30 分钟给予苯海拉明、地塞米松和西咪替丁。化疗时，缓慢静滴，滴注开始后，医护人员应在床边守护 10～15 分钟，并进行心电监护，每 5～10 分钟测血压、心率及呼吸各 1 次，密切观察生命体征变化（建议持续观察 1 小时），如果患者没有不适反应，可逐渐加快滴速至正常滴速，如仍没有不适反应可按正常剂量进行用药，化疗整个过程中都要严密观察病情变化，一旦出现过敏反应应立即停止输注化疗药物，并就地进行抢救。

（4）骨髓抑制：骨髓抑制不仅延缓化疗的进行而影响治疗效果，而且可能导致并发症而危及患者生命。因此，及时发现骨髓抑制并给予相应处理是化疗的重要环节。骨髓抑制包括中性粒细胞减少症、贫血和血小板减少症。对粒系抑制而言，中性粒细胞绝对值比白细胞总数更为重要。对于中性粒细胞减少的患者，尽量避免去公共场所，以减少交叉感染机会，若必须外出，应配戴口罩；定期检测血象，遵医嘱正确使用升白细胞的药物（一般在使用化疗药物后的 24 小时内应避免使用），对于粒细胞减少伴有发热的患者，应使用抗生素；对于 4 度骨髓抑制的患者，可以预防性使用抗生素。对于血小板减少而言，护理与药物同等重

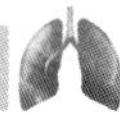

要。护理上应注意以下问题：减少活动，防止受伤，必要时绝对卧床；避免增加腹压的动作，注意通便和镇咳；减少黏膜损伤的机会，进软食；指导患者及照顾家属，出现任何部位的出血、新的瘀斑或青紫，或突感头痛、意识水平改变等，应立即报告。在血小板≤20×10^9个/L时，应考虑输注血小板。若发生贫血，目前的治疗策略主要有：①红细胞生成素治疗；②输血治疗；③补充铁和维生素；④注意补充维生素B_{12}、叶酸等。

（5）脱发：化疗造成的毛发脱落是因为分裂较快的细胞，对化疗药物较敏感。这些细胞不仅有癌细胞，还包括体内繁殖较快的正常细胞。据统计，肿瘤化疗患者的脱发发生率约为65%。目前仍未发现有效的可以预防脱发的措施。但是化疗药物不会破坏毛囊，脱去的毛发还可以重新长出来，这可能需要2~6个月。因此，应告知患者化疗引起的脱发多是可逆的，停药后毛发可以再生。

（三）化疗后管理

在治疗后，也可能获得一些远期的不良反应，要求我们有所认知并给予其康复指导。

1．认知功能损害及康复管理　自20世纪90年代以来，人们就知道化疗对大脑功能有影响。影响大脑功能的方面包括记忆、注意力、学习、执行功能障碍等。也就是我们目前定义的化疗所致认知功能障碍（chemotherapy-induced cognitive impairment，CICI）亦被称为化疗脑[10]。目前针对CICI预防及治疗同样缺乏标准化共识，较为认可的是物理康复治疗。通过针对性听觉系语言功能复健，日常生活质量得到显著提高。药物性治疗目前研究较为薄弱，部分药物如抗氧化剂，还有细胞保护剂美司钠、抗代谢药物二甲双胍、红细胞生成素、阿司匹林、中枢神经激动剂等被认为可能存在一定帮助，并且针对不同化疗药物造成不同的化疗脑的损伤机制，选择的干预药物也略有不同，但总体而言，药物治疗仍缺乏足够的证据支持。

2．心肌损害管理　对于化疗药物所致心脏毒性的合理管理主要通过治疗前的风险评估，降低风险、治疗期间合理监测并及早治疗，化疗结束后的监管随访等途径来实现。对于能够干预的危险因素，如基础心脏病、糖尿病、高血压和电解质紊乱等，可以在治疗前及时纠正。化疗方案的管理，如化疗药物累积剂量、给药方式、持续时间、联合用药等也能影响心脏毒性的发生率，针对不同的抗肿瘤药物所致心脏毒性的特点采取不同的防治策略。此外，部分药物也被发现具有潜在的预防化疗药物所致心脏毒性的作用，如右雷佐生、β受体阻滞剂、血管紧张素转化酶抑制剂（angiotensin converting enzyme inhibitors，ACEIs）和血管紧张素受体阻滞剂（angiotensin receptor blockers，ARBs）等。目前，对于已经发生的抗肿瘤药物所致心力衰竭，推荐联合应用ACEIs/ARBs类药物和β受体阻滞剂，严重者尚需应用利尿剂、洋地黄类药物、醛固酮拮抗剂等药物治疗。

3．生殖器官毒性及康复管理　许多化疗药物可以影响生殖细胞的产生和内分泌功能，对生殖细胞产生致突变作用，对胎儿有致畸作用。化疗药物可以引起男性精子减少，导致不育。对于女性，化疗后可有月经不规则或闭经，子宫内膜增生低下，卵巢功能受损，可能导致不育。因而，从安全角度考虑，妊娠期妇女尤其是妊娠前3个月，应尽可能不用化疗，男性患者在用药期间也应节育或避孕，如发现在妊娠前3个月内已作了化疗，或必须作化疗时，应考虑终止妊娠；妊娠6个月后，根据病情必要时作化疗。

（张　力　黄　诚　陈　元　吴　瑾　尹震宇　张　晶）

参 考 文 献

[1] ASSI H A,PADDA S K.Latest advances in management of small cell lung cancer and other neuroendocrine tumors of the lung[J].Cancer Treat Res Commun,2020,23:100167.

[2] ARBOUR K C,RIELY G J.Systemic Therapy for Locally Advanced and Metastatic Non-Small Cell Lung Cancer:A Review[J].JAMA,2019,322(8):764-774.

[3] GAZDAR A F,BUNN P A,MINNA J D.Small-cell lung cancer:what we know, what we need to know and the path forward[J].Nat Rev Cancer,2017,17(12):725-737.

[4] PLANCHARD D,POPAT S,KERR K,et al.Metastatic non-small cell lung cancer:ESMO Clinical Practice Guidelines for diagnosis,treatment and follow-up[J].Ann Oncol,2019,30(5):863-870.

[5] GUARDIOLA S,VARESE M,SANCHEZ-NAVARRO M,et al.A Third Shot at EGFR:New Opportunities in Cancer Therapy[J].Trends Pharmacol Sci,2019,40(12):941-955.

[6] YODA S,DAGOGO-JACK I,HATA A N.Targeting oncogenic drivers in lung cancer:Recent progress, current challenges and future opportunities[J].Pharmacol Ther,2019,193:20-30.

[7] HELLMANN M D,LI B T,CHAFT J E,et al.Chemotherapy remains an essential element of personalized care for persons with lung cancers[J].Ann Oncol,2016,27(10):1829-1835.

[8] KIM H C,CHOI C M.Current Status of Immunotherapy for Lung Cancer and Future Perspectives[J].Tuberc Respir Dis(Seoul),2020,83(1):14-19.

[9] OKTAY K,HARVEY B E,PARTRIDGE A H,et al.Fertility Preservation in Patients With Cancer:ASCO Clinical Practice Guideline Update[J].J Clin Oncol,2018,36(19):1994-2001.

[10] REN X,BORIERO D,CHAISWING L,et al.Plausible biochemical mechanisms of chemotherapy-induced cognitive impairment("chemobrain"),a condition that significantly impairs the quality of life of many cancer survivors[J].Biochim Biophys Acta Mol Basis Dis,2019,1865(6):1088-1097.

第四节 靶向及免疫治疗全程康复管理的临床实践

肺癌是目前发病率及死亡率最高的肿瘤，据国家癌症中心发布的统计数据，我国肺癌每年新发病例约78万例，其中85%的患者为非小细胞肺癌(NSCLC)，大部分患者首次诊断已为中晚期。目前常见的非手术治疗手段有放疗、化疗、免疫治疗及靶向治疗等，其中以靶向及免疫治疗为代表的精准治疗比传统的放化疗疗效更好，不良反应更小，在肺癌全程管理治疗中起到了越来越重要的作用，但靶向及免疫治疗仍存在各种不良反应甚至危及生命。因此，靶向及免疫治疗的康复治疗已成为肺癌康复的重要组成部分，需要在靶向及免疫治疗的治疗前、治疗中及治疗后采取针对性的全程康复策略。

一、非小细胞肺癌靶向及免疫治疗的原则

非小细胞肺癌(NSCLC)是肺癌最常见的组织学类型，约占肺癌总数的85%，并可进一步分为腺癌、鳞状细胞癌等。随着肺癌精准治疗时代的到来，NSCLC又被分为驱动基因阳性和驱动基因阴性两种类型。目前对于驱动基因阴性的NSCLC患者，铂类为基础的化疗方案仍是治疗的基准；抗血管药物及免疫检查点抑制剂也逐渐成为治疗的重要手段。而对于驱动基因阳性的NSCLC患者，则首选针对驱动基因的靶向药物如EGFR-TKI或ALK-TKI。

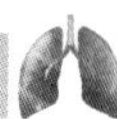

（一）驱动基因明确的靶向药物治疗原则

非小细胞肺癌在首先明确病理亚型的基础上建议行基因检测，进一步进行个体化、基因分型导向性治疗[1]。对于存在驱动基因阳性的患者，目前首选针对驱动基因的靶向药物治疗。如*EGFR*敏感突变的晚期NSCLC患者主要可选择小分子酪氨酸激酶抑制剂（EGFR-TKI），并且患者的选择不受PS评分的限制。一线化疗过程中才检测出的*EGFR*突变型NSCLC，不推荐立即转换或联用EGFR-TKI；一线使用化疗的*EGFR*突变型患者，建议将EGFR-TKI作为维持治疗或二线使用[2]。*ALK*及*ROS1*重排的患者，一线均推荐使用ALK或ROS1抑制剂。对于驱动基因阳性但一线未曾使用过靶向药物的NSCLC患者，其二线治疗仍可以选择。辅助靶向治疗的目标人群应为EGFR敏感突变、淋巴结转移的高复发危险人群。无病生存期可作为围手术期辅助靶向治疗的终点指标，辅助治疗持续时间目前推荐2年[3]。

（二）抗血管生成药物的治疗原则

贝伐单抗用于晚期非鳞NSCLC患者，在没有明显咯血和肿瘤侵犯大血管的情况下，推荐在化疗联合贝伐珠单抗或EGFR-TKI联合，这种联合治疗结束后可采用贝伐单抗维持治疗至疾病进展或出现不可耐受的不良反应。病理类型为鳞癌、有大咯血病史的患者禁用贝伐单抗，有严重出血倾向或血小板减少、严重的心血管疾病、难以控制的高血压的高危患者亦应慎重使用[4]。小分子新型多靶点酪氨酸激酶抑制剂安罗替尼则适用于单药治疗既往已接受过至少两种系统化疗后出现病情进展或者是复发的、局部晚期的或者是转移性的非小细胞肺癌患者的治疗。中央型肺鳞癌患者，有大咯血风险的患者，重度肝肾功能不全的患者禁用。

（三）免疫检查点抑制剂药物的治疗原则

在鳞状或非鳞状NSCLC的二线治疗中，免疫治疗对于二线标准化疗方案多西他赛都有优势，特别是长期生存方面，因此，已成为目前标准的二线治疗选择之一。一线派姆单抗（pembrolizumab）单药治疗已经成为PD-L1阳性的NSCLC患者的标准方案之一，特别是对于PD-L1 ≥ 50%的初治晚期NSCLC患者，对于PD-L1表达阴性的初治晚期NSCLC患者，如果想使用免疫治疗作为一线治疗，目前需要和化疗或者CTLA-4抑制剂联合[5]。对于有活动性或之前记录病史的自身免疫性疾病，或正在使用免疫抑制药物，或具有不适合免疫治疗的突变基因的患者则应谨慎或禁止使用免疫检查点抑制剂治疗。

二、小细胞肺癌靶向及免疫治疗原则

过去几十年里，放化疗依然是小细胞肺癌（SCLC）临床治疗的首选。近些年，随着对小细胞肺癌病理机制和遗传突变的深入研究，许多新型靶向药物正在被开发，如新型多靶点酪氨酸激酶抑制剂、抗血管生成抑制剂、Notch信号通路抑制剂、Hh信号通路抑制剂、Bcl-2抑制剂、极光激酶A抑制等，这些药物已进入临床试验阶段[6]。其中，小分子新型多靶点酪氨酸激酶抑制剂安罗替尼已经获批用于晚期小细胞肺癌的三线治疗。

免疫治疗药物的研究热点主要包括免疫检查点抑制剂、IFN和p53肿瘤疫苗。其中，免疫检查点抑制剂是免疫治疗中最有前景的治疗药物[7]。在广泛期小细胞肺癌治疗中，PD-L1抑制剂阿特珠单抗及德瓦鲁单抗已经获批在一线与化疗联合应用，nivolumab及pembrolizumab单药则用于复发性SCLC三线治疗。随着研究的深入，相信在不久的将来会有更多用于临床的小细胞肺癌靶向及免疫药物。

三、靶向及免疫治疗前的风险评估

（一）靶向治疗前的风险评估

传统的化疗和放疗在取得疗效的同时，往往也给患者带来较大不良反应，与放化疗相比，大多数分子靶向药物的不良反应较轻，但也不能忽视其引起的皮肤和心血管等方面的毒性反应。在进行靶向治疗前，应对患者的病理组织标本进行基因检测，并根据检测结果采用对应的靶向药，若无明确靶点即进行靶向治疗，不仅疗效不确切，还可能引起相关不良反应，给患者带来风险，因此在靶向治疗前需进行分子层面的风险评估。目前常见的检测靶点有 EGFR、ALK 以及一些少见突变靶点，如 ROS1、HER2、RET、MET、NTRK、BRAF 等[8,9]。同时要评估患者发生皮疹、消化道反应以及心血管毒性等不良反应的易发性及严重程度，特别是老年合并有基础疾病的患者，从而在治疗前完成对患者的整体风险评估，有利于后续治疗顺利进行，保证疗效。抗血管生成类的靶向药物在治疗前需评估患者的凝血功能及相关临床表现，对于近 3 个月内发生大咯血、肿瘤侵犯大血管、有动脉或静脉血栓栓塞、年龄 >65 岁应充分评估其使用该类药物的风险[10]。

（二）免疫治疗前的风险评估

免疫治疗在肺癌治疗中的地位越来越重要，目前最受关注的肿瘤免疫检查点抑制剂包括 CTLA-4、PD-1、PD-L1 抑制剂，其卓越的疗效为晚期肺癌患者带来长期持续的临床获益，但在临床使用中免疫相关各种不良反应（immune related adverse event，irAE）不可忽视，甚至部分具有潜在致死性。因此，进行免疫治疗前，需根据相关生物标志物，预估不良反应的发生率及严重程度，完成治疗前的风险评估。

1．免疫治疗优势人群的评估　目前免疫治疗相关的生物标志物有 PD-L1 表达水平、肿瘤突变负荷（tumor mutation burden，TMB）、微卫星高不稳定性（MSI-H）。研究表明，PD-1/PD-L1 抑制剂在 NSCLC 患者中的疗效与 PD-L1 的表达水平密切相关，目前对免疫单药一线治疗仍严格限制在 PD-L1 阳性或者表达≥ 50% 的患者，通过 PD-L1 表达水平的筛选，能有效预测 PD-1/PD-L1 抑制剂的疗效，达到精准治疗的目的，降低治疗风险[11-13]。对于其他分子标志物的疗效预测，目前仍缺乏循证证据，如 TMB 是广谱的生物标志物，但目前 TMB 存在多种突变种类，同时又有和肿瘤的不良预后相关等因素，我们仍需要寻找更多有效的生物标志物。

2．免疫治疗超进展的风险评估　关于免疫治疗超进展，目前仍缺乏统一明确的定义，可以理解为经免疫治疗后病灶体积比治疗前发展更快，体现在体积增大以及生长速度加快，是疾病进展的一种模式，这种模式称为 HPD（hyperprogressive disease）[14,15]。但是定义标准不明确，会影响 HPD 的判断及后续治疗，根据 CHAMPIAT 等人的研究，满足以下条件的标准可定义为 HPD，这为 HPD 的评估提供了帮助：①肿瘤生长速率（tumor growth rate，TGR）增加≥ 2 倍；②治疗失败时间（time to treatment failure，TTF）<2 个月；③目标病变直径总和增加≥ 50%[15,16]。

非小细胞肺癌的免疫治疗超进展发生率为 8%～21%，远高于化疗超进展发生率，研究发现，发生超进展的患者的中位 OS 明显降低，对肺癌患者的治疗及生存影响大，因此对超进展现象的风险评估很重要，合理准确的评估可以在一定程度上规避超进展的发生，在治疗过

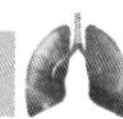

程中及时识别超进展，避免患者病情进一步恶化[17]。超进展的因素包括以下几个方面：

年龄评估：研究表明，免疫治疗导致的HPD与年龄密切相关，高龄为发生HPD的高危因素，但相关机制仍不明确[14]。

治疗前转移病灶数目评估：回顾性研究显示，基线合并多个转移灶的NSCLC患者更易出现超进展，这可能与患者的肿瘤总负荷有关，但仍需进一步前瞻性研究证实[18]。

特定基因评估：目前研究发现，与HPD发生相关的基因有*MDM2/MDM4*基因的扩增、*EGFR*基因突变，*CCND1*、*FGF3*、*FGF4*、*FGF19*变异等，但这些超进展相关指标目前还处于个案阶段，仍需大量的临床数据支持[19]。

此外，LDH、巨噬细胞等也可能与HPD的发生相关，但都存在局限性。综合分析，对于免疫治疗的肺癌患者，不可忽视超进展的发生，对于高龄、基线≥2个转移病灶、特定基因突变等高风险的患者，应在治疗前完成治疗风险评估，在治疗开始后也需要密切随访，对相关指标动态监测，及时完成疗效评估，一旦出现HPD，及时停止免疫治疗。

3. 免疫治疗不良反应风险的评估　免疫检查点抑制剂的不良反应表现不同于传统化疗药物，主要是其非特异性免疫活性导致的。不良反应相对轻、可累及全身器官是免疫相关不良反应的特点，但同时也存在严重的不良反应现象，因此对免疫治疗患者进行风险评估十分重要，有助于提高免疫治疗的安全性及疗效。免疫相关不良反应主要受累的器官有皮肤、胃肠道、肝脏、肺及内分泌系统，在肺癌治疗中则以肺相关的免疫不良反应较常见。PD1/PDL1抑制剂肺炎发生率较CTLA4抑制剂高，两者联合时发生率会增高，且发生时间更早。因此在对肺癌患者进行免疫治疗前，应对患者发生免疫相关肺炎的风险进行评估，男性患者、胸部放疗史、联合治疗和基础肺疾病这四个因素与免疫相关性肺炎发生率有关，对于此类患者，进行免疫治疗时应加强防范[20]。SITC指南详细地介绍了患者在接受免疫检查点抑制剂治疗之前推荐检测的项目，主要关于发生irAEs易感性的检查，包括：患者病史（家族史），一般身体状况，自身免疫性疾病，基线水平实验室检查和影像学检查，对基线存在器质性疾病或存在器官特异性毒性风险人群进行的补充筛查项目。

4. 联合治疗风险评估　免疫治疗在晚期NSCLC治疗中发挥了重要作用，已成为晚期患者二线治疗的“金标准”，但是单一免疫治疗的疗效仍未达到预期，联合其他治疗手段是改进疗效的措施之一，相关的临床试验提示免疫检查点抑制剂联合化疗、放疗、抗血管生成制剂、其他免疫制剂取得了一定的疗效。但是免疫治疗与其他疗法的联合，也存在安全性方面的问题，如免疫治疗联合EGFR-TKI治疗，并没有观察到疗效的改善，反而不良反应明显增加，尤其是间质性肺炎，因此，在进行免疫治疗与其他疗法的联合治疗前，应充分评估不良反应的发生风险，对于既往有胸部放疗史、身体条件较差的患者，应谨慎进行联合治疗[21,22]。

四、靶向及免疫治疗常见不良反应及康复治疗策略

（一）靶向治疗常见不良反应及康复策略

相比化疗，靶向药有其特有的不良反应，如皮疹、甲沟炎、手足皮肤反应、腹泻、高血压、蛋白尿、药物性肝损伤（DILI）、口腔黏膜炎、疲乏、间质性肺疾病（ILD）等。但这些不良反应多数可防、可控。

EGFR-TKI 药物皮肤不良反应较常见，一代、二代、三代药物均会产生皮疹、甲沟炎等。不同的 EGFR-TKI 药物皮疹症状出现时间或早或晚，但周期相似，尽早控制有助于治疗。新型多激酶抑制剂（MKI）的皮肤反应包括手足皮肤反应（HFSR）、脱发、瘙痒、红斑、口腔炎、甲下线状出血、干燥病等。其中 HFSR 最为常见，其临床特征为：手足部敏感、麻刺感、烧灼感、红斑肿胀、皮肤变硬、起茧、起疱、发干、皲裂、脱屑，通常为双侧性，手足的受力区严重。对轻、中度皮肤不良反应，目前主要采取综合防治措施如生活方式及药物干预等提高患者的生活质量，无需调整靶向药物剂量或中断治疗。

EGFR-TKI 及 MKI 导致的消化系统不良反应主要包括腹泻和药物性肝损伤（DILI）。腹泻主要为大便次数明显增多和大便性状改变，除非出现严重情况，可根据腹泻等级选择保持原剂量治疗或暂停后再次低剂量启动治疗。药物性肝损伤（DILI）比较"隐形"，临床表现通常无特异性且潜伏期大。肝脏是人体重要的器官，如果受到了损伤，就会给人体带来严重的危害。多数 EGFR-TKI 主要通过肝脏酶系代谢，需注意其肝脏毒性。

EGFR-TKI 所致 ILD 发生率低，但一旦发生可严重威胁患者的生命。ILD 起病常以咳嗽（以干咳为主）为首发症状，进而出现发热、呼吸费力，早期发现识别 ILD 并提前采取相关预防措施是至关重要的，越早治疗对于病情控制更有效。若不尽早控制，或者逐渐发展成呼吸衰竭可能会在短期内危及生命。

高血压和蛋白尿是抗血管生成靶向药物的常见不良反应，其发病机制是人血管内皮生长因子（VEGF）可以通过诱导内皮型一氧化氮合酶（eNOS）磷酸化增加内皮型一氧化氮（eNO）的生成，后者作用于血管内皮可舒张血管。抑制 VEGF 活性可使血管收缩，导致血压升高。血管生成抑制剂导致小动脉生成数量下降，也可能是引起血压升高的原因之一[23]。抑制 VEGF 活性会导致肾内皮细胞和足细胞的紧密连接蛋白下调，破坏肾小球足细胞滤过屏障，从而发生蛋白尿[24]。目前对于高血压和蛋白尿的康复策略主要是对症治疗，轻中度患者不用停药。

总之，靶向药物导致的不良反应根据其严重程度分为不同阶段，当不良反应严重到 3～4 级时，就必须停药，这给患者的后续治疗带来巨大的影响。所以，加强药物安全管理，积极采取措施干预是控制靶向药物所致不良反应的关键。通过及时干预控制，当不良反应程度降到 0～1 级的时候，还可继续使用靶向药物进行治疗。在肿瘤靶向治疗时代，大量抗肿瘤靶向药物的成功应用为患者带来希望，同时也对临床用药安全提出新的考验。对药物不良反应的处理关乎肿瘤治疗的成败，也关系到国家对癌症等重大疾病的防治攻关和经济负担。

（二）免疫治疗常见不良反应及预防治疗措施

免疫检查点抑制剂（ICIs）是近年来在肺癌治疗中获得突出疗效的药物，但是由于 ICIs 特定的作用机制，同样带来了一些特殊的不良反应，称为免疫相关不良反应（irAEs）。其机制仍不十分明确。一些潜在的机制包括：T 细胞对抗存在于肿瘤和正常组织上的抗原的活性增强；已存在的自身免疫抗体浓度增加；炎症细胞因子水平增高；CTLA-4 抗体与表达 CTLA-4 抗体的正常组织直接结合的成分介导的免疫反应增强[25]。它们大多较为轻微，如果早期诊断和及时治疗的话，大部分是完全可逆的[26]，但仍有少数是严重的，有时甚至威胁生命[27]。而且，可以累及几乎所有器官系统，且可发生在应用免疫治疗的任意时间，根据 irAEs 出现时间的不同，可以将其分类为早发型（出现时间 <2 个月）和迟发型（出现时间 >2

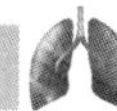

个月），前者常见于皮肤、胃肠道和肝，后者常见于肺、内分泌系统和肾[27]。其严重程度根据常见不良反应评价标准（common terminology criteria for adverse events，CTCAE）分为1～5级（1级，轻微的；2级，中度的；3级，严重的；4级，威胁生命的；5级，死亡）。

1. 常见的不良反应

（1）皮肤：皮肤症状，如皮疹、瘙痒和黏膜炎，是irAEs中最常见的反应[28]。特征性的皮疹是分布于躯干和四肢轻微的斑疹或斑丘疹，伴或不伴瘙痒[29]。皮疹大多比较轻微，发生的中位时间是5周[27]。白癜风也很常见，通常在ICIs治疗几个月后出现。严重时需行皮肤活检明确组织学分型。应用抗PD-1/PD-L1单抗的患者更常出现口腔黏膜炎和口干症状[29]。

（2）呼吸系统：不良反应主要是以肺炎为表现的免疫介导性肺损伤，这些表现是非特异性的。因此，当治疗过程中患者出现新发的咳嗽或呼吸困难时，需要注意行肺功能和影像学检查（比如CT）。应用ICIs治疗时较其他肿瘤更为常见。

（3）胃肠道：腹泻是最常见的，相比于抗PD-1/PD-L1单抗，应用抗CTLA-4单抗的患者腹泻的发生率更高[30]。结肠炎也很常见，主要影响降结肠，表现为腹痛或黏液脓血便等[31]。偶尔也可见到小肠炎导致的小肠梗阻[32]。结肠镜检查有助于明确诊断。

（4）肝脏：肝功能损害主要表现为无症状性的转氨酶升高，也有患者伴有发热、乏力和黄疸等[33]。肝毒性以转氨酶及胆红素水平分级。免疫治疗相关的肝损害需要与肝转移癌、病毒性肝炎和其他药物性肝损害相鉴别。

（5）内分泌系统：下垂体炎和甲减最为常见，占10%左右[34]。下垂体炎症状通常是非特异性的，诊断较为困难。甲减比甲亢常见[35]。肾上腺功能不全常继发于垂体功能减退，患者表现为低血压、脱水、低钠血症和高钾血症，易发生肾上腺危象，该情况与败血症的表现类似[36]。

2. 少见的不良反应

（1）肾脏：ICIs可以导致急性肾损害，表现与其他药物引起的小管间质性肾炎类似。肾毒性以肌酐水平来分级。除肾炎之外，肾活检下也可以表现为肉芽肿病和血栓性微血管病[37]。

（2）胰腺：胰腺损伤大多仅表现为淀粉酶及脂肪酶升高，机制目前尚不明确，并不满足胰腺炎的诊断标准[38]。在无症状的患者中，不推荐常规监测淀粉酶和脂肪酶，指标升高但无症状时不需要治疗。必须完善胰腺的影像学检查，以除外梗阻性因素并明确胰腺炎的诊断。

（3）其他器官：眼部的常见表现包括巩膜外层炎、结膜炎和葡萄膜炎等。这些不良反应在应用Ipilimumab的患者中的发生率较高。已报道的免疫治疗神经系统的并发症包括可逆性脑后部白质病变综合征、吉兰-巴雷综合征、重症肌无力、横贯性脊髓炎等。血液系统相关疾病有自身免疫性贫血、中性粒细胞减少症、血小板减少症和获得性甲型血友病等。

3. irAEs的总体康复治疗原则　有效的监测、识别和干预，医护交流协作以及详细的患者教育，能够尽量减少不良反应对治疗的影响。irAEs需根据不同分级采取不同的治疗措施。临床医师需了解不同系统irAEs的缓解时间差别很大。目前ASCO、ESMO、NCCN、SITC以及CSCO均发布了相关的治疗指南，其总体原则如表12-4-1所示。

表 12-4-1 irAEs 治疗的总体原则

CTCA 分级	护理级别	糖皮质激素	其他免疫抑制剂	ICIs
1	门诊	通常不需要	不推荐	继续使用
2	门诊	持续不缓解可考虑局部或全身使用激素：泼尼松 0.5～1mg/(kg·d)	不推荐	暂停，至不良反应恢复至 1 级可继续使用
3	住院治疗	全身使用激素：泼尼松 1～2mg/kg	2～3 天无缓解，在专科医师指导下加用	停用，依据风险 / 获益讨论是否恢复
4	住院治疗，考虑 ICU	静脉激素：泼尼松 1～2mg/kg	2～3 天无缓解，在专科医师指导下加用	永久停药

五、靶向及免疫治疗的全程康复指导

（一）患者教育及康复指导

靶向及免疫治疗是一种新型的肿瘤治疗方法，对于患者及其家属来说需要更多的时间来建立认知并接纳，因此治疗前的耐心讲解十分必要，医护人员可通过宣教、分发宣传册、观看科普视频等方式进行健康教育，内容包括靶向药物的作用机制、用法用量等。尽量使病患及其家属消除对靶向治疗的恐惧，同时也要提前告知靶向及免疫药物所带来的不良反应，以免后续出现不良反应时，患者产生焦虑不安的负面情绪。由于靶向药物为口服药，患者在出院之后很长一段时间不会再次入院，因此在首次服用药物前就要通过健康教育树立起全程化管理和用药的观念，并且要对接受靶向及免疫治疗的患者及时随访，以进行全程用药指导[39]。

（二）心理康复指导

肺癌患者在治疗前、治疗期和治疗后恢复期间均承受着较大的心理压力，容易产生消极悲观的心理。患者在接受靶向及免疫治疗时也是如此，容易对治疗产生怀疑，降低依从性，这些不利情绪会影响患者的身体状态，且靶向治疗及免疫治疗也会带来一定的不良反应。因此，医护人员应该有的放矢地进行心理指导，了解患者心理和情感的变化，深入浅出地解释、耐心细致地介绍靶向治疗及免疫治疗的重要性，并向其解释所实施的治疗方案、靶向治疗及免疫治疗的常见不良反应和应对措施，使患者有效配合治疗的进行。

（三）饮食指导

癌症患者处于一种高消耗状态，多数患者在治疗期间会出现体重下降，因此合理的饮食对患者治疗和治疗后的康复均有着重要作用。在整个治疗周期应鼓励患者摄取高蛋白、高维生素、高热量、低脂肪易消化饮食，定时定量进食，不宜过饱，鼓励少量多餐，进食速度宜慢，鼓励进食易消化食物并细嚼慢咽，忌烟酒、酸食、过咸、辛辣刺激性食物。此外，部分靶向药物如 EGFR-TKI 的吉非替尼、厄洛替尼等应晨起空腹口服，而色瑞替尼则推荐随餐口服。

（四）中医药康复指导

肺癌靶向及免疫治疗的相关不良反应属中医学的“中药毒”“药毒疹”等范畴，其病机多

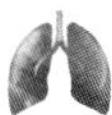

为患者素体不足，血热内蕴，药毒相结合，客于皮毛肌表，或伤于脏腑，使皮毛失养，脏腑受损而致。主要是通过辨证论治的原则，以扶正、固本、祛邪的方法来调理阴阳平衡，例如靶向治疗引起的皮疹、甲沟炎以及手足皮肤反应（HFSR）可以采用清热解毒方外洗，腹泻可以内服参苓白术散或六君子汤或针灸肾俞、天枢、三阴交等穴位等，此外还可以结合中医传统的音乐及运动疗法如八段锦、太极拳等。在治疗后期，也可通过扶正法进行中医药调理，提高患者生活质量，延长生存期[40]。

（张海波 尹震宇 王永生 徐崇锐 马灏川）

参考文献

[1] 于鹏，王跃辉，祝毓琳，等．非小细胞肺癌治疗原则、现状和进展[J]. 中华临床医师杂志（电子版），2013,7(18):8114-8121.

[2] 吴一龙，孙燕，廖美琳，等.EGFR 突变型肺癌的处理[J]. 循证医学,2011,11(2):65-68.

[3] 吴一龙，陆舜，王长利，等．早期肺癌围术期治疗专家共识[J]. 循证医学,2019,19(4):193-198.

[4] 邢镨元，石远凯.2011 年晚期非小细胞肺癌诊疗规范中药物应用解读[J]. 中国新药杂志,2011,20(17):1643-1646,1666.

[5] 曾大雄，黄建安．美国国家综合癌症网络非小细胞肺癌指南 2019 V1 版更新要点解读[J]. 世界临床药物，2019,40(1):1-5.

[6] 张爽，柳菁菁，程颖．小细胞肺癌个体化治疗进展[J]. 中国肿瘤临床,2017,44(12):571-576.

[7] 田晴文，耿良．小细胞肺癌的免疫及靶向治疗药物研究进展[J]. 山东医药,2018,58(47):88-91.

[8] YUAN M,HUANG L L,CHEN J H,et al.The emerging treatment landscape of targeted therapy in non-small-cell lung cancer[J].Signal Transduct Target Ther,2019,4(1):61.

[9] ROSAS G,RUIZ R,ARAUJO J M,et al.ALK rearrangements:Biology,detection and opportunities of therapy in non-small cell lung cancer[J].Crit Rev Oncol Hematol,2019,136:48-55.

[10] ALSHANGITI A,CHANDHOKE G,ELLIS P M.Antiangiogenic therapies in non-small-cell lung cancer[J].Curr Oncol,2018,25(1):S45-S58.

[11] BARLESI F,GARON E B,KIM D W,et al.Health-Related Quality of Life in KEYNOTE-010:a Phase Ⅱ/Ⅲ Study of Pembrolizumab Versus Docetaxel in Patients With Previously Treated Advanced,Programmed Death Ligand 1-Expressing NSCLC[J].J Thorac Oncol,2019,14(5):793-801.

[12] BYLICKI O,BARAZZUTTI H,PALEIRON N,et al.First-Line Treatment of Non-Small-Cell Lung Cancer (NSCLC) with Immune Checkpoint Inhibitors[J].Bio Drugs,2019,33(2):159-171.

[13] QIAN J,NIE W,LU J,et al.Racial differences in characteristics and prognoses between Asian and white patients with nonsmall cell lung cancer receiving atezolizumab:An ancillary analysis of the POPLAR and OAK studies[J]. Int J Cancer,2020, 146(11)：3124-3133.

[14] BAI R,LI W,DU N,et al.Challenges of evaluating immunotherapy efficacy in solid tumors[J].Chin J Cancer Res,2019,31(6):853-861.

[15] MATOS I,MARTIN-LIBERAL J,GARCA-RUIZ A,et al.capturing hyperprogressive disease with immune-checkpoint Inhibitors Using RECIST 1.1 Criteria[J].Clin Cancer Res,2020, 26(8):1846-1855.

[16] RUSSO G L,MORO M,SOMMARIVA M,et al.Antibody-Fc/FcR interaction on macrophages as a mechanism for hyperprogressive disease in non-small cell lung cancer subsequent to PD-1/PD-L1 blockade[J].Clin Cancer Res,2019,25(3):989-999.

[17] CHAMPIAT S,FERRARA R,MASSARD C,et al.Hyperprogressive disease:recognizing a novel pattern to improve patient management[J].Nat Rev Clin Oncol,2018,15(12):748-762.

[18] FERRARA R,MEZQUITA L,TEXIER M,et al.Hyperprogressive disease in patients with advanced non-small cell lung cancer treated with PD1/PD-L1 inhibitors or with single-agent chemotherapy[J].JAMA Oncol, 2018,4(11):1543-1552.

[19] KATO S,GOODMAN A,WALAVALKAR V,et al.Hyperprogressors after immunotherapy:Analysis of genomic alterations associated with accelerated growth rate[J].Clin Cancer Res,2017,23(15):4242-4250.

[20] CAPPELLI L C,GUTIERREZ A K,BINGHAM C O 3rd,et al.Rheumatic and Musculoskeletal Immune-Related Adverse Events Due to Immune Checkpoint Inhibitors:A Systematic Review of the Literature[J].Arthritis Care Res (Hoboken),2017,69(11):1751-1763.

[21] SPAGNUOLO A,GRIDELLI C.Combining immunotherapies to treat non-small cell lung cancer[J].Expert Rev Respir Med,2019,13(7):621-634.

[22] ROCCO D,GRAVARA L D,GRIDELLI C.The New Immunotherapy Combinations in the Treatment of Advanced Non-Small Cell Lung Cancer:Reality and Perspectives[J].Curr Clin Pharmacol,2020,15(1):11-19.

[23] MOURAD J J,DES-GUETZ G,DEBBABI H,et al.Blood pressure rise following angiogenesis inhibition by bevacizumab.A crucial role for microcirculation[J].Ann Oncol,2008,19(5):927-934.

[24] IZZEDINE H,MASSARD C,SPANO J.VEGF signalling inhibition-induced proteinuria:Mechanisms, significance and management[J].Eur J Cancer,2010,46(2):439-448.

[25] DE VELASCO G,JE Y,BOSS D,et al.Comprehensive meta-analysis of key immune-related adverse events from CTLA-4 and PD1/PD-L1 inhibitors in cancer patients[J].Cancer Immunol Res,2017,5(4):312-318.

[26] DAVIES M,DUFFIELD E A.Safety of checkpoint inhibitors for cancer treatment:strategies for patient monitoring and management of immune-mediated adverse events[J].Immunotargets Ther,2017,6:51-71.

[27] CHAMPIAT S,LAMBOTTE O,BARREAU E,et al.Management of immune checkpoint blockade dysimmune toxicities:a collaborative position paper[J].Ann Oncol,2016,27(4):559-574.

[28] KUMAR V,CHAUDHARY N,GARG M,et al.Current diagnosis and management of immune related adverse events (irAEs) induced by immune checkpoint inhibitor therapy[J].Front Pharmacol,2017,8:49.

[29] POSTOW M A.Managing immune checkpoint-blocking antibody side effects[J].Am Soc Clin Oncol Educ Book,2015,35(1):76-83.

[30] MARRONE K A,YING W,NAIDOO J.Immune-related adverse events from immune checkpoint inhibitors[J]. Clin Pharmacol Ther,2016,100(3):242-251.

[31] HOFMANN L,FORSCHNER A,LOQUAI C,et al.Cutaneous,gastrointestinal,hepatic,endocrine, and renal side-effects of anti-PD-1 therapy[J].Eur J Cancer,2016,60:190-209.

[32] WEBER J S.Practical management of immune-related adverse events from immune checkpoint protein antibodies for the oncologist[J].Am Soc Clin Oncol Educ Book,2012,32(1):174-177.

[33] VILLADOLID J,AMIN A.Immune checkpoint inhibitors in clinical practice:update on management of immune-related toxicities[J].Transl Lung Cancer Res,2015,4:560-575.

[34] ABDEL-RAHMAN O,FOUAD M.Risk of pneumonitis in cancer patients treated with immune checkpoint inhibitors:a meta-analysis[J].Ther Adv Respir Dis,2016,10(3):183-193.

[35] KHOJA L,DAY D,CHEN T W,et al.Tumor-and class-specific patterns of immune-related adverse events of immune checkpoint inhibitors:a systematic review[J].Ann Oncol,2017,28(10):2377-2385.

[36] CORTAZAR F B,MARRONE K A,TROXELL M L,et al.Clinicopathological features of acute kidney injury associated with immune checkpoint inhibitors[J].Kidney Int,2016,90(3):638-647.

[37] BANKS P A,BOLLEN T L,DERVENIS C,et al.Classification of acute pancreatitis-2012:revision of the Atlanta classification and definitions by international consensus[J].Gut,2013,62(1):102-111.

[38] MINOR D R,CHIN K,KASHANI-SABET M.Infliximab in the treatment of anti-CTLA4 antibody(ipilimumab) induced immune-related colitis[J].Cancer Biother Radiopharm,2009,24(3):321-325.

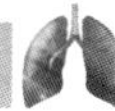

[39] 王芳，何勇. 非小细胞肺癌靶向治疗的护理分析[J]. 医学信息，2016,29(29):35-36.
[40] 周珍，张莹雯. 中医中药在肺癌靶向治疗中研究进展[J]. 辽宁中医药大学学报，2018,20(9):167-170.

第五节　中医康复管理的临床实践

肺癌在中医学中属于"咳嗽""肺积"等范畴。其主要病因病机为正气内虚，外邪乘虚侵肺，以致肺功能失调，宣降失司，津液失于输布，出现气滞、痰凝、血瘀的病理状态，日久形成积块[1]。该病病变部位在肺，与肝、脾、心、肾密切相关。在肺癌的中医康复治疗中，中医中药除了能配合手术、放化疗、靶向治疗外，其单独运用，还能起到改善临床症状，提高生活质量，延长生存时间，防止复发、转移等作用。常见的中医康复治疗方法包括中药药物疗法、中医五行音乐疗法、中医食疗、中医运动疗法、中医情志疗法、针灸经络养生等。

一、中药药物疗法康复

扶正祛邪、标本兼治是中医治疗肺癌的基本原则[2]。除配合手术、放化疗外，中药还可单独用于肺癌治疗，可以辨证施治使用中药汤剂、中成药、中药外治等治疗方法，也可以根据肺癌基本病机制订基本处方，根据转移部位及不同症状随症加减，其目的在于缓解症状、促进康复、提高生活质量、防止复发转移。

（一）中药汤剂

1. 针对不同分期[3]的治疗

（1）Ⅰ期肺癌以痰热瘀结证为主，治以理气化痰散结，选择四逆散、小陷胸汤加减，加用浙贝母、天龙、龙葵、莪术、郁金、姜黄，以化痰祛瘀，增加散结抗瘤之力，专攻邪实。可加用砂仁、石斛调理脾胃，促进患者康复。

（2）Ⅱ、Ⅲ期肺癌以脾虚肝胃不和证较常见，治以健脾疏肝为主，选择六君子汤加减，可加用龙葵、浙贝母、郁金、半枝莲、白花蛇舌草、黄芪，以解毒化痰散结，祛邪与扶正并用。

（3）Ⅳ期肺癌以气阴两虚证为主，治以益气养阴，健脾调肝，选择生脉散、六君子汤加减。加用浙贝母、龙葵、山慈菇、桃仁、红花、郁金，以加强活血化痰散结作用。

遵循的基本原则是：肺癌早期邪盛正气未虚，以祛邪为主，中期则攻补兼施，晚期正气亏虚以扶正为主。随着病情发展，肺癌晚期患者痰热瘀结证逐渐减少，逐渐出现气阴两虚证，而脾虚肝胃不和证常常贯穿肺癌整个过程。

2. 针对不同辨证分型[4]的治疗

（1）脾虚痰湿型：

1）症见：咳嗽、痰多，食欲缺乏，疲乏少言，胸闷气短，便溏腹胀，舌边见齿痕，舌苔白腻，脉滑。

2）治法：补中益气，健脾化痰。

3）方药：六君子汤加减。党参 30g、白术 15g、生天南星 15g、浙贝母 15g、茯苓 20g、生半夏 15g、薏苡仁 30g、全瓜蒌 15g、桔梗 12g、陈皮 12g、鸡内金 15g 等。

（2）阴虚内热：

1）症见：咳嗽痰少或干咳为主，胸闷气短，或痰中带血，咯血，潮热盗汗或自汗，头晕耳鸣，口干，便秘，舌红、苔少或舌光无苔、脉细数。

2）治法：滋阴清热，化痰散结。

3）方药：百合固金汤加减。生地20g、百合20g、沙参30g、麦冬15g、五味子15g、薏苡仁30g、仙鹤草30g、浙贝母15g、桔梗12g、猪苓20g、鳖甲30g等。

（3）气阴两虚：

1）症见：干咳为主或咳嗽少痰，咳声低微，纳呆神疲乏力，面色萎黄，口干，舌淡红或胖、苔白干或无苔，脉细弱。

2）治法：益气养阴，化痰散结。

3）方药：沙参麦冬汤合生脉散加减。党参30g、西洋参10g、薏苡仁30g、仙鹤草30g、桔梗12g、猪苓20g、五味子10g、麦冬15g、沙参20g、百合30g、浙贝母15g等。

（4）肾阳亏虚：

1）症见：咳嗽气急，喘累，动后尤甚，耳鸣，腰膝酸软，或盗汗，畏寒怕冷，夜间尿频，舌质淡红或暗红，苔薄白，脉沉细。

2）治法：温补肾阳，消肿散结。

3）方药：金匮肾气丸加减。熟地黄30g、山药15g、山茱萸20g、生地黄15g、茯苓20g、车前子15g、牡丹皮15g、桂枝15g、泽泻15g、制附子10g、牛膝15g、肉苁蓉15g等。

（5）气滞血瘀：

1）症见：咳痰，痰不易咳出，痰中带血，胸背部刺痛或胀痛，痛有定处，唇甲紫暗，舌质暗红或青紫，可见瘀斑或瘀点，苔薄黄，脉涩或弦。

2）治法：理气活血化瘀。

3）方药：复元活血汤加减。柴胡12g、瓜蒌根15g、桃仁12g、炮穿山甲6g、当归10g、制大黄15g、红花12g、甘草6g、半枝莲15g、龙葵15g等。

通过基本方辨证治疗：

以宣肺益气除痰为基本治法[5]。采用肺癌基本方，根据患者具体症状加减。基本方：黄芪、黄精、陈皮、半夏、桔梗、杏仁、厚朴、桑白皮、炙百部、胆南星、甘草。

根据症状加减：咳嗽者加杏仁、贝母、陈皮、桔梗、紫菀、款冬花、半夏等。咯血者加三七、茜草、仙鹤草、白茅根、大小蓟等。发热者加丹皮、银柴胡、青蒿、鳖甲、知母、地骨皮等。胸腔积液：加葶苈子、大枣、猪苓、车前草、桂枝、茯苓等。胸痛者加川芎、元胡、郁金、姜黄、威灵仙、全蝎、白芷等。

（二）中成药

中成药可起到协同抗肿瘤的作用，同时可缓解症状，减轻术后并发症及放化疗不良反应，提高患者生活质量。使用中成药同样需要辨证施治。

1.“祛邪”药有小金丸、西黄丸、消癌平注射液、榄香烯注射液、平消胶囊、华蟾素片、康莱特注射液、鸦胆子油乳注射液、复方苦参注射液等。

2.“扶正”药有养正消积胶囊、紫龙金片、参丹散结胶囊、参芪扶正注射液、参附注射液等、安康欣胶囊、艾迪注射液等。

（三）中药外治法

内病外治具有起效快、方便、安全的特点，是中医治疗的一大特色。中医内病外治法

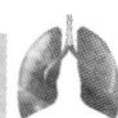

最早见于内经，所谓“外治之理，即内治之理”。使用方法[6]：将中药饮片研成粉末，以蜂蜜或白醋调成糊状外敷于体表患处，或制成膏剂外敷患处，或用中药汤剂外洗。中药外治法临床多应用于肺癌引起的癌性疼痛、恶性胸腹水、浅表淋巴结肿大、脘腹胀满、失眠及放疗引起的神经毒性等方面。

中药外治法举例：

1. 恶性胸腹水

（1）治法：益气温阳。

（2）方药组成：生黄芪、桂枝、葶苈子、大枣、牵牛子、桃仁、红花、甘遂、大戟、茯苓、泽泻、猪苓等。

（3）使用方法：将上述中药打粉后调制成糊状或者制成膏剂穴位贴敷或贴于患侧胸壁。常用穴位包括：肺俞、肾俞、脾俞、膏肓、水分等。

2. 癌性疼痛

（1）治法：温阳止痛。

（2）方药组成：黄芪、桂枝、乳香、没药、川芎、雄黄、元胡、威灵仙等。

（3）使用方法：将上述中药打粉后调制成糊状或者制成膏剂外敷于疼痛处。

3. 化疗药物外渗

（1）治法：养血敛疮生肌。

（2）方药组成：黄连、黄柏、紫草、姜黄、大黄、苍术、厚朴、陈皮、甘草等。

（3）使用方法：将上述中药打粉后调制成糊状或者制成膏剂外敷于化疗药物外渗部位。

二、中医五行音乐疗法康复

音乐具有深入人心的作用，音乐很早以前便应用于医学中。中医五行音乐是以中医学理论为指导原则，五音对应人体五脏、五志，临床应用广泛[7]，在治疗肺癌患者癌性疼痛、抑郁状态、失眠、癌因性疲乏等方面有独特疗效。中医五行音乐根据调式主音的不同，其治疗目的也不相同，每种调式乐曲各有其代表曲目[8]。

1. 角为春音　角调式乐曲，属木主生：旋律生机盎然，亲切爽朗，生气蓬勃，可入肝，具有疏肝明目、健脾补心的作用。

2. 徵为夏音　徵调式乐曲，属火主长：旋律轻松明快，欢畅愉悦，层次分明，气氛活跃，可入心，具有养心助阳、利肺健脾的作用。

3. 宫为长夏音　宫调式乐曲，属土主化：旋律悠扬，庄重宽宏，淳厚典雅，气氛沉静，可入脾，具有健脾养胃、利肺补肾的作用。

4. 商为秋音　商调式乐曲，属金主收：旋律铿锵雄伟、慷壮高亢有力，气氛高昂，可入肺，具有养阴补肺、利肝补肾的作用。

5. 羽为冬音　羽调式音乐，属水主藏：旋律澄净柔润，苍凉清净，如流水一般，可入肾，具有滋补肝肾的作用。

中医处方用药的原则有正治、反治。正治是阳病则用阴药，阴病则用阳药；反治与正治相反，因势利导。中医五音疗法同样遵循这个原则。正治：阳病如精神亢奋适合听一些沉静的音乐，如《塞上曲》《昭君怨》；阴病如抑郁适合听一些明朗、欢快的音乐，如《江南好》《好日子》。反治：如消极患者，可以听一些悲观忧愁的音乐，使患者感同身受，可以使情绪得到宣泄，反而利于病情缓解，如《二泉映月》。

三、中医食疗康复

（一）康复期间注意事项

当肺癌患者在手术、放化疗等治疗结束，病情达到完全缓解或部分缓解之后，应在饮食方面加以注意。应做到：

1. 戒烟 不论什么时候戒烟，都为时不晚。

2. 尽量少吃刺激性食物如油炸食物、辣椒等，多吃维生素含量丰富的食物及润肺清肺的食物，如梨、枇杷、百合、慈菇、炒杏仁、白果、芦笋、核桃仁、罗汉果等。

（二）肺癌术后饮食

肺癌患者经过手术治疗后，其消化功能相对弱，所以饮食调理在术后康复中十分重要。可以少食多餐，尽量增加患者的进食次数。食物以流质饮食为主，宜高蛋白质、高维生素饮食。避免摄入任何刺激性饮食[9]。肺癌患者禁忌辛辣和烟酒，勿过度滋补、少食油腻，不吃过冷或过热的食物。宜进食鱼、肉、蛋、奶、新鲜蔬菜等，既增加营养，也可减少便秘的发生[10]。肺癌患者术后，多身体虚弱，宜补益气血为主。宜选用杏仁、山药、大枣、枸杞、白萝卜、梨、冬瓜、莲藕等食物。

食疗方列举：芪杞茶、胡桃人参汤、甘草雪梨汤、冰糖杏仁粥、白果红枣糯米粥、白芷炖燕窝、五味子炖肉、胡桃人参汤、杏仁莲藕汤等。

（三）肺癌放疗期间饮食

放疗的全身反应有疲乏、食欲下降、口干、白细胞下降等，这些都是放射治疗引起的不良反应。肺癌患者放疗后，气血津液受损，因此宜滋阴补气养血为主，宜选择：菠菜、番茄、胡萝卜、苹果、香蕉、草莓、枇杷等。

食疗方列举：银耳雪梨汤、玉竹银耳汤——放疗口干患者；山楂枸杞饮、芡实山药粥——放疗饮食欠佳患者；川贝百合猪蹄汤、萝卜蜂蜜汤——放疗咳嗽患者。

（四）肺癌化疗期间饮食

肺癌患者化疗后多数不良反应明显，表现为恶心、食欲下降、全身乏力等不适，宜选择健脾开胃且营养丰富的食物，如海鲜粥、鱼肉、鸡汤、酸汤、萝卜、玉米、南瓜、番茄等。

食疗方列举：银耳百合粥、参芪冬瓜鸡丝汤、人参茯苓粥、川贝雪梨煲猪肺。

四、运动疗法康复

中医认为运动具有疏通气血、通达经络、调和脏腑、调畅情志、平衡阴阳的作用。中医传统功法包括气功、八段锦、太极拳等。处于康复期的肺癌患者可进行小强度、短时间、多重复的耐力运动，活动的强度和时间都应循序渐进，以微微出汗而不喘为原则。

（一）气功治疗

气功可以调息、调气、调神，可调畅人体气血，平衡脏腑功能，提高身体功能，从而达到帮助预后的目的。其中以五禽戏、易筋经为主要代表。

1. 五禽戏 五禽戏功法由东汉名医华佗创编，以虎、鹿、熊、猿、鸟五禽为原型，动作旨在仿效虎之威猛、鹿之舒谧、熊之稳重、猿之迅敏、鸟之轻捷，力求蕴涵五禽的

 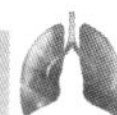

神韵，做到形神兼备，意气相随，内外合一[11]。适合康复期肺癌患者练习的包括以下动作[12]：

（1）鹿：主要动作包括鹿抵、鹿奔，对应五脏中的肝脏，此动作需内夹尾闾，外凸命门，舒展大椎，练习此动作可疏通督脉经气，振奋周身阳气。

（2）猿：主要动作包括猿提、猿摘，对应五脏中的心脏，练习此动作可舒缓大脑神经紧张程度，预防焦虑、忧郁等症。

（3）鸟：主要动作包括鸟伸、鸟飞，对应五脏中的肺脏，此动作需两臂运动配合呼吸，按摩心肺，提膝独立。练习此动作可增加血氧交换能力，提高心肺功能，增强平衡能力。

2. 易筋经　易筋经功法对人体多个系统功能均有较好的调节作用，例如呼吸系统、心血管系统、运动系统、免疫系统等，练习易筋经功法能够提升人体免疫力、调节心肺功能、缓解心理压力、提高生活质量，是一种简便易行且疗效可靠的临床辅助康复疗法[13]。根据国家体育总局修订的《健身气功・易筋经》，现有易筋经十二式。适合康复期肺癌患者练习的包括以下动作[14]：

（1）韦驮献杵一势：此式可通过调节呼吸，让身体自然放松，使心境舒缓平和，改善神经体液调节功能，有助于血液循环，消除疲劳。

（2）韦驮献杵二势：此式能够充分疏通上身脏腑经络，增强消化、吸收、排毒等功能，具有调练心、肺之气，改善呼吸功能及气血运行的作用。

（3）出爪亮翅势：练习此式可促进大自然中的清气与人体内的真气在胸中交汇融合，起到锻炼人体的心肺功能，改善呼吸功能，调节人体全身气血运行的作用。

（4）九鬼拔马刀势：此式主要是用手指按压耳朵。中医认为耳尖是人身的肺之苗，且耳朵上分布着众多穴位，练习此式可起到对肺部以及其他脏腑、经络的保健功效。

（5）卧虎扑食势：练习此式可达到按摩三焦的作用。中医理论认为五脏六腑分布于三焦，上焦的心、肺，中焦的脾、胃、肝、胆以及下焦的肠、肾、膀胱，练习此式可调理全身脏腑功能，全方位调节身体阴阳气血经络。

（二）八段锦

八段锦是形体活动与呼吸运动相结合的养生保健法，可锻炼人体全身各部位，达到全面调养的功效，既能健身又能祛病。对于肺癌康复期患者，以下几个动作具有良好的功能康复作用，其动作口诀及作用如下：

1. 口诀：两手托天理三焦。

作用：调理人体全身气血的运行，控制稳定情绪。此招式有利于练习者双肺扩张，增强呼吸运动，调理三焦运行。

2. 口诀：左右开弓似射雕。

作用：可以增加肺部扩张，减轻胸闷、喘累、肩颈酸痛等症状。

3. 口诀：调理脾胃须单举。

作用：可以增强脾胃功能，抑制胃酸过多分泌；改善四肢末端的血液循环，减轻手脚冰冷或四肢酸痛的症状。

4. 口诀：攒拳怒目增气力。

作用：此招式不仅可以增加练习者的气力，激发大脑皮质和自主神经兴奋，同时能够促进气血在全身的循环运行，加强肌肉的收缩与舒张运动，使练习者精力旺盛。

（三）太极拳

太极拳对人体的身心状态都具有良好的调节作用。心理方面，可消除癌症患者的悲观情绪，减轻心理压力，缓解焦虑情绪，并能降低疼痛感，增强与人的交际能力；生理方面，可改善肿瘤患者的呼吸系统、心血管系统以及消化系统功能，在防止肿瘤患者肌肉、骨骼退化，调节内分泌以及提高免疫力方面也有良好作用[15]。

五、中医情志疗法康复

良好的情绪对肺癌患者后期康复有很大帮助。正常的情绪活动能够使机体顺应外界变化，免受邪气侵害，诱导、激发、强化肺癌患者积极的心理状态，保持乐观稳定的思想情绪，可以缓解肺癌患者疼痛症状，改善心理状态，提高生活质量。

中医情志疗法与中华传统文化一脉相承，都讲求“恬淡虚无”。《黄帝内经》奠定了中医情志疗法的基础，肿瘤康复相关的中医情志疗法主要包括[16]:

1. **静心安神法** 通过患者静坐或静卧，凝息调神，尽力摒除一切杂念，使精神宁谧内守，真气自然从之，病气逐渐衰去，即所谓“静者寿，躁者夭”。

2. **言语开导法** 通过言语，向患者讲解一定的医学知识，使其了解疾病信息，消除误解、紧张、恐惧及消极心理，增强战胜疾病的信心。

3. **移情易性法** 通过语言和行为等，转移患者对疾病的注意力，从而达到调整逆乱之气机，使精神安定，疾病减轻的目的。琴棋书画、诗歌、戏剧、舞蹈、音乐、旅游、垂钓、养花等都可以增养情趣、陶冶性情。

4. **顺情从欲法** 顺从患者的意志，照顾患者的情绪，尽量满足其身心需求，用以辅助治疗情志不遂所致的病症。

5. **以情胜情法** 中医认为“怒伤肝，悲胜怒”“喜伤心，恐胜喜”“思伤脾，怒胜思”“忧伤肺，喜胜忧”“恐伤肾，思胜恐”，可以利用五行的相克规律来调节其所胜的情志。该方法的具体操作需由专业医师进行指导。

以上疗法在具体运用中可选择性整合使用，为体现中医“整体观念”“辨证论治”的理念，应当综合考虑患者情志状态、躯体症状、体质倾向、性格特征等因素。

六、针灸经络养生康复

1. **针刺配合艾灸** 针刺疗法可起到疏通经络、调和阴阳、扶正祛邪的功效，与艾灸配合使用，效果更佳，如恶性积液的患者于中极、归来、水道，施以温针灸治疗，疗效甚佳。艾灸多采用药艾灸或隔物灸。以隔姜灸为例，备好厚度 1.5～2.0mm 的生姜片数枚，在其表面扎数个小孔，利于姜汁渗透，将艾炷依次放置于姜片之上，定好穴位后，将生姜片放置于穴位上，点燃艾炷。常用取穴：肺俞、心俞、厥阴俞、膻中、神阙、关元、气海等穴。

药灸条可根据患者症状进行选择，如增强免疫力可选竹节生、当归、猴头、红景天、何首乌、黄芪等；消除胸腔积液可选泽泻、茯苓、瓜蒌皮、甘遂、葶苈子、红大戟等。

2. **耳豆压穴法**[17] 肺癌患者可使用王不留行籽贴压肺、神门、交感、胸、大肠等穴位，将其粘牢压紧，并轻轻揉按 1～2 分钟或以耳郭发热潮红为度。每日按压 3～5 次，隔 3～5 天更换 1 次，两耳交替贴用。可起到疏通经脉、调理脏腑功能、增强免疫力的作用。根据患者症状可在此基础上增加其他穴位，如：咳嗽、咳痰的患者可加气管、内分泌、肾上腺

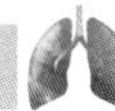

等穴；喘累患者可加对屏尖；癌性疼痛可加肾上腺、心、肿瘤特异区等穴[18]。

3. 推拿 推拿治疗运用于肺癌康复期同样具有一定效果，推拿肺系走行部位体表穴位如云门、中府等穴位，上肢穴位如双侧太渊、鱼际、列缺、合谷等穴位，下肢穴位如足三里、丰隆、血海、三阴交等穴位，以及中脘、神阙、关元、气海等，可有效缓解患者咳嗽、咳痰、喘累等症状。

4. 刮痧[19] 选择华佗夹脊穴、足太阳膀胱经，对肺癌康复期患者进行刮痧治疗，可改善咳嗽、咳痰症状。

5. 穴位贴敷 对于康复期的肺癌患者，穴位贴敷主要用于增强免疫力、缓解遗留症状，如：增强免疫力可选用大椎、膻中、脾俞、肾俞、神阙、气海、关元、足三里、三阴交等穴；咳嗽、咳痰者可选肺俞、天突、膻中、膈俞、内关、足三里等穴，咳痰严重者可加丰隆穴；喘累者可选虚里、定喘、肺俞、心俞、厥阴俞、关元、气海、足三里等穴；恶性胸腔积液者可选膻中、云门、章门、肺俞、中极、归来、水道等穴。当然，不同的症状所需的药贴也不尽相同，具体用药可咨询专业医师。

七、肺癌常见症状的中医药治疗

（一）咳嗽、咳痰

1. 中成药 止咳祛痰灵合剂具有止咳化痰、宣肺平喘的功效；理肺散结丸具有理气宣肺、散结止痛的功效；苏黄止咳胶囊具有疏风宣肺、止咳利咽的功效。

2. 饮食

（1）肺癌肺虚咳嗽：杏仁猪肺汤可宣肺止咳、补肺生津。

（2）肺癌肺燥咳嗽：甜杏仁膏可益肺生津、润燥化痰[20]。

（3）肺癌咳嗽、咳脓痰：鱼腥草炖雪梨可化痰止咳、清肺排脓[21]。

（4）肺癌阴虚燥咳：二果（罗汉果、无花果）猪肺汤可滋阴润燥、止咳化痰。

（5）肺癌痰热咳嗽伴咯血：青橄榄萝卜饮可止血清肺化痰。

3. 针灸 针灸常用选穴包括：中府、云门、太渊、风门、膻中、丰隆、定喘、肺俞、肾俞、足三里、气海、关元、内关等穴以补肾纳气、止咳祛痰；治疗手段包括：穴位埋线、针灸联合中药等。

4. 穴位贴敷 中药硬膏止咳组方：白芥子、甘遂、细辛、丁香、牙皂、川草乌、肉桂、白附子、洋金花、川椒、樟脑，外敷于天突、定喘穴[22]。丁香散组方：丁香、肉桂、北细辛、全蝎，贴敷于双侧内庭、丰隆、天突穴[23]。

（二）咯血

中药：肺癌咯血应当辨证论治[24]。肺热伤络证可用桑白皮汤合四生丸加减；瘀阻肺络证可方用血府逐瘀汤加减；阴虚毒热证以沙参麦冬汤合五味消毒饮加减为主；痰湿蕴肺证可方用二陈汤合瓜蒌薤白半夏汤加减；肺脾气虚证则选用当归补血汤合八珍汤加减。肺癌咯血亦有分期论治的说法[25]。肺癌咯血急性期，应速用人参煎服固其本，并配合云南白药、十灰散或三七粉等冲服以塞流止血为主，或用紫草、茜草、仙鹤草、大蓟、小蓟、生地黄、牡丹皮、大青叶等具有止血功效的药物相参配伍以截暴亢之势；咯血中期以肺络空虚为主要证候特点，可方选知柏地黄丸、大补阴丸、茜草根散、百合固金汤等；肺癌咯血后期，久病耗伤机体，多以脾气虚衰证为主，补中益气汤作为首选。

（三）癌性疼痛

1. 中成药 犀黄丸[26]具有清热解毒、活血化瘀、消肿散结的功效。华蟾素[27]具有清热解毒、消肿止痛、提高患者机体免疫力、抑制肿瘤细胞增殖、促进肿瘤细胞凋亡等功能。六神丸[28]清热解毒，消肿止痛，用于胸骨后疼痛、食欲缺乏等症。

2. 穴位贴敷[29] 可用止痛膏外敷于疼痛处，其药物组成包括生附子、天南星、穿山甲、山慈姑、乳香、没药、皂角刺、守宫、冰片。

3. 拔罐止痛[30] 根据患者体型选择大小适当的玻璃罐4～8个，用闪罐法拔罐，取穴以痛为腧。例如：胸痛取胸痛点相对应的后背处及对应处上二或三指处拔罐；背痛取痛点及痛点上二或三指处为穴。每次拔2～4个罐，留罐时间5～10分钟。

4. 耳穴 使用王不留行籽贴压，常用穴位包括肺、神门、交感、胸、肾上腺、肿瘤特异区等穴位，将其粘牢压紧，并轻轻揉按1～2分钟，或以耳郭发热潮红为度。每日揉按3～5次，隔3～5天更换1次，两耳交替贴用。

（四）恶性胸腔积液

1. 经方 中医认为恶性胸腔积液的病性总属阳虚阴盛，其发生的中医病理基础为肺脾肾气化失调，阳气不足[31]，历代医书中均有关于恶性胸腔积液的经验方，现代运用于临床也疗效甚佳。例如，葶苈大枣泻肺汤乃仲景用于治疗喘息不得卧、支饮不得息之常用方，现代多用于治疗恶性胸腔积液；十枣汤为攻下水饮之峻剂，主要用于治疗饮邪积聚胸胁之证；苓桂术甘汤是张仲景用于治疗水肿的名方，适用于脾阳不足、气不化水、聚湿成饮的痰饮病；五苓散为治疗水湿痰饮之要方，专行膀胱之水，亦为逐内外水饮之首方。

2. 饮食 恶性胸腔积液的肺癌患者可多食用具有利水功效的食物，如赤小豆薏苡仁粥、鲫鱼豆腐汤、茯苓冬瓜鲫鱼汤等。

3. 针灸 针灸常用选穴包括膻中、云门、章门、肺俞、肾俞、水分、膏肓、中极、归来、水道等穴，以宣通三焦、通调水道，再根据患者不同辨证加减配穴。其中，中极、归来、水道等穴可施以温针灸治疗。

4. 耳穴 使用王不留行籽贴压艇中、胸、脾、肾、肺、三焦等穴位，将其粘牢压紧，并轻轻揉按1～2分钟，或以耳郭发热潮红为度。每日揉按3～5次，隔3～5天更换1次，两耳交替贴用。

5. 穴位贴敷 治疗恶性胸腔积液的穴位外敷方药组方大多源自个人经验，常用药物包括甘遂、大戟、芫花、葶苈子、牵牛子、肉桂、干姜、桂枝、生大黄等具有峻下逐水、温阳利水功效的中药；常用穴位包括肺俞、肾俞、脾俞、膏肓、水分等穴以及患侧胸壁。

八、中医辨证施护

辨证施护是以中医的整体观念为根本，从表、里、寒、热、虚、实、阴、阳等八纲辨证和脏腑辨证入手，针对肿瘤患者的功能障碍、免疫力低下、心理负担重等生理和心理特点，采取饮食调护、生活起居、情志护理、中医养生、用药护理、中医适宜技术运用等，在促进治疗效果的同时，积极调动患者机体内部因素，强化和激发患者自我调节能力，达到提高临床疗效的目的。中医辨证施护对于缓解肺癌患者的病情，提高患者生活质量具有十分重要的意义[32]。

1. 阴虚肺热型

（1）症见：干咳少痰或痰中带血，潮热盗汗，口干口渴，便秘，舌质红，苔薄黄或少苔，脉细数。

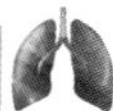

（2）施护：①嘱患者卧床休息，密切观察出血量、性质及伴随症状，严密监测生命体征、尿量等，对于大量咯血者应取头低脚高位，头偏向健侧，以防咯血窒息；②观察并记录患者咳嗽声音及呼吸情况，有无咳痰，痰液的颜色、量等；③饮食宜食滋阴润肺、清热化痰及通便之品，如梨、百合、银耳、蜂蜜等；④中药宜凉服；⑤中医特色技术，如耳穴埋豆可选肺、气管、神门等穴位，针刺疗法，取肺俞、列缺、内关等穴位，以减轻咳嗽症状。

2. 肺脾气虚型

（1）症见：久咳痰稀，食欲缺乏，便溏，神疲乏力，舌质红苔薄白，脉沉细无力。

（2）施护：①对于便溏者，密切观察患者大便次数、性质、量及有无里急后重症状；②保持肛周清洁；③饮食宜食补肺健脾之品，如莲子红枣汤、砂仁猪肚汤等；④中药宜温服；⑤中医特色技术，如耳穴埋豆可选胃、大肠、脾等，针刺足三里、内关、合谷等穴，以减轻腹胀、便溏症状。

3. 气滞血瘀型

（1）症见：胸闷气促，咳嗽气短，心胸胀痛或刺痛，痞块疼痛拒按，舌紫暗，苔薄白，脉弦涩。

（2）施护：①保持室内温度适宜，以 18～22℃为宜；②胸闷气促者取坐位或半卧位，限制活动及少说话；③饮食宜服行气活血、化瘀解毒之品；④予以耳穴埋豆缓解气促胸闷症状，选肺、气管、神门、脾、肾等穴。

4. 痰热壅肺型

（1）症见：咳嗽痰多，咳黄痰，胸闷气促，不能平卧，舌质红，苔黄腻，脉滑数。

（2）施护：①痰黏难咳者，予雾化祛痰，适当拍背，尽量将痰咳出；②饮食选具有清热化痰之品，如青、红萝卜猪肺汤、肉汤；③中药宜凉服。

5. 气阴两虚型

（1）症见：咳嗽，干咳无痰，汗出气短，食欲缺乏，乏力，舌质淡，苔薄白，脉沉细无力。

（2）施护：①避免受凉，勿汗出当风；②吸氧保持呼吸道通畅；③进食益气养阴之品，如莲子、鱼类、山药、桂圆、蛋类等；④遵医嘱温灸，取穴脾俞、肾俞、气海、三阴交等；⑤中药宜温热服。

九、中医治未病康复指导

早在《黄帝内经》就有中医“治未病”理念——“上工治未病，不治已病，此之谓也”，经过中医家的继承、发扬和创新，“治未病”理念得到不断完善，逐步形成了涵盖“未病先防、已病防变、瘥后防复”理念的理论体系。

中医“治未病”在肺癌康复中的应用，主要是从精神调养、防治肺癌复发转移、带瘤生存等方面进行全方位积极干预[33]。未病先防，是指平素修身养性，注意精神调摄、饮食起居，戒烟酒，加强锻炼；既病防变，即对肺癌癌前病变，如鳞状发育异常、不典型腺瘤等进行治疗，防止其加重癌变等；瘥后防复，是指对于病情稳定处于康复期患者，需注意饮食、起居，避免过度劳累，保持心情舒畅，防止病邪再侵袭。

十、肺癌中医康复 MDT

肺癌的中医康复 MDT，主要通过中医肿瘤科、中医康复科、营养科、疼痛科、心理科、肿瘤专科护士团队等多学科联合诊疗，在最短时间内形成多科学联合诊疗中医康复方案，以缓解患者症状，延长带瘤生存期，改善生活质量。在肺癌患者手术治疗、放射治疗、化学治疗等综合治疗前后，针对肺癌患者正气受损、邪毒犯肺、宣降失司、痰阻肺络等病因病理，以及脾虚湿滞、肺气阴虚、痰热瘀阻等常见证型，采取健脾益气、和胃化湿、清肺化热、益气补阴、清化痰热、化瘀散结等方法进行辨治，同时辅以中医饮食指导、中医情志调理、经络养生等中医康复治疗方法，为肺癌患者提供全面的中医康复治疗模式[34]。

（杨宇飞 张培彤 王 维 薛 冬 张海波 姚俊涛 王丽新 舒 鹏）

参考文献

[1] 王保芹，王心恒，李泽庚．中医药治疗肺癌研究进展[J]. 中医学报，2018,33(328):371-374.

[2] 孟博，李杰．基于中医体质学说对肺癌的认识及预后分析[J]. 辽宁中医杂志，2015,42(6):1370-1373.

[3] 杨琪，陈文宇，徐玉芬，等．肺癌患者中医体质及中医辨证分型与临床TNM分期及病理类型之间的关系分析[J]. 中华中医药学刊，2017,35(11):2927-2929.

[4] 贺佐梅，曾普华，郜文辉，等．7435份非小细胞肺癌病案中医证候分布频数及关联分析[J]. 中医药导报，2019,25(16):40-44.

[5] 潘慧丽，曹焱．中医药内治法治疗肺癌的研究进展[J]. 中国生化药物杂志，2015,35(12):183-185.

[6] 张磊，李换男，杨岚．肺癌中医外治法研究进展[J]. 亚太传统医药，2016,12(20):54-56.

[7] 关丽，杨中．八段锦配合五行音乐疗法对肺癌化疗后患者的康复作用[J]. 中医药导报，2019,25(7):102-104,123.

[8] 李洋，张明，闫宪飞，等．音乐疗法在肺癌外科中的研究进展[J]. 中国胸心血管外科临床杂志，2019,26(5):489-493.

[9] WENTAO L I,LAP A T,JOSEPH S,et al. 饮酒和其他饮食习惯对中国男性肺癌患者生存的预后价值[J]. 癌症，2018,37(3):110-118.

[10] 詹超英，周盛荣，庄坤东，等．饮食与肺癌关系的Meta分析[J]. 中国肿瘤，2016,25(9):734-741.

[11] 国家体育总局健身气功管理中心．健身气功五禽戏[M]. 北京：人民体育出版社，2006.

[12] 贾固华，王震．常见老年人精神疾患的健身气功锻炼原理与方法[J]. 武术研究，2019,8(4):89-93.

[13] 孔亚敏，严隽陶，史智君．健身气功易筋经临床研究进展[J]. 中国中医药信息杂志，2019,26(2):138-141.

[14] 杨艳，朱方兴．浅谈气功易筋经的健身作用[J]. 中共太原市委党校学报，2016(5):59-61.

[15] 鄢行辉．太极拳对癌症患者康复的作用[J]. 中国医药导报，2009,6(36):92-93.

[16] 余桂清．肿瘤患者心理调护五法[M]. 北京：中国中医药出版社，2003.

[17] 瞿学琴，李军梅，刘洋，等．艾灸配合耳豆压穴法对恶性肿瘤患者化疗所致恶心呕吐的疗效观察[J]. 甘肃医药，2017,36(4):284-285.

[18] 朱丹．实用耳穴诊治法[M]. 中国：重庆大学出版社，1995.

[19] 毛德西．中西医肿瘤诊疗大全[M]. 北京：中国中医药出版社，1996.

[20] 姜恩顺，代金刚．肺癌的饮食疗法[J]. 家庭中医药，2012(4):32-34.

[21] 魏继珍．肺癌咳嗽食疗方[J]. 健康生活，2008,1:52.

[22] 马亚丽，刘培民，王方方，等．中药硬膏穴位贴敷治疗肺癌久咳临床观察[J]. 中医药临床杂志，2013,25(5):392.

[23] 孟启明，周徐涛，沈健．丁香散联合磷酸可待因治疗肺癌咳嗽42例观察[J]. 实用中医杂志，2014,

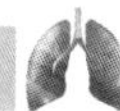

30(9):850.

[24] 范宏宇 . 肺癌咯血的中医治疗 [J]. 中国中医药信息杂志 ,2009,16(5):82.

[25] 张霆 . 肺癌咯血分期与辨证论治探析 [J]. 北京中医 ,2007,26(6):347-348.

[26] 杨帆 , 贾宁 , 孟静岩 . 犀黄丸治疗恶性肿瘤临床和实验研究近况 [J]. 中国中医药信息杂志 ,2010,17(4): 103-104.

[27] 缪延栋 , 全无瑕 . 华蟾素胶囊治疗癌性疼痛患者的临床观察 [J]. 中成药 ,2018,40(9):2107-2110.

[28] 魏刚 . 浅谈食管癌的按摩治验 [J]. 按摩与导引 ,2006,22(7):17-18.

[29] 张惠玲 , 杨玉杰 , 李社改 , 等 . 针刺联合中药外敷治疗晚期食管癌疼痛 53 例临床观察 [J]. 河北中医 ,2015, 37(5):742-744.

[30] 浦鲁言 . 拔火罐治疗食管癌胸背痛 [J]. 辽宁中医杂志 ,1988,7:40.

[31] 曾琳 , 肖彩芝 , 王维 . 恶性胸腔积液的中西医结合治疗研究进展 [J]. 中医肿瘤学杂志 ,2019,1:76-78.

[32] 周丽群 , 凌云巧 , 陈莉莉 , 等 . 辨证施护全程管理对肺癌患者干预研究 [J]. 辽宁中医药大学 ,2017,19(4): 197-199.

[33] 仇园园 , 宋炜 , 刘金林 , 等 . 中医 “治未病” 思想对肿瘤患者康复的指导作用探析 [J]. 中华肿瘤防治杂志 ,2018,25(1):181-183.

[34] 刘燕珠 . 中医辨证治疗康复期肺癌 38 例 [J]. 福建中医药 ,2011,42(4):35-42.

第十三章

肺癌的随访指导

第一节　肺癌随访概述

一、随访概述

肿瘤随访是指肿瘤患者在医院门、急诊后，住院出院后及医疗行为结束后，对以医疗为中心的各种活动的信息反馈和总结[1]。通过随访可获取肿瘤患者的人口学资料、肿瘤治疗相关资料和其他卫生学资料，以此了解肿瘤患者治疗的不良反应、追踪远期疗效、生存状况和死亡状态等。肿瘤随访是肿瘤登记工作中的重要内容之一，通过系统性搜集、储存、整理、统计分析相关数据，可评价肿瘤发病、转移、死亡及生存状况。规范的随访可以早期发现肿瘤的复发或疾病进展、第二原发肿瘤及治疗相关并发症，从而指导康复，给患者带来生存期延长、生活质量提高等益处；同时，通过随访还可以积累自然病程、治疗有效率和治疗不良反应的资料，为临床确定治疗的指导原则，不断总结和更新治疗经验，对医患双方都大有裨益[2]。

肺癌作为中国目前发病率和死亡率均居第一的恶性肿瘤，进行规律随访尤为必要，不仅能了解肺癌患者的生存状态、评价治疗疗效及不良反应，还可对患者及家属进行治疗后的康复指导，包括物理康复、心理康复、营养康复等，同时随访是医、护、患之间至关重要的联系纽带，也是肿瘤疾病管理的重要组成部分。

肺癌的不同分期、不同病理类型、不同治疗阶段的随访要求不尽相同，如Ⅰ期和Ⅱ期非小细胞肺癌一般可通过手术治疗治愈，Ⅲ期非小细胞肺癌单纯手术或单纯放疗不能达到治愈的目的，必须联合化疗或者免疫治疗等才可提高治愈率[3]；小细胞肺癌相对于非小细胞癌（腺癌、鳞癌、大细胞癌等）转移非常迅速，因此是以化放疗为主的综合治疗。鉴于肺癌是一个异质性很大的群体，肿瘤大小、分期、病理类型、神经脉管侵犯，加上目前驱动基因不同的分子分型以及患者本身基础疾病、对治疗的耐受度等均会影响复发转移，因此肺癌患者的随访需求多元化，涵盖呼吸、营养、心理、康复等不同学科。目前我国大多数医院的疾病随访服务系统建立尚不成熟，其发展需要更多的支持，展望未来，非小细胞肺癌术后个体化随访策略的制订仍需要更多的研究证据来完善。

二、随访方式

肿瘤随访对疗效的观察和医学科学研究都有重要意义，可以验证诊断是否正确，减少误诊和漏诊，观察对患者进行各种治疗的近期和远期疗效，研究发病原因，追踪病情的发展变化，积累原始资料，总结临床经验，探索疾病发生和发展的规律，从而达到提高医疗质量

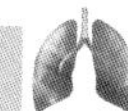

和发展医学科学的目的[4]。

传统的肿瘤随访主要方式有门诊随访、住院随访、登门走访和电话随访[5]。定期门诊复查和住院治疗情况是重要的随访资料,可以准确和及时了解肿瘤是否复发转移以及并发症情况,但常常受限于患者及家属的经济状况、治疗意愿和当地的风土人情等,并不适用于所有患者。

登门走访和电话随访是最主要的随访方式,能明显提高随访效率,获得的资料也较准确、可靠,能有效监测患者的健康状况,并给予患者情感支持和延续性健康知识教育,增进患者对康复知识及注意事项的掌握,减少康复中的疑问,减少焦虑等心理负担,让患者能坚持正确的生活方式和饮食习惯,保持乐观的心态,提高生活质量。但登门走访和电话随访受客观因素影响较大,如被随访对象不想再提起或被随访者的表述不清以及受其环境等影响,有时想了解的情况并不能顺利获得,如确切的死亡日期、死亡原因等。

近年来,得益于网络基础设施的不断发展完善和智能终端的快速普及,网络随访,包括短信、电子邮件、网络社交和自媒体、随访 APP 软件等,可以实现即时信息共享,为肺癌患者提供了更加便利的随访条件。在未来 5G 网络中,随着智能移动终端的不断普及和快速发展的应用服务,大数据的涌现、信息社区的兴起,数据和知识在人类社会、物理空间和信息空间之间交叉融合、相互作用,将会使肺癌患者的随访数据更加快捷、真实、准确、完整,由移动网络构建的随访体系必将成为一种全新高效且更加便利的随访资料库,不仅能实时共享,并且在数据更新、指导临床应用上发挥出更加突出的作用。

第二节 不同阶段肺癌患者随访时间及建议

非小细胞肺癌(包括腺癌、鳞癌、大细胞癌等)和小细胞肺癌的术后复发转移是影响患者长期生存的主要因素。理想的术后随访旨在早期发现肺癌的复发转移,并能够采取积极的治疗手段。然而,目前探讨肺癌术后复发转移及随访模式的文献还很匮乏。2015—2019 年版的中国原发性肺癌诊疗规范相对简便,推荐的早中期术后患者随访频率为 2 年内每 3~6 个月随访 1 次,第 2~5 年每 6 个月随访 1 次,5 年后每年随访 1 次。采用的检查方法包括病史、体检、血生化和血液肿瘤标志物检查、影像学检查和内镜检查等[6,7]。关于非小细胞肺癌术后随访策略,仅有的Ⅲ期随机对照临床试验是法国开展 IFCT-0302。该研究将完全切除的非小细胞肺癌患者随机分为两组:一组术后随访仅包括临床检查和胸片;另一组术后随访包括临床检查、胸片、胸腹部 CT 以及气管镜。该研究的初步结果发现两组之间总生存率没有差异[8]。

目前,国际上对于非小细胞肺癌术后随访策略(包括随访的时间间隔和采用的检查方法)还没有达成共识。以下为美国国立综合癌症网络(National Comprehensive Cancer Network,NCCN)指南推荐的具体随访方式[9]:

一、Ⅰ~Ⅱ期和可手术切除ⅢA 期非小细胞肺癌(NSCLC)R0 切除术后或 SBRT 治疗后无临床症状或症状稳定患者[10]

1. 术后 2 年内 随访频率:6 个月随访 1 次。

随访内容：①病史；②体格检查；③胸部平扫CT，腹部CT或B超（6个月1次）；④吸烟情况评估（鼓励患者戒烟）；⑤可考虑选择胸部增强CT。

2. 术后第3~5年 随访频率：1年随访1次。

随访内容：①病史；②体格检查；③胸部平扫CT，腹部CT或B超（6个月1次）；④吸烟情况评估（鼓励患者戒烟）。

3. 术后5年以上 随访频率：1年随访1次。

随访内容：①病史；②体格检查；③鼓励患者继续胸部平扫CT，腹部CT或B超（1个月1次）；④吸烟情况评估（鼓励患者戒烟）。

二、不可切除ⅢA期和ⅢB期NSCLC放化疗结束后无临床症状或症状稳定患者

1. 治疗后3年内 随访频率：3~6个月随访1次。

随访内容：①病史；②体格检查；③胸腹部（包括肾上腺）增强CT（3~6个月1次）；④吸烟情况评估（鼓励患者戒烟）。

2. 治疗后第4~5年 随访频率：6个月随访1次。

随访内容：①病史；②体格检查；③胸腹部（包括肾上腺）增强CT（6个月1次）；④吸烟情况评估（鼓励患者戒烟）。

3. 治疗后5年以上 随访频率：1年随访1次。

随访内容：①病史；②体格检查；③胸腹部（包括肾上腺）增强CT（1年1次）；④吸烟情况评估（鼓励患者戒烟）。

三、Ⅳ期NSCLC全身治疗结束后无临床症状或症状稳定者

随访频率：6周随访1次。

随访内容：①病史；②体格检查；③影像学复查建议8~12周1次，常规胸腹部（包括肾上腺）增强CT，合并有脑、骨转移者，需复查脑MRI和骨扫描；④临床试验患者，随访密度和复查手段遵循临床试验研究方案。

四、症状恶化或新发症状者

如患者为原有疾病恶化或者出现新发症状，需要即时随访。关于随访间隔时间的高级别循证医学证据很少，但权威指南对此已有关注。欧洲临床肿瘤学会（ESMO）转移性NSCLC诊断、治疗和随访指南（2018版）推荐对这部分患者密切随访，一线治疗中至少6~12周随访1次。中国临床肿瘤学会（CSCO）肺癌指南（2018版）推荐无症状患者6周随访1次，影像学复查每8~12周1次，有症状者随时复查。还需要结合患者个体情况，不能一概而论，比如肿瘤负荷高的、合并抑癌基因突变的、双驱动基因突变的、血清肿瘤标志物升高的以及接近于中位耐药时间的患者等都应考虑较短的随访间隔。

若早期发现耐药，就能尽早针对耐药采取相应措施，争取患者更长的生存时间和生活质量，因此医师和患者都需要高度重视随访复查这项工作。

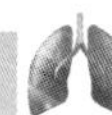

第三节　肺癌患者随访的具体内容

一、人口学资料

包括患者姓名、性别、年龄、民族、出生年月日、身份证号码、家庭（单位）住址以及配偶（联系人）姓名、住址、联系电话、网络账号等信息。

二、肿瘤相关资料

肿瘤的诊断及初次确诊时间，疾病治疗过程，目前状态以及历次随访资料，治疗及肿瘤相关症状的记录随访，目前心理状况、营养状况、躯体功能状况、社会职业状况等的康复情况，包括以下几个方面：

1. 询问病史　关注肺癌患者临床表现，常见的有刺激性干咳、气促、痰中带血、体重下降、声音嘶哑、胸痛、颈部肿块等。结合患者的症状和主诉，认真询问病史，便于早期发现。

2. 体格检查　重点是颈部浅表淋巴结的触诊、胸部的听诊、腹部的触诊等。

3. 实验室检查　血常规、肝肾功能及电解质、肿瘤标志物等。其中肿瘤标志物癌胚抗原（CEA）对于肺腺癌和鳞癌、神经特异性烯醇化酶（NSE）对于小细胞肺癌、细胞角蛋白片段 19（CYFRA21-1）和鳞状细胞癌抗原（SCC）对于肺鳞癌均有一定的随访价值。

4. 影像学检查　常规胸部 X 线片或 CT、腹部 B 超检查、纤维支气管镜检查等；高危患者胸腹部 CT 每 3 个月检查 1 次，低危患者每 6 个月 1 次；怀疑骨转移时，建议行骨 ECT 检查，必要时行 MRI 检查；对于诊断困难且伴肿瘤标志物进行性升高时，应考虑行 PET/CT 检查。

5. 驱动基因检测　随着基因分析和分子诊断技术的不断发展，比如下一代测序技术（next-generation sequencing，NGS）推广运用，使得从微小的肿瘤活检标本中检测患者的癌症基因组成为可能。血液循环肿瘤 DNA（ctDNA）检测有可能将被动变为主动。目前大部分的靶向药物耐药机制已经明确，尤其是 EGFR 突变患者应用一代 TKI 治疗后约 60% 为 T790M 耐药。BENEFIT 研究提示基线 T790M 阴性的患者血检发现 T790M 突变的中位时间为 7.6 个月，而血检 T790M 突变后发现影像学进展的中位时间为 2.0 个月。这个研究提示我们，对于血 ctDNA 的检测有可能更早地发现耐药，使医患在克服耐药的战斗中把握更多的主动权。

6. 营养状况评估和监测　在肺癌的随访过程中，需要高度重视肺癌的患者营养状态评估和监测，包括体重、体重指数、皮下脂肪、血清学检查（血清白蛋白、前白蛋白、视黄醇结合蛋白）等检查。

7. 生活质量　常在随访中得不到足够的重视，甚至被忽略，应加强心理指导、生活方式指导和康复知识教育。

三、其他疾病资料

包括既往生活饮食习惯、疾病史及其目前治疗控制情况，以及呼吸、心血管、消化、泌尿系、内分泌、血液、免疫等其他系统新发疾病，平时合并用药情况，尤其是与肿瘤或其治疗密切相关的疾病以及用药情况。

四、卫生经济学资料

包括患者肿瘤治疗费用(分类别记录)、医疗保险类型、住院天数或者门诊复诊/随访次数，随访周期，用药情况等。

五、最终结局资料

包括无效、部分缓解、缓解及治愈等，或者基本自理、参加轻微劳动、正常劳动等；对于生命结局，可以包括健康生存、复发或进展、死亡等项目。

(石丘玲 付 强 王 玮)

参考文献

[1] 陈海珍，陈建国，张兰凤，等．肿瘤随访现状与进展[J]. 中华疾病控制杂志，2015,19(5):93-99.

[2] DICKINSON R,HALL S,SINCLAIR J E,et al.Using technology to deliver cancer follow-up:asystematic review[J]. BMC Cancer,2014,14(1):311.

[3] 陈万青．中国肿瘤登记系统的建立与完善[J]. 中国肿瘤，2011,20(1):7-9.

[4] 宁小红，王毓洲，应红艳，等．肿瘤生存者随访模式和数据管理的初步探讨[J]. 癌症进展，2010,8(3):304-308.

[5] 罗忠梅，朱崇桃，张相云，等．电话随访系统在门诊肿瘤化疗患者中的应用[J]. 护理学杂志，2013,28(11):76-78.

[6] 支修益，石远凯，于金明．中国原发性肺癌诊疗规范(2015年版)[J]. 中华肿瘤杂志，2015,37(1):67-78.

[7] 王丽．中国原发性肺癌诊疗规范(2015年版)解读[J]. 中华肿瘤杂志，2016,37(7):433-436.

[8] WESTEEL V,BARLESI F,FOUCHER P,et al.1273O Results of the phase Ⅲ IFCT-0302 trial assessing minimal versus CT-scan-based follow-up for completely resected non-small cell lungcancer (NSCLC)[J].Ann Oncol,2017,28(5):452.

[9] WOOD D E.National Comprehensive Cancer Network (NCCN) clinical practice guidelines forlung cancer screening[J].Thorac Surg Clin,2015,25(2):185-197.

[10] HUMPHREY L,DEFFEBACH M,PAPPAS M,et al.Screening for Lung Cancer:SystematicReview to Update the US Preventive Services Task Force Recommendation[J].US PreventiveServices Task Force Evidence Syntheses,formerly Systematic Evidence Reviews,2013,157(10):706.

第十四章

肺癌的预防

肺癌是最常见的呼吸系统的恶性肿瘤，2019 年国家癌症中心最新完成的《中国恶性肿瘤流行情况分析报告》显示[1]，肺癌位居我国恶性肿瘤发病率和死亡率首位，并有年轻化趋势，近年来，女性肺癌亦有增高趋势，肺癌的病理类型组成结构也转变为腺癌占比最高[2]。伴随着我国社会经济的飞速发展，城市化和工业化的进程不断加快，人们的生活环境和生活方式发生了巨大变化。我国城乡经济发展、生活方式和生存环境改变的程度不同，以及医疗条件和健康相关知识知晓水平不同，肺癌的发病率存在着明显的城乡差异。由于空气污染、吸烟或被动吸烟、职业危险因素等在不同性别间暴露水平不同，以及生理结构的差异，男女肺癌发病水平也存在明显差异。对高危人群和高发地区人群的筛查，早期发现和早期治疗，阻断早期肺癌发展成为中晚期肺癌，是提高肺癌生存效果和保证患者生活质量的根本出路，也是减轻我国政府和民众医疗负担的长期有效措施。本章结合目前研究结果介绍肺癌的三级预防、药物预防以及运动预防。

第一节　一 级 预 防

一级预防也称病因预防、初级预防，是减少或消除各种致癌因素对人体产生的致癌作用，从而降低肿瘤发病率。某种意义讲，一级预防是真正的预防，是最积极、最主动的预防。大量的流行病学和实验室资料证实，吸烟等不良生活习惯、职业暴露因素、家族遗传因素等均与肺癌的发生密切相关，由上述多种因素的相互作用形成了肺癌的病因。结合肺癌的病因，了解其研究进展，从而更好地开展肺癌的一级预防。

一、吸烟

烟草燃烧所产生的烟雾中含有超过 7 000 种化学物质，其中至少 69 种是已知的致癌物，在细胞水平能增加致癌性突变的风险。早在 20 世纪 30 年代，医学界就提出吸烟与肺癌的关系。20 世纪 50 年代，英国医学研究人员对 5 万多名英国男性医师进行大规模的调查研究，从流行病学的角度，科学地证实了吸烟就是引致肺癌的罪魁祸首[3]。大量的人口学和流行病学调查证明，87% 的男性肺癌和 80% 的女性肺癌的致病原因是吸烟（包括被动吸烟）[4]。长期吸烟者的男性肺癌发生率是不吸烟人群的 8～20 倍。吸烟开始年龄越早，吸烟时间越长，发生肺癌的风险也越大[5]。肺癌的各种病理类型如鳞癌、腺癌、小细胞癌，都和吸烟有明确的关联，其中纸烟和肺癌的关系要比其他种类的烟制品（如烟斗、雪茄）更为密切。过滤嘴可以显著减少纸烟嘴端吸入烟雾中焦油、苯丙芘及其他多种有害成分，但硝酸盐和亚硝胺的含量会增加，这种烟雾中致癌成分的差异可能会导致肺癌病理类型的不同。吸烟者在吸入主流烟雾的同时也会暴露于侧流烟雾，而周围的非吸烟者会被动吸入吸烟者呼出的主流烟雾及环境中的侧流烟雾，称为被动吸烟或二手烟[6]。世界卫生组织对“被动吸烟”的定义为不吸烟者每周平均有 1 天以上吸入烟草烟雾 15 分钟以上。被动吸烟者的血液中和尿液中均可测量到环境烟雾中含有的致癌物质，非吸烟者如和吸烟配偶长期生活，其肺癌的发病风险升高 20%~30%[7,8]。

中国是烟草大国，烟草消费量居全球第一，全球约 11 亿例吸烟者，有 3.2 亿例在中国。调查显示，京、津、沪等大城市男性成年人吸烟率近 50%，女性近 5%，青少年中吸烟者比率也在持续增加。在 13~18 岁的年轻人中，吸烟者约有 1 500 万人，另有 4 000 万人偶尔吸烟，开始吸烟的中位年龄为 19 岁[9]。欧美国家进行的多项前瞻性研究显示，长期吸烟者一旦戒烟，短期内其肺癌死亡风险就会有明显的下降，戒烟 15~20 年后肺癌死亡风险基本接近不吸烟者[10]。2017 年 10 月 27 日，世界卫生组织国际癌症研究机构已将吸烟、二手烟及无烟烟草列为一类致癌物。美国 1990—2014 年男性肺癌死亡率下降了 43%，主要原因在于从 20 世纪 60 年代就开始控烟运动，成人吸烟率从 1993 年的 25% 下降到 2004 年的 20%[11]。我国于 2008 年开始推行控烟运动，随着近年来公共场所的全面禁烟等控烟措施的推行，吸烟导致的肺癌发病率上升势头得到明显控制。我国国家卫生健康委员会于 2015 年发布了《中国临床戒烟指南》，对戒烟干预进行了详尽的阐述，有戒烟意愿的吸烟者可向医务人员寻求帮助。除了个人努力戒烟，控制烟草更是一项复杂的社会工程，需要从政府立法、行政干预和宣传教育等多方面入手。因此控制吸烟是肺癌一级预防的首要措施，政府应加强“吸烟有害健康”的宣传，有组织、有计划在群众中开展不吸烟以及戒烟防癌的健康教育。通过制定法律和相关条例，禁止在公共场所吸烟，禁止售烟给未成年人来控制吸烟人群，以达到早期防癌的目的。

二、环境因素

环境污染，特别是城市工业废气、汽车尾气等空气污染，因其含有致癌成分，长期接触肺组织会增加肺癌发生的风险。室外空气中直径≤2.5 μm 的细颗粒物（$PM_{2.5}$）的浓度与肺癌具有强相关性，并且这种相关性与吸烟无关。长期的平均 $PM_{2.5}$ 浓度每增加 10mg/m^3，肺癌死亡风险将增加 8%[12]。来自世界各地的报道显示，城市肺癌增加较农村地区更加明显。尤其在欧洲、日本、美国、澳大利亚等发达国家。在挪威曾观察到在过去 20 年间，城市男性肺癌增加了 60%，女性增加了 90%。上海市调查也发现，城市中心地区肺癌死亡率高于城市周边地区，周边地区高于近郊区，近郊区又高于农村地区。主要与工业和交通发达地区，石油、煤和内燃机等燃烧后和沥青公路尘埃产生的含有苯并芘致癌物以及二氧化硫等有害物质污染大气有关[13]。研究也显示，肺癌与烟煤燃烧等污染物密切相关，在我国煤炭资源丰富的滇东区农民发生肺癌的死亡率即达全国之首。研究表明，男性中烟煤使用者患肺癌风险是无烟煤使用者的 6 倍，而女性为 99 倍[14]。此外，长期的油烟暴露也会增加罹患肺癌的风险，需要暴露在油烟环境中烹饪的女性肺癌危险度比室内无或少油烟（雾）的高约 60%[15]。

氡是仅次于吸烟的第二个肺癌危险因素，约 10% 的肺癌死亡是由氡导致的。氡气本身是一种惰性气体，化学性质稳定，但由于其具有放射性，当人吸入体内后，氡气衰变产生的

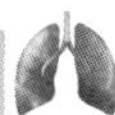

α粒子可产生自由基和氧化应激作用，对细胞核内DNA造成直接损伤[16]。氡元素广泛分布于地壳，包括岩石、土壤及水中，但含量极微。对多数人而言，接触的大部分氡来自家中的建造材料和装修材料，比如花岗岩、砖砂、水泥、石膏、瓷砖，特别是含有放射性元素的天然石材中都会析出氡。同时暴露于氡和烟草的人群，其肺癌风险会更高[17]。

因此，制定和维护最大限度地减少致癌化合物对大气、水源、食物污染的社会政策，将有助于降低肺癌的发生。如加强居室内的有效通风，采用空气净化装置，选用环保型室内装修材料，烹调时选择合适的油类并使用油烟机，预防吸入有害气体等。

三、职业暴露

一些特定的职业暴露与肺癌的患病相关。比较明确的职业性接触有二氧化硅、无机砷、石棉、铬、镉、镍、芥子气、二氯甲醚、氯、甲醚、柴油和汽油废气及煤焦油等化学物质，或接触放射性物质如铀和镭等，含放射性的金属矿及微波辐射均可增加肺癌发生的危险性[18]。WHO报告称全球因肺癌死亡的患者中至少有10%与其职业相关。和氡气所致肺癌相似，吸烟人群在暴露于这些因素之后患肺癌风险比非吸烟人群更高。

因此职业防护成为肺癌一级预防的重要环节，从事石棉、橡胶、重金属、烟尘等相关工作的人群应注意工作环境中保持良好的通风，改革生产工艺，减少粉尘烟雾，降低环境中有害物质浓度，不断提高生产自动化、机械化、密闭化的程度，生产者避免或减少直接接触已知致癌因素。并建议定期检查身体，及时诊断，从而有效预防肺癌早期发生。

四、遗传易感者

家族、遗传和先天性因素以及免疫功能降低，代谢、内分泌功能失调等也可能是肺癌的高危因素。临床研究发现，家族中有一位或两位一级亲属（父母、子女、同父母的兄弟姐妹）患肺癌的人，自身患肺癌的相对风险是无家族史者的2.57倍；若有3位或更多一级亲属患肺癌，自身相对风险会升高至4.24倍。这种遗传因素形成的影响，在医学上被称为“遗传易感性”[19]。即使按照年龄、性别和吸烟状态校正之后，肺癌患者的一级亲属患肺癌的风险也会高于常人。造成肺癌遗传易感性的原因可能涉及多个等位基因，例如与烟草致癌物代谢相关的基因（细胞色素P450酶基因、谷胱甘肽-S-转移酶），DNA损伤修复相关的基因（*XRCC1*、*XPA*、*XPC*、*XPD*）等。另外，还有一些染色体区域也被认为与肺癌的遗传易感性相关，如5p15.33、6q21、15q24-25等[20]。既往有肺癌、淋巴瘤或吸烟所致其他肿瘤病史的个体，发生肺部第二原发肿瘤的风险会明显增加[21]。例如小细胞肺癌幸存者再次患癌的风险会升高数倍，而最常见的第二原发癌就是非小细胞肺癌，如果肺癌幸存者仍然吸烟，再次患肺癌的风险也会增加[22]。如何从遗传学上减少肺癌的发生，尤其是在基因编码技术领域不断有创新发现的基础上，将是当前和今后探索的重要课题。目前对于有肺癌家族史人群，更应该有针对性的筛查和预防计划，可以降低癌症的发病率和死亡率，尤其是对那些没有发现相关基因突变或预测标志物的人群，家族史是一种简易且有效的风险评估方法。

五、肺部慢性疾病史

许多肺部慢性疾病均与肺癌的发生密切相关，包括慢性阻塞性肺疾病（COPD）、肺结核、硅肺和特发性肺纤维化等。

1. 慢性阻塞性肺疾病(COPD) COPD患者常发生于先天免疫功能低下的人群,持续、多发的感染和炎症可使COPD病情不断发展。COPD与肺癌的发生密切相关[23],大多数慢性支气管炎会发展成COPD,它们可以说是同一种疾病的不同阶段,患者癌症的患病率比健康人群高3倍左右。其主要特征是炎症通路的异常激活,其中慢性炎症和氧化应激增强是和肺癌相同的重要发病机制。在COPD患者的肺组织中常常可见慢性感染的病菌集落,即使没有气道阻塞时也可见到。COPD合并肺癌好发于吸烟、老年男性,早期确诊率低。因此对于COPD除了早期积极对症处理外,如出现与病灶不相符的症状,如刺激性咳嗽、痰中带血、顽固性胸痛、无明确诱因的发热甚至高热以及进行性消瘦等症状,还需警惕肺癌的存在,同时建议患者进一步行影像检查及实验室检查。

2. 肺结核 慢性炎症增加肺癌危险性的另一个例子是肺结核与肺癌之间的联系,迄今为止的临床科研资料显示,肺结核与肺癌的发生没有直接关系,没有显示肺结核晚期变成肺癌。虽然肺结核并不会直接发展成为肺癌,但其可能间接促进肺癌的发生[24]。肺结核的免疫反应和变态反应(Ⅳ型)对肺部造成慢性损害,影响了支气管黏膜上皮的正常功能和机体的免疫抗病毒状态,对肺癌的发生有间接的促进作用。另外,因肺结核导致的钙化淋巴结、结核性瘢痕、陈旧性肺结核、肺泡上皮细胞的增殖化生等会导致肺癌的发生。Kurasawa研究发现,肺结核合并肺癌的发病率为1%~2%,而肺癌合并肺结核的发病率则为2%~4%[25]。Chen等统计3 928例肺癌患者中,并存肺结核者31例,占0.79%[26]。肺结核与肺癌由于在临床表现和影像学特点上有相似之处,为临床诊断带来了困难,误诊率较高。此外,肺结核在临床上常以合并肺癌形式出现,多见于吸烟老年男性。因此在临床诊断时,对有长期吸烟史的中老年男性患者,且出现与病灶不相符的症状,需警惕肺癌的存在。

3. 肺硅沉着病(silicosis) 肺硅沉着病简称硅肺,是无机肺尘埃沉着症中最为常见的一种类型,由于长期吸入大量含有游离二氧化硅的粉尘并沉着于肺组织所引起的一种常见职业病。这是一种以肺部广泛的结节性纤维化为主病变,临床表现有胸闷、胸痛、活动后气急等,少数伴有咳嗽和咳痰。患者多在接触硅尘10~15年后发病,病程进展缓慢,即使脱离硅尘接触后,肺部病变仍继续发展。二氧化硅的致纤维化已经为学者接受,然而二氧化硅的致癌性一直以来广受争议。Feeire等利用小鼠模型人工诱导硅肺产生发现,在经亚硝基二甲胺(一种在香烟中发现的致癌物)处理后,石英诱导产生的硅肺提高了肺癌的发病率和病死率[27]。多项硅肺患者的随访研究一致提出,硅肺增加肺癌发生率[28]。国际癌症研究中心于1997年正式宣布二氧化硅为人类致癌物。硅肺晚期肺癌高发,不过由于对硅肺的治疗效果不尽理想,因此对硅肺以预防为主。其措施主要在于普及和提高农民工对硅肺的防治知识,大力加强当地卫生部门的监督管理。

4. 特发性肺纤维化(idiopathic pulmonary fibrosis,IPF) 特发性肺纤维化(IPF)亦称隐源性致纤维化肺泡炎(cryptogenic fibrosing alveolitis,CFA),IPF是病因未明的慢性进展性纤维化间质性肺炎的一种特殊类型,好发于老年人,多以普通型间质性肺炎为特征性病理改变。主要表现为成纤维细胞灶的出现导致大量细胞外基质沉积、胶原积聚、肺泡结构破坏,最终导致正常肺组织结构破坏,是一种慢性、进行性、不可逆转的,也是最常见的一种致命性肺疾病。IPF患者肺癌的发病率(9.8%~38%)比普通人肺癌发病率(2%~6.4%)明显增高[29]。在IPF合并肺癌中,最常见的为鳞癌(35%),其次为腺癌、小细胞癌和大细胞癌,和全部肺癌类型分布无显著差异。IPF合并肺癌多位于肺的外周(56%)和上叶(52%)[30]。

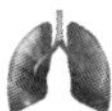

IPF 导致癌变的精确机制并未明确，较多支持的是瘢痕学说，瘢痕组织阻塞了淋巴管，导致局部致癌物质堆积，并最终形成肺癌。由于其发病机制尚未完全证实，缺乏有效的诊疗手段和治疗药物，导致预后差，存活率较低。但随着对其病理过程的深入研究，发现其潜在的靶点（如 TGF-β），使治愈 IPF 成为一种可能[31]。

综上所述，肺癌是所有恶性肿瘤中危害人民生命的头号杀手，并且发病率仍逐年上升，肺癌防控的形势十分严峻。肺癌的发病机制虽未完全阐明，但目前已经明确有多种因素与之相关。欧美等西方国家的肺癌预防措施已经取得了明显的效果，我们可以借鉴这些成功的经验，从目前已知的各种高危因素着手，结合我国的实际情况和特有的危险因素，有效提高预防和筛查水平，为我国肺癌的防治提供理论指导。

（付 强 张 路）

参考文献

[1] 郑荣寿，孙可欣，张思维，等.2015 年中国恶性肿瘤流行情况分析 [J]. 中华肿瘤杂志，2019,41(1):19-28.

[2] 张仁锋，张岩，温丰标，等.6,058 例肺癌患者病理类型和临床流行病学特征的分析 [J]. 中国肺癌杂志，2016,19(3):129-135.

[3] DOLL R,HIll A B.Smoking and Carcinoma of the Lung[J].Br Med J,1950,2(4682):739-748.

[4] SCOTT D A.Cigarette smoking and innate immunity[J].Tob Induced Dis,2005,3(1):7.

[5] DENLINGER-APTE R L,CASSIDY R N,COLBY S M,et al.Effects of Cigarette Nicotine Content and Menthol Preference on Perceived Health Risks,Subjective Ratings,and Carbon Monoxide Exposure Among Adolescent Smokers[J].Nicotine Tob Res,2019,21:S56-S62.

[6] RUBENSTEIN D,JESTY J,BLUESTEIN D.Differences Between Mainstream and Sidestream Cigarette Smoke Extracts and Nicotine in the Activation of Platelets Under Static and Flow Conditions[J]. Circulation,2004,109(1):78-83.

[7] OBERG M,JAAKKOLA M S,WOODWARD A,et al.Worldwide burden of disease from exposure to second-hand smoke:a retrospective analysis of data from 192 countries[J].Lancet,2011,377(9760):139-146.

[8] HACKSHAW A K.Lung cancer and passive smoking[J].Stat Methods Med Res,1998,7(2):119-136.

[9] SAKAI-BIZMARK R,RICHMOND T K,KAWACHI I,et al.School social capital and tobacco experimentation among adolescents: evidence from a cross-classified multilevel, longitudinal analysis[J].J Adolescent Health,2020,66(4):431-438.

[10] MOOLGAVKAR S H, HOLFORD T R, LEVY D T, et al.Impact of reduced tobacco smoking on lung cancer mortality in the United States during 1975-2000[J].J Natl Cancer Inst,2012,104(7):541-548.

[11] SIEGEL R L,MILLER K D,JEMAL A.Cancer statistics,2018[J].CA Cancer J Clin,2018,68(1):7-30.

[12] HAMRA G B,GUHA N,COHEN A,et al.Outdoor particulate matter exposure and lung cancer:a systematic review and meta-analysis[J].Environ Health Perspect,2014,122(9):906-911.

[13] 邹小农. 中国肺癌流行病学 [J]. 中华肿瘤防治杂志，2007,14(12):881-883.

[14] 李继华，张云生，李云，等. 滇东产（燃）煤区农民肺癌流行病学调查 [J]. 中国肺癌杂志，2011,14(2): 107-119.

[15] ALAVANJA M C.Biologic damage resulting from exposure to tobacco smoke and from radon:implication for preventive interventions[J].Oncogene,2002,21(48):7365-7375.

[16] DRISCOLL T,NELSON D I,STEENLAND K,et al.The global burden of disease due to occupational carcinogens[J]. Am J Ind Med,2005,48(6):419-431.

[17] 黄德娟，黄德超，甘礼敏. 辐射对人体的危害及生物学防护 [J]. 中国辐射卫生，2007,16(3):377-379.

[18] 沈洪兵，俞顺章. 我国肺癌流行现状及其预防对策 [J]. 中国肿瘤，2004,13(5):283-285.

[19] 金永堂，周晓铁，何兴舟．女性肺癌的遗传流行病学研究[J]. 中国慢性病预防与控制，1998,1:5-7.
[20] LIU H X,LI J.Correlation between gene polymorphisms of CYP1A1,GSTP1,ERCC2,XRCC1,and XRCC3 and susceptibility to lung cancer[J].Genet Mol Res,2016,15(4):gmr15048813.
[21] TUCKER M A,MURRAY N,SHAW E G,et al.Second primary cancers related to smoking and treatment of small-cell lung cancer.Lung Cancer Working Cadre[J].J Natl Cancer Inst,1997,89(23):1782-1788.
[22] SHIELS M S,GIBSON T,SAMPSON J,et al.Cigarette smoking prior to first cancer and risk of second smoking-associated cancers among survivors of bladder,kidney,head and neck,and stage Ⅰ lung cancers[J].J Clin Oncol,2014,32(35):3989-3995.
[23] CARAMORI G,RUGGRERI P,MUMBY S,et al.Molecular links between COPD and lung cancer:new targets for drug discovery? [J].Expert Opin Ther Targets,2019,23(9859):1-15.
[24] 谢博雄，丁嘉安，姜格宁，等．肺结核合并肺癌的诊断及影响外科治疗预后的因素分析[J]. 中华结核和呼吸杂志，2005,28(4):230-232.
[25] KURASAWA T.The coexistence of pulmonary tuberculosis and lung cancer[J].Nihon Rinsho,1998,56(12):3167-3170.
[26] CHEN Y M,CHAO J Y,TSAI C M,et al.Shortened survival of lung cancer patients initially presenting with pulmonary tuberculosis[J].Jpn J Clin Oncol,1996,26(5):322-327.
[27] FREIRE J,AJONA D,DE BIURRUN G,et al.Silica-induced chronic inflammation promotes lung carcinogenesis in the context of an immunosuppressive microenvironment[J].Neoplasia,2013,15(8):913-924.
[28] BAUR X,LATZA U,JOCKEL K H.Silica dust and lung cancer[J].Thorax,2000,55(2):172-173.
[29] LE JEUNE I,GRIBBIN J,WEST J,et al.The incidence of cancer in patients with idiopathic pulmonary fibrosis and sarcoidosis in the UK[J].Respir Med,2007,101(12):2534-2540.
[30] TZOUVELEKIS A,SPAGNOLO P,BONELLA F,et al.Patients with IPF and lung cancer:diagnosis and management[J].Lancet Respir Med,2018,6(2):86-88.
[31] SAITO A,HORIE M,MICKE P.The Role of TGF-β Signaling in Lung Cancer Associated with Idiopathic Pulmonary Fibrosis[J].Int J Mol Sci,2018,19(11):E3611.

第二节 二级预防

二级预防即发病学预防，也称三早预防，即早发现、早诊断、早治疗。主要内容包括设法消除肺癌发生的条件或在癌变过程中某一阶段设法阻断其发展。为了有效降低发病率和死亡率，其核心和关键是对高发区高危人群进行肺癌筛查，从而发现早期肺癌或癌前病变，起到早诊早治和预防的作用。

一、癌前病变及早期癌的筛查

（一）高危人群的筛查

在高危人群中开展肺癌筛查有益于发现早期肺癌，提高治愈率。根据流行病学调查和已发表文献著作表明，吸烟容易导致肺癌的发生，约 80% 以上的肺癌患者由吸烟所致，且与吸烟量呈正相关。荟萃分析结果表明：家族中有肿瘤病史的患肺癌风险较高，约是无肿瘤病史家族的 2 倍[1]。此外，目前对单个基因多态性已有初步研究，但其与患肺癌之间的风险关系还尚未明确，需要对代谢基因、修复基因、癌基因以及抑癌基因等作进一步研究。

美国国立综合癌症网络（NCCN）指南中提出的肺癌筛查风险评估因素包括吸烟史（现在

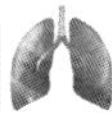

和既往)、氡气暴露史、职业暴露史(砷、铬、石棉、镍、镉、铍、硅、柴油废气、煤烟和煤烟灰)、恶性肿瘤病史、一级亲属肺癌家族史、慢性阻塞性肺气肿或肺纤维化病史、被动吸烟史[2]。

按风险状态分为以下 3 组:

1. **高危组** 年龄 55 ~ 74 岁,吸烟史≥30 包年,戒烟史<15 年;或年龄≥50 岁,吸烟史≥20 包年,另外具有被动吸烟之外的危险因素。

2. **中危组** 年龄≥50 岁,吸烟史或被动吸烟接触史≥20 包年,无其他危险因素。

3. **低危组** 年龄<50 岁和吸烟史< 20 包年。

NCCN 指南建议高危组进行肺癌筛查,不建议低危组和中危组进行筛查。

(二)痰细胞病理学检查

自 20 世纪 30 年代开始,痰细胞学检查逐步被应用于肺癌早期诊断领域。它具有简便、经济、快捷的优点,但在传统痰涂片的制片中,往往由于痰液中含有大量的黏液、血杂质等而造成涂片厚薄不均匀,细胞量的多少不易控制。有关痰细胞学的研究发现,中央型肺癌的检出率高于周边型肺癌(46%*vs.*31%),鳞癌及小细胞癌的检出率高于腺癌(鳞癌 31.4%,小细胞肺癌 38.9%,腺癌 21.6%),这可能与大多数鳞癌及小细胞癌发生在中心主干,叶或段支气管,较容易随痰液咳出;而大多数的腺癌多位于周边部,癌细胞不易随痰液咳出有关[3,4]。痰细胞学病理筛查早期肺癌的敏感性一般约 25%,通过改进痰标本收集等手段后敏感性有所提高。但目前对于痰可靠性的资料结果存在诸多差异,其非典型程度越高,诊断结论差异性越小。Bricking 和 Fontana 的研究表明:临床分期 T_1、T_2、T_3 痰细胞学的检出率分别为 84.6%、84% 和 86%,痰细胞学检查的敏感性与肿瘤分期无显著相关[5,6]。

近年来,随着痰细胞学检查的发展,新兴的液基细胞学技术也逐渐被应用于痰检,目前在取材细胞分离涂片、细胞结构观察方法等方面均有较大改进。液基薄层细胞学技术制作的涂片与传统涂片相比具备以下优点:①细胞涂抹面积明显减少:传统涂片涂抹面积一般为 25mm × 75mm,阅片时间一般为 7 分钟,而液基细胞法涂抹面积仅在直径为 13mm 或 20mm 的圆形范围内,阅片最低时间减少到 3 分钟,使得细胞学工作者工作效率明显提高,并基本上避免了因过度疲劳而造成的假阴性;②涂片背景干净:红细胞大多数破坏消失,黏液丝溶解,炎性细胞数目明显减少,异常细胞显而易见,阳性细胞不易漏诊;③细胞图像清晰,层次分明,核膜核仁及染色质等细胞细微结构清晰,三维立体感突出,从而减少了可疑例数,明确了诊断;④剩余标本可用于免疫细胞化学染色和 / 或分子细胞病理学检测。痰细胞病理学检查肺癌具有一定优势,无创检查更容易被受检者接受,但也存在着许多局限性,例如无法对早期肺癌进行准确定位,阳性率仍有待提高[7]。

(三)影像学检查

1. **胸部 X 线片** 胸部 X 线片由于经济、射线量小且为无创检查,过去是筛查肺癌的首选检查手段。胸部 X 线片中早期肺癌主要表现为小肺癌,大多为圆形或椭圆形,密度不均匀,较难与炎症相鉴别。临床上主要是根据肿瘤的生长速度结合抗炎治疗后的复查,若病变不吸收而且增大,则肺癌的可能性很大。然而,普通 X 线片检查仅可提供二维图像,直径<1cm 的小结节经常漏诊;普通 X 线片的密度对比差,如果早期肺癌表现为小的模糊渗出影则普通 X 线片难以发现;部分肺癌与肋骨、纵隔、横膈等组织重叠,普通前后位 X 线片检查难以发现这些问题,这使得胸部 X 线片筛查肺癌误诊率达 50% ~ 60%,且可能漏诊较大的肿瘤。肺尖、纵隔旁是胸部 X 线片最容易出现漏诊的部位[8]。因此胸部 X 线片检查不是

肺癌早期诊断的理想方法。

2. 胸部 CT 电子计算机 X 射线断层扫描(computed tomography, CT)检查是诊断肺癌最常用的无创检查方法。CT 对于肺癌的诊断依据主要是肺癌表现为分叶或边缘不规则肿块、有毛刺征、胸膜牵拉征、偏心型空洞、支气管壁不规则增厚、远端阻塞性肺炎、肺不张等。增强扫描时,肿块呈密度均匀中等或以上增强,更有助于肺癌诊断。影像学检查主要包括螺旋 CT、低剂量螺旋 CT、高分辨率 CT 等。

在肺癌的早期诊断中,低剂量螺旋 CT(low dose CT, LDCT)已越来越受到关注。LDCT 接受的放射剂量仅为标准 CT 辐射的 1/10 ~ 1/5,由于电流少,辐射量低,适合肺癌的筛查。Henschke 等[9]对 1 000 名 60 岁以上的吸烟者进行 LDCT 检查,共检出 233 例肺部非钙化小结节,而胸部 X 线片仅检出 68 例,结合高分辨率 CT 和随访结果,27 例最终确诊为肺癌。LDCT 筛查阳性结果是胸部 X 线片的 3 倍;LDCT 筛查所发现的恶性病变是胸部 X 线片的 4 倍,LDCT 筛查发现的Ⅰ期肺癌是胸部 X 线片的 6 倍。因此 LDCT 筛查肺癌的有效性明显高于胸部 X 线片。Nawa 等从 1998 年 4 月到 2000 年 8 月用低剂量 CT 对 7 956 例健康者进行筛查,1 年后对这些健康者中的 5 568 例进行复筛,低剂量 CT 查出≥ 8mm 非钙化性肺结节 2 865 个,经病理证实 40 例患者 41 个结节为原发性肺癌,占所有筛选者 0.44%,其中 35 例是Ⅰ期[10]。不过 LDCT 筛查也存在着一些问题:LDCT 筛查是否能降低肺癌的病死率,LDCT 筛查是否能避免其较高假阳性率,LDCT 是否能减少患者的误诊及漏诊。但是,对肺癌高危及可疑患者进行监控,使肺癌患者得到早期诊断,LDCT 无疑是一个行之有效的方法。

我国国家卫生健康委员会肺癌早诊早治专家组也分别于 2015 年及 2018 年发布了《中国肺癌低剂量螺旋 CT 筛查指南》,并分别于 2009 年和 2012 年将肺癌纳入了农村和城市癌症早诊早治项目。结合研究结果,专家学者建议如果初次筛查发现有<5mm 的结节,应采用低剂量螺旋 CT 隔 1 年检查 1 次,对于 5.1 ~ 8mm 的结节患者应采用 LDCT 隔 3 个月进行复查,而当结节 > 8mm 时则建议采用 PET-CT 予以检查[11,12](表 14-2-1)。

表 14-2-1 NCCN 及中国肺癌筛查指南关于 LDCT 技术参数的推荐[2,12]

	NCCN 肺癌筛查指南		中国肺癌低剂量螺旋 CT 筛查指南
体型	体型较小(BMI ≤ 30kg/m^2)	体型较大(BMI>30kg/m^2)	所有体型
辐射暴露 /mSv	≤ 3	≤ 5	≤ 5
管电压 /kVp	100 ~ 120	120	100 ~ 140
管电流 /mAs	≤ 40	≤ 60	< 60
扫描范围	肺尖至肋膈角		肺尖至肋膈角
呼吸状态	深吸气屏气		深吸气屏气
层厚 /mm	≤ 2.5,最好≤ 1		0.625 ~ 1.25

(四)内镜检查

传统的白光支气管镜(WLB)检查结合黏膜活检是肺癌早期诊断的重要措施,但通常所检测的病变细胞厚度仅为 0.2 ~ 1mm,因此 WLB 在诊断癌前病变方面会存在许多不确定因素,仅凭肉眼难以区分异常,存在敏感性低、对原位癌和癌前病变等早期肿瘤容易漏诊的缺点[13]。

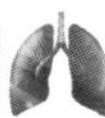

肿瘤组织存在自体荧光现象。自发荧光成像(autofluorescence imaging, AFI)利用这一现象来探测黏膜病变,可提高WLB的敏感性。电视辅助AFI系统将WLB和AFI整合在一起,可以方便地进行切换,因而获得了较广泛的应用。在AFI模式下,紫色或蓝色光照射后,正常支气管黏膜显示绿色荧光;而在黏膜发生病变如原位癌或重度不典型增生时,总荧光强度下降,同时红色荧光强度增加。在肿瘤组织,这种红色荧光更加明显,与周边正常黏膜的绿色荧光形成鲜明对比。AFI利用这种现象,观察可疑黏膜,根据是否有典型荧光,判断是否存在黏膜病变,并指导活检[14]。

应用AFI可有效提高检出小的或轻微的气管癌变和癌前病变病灶的敏感性,研究报道AFI敏感性为38%,而特异性为56%;在诊断侵袭前和早期侵袭性病变方面,如果将LIFE与WLB两者予以有机结合,可明显提高癌前病变及原位癌的检出率,敏感性可达67%~93%,特异性为21%~66%[15,16]。AFI在肺癌高危人群的筛查中起到重要作用,但由于仪器价格昂贵限制了它在肺癌早期诊断中的推广。但是AFI系统本身只是在WLB的基础上进行了部分改进,属于较为特殊的支气管镜检查方法,其检查范围所受限制比较大,只局限于肺段口以近的支气管黏膜,对于筛查周围型肺癌意义不大。

(五)分子病理学及肿瘤标志物早期筛查

目前已经报道的肺癌相关分子病理学异常主要包括:染色体畸形病变-异倍体;3p、9p、17p片段上面的等位基因发现有部分缺失;*p53*、*ras*存在基因突变;*p16*、*MGMT*基因异常甲基化等[17-19]。现阶段的医学水平难以准确认识癌变发生初期的分子病理学改变及其他基本规律,因此利用痰、外周血等无创样品来进行肺癌特异性分子标志检测已逐渐成为研究的主要方向和趋势。利用痰标本进行分析,研究发现hnRNPA2/B1上调具有较高的敏感性,结果显示第二原发肺癌和原发性肺癌的敏感性分别为67%和69%,敏感性均较高[20]。国外有学者报道NSCLC患者的血清游离DNA中存在某些抑癌基因的异常甲基化,尽管在肺癌各期均能发现超甲基化,但为肺癌的早期确诊提供了可能。因此现阶段仍需更多的临床资料在肺癌高危人群中评价新的分子生物学标志物。

当出现一项或两项异常的肺癌血清特异性标志物指标有助于早期筛查,即癌胚抗原(CEA)、促胃液素释放肽前体(ProGRP)、细胞角蛋白19的可溶性片段(CYFRA21-1)、鳞状细胞癌抗原(SCCA)、神经元特异性烯醇化酶(NSE)至少有一项异常,高滴度的肺癌特异性标志是辅助诊断肺癌的依据之一,但轻微升高并无确切的确诊意义[21]。一般来说,出现低数值的癌性标志物,是细胞开始异形化的表现,是慢性炎症及机体抗损伤能力下降的表现,是机体可能进入癌变程序的预警指标。

基于上述结论,有必要对利用血液标本、痰标本筛查早期肺癌的意义进行重新评价,为在高危人群中开展大规模筛查提供新的理论依据。

二、癌前病变及早期癌的治疗

近年来,随着影像学技术特别是CT技术的普及和进步,肺部磨玻璃影(ground-glass nodule, GGN)的检出率逐渐升高。GGN定义主要基于不同观察者对病变形态和密度主观判断,为使判定有一定权威性、可遵从性和可重复性,通常以120kV、100mA、10mm层厚/层距作为扫描参数,以图像重建层厚1.0mm,窗宽1 500HU、窗位500HU为图像重建和显示参数[22]。多数文献把直径3.0cm作为区别肺内结节和肿块界限。本文所指GGN直径均

≤3.0cm。磨玻璃结节，通常也被称亚实性结节，在CT上根据其密度均匀与否磨玻璃结节又分为纯磨玻璃密度结节（pure ground-glass nodule，pGGN），其内不含有实质成分；部分实性磨玻璃结节（mixed ground-glass nodule，mGGN），其既有纯磨玻璃影，又含有实质成分，故又称为混杂磨玻璃结节。按病理性质，GGN可为良性病变，如局灶性纤维化、炎症或出血等，也可为癌前病变或恶性肿瘤，如不典型腺瘤样增生（atypical adenomatous hyperplasia，AAH）、原位腺癌（adenocarcinoma in situ，AIS）、微浸润腺癌（minimally invasive adenocarcinoma,MIA）等。而AAH通常被认为是肺癌的癌前病变。

国内外许多学者认为肺部局限性磨玻璃结节（focal ground-glass nodule，fGGN）与早期肺癌，尤其是BAC密切相关。局限性GGN的处理比较复杂，主要在于其诊断非常棘手，特别是体检发现的临床上无症状的fGGN。由于fGGN可能是BAC唯一的早期影像学表现，所以临床对普通CT上怀疑fGGN的患者有必要行高分辨率CT进一步确诊。

在新分类中AIS和MIA归为癌前病变，其手术根治后无症状，生存率均为100%。AAH是指肺泡壁细胞局限性不典型增生，高分辨率CT（high-resolution CT，HRCT）主要表现为直径<5mm纯磨玻璃结节；原位癌指完全贴肺泡壁生长直径<3cm没有侵袭性病灶，HRCT也表现纯磨玻璃影，但比AAH密度稍高；微浸润癌定义为直径≤3cm内部浸润灶≤5mm病灶，HRCT表现为纯GGN或混杂GGN。直径<10mm纯磨玻璃结节，最大径>6.5mm，瘤肺界面确切而且粗糙倾向于AIS或者MIA，平均CT值<-520HU倾向于AAH或者AIS[23]。

依据肺腺癌新分类标准，恶性肿瘤所致GGN包括微浸润腺癌、浸润性腺癌及浸润性黏液腺癌[24]。病理上，MIA最大直径≤3.0cm，孤立性病灶，以鳞屑样生长方式为主，周围浸润范围≤0.5cm；当病变浸润范围≥0.5cm即为浸润性腺癌。浸润性黏液腺癌多表现为整个肺叶磨玻璃结节，含有实性成分磨玻璃结节或实性结节。腺泡内黏液成分在CT上通常表现为密度均匀，但低于肌肉的实性密度影。CT表现为磨玻璃密度病灶，病理多见肿瘤呈伏壁式生长，mGGN中实质成分在病理上多为肿瘤浸润、部分萎缩肺泡及肿瘤中不规则纤维成分。Eguchi等研究显示，对于纯磨玻璃密度结节，最大径>11mm结合CT值>-680HU，诊断浸润性肺腺癌更准确[25]。部分实性磨玻璃结节，可通过测量结节及其中实性部分大小、结节有无分叶及毛刺来鉴别浸润前病变与浸润性肺腺癌[26]。病灶越大，实性成分越多，其恶性可能性越大；若为恶性，实性成分越多，侵袭性越强；毛刺征和分叶征体现了恶性病灶内部不同类型细胞生长方式，肿瘤细胞生长较快，受到周围肺间质及纤维组织限制，形成分叶征。伴空气支气管征、空泡征、空洞征及薄壁空腔等，多见于恶性病变，病理基础为：①局部坏死、排出后所形成空洞；②肿瘤沿先前存在大疱壁生长或空洞周围肺组织弹性回缩使其壁变薄。于晶等认为肺腺癌组织易侵犯肺泡壁和细支气管引起管壁增厚或突入管腔内，导致小气道狭窄和/或活瓣阻塞，呼吸过程不断增加其内气体量和压力，继而膨胀形成囊腔，并不断向压力较低的瘤体外侧膨大[27]。

目前，外科手术仍然是早期肺癌首选的治疗方法。据统计，对于心肺功能较差或有合并疾病的早期肺癌患者，亚肺叶切除亦可获得与肺叶切除相似的5年生存率，且术后生活质量方面要优于肺叶切除。对恶性可能较大肺结节，多建议经活检或手术获取病理诊断。由于伏壁型浸润腺癌预后好，而且研究发现对于单纯磨玻璃结节或磨玻璃成分部分实性结节，淋巴结转移可能性较小[28]，临床上倾向微创手术下楔形切除或肺段切除而不建议肺叶切除[29,30]。对于性质难以准确界定，或结节良性可能大，或结节虽可能为恶性但进展缓慢、穿刺活检困

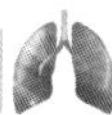

难、手术风险大、患者拒绝创伤性检查等，可通过CT动态随访。

（陈俊强 郑冰琳 叶玉玲 陈碧娟）

参考文献

[1] ALBERG A J,BROCK M V,FORD J G,et al.Epidemiology of lung cancer:Diagnosis and management of lung cancer,3rd ed:American College of Chest Physicians evidence-based clinical practice guidelines[J].Chest,2013,143(5):e1S-e29S.

[2] GULATI S,MULSHINE J L.Lung cancer screening guidelines:common ground and differences[J].Transl Lung Cancer Res,2014,3(3):131-138.

[3] CHOI Y D,HAN C W,KIM J H,et al.Effectiveness of sputum cytology using thin prep method for evaluation of lung cancer[J].Diagn Cytopathol,2008,36(3):167-171.

[4] SING A,FREUDNBERG N,KORTSIK C,et al.Comparison of the sensitivity of sputum and brush cytology in the diagnosis of lung carcinomas[J].Acta Cytology,1997,41(2):399-408.

[5] GARG S,HANDA U,MOHAN H,et al.Comparative analysis of various cytohistological techniques in diagnosis of lung diseases[J].Diagn Cytopathol,2007,35(1):26-31.

[6] WU G P,WANG E H,LI J H,et al.Clinical application of the liquid based cytological test in cytological screening of sputum for the diagnosis of lung cancer [J].Respirology,2009,14(1):124-128.

[7] 卢珊珊，曹箭．痰细胞学在肺癌诊断中的应用研究进展[J].中国肺癌杂志,2009,12(5):448-451.

[8] 王鹤，唐光健．应用计算机辅助检查系统检出胸部X线片漏诊的肺癌[J].国际医学放射学杂志,2009,32(5):492.

[9] HENSCHKE C I,MCCAULEY D I,YANKELEVITZ D F,et al.Early Lung Cancer Action Project:overall design and findings from baseline screening[J].Lancet,1999,354(9173):99-105.

[10] NAWA T,NAKAGAWA T,KUSUNO S,et al.Lung cancer screening using low-dose spiral CT:Results of baseline and 1-year follow-up studies[J].Chest,2002,122(1):15-20.

[11] ZHOU Q H,FAN Y G,BU H,et al.China national lung cancer screening guideline with low-dose computed tomography(2015 version)[J].Thorac Cancer,2015,6(6):812-818.

[12] ZHOU Q H,FAN Y G,WANG Y,et al.China National Lung Cancer Screening Guideline with Low-dose Computed Tomography(2018 version)[J].Zhongguo Fei Ai Za Zhi,2018,21(2):67-75.

[13] WANG Y,WANG Q,FENG J,et al.Comparison of autofluorescence imaging bronchoscopy and white light bronchoscopy for detection of lung cancers and precancerous lesions[J].Patient Prefer Adherence,2013,7:621-631.

[14] ZARIC B,PERIN B,BECKER H D,et al.Autofluorescence imaging video bronchoscopy in the detection of lung cancer:from research tool to everyday procedure[J].Expe Rev Med Devices,2011,8(2):167-172.

[15] HE Q,WANG Q,WU Q,et al.Value of autofluorescence imaging videobronchoscopy (AFI)in detecting lung cancers and precancerous lesions:a review[J].Respir Care,2013,58(12):2150-2159.

[16] ZAFIC B,CANAK V,STOJANOVIC G,et al.Autofluorescence videobronchoscopy (AFI)for the assessment of tumor extension in lung cancer[J].Technol Cancer Res Treat,2009,8(1):79-84.

[17] PAN H,CALIFANO J,PONTE J F,et al.Loss of heterozygosity patterns provide fingerprints for genetic heterogeneity in multistep cancer progression of tobacco smoke-induced non-small cell lung cancer[J].Cancer Res 2005,65(5):1664-1669.

[18] ZHANG L,GAO W.Analysis of Mutations in K-ras and p53 Genes in Sputum and Plasma Samples[J].Methods Mol Biol,2020,2102:373-394.

[19] HUANG X,WU C,FU Y,et al.Methylation analysis for multiple gene promoters in non-small cell lung cancers in high indoor air pollution region in China[J].Bull Cancer,2018,105(9):746-754.

[20] HUNG C Y,WANG Y C,CHUANG J Y,et al.Nm23-H1-stabilized hnRNPA2/B1 promotes internal ribosomal entry site

(IRES)-mediated translation of Sp1 in the lung cancer progression[J].Sci Rep,2017,7(1):9166.

[21] PENG Y,WANG Y,HAO X,et al.Utility of Multiple Increased Lung Cancer Tumor Markers in Treatment of Patients with Advanced Lung Adenocarcinoma[J].Zhongguo Fei Ai Za Zhi,2017,20(10):690-694.

[22] 卢俊,庞闽厦.肺磨玻璃结节诊断及处理策略研究新进展[J].临床普外科电子杂志,2019,7(1):35-42.

[23] XIANG W,XING Y,JIANG S,et al.Morphological factors differentiating between early lung adenocarcinomas appearing as pure ground glass nodules measuring ≤ 10mm on thin-section computed tomography[J].Cancer Imaging,2014,20(14):33.

[24] AUSTIN J H,GARG K,ABERLE D,et al.Radiologic implications of the 2011 classification of adenocarcinoma of the lung[J].Radiology,2013,266(1):62-71.

[25] EGUCHI T,YOSHIZAWA A,KAWAKAMI S,et al.Tumor size and computed tomography at tenuation of pulmonary pure ground-glass nodules are useful for predicting pathological invasiveness[J].PLoS One,2014,9(5):97867.

[26] LEE S M,PARK C M,GOO J M,et al.Invasive Pulmonary adenocarcinomas versus Preinvasive lesions appearing as ground-glass nodules:Differentiation by Using CT Features1 imaging[J].Radiology,2013,268(1):265-273.

[27] 于晶,王亮,伍建林,等.周围型肺癌伴薄壁空腔的CT表现与征象分析[J].中华放射学杂志,2015,49(2):99-102.

[28] SUZUKI K,KUSUMOTO M,WATANABE S,et al.Radiologic classification of small adenocarcinoma of the lung:radiologic-pathologic correlation and its prognostic impact[J].Ann Thorac Surg,2006,81(2):413-419.

[29] KOHNO T,FUJIMORI S,KISHI K,et al.Safe and effective minimally invasive approaches for small ground-glass opacity[J].Ann Thorac Surg,2010,89(6):2114-2117.

[30] MUN M,KOHNO T.Efficacy of thoracoscopic resection for multifocal bronchioloalveolar carcinoma showing pure ground-glass opacities of 20mm or less in diameter[J].J Thorac Cardiovasc Surg,2007,134(4):877-882.

第三节 三级预防

三级预防又称临床预防或康复预防,是已确诊肺癌后,通过手术切除肿瘤、化疗、放疗、分子靶向治疗、免疫以及中医等治疗手段预防肿瘤复发和转移,防止并发症和后遗症。虽然近年来肺癌临床治疗有较大进展,但是目前仍缺乏常规有效的筛查方法以及肺癌自身的特点,等到病理诊断时多数患者已为中晚期,失去了早诊早治的机会,故肺癌的5年相对生存率仍较低。针对肺癌不同的疾病分期,有着不同的治疗方法。

Ⅰ期肺癌患者绝大部分都具备手术条件,治愈率高。早期患者通过立体定向放疗技术(SBRT)可以达到和手术相仿的5年生存率[1,2];Ⅱ期和Ⅲ期的治疗,主要以阻止肿瘤进展、防止或减缓癌细胞扩散速度,尽可能为手术创造条件为核心目标。Ⅰ～Ⅲ期肺癌患者通过手术均可能达到临床治愈,术后随访能早期发现复发与转移、第二原发肿瘤及治疗相关并发症,从而指导康复,给患者带来生存期延长、生活质量提高等益处。

Ⅳ期肺癌患者虽然不可治愈,但通过合理布局和全程治疗的管理,同样可达到延长生存、缓解患者痛苦的目的[3]。目前针对Ⅳ期肺癌的治疗方法包括化疗、分子靶向治疗、免疫治疗、中医中药以及最佳支持治疗,在精准治疗时代,通过合理的基因检测将肺癌患者分成驱动基因不同的各个亚型,并依此为患者个体制订特异性治疗方案。从早年的IPASS研究开启了肺癌的分子靶向治疗时代,到如今的PD1/PDL1的免疫治疗时代,Ⅳ期肺癌的5年生存率由化疗时代的5%跃升至免疫联合分子靶向治疗的15%,真正使肺癌转变成慢性疾病

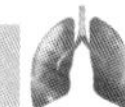

成为可能。

三级预防通过对确诊肺癌的患者进行综合有效的治疗，防止复发和转移，注重康复、姑息和止痛治疗，进行生理、心理、营养和锻炼指导，最大化提高患者的生存时间和生活质量。

（付 强 夏 曙）

参考文献

[1] VARLOTTO J,FAKIRIS A,FLICKINGER J,et al. Matched-pair and propensity score comparisons of outcomes of patients with clinical stage I non-small cell lung cancer treated with resection or stereotac-tic radiosurgery[J]. Cancer,2013,119(15):2683-2691.

[2] CRABTREE T D,DENLINGER C E,MEYERS B F,et al.Stereotactic body radiation therapy versus surgical resection for stage I non-small cell lung Cancer[J].J Thorac Cardiovasc Surg,2010,140(2):377-386.

[3] National Comprehensive Cancer Network. NCCN Clinical Practice Guidelines in Oncology: Non-Small Cell Lung Cancer(2021 Version 5)[EB/OL].(2020)[2021-10-10]. https://www.nccn.org/.

第四节 药物预防

肿瘤的药物预防也称为肿瘤的化学预防，化学预防这一概念于 1976 年由 Michael Sporn 提出，是指利用天然、合成或生物物质，来减缓、阻止甚至逆转癌症的发生发展，从而降低癌症发生率和死亡率的方法[1]。药物预防的目的是对发生癌症的环节进行分子水平的干预，最终达到防治癌肿发生的目的。肺癌的病理类型中腺癌和鳞状细胞占绝大多数，并且是唯一具有癌前组织学特征的亚型。所有肺癌亚型多步骤癌变过程都涉及肺上皮细胞遗传和表观遗传学改变。鳞状细胞肺癌进展可表现为一系列的组织学变化，包括储备细胞增生、鳞状上皮化生、轻度、中度和重度不典型增生以及原位癌。研究腺癌的癌前生物学行为比鳞状细胞癌复杂得多，因为病变只能通过手术切除或穿刺活检获得。腺瘤似乎发生在癌前病变（非典型腺瘤样增生）和浸润前病变（原位腺癌）之前，它能够进展为浸润性腺癌。某些病例中，发展为鳞状细胞癌或腺癌之前可能存在特异性的 EGFR 或 KRAS 突变。部分肺鳞癌或腺癌的这种发展过程使得药物预防成为可能。从整个发展过程分析，轻度和中度不典型增生可视为癌前状态，它们有自发和被干预逆转的共性，因而是采取阻断或预防措施的最佳阶段，如能在此时期给予药物或环境因素的干预，则可能促进其逆向分化、恢复正常，达到预防的目的。

最有效的癌症预防方法针对癌症的一般特点，如抑制炎症，干扰自分泌或旁分泌生长刺激，修复上皮细胞分化和极性，增强细胞凋亡，提高免疫力监控和抑制肿瘤浸润或血管生成。关于肺癌药物预防的研究众多，化学预防工作分为三个不同的阶段：一级预防、二级预防和三级预防。一级预防针对癌症风险增加，但无肿瘤病史的患者。二级化学预防研究招募的是癌症风险极高且有明显癌前病变的患者。对于肺癌患者，这些癌前病变通常是指痰细胞学异型性和 / 或支气管发育不良。最近的研究也比较关注 CT 扫描呈毛玻璃状提示原位腺癌或腺瘤性异型增生的患者。三级化学预防试验的研究终点是在有烟草诱发的肿瘤病史的患者中发现第二原发肿瘤。目前较有希望的研究结果主要集中在以下几方面：

一、人工合成化合物

1. 非甾体抗炎药(NSAIDs) 非甾体抗炎药(NSAIDs)的作用机制为非选择性抑制COX(同时抑制COX-1和COX-2)活性或选择性抑制COX-2活性,前者包括阿司匹林、布洛芬等药物,后者包括塞来昔布、罗非昔布等药物,两者可抑制COX-2阳性表达的肺癌细胞的增殖效应,诱导凋亡。COX-2(环氧合酶-2酶)是炎症的重要媒介,被认为是通过抑制细胞凋亡和刺激血管生成等多种途径来促进恶性细胞生长的,因此它被作为许多癌症的重要潜在预防目标。

迄今为止,关于NSAIDs预防肺癌临床研究达到主要终点的试验仅有伊洛前列素(一种治疗有病理进展的肺动脉高压的药物)和塞来昔布(COX-2抑制剂)。伊洛前列素是唯一在Ⅱ期实验中证实能够改善支气管异型增生的药物,吸入的伊洛前列素可能有助于降低过去吸烟和被发现黏液中有异常细胞的患者患肺癌的风险[2]。塞来昔布的临床试验中主要评估正常支气管上皮Ki-67的表达,研究人员在曾吸烟的患者中对COX-2抑制剂塞来昔布进行测试,通过测量细胞增殖或生长指标Ki-67标记指数,发现其对支气管健康有明显的益处。结果显示[3],塞来昔布治疗使该指数下降了34%,而安慰剂的该指数则增加了3.8%。该指数的下降还与肺结节减少相关,而肺结节是癌症的一个潜在前兆。

吴昆鹏等人对阿司匹林在肺癌预防中的作用进行了荟萃分析[4],结果显示,阿司匹林可降低肺癌发生率(*OR*=0.82,95%*CI* 0.72~0.94)。亚组分析显示,低剂量阿司匹林(≤100mg)可能较高剂量阿司匹林(>100mg)效果好,*OR*及其95%*CI*分别为0.94(0.81~1.09)和1.01(0.87~1.16);长期服用阿司匹林可能降低肺癌发病风险,服用≤1年、1~5年、≥5年与肺癌发生关系的*OR*及其95%*CI*分别为1.06(0.94~1.20)、0.73(0.57~0.94)和0.73(0.57~0.93)。但该研究纳入的为观察性临床研究,尚需大样本多中心随机对照研究进一步证实。

2. 糖皮质激素 炎症学说在肺癌的发病机制中占有重要地位,糖皮质激素具有强大的抗炎作用,吸入性糖皮质激素(ICS)作用于局部,不良反应小,是理想的肺癌预防药物。Wattenberg等的动物实验证实,无论是高剂量组(25μg/kg)还是低剂量组(10μg/kg)的吸入性布地奈德,均降低了苯并吡诱导的A/J系雌性小鼠肺癌模型中肺肿瘤的发生,降低比例分别为34%及60%[5]。

临床试验也得到类似结果:2007年,Pafimon等报道了ICS对COPD患者肺癌发生的影响。该队列研究为期平均3.8年,最长随访时间4.6年,共纳入10 474例COPD患者,结论认为ICS可能对COPD患者肺癌发生有化学预防作用,较高剂量的ICS可降低肺癌的发生率。需要指出的是,该研究仅纳入3%的女性,尚不能确定结论是否适用于女性COPD患者[6]。随后中国台湾省学者进行了一项以人群为基础的队列研究,从中国台湾省全民健康保险数据库中提取了13 686名COPD女性患者的信息,证实了ICS在女性COPD患者中同样具有潜在预防肺癌发生的作用[7]。由于肺癌高危人群仍处在健康状态,对其化学预防重点要考虑药物疗效和长期应用的安全性。激素可能是潜在有效的化学预防药物之一,然而由于不良反应影响其应用。激素不良反应与给药途径和剂量有关。吸入的方式能够直接到达肺部,是使肺组织中浓度高于全身的给药方式。因此,ICS可能是一种理想的应用于肺癌化学预防药物,吸入激素的方式在肺癌化学预防中具有独特的优势。

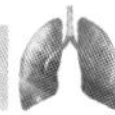

二、天然化合物及其提取物

中草药及中医治疗作为我国特有的医疗方式，已有数千年历史，其抗肿瘤及预防肿瘤的作用也被反复提及。中药材是我国的医药宝库，而且大多数中药材都是药食同源，对人类来说，食物来源的天然物质是大自然的馈赠，与作为药品修饰后化合物或补充剂相比，天然食物或食物来源的天然物质更易于让人接受。因此从药材中筛选化学预防药物不失为发现癌化学预防有效手段的重要途径。目前对中医药癌化学预防作用的机制探索认为，中医药的癌化学预防作用主要涉及干扰癌症始发机制、干扰促癌机制、抗氧化作用等三个方面。

1. 姜黄素 多数体外细胞研究显示，姜黄素可以有效抑制肺癌细胞增殖[8,9]，姜黄素作为一种多靶点的抗肿瘤药物，其抑制肺癌增殖的作用途径广泛，机制复杂。近年来关于诱导肺癌细胞自噬以及逆转肺癌基因启动子的甲基化水平报道较多，此外，姜黄素还可以通过 Akt-Bcl- 线粒体凋亡通路诱导肺癌细胞凋亡。通过诱导中性粒白细胞弹性蛋白酶启动子活性，上调体内外中性粒弹性蛋白酶水平，从而抵消 α_1- 抗胰蛋白酶表达水平抑制肿瘤生长。也有报道显示，其作用机制可能是通过上调 *P53* 和 *P21* 基因的表达水平，下调 *PCNA* 和 *eIF4E* 基因的表达水平，启动 P53/P21/PCNA /eIF4E 信号通路的级联[10]。研究发现，姜黄素还可作用于 A549 细胞，引起 pERK1/2 的表达显著降低，但不影响总 ERK1/2 的表达，说明姜黄素可以抑制异常激活的 ERK1/2 信号通路，而且姜黄素可以通过调节 MMPs 家族蛋白表达，促进 A549 细胞凋亡，达到抑制肿瘤生长的目的，这可能是中药姜黄素抗肿瘤的新机制[11]。

2. 十字花科蔬菜提取物——异硫氰酸酯 研究发现，十字花科蔬菜对多种肿瘤具有化学预防作用，荟萃分析显示，十字花科蔬菜的摄入可降低患肺癌的风险，这种保护作用独立于吸烟因素[12]。十字花科蔬菜所含的异硫氰酸酯是生物活性相似的一类化合物，包括萝卜硫素、苄基异硫氰酸酯（BITC）、苯乙基异硫氰酸酯等。研究表明，异硫氰酸酯通过诱导细胞保护酶，抑制炎症反应，调节免疫活动，改变信号通路等发挥肿瘤预防的作用。近年的病例对照研究表明，控制吸烟这个混杂因素后，富含十字花科蔬菜的饮食可以减少吸烟者肺癌的发生[13]。2008 年，美国国立卫生研究院（NIH）研究发现十字花科蔬菜略微减少男性肺癌的患病风险。一个较大规模的人群前瞻性研究发现，膳食中十字花科蔬菜的代谢产物异硫氰酸酯（ITCs）可以降低中国男性肺癌的发生，尤其是在 GSTM1 和谷胱甘肽 S 转移酶 T1（GSTT1）基因都缺失的个体更加明显[14]。健康的吸烟和非吸烟者年轻男性，膳食中增加 1 份蒸熟的西蓝花（200g/d），连续 10 天，吸烟者和非吸烟者淋巴细胞 DNA 链断裂均明显下降，增加了细胞的保护作用[15]。异硫氰酸酯作用机制的多样性和来源的广泛性，显示了利用食物和植物化学物来预防肺癌的前景。

3. 维生素 C 流行病学资料表明，肺癌高发区人群适当补充一些维生素及微量元素，可明显降低其发生率。维生素 C 是水果和蔬菜中最常见的抗氧化剂之一，具有化学预防作用。癌细胞线粒体氧化代谢的改变导致 O^{2-} 和 H_2O_2 水平升高，维生素 C 可以保护细胞不受氧化性损伤，从而阻断致癌物致癌[16]。目前已有临床试验和流行病学调查表明，维生素 C 在肺癌的预防及治疗上有一定作用。许多实验研究证明维生素 C 在肺癌防治中的重要作用。Chen 等的动物实验证实，维生素 C 可抑制与肿瘤生长相关的缺氧诱导因子 -1α（HIF-1α）蛋白，可能影响肿瘤发生发展[17]。研究显示，$PM_{2.5}$ 可引起人肺癌 A549 细胞活力的降低、ROS 的生成、丙二醛（MDA）含量的升高和超氧化物歧化酶（SOD 酶）活性的降低，最终导致细胞发生 G2 期周期阻滞，而维生素 C 可显著降低 $PM_{2.5}$ 对 A549 细胞的氧化损伤和 G2 期周期阻滞[18]。高剂量维生素 C 用于肿瘤防治虽未达到 统一，但表现出一定的应用前景。

肺癌是我国最常见的恶性肿瘤，其预后存活率较差。对肺癌癌前病变采取积极的化学预防治疗，对减低肺癌发生率和病死率有极其重要的意义。当前通过不断探索研究肺癌的化学预防物取得了明显进展，为肺癌的防治提供了希望。然而，目前肺癌的化学预防仍然缺乏高证据级别的随机对照研究，仍需临床上进一步探索。

（夏　曙　赵雪琪）

参考文献

[1] SPORN M B,DUNLOP N M,NEWTON D L,et al.Prevention of chemical carcinogenesis by vitamin A and its synthetic analogs(retinoids)[J].Fed Proc,1976,35(6):1332-1338.

[2] KEITH R L,BLATCHFORD P J,KITTELSON J,et al.Oral iloprost improves endobronchial dysplasia in former smokers[J].Cancer Prev Res (Phila),2011,4(6):793-802.

[3] MAO J T,ROTH M D,FISHBEIN M C,et al.Lung cancer chemoprevention with celecoxib in former smokers[J]. Cancer Prev Res (Phila),2011,4(7):984-993.

[4] 吴昆鹏，吴爱兵，沈湘，等．阿司匹林预防肺癌作用 Meta 分析．中华肿瘤防杂志，2014,21(1):55-60.

[5] WATTENBERG L W.Chemoprevention of pulmonary carcinogenesis by brief exposures to aerosolized budesonide or beclomethasone dipropionate and by the combination of aerosolized budesonide and dietary myo-inositol[J].Carcinogenesis,2000,21(2):179-182.

[6] PARIMON T,CHIEN J W,BRYSON C L,et al.Inhaled Corticosteroids and Risk of Lung Cancer among Patients with Chronic Obstructive Pulmonary Disease[J].Am J Respir Crit Care Med,2007,175(7):712-719.

[7] LIU S F,KUO H C,LIN M C,et al.Inhaled corticosteroids have a protective effect against lung cancer in female patients with chronic obstructive pulmonary disease:a nationwide population-based cohort study[J].Oncotarget,2017,8(18):29711-29721.

[8] YE M,ZHANG J,ZHANG J,et al.Curcumin promotes apoptosis by activating the p53-miR-192- 5p/215-XIAP pathway in non-small cell lung cancer[J].Cancer Lett,2015,357(1):196-205.

[9] LI Z C,ZHANG L M,WANG H B,et al.Curcumin inhibits lung cancer progression and metastasis through induction of FOXO1[J].Tumor Biol,2014,35(1):111-116.

[10] NARAYANAN B A.Chemopreventive agents alters global gene expression pattern: predicting their mode of action and targets[J].Curr Cancer Drug Targets,2006,6(8):711-727.

[11] LU Z Y,XIAO Y Z,LIU X,et al.Matrine reduces the proliferation of A549 cells via the p53/p21/PCNA/eIF4E signaling pathway[J].Mol Med Rep,2017,15(5):2415-2422.

[12] LAM T K,GALLICCHIO L,LINDSLEY K,et al.Cruciferous vegetable consumption and lung cancer risk:A systematic review[J].Cancer Epidemiol Biomarkers Prev,2009,18(1):184-195.

[13] TANG L,ZIRPOLI G R,JAYAPRAKASH V,et al.Cruciferous vegetable intake is inverse ly associated with lung cancer risk among smokers:A case-control study[J].BMC Cancer,2010, 10(1):162.

[14] WRIGHT M E,PARK Y,SUBAR A F,et al.Intakes of fruit,vegetables,and specific botanical groups in relation to lung cancer risk in the NIH-AARP diet and health study[J].Am J Epidemiol, 2008,168(9):1024-1034.

[15] LONDON S J,YUAN J M,CHUNG F L,et al.Isothiocyanates,glutathione S-transferase M1 and T1 polymorphisms,and lung-cancer risk:A prospective study of men in Shanghai,China[J].Lancet, 2000,356(9231):724-729.

[16] CHEN Q,ESPEY M G,SUN A Y,et al.Ascorbate in pharmacologic concentrations selectively generates ascorbate radical and hydrogen peroxide in extracellular fluid in vivo[J].Proc Natl Acad Sci USA,2007,104(21):8749-

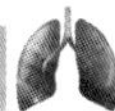

8754.

[17] CHEN C,SUN J,LIU G,et al.Effect of small interference RNA targeting HIF-1α mediated by raav combined l: -ascorbate on pancreatic tumors in athymic mice [J].Pathol Oncol Res Por,2009, 15(1):109-114.

[18] 哈红萍，刘清涛．维生素 C 对 $PM_{2.5}$ 致人肺癌 A549 细胞周期阻滞的影响 [J]. 毒理学杂志，2014(5): 393-396.

第五节　运 动 预 防

众所周知，运动可以控制体重，降低血压、血糖、血脂等，能够显著降低死于心血管疾病、糖尿病等的风险[1]。一项最新的研究显示，运动和减少酒精、烟草摄入作用相一致，能够显著降低死于癌症的风险。美国癌症协会（ACS）研究认为，对绝大多数不吸烟的美国人来说，癌症风险最重要的可变决定因素就是控制体重、饮食的选择和身体活动水平[2,3]。

研究显示，在美国，据估计超重和肥胖导致所有癌症相关死亡率为 14%～20%[4]。超重和肥胖显然与许多癌症增长的风险相关，包括绝经后女性的乳腺癌、结直肠癌、子宫内膜癌、肾癌、食管腺癌和胰腺癌，可能与胆囊的癌症风险增加相关；也可能与肝癌、非霍奇金淋巴瘤、多发性骨髓瘤、宫颈癌、卵巢癌、前列腺癌的风险增加相关。另外，腹型肥胖已经明确与直肠癌相关，并且可能与患胰腺、子宫内膜、绝经后乳腺的肿瘤高风险相关。超重和肥胖被认为通过各种机制影响这些癌症的风险，其中一些特定于特别的癌症类型。

大多数关于能量不平衡和癌症的研究都关注超重和肥胖增加的相关风险。一些探索刻意减肥的研究显示，减肥会减少绝经后乳腺癌和可能其他癌症的风险。大量生活方式和行为干预减肥的研究结果，显示适度减肥可以改善胰岛素敏感性和激素代谢的生化指标，而恰恰运动可以解决超重和肥胖的问题。

运动可降低某些癌症的发生，包括乳腺癌、结肠癌、子宫内膜癌和晚期前列腺癌，尤其是胰腺癌。常规的运动可以通过平衡摄入的能量和消耗的能量来帮助维持一个健康的体重，并且可能通过直接和间接的影响，帮助预防某些癌症发生，包括调节性性激素、胰岛素和前列腺素，对免疫系统有多种好处，达到抑癌的目的[5]。因此，从运动抑癌的机制来看，它对于癌症的抑制是广谱的，对于肺癌的预防也具有积极意义。

那么运动抑癌的机制如何？有众多的学者做了多项研究，目前大概有如下的理论。其中，运动疗法被认为是一种通过运动改善肿瘤微环境从而干预肿瘤治疗的方法，已经成为一种应用于肿瘤患者的非药物干预手段，也称为运动肿瘤学。肿瘤微环境指由细胞外基质、基质细胞（成纤维细胞、浸润性免疫细胞、脂肪细胞等）、肿瘤血管和淋巴管相互作用形成的肿瘤细胞生长的特殊环境。随着研究的深入，发现宿主微环境通过特异因子的作用影响着肿瘤细胞的生物学特性。当前研究认为，运动对癌症患者的肿瘤微环境以及肿瘤细胞存在多项干预机制，可以通过调节宿主肿瘤之间的相互作用从而调节肿瘤的生长进程，而这种调节作用是相互、复杂、多面、重叠的[6]。

对于大部分不吸烟的人群来说，最主要的可能降低癌症风险的方式包括体重控制、膳食选择以及不同程度的运动[7]。美国每年约 1/3 癌症相关死亡与膳食和运动习惯相关，包括超重和肥胖，另有 1/3 与烟草相关。避免烟草接触、保持健康的体重、坚持运动及健康饮食

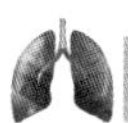

可以减少患癌及因癌症死亡等风险。一项研究通过吸烟状态对整体人群进行区分，结果显示，对吸烟人群无论是尚未戒烟或已戒烟，运动量更大的人群肺癌风险更低。然而对于不吸烟人群，运动与肺癌风险无关[8]。

美国癌症协会（American Cancer Society，ACS）发布了癌症预防营养及运动指南，虽然我国饮食结构与美国不尽相同，但健康饮食及适量运动可以降低肿瘤风险这一概念已被广泛接受。对于相关运动建议，仍有一定借鉴作用。

营养及运动干预的相关随机对照研究十分有挑战性，因为很难找到合适的干预标准和干预时间，若太晚开始干预或样本量太小、随访时间太短都有可能无法得到阳性结果，并且这类实验无法做到双盲。因此，几乎只能基于短期的临床试验及观察性实验结果给出建议：

1. 成年人应每周至少进行 150 分钟中等强度或 75 分钟高强度活动，或同等活动量的组合，可散布在周间进行。

2. 儿童及青少年每日至少 1 小时中等或高强度活动，其中每周至少 3 天高强度活动。

3. 限制久坐活动，如静坐、平躺、看电视或其他需要注视屏幕的娱乐活动。

4. 无论日常活动量大小，在日常活动的基础上增加体育运动，都可能产生健康获益。

其中，中等强度活动包括散步、舞蹈、滑冰、瑜伽、羽毛球、乒乓球等。高强度活动包括跑步、游泳、跳绳、足球、篮球等。

总的来说，目前对于运动降低肺癌风险的研究尚不充分，最主要能够降低肺癌风险的仍是避免烟草接触，但坚持适量运动、保持健康生活方式仍可能降低多种肿瘤及慢性病发生。

（陈俊强　黄秋远　林楚妍　詹周伟）

参考文献

[1] TODORIC J,ANTONUCCI L,KARIN M.Targeting Inflammation in Cancer Prevention and Therapy[J]. Cancer Prev Res,2016,9(12):895-905.

[2] DANIEL K,MICHAEL J,RICHARD T B,et al.Extended Follow-Up and Spatial Analysis of the American Cancer Society Study Linking Particulate Air Pollution and Mortality[J].Res Rep,2009, 140(140):5-114.

[3] CERHAN J R,POTTER J D,GILMORE J M,et al.Adherence to the AICR cancer prevention recommendations and subsequent morbidity and mortality in the Iowa Women' s Health Study cohort[J].Cancer Epidemiol Biomarkers Prev,2004,13(7):1114-1120.

[4] LAWRENCE L H,DOYLE C,MCCULLOUGH M,et al.American cancer society guidelines on nutrition and physical activity for cancer prevention[J].CA Cancer J Clin,2012,62(1):30-67.

[5] HARTMAN T J,MCCULLOUGH M L,HODGE J M,et al.Dietary Energy Density,Glycemic Load,lycemic Index,and Risk for Endometrial Cancer in the CPS- Ⅱ Nutrition Cohort[J]. Cancer Epidemiol Biomarkers Prev,2018,27(1):113-115.

[6] WIGGINS J M,OPOKUACHEAMPONG A B,BAUMFALK D R,et al.Exercise and the Tumor Microenvironment:Potential Therapeutic Implications[J]. Exerc Sport Sci Rev, 2018,46(1):56-64.

[7] MCGINNIS J,FOEGE W.Actual Causes of Death in the United States[J].JAMA,1994,270(10):1238-1245.

[8] LEITZMANN M F,KOEBNICK C,ABNET C C,et al.Prospective study of physical activity and lung cancer by histologic type in current,former,and never smokers[J].Am J Epidemiol,2009,169(5): 542-553.

附录

附录1　患者一般状况评分

一、远期生活质量评估(Karnofsky Performance Scale，KPS)

分值	患者身体状况
100	正常、无症状和体征
90	能进行正常活动、有轻微症状和体征
80	勉强可进行正常活动，有一定症状和体征
70	生活可自理，但不能维持正常生活或工作
60	有时需人扶助，但大多数时间可自理
50	常需人照顾
40	生活不能自理，需特别照顾和帮助
30	生活严重不能自理
20	病重，需住院和积极的支持治疗
10	病危，临近死亡
0	死亡

参考：CLANCEY J K. Karnofsky performance scale[J]. J Neurosci Nurs，1995，27(4):220.

二、美国东部肿瘤协作组(Eastern Cooperative Oncology Group，ECOG)评分标准

级别	体力状态
0	活动能力完全正常，与起病前活动能力无任何差异
1	能自由走动及从事轻体力活动，包括一般家务或办公室工作，但不能从事较重的体力活动
2	能自由走动及生活自理，但已丧失工作能力，日间不少于1/2时间可以起床活动
3	生活仅能部分自理，日间1/2以上时间卧床或坐轮椅
4	卧床不起，生活不能自理
5	死亡

参考：OKEN M M，CREECH R H，TORMEY D C，et al. Toxicity and response criteria of the Eastern Cooperative Oncology Group[J]. Am J Clin Oncol，1982，5(6):649-655.

附录 2　营养风险筛查评分简表(NRS 2002)

营养风险筛查评分简表(NRS 2002)是欧洲肠外肠内营养学会(ESPEN)推荐使用的住院患者营养风险筛查方法。

<table>
<tr><td colspan="2">1. 疾病有关评分：　□ 0 分　□ 1 分　□ 2 分　□ 3 分</td></tr>
<tr><td>评分 1 分</td><td>营养需要量轻度增加：髋骨折□　慢性疾病有并发症□　COPD □
血液透析□　肝硬化□　一般恶性肿瘤患者□</td></tr>
<tr><td>评分 2 分</td><td>营养需要量中度增加：腹部大手术□　脑卒中□
重度肺炎□　血液恶性肿瘤□</td></tr>
<tr><td>评分 3 分</td><td>营养需要量重度增加：颅脑损伤□　骨髓移植□
APACHE 评分 >10 分的 ICU 患者□</td></tr>
<tr><td colspan="2">2. 营养状态有关评分（下面 3 项取最高分）：　□ 0 分　□ 1 分　□ 2 分　□ 3 分</td></tr>
<tr><td colspan="2">（1）人体测量：□ 0 分　□ 1 分　□ 2 分　□ 3 分
身高__________m（精度到 0.5cm）（免鞋）
实际体重__________kg（精度到 0.5kg）（空腹，病房衣服，免鞋）
BMI__________kg/m²（≤18.5kg/m²，3 分）
注：因严重胸腔积液、腹水、水肿等得不到准确的 BMI 值时用白蛋白来替代（ESPEN 2006）：白蛋白__________g/L（≤30g/L，3 分）</td></tr>
<tr><td colspan="2">（2）近期（1~3 个月）体重是否下降？　是□　否 □
如果是，体重下降__________ kg
体重下降≥5%，是在：□ 3 个月内（1 分）　□ 2 个月内（2 分）　□ 1 个月内（3 分）</td></tr>
<tr><td colspan="2">（3）1 周内进食量是否减少？　是□　否 □
如果是，较之前减少：□ 25%~50%（1 分）□ 50%~75%（2 分）□ 75%~100%（3 分）</td></tr>
<tr><td colspan="2">3. 年龄评分：□ 0 分　□ 1 分
注：≥70 岁为 1 分，否则为 0 分</td></tr>
</table>

注：营养风险总评分 = 疾病有关评分 + 营养状态有关评分 + 年龄评分。总分≥ 3 分，提示患者存在营养风险，应立即开始营养支持；总分≤ 3 分，应每周用此法复查其营养风险。

参考：KONDRUP J, RASMUSSEN H H, HAMBERG O, et al. Nutritional risk screening (NRS 2002): a new method based on an analysis of controlled clinical trials[J]. Clin Nutr, 2003, 22(3):321-336.

附录 3　生活质量测定量表——EORTC QLQ-C30(V3.0)中文版

我们想了解有关您和您的健康的一些情况，请您亲自回答下面所有问题，这里的答案并无对与不对之分，只要求在最能反映您情况的数字上画圈。您所提供的资料我们将会严格保密。

请填上您的代号(编号):

出生日期:______年______月______日

今天日期:______年______月______日

在过去的1周内:	没有	有点	相当	非常
1. 您从事一些费力的活动有困难吗,比如说提很重的购物袋或手提箱?	1	2	3	4
2. 长距离行走对您来说有困难吗?	1	2	3	4
3. 户外短距离行走对您来说有困难吗?	1	2	3	4
4. 您白天需要待在床上或椅子上吗?	1	2	3	4
5. 您在吃饭、穿衣、洗澡或上厕所时需要他人帮忙吗?	1	2	3	4
6. 您在工作和日常活动中是否受到限制?	1	2	3	4
7. 您在从事您的爱好或休闲活动时是否受到限制?	1	2	3	4
8. 您有气促吗?	1	2	3	4
9. 您有疼痛吗?	1	2	3	4
10. 您需要休息吗?	1	2	3	4
11. 您睡眠有困难吗?	1	2	3	4
12. 您觉得虚弱吗?	1	2	3	4
13. 您食欲缺乏(没有胃口)吗?	1	2	3	4
14. 您觉得恶心吗?	1	2	3	4
15. 您有呕吐吗?	1	2	3	4
16. 您有便秘吗?	1	2	3	4
17. 您有腹泻吗?	1	2	3	4
18. 您觉得累吗?	1	2	3	4
19. 疼痛影响您的日常活动吗?	1	2	3	4
20. 您集中精力做事有困难吗,如读报纸或看电视?	1	2	3	4
21. 您觉得紧张吗?	1	2	3	4
22. 您觉得忧虑吗?	1	2	3	4
23. 您觉得脾气急躁吗?	1	2	3	4
24. 您觉得压抑(情绪低落)吗?	1	2	3	4
25. 您感到记忆困难吗?	1	2	3	4
26. 您的身体状况或治疗影响您的家庭生活吗?	1	2	3	4
27. 您的身体状况或治疗影响您的社交活动吗?	1	2	3	4
28. 您的身体状况或治疗使您陷入经济困难吗?	1	2	3	4

续表

对下列问题，请在1~7之间选出一个最适合您的数字并画圈
29. 您如何评价在过去1周内您总的健康状况？ 1　2　3　4　5　6　7 非常差　　　　　　非常好
30. 您如何评价在过去1周内您总的生活质量？ 1　2　3　4　5　6　7 非常差　　　　　　非常好

参考：ZHAO H, KANDA K. Translation and validation of the standard Chinese version of the EORTC QLQ-C30[J]. Qual Life Res, 2000, 9(2):129-137.

附录4　生活质量测定量表——EORTC QLQ-LC13中文版

患者有时会有以下临床症状。请指出在过去1周内您所出现的这些临床症状或问题的程度，圈出最适合您的答案。

在过去的1周内：	没有	有点	相当	非常
1. 您经常咳嗽吗？	1	2	3	4
2. 您咯血吗（痰中带血）？	1	2	3	4
3. 您休息时感到气短吗？	1	2	3	4
4. 您散步时感到气短吗？	1	2	3	4
5. 您爬楼梯时感到气短吗？	1	2	3	4
6. 您有过口腔或舌头疼痛吗？	1	2	3	4
7. 您有过吞咽困难吗？	1	2	3	4
8. 您有过手脚发麻 / 刺痛吗？	1	2	3	4
9. 您有过脱发吗？	1	2	3	4
10. 您有过胸痛吗？	1	2	3	4
11. 您有过手臂或肩膀疼痛吗？	1	2	3	4
12. 您有过身体其他部位的疼痛吗？ a. 没有　b. 有 如果有，请写出部位：＿＿＿＿	1	2	3	4
13. 您服用过止疼药吗？ a. 没有　b. 有 如果用过，止疼作用大吗？	1	2	3	4

参考：BERGMAN B, AARONSON N K, AHMEDZAI S, et al. The EORTC QLQ-LC13: a modular supplement to the EORTC Core Quality of Life Questionnaire (QLQ-C30) for use in lung cancer clinical trials. EORTC Study Group on Quality of Life[J]. Eur J Cancer, 1994, 30A(5):635-642.

附录 5　Barthel 指数评定量表

序号	项目	完全独立	需部分帮助	需极大帮助	完全依赖
1	进食	10	5	0	–
2	洗澡	5	0	–	–
3	修饰	5	0	–	–
4	穿衣	10	5	0	–
5	控制大便	10	5	0	–
6	控制小便	10	5	0	–
7	如厕	10	5	0	–
8	床椅转移	15	10	5	0
9	平地行走	15	10	5	0
10	上下楼梯	10	5	0	–

Barthel 指数总分:____分

注:根据患者的实际情况,在每个项目对应的得分上划“√”。

自理能力分级

自理能力等级	等级划分标准	需要照护程度
重度依赖	总分≤40 分	全部需他人照护
中度依赖	总分 41~60 分	大部分需他人照护
轻度依赖	总分 61~99 分	少部分需他人照护
无需依赖	总分 100 分	无需他人照护

参考:MAHONEY F I, BARTHEL D W. Functional Evaluation: the Barthel Index[J]. Md State Med J, 1965, 14:61-65.

附录 6　抑郁自评量表

抑郁自评量表(Self-Rating Depression Scale, SDS)包含 20 个项目,分为 4 级评分,为保证调查结果的准确性,务请您仔细阅读以下内容,根据最近 1 周的情况如实回答。

填表说明:所有题目均共用答案,请在 A、B、C、D 下划“√”,每题限选一个答案。

姓名________ 性别:□男　□女

自评题目	没有或很少时间	小部分时间	相当多时间	绝大部分或全部时间
1. 我觉得闷闷不乐,情绪低沉	A	B	C	D
*2. 我觉得一天之中早晨最好	A	B	C	D

续表

自评题目	没有或很少时间	小部分时间	相当多时间	绝大部分或全部时间
3. 我一阵阵哭出来或想哭	A	B	C	D
4. 我晚上睡眠不好	A	B	C	D
*5. 我吃得跟平常一样多	A	B	C	D
*6. 我与异性密切接触时和以往一样感到愉快	A	B	C	D
7. 我发觉我的体重在下降	A	B	C	D
8. 我有便秘的苦恼	A	B	C	D
9. 我心跳比平时快	A	B	C	D
10. 我无缘无故地感到疲乏	A	B	C	D
*11. 我的头脑跟平常一样清楚	A	B	C	D
*12. 我觉得经常做的事情并没困难	A	B	C	D
13. 我觉得不安而平静不下来	A	B	C	D
*14. 我对将来抱有希望	A	B	C	D
15. 我比平常容易生气和激动	A	B	C	D
*16. 我觉得作出决定是容易的	A	B	C	D
*17. 我觉得自己是个有用的人，有人需要我	A	B	C	D
*18. 我的生活过得很有意思	A	B	C	D
19. 我认为如果我死了别人会生活得更好些	A	B	C	D
*20. 平常感兴趣的事我仍然照样感兴趣	A	B	C	D

评分标准：正向计分题 A、B、C、D 按 1、2、3、4 分计；反向计分题（标注 * 的题目，题号为 2、5、6、11、12、14、16、17、18、20）A、B、C、D 按 4、3、2、1 分计。总分乘以 1.25 取整数，即得标准分。低于 50 分者为正常；50~60 分者为轻度抑郁；61~70 分者为中度抑郁；70 分以上者为重度抑郁。

参考：ZUNG W W. A Self-Rating Depression Scale[J]. Arch Gen Psychiatry，1965，12:63-70.

附录 7　焦虑自评量表

焦虑自评量表（Self-Rating Anxiety Scale，SAS）包含 20 个项目，分为 4 级评分，请您仔细阅读以下内容，根据最近 1 周的情况如实回答。

填表说明：所有题目均共用答案，请在 A、B、C 、D 下划"√"，每题限选一个答案。

姓名________　性别：□男　□女

自评题目	没有或很少时间	小部分时间	相当多时间	绝大部分或全部时间
1. 我觉得比平时容易紧张或着急	A	B	C	D
2. 我无缘无故地感到害怕	A	B	C	D

续表

自评题目	没有或很少时间	小部分时间	相当多时间	绝大部分或全部时间
3. 我容易心里烦乱或感到惊恐	A	B	C	D
4. 我觉得我可能将要发疯	A	B	C	D
*5. 我觉得一切都很好	A	B	C	D
6. 我手脚发抖打颤	A	B	C	D
7. 我因为头疼、颈痛和背痛而苦恼	A	B	C	D
8. 我觉得容易衰弱和疲乏	A	B	C	D
*9. 我觉得心平气和，并且容易安静坐着	A	B	C	D
10. 我觉得心跳得很快	A	B	C	D
11. 我因为一阵阵头晕而苦恼	A	B	C	D
12. 我有晕倒发作，或觉得要晕倒似的	A	B	C	D
*13. 我吸气、呼气都感到很容易	A	B	C	D
14. 我的手脚麻木和刺痛	A	B	C	D
15. 我因为胃痛和消化不良而苦恼	A	B	C	D
16. 我常常要小便	A	B	C	D
*17. 我的手脚常常是干燥、温暖的	A	B	C	D
18. 我脸红发热	A	B	C	D
*19. 我容易入睡并且一夜睡得很好	A	B	C	D
20. 我做噩梦	A	B	C	D

评分标准：正向计分题 A、B、C、D 按 1、2、3、4 分计；反向计分题（标注 * 的题目，题号为 5、9、13、17、19）A、B、C、D 按 4、3、2、1 分计。总分乘以 1.25 取整数，即得标准分。低于 50 分者为正常；50~60 分者为轻度焦虑；61~70 分者为中度焦虑；70 分以上者为重度焦虑。

参考：JEGEDE R O. Psychometric attributes of the Self-Rating Anxiety Scale[J]. Psychol Rep, 1977, 40(1):303-306.

附录 8　简明疼痛评估量表

患者姓名：______病案号：______诊断：______

评估时间：______评估医师：______

1. 大多数人一生中都有过疼痛经历（如轻微头痛、扭伤后痛、牙痛）。除这些常见的疼痛外，现在您是否还感到有别的类型的疼痛？　a. 是　　b. 否

2. 请您在下图中标出您的疼痛部位，并在疼痛最剧烈的部位以“×”标出。

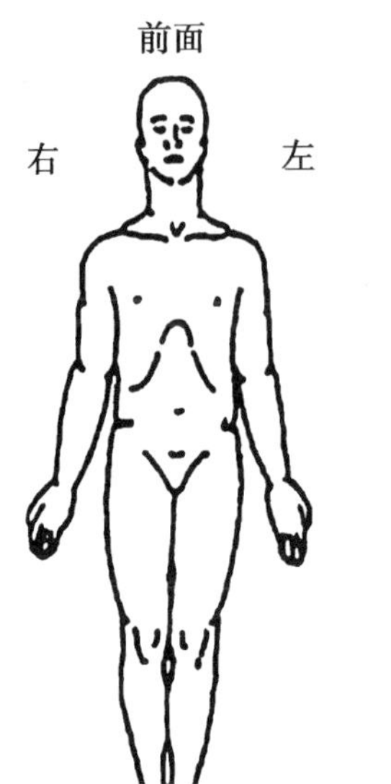

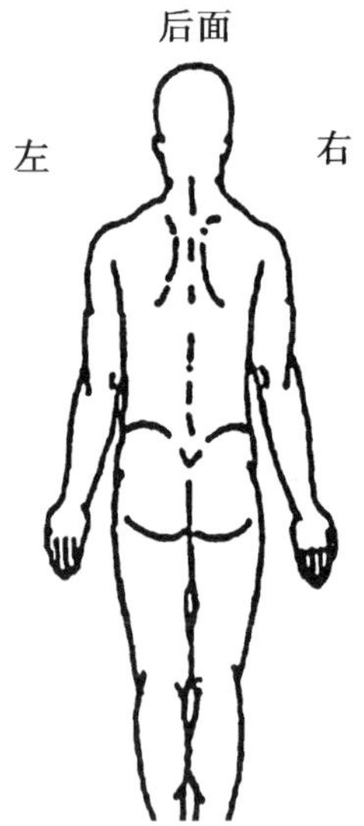

3. 请选择下面的一个数字，以表示过去24小时内您疼痛最剧烈的程度。

（不痛） 0　1　2　3　4　5　6　7　8　9　10 （最剧烈）

4. 请选择下面的一个数字，以表示过去24小时内您疼痛最轻微的程度。

（不痛） 0　1　2　3　4　5　6　7　8　9　10 （最剧烈）

5. 请选择下面的一个数字，以表示过去24小时内您疼痛的平均程度。

（不痛） 0　1　2　3　4　5　6　7　8　9　10 （最剧烈）

6. 请选择下面的一个数字，以表示您目前的疼痛程度。

（不痛） 0　1　2　3　4　5　6　7　8　9　10 （最剧烈）

7. 您希望接受何种药物或治疗控制您的疼痛？

---

8. 在过去的24小时内，由于药物或治疗的作用，您的疼痛缓解了多少？请选择下面的一个百分数，以表示疼痛缓解的程度。

（无缓解）0　10%　20%　30%　40%　50%　60%　70%　80%　90%　100%（完全缓解）

9. 请选择下面的一个数字，以表示过去24小时内疼痛对您的影响。

（1）对日常生活的影响：

（无影响） 0　1　2　3　4　5　6　7　8　9　10 （完全影响）

（2）对情绪的影响：

（无影响） 0　1　2　3　4　5　6　7　8　9　10 （完全影响）

（3）对行走能力的影响：

（无影响） 0　1　2　3　4　5　6　7　8　9　10 （完全影响）

（4）对日常工作的影响（包括外出工作和家务劳动）：

（无影响） 0　1　2　3　4　5　6　7　8　9　10 （完全影响）

（5）对与他人关系的影响：

（无影响） 0　1　2　3　4　5　6　7　8　9　10 （完全影响）

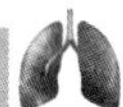

（6）对睡眠的影响：

（无影响）0　1　2　3　4　5　6　7　8　9　10（完全影响）

（7）对生活兴趣的影响：

（无影响）0　1　2　3　4　5　6　7　8　9　10（完全影响）

参考：POQUET N, LIN C. The Brief Pain Inventory (BPI) [J]. J Physiother, 2016, 62(1):52.

附录9　患者放射损伤分级标准

一、RTOG急性放射损伤分级标准

器官组织	0级	1级	2级	3级	4级
皮肤	无变化	滤泡样暗色红斑/脱发/干性脱皮/出汗减少	触痛性或鲜色红斑，片状湿性脱皮/中度水肿	皮肤皱褶以外部位的融合的湿性脱皮，凹陷性水肿	溃疡，出血，坏死
黏膜	无变化	充血/可有轻度疼痛，无需止痛药	片状黏膜炎，或有炎性血清血液分泌物/或有中度疼痛，需止痛药	融合的纤维性黏膜炎/可伴重度疼痛，需麻醉药	溃疡，出血，坏死
眼	无变化	轻度黏膜炎，有或无巩膜出血/泪液增多	轻度黏膜炎伴或不伴角膜炎，需激素和/或抗生素治疗/干眼，需用人工泪液/虹膜炎，畏光	严重角膜炎伴角膜溃疡/视敏度或视野有客观性的减退/急性青光眼/全眼球炎	失明（同侧或对侧）
耳	无变化	轻度外耳炎伴红斑、瘙痒，继发干性脱皮，无需用药，听力图与疗前比无变化	中度外耳炎，需外用药物治疗/浆液性中耳炎/仅测试时出现听觉减退	重度外耳炎，伴溢液或湿性脱皮/有症状的听觉减退/耳鸣，与药物无关	耳聋
唾液腺	无变化	轻度口干/唾液稍稠/可有味觉的轻度变化如金属味/这些变化不会引起进食行为的改变，如进食时需水量增加	轻度到完全口干/唾液变稠变黏/味觉发生明显改变	—	急性唾液腺坏死

续表

器官组织	0级	1级	2级	3级	4级
咽和食管	无变化	轻度吞咽困难或吞咽疼痛/需麻醉性止痛药/需进流食	持续声嘶但能发声/牵涉性耳痛，咽喉痛，片状纤维性渗出或轻度喉水肿，无需麻醉剂/咳嗽，需镇咳药	讲话声音低微，咽喉痛或牵涉性耳痛，需麻醉剂/融合的纤维性渗出，明显的喉水肿	明显的呼吸困难，喘鸣或咯血，气管切开或需要插管
上消化道	无变化	畏食伴体重比疗前下降≤5%/恶心，无需止吐药/腹部不适，无需抗副交感神经药或止痛药	畏食伴体重比疗前下降≤5%/恶心和/或呕吐，需要止吐药/腹部不适，需止吐药	畏食伴体重比疗前下降≥5%/或需鼻胃管或肠胃外支持。恶心和/或呕吐需插管或肠胃外支持/腹痛，用药后仍较重/呕血或黑粪/腹部膨胀（X线片示肠管扩张）	肠梗阻，亚急性或急性梗阻，胃肠道出血需输血/腹痛需置管减压或肠扭转
下消化道包括盆腔	无变化	大便次数增多或大便习惯改变，无需用药/直肠不适，无需止痛治疗	腹泻，需用抗副交感神经药（如地芬诺酯）/黏液分泌增多，无需卫生垫/直肠或腹部疼痛，需止痛药	腹泻，需肠胃外支持/重度黏液或血性分泌物增多，需卫生垫/腹部膨胀（X线片示肠管扩张）	急性或亚急性肠梗阻，瘘或穿孔；胃肠道出血需输血；腹痛或里急后重需置管减压，或肠扭转
肺	无变化	轻度干咳或劳累时呼吸困难	持续咳嗽需麻醉性止咳药/稍活动即呼吸困难，但休息时无呼吸困难	重度咳嗽，对麻醉性止咳药无效，或休息时呼吸困难/临床或影像有急性放射性肺炎的证据/间断吸氧或可能需激素治疗	严重呼吸功能不全/持续吸氧或辅助通气治疗
生殖泌尿道	无变化	排尿频率或夜尿为疗前的2倍/排尿困难、尿急，无需用药	排尿困难或夜尿少于每小时1次，排尿困难、尿急、膀胱痉挛，需局部用麻醉剂（如非那吡啶）	尿频伴尿急和夜尿，每小时1次或更频/排尿困难，盆腔痛或膀胱痉挛，需定时、频繁地予麻醉剂/肉眼血尿伴或不伴血块	血尿需输血/急性膀胱梗阻，非继发于血块、溃疡或坏死

 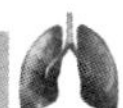

续表

器官组织	0级	1级	2级	3级	4级
心脏	无变化	无症状但有客观的心电图变化证据；或心包异常，无其他心脏病的证据	有症状，伴心电图改变和影像学上充血性心力衰竭的表现，或心包疾病/无需特殊治疗	充血性心力衰竭，心绞痛，心包疾病，对治疗有效	充血性心力衰竭，心绞痛，心包疾病，心律失常，对非手术治疗无效
中枢神经系统	无变化	功能完全正常(如能工作)，有轻微的神经体征，无需用药	出现神经体征，需家庭照顾/可能需护士帮助/包括激素的用药/可能需抗癫痫的药物	有神经体征，需住院治疗	严重的神经损害，包括瘫痪、昏迷或癫痫发作，即使用药仍每周>3次/需住院治疗
白细胞计数/($\times 10^9$个·L^{-1})	≥4.0	3.0~<4.0	2.0~<3.0	1.0~<2.0	<1.0
血小板计数/($\times 10^9$个·L^{-1})	≥100	75~<100	50~<75	25~<50	<25或自发性出血
中性粒细胞/($\times 10^9$个·L^{-1})	≥2.0	1.5~<2.0	1.0~<1.5	0.5~<1.0	<0.5或败血症
中性粒细胞计数/(g·L^{-1})	≥100	90~<100	60~<90	<60	—
血沉/%	≥32	28~<32	<28	需输浓缩红细胞	—

二、RTOG/EORTC晚期放射损伤分级标准

器官组织	0级	1级	2级	3级	4级	5级
皮肤	无	轻度萎缩，色素沉着，些许脱发	片状萎缩，中度毛细血管扩张，完全脱发	明显萎缩，显著的毛细血管扩张	溃疡	直接死于放射晚期反应
皮下组织	无	轻度硬化(纤维化)和皮下脂肪减少	中度纤维化，但无症状；轻度野挛缩；<10%线性减少	重度硬化和皮下组织减少；野挛缩>10%线性单位	坏死	
黏膜	无	轻度萎缩和干燥	中度萎缩和毛细血管扩张，无黏液	重度萎缩伴完全干燥，重度毛细血管扩张	溃疡	

续表

器官组织	0级	1级	2级	3级	4级	5级
唾液腺	无	轻度口干，对刺激有反应	中度口干，对刺激反应差	完全口干，对刺激无反应	纤维化	
脊髓	无	轻度L'Hermitte综合征	重度L'Hermitte综合征	在或低于治疗脊髓水平有客观的神经体征	同侧，对侧象限性瘫痪	
脑	无	轻度头痛，轻度嗜睡	中度头痛，中度嗜睡	重度头痛，严重中枢神经功能失调（行动能力部分丧失或运动障碍）	癫痫发作或瘫痪，昏迷	
眼	无	无症状的白内障，轻微角膜溃疡或角膜炎	有症状的白内障，中度角膜溃疡，轻微视网膜病或青光眼	严重角膜炎，严重视网膜病或视网膜剥脱	全眼球炎，失明	
喉	无	声音嘶哑，轻度喉水肿	中度喉水肿，软骨炎	重度水肿，重度软骨炎	坏死	
肺	无	无症状或轻微症状（干咳）；轻微影像学表现	中度有症状的纤维化或肺炎（重度咳嗽）；低热，影像学片样改变	重度有症状的纤维化或肺炎；影像学致密性改变	严重呼吸功能不全/持续吸氧；辅助通气	
心脏	无	无症状或轻微症状；一过性T波倒置和ST改变；窦性心动过速，>110次/min（静息时）	轻微劳累时心绞痛；轻度心包炎；心脏大小正常；持续不正常T波和ST改变，QRS低	严重心绞痛；心包积液；缩窄性心包炎；中度心力衰竭；心脏扩大；心电图正常	心脏压塞/严重心力衰竭/重度缩窄性心包炎	
食管	无	轻度纤维化；轻度吞咽固体食物困难；无吞咽疼痛	不能正常进固体食物；进半固体食物；可能有扩张指征	严重纤维化，只能进流食；可有吞咽疼痛；需扩张	坏死/穿孔，瘘	

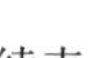

续表

器官组织	0级	1级	2级	3级	4级	5级
小肠/大肠	无	轻度腹泻，轻度痉挛，大便轻度直肠分泌物增多或出血	中度腹泻和肠绞痛，大便>5次/d，多量直肠黏液或间断出血	梗阻或出血，需手术	坏死/穿孔，瘘	
肝	无	轻度无力；恶心，消化不良；轻度肝功能不正常	中度症状；肝功能检测有些不正常；血清白蛋白正常	肝功能不全；肝功能检测不正常；低白蛋白，水肿或腹水	坏死/肝昏迷或肝性脑病	
肾	无	一过性白蛋白尿；无高血压；轻度肾功能损害，尿素25~35mg/dl，肌酐1.5~2.0mg/dl，肌酐清除率>75%	持续中度蛋白尿（2+）；中度高血压；无相关贫血；中度肾功能损害，尿素>36~60mg/dl，肌酐清除率为50%~74%	重度蛋白尿；重度高血压；持续贫血（<10g/dl）；重度肾衰竭，尿素>60mg/dl，肌酐>4.0mg/dl，肌酐清除率<50%	恶性高血压，尿毒症昏迷，尿素>100%	
膀胱	无	轻度上皮萎缩；轻度毛细血管扩张（镜下血尿）	中度尿频；广泛毛细血管扩张，间断性肉眼血尿	重度尿频和排尿困难，重度广泛毛细血管扩张（常伴瘀斑），频繁血尿，膀胱容量减少（<150ml）	坏死/膀胱挛缩（容量<100ml），重度出血性膀胱炎	
骨	无	无症状，无生长停滞；骨密度降低	中度疼痛或触痛；生长停滞；不规则骨硬化	重度疼痛或触痛；骨生长完全停滞；致密骨硬化	坏死自发性骨折	
关节	无	轻度关节强直，轻度运动受限	中度关节强直，间断性或中度关节疼痛，中度运动受限	重度关节强直，疼痛伴严重运动受限	坏死/完全固定	

参考：COX J D, STETZ J, PAJAK T F. Toxicity criteria of the Radiation Therapy Oncology Group (RTOG) and the European Organization for Research and Treatment of Cancer (EORTC)[J]. Int J Radiat Oncol Biol Phys, 1995, 31(5):1341-1346.

附录 10 肺癌相关常见不良事件评价标准——CTCAE 5.0 中文版

不良事件	分级 1	分级 2	分级 3	分级 4	分级 5
血液系统					
贫血	血红蛋白 10.0g/dl~<正常值下限；6.2mmol/L~<正常值下限；100g/L~<正常值下限	血红蛋白 8.0~<10.0g/dl；4.9~<6.2mmol/L；80~<100g/L	血红蛋白<8.0g/dl；<4.9mmol/L；<80g/L；需要输血治疗	危及生命；需要紧急治疗	死亡
骨髓细胞过少	轻微细胞过少或与该年龄段的正常细胞总数相比减少≤25%	中度细胞过少或与该年龄段的正常细胞总数相比减少>25% 且<50%	重度细胞过少或与该年龄段的正常细胞总数相比减少>50% 且≤75%	再生障碍持续 2 周以上	死亡
血红蛋白增高	增加>0~2g/dl	增加>2~4g/dl	增加>4g/dl	—	—
INR 增高	>1.2~1.5；>1~1.5 倍基线水平(抗凝时)；只需监测	>1.5~2.5；>1.5~2.5 倍基线水平(抗凝时)；提示剂量调整	>2.5；>2.5 倍基线水平(抗凝时)；出现出血	—	—
淋巴细胞计数降低	800 个/ml~<正常值下限；0.8×10^9 个/L~<正常值下限	500~<800 个/ml；$(0.5\sim<0.8)\times10^9$ 个/L	200~<500 个/ml；$(0.2\sim<0.5)\times10^9$ 个/L	<200 个/ml；$<0.2\times10^9$ 个/L	—
淋巴细胞计数增高	—	>4 000~20 000 个/ml	>20 000 个/ml	—	—
中性粒细胞计数降低	1 500 个/ml~<正常值下限；1.5×10^9 个/L~<正常值下限	1 000~<1 500 个/ml；$(1.0\sim<1.5)\times10^9$ 个/L	500~<1 000 个/ml；$(0.5\sim<1.0)\times10^9$ 个/L	<500 个/ml；$<0.5\times10^9$ 个/L	—
白细胞数降低	3 000 个/ml~<正常值下限；3.0×10^9 个/L~<正常值下限	2 000~<3 000 个/ml；$(2.0\sim<3.0)\times10^9$ 个/L	1 000~<2 000 个/ml；$(1.0\sim<2.0)\times10^9$ 个/L	<1 000 个/ml；$<1.0\times10^9$ 个/L	—
血小板计数降低	75 000 个/ml~<正常值下限；75.0×10^9 个/L~<正常值下限	50 000~<75 000 个/ml；$(50.0\sim<75.0)\times10^9$ 个/L	25 000~<50 000/ml；$(25.0\sim<50.0)\times10^9$ 个/L	<25 000 个/ml；$<25.0\times10^9$ 个/L	—

续表

不良事件	分级 1	分级 2	分级 3	分级 4	分级 5
胃肠道反应					
腹胀	无症状；仅为临床或诊断所见；无需治疗	有症状；借助于工具的日常生活活动受限	极度不适；自理性日常生活活动受限	—	—
腹痛	轻度疼痛	中度疼痛；借助于工具的日常生活活动受限	重度疼痛；自理性日常生活活动受限	—	—
腹水	无症状；仅为临床或诊断所见；无需治疗	有症状；需要治疗	严重症状；需要侵入性治疗	危及生命；需要紧急手术治疗	死亡
腹泻	与基线相比，大便次数增加每天 <4 次；造瘘口排出物轻度增加	与基线相比，大便次数增加每天 4~6 次；造瘘口排出物中度增加；借助于工具的日常生活活动受限	与基线相比，大便次数增加每天 ≥ 7 次；需要住院治疗；与基线相比，造瘘口排出物重度增加；自理性日常生活活动受限	危及生命；需要紧急治疗	死亡
食管瘘	无症状	有症状；不需要有创干预治疗	需要有创干预治疗	危及生命；需要紧急治疗	死亡
食管出血	轻度症状；无需治疗	中度症状；需要干预性治疗	需要输血治疗；需要有创干预治疗或者住院治疗	危及生命；需要紧急治疗	死亡
食管梗阻	无症状；仅为临床或诊断所见；无需治疗	有症状；胃肠道功能改变；影响工具性日常生活活动	需要住院治疗；需要有创干预治疗；影响自理性日常生活活动	危及生命；需要紧急治疗	死亡
食管穿孔	—	不需要有创干预治疗	需要有创干预治疗	危及生命；需要紧急手术治疗	死亡
食管狭窄	无症状；仅为临床或诊断所见；无需治疗	有症状；胃肠功能改变	胃肠功能明显改变；鼻饲；住院治疗；需要择期手术治疗	危及生命；需要紧急手术治疗	死亡
食管溃疡	无症状；仅为临床或诊断所见；无需治疗	有症状；胃肠道功能改变；影响工具性日常生活活动	胃肠道功能明显改变；需要全胃肠外营养；需要有创干预治疗；影响自理性日常生活活动	危及生命；需要紧急手术治疗	死亡

续表

不良事件	分级 1	分级 2	分级 3	分级 4	分级 5
食管炎	无症状；仅为临床或诊断所见；无需治疗	有症状；进食 / 吞咽改变；需要经口补充营养	进食 / 吞咽重度改变；需要鼻饲，全胃肠外营养或住院治疗	危及生命；需要紧急手术治疗	死亡
大便失禁	偶尔需要使用垫子	每日需要使用垫子	严重症状；需要择期手术治疗	—	—
医学检查					
活化部分凝血活酶时间延长	>1~1.5 倍正常值上限	>1.5~2.5 倍正常值上限	>2.5 倍正常值上限；出血	—	—
丙氨酸氨基转移酶增高	> 正常值上限的 3 倍（基线值正常）；基线值的 1.5~3 倍（如基线值不正常）	正常值上限的 3~5 倍（基线值正常）；大于基线的 3~5 倍（如基线值不正常）	5~20 倍（如果基线值正常）；大于基线值 5~20 倍（如果基线值不正常）	大于正常值上限 20 倍（如果基线值正常）；大于基线值 20 倍（如果基线值不正常）	—
碱性磷酸酶增高	大于正常值上限的 2.5 倍（基线值正常）；基线值的 2~2.5 倍（基线值不正常）	大于正常值上限的 2.5~5 倍（基线值正常）；大于基线值的 2.5~5 倍（如果基线值不正常）	大于正常值上限的 5~20 倍（基线值正常）；大于基线值的 5~20 倍（如果基线值不正常）	大于正常值上限的 20 倍（基线值正常）；大于基线值的 20 倍（如果基线值不正常）	—
天冬氨酸氨基转移酶增高	大于正常值上限的 3 倍（基线值正常）；大于基线值的 1.5~3 倍（基线值不正常）	大于正常值上限的 3~5 倍（基线值常）；大于基线值的 3~5 倍（基线值不正常）	大于正常值上限的 5~20 倍（基线值正常）；大于基线值的 5~20 倍（如果基线值不正常）	大于正常值上限的 20 倍（基线值正常）；大于基线值的 20 倍（如果基线值不正常）	—
血胆红素增高	>1.5 倍正常值上限（基线值正常）；大于 1~1.5 倍基线值（基线值不正常）	大于 1.5~3 倍正常值上限（基线值正常）；大于 1.5~3 倍基线值（基线值不正常）	大于 3~10 倍正常值上限（基线值正常）；大于 3~10 倍基线值（基线值不正常）	大于 10 倍正常值上限（基线值正常）；大于 10 倍基线值（基线值不正常）	—
心肌肌钙蛋白 I 增高	高于正常值上限，低于制造商定义的诊断心肌梗死的水平	—	达到制造商定义的心肌梗死界定的水平	—	—
心脏肌钙蛋白 T 增高	高于正常值上限，低于制造商定义的诊断心肌梗死的水平	—	达到制造商定义的心肌梗死界定的水平	—	—
肌酸磷酸激酶增高	> 正常值上限 ~2.5 倍正常值上限	>2.5 倍正常值上限 ~5倍正常值上限	> 5 倍正常值上限 ~10倍正常值上限	>10 倍正常值上限	—

续表

不良事件	分级 1	分级 2	分级 3	分级 4	分级 5
肌酐增高	> 正常值上限 ~1.5 倍正常值上限	>1.5~3.0 倍基线数值；>1.5~3.0 倍正常值上限	>3.0 倍基线数值；>3.0~6.0 倍正常值上限	>6.0 倍正常值上限	—
心电图 QTc 间期延长	平均 QTc 450~480ms	平均 QTc 481~500ms	平均 QTc ≥ 501ms；比基线期 >60ms	尖端扭转型室速；阵发性室性心动过速；严重心律不齐体征 / 症状	—
心电图T波异常	T 波平坦	非特异性 ST 段改变	—	—	—
纤维蛋白原降低	0.75~<1.0 倍正常值下限；如基线值异常，比基线下降 25%	0.5~<0.75 倍正常值下限；如基线值异常，比基线值下降 25%~50%	0.25~<0.5 倍正常值下限；如基线值异常，比基线值下降 50%~75%	<0.25 倍正常值下限；如基线值异常，比基线值下降 75%；或绝对值 <50mg/dl	—
用力呼气量降低	FEV_1%（FEV_1 实测值占 FVC 预测值的百分比）70%~99% 预测值	FEV_1 60%~69%	FEV_1 50%~59%	FEV_1 ≤ 49%	—
γ-谷氨酰胺转移酶增高测值	如果基线正常，>1~2.5 倍正常值上限；如果基线值异常，2~2.5 倍基线值水平	如果基线值正常，>2.5~5 倍正常值上限；如果基线值异常，>2.5~5 倍基线值水平	如果基线值正常，>5~20 倍正常值上限；如果基线值异常，>5~20 倍基线水平	如果基线值正常，>20 倍正常值上限；如果基线异常，>20 倍基线水平	—
血清淀粉酶增高	> 正常值上限 ~1.5 倍正常值上限	>1.5~2 倍正常值上限且无症状	>2~5 倍正常值上限伴体征或症状；>5 倍正常值上限但无症状	>5 倍正常值上限伴体征或症状	—
尿量减少	—	—	成年人：少尿（8 小时 <80ml）；婴儿：24 小时内每小时 <0.5ml/kg；儿童：每天 <500ml/1.73m² 体表面积	成年人：无尿（24 小时内 <240ml）；儿科：12 小时内无尿液输出	—
肺活量异常体重增加	75%~90% 预测值参照基线，增重 <5%~10%	50%~<75% 预测值；影响日常生活工具性活动参照基线，增重 <10%~20%	<50% 预测值；影响自理性日常生活活动参照基线，增重 ≥ 20%	—	—
体重降低	参照基线，体重减轻 <5%~10%，无需治疗	参照基线，体重减轻 <10%~20%，需要给予营养支持	参照基线，体重减轻 ≥ 20%；需要鼻饲或全肠外营养	—	—

续表

不良事件	分级 1	分级 2	分级 3	分级 4	分级 5
医学检查-其他，特别说明	无症状或轻微；仅为临床或诊断所见；无需治疗	中度；需要较小、局部或非侵入性治疗；与年龄相当的工具性日常生活活动受限	严重或者医学上有重要意义但不会立即危及生命；导致住院或者延长住院时间；自理性日常生活活动受限	危及生命；需要紧急治疗	死亡
新陈代谢					
脱水	增加经口液体摄入；黏膜干燥；皮肤血管充盈不足	需要输液	住院治疗	危及生命；需要紧急治疗	死亡
葡萄糖耐受不良	无症状；仅为临床或诊断所见；无需治疗	有症状；需要饮食调整或口服药物治疗	严重；给予胰岛素治疗	危及生命；需要紧急治疗	死亡
高钙血症	校正的血清钙>正常值上限~11.5mg/dl；>正常值上限~2.9mmol/L；离子钙浓度>正常值上限~1.5mmol/L	校正的血清钙>11.5~12.5mg/dl；>2.9~3.1mmol/L；钙离子浓度>1.5~1.6mmol/L；有症状	校正的血清钙>12.5~13.5mg/dl；>3.1~3.4mmol/L；钙离子浓度>1.6~1.8mmol/L；需要住院治疗	校正的血清钙>13.5mg/dl；>3.4mmol/L；钙离子浓度>1.8mmol/L；危及生命	死亡
高糖血症	血糖水平高于基线水平且无需医学干预	从基线的变化对于糖尿病的日常管理；口服降血糖药治疗；糖尿病的治疗	开始胰岛素治疗；需要住院治疗	危及生命；紧急干预治疗	死亡
高钾血症	>正常值上限~5.5mmol/L	>5.5~6.0mmol/L；干预治疗	>6.0~7.0mmol/L；需要住院治疗	>7.0mmol/L；危及生命	死亡
高脂血症	需要改变饮食习惯	需求药物干预	住院治疗；胰腺炎	导致危及生命后果	死亡
高镁血症	>正常值上限~3.0mg/dl；>正常值上限~1.23mmol/L	—	>3.0~8.0mg/dl；>1.23~3.30mmol/L	>8.0mg/dl；>3.30mmol/L；危及生命	死亡
高钠血症	>正常值上限~150mmol/L	>150~155mmol/L；干预治疗	>155~160mmol/L；需要住院治疗	>160mmol/L；危及生命	死亡
高磷酸血症	只有实验室发现且无需医学干预	非侵入性干预治疗	严重或有意义的医学事件但非立即危及生命；导致住院或延长住院时间治疗	导致危及生命后果；紧急干预治疗（例如透析）	死亡
高甘油三酯血症	150~300mg/dl；1.71~3.42mmol/L	>300~500mg/dl；>3.42~5.7mmol/L	>500~1 000mg/dl；>5.7~11.4mmol/L	危及生命	死亡

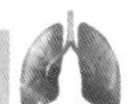

续表

不良事件	分级 1	分级 2	分级 3	分级 4	分级 5
高尿酸血症	> 正常值上限，不伴有生理异常	—	> 正常值上限，伴有生理性异常	>10mg/dl；>0.59mmol/L；危及生命	死亡
低白蛋白血症	3g/dl～< 正常值下限；30g/L～< 正常值下限	2～<3g/dl；20～<30g/L	<2g/dl；<20g/L	危及生命；需要紧急治疗	死亡
低钙血症	校正的血清钙 8.0mg/dl～< 正常值下限；2.0mmol/L～< 正常值下限；钙离子浓度 1.0mmol/L～< 正常值下限	校正的血清钙 7.0～<8.0mg/dl；1.75～<2.0mmol/L；钙离子浓度 0.9～<1.0mmol/L；有症状	校正的血清钙 6.0～<7.0mg/dl；1.5～<1.75mmol/L；钙离子浓度 0.8～<0.9mmol/L；需要住院治疗	校正的血清钙 <6.0mg/dl；<1.5mmol/L；钙离子浓度 <0.8mmol/L；危及生命	死亡
低糖血症	< 正常值下限～55mg/dl；< 正常值下限～3.0mmol/L	<55～40mg/dl；<3.0～2.2mmol/L	<40～30mg/dl；<2.2～1.7mmol/L	<30mg/dl；<1.7mmol/L；危及生命；癫痫发作	死亡
低钾血症	3.0mmol/L～< 正常值下限（LLN）	3.0mmol/L～<LLN 且无症状；需要干预	<3.0～2.5mmol/L；需要住院治疗	<2.5mmol/L；危及生命	死亡
低镁血症	1.2mg/dl～< 正常值下限；0.5mmol/L～< 正常值下限	0.9～<1.2mg/dl；0.4～<0.5mmol/L	0.7～<0.9mg/dl；0.3～<0.4mmol/L	<0.7mg/dl；<0.3mmol/L；危及生命	死亡
低钠血症	130mmol/L～< 正常值下限	125～129mmol/L 且无症状	125～129mmol/L 且伴随症状；120～124mmol/L 不管是否存在症状	<120mmol/L；危及生命	死亡
低磷血症	只有实验室发现且无需医学干预	口服替代药物治疗工具性日常生活活动受限	严重或有意义的医学事件但非立即危及生命；导致住院或延长住院时间治疗住院或者延长住院时间；自理性日常生活活动受限	危及生命	死亡
呼吸系统不良反应					
肺不张	无症状；仅为临床或诊断所见；无需治疗	有症状（如呼吸困难，咳嗽），需要医学干预（如胸部理疗、抽痰法抽吸）	辅助给氧，住院或选择性手术干预（支架、激光）	危及生命的呼吸系统或血流动力学障碍；需要插管或紧急治疗	死亡

续表

不良事件	分级 1	分级 2	分级 3	分级 4	分级 5
气管瘘	无症状	有症状；不需要侵入性干预借助于工具的日常生活活动受限	需要侵入性干预治疗	危及生命；需要紧急治疗	死亡
支气管堵塞	无症状；仅为临床或诊断所见；无需治疗	有症状（如轻度哮鸣）；需要内镜检查；肺不张或肺叶萎陷的影像学证据；需要药物治疗（如甾体类，支气管扩张剂）	呼吸短促，伴喘鸣；需要内镜治疗（如激光、放置支架）	危及生命的呼吸系统或血流动力学障碍；需要插管或紧急治疗	死亡
支气管狭窄	无症状；仅为临床或诊断所见；无需治疗	有症状（如干啰音或哮鸣）但没有呼吸困难；需要医学干预（如甾体类或支气管扩张剂）	呼吸短促，伴喘鸣；需要内镜治疗（如激光、放置支架）	危及生命的呼吸系统或血流动力学障碍；需要插管或紧急治疗	死亡
支气管瘘	无症状	有症状；不需要侵入性干预借助于工具的日常生活活动受限	需要住院治疗；需侵入性干预	危及生命；需要紧急手术治疗	死亡
支气管出血	轻度症状；无需治疗	中度症状；不需要侵入性干预	需要输血，需要侵入性干预	危及生命；需要插管或紧急治疗	死亡
支气管痉挛	轻度症状；无需治疗	有症状；需要治疗；影响借助于工具的日常生活活动	影响自理性日常生活活动；需要供氧	危及生命的呼吸系统或血流动力学障碍；需要插管或紧急治疗	死亡
乳糜胸	无症状；仅为临床或诊断所见；无需治疗	有症状；需要治疗（如限制脂肪的饮食）；需要胸腔穿刺术或引流管	严重症状；需要择期手术治疗	危及生命的呼吸系统或血流动力学障碍；需要插管或紧急治疗	死亡
咳嗽	轻度症状；需要非处方药治疗	中度症状；需要药物治疗；影响工具性日常生活活动	重度症状；影响自理性日常生活活动	—	—
呼吸困难	中度活动时呼吸短促	少量活动时呼吸短促；影响借助于工具的日常生活活动	休息时呼吸短促；影响自理性日常生活活动	危及生命；需要紧急治疗	死亡
呃逆	轻度症状；无需治疗	中度症状；需要治疗；影响借助于工具的日常生活活动	重度症状；影响睡眠；影响自理性日常生活活动	—	—

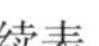

续表

不良事件	分级 1	分级 2	分级 3	分级 4	分级 5
声嘶	轻度或间歇声音改变；能完全被理解；自愈	中度或持久的声音改变；打电话时可能需要偶尔重复叙述但仍可被理解；需要医学评估	重度声音改变，主要包括低语	—	—
缺氧	—	锻炼后氧饱和度下降（如脉搏氧饱和度<88%）；需要间歇吸氧	休息时氧饱和度下降（如脉搏氧饱和度<88%或 $PaO_2 \leq 55mmHg$）	危及生命的并发症；需要紧急治疗（例如气管切开术或插管）	死亡
纵隔出血	轻微症状；无需干预；仅影像学证据	中度症状；需要干预	需要输血，需要侵入性干预；住院治疗	危及生命；需要紧急治疗	死亡
咽喉疼痛	轻度疼痛	中度疼痛；影响工具性日常生活活动	重度疼痛；影响自理性日常生活活动	—	—
胸腔积液	无症状；仅为临床或诊断所见；无需治疗	有症状；需要治疗（例如利尿剂或胸腔穿刺术）	出现呼吸窘迫和缺氧症状；手术干预包括胸管或胸膜固定术	危及生命的呼吸系统或血流动力学障碍；需要插管或紧急治疗	死亡
胸腔出血	无症状；通过胸腔穿刺术证实存在少量出血	有症状或出现与气胸相关的症状；需要胸腔插管	出血>1 000ml；持续出血（150~200ml/h，2~4 小时）；需要持续输血；需要择期手术治疗；住院治疗	危及生命；需要插管或紧急治疗	死亡
胸膜痛	轻度疼痛	中度疼痛；影响工具性日常生活活动	重度疼痛；影响自理性日常生活活动	—	—
肺炎	无症状；仅为临床或诊断所见；无需治疗	有症状；需要治疗；影响借助于工具的日常生活活动	重度症状；影响自理性日常生活活动；需要吸氧	危及生命的呼吸障碍；需要紧急治疗（如气管切开或插管）	死亡
气胸	无症状；仅为临床或诊断所见；无需治疗	有症状；需要干预	硬化剂治疗和/或手术治疗；需要住院治疗	危及生命；需要紧急治疗	死亡
排痰性咳嗽	偶尔/轻度咳痰	中度咳痰；影响借助于工具的日常生活活动	持续或大量咳痰；影响自理性日常生活活动	—	—
肺水肿	仅影像学发现；用力时出现轻度呼吸困难	用力时出现中度呼吸困难；需要医学干预；影响借助于工具的日常生活活动	重度呼吸困难或休息时呼吸困难；需要吸氧；影响自理性日常生活活动	危及生命的呼吸障碍；需要紧急治疗或辅助性通气	死亡

续表

不良事件	分级 1	分级 2	分级 3	分级 4	分级 5
肺部纤维化	放射性肺纤维化 <25% 的肺体积伴有缺氧	存在肺动脉高压证据；放射性肺纤维化为 25%~50% 伴有缺氧	重度缺氧；存在右心衰竭证据；放射性肺纤维化为 >50%~75%	危及生命（如血流动力学或肺部并发症），辅助通气插管，放射性肺纤维化 >75% 伴重度蜂窝样改变	死亡
肺瘘	无症状	有症状；无需侵入性干预	需要侵入性干预	危及生命；需要紧急治疗	死亡
呼吸衰竭	—	—	—	危及生命；需要紧急治疗，插管或辅助通气	死亡
皮肤反应					
脱发	个体脱发 <50%，远距离观察无明显区别，但近距离观察可见。需要改变发型来掩饰头发丢失，但不需要假发或假发簇来掩饰	个体脱发 ≥ 50%，症状明显；如果患者想要完全掩饰头发丢失，需要假发或假发簇；伴心理影响	—	—	—
大疱性皮炎	无症状；大疱面积 <10% 体表面积	大疱覆盖 10%~30% 体表面积；大疱疼痛；影响借助于工具的日常生活活动	大疱覆盖超过 30% 体表面积；影响自理性日常生活活动	大疱覆盖超过 30% 体表面积；伴有体液和电解质异常；需要 ICU 护理或烧伤科护理	死亡
皮肤干燥	覆盖 <10% 的体表面积，但是不伴红斑和瘙痒	覆盖 10%~30% 的体表面积，伴有红斑和瘙痒；影响借助于工具的日常生活活动	覆盖超过 30% 的体表面积，伴有瘙痒；影响自理性日常生活活动	—	—
湿疹	无症状或轻度症状；无需基线以外的额外治疗	中度；需要局部或口服治疗；需要基线以外的额外治疗	重度或有医学意义，但不立即危及生命；需要静脉注射药物治疗	—	—
多形性红斑	靶病灶 <10% 体表面积，不伴有皮肤压痛	靶病灶覆盖 10%~30% 的体表面积，伴有皮肤压痛	靶病灶超过 30% 的体表面积，伴有口腔和生殖器侵袭	靶病灶超过 30% 的体表面积；伴有体液和电解质异常；需要 ICU 或烧伤科护理	死亡

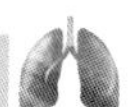

续表

不良事件	分级 1	分级 2	分级 3	分级 4	分级 5
手足综合征	无痛性轻微皮肤改变或皮炎（如红斑、水肿或过度角化）	痛性皮肤改变（如剥落、水疱、出血、皲裂、水肿、过度角化）；影响工具性日常生活活动	重度皮肤改变（剥落、水疱、出血、皲裂、水肿、角化过度），伴疼痛；影响自理性日常生活活动	—	—
瘙痒症	轻度或局部；需要局部的治疗	广泛分布且间歇性发作；搔抓引起皮肤改变（如水肿、丘疹、抓痕、苔藓样变、渗出/痂皮）；需要口服药治疗；影响工具性日常生活活动	广泛分布且持续性发作；影响自理性日常生活活动或睡眠；需要全身性糖皮质激素或免疫抑制剂治疗	—	—
紫癜	损伤 <10% 的体表面积	损伤占 10%~30% 的体表面积；创伤时出血	损伤 >30% 的体表面积；自发性出血	—	—
痤疮样皮疹	丘疹和/或脓疱 <10% 体表面积，伴或不伴有瘙痒或压痛症状	丘疹和/或脓疱覆盖 10%~30% 的体表面积，可能伴有/不伴有瘙痒和压痛；伴心理影响；影响工具性日常生活活动	丘疹和/或脓疱覆盖 >30% 体表面积伴有中-重度症状；影响自理性日常生活活动；伴局部二重感染，需要口服抗生素治疗	危及生命；丘疹和/或脓疱遍布全身表面，可能伴有/不伴有瘙痒和压痛；伴广泛的二重感染，需要静脉给予抗生素治疗	死亡
斑丘疹	斑丘疹覆盖 <10% 体表面积，伴有/不伴有症状（如瘙痒、灼烧感、紧绷感）	斑丘疹覆盖体表面积 10%~30%，伴有/不伴有症状（如瘙痒、灼烧感，紧绷感）；影响工具性日常生活活动；皮疹覆盖体表面积 >30% 体表面积伴或不伴有轻微症状	丘疹和/或脓疱覆盖 >30% 体表面积伴有中-重度症状；影响自理性日常生活活动	—	—
皮肤色素沉着过多	色素沉着过多 <10% 的体表面积；没有心理影响	色素沉着过多 >10% 的体表面积；伴有心理影响	—	—	—

续表

不良事件	分级 1	分级 2	分级 3	分级 4	分级 5
皮肤溃疡	溃疡区域 <1cm；红斑不发白，皮肤完整，伴有发热和水肿	溃疡区域在 1~2cm；皮肤层部分缺失，涉及皮下组织或皮下脂肪组织	溃疡区域 >2cm；皮肤全层缺失，涉及皮下组织破坏或坏死，可能会延伸到筋膜层	任何尺寸溃疡，伴广泛的组织破坏，组织坏死或损害到肌肉，骨头或支撑组织，伴有 / 不伴有全层皮肤缺失	死亡
皮肤硬结	轻度硬结，能够滑动皮肤至同一平面（滑行）和垂直移动（捏起）	中等硬结，能够滑动皮肤，不能够捏起；影响工具性日常生活活动	重度硬结，不能滑动或捏皮肤；限制关节或解剖开口活动（如口和肛门）；影响自理性日常生活活动	全身性硬结；呼吸困难或不易进食相关症状或体征	死亡

参考：Common Terminology Criteria for Adverse Events (CTCAE) v5.0. 2017[EB/OL].[2021-10-10]. https://ctep.cancer.gov/protocolDevelopment/electronic_applications/ctc.htm#ctc_60.

附录 11　免疫检查点抑制剂相关免疫不良反应症状分级

器官组织	G1	G2	G3	G4
斑丘疹 / 皮疹	斑疹 / 丘疹覆盖的体表面积（BSA）<10%，伴有或不伴症状（如瘙痒、灼痛、紧绷）	斑疹 / 丘疹覆盖的体表面积（BSA）占 10%~30%，伴有或不伴症状（如瘙痒、灼痛、紧绷）；限制工具性日常生活活动	斑疹 / 丘疹区域（BSA）>30% 全身体表面积，伴或不伴症状（如红斑、紫癜或表皮脱落），限制自我照顾性日常生活活动	—
瘙痒	轻微或局限	强烈或广泛；间歇性；抓挠致皮肤受损（如水肿、丘疹、脱屑、苔藓化、渗出 / 结痂）；限制工具性日常生活活动	强烈或广泛；持续性；限制自我照顾性日常生活活动或睡眠	—
大疱性皮炎 / Stevens-Johnson 综合征 / 中毒性表皮坏死松解症	无症状，水疱覆盖体表面积 <10%	水疱覆盖体表面积占 10%~30%；疼痛性水疱；限制工具性日常生活活动	水疱覆盖体表面积 >30%；限制自我照顾性日常生活活动	水疱覆盖体表面积 >30%；与体液或电解质异常相关；有指征入住 ICU 监护或烧伤病房
肝脏毒性	AST 或 ALT<3 倍正常值上限（ULN）	AST 或 ALT 3~5 倍 ULN	AST 或 ALT 5~20 倍	AST 或 ALT>20 倍 ULN

 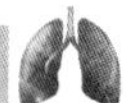

续表

器官组织	G1	G2	G3	G4
胃肠毒性（腹泻/结肠炎）	排便每天不超过基线4次且没有结肠炎症状	排便每天超过基线4~6次、结肠炎症状、不妨碍ADL	排便每天超过基线6次、结肠炎症状、影响使用工具性日常生活活动、血流动力学不稳定、住院治疗、其他严重并发症（如缺血性肠病、穿孔、中毒性巨结肠）	
淀粉酶/脂肪酶升高（无症状）	淀粉酶≤3倍ULN和/或脂肪酶≤3倍ULN	淀粉酶>3~5倍ULN和/或脂肪酶>3~5倍ULN	淀粉酶>5倍ULN和/或脂肪酶>5倍ULN	
急性胰腺炎	具有下列任何一个特征：淀粉酶/脂肪酶升高>3×ULN或CT影像学结果或临床表现考虑胰腺炎	具有以下3个特征中的2个：淀粉酶/脂肪酶升高>3×ULN、CT影像学表现、临床表现考虑胰腺炎	淀粉酶/脂肪酶升高，影像学表现，剧烈腹痛或呕吐及血流动力学不稳定	
肺毒性（肺炎）	无症状；局限于一个肺叶或不到肺实质的25%；仅临床观察或诊断性观察	出现新的症状/症状恶化，包括：呼吸急促、咳嗽、胸痛、发热和需氧量增加	严重症状涉及所有肺叶或超过肺实质的50%，ADL自我照顾受限	危及生命的呼吸功能损害
类风湿关节炎	严重程度轻微者或仅1个关节受累	中度症状	ADLs受限，存在关节侵蚀	
肌炎或肌痛	轻度症状	中度疼痛伴有无力或肌酸激酶或醛缩酶升高；ADLs中自我照顾受限	对于肌痛，中度疼痛伴有无力；疼痛限制iADL。肌炎疼痛伴有重度无力；ADLs中自我照顾受限	危及生命
重症肌无力（MG）	无	某些症状妨碍ADLs。MGFA严重程度Ⅰ级（只有眼部症状和体征）和MGFA严重程度Ⅱ级（轻度全身无力）	自我照顾受限并需要提供援助、无力影响行走、任何吞咽困难、面肌无力、呼吸肌无力或快速进展的症状或MGFA严重程度Ⅲ～Ⅳ级中-重度全身无力至肌无力危象	
吉兰-巴雷综合征	无	部分妨碍ADLs，症状与患者有关	限制自我照顾并有必要提供援助、无力影响行走、任何吞咽困难、面肌无力、呼吸肌无力或快速进展的症状	
外周神经病变	不干扰功能和症状，患者不担心。注意：任何脑神经问题都应该适当控制	部分妨碍ADLs，患者担心的症状（即疼痛，但没有无力或影响步态）	限制自我照顾并有必要提供援助、无力影响行走或呼吸问题（即下肢无力、足下垂、感觉变化快速上行）	
无菌性脑膜炎	轻度症状	中度症状	限制自我照顾并有必要提供援助	
脑炎	轻度症状	中度症状	限制自我照顾并有必要提供援助	

续表

器官组织	G1	G2	G3	G4
细胞因子释放综合征	发热(≥38℃)	发热合并低血压不需要血管加压剂和/或低氧血症,需要低流量鼻导管或吹氧	发热伴低血压需要血管加压剂 ± 升压素和/或低氧血症需要高低套管、面罩、非再吸入面罩或文丘里面罩	发热伴低血压需要多种血管加压剂(不包括血管升压素)和/或低氧血症需要正压(如CPAP、BiPAP、插管和机械通气)
肾脏毒性	肌酐高于基线值1.5~2倍;增加≥0.3mg/dl ULN	肌酐高于基线2~3倍	肌酐>3倍基线或>4.0mg/dl	肌酐>6倍基线;有透析指征
心脏毒性	轻度一过性反应	中度症状	心律失常、超声心动图发现明显异常而无低血压、心肌标志物超过ULN	心律失常、血流动力学(低血压/心肌病)>3倍ULN
葡萄膜炎	轻度	前葡萄膜炎	后葡萄膜炎或全葡萄膜炎	20/200视力
巩膜外层炎	轻度	有20/40视力或更好	视力不到20/40	20/200视力

参考:DARNELL E P, MOORADIAN M J, BARUCH E N, et al. Immune-Related Adverse Events (irAEs): Diagnosis, Management, and Clinical Pearls[J]. Curr Oncol Rep, 2020, 22(4):39.

06检